NOUVEAUX ÉLÉMENTS

DE

PATHOLOGIE GÉNÉRALE

OUVRAGES DE L'AUTEUR

1° Traité des maladies des nouveaux-nés et des enfants a la mamelle, *troisième édition*, 1 vol. in-8 de 856 pages, 1855.

2° Traité des signes de la mort et des moyens d'empêcher les inhumations précipitées, couronné par l'Institut, 1849. 1 vol.

3° Mémoire sur la fièvre puerpérale, couronné par la Faculté de médecine, *Gazette médicale*, 1844, p. 85.

4° Mémoire sur la *phlegmatia alba dolens*, couronné par la Faculté de médecine, *Gazette médicale*, 1844, p. 289.

5° Mémoire sur la coagulation du sang veineux dans les cachexies et dans les maladies chroniques, *Gazette médicale*, 1845, p. 241.

6° Thèse sur les maladies virulentes, *concours de l'agrégation* en 1847.

7° Mémoire sur les maladies contagieuses, *Gazette médicale*, 1848.

8° Observations sur les bruits du cœur dans le choléra, *Gazette médicale*, 1849.

9° Mémoire sur le choléra des femmes enceintes, *Gazette médicale*, 1849.

10° Mémoire sur la transmission de la syphilis des nouveaux-nés, *Gazette médicale*, 1850.

11° Mémoire sur les hémorrhagies intestinales des nouveaux-nés et des enfants a la mamelle, 1851.

12° Mémoire sur l'hygiène et l'industrie de la peinture a l'oxyde de zinc, *Annales d'hygiène*, 1852, t. XLVII.

13° Des méthodes de classification en nosologie, *thèse de concours*, 1853.

14° Mémoire sur les fistules pulmonaires cutanées, *Gazette médicale*, 1854.

15° Mémoire sur l'ulcération et l'oblitération de l'orifice des conduits lactifères dans leurs rapports avec la pathologie du sein et l'hygiène des nouveaux-nés, *Gazette des hôpitaux*, 1854.

16° Mémoire sur les symptômes et sur le traitement d'une forme particulière du coryza chez les nouveaux-nés, *Gazette des hôpitaux*, 1856.

PARIS. — IMP. SIMON RAÇON ET COMP., RUE D'ERFURTH, 1.

NOUVEAUX ÉLÉMENTS

DE

PATHOLOGIE GÉNÉRALE

ET DE

SÉMÉIOLOGIE

PAR

E. BOUCHUT

PROFESSEUR AGRÉGÉ DE LA FACULTÉ DE MÉDECINE DE PARIS, MÉDECIN DE L'HÔPITAL SAINTE-EUGÉNIE
LAURÉAT DE L'INSTITUT DE FRANCE, CHEVALIER DE LA LÉGION D'HONNEUR
MEMBRE DE LA SOCIÉTÉ ANATOMIQUE, DE LA SOCIÉTÉ DE BIOLOGIE, DE LA SOCIÉTÉ
MÉDICALE DE DRESDE, ETC.

ILLUSTRÉS DE FIGURES D'ANATOMIE PATHOLOGIQUE GÉNÉRALE
INTERCALÉES DANS LE TEXTE

PARIS

J.-B. BAILLIÈRE ET FILS

LIBRAIRES DE L'ACADÉMIE IMPÉRIALE DE MÉDECINE

Rue Hautefeuille, 19;

LONDRES	NEW-YORK
H. BAILLIÈRE, 219, REGENT-STREET	H. BAILLIÈRE, 290, BROADWAY

MADRID, C. BAILLY-BAILLIÈRE, CALLE DEL PRINCIPE, 11.

1857

[illegible]

[illegible]

[illegible]

[illegible]

[illegible]

A MONSIEUR

LE DOCTEUR GRISOLLE

PROFESSEUR DE THÉRAPEUTIQUE A LA FACULTÉ DE MÉDECINE DE PARIS

MÉDECIN DE L'HÔTEL-DIEU

MEMBRE DE L'ACADÉMIE IMPÉRIALE DE MÉDECINE, CHEVALIER DE LA LÉGION D'HONNEUR, ETC.

HOMMAGE DE MA RECONNAISSANCE

E. BOUCHUT

PRÉFACE

Dans ses progrès continus, la médecine s'enrichit chaque jour de faits particuliers et nouveaux; mais elle ne saurait prétendre à tenir une place honorable au milieu des sciences expérimentales et philosophiques sans mettre ordre à ses connaissances et sans établir entre elles des liens de coordination susceptibles de simplifier ce qui est multiple et de montrer l'unité morbide au fond des variétés individuelles. Constituée pour l'étude des désordres de la vie et de ses instruments, elle repose à la fois sur l'expérience et l'induction, l'une qui observe, recueille et multiplie les faits, l'autre qui en tire la substance et les rapproche à l'aide de leurs caractères communs. Rassembler les faits, abstraire leurs qualités pour les réunir, simplifier leur multitude et alléger la mémoire du fardeau de leur nombre, déterminer enfin les lois de leur naissance, de leur développement et de leur fin, tel est le but de la *nosologie*.

Dans cet immense travail, commencé aux origines de la science par Hippocrate, et continué par les médecins de tous les âges, chacun selon l'étendue de ses connaissances, la méthode du moment et la portée de son esprit, il s'est répandu beaucoup d'erreurs; mais le temps en a fait justice. Des vérités générales, aujourd'hui tombées dans le domaine public, et comprenant dans leur énoncé le nombre immense des faits particuliers et analogues, ont survécu, sans qu'on sache ce qu'il a fallu de temps, de persévérance et de génie pour les découvrir. Ce sont ces vérités que je me propose d'exposer à ceux qui débutent dans la carrière médicale, non pas à titre de découverte ou de nouveauté scientifique, mais comme des principes dont l'importance est telle, qu'ils doivent servir d'introduction à l'étude de la science.

Toutes ne sont pas également importantes; il y en a même de fort secondaires. Néanmoins, par cela même qu'elles résultent de la généralisation de faits isolés, elles ont l'avantage de simplifier l'étude, et il faut les connaître. Elles sont très-nombreuses. Il y en a qui sont relatives aux causes et à l'effet qu'elles produisent, à la nature et à la forme des maladies, à la marche et à la durée de leurs principaux phénomènes, au pronostic, au traitement, etc. Commencer l'étude de la médecine sans les connaître et sans les avoir approfondies ne peut mener qu'à l'erreur. Autant vaudrait s'embarquer sans boussole pour faire le tour du monde, ou prétendre conduire une armée sans avoir la carte et le plan du sol ennemi. L'étude des vérités fondamentales de la médecine, de ses faits et de ses principes généraux, quelquefois trop pompeusement décorés du titre de lois, est la boussole de la science, c'est la carte du sol à parcourir, et, pour tout dire en un mot, c'est la base de la clinique.

Que le savant, déjà instruit des lois de la vie et de leurs aberrations, sûr de l'élément qu'il parcourt, s'abandonne à la recherche attentive, minutieuse et impartiale des faits particuliers dont la signification est inconnue, pour en pénétrer la nature, les causes et les conditions générales de développement, rien de mieux; car cette méthode est la seule qui convienne aux progrès d'une science d'observation, et qui prépare les grandes découvertes : c'est le travail de la construction scientifique. Au contraire, celui qui pénètre pour la première fois dans le champ de la médecine ne doit pas s'arrêter aux détails de chaque fait en particulier. Semblable à l'artiste disposé à peindre une grande composition d'histoire ou un tableau emprunté à la nature, et qui contemple d'abord les masses principales, l'ensemble et l'aspect de l'objet à représenter, il doit, en ce qui concerne l'homme malade, connaître les causes et les lois générales de la naissance, du développement et de la fin des maladies. Il lui faut descendre ainsi du général au particulier pour remonter du particulier au général, afin de contrôler les principes mal établis, de réviser les lois mal faites et de découvrir des faits généraux susceptibles d'agrandir l'horizon de la science.

De la nécessité qu'il y a de simplifier l'étude des faits particuliers par la recherche des principes généraux et des lois qui rendent compte en peu de mots de leur existence, de leur évolution et de leur fin, est née la *pathologie générale*, la plus importante des branches de la nosologie. J'en ai dit assez pour indiquer la place qu'elle occupe dans l'étude de la médecine; mais il me reste à démontrer l'exactitude de mes assertions. C'est ce que j'essayerai de faire dans le cours de cet ouvrage.

La pathologie générale a été créée par Hippocrate, auquel j'emprunterai beaucoup, sans craindre de l'épuiser, tant ses œuvres renferment d'idées fécondes que le temps a développées. On n'a guère ajouté que des faits de détail aux principes généraux d'Étiologie, de Pronostic, de Diététique et de Nosologie formulés par l'immortel génie dont le nom jette sur notre art un éclat et une gloire qui ne s'affaibliront jamais. Le Traité des airs, des eaux et des lieux; le livre des épidémies, du pronostic et du régime, renferment la plupart des choses utiles à connaître sur l'influence des principales causes morbifiques, sur la fin d'un certain nombre de maladies, et sur le régime à imposer aux malades. Sans doute l'œuvre est incomplète; elle renferme des idées théoriques que le temps a fait rejeter; mais le fond est inattaquable, et l'homme qui découvre autant de vérités, encore vraies à deux mille ans de distance, a droit à tous les hommages de la postérité.

Sur le sol fécondé par Hippocrate chacun s'est efforcé de construire, et les uns par des systèmes, les autres par des doctrines, ont agrandi le domaine de la pathologie générale, mais sans réunir à part tous les principes généraux de la science. Les généralités de Galien, sur les causes et sur le siége des maladies, sur la séméiologie, sur les crises, si souvent reproduites par les écrivains, ses successeurs, ont inspiré Cœlius Aurélianus, Alexandre de Tralles, Fernel, Baillou, Félix Plater, Sydenham, Stahl, Fr. Hoffmann, Sauvages, Bordeu, P. J. Barthez, qui ont tous plus ou moins contribué à l'institution et à la propagation de quelque vérité fondamentale. Cependant il faut arriver au dernier siècle pour voir rassemblées ces vérités en quelques pages comme on le ferait d'un corps de doctrine. Gaubius a ouvert la voie dans un ouvrage important que le docteur P. Sue a traduit; et depuis lors ont paru les pathologies générales de Sprengel; les éléments de M. le professeur

Chomel, qui ont eu un si légitime succès; le livre de Caillot; le traité de M. Dubois (d'Amiens), dans lequel on a, pour la première fois, donné à la pathologie générale un cadre proportionné à son étendue; l'ouvrage de MM. Hardy et Behier; celui de Gintrac, qui a suivi l'exemple de M. Dubois (d'Amiens), en montrant une érudition et une expérience qu'on ne saurait trop admirer; enfin le traité de M. Monneret, dont le plan est à peu près semblable à celui de ces derniers auteurs.

Pour terminer, je mentionnerai les importants travaux encore manuscrits de M. Andral, et que les auditeurs de son Cours de pathologie générale à la Faculté ont été à même de connaître et d'utiliser. Sous la parole de ce maître, la pathologie a pris un nouvel aspect et une plus grande étendue. Jusque-là bornée à des généralités élémentaires sur les causes, les symptômes, la marche et la terminaison des maladies, M. Andral a rompu avec le passé pour inaugurer une voie nouvelle. Il s'est appliqué à déterminer, par des recherches précises, la nature des éléments matériels constitutifs de la maladie et la connaissance de ses éléments dynamiques. Mettant à contribution la chimie pathologique et l'analyse optique, il a pu, dans la première partie de son cours, montrer le rôle des vices de proportion, de forme et de situation des éléments organiques solides ou liquides du corps dans la production des maladies. Dans une seconde partie, l'auteur a exposé les signes généraux de l'état morbide ou séméiotique. Puis, pour compléter cette œuvre immense, il a terminé par l'étude des différents groupes de maladies en général et par une histoire de la médecine, encore inachevée, mais que le savant professeur ne voudra pas laisser incomplète. Le succès mérité de ses études sur Hippocrate, Celse et Galien, que l'*Union médicale* a publiées, l'encouragera sans doute à reprendre un travail si bien commencé.

C'est à l'école de ce maître et sous son inspiration que j'ai entrepris l'œuvre qu'on va lire. Également éloigné du matérialisme systématique et du spiritualisme exagéré, résolu de faire la part de la matière et des forces qui l'animent, ne croyant pas que la vie soit un résultat et la considérant en effet comme une force surajoutée à la matière, et distincte des propriétés du tissu vivant, j'ai voulu montrer cette alliance et ses effets dans l'origine, le développement et la fin des maladies. Simple écho de ce que professent quelques hommes éminents à la Faculté de médecine de Paris et dans la presse médicale, j'ai rassemblé, à ce point de vue, pour les élèves et pour mes confrères, les notions indispensables de la pathologie générale.

Les élèves trouveront dans ces *Nouveaux Éléments* trois parties absolument distinctes.

La PREMIÈRE est relative aux notions générales de la maladie et de sa nature; de ses causes envisagées dans ce qu'elles ont de plus élevé par rapport aux influences de l'air, des eaux et des lieux; de l'âge, du sexe, du tempérament et de la constitution; des professions, des idiosyncrasies et de l'hérédité; des poisons, des venins, des effluves et des virus; des endémies, de l'infection et de la contagion; de la spécificité, des diathèses, etc.; aux éléments de la maladie et aux formes qu'elle présente; aux phénomènes qui accompagnent son évolution et sa fin; à la convalescence et au pronostic; enfin aux lois générales de la thérapeutique et des médications principalement employées. Cette première partie se termine par l'exposé des méthodes de nomenclature et de classification à mettre en usage.

Dans la SECONDE partie, j'ai exposé les faits généraux qui servent de base à la formation des principales classes morbides, telles que les *fièvres*, les *inflammations*, les *hydropisies*, les *hémorrhagies*, les *gangrènes*, les *flux*, les *pneumatoses*, les *nosorganies*, les *névroses*, etc. Il m'a paru impossible de laisser ces questions en dehors d'un ouvrage destiné à faire connaître les principes fondamentaux de la science. Je leur ai donné les développements nécessaires, et, pour mieux faire comprendre la description, j'ai placé dans le texte de la classe des nosorganies, où se trouve l'anatomie pathologique générale, un grand nombre de planches explicatives des altérations élémentaires du tissu, produites par les nosorganies homœomorphes et hétéromorphes, telles que l'atrophie, l'hypertrophie, les épithéliomas, le cancer, les cancroïdes, le tubercule, etc. Ces figures, empruntées au bel ouvrage d'anatomie pathologique de M. Lebert, et au dictionnaire de Nysten, de MM. Ch. Robin et Littré, sont relatives aux altérations somatiques appréciables seulement au moyen du microscope.

On peut bien ne pas accepter les doctrines de la micrologie moderne, mais il est impossible de ne pas tenir compte de ses découvertes. Je suis heureux, pour mon compte, de servir un instant d'interprète à des savants dont je désire honorer les travaux, me réservant de faire en son lieu la critique des conclusions qu'on a prématurément tirées de leurs découvertes anatomo-pathologiques.

Dans la TROISIÈME partie, ou *séméiotique*, j'ai exposé les signes fournis au diagnostic et au pronostic par l'examen des modifications de l'extérieur du corps et des troubles survenus dans l'exercice des fonctions. La séméiologie de Double et de Landré-Beauvais, celle qu'on trouve dans le livre de M. Chomel, le traité du diagnostic du professeur Rostan, celui du professeur Piorry et celui de M. Racle m'ont guidé dans ce travail, où je n'ai eu souvent qu'à reproduire, en les contrôlant, des observations anciennes ou modernes sur la signification des phénomènes morbides. On y trouvera un exposé des signes fournis par l'habitude extérieure du corps, par l'examen de l'appareil digestif, respiratoire, circulatoire, génital, urinaire et cutané, par l'examen des produits de sécrétion, etc. L'auscultation et la percussion y occupent une place importante, et les services que ces deux moyens d'exploration rendent au diagnostic justifient les détails dans lesquels je suis entré à leur égard. Cette troisième partie complète les deux premières, et, si leur ensemble ne constitue pas encore la pathologie générale tout entière, elle en étend le cadre au delà de ce qui a été fait généralement jusqu'à ce jour, et de manière à répondre aux besoins de l'enseignement.

15 mai 1857.

TRAITÉ

DE

PATHOLOGIE

GÉNÉRALE

PREMIÈRE PARTIE
DE LA MALADIE EN GÉNÉRAL

CHAPITRE PREMIER
DE LA MALADIE.

La maladie est un accident si commun de l'organisation, qu'il n'est point d'être assez favorisé pour échapper à ses atteintes. Tout le monde comprend ce que signifie ce mot. La science seule a le droit, et c'est une de ses prérogatives, de décliner toute compétence à cet égard et de dire que la maladie est, comme la vie ou la santé, une chose indéfinissable. La science même, nous l'avons vu, peut vouloir nier l'existence de la maladie et prétendre effacer ce mot du vocabulaire, la chose n'existera pas moins, plus longtemps même que ses absolus réformateurs. Chacun, hors de la médecine, sait ce que c'est qu'une maladie et qu'un malade ; mais, dans le sanctuaire, on n'a encore pu s'entendre à cet égard, et nous en sommes à fixer ce point de départ de nos connaissances. Il n'y a pas d'exemple dans le monde d'une anarchie plus complète que celle qui a divisé, qui divise et qui divisera encore peut-être les médecins sur l'orthodoxie de ce mot si vulgaire et si disputé. Je n'aurais qu'à indiquer toutes les définitions qui en ont été publiées depuis l'origine de la science jusqu'à cette époque, pour démontrer la réalité de ce que j'avance; mais, outre l'inutilité du travail, je n'arriverais qu'à une énumération fastidieuse pour le lecteur. Qu'il me suffise de dire que la maladie a été envisagée à des points de vue différents et opposés, suivant les temps, les lieux et les doctrines philosophiques des médecins. Si l'on voulait classer ces définitions d'après les analogies ou les différences qu'elles offrent, pour les grouper avec méthode selon leur nature, on pourrait en faire trois catégories : la première comprenant les définitions inspirées du spiritualisme, du vitalisme et du dynamisme en général; la seconde comprenant celles que le matérialisme, l'humorisme, le solidisme et l'organicisme ont enfantées; la troisième enfin, remplie par celles qui résultent de l'amalgame plus ou moins réussi des deux premières doctrines, suivant l'éclectisme des auteurs rangés sous le drapeau de la doctrine organo-vitaliste moderne.

Quand on se place au point de vue de l'impondérabilisme en général, et qu'on accepte comme justes les doctrines spiritualistes, naturistes et vitalistes des médecins de tous les âges depuis Hippocrate, leur prophète et notre premier législateur à tous, on voit, malgré les modifications imprimées dans la série des temps, par les révolutions de la médecine et d'audacieux novateurs, à la conception vitaliste de la maladie, on voit la même pensée se faire jour à travers la dissemblance de l'expression, et la vie justement considérée soit comme une force susceptible de ramener à l'ordre les organismes détériorés, soit comme puissance pouvant se déranger de son équilibre stable pour y revenir ultérieurement d'elle-même en vertu de ses attributs particuliers. Ce n'est pas qu'on suppose, ni qu'on doive supposer, que cette puissance se dénature elle-même et constitue à elle seule toute la maladie ; non, mais on pense qu'en se modifiant sous l'influence des impressions morbifiques elle produit et engendre les désordres d'où naîtra la maladie. Les solides et les liquides reçoivent une impulsion contre-naturelle de la force vitale pervertie, et des altérations matérielles, physiques ou chimiques, évidemment secondaires, se produisent au sein de l'économie.

C'est bien là la pensée d'Hippocrate exprimant la maladie comme un effort de la *nature*, dont le but est de ramener à l'état normal les actes de l'économie dérangés de leur marche régulière. C'est en quelque sorte une réaction du principe conservateur de l'organisme contre le mal, et c'est cette réaction qui, dans ses phénomènes, constitue la maladie.

La même idée se retrouve, en d'autres termes, dans les définitions suivantes, devenues célèbres par les noms de leurs auteurs ou l'excentricité de leur conception.

La maladie est primitivement et immédiatement, dès son début, le résultat des désordres de l'archée. (Van Helmont.) ·

La maladie est un effort de l'âme pour rétablir l'équilibre des actions normales et pour expulser les puissances nuisibles. (Stahl.)

La maladie est une simple lésion des fonctions du corps vivant. (Sylvius de Leboë.)

La maladie est un effort de la nature en faveur des malades pour la destruction complète de la matière morbifique. (Sydenham, *de Morbis acutis.*)

La maladie est un effort vers la mort ; *conatus moriendi.* (Hoffmann, *Path. gén.*, chap. ii.)

La maladie est un exercice pénible, difficile ou irrégulier d'une ou de plusieurs fonctions. (Brown.)

La maladie est un acte particulier de l'organisation qui, par une opération nouvelle, remplace ses opérations ordinaires, troublées par des circonstances insolites. (Reil, *Path. gén.*)

La maladie est le résultat de l'irrégularité des fonctions. (Broussais.)

La maladie est une réaction du principe vital intérieur contre les causes qui nuisent au corps. (Sauvages, *Nos. méth.*, introd.)

La maladie est une fonction destinée à réagir contre les causes de trouble et de destruction du corps vivant. (Cayol, *Clin. méd.*)

La maladie est une lésion de l'innervation produisant des lésions organiques secondaires. (Dubois d'Amiens, *Pathol. gén.*, t. I, p. 21.)

Nature, ame, archée, effort intérieur d'une puissance conservatrice, principe vital! qu'importent ces mots, vieillis par le temps et abandonnés des générations nouvelles tour à tour emportées vers des mots nouveaux d'une signification semblable? n'expriment-ils pas la même chose au fond, malgré leur apparente diversité? N'est-ce pas, quand on les invoque pour l'explication des maladies, admettre, au-dessus et en dehors de la matière des corps vivants, une puissance insaisissable, immatérielle, préexistante, qui les régit, les élève, les transforme, les conserve et tend à les ramener à leur disposition naturelle s'ils s'en éloignent par la maladie? Sans doute; et, sans méconnaître les nuances secondaires qui séparent les définitions précitées, je dis que, inspirées par le même esprit, elles forment une opposition formelle aux doctrines de la localisation matérielle des maladies dont je vais parler.

La matérialisation de la maladie, sa localisation systématique dans la substance du corps, ne datent pas d'aujourd'hui; elles sont aussi anciennes que la médecine, car vis-à-vis du naturisme hippocratique s'étaient élevés le solidisme et l'humorisme des élèves dissidents. Nous retrouvons là l'opposition et les contrastes déjà établis dans les doctrines philosophiques de l'antiquité et poursuivis dans tous les âges jusqu'aux temps où nous sommes.

Ainsi, pour Asclépiade, la maladie est un état contre nature produit par le mouvement irrégulier des atomes.

La maladie est l'état de tension, de resserrement ou de relâchement des fibres du corps humain. (THÉMISON.)

La maladie est une affection du corps qui en trouble les fonctions, dit le célèbre Galien; mais, pour lui, si le point de départ de la maladie est la lésion de la structure, il n'y a maladie qu'au moment où arrive la lésion d'action. Galien faisait déjà de son temps comme au nôtre, il supposait, sans la connaître ni pouvoir la montrer, une modification de structure, c'est-à-dire une *affection du corps*, là où il y avait lésion d'action, et il n'admettait de maladie que là où se trouvait cette modification d'action, bien qu'il eût précédemment déclaré que la maladie était une affection du corps. C'est là une contradiction que nous ne pouvons nous empêcher de signaler.

La maladie est un état particulier du corps qui résulte de la surabondance des humeurs, de leur défaut, ou d'un changement survenu dans leurs proportions.

La maladie est un trouble considérable dans la proportion et l'ordre des mouvements des solides et des liquides, l'accélération ou le retard de ces mouvements dans tout le corps ou dans quelqu'une de ses parties. (F. HOFFMANN, *Path. gén.*, pars I, cap. II.)

La maladie est une altération du corps qui en trouble les fonctions vitales, naturelles et animales. (BOERHAAVE, *Aphorismes.*)

La maladie est une altération du sang, des humeurs ou des esprits, susceptible de produire l'altération des solides du corps humain. (FERNEL.)

La maladie est un changement de l'état matériel du corps de l'homme. (BUFFALINI.)

Cette manière d'envisager la maladie a le tort de supposer partout, chez les malades, l'existence d'une modification de structure qu'on ne peut toujours découvrir et dont il est absolument impossible, en beaucoup de cas, de démontrer la réalité. — Solidistes et humoristes, isolés ou réunis, ont échoué dans cette tâche ingrate, car il existe une foule de maladies que le trouble des solides et des liquides ne peut expliquer. Toutes les maladies dynamiques sont dans ce cas.

Dans une troisième catégorie se trouvent les définitions de la maladie qui reposent sur l'idée organo-vitaliste destinée à concilier les opinions opposées trop exclusives des vitalistes et des organiciens, et qui oblige les médecins à ne pas séparer les éléments dynamiques des éléments matériels de l'organisation.

La maladie est un état du corps vivant dans lequel il ne peut exercer, suivant les lois de la santé, les actes qui lui sont propres. (Gaubius.)

La maladie est une altération notable survenue, soit dans les dispositions matérielles des solides ou des liquides, soit dans l'exercice d'une ou plusieurs fonctions. (Chomel.)

La maladie est une altération des parties constituantes du corps et des actes qui doivent s'y accomplir. (Andral.)

J'en ai dit assez sur les définitions de la maladie, bien qu'il me fût possible d'étendre beaucoup cette revue rétrospective, pour montrer les différents points de vue de la médecine ancienne et moderne sur la manière de comprendre et d'envisager la maladie en général et d'une façon applicable à tous les désordres dont l'organisation peut devenir le théâtre. — Les uns, guidés par la raison et l'observation, ont cherché à pénétrer dans la profondeur du mystère qui préside au développement et à la destruction de l'homme pour découvrir la nature de la maladie. Au risque de tomber dans l'erreur, ils se sont élevés par la pensée dans le domaine des lois qui gouvernent le monde, pour reconnaître celles qui nous régissent, et ils n'ont pas eu à s'en plaindre, dédommagés qu'ils furent par la découverte de ce naturisme hippocratique si vivement attaqué, mais si vivace, qu'il est arrivé jusqu'à nous, indestructible et immortel comme le nom de son auteur. — Les autres, incertains du rôle de la raison dans les sciences, effrayés de ses écarts, et dévoués à la philosophie des sens, qu'ils croient plus certaine et qu'ils nomment pour cette raison *positive*, se croient plus circonspects, plus sages en n'étudiant que les phénomènes apparents et tangibles des choses, comme si ce qu'on voit pouvait être accepté pour ce qui est, ou la cause de ce qui est, et comme si, dans la nature vivante, les phénomènes apparents n'étaient pas l'effet de cette puissance vivante, créatrice et motrice à la fois des éléments qu'elle dirige selon des lois spéciales préexistantes. Ils n'acceptent, en conséquence, comme utiles à considérer dans les maladies, que les phénomènes apparents et tangibles, c'est-à-dire les lésions matérielles solides ou liquides, et pour eux la maladie n'est pas autre chose que ces lésions. Étrange erreur dont le temps fait justice aussitôt qu'elle arrive au grand jour de la publicité, et qui, néanmoins, trouve toujours quelques partisans.

Il faut préférer de beaucoup la doctrine de ceux qui, dans un dou-

ble but de conciliation et d'amour de la vérité, savent tenir compte
dans leurs études des facultés de la vie, des propriétés de la matière
vivante et de la matière brute, pour dégager la notion de la maladie
de ce qu'elle a d'exclusif quand on la considère, soit comme le désordre d'un pur esprit, soit, au contraire, comme la modification d'une
matière spéciale, opinions insoutenables quand elles sont isolées et
dont la fusion représente, comme le mélange de la vie et de matière
inerte, quelque chose de réel et de vivant dans la création, où l'esprit
peut le découvrir et l'étudier.

Qu'est-ce donc que la maladie? *C'est un désordre des forces et des
parties constituantes du corps nécessaires à l'exercice des fonctions.*
Ce qui la caractérise, quoi qu'on ait dit, c'est le trouble partiel ou général des fonctions. Rien ne me paraît mieux établi, et les arguments
contradictoires de MM. Chomel, Béhier et Hardy, [1], qui ne considèrent
pas comme maladie les troubles de fonctions et les malaises observés
chez les femmes à l'époque menstruelle, dans l'accouchement, le trouble des émotions morales violentes, de l'affaiblissement sénile des
fonctions génitales, de la privation d'un œil ou d'un membre, des douleurs névralgiques passagères, me paraissent sans importance. Tous
ces troubles de fonctions sont des maladies. La fonction menstruelle ne
doit pas être douloureuse, et les malaises qui l'accompagnent constituent une maladie forte ou faible qui s'appelle dysménorrhée. Les
troubles qui suivent l'accouchement sont la conséquence d'une réparation organique de l'utérus et de ses annexes, et, à en juger par la
suppuration de la plaie utérine qui se guérit, il me paraît difficile de
ne pas y voir une maladie d'un genre particulier. La perte d'un œil
est une maladie de l'œil, aussi bien que la perte d'un membre gangrené ou amputé est une maladie du système locomoteur. Quant à soutenir que le trouble des fonctions motrices résultant de l'amputation
des quatre membres malgré le trouble fonctionnel n'est point une maladie, ce n'est pas un argument sérieux. En effet, s'il est difficile de démontrer la maladie d'un membre qui n'existe plus et dont la décomposition a fait disparaître les traces, il est encore plus impossible
d'établir le trouble des fonctions dans un organe absent. Or c'est le
cas d'un borgne ou d'un malheureux amputé. Il ne peut y avoir trouble des fonctions motrices du membre coupé, il y a suppression de la
fonction et de l'organe destiné à la remplir. C'était une maladie dans
le passé, mais ce n'est rien dans le présent qu'une mutilation.

L'affaiblissement des organes génitaux dans la vieillesse est, dit-on,

<hr>

[1] Chomel, *Path. gén.*, p. 11. — Hardy et Béhier, *Path. interne*, t. I.

un trouble de fonctions sans être une maladie. Non sans doute, ce n'est pas une maladie, mais ce n'est pas non plus un trouble de fonctions. Il ne saurait y avoir trouble dans l'accomplissement régulier d'une loi de la nature. Or la force génitoire dure de quinze à soixante ans ou à peu près ; elle se développe et disparaît par degrés ; qu'y a-t-il de surprenant à voir cette fonction disparaître dans la vieillesse, et pourquoi dire à tort que c'est là un trouble de fonctions, quand c'est une extinction de fonctions commandée par les lois de la nature? Trouble signifie désordre. Au contraire, ici c'est l'ordre naturel qui s'exécute, et il n'en peut être autrement.

En considérant la maladie comme un trouble de fonctions, il faut comprendre qu'il s'agit des fonctions telles qu'elles sont établies par le Créateur avec les instruments complets de ces fonctions. Mais, si l'on exige d'un enfant une puberté précoce, d'un vieillard une faculté prolifique tardive, et d'un manchot le mouvement, alors vous vous placez dans un monde difforme qui n'est pas celui dans lequel Dieu nous a mis, et ce qu'on peut dire de la maladie dans le monde naturel ne saurait s'appliquer au monde factice, difforme et mutilé de quelques savants.

Ceux qui n'acceptent pas qu'un trouble de fonctions soit une maladie disent qu'elle peut exister sans trouble fonctionnel. Ils citent les lésions organiques latentes, telles que les tubercules, certains cancers, les entozoaires viscéraux, les hernies, les anévrismes qui ne dérangent pas la santé, etc., autant d'erreurs qu'il suffit de signaler pour les faire comprendre. — Est-ce qu'un tubercule, un cancer, un cysticerque, une hernie ou un anévrisme, se développent sans jamais troubler, au moins dans un voisinage circonscrit, la texture naturelle des parties, leur circulation locale, leur nutrition moléculaire ? Est-ce que les tubercules et les cancers ne produisent pas autour d'eux des vaisseaux nouveaux dont l'existence est anatomiquement démontrée ?. Est-ce qu'un anévrisme ne trouble pas les fonctions de l'artère sur laquelle il se développe avant d'agir sur la santé générale? Mais ce sont là autant de troubles fonctionnels, locaux, isolés, peu apparents, peut-être encore limités autour de la lésion, mais impossibles à révoquer en doute. De ce qu'ils n'excitent pas de douleurs et n'altèrent pas violemment la santé, ils n'en sont pas moins des troubles fonctionnels, et, dans leur faiblesse comme dans leur force, ils établissent qu'une lésion de texture ou un déplacement organique ne peuvent exister sans trouble fonctionnel du tissu ou de l'appareil intéressé.

La maladie est donc un désordre des forces et des parties du corps nécessaires à l'exercice des fonctions; il n'y a pas de maladie sans un trouble fonctionnel local ou général, et partout où elle se développe les fonctions se troublent, dans le tissu, dans l'organe, dans l'appareil ou dans le système affecté ; ce trouble n'est d'ailleurs qu'un effet, car, si l'ordre des fonctions résulte du libre exercice des forces et des organes qui en sont les instruments, leur désordre est la conséquence de l'altération de ces mêmes forces et de ces mêmes instruments. Comme on comprend la santé on doit comprendre la maladie. Les causes expérimentales de la première donnent l'idée des causes expérimentales de la seconde, et je montrerai un peu plus loin comment elles s'éclairent mutuellement les unes par les autres.

Il n'est pas de maladie sans un désordre primitif de la puissance régulatrice des mouvements vitaux organiques. Il est impossible de rien comprendre à son développement sans faire la part de cette modification première en vertu de laquelle les fonctions de circulation, d'absorption, d'exhalation, de sentiment du tissu affecté, en même temps que sa texture intime, se troublent d'une manière plus ou moins apparente. Cette modification qu'on a trop oubliée, mais c'est la vie elle-même, manifeste dans sa réaction par l'intermédiaire de l'impressibilité et de la sensibilité variable des tissus. Supprimer ce terme, c'est décapiter la pathologie, et il ne reste plus à étudier en médecine que les états organo-pathiques, matériellement appréciables pour les sens, et indépendants des causes qui les engendrent. Une phlegmasie se développe ; elle est la réaction de la faculté impressible d'un organe contre une influence morbide quelconque. Que se passe-t-il ? Les fonctions de circulation se troublent, la nutrition se modifie, la texture s'altère, et l'état phlegmasique est constitué. Qui ne voit dans cette lésion organique l'effet matériel d'une altération première des forces qui président au développement et au maintien des formes du corps vivant ? Il en est partout de même, et il suffit d'un peu de réflexion pour s'en convaincre. Dès à présent je dis ce que j'essayerai de démontrer plus tard : les maladies sont des impressions transformées.

Un grand nombre de personnes regardent la maladie, νόσος, et l'affection, πάθος, comme deux expressions synonymes. C'est un tort, et, bien que, dans le langage usuel, tout semble autoriser à établir cette confusion, il nous est impossible d'y accéder. Pourquoi dénaturer le sens de deux mots dont la signification est différente et qui ont été employés par l'antiquité et par une partie des médecins modernes pour exprimer des idées différentes ? La maladie, νόσος, est l'état particulier du corps troublé dans une partie ou dans l'ensemble de ses fonctions. L'affection, πάθος, est, au contraire, un terme d'une signification infiniment plus générale et plus vague, exprimant à la fois une souffrance vague, indéterminée, une viciation générale de l'économie, plus qu'une altération circonscrite et déterminée. Je crois qu'il est utile de conserver ces distinctions nominales, conformes à la tradition du passé et qui ne sont pas sans importance pour nous guider dans la lecture des maîtres qui ont fondé la science. Si l'on veut juger par un exemple de l'utilité de cette distinction, je dirai : La pneumonie, l'apoplexie, la péritonite, etc., sont des maladies; la scrofule, la peste, le typhus, sont des affections qui se traduisent par des maladies du sang, du poumon, des glandes, etc.

CHAPITRE II

DES CAUSES DE MALADIE.

Toutes les impressions qui aident et contribuent de près ou de loin, directement ou indirectement, au trouble des forces et des parties constituantes du corps, doivent être considérées comme des causes morbifiques, dont l'étude constitue ce qu'on appelle l'étiologie. Impression et réaction, voilà la clef de la pathogénie tout entière. En effet, les maladies ne sont que des impressions transformées, c'est l'action reflexe de la sensibilité organique qui les engendre. On supprime tout en écartant cet intermédiaire, qui est en même temps celui de la vie.

Nulle partie de la médecine n'offre autant d'incertitude et ne fournit autant de résultats illusoires que l'étiologie, lors même que, dans la prétention de réformer le passé, on fait table rase de l'étiologie traditionnelle, pour commencer avec une sévérité digne d'un meilleur succès les observations qui doivent éclairer l'avenir. Il n'en est malheureusement pas de même en médecine que dans les sciences physiques, où l'on observe un rapport constant entre les causes et les effets. Dans la science médicale, ce rapport n'existe point, et on ne peut toujours conclure rigoureusement de l'existence d'une cause à un effet déterminé, parce que le corps humain, étant partie active dans la production du phénomène, peut résister à l'influence de l'impression morbifique de manière à empêcher les modifications qu'elle a coutume d'amener. Entre l'impression d'un agent physique aussi facile à constater que le froid, le chaud, ou l'humide, et la maladie qui peut en être la conséquence, il y a un intermédiaire ; c'est l'homme vivant avec son impressibilité, sa force de résistance et de réaction particulière, intermédiaire tout-puissant qui ajoute un troisième terme au rapport philosophique des causes et des effets, le modifie et rend douteux et contestable par sa variabilité un phénomène dont l'existence est cependant manifeste. En médecine, les mêmes causes n'engendrent pas constamment les effets semblables, à cause de cet intermédiaire vivant dont l'opportunité de réaction n'est pas toujours la même. Or rien n'est plus difficile à pénétrer que cette opportunité, ou cette prédisposition de l'homme à subir les influences morbides, et il en résulte une impossibilité presque absolue d'établir mathématiquement l'existence d'une cause morbifique même la plus incontestable. On trouvera qu'il y a toujours contre elle, quand on le voudra, des exceptions en assez grand nombre pour permettre à la contradiction de nier ou d'amoindrir son influence.

L'expérience qui n'est pas éclairée par la raison ne peut conduire à aucun résultat. Faute d'avoir tenu un compte suffisant de la nature du support dans lequel se débattent les influences contraires de la maladie et de la santé, les actions morbifiques et leurs résultats variables suivant l'âge, le sexe et la généalogie des individus, les médecins sont arrivés, au sujet des causes morbifiques, à un scepticisme qu'il sera difficile de détruire. Presque partout l'étude des causes est considérée comme une chose banale, dont le vague et l'incertitude justifient l'état d'indifférence où elle est tombée, et c'est au point que, dans les nosographies modernes, elle est reléguée à la fin de l'histoire des maladies, alors qu'en bonne méthode elle devrait figurer au début.

Un fait principe domine l'étiologie médicale, c'est la variabilité du rapport des causes et de l'impressibilité de l'homme. On voit, en effet, des causes identiques, au milieu des circonstances extérieurement les mêmes, donner lieu à des maladies totalement différentes, ou tantôt produire des états morbides très-graves, et ailleurs ne pas même troubler la santé. Cette variabilité du rapport entre les causes et l'impressibilité humaine ne l'infirme pas, comme tendent à le croire les sceptiques de profession; il prouve que les causes n'agissent pas nécessairement et inévitablement sur l'homme, qu'elles n'ont d'effet que par leur action sur la faculté impressible, et que si elles l'influencent, c'est par l'intermédiaire d'une impression. Une cause de maladie se développe et entoure de son atmosphère invisible un certain nombre d'individus ; les uns vivent au milieu d'elle sans en être influencés, les autres en reçoivent l'impression, et voilà qu'ils tombent malades. Dira-t-on que le froid, la chaleur, ou l'infection par encombrement, ne sont pas des causes morbifiques certaines, parce que cette infection, cette chaleur ou ce froid, n'ont pas agi de même en occasionnant une même maladie chez tous les êtres soumis au même moment à leur influence ? Non, sans doute; mais on dit qu'il y avait prédisposition des uns sur les autres à subir l'influence morbifique. Qu'est-ce donc que la prédisposition, sinon cette faculté exceptionnelle et transitoire d'être impressionné par une cause de maladie, ou, si l'on veut, d'en subir l'impression ? L'impression morbide est donc le point de départ absolu de toute maladie. Sans elle, l'homme échappe à toutes les causes de destruction reconnues par les nosographes. L'impression morbide est le premier terme abstrait vers lequel on puisse remonter par la pensée quand on part d'un effet morbide pour en découvrir la cause. Elle existe à l'origine de tous les troubles organiques, de sorte qu'en prenant le mal à son début, on saisit une impression morbifique suivie de sa réaction fonctionnelle et organique, locale ou générale, constituant la maladie, de sorte qu'en définitive celle-ci peut être considérée assez justement comme une impression transformée. C'est là le second fait principe de l'étiologie médicale et dont je tirerai de nombreuses applications. En effet, si l'on accepte cette vue de l'esprit justifiée par l'expérience que les maladies sont des impressions transformées, on voit aussitôt la médecine changer de face par la réhabilitation du rôle accordé au principe sensitif des corps vivants, et l'anatomie pathologique galvanisée marcher en quelque sorte d'elle-même à la suite des causes de la maladie, sans être sa cause à elle-même, comme on l'a dit, et sans produire autre chose que des effets secondaires, ternaires et quaternaires déterminés par la nature de la lésion. C'est ce qui arrive lorsqu'une impression a causé une altération matérielle susceptible d'engendrer une seconde altération, celle-ci une troisième, une quatrième, etc., en vertu de ce principe qu'une cause produit des effets multiples qui se surajoutent les uns aux autres en s'aggravant. Les causes ne sont donc que des impressions morbifiques. Impression et réaction, voilà d'une manière aussi générale que possible la formule de l'étiologie, de la pathologie et de la thérapeutique. — En effet, si les maladies sont des impressions morbides transformées, les thérapies sont le résultat de la transformation des impressions contraires, provoquées par le médecin à l'aide des agents de la thérapeutique.

Les causes de maladies, ou impressions morbifiques, sont aussi nombreuses que variées. Il y en a infiniment plus que d'essences morbides; car, si nombreuses que soient ces dernières, comme chacune d'elles peut être la conséquence de l'action complexe d'une foule d'autres circonstances différentes qui sont du domaine de l'étiologie, le

nombre des causes morbifiques devient considérable. Celles qui préparent les modifications intimes d'où sort la maladie sont entièrement
inconnues et rentrent dans le domaine de l'abstraction. C'est ce qu'on
désignait autrefois sous le nom de *causes prochaines*. C'est l'*impression
morbifique*, dont je parlais plus haut et qu'il faut placer en première
ligne de l'étiologie, si l'on veut en comprendre le mécanisme. Elle
existe aussi bien démontrée que n'importe quelle cause expérimentale,
puisque les effets sont là, divers et variés, pour attester sa présence,
et la diversité de ses formes et de sa nature. Les autres causes de
maladies sont moins abstraites, et cependant, bien qu'elles relèvent
directement des sens et de l'expérience, leur action est inintelligible
sans le secours de l'*impression morbide*. Ces causes existent en nous
et autour de nous, formant ce qu'on appelle les *causes individuelles* et
les *causes externes*. Il y en a qu'on désigne quelquefois sous le nom
de *causes principales*, à cause de leur importance réelle, incontestable,
dans la production des maladies, et d'autres qui ne sont qu'*accessoires;* ce sont celles dont l'action isolée, insuffisante, vient s'ajouter
à d'autres influences morbifiques. On nomme *causes locales* celles
dont l'action et la réaction restent circonscrites sur un point limité du
corps, et *causes générales* celles qui ont porté le désordre dans l'ensemble de l'organisme. Il y a des *causes physiques, mécaniques* et *chimiques*, qui agissent sur le corps vivant comme sur la matière inanimée
et dont l'action est conforme aux lois de la chimie et de la mécanique;
tels sont, par exemple, les effets d'un caustique et de la pesanteur
dans les cas de corps étrangers des tissus. Il y a enfin des *causes occultes*, inappréciables pour nos sens autrement que par leurs effets,
ce sont celles qui engendrent les maladies spécifiques, les constitutions
médicales, avec leurs maladies particulières, et les épidémies dans
leur forme et leur nature si différentes, qu'elles déroutent et renversent chaque fois les prévisions et les prétentions thérapeutiques de la
médecine.

Une fois la nécessité de l'impression morbide admise, toutes les
causes de maladie peuvent être classées d'après la double division
suivante, applicable à toute la nosographie, et que j'ai adoptée dans
mes cours : 1° causes prédisposantes, renfermant celles dont l'action
lente, graduelle, insaisissable, inconnue, dispose la faculté impressible
à l'action des agents morbifiques : telles sont les influences de l'âge,
des saisons, du tempérament, de l'hérédité, de l'alimentation, etc.;
2° causes déterminantes occasionnelles, dont l'action, plus appréciable
et plus certaine, est généralement suivie de phénomènes morbides
évidents : tels sont les coups, les blessures, l'action du froid, d'un

poison, d'un miasme, d'un virus, etc. C'est dans cet ordre que je vais les étudier.

Après avoir ainsi exposé les faits relatifs à toutes les impressions morbifiques, quelle que soit leur nature, j'essayerai, dans une vue d'ensemble, de généraliser leur influence, et, en remontant du partiel au général, j'établirai leur part d'influence sur l'homme dans les faits généraux qui concernent les constitutions médicales, les épidémies, les endémies, la contagion, l'infection, les idiosyncrasies, les immunités, la spécificité, les diathèses, etc.

§ 1. — Causes prédisposantes.

Les impressions morbifiques comprises dans la catégorie des causes prédisposantes sont celles qui exercent une action lente et progressive sur l'homme, de manière à le disposer au développement d'une maladie. Si difficile qu'il soit de pénétrer le mystère qui enveloppe le mode d'action de ces causes générales, on ne peut méconnaître la réalité de leur intervention trop bien démontrée par l'expérience et la raison. Partout ici autour de nous, et ailleurs dans les contrées les plus lointaines, nous voyons la pathogénie modifiée par des influences extérieures nominalement constatées, mais intimement peu connues, et dont je vais tracer l'histoire.

Parmi les causes prédisposantes morbifiques, il en est de *générales*, qui agissent sur un grand nombre d'individus à la fois, sur des populations entières, sur des agglomérations humaines isolées, dans un navire, dans une prison et dans les camps. Tels sont, par exemple, l'influence de l'atmosphère, sa pesanteur, sa température, son mélange avec l'ozone ; l'influence des saisons et des climats, celle des localités, celle enfin des passions morales et de la direction d'esprit d'une société en révolution ou en décadence.

D'autres causes prédisposantes morbifiques exercent leur action sur des individus isolés, à cause de leur âge, de leur race, de leur profession. Elles constituent déjà une sorte d'opportunité spéciale, dans une catégorie de causes générales dont l'influence n'a rien de comminatoire. Ce sont les causes prédisposantes *individuelles*.

1º CAUSES PRÉDISPOSANTES GÉNÉRALES.

INFLUENCE ATMOSPHÉRIQUE. — L'atmosphère qui nous entoure, sensiblement la même, quant à sa composition chimique, dans tous les lieux du globe et à différentes hauteurs, est souvent remplie de vapeur d'eau en proportion variable, d'acide carbonique, selon les lieux et les saisons; de fluide électrique, en tout temps, et de ce corps singulier récemment découvert par Schoenbein et désigné sous le nom d'ozone. Sa température et sa pesanteur sont variables; les vents l'agitent et portent avec eux les miasmes, les émanations végétales et animales de toute espèce; en voilà plus qu'il n'en faut pour altérer les sources de la vie et pour amener dans l'organisme des troubles spéciaux en rapport avec la nature de l'impression morbide. Quand on voit tomber en syncope la femme qui respire le parfum d'une fleur ou des vapeurs de chloroforme, et quand on considère seulement la teinte pâle et blafarde de ceux qui sortent d'une nombreuse réunion de théâtre où pendant plusieurs heures l'air n'a pu se renouveler, on comprend aisément l'étendue de l'influence de l'atmosphère sur la bonne ou mauvaise composition du sang et sur les opérations organiques qui en résultent. L'influence insensible de l'atmosphère sur la santé ne saurait être révoquée en doute, et c'est à elle qu'il faut attribuer, du moins comme prédisposition générale, la fréquence d'un certain nombre de maladies de même nature, au même moment, dans les mêmes lieux.

La sécheresse et le froid atmosphériques longtemps prolongés impressionnent différemment les individus, selon leur habitude au froid; ils stimulent indirectement la vie, et ils ont pour résultat immédiat le resserrement des solides de manière à empêcher l'évaporation cutanée. Le réseau capillaire extérieur se laisse moins remplir de sang, qui s'accumule dans les viscères intérieurs, dans les poumons, le cerveau, l'intestin, le foie et les reins. Aussi les phlegmasies de la muqueuse bronchique et pulmonaire, les phlegmasies des reins et de l'intestin, sont-elles très-communes dans cette circonstance. Il en est de même de l'hémorragie active et de l'hémorragie cérébrale en particulier. — La nutrition est alors plus active, et le sang, plus riche en principes réparateurs, est favorablement disposé à l'inflammation en même temps que les organes qu'il parcourt. C'est alors qu'on observe surtout les maladies dites *inflammatoires*, à cause de leur élément principal, qui est l'*exsudation plastique* locale ou générale.

La chaleur atmosphérique impressionne à sa façon et d'une manière directe la vie et les fonctions des tissus et des organes; elle dilate et relâche les solides en produisant l'expansion des liquides. Elle favorise la perspiration cutanée; elle augmente la fréquence de la respiration, et l'exhalation gazeuse pulmonaire n'est plus la même qu'en hiver. A la suite de son impression longtemps continuée, la digestion est lente, la soif vive et le ventre resserré; il y a peu d'urines, sans doute à cause de la transpiration, qui est plus abondante. La circulation est plus active et les fonctions cérébrales sont lentes et embarrassées. L'intelligence est lourde et se laisse facilement vaincre par le besoin de sommeil.

L'impression prolongée de la chaleur dispose l'homme au développement des congestions cérébrales, aux inflammations de l'encéphale et de ses dépendances, aux maladies du foie et des voies digestives, aux fièvres localisées dans l'intestin, à la dyssenterie et aux affections de la peau. En raison aussi des transpirations abondantes engendrées par cette impression et supprimées accidentellement, on voit alors des phlegmasies thoraciques et des voies aériennes, comme dans les circonstances où la température froide refoule le sang de la périphérie du corps dans les parties profondes.

Les vents, produits dans l'atmosphère par la lutte de ses éléments, leurs combinaisons et le déplacement de sa masse sous l'influence des courants électriques, impressionnent très-profondément l'homme. Causes individuelles de maladie, ils constituent également des causes prédisposantes générales, quand, par leur nature et leur durée, il exercent une impression lente et soutenue sur la santé. Soufflant du nord et du nord-est, ils agissent comme la température sèche et froide à laquelle ils correspondent; au contraire, partis du sud et du sud-ouest, ils coïncident avec la température chaude, et ils ont, comme elle, la même influence prédisposante morbifique.

Dans quelques pays les vents ont quelque chose de spécial suivant la localité où on les observe, et, en outre de leur action prédisposante générale, ils exercent une action individuelle à laquelle personne ne saurait échapper. Qui n'a entendu parler du *simoun*, de ce vent du désert qui, sortant du Sahara, vient, étouffant et rapide, chargé d'une poussière sablonneuse et brûlante, se rouler sur le littoral algérien, desséchant tout sur son passage et couchant les animaux et l'homme morts sur le sol s'ils n'ont pas eu la précaution de s'abriter et de s'enfermer pour en moins souffrir? C'est le *khamsin* des Égyptiens, aussi appelé vent des cinquante jours, parce qu'il vient pendant les cinquante jours qui entourent l'équinoxe ; ce vent est aussi redoutable qu'en Afrique, et il fait quelquefois périr les habitants de suffocation s'il dure trop longtemps. Tels sont encore le brûlant *sirocco*, le froid *mistral*, dans la Méditerranée, enfin les vents qui passent sur la mer ou sur des marais non submergés et qui portent à de grandes distances, là où ils vont se perdre, le germe de malaises dont on ignore souvent la nature et la cause.

L'état hygrométrique de l'atmosphère, c'est-à-dire la sécheresse et l'humidité de l'air, impressionnent l'économie d'une manière assez directe pour qu'on leur attribue un rôle dans l'action prédisposante générale morbifique. L'impression de l'air humide sur le corps n'est pas la même avec une température chaude ou froide ; ainsi l'air humide et chaud est moins pesant que l'air humide et froid ; il relâche les tissus et rend leur action languissante. Le corps est gonflé, couvert de sueur qui ne se vaporise pas. L'appétit est faible, et les digestions lentes, imparfaites. La soif est nulle à cause de l'absorption de la vapeur d'eau par les poumons. Le pouls est mou, faible, et au milieu d'une mollesse générale, d'un engourdissement intellectuel assez prononcé, il y a tendance à l'accumulation de la graisse dans le tissu cellulaire, et même à l'obésité.

Au bout d'un certain temps, les individus soumis à cette impression hygrométrique de l'atmosphère prennent les attributs extérieurs du tempérament lymphatique. Leurs chairs sont molles, décolorées, et tout l'extérieur annonce la débilité générale de leurs fonctions. Ils sont prédisposés aux phlegmasies des muqueuses et en particulier des voies digestives, au scorbut et aux fièvres intermittentes, qui se développent principalement au moment où existe cet état de l'atmosphère.

Ailleurs cette humidité chaude de l'atmosphère est favorable à certaines personnes brunes, dont la fibre est sèche, irritable, ou dont les voies respiratoires sont atteintes de maladies aiguës ou chroniques. La bronchite chronique et la tuberculisation sont, quoi qu'on ait dit, très-avantageusement modifiées par les voyages maritimes, intertropicaux, là ou l'hygrométrie de l'air est à son maximum d'intensité.

L'air humide et froid impressionne la vitalité d'une manière bien plus fâcheuse que l'air humide et chaud. Il rend l'action du froid plus pénétrante par suite de la conductibilité de la vapeur d'eau ; aussi les brouillards sont-ils très-désagréables pour la surface du corps et pour les bronches ; c'est l'humidité jointe au froid qui rend si pénible pour les voyageurs du Nord cette poussière de glace transportée par le vent sur les yeux, sur le visage et sur les extrémités, qu'elle irrite cruellement et qu'elle dispose à la congélation. L'impression prolongée de cette influence prédispose à toutes les inflammations catarrhales, telles que otites, coryzas, bronchites, angines, diarrhées ; aux phlegmasies pulmonaires, aux engorgements des glandes lymphatiques, aux hydropisies, etc.

La *pression de l'atmosphère* sous laquelle nous vivons et qui paraît être la plus convenable à notre organisation est mesurée au baromètre par une colonne de mercure de soixante-seize centimètres, mobile et variable suivant la hauteur à laquelle on l'élève au-dessus du niveau de la mer. Cette pression est équivalente dans sa masse au poids de la colonne barométrique multiplié par la surface du corps, ce qui met l'homme sous un poids continuel approximatif de trente-trois mille six cents livres ou seize mille huit cents kilogrammes. Si nous supportons un pareil poids sans nous en douter et sans en avoir la conscience, que d'autres impressions organiques non moins réelles doivent nous échapper !

Dans ses variations accidentelles et dans ses modifications constantes, suivant les localités, la pression atmosphérique altère et change l'état des forces et de certains actes de l'économie, sans que les individus en aient la conscience. Les habitants du Tibet, dans la haute Asie, ne paraissent pas plus souffrir de la diminution de pression atmosphérique, à une hauteur de quatre mille huit cents mètres au-dessus de la mer, que les ouvriers des mines ne s'aperçoivent de l'accroissement de pression à une profondeur considérable dans les entrailles de la terre; et il est évident que la circulation, et consécutivement l'absorption, l'exhalation et la nutrition, ne s'accomplissent pas de même dans un cas que dans l'autre. On en peut juger par ce qui arrive chez ceux qui passent d'une pression barométrique moyenne à une pression moindre, en s'élevant sur les montagnes, par exemple. Les fluides du corps tendent à se porter à la périphérie, d'où un embarras de la circulation, des congestions vers la tête, de la difficulté de respirer, quelquefois des hémorragies pulmonaires, ou au moins un malaise général qui fait trouver le temps *lourd*, alors qu'il est au contraire réellement plus léger[1]. La diminution rapide et brusque de la pression barométrique est une cause prédisposante d'hémorragie cérébrale ou de déchirure des gros vaisseaux. Ainsi Duhamel a remarqué qu'au mois de décembre 1747, le baromètre ayant baissé en moins de deux jours de un pouce quatre lignes, ce qui faisait une différence de près de quatorze cents livres dans le poids de l'atmosphère supporté par l'homme, il y eut beaucoup de morts subites. L'impression lente produite par l'action prolongée d'une diminution ou d'une augmentation de pression barométrique est jusqu'ici peu connue. On sait seulement que l'homme peut vivre dans un air très-rare, car à Quito, situé à huit cents mètres au-dessus du niveau de la mer, le pays est habité et fertile. A douze cents mètres au contraire, il n'y a plus traces de végétation, et il est probable que l'homme n'y pourrait pas vivre.

Il y a dans l'atmosphère de l'électricité en quantité plus ou moins considérable, qui se produit d'une manière incessante dans les actes de la végétation, dans les décompositions chimiques du sol, dans l'iné-

---

[1] Extrait des Lettres de Humboldt, *Ann. du Muséum*, t. II. — De Saussure, *Voyage dans les Alpes.*

galité de la température et les mouvements des diverses couches de l'atmosphère. Cette électricité est *positive*, appréciable à l'électroscope, tandis que celle du sol est *négative*. Elle traverse incessamment le corps de l'homme, comme elle ferait d'un conducteur métallique, pour se recomposer avec les courants négatifs de la terre, et cela sans que nous en ayons la *conscience*. L'électricité même qui se dégage au sein de nos tissus dans les opérations de la vie se mêle à celle du réservoir commun d'une manière tout aussi douce, sans déterminer de sensation appréciable.

Les impressions électriques, sans conscience comme toutes les impressions, agissent évidemment sur le corps de l'homme, mais on ignore complétement quelle est la nature de leur action, et on ne sait pas si elles peuvent être considérées comme une cause prédisposante morbifique générale. Elles ont un résultat immédiat sur le système nerveux et musculaire, dont l'action se trouve comme épuisée. Les rhumatisants et les personnes exposées aux névralgies souffrent de leurs douleurs. La mort même a lieu quelquefois prématurément chez des personnes gravement malades et qui auraient encore pu vivre quelques jours.

J'en dirai autant de l'*Ozone*, dont l'influence sur le développement des fièvres intermittentes et dont l'action sur la gravité des épidémies de dyssenteries, de grippe, de choléra, ont été signalées prématurément par E. Gaillard, Boeckel, Schoenbein, etc.[1]. Ainsi M. E. Gaillard a vu une relation entre la présence de l'ozone dans l'air atmosphérique et l'apparition des fièvres, tandis que M. Boeckel, au contraire, déclare que la malaria et les fièvres paludéennes coïncident avec le zéro de l'*Ozonomètre*. D'une autre part, Schoenbein a fait connaître que l'Ozone existait en quantité très-considérable à Berlin pendant une épidémie

---

[1] Ce corps, entrevu par Van Marum en 1785, a été découvert en 1840 par Schoenbein. L'Ozone n'est que l'oxygène électrisé, c'est une forme particulière d'oxygène. C'est encore là un exemple de ces changements que, sous l'empire de circonstances extérieures, les corps simples et les corps composés subissent dans leurs propriétés les plus essentielles. Les changements que l'électricité apporte ici à l'oxygène sont, en effet, comparables à ceux que les rayons solaires produisent dans le chlore, dont ils rendent les affinités beaucoup plus énergiques; à ceux que la chaleur détermine dans le soufre, le phosphore, le carbone, dont ils modifient la couleur, la consistance, la solubilité, les affinités ; et dans tant de composés, dans les oxydes métalliques, par exemple, qui éprouvent sous son influence des transformations isomériques.

Ce qu'on produit dans un laboratoire sur l'oxygène, en l'électrisant, se produit spontanément dans l'atmosphère sillonnée par les orages, ou sous l'influence de la végétation.

Une bande de papier amidonné renfermant une faible quantité d'iodure de potassium sert d'*Ozonomètre*. Elle passe de la couleur blanche à une couleur bleuâtre d'autant plus foncée qu'il y a plus d'ozone dans l'atmosphère. Un grand nombre de médecins ont fait des expériences à son égard dans le but d'établir son influence sur les maladies.

de grippe, et sous une constitution médicale disposant aux affections de poitrine, tandis que l'inverse avait été observé sous le règne d'une constitution gastrique. Le même observateur a signalé l'absence d'Ozone pendant une épidémie de choléra, fait confirmé à Strasbourg par Boeckel, à Corbigny par Billiard, à Berne par Wolff, etc. Ce sont là des résultats importants à connaître et à vérifier, mais leur interprétation, encore impossible dans l'état actuel de la science, doit être ajournée à l'époque où de nouvelles et plus nombreuses observations viendront jeter la lumière dans ce sujet difficile.

L'atmosphère qui n'est pas souvent renouvelée par de nouvelles et successives quantités d'air est très-malsaine pour ceux qui s'y trouvent, et l'impression qu'elle exerce sur l'économie est une cause prédisposante générale morbifique bien constatée. Que ce soit à ciel ouvert, comme dans les gorges si profondes des Alpes, dans les bas-fonds de l'Auvergne, au milieu des camps ou en lieu clos, comme dans les hôpitaux et les prisons, l'air non suffisamment renouvelé produit ici des scrofules, le goître, et, ailleurs, le typhus, la peste, etc.

INFLUENCE DE LA LUMIÈRE. — L'impression produite sur l'homme par la lumière est aussi nécessaire à son développement que la présence de l'air à l'hématose, et les résultats de la soustraction de cet agent sont tels, qu'ils prédisposent les enfants au dévoloppement du rachitisme. (Milne Edwards. *Infl. des agents physiques*.) D'une manière générale, l'absence de lumière longtemps prolongée chez les prisonniers, les ouvriers mineurs, a pour effet l'affaiblissement des forces, l'appauvrissement du sang (perte de fibrine, d'albumine et de globules) et la prédisposition à l'anasarque, à l'hydropisie, aux hémorragies et à toutes les formes de la scrofule.

La privation absolue de lumière a une telle influence sur les organes, qu'il en est un parmi eux que cette absence d'excitation détruit absolument, c'est l'œil. Cela n'a jamais été vu chez l'homme, dont les yeux, d'abord plus pénétrants dans l'obscurité, finissent par devenir graduellement très-irritables au point de ne pouvoir plus supporter le jour. Au contraire, chez les poissons de certaines grottes de l'Amérique, qui vivent dans une obscurité complète, l'œil se détruit et est remplacé par un moignon opaque, comme si, la fonction visuelle ne pouvant plus s'accomplir, l'organe était obligé de s'atrophier et de disparaître.

IMPRESSIONS SAISONNIÈRES. — L'impression produite sur la vitalité et sur l'organisation par le changement et le retour des saisons dépend en grande partie des conditions atmosphériques que j'ai précédemment étudiées. — Permanente comme le temps de la saison, elle engendre chez l'homme les mêmes prédispositions morbifiques que les modifications de température, d'hygrométrie, de ventilation dont j'ai parlé; mais, comme les maladies nées sous cette influence se trouvent, par le fait du changement de saison et d'impression saisonnière, dans des conditions différentes, il en résulte souvent pour elles un changement de nature, leur amélioration, et enfin leur guérison définitive. — Hippocrate, qui a consacré dans les pages immortelles du troisième livre des *Épidémies* l'influence des impressions saisonnières, divise, sous ce rapport, l'année en deux parties : l'*hivernale* et l'*estivale*, et il dit :

« L'arrivée de l'hiver guérit les maladies de l'été.

« L'arrivée de l'été change les maladies de l'hiver. »

Chaque année, depuis des siècles, on voit l'exactitude de ces aphorismes vérifiée dans la pratique médicale de tous les pays. Est-ce que les fièvres intermittentes ne disparaissent pas l'hiver pour revenir à l'été? Est-ce qu'en été les maladies catarrhales de la poitrine ne s'améliorent point? Est-ce que la plupart des maladies épidémiques qui se montrent pendant l'été ne cessent pas durant l'hiver pour reparaître l'été suivant? Et ainsi d'une foule d'autres maladies que je pourrais énumérer.

Indépendamment de toute hypothèse sur le mode d'action des saisons, et sans faire la critique d'Hippocrate sur ses idées au sujet de la prédominance d'une des quatre humeurs pour chaque saison de l'année; sans croire avec Sydenham que les maladies de chaque saison soient causées par des effluves terrestres, je me contenterai d'établir que les impressions saisonnières modifient à la fois la nature et les symptômes des maladies. Je m'appuierai pour cela sur les données de l'observation.

En hiver, quelles sont les maladies prédominantes? Ce sont les irritations des membranes muqueuses et les affections catarrhales; le nez coule, les yeux pleurent ; chacun tousse; il y a beaucoup de flux muqueux sans trop de réaction, et beaucoup plus de bronchites que de pneumonies. Il y a des diarrhées indolentes et peu de dyssenteries. C'est enfin cet ensemble de symptômes qu'Hippocrate rapportait à une prédominance de la pituite, et que nous caractérisons sous le nom d'affections catarrhales.

Au printemps, les maladies changent de nature, et les angines, les croups, les furoncles, le rhumatisme et les pneumonies, viennent remplacer les maladies catarrhales. — Les symptômes aigus prédominent dans toutes les maladies qui revêtent en général la forme inflammatoire. Il y a beaucoup de fièvres ayant ce caractère. Chez les sujets en bonne santé, une sorte d'état pléthorique peut être constaté, et c'est alors qu'on observe les hémorragies nasales, les fièvres éphémères suivies ou non d'hémorragie, et guéries par une saignée ou par les seuls efforts de la nature.

Dans l'été, des maladies spéciales, sinon chez nous, dans notre climat, mais au moins dans les pays chauds, se développent en grand nombre. — On y observe principalement les inflammations et les suppurations du foie. La sécrétion de la bile y est plus considérable qu'en hiver ; ses éléments, primitivement formés dans le sang, y restent peut-être, sans être séparés par le foie, et il en résulte ce caractère bilieux des maladies et des fièvres endémiques dans ces malheureux pays. Il y a en même temps des pyrexies, des maladies des voies digestives, des ophthalmies, etc.

L'automne s'annonce par le retour des inflammations catarrhales des muqueuses observées dans les hivers doux et humides, affections qui deviennent aiguës lorsque l'hiver est froid et sec ; par les fièvres intermittentes, l'asthme, et la rapidité des phthisies.

On peut se demander, à l'exemple des anciens qui ont suivi Hippocrate dans cette étude de l'influence des saisons, si les résultats que je viens d'indiquer ont quelque chose de spécial, particulier à la saison, ou si, au contraire, ils ne sont pas la conséquence pure et simple des conditions atmosphériques régnantes. Il est impossible de résoudre cette question, et, tout en croyant pour ma part à une très-grande intervention de l'état de l'atmosphère dans la production des maladies saisonnières, je pense que cela ne suffit pas entièrement pour expliquer la fréquence moyenne ou extrême d'une ou plusieurs maladies à un moment donné, leur gravité et la différence de traitement qu'elles réclament. C'est là un *desideratum* de la science sur lequel je reviendrai avec plus de détails à propos des constitutions médicales.

IMPRESSIONS CLIMATÉRIQUES. — Hippocrate[1] nous a le premier montré toute l'influence des impressions climatériques sur le développement physique et moral de l'homme, et sur le maintien de sa santé. Il faut lui rendre justice à cet égard ; cette influence, qu'il a exagérée, est très-réelle, et sa manière de voir, complétement partagée par Aristote et Platon, a reçu, de nos jours, la haute sanction de Montesquieu et de Cabanis. Pour Hippocrate, dans les climats tempérés, les hommes ont des mœurs douces et faciles, peut-être manquent-ils de constance dans le travail ; facilement abattus par la fatigue, ils n'ont pas de courage moral et ont un grand attrait pour le plaisir. Supposant ensuite

---

[1] *De l'air, des eaux et des lieux.* OEuvres complètes, trad. par Littré. Paris, 1840, t. II.

un pays montueux, inégal, élevé, avec des saisons variables, il en déduit pour les habitants un grand courage, l'ardeur au travail, l'opiniâtreté, la résistance à la fatigue et l'aptitude aux grandes entreprises. Dans les pays enfoncés, plats, exposés aux vents chauds, avec des saisons peu variables, on trouve des habitants sans courage, mous, indolents, faciles à décourager dans leurs entreprises, et incapables de s'élever à de grandes destinées. Il accorde aux peuples des pays nus et froids l'indomptabilité des mœurs, la fermeté de résolution, la sagacité, l'intelligence, et le sentiment de la dignité humaine, qui les pousse vers la liberté. C'est à ce propos qu'il cherche à établir l'influence des climats sur les institutions politiques des peuples et la forme des gouvernements, pensant, avec une grande apparence de raison, qu'un climat chaud, qui énerve les hommes, y favorise l'installation du gouvernement absolu.

Les impressions climatériques sont en partie produites par l'impression de l'atmosphère et en partie par l'action du sol, de l'eau et de l'ensemble des conditions extérieures où se trouve l'homme. Ces impressions continues et prolongées sont différentes dans leurs résultats, suivant le climat où on les subit. Elles ont quelque chose de tout spécial dans les climats chauds, dans les climats froids et dans les climats tempérés.

L'impression climatérique chaude s'exerce sur l'homme qui habite la zone terrestre comprise entre les 30es degrés de latitude australe et boréale. Elle modifie les principales fonctions, et en particulier celles des poumons et de la peau. Elle diminue l'énergie d'action de l'appareil respiratoire et affaiblit la production de la chaleur animale : l'acide carbonique est exhalé en moindre proportion que de coutume, et le carbone fourni par les aliments respiratoires pour être brûlé dans le poumon, ne l'étant plus qu'en partie, est éliminé par un autre appareil, le foie, dont l'activité fonctionnelle, considérablement augmentée, s'annonce par l'abondance de la sécrétion biliaire. La sécrétion spermatique et la perspiration cutanée sont également considérables. Toutes les fonctions de la vie organique languissent, et peu à peu se prononcent les caractères du tempérament bilioso-lymphatique. La peau décolorée offre une teinte spéciale, les cheveux sont châtains et la barbe mal fournie. La circulation est plus active; de là une tendance, chez les nouveaux venus, aux hémorragies et principalement aux épistaxis. Les fonctions digestives sont lentes, et la salive, le suc pancréatique, les liquides intestinaux, les matières stercorales et les urines, sont notablement diminués dans leur quantité, à cause de l'abondance de la transpiration. Les forces musculaires sont faciles à épuiser. L'ardeur génitale, en rapport avec la vivacité de l'imagination, éprouve le besoin de satisfactions fréquentes. Enfin, une sensibilité exagérée, mobile des passions morales les plus vives et de l'exaltation des sentiments poussée à l'extrême, annonce la très-grande excitabilité du système nerveux.

Si les climats chauds modifient à ce point les fonctions de l'organisme, quelle influence ne doivent-ils pas avoir comme cause prédisposante générale morbifique!

Les habitants de ces pays sont prédisposés à un grand nombre de maladies de la peau, lichen, lèpre, éléphantiasis des Arabes ; aux formes les plus redoutables de la syphilis ; aux inflammations et aux abcès du foie ; aux affections nerveuses telles que le tétanos ; aux entérocolites et à des dyssenteries cruelles ; à l'hématurie ; aux affections cérébrales aiguës ; aux fièvres intermittentes simples et pernicieuses ; à la peste, au choléra, à la fièvre jaune, etc.

L'impression des climats froids s'exerce sur les habitants du globe depuis le 50e ou 55e degré de latitude jusqu'au pôle. Les températures moyennes sont, d'après M. Fuster, entre 65 et 75° de latitude : au printemps, — 16° ; en automne, — 12° ; en hiver, — 30° ; en été, — 2°. Sous l'influence de cette impression climatérique, les principales fonctions subissent des modifications importantes. L'exhalation cutanée est presque nulle, et l'activité du foie et de la sécrétion biliaire peu considérable, faits opposés à ceux que l'on observe dans les pays chauds. Les fonctions de l'appareil respiratoire ont une activité considérable, destinée à la production d'une grande quantité de chaleur animale nécessaire à contre-balancer la température ambiante et entretenue par la combustion d'une notable quantité de carbone par l'oxygène de l'air dans les poumons. La nutrition est très-active et le sang très-riche en globules. La digestion est active et rapide. C'est elle qui introduit dans le sang la quantité de principes carbonés destinés à être détruits par la combustion pulmonaire, et elle trouve aisément à choisir entre la viande, les huiles animales, les fromages, les boissons fermentées, qui font la base de la nourriture des peuples du Nord. L'urine est abondante, fortement animalisée, et remplace l'exhalation cutanée, qui ne se fait plus.

Les hommes du Nord sont, en général, sanguins, forts, robustes ; ils supportent bien la fatigue corporelle, d'autant mieux peut-être que leur système musculaire est très-développé. Ils sont énergiques et font beaucoup d'exercice, de manière à augmenter leur chaleur animale par un redoublement d'activité de l'appareil pulmonaire.

L'impression de ces climats froids est une cause prédisposante incontestable des phlegmasies franches et catarrhales. Elle favorise le développement des bronchites, des angines, des pneumonies, des rhumatismes articulaires aigus et chroniques. Elle prédispose à certaines formes de blépharite, aux gerçures de la peau sur les mains et sur les pieds, aux congélations des extrémités, au scorbut, aux affections vermineuses, au rachitisme, à toutes les formes de la scrofule et à la phthisie pulmonaire.

Les impressions du climat tempéré s'exercent sur les habitants du globe qui vivent entre le 35° et 55° degré de latitude australe et boréale. Elles sont multipliées comme les saisons et nombreuses comme les vicissitudes de l'atmosphère. Sans produire sur les organes et sur les différents appareils une modification aussi profonde que les impressions climatériques chaudes et froides, elles engendrent une disposition qui est comme l'intermédiaire entre les dispositions organiques extrêmes. L'homme des pays tempérés dans une latitude voisine des pays chauds, a une constitution, une santé et des habitudes qui rappellent la santé et la constitution de l'habitant des tropiques. Au contraire, en s'approchant des climats froids, l'homme ressemble par degrés à l'habitant de ces pays, par les mœurs, le tempérament et les aptitudes morbides. Ce qu'il y a de spécial aux climats tempérés, c'est le renouvellement des quatre saisons, qui constituent deux époques extrêmes, l'hiver et l'été, époques dans lesquelles l'action de la vie et des appareils organiques change et se modifie de manière à s'adapter à la température moyenne de l'atmosphère. En été, leur action ressemble à celle qu'on observe sur l'habitant des climats chauds, tandis qu'en hiver, elle est pendant quelque temps semblable à celle de l'habitant des pays froids. Deux fois par an, d'une manière progressive, dans la saison intermédiaire, l'ensemble des fonctions change de type, et les impressions saisonnières qui en sont la cause s'accomplissent sans que nous en ayons la conscience et sans que nous puissions en juger autrement que par les effets pathogéniques.

Dans les climats tempérés, l'impression climatérique est donc variable, et il est difficile de déterminer son influence prédisposante générale morbifique autrement que par l'influence des saisons et par celle du voisinage avec les pays froids ou avec les pays chauds.

IMPRESSIONS DE LOCALITÉ. — Le *Traité des airs, des eaux et des lieux* renferme sur les localités des données très-importantes justifiées par l'observation ultérieure. Convaincu de l'action des localités sur l'homme, Hippocrate établit que, sans avoir jamais séjourné dans une ville, on peut, d'après son exposition aux vents, au lever et au coucher du soleil, les qualités du sol, nu ou boisé, sec ou aride, bas ou élevé, les qua-

lités des eaux, avoir des données générales sur la santé et la constitution des habitants de cette ville. Cela est vrai, et, si l'on restreint
les assertions d'Hippocrate aux lieux où il vivait, il est évident qu'il
a raison. L'influence exercée sur l'homme par les localités dépend de
l'action combinée d'un certain nombre des circonstances atmosphériques saisonnières, climatériques, dont j'ai parlé, jointes à des
influences particulières ou géologiques spéciales. En certains endroits,
le sol marécageux, ou couvert d'étangs, jette dans l'atmosphère des
émanations végétales qui ont pour effet de disposer l'organisme au
développement des fièvres intermittentes simples et pernicieuses.
Ailleurs règnent les conditions propres au développement de l'hématurie, de la fièvre jaune, ou des maladies du foie; sur les côtes de la
Méditerranée, les vents de l'été ou de l'hiver, le siroco et le mistral,
amènent avec eux leurs maladies particulières. Le goître se développe
dans les pays dont le sol magnésien jette une partie de ses éléments
dans les eaux de puits servant à la boisson. Le choléra lui-même
suit le cours des eaux, décime les habitants des terrains d'alluvion et
ne frappe jamais sur les populations établies sur les terrains anciens.
C'est ainsi que Lyon, Versailles et bien d'autres endroits encore ont
joui de l'immunité la plus complète dans les trois graves épidémies
qui ont ravagé la France dans le cours des vingt dernières années.
Dans notre climat, les lieux secs et élevés au-dessus du niveau de la
mer prédisposent l'homme aux maladies aiguës, franchement inflammatoires, tandis que les lieux bas et humides disposent, au contraire,
au développement des maladies catarrhales et des affections chroniques, de manière à rappeler l'influence morbifique des saisons et
des climats dans lesquels on observe constamment ces conditions
extérieures. C'est là chose facile à constater dans les villes placées sur
les rivières et qui ont une partie haute bien aérée et une partie basse
froide, sombre et humide. Il en est de même des villes coupées de
manière à faire des expositions au nord, au sud, à l'est, à l'ouest, et
dans lesquelles les maladies prennent les caractères que leur impriment les directions constantes des vents. Si ce fait avait besoin d'une
démonstration autre que celle de l'expérience, il suffirait de rappeler
l'influence de l'exposition sur la conservation et la dégradation des
murailles et des façades de nos monuments publics : noires et intactes
du côté nord, elles sont, au contraire, blanches, corrodées et couvertes
d'excavations nombreuses vers le sud, là où le soleil et le vent détruisent et dissocient la pierre. Si la matière brute subit à ce point l'influence de l'exposition, que n'en doit-il pas être chez l'homme, dont la
résistance est infiniment moindre!

L'impression de l'air des villes n'a pas la même influence sur la santé et le développement des maladies que l'air des campagnes. C'est là un fait qui n'est plus contesté par personne, et les expériences de M. Boussingault, sur la quantité énorme d'ammoniaque, cinq milligrammes, renfermés dans un litre de la pluie des villes, contre un milligramme par litre dans la pluie des campagnes, montrent bien la différence des atmosphères, et font comprendre la différence de leur action sur l'organisme. D'après M. Boussingault, sous le rapport des émanations, « Paris n'est qu'un amas de fumier d'une étendue considérable. » Plus d'un écrivain en a dit autant au point de vue moral, et à toutes ces malédictions Paris ne répond rien ; plus fort que tous ses ennemis rassemblés, il se contente de les attirer pour les engloutir. Dans les villes, les maladies nerveuses, la scrofule, les fièvres éruptives et typhoïdes, la phthisie pulmonaire, sont les maladies les plus fréquentes. Dans les campagnes, au contraire, ce sont les maladies aiguës inflammatoires, les fièvres intermittentes, et plus d'un citadin valétudinaire y vient chercher avec le repos l'air pur qui doit lui rendre la santé.

Dans les villes, que de différences encore, pour les impressions morbifiques prédisposantes, dans les différents quartiers, dans le voisinage des hôpitaux, et dans les hôpitaux ; dans les casernes, dans les prisons, dans les pensions et les colléges ! J'ai vu le choléra de 1853, entièrement éteint à Paris, reprendre au mois de février, en 1854, à la Charité, pendant un mois, s'étendre dans tout le dixième arrondissement, gagner l'hôpital des Cliniques, l'Hôtel-Dieu, ravager ainsi violemment toute la rive gauche de la Seine, longtemps avant d'aller sur la rive droite, où il n'a fait que de faibles ravages. J'ai vu dans les pensionnats mourir de fièvres éruptives des enfants qui eussent vécu chez eux, s'ils fussent restés au sein de leur famille, ou du moins qui eussent échappé à cette cause de mort. Il en est ainsi d'une foule de maladies, que les localités font naître et auxquelles on échapperait par la fuite et le séjour en d'autres lieux.

Le changement de localité, par son impression sur l'organisme, est souvent une cause prédisposante morbifique. Le déplacement vers des pays chauds ou froids et dans les contrées ou règnent des épidémies engendre les maladies de ces contrées ; ici, les maladies du foie ; là, les maladies de poitrine ; ailleurs, la fièvre jaune, la fièvre pernicieuse, etc. Tant que l'homme qui émigre des pays chauds vers les climats froids, ou réciproquement d'un climat froid dans un climat chaud, ou enfin d'un pays tempéré dans l'un ou l'autre de ces climats extrêmes, n'est pas acclimaté, sa vie court les plus grands périls. L'impression de cette température nouvelle jointe aux autres circonstances de son dé-

placement, le prédispose au très-grand nombre de maladies indiquées
précédemment dans le chapitre que j'ai consacré à l'influence des impressions climatériques.

Non-seulement les déplacements de l'homme de son pays natal dans
un climat différent lui sont préjudiciables ; mais, dans le même pays,
sous le même ciel, le changement de localité est une prédisposition
morbifique. Tous les médecins savent, par exemple, que la fièvre
typhoïde est très-fréquente chez les nouveaux arrivés à Paris. Les trois
quarts de ceux qui en sont affectés sont dans cette condition, et je
suis persuadé que pour l'autre quart la contagion n'est pas étrangère
à son développement. Si la fièvre typhoïde a été épidémique à Paris
depuis quatre ans, et a frappé sur tant d'indigènes, c'est qu'elle a pris
naissance d'abord sur l'immense population mobile d'ouvriers et de
curieux attirés dans la capitale par les monuments qui s'y trouvent et
par les immenses travaux de bâtiment qui se font partout.

Acclimatement. — Si les impressions qui résultent du changement
de localité et de climat constituent la prédisposition morbifique générale la plus grave de l'homme, ce n'est pas à dire qu'elles doivent
être inévitablement suivies de troubles dans la santé. L'organisme
peut s'habituer à ces impressions différentes de celles du pays natal ;
il peut s'acclimater dans le pays nouveau vers lequel son intérêt ou
son plaisir le pousse, à la condition de suivre certaines règles consacrées par l'observation antérieure. Ces règles, déduites des principes
généraux de la médecine, constituent le code de l'acclimatement
écrit dans tous les livres d'hygiène [1].

Impressions morales. — Les impressions morales ont à la fois une
influence prédisposante morbifique générale et une influence prédisposante individuelle. Comme influence générale, rien n'est mieux
établi que le trouble intime qui résulte chez l'homme des impressions
morales tristes, dont l'action est si dépressive. Se consumer d'envie,
de jalousie et de rage, se dévorer d'ambition, ne sont pas des expressions métaphoriques banales, elles indiquent un fait bien réel, qui
est l'espèce d'état fébrile ou d'agitation nerveuse à laquelle sont en
proie certaines natures devenues le jouet de leurs mauvaises passions.
Le chagrin, la douleur, qui détruisent l'appétit, suspendent les sécrétions gastriques nécessaires à la digestion, et empêchent tout
sommeil ; la nostalgie des exilés et des troupes abattues par la dé-
faite, le fanatisme religieux ou politique, ont des effets analogues, sinon semblables. La vie languit, le sang se détériore, les organes se

---

[1] Voyez Michel Lévy, *Traité d'hygiène publique et privée*. Paris, 1857. 2 vol. in-8.
— Becquerel, *Traité d'hygiène*. 1 vol. in-12.

troublent à leur tour, et il en résulte un état d'anémie, d'échauffement, dont il serait difficile de préciser la nature et qui est une prédisposition manifeste au développement des maladies. Ici ce sont des gastralgies avec constipation ou diarrhée, là du scorbut, ailleurs la dyssenterie, le typhus et ses conséquences; en certains lieux, l'hystérie, l'hypocondrie et l'aliénation mentale. Je reviendrai sur cette étiologie en parlant des causes prédisposantes individuelles.

·2° CAUSES PRÉDISPOSANTES INDIVIDUELLES.

Les causes prédisposantes individuelles morbifiques sont celles qui exercent leur influence par l'intermédiaire d'une disposition générale, propre à un individu. Ainsi l'âge, le sexe, le tempérament d'une personne, sa race et ses antécédents d'hérédité, sa profession, sa manière de se nourrir, de s'habiller, etc., etc., sont autant de circonstances individuelles qui modifient la vitalité de l'homme et sont des causes prédisposantes de maladie.

A. De l'âge.

Les âges sont les différentes périodes de la durée de la vie déterminées par les changements intimes de la substance du corps à l'époque de son accroissement, de son état et de son déclin. Une telle influence physiologique ne saurait exister sans produire après elle une disposition pathogénique différente. L'influence des âges sur la nature, sur le développement, la marche et la terminaison de certaines maladies est maintenant de la plus haute évidence. Elle a pour elle l'autorité d'Hippocrate [1], de Celse [2], de Pline [3], de Stahl [4], de Frédéric Hoffmann [5], de Pinel [6], de Rogery [7], de Gendrin [8], etc. Rien n'est mieux établi que cette influence, dont je vais exposer les résultats.

Chez les enfants, dont la circulation est très-active et la peau très-vasculaire, la plasticité prédomine, et les tissus sont dans un état d'accroissement très-rapide. L'appareil lymphatique, glandulaire et vasculaire, fonctionne avec la plus grande énergie, et le système nerveux,

---

[1] Hippocrate. *OEuvres*, t. IV, p. 497, 3ᵉ section. Aphorismes 24, 25, 26, 27, 28, 29, 30, 31.

[2] Celse, liv. II, cap. ı, p. 47.

[3] Pline, *Hist. nat.*, liv. XXVIII, cap. ıv.

[4] *De morbis ætatum.*

[5] *De ætatis mutatione, morborum causa et remedio.*

[6] *De la constitution sénile et de son influence sur les maladies.*

[7] *Des maladies des âges.*

[8] *De l'influence des âges sur les maladies.* Paris, 1840.

très-impressionnable, traduit son excitabilité au dehors par la vivacité des mouvements, l'excès de sensibilité et le développement de la raison. A cette période, la réaction des maladies aiguës est très-considérable et hors de proportion avec la nature et l'étendue des lésions organiques.

L'influence de l'enfance et de la jeunesse sur le développement des maladies déterminées se révèle à chaque instant.

L'hydrocéphale, l'hydrorachis, l'asphyxie, l'ictère, le sclérème, les entéro-hémorragies, l'apoplexie méningée, la desquamation épidermique, la diarrhée, les vomissements, la pneumonie lobulaire, le muguet, sont des maladies du nouveau-né et des enfants à la mamelle [1]; l'entéro-colite, le carreau, la pneumonie lobulaire, le croup, la stomatite ulcéreuse, la gangrène de la bouche, l'incontinence d'urine, la coqueluche, l'éclampsie, le phréno-glottisme, la chorée, la méningite granuleuse, les fièvres éruptives, sont des maladies de la seconde enfance et qu'on observe très-rarement aux autres périodes de la vie. Il en est quelques-unes même, telles que la gangrène de la bouche, le phréno-glottisme, etc., qui sont des maladies exclusives de l'enfance.

Dans l'âge adulte, lorsque les organes ont acquis tout leur développement et accomplissent leurs fonctions dans la plénitude de leur puissance, l'activité organique prédominante semble avoir la poitrine pour siège ; les fonctions vasculaires lymphatiques s'amoindrissent, dominées par la circulation sanguine, et les maladies se présentent alors avec des caractères plus constants que dans l'enfance. La réaction est en rapport avec la cause morbifique, et les symptômes se rattachent régulièrement aux lésions somatiques.

C'est à cet âge qu'on observe principalement les hématuries, les hémorroïdes, la laryngite chronique, la pneumonie fibrineuse, le phlegmon iliaque, la maladie de Bright, les nosorganies cancéreuses, épithéliales, fibro-plastiques, chondroïdes, adipeuses, etc., le rhumatisme, la goutte, la chlorose, etc.

Chez le vieillard, l'activité de l'appareil vasculaire artériel diminue, les capillaires superficiels cessent de recevoir le sang, les sécrétions sont moins actives, et la peau se durcit, se ride et se dessèche ; la vue et l'ouïe s'affaiblissent ; les perceptions sont moins vives, les mouvements plus embarrassés ; l'appareil digestif et le foie s'atrophient ; les poumons s'altèrent par suite de l'agrandissement et de la diminution du nombre de leur cellules, ce qui entraîne l'affaissement et

---

[1] Bouchut, *Traité des maladies des nouveaux-nés et des enfants à la mamelle.*

le rétrécissement du thorax [1] ; tous les tissus fibreux s'ossifient, et les fonctions s'accomplissent avec une lenteur qui devient chaque jour plus grande; alors la réaction fébrile est faible et les symptômes sont en désaccord avec la gravité des lésions. Les maladies les plus sérieuses ont quelquefois des symptômes incertains, et plus d'une fois on a vu, dans les hospices des vieillards, des individus atteints de pneumonie sortir de se promener dans les jardins sans paraître se douter de l'existence d'une maladie prochainement mortelle. Une fois même on a vu un vieillard, qu'on ne croyait pas malade, tomber mort dans une cour et offrir à la nécropsie une hépatisation grise des deux poumons [2].

Alors on observe principalement les hémorragies intestinales passives, l'hémorragie cérébrale par suite de rupture vasculaire, le ramollissement sénile, ou gangrène sénile du cerveau. La diarrhée lientérique, l'œdème des membres inférieurs, les calculs urinaires, le catarrhe de vessie, les maladies de la prostate, les érythèmes et eczémas, le catarrhe et l'emphysème pulmonaire, les broncho-pneumonies aiguës et chroniques, la bronchorrée, l'ossification des vaisseaux et des orifices du cœur, la cachexie sénile, la gangrène spontanée des jambes, etc.

Non-seulement l'âge, c'est-à-dire l'état du corps aux différentes périodes de la vie, est une prédisposition morbifique certaine, mais il peut être réciproquement une disposition répulsive au développement de quelques maladies. Alors il y a antagonisme absolu entre les conditions de leur développement et les conditions somatiques des différents âges. La fièvre typhoïde ne frappe pas plus les nouveaux-nés que les vieillards. La rougeole et la scarlatine ne s'observent jamais dans la vieillesse. Il en est de même de la gangrène de la bouche, des convulsions de la coqueluche, etc. Le phlegmon iliaque, la goutte, la gangrène spontanée des membres, ne se rencontrent jamais chez les enfants. Et ainsi d'une foule de maladies que je pourrais citer, qui se développent de préférence à une période de la vie sans pouvoir se montrer à une période différente.

L'influence des âges s'exerce à la fois sur le développement des maladies, sur leur marche, sur leur terminaison et sur le traitement qu'elles réclament. Cela est facile à comprendre, et il n'y a rien de surprenant à ce que la condition organique de l'âge, susceptible d'engendrer une maladie, soit assez forte pour en déterminer la nature,

---

[1] Hourmann et Dechambre, *Recherches cliniques sur les maladies des vieillards* (*Archives de médecine*), t. VIII, p. 105.

[2] Prus. Cruveilhier, Monneret et Fleury, *Compendium*, page 124, t. VII.

et, par conséquent, la marche ainsi que la terminaison. Ces phénomènes sont en quelque sorte la conséquence des premiers.

La condition somatique des âges a pour résultat de retenir à l'état
latent le germe d'une foule de maladies transmises par l'impression
séminale. C'est ainsi que les maladies héréditaires telles que la
phthisie, la nosorganie cancéreuse, la goutte, la folie, l'épilepsie, etc.,
ne se développent que dix, vingt, trente et quarante ans après la naissance, c'est-à-dire dans l'enfance, l'adulte, et jusque dans la vieillesse.

Si l'on étudie avec soin l'influence des âges sur la forme, la marche
et la terminaison des maladies, on observe des phénomènes particuliers qui établissent très-nettement qu'une maladie n'est jamais absolument pareille à elle-même, et que, différente selon les âges, elle
constitue alors des états morbides différents confondus sous une même
dénomination. Ainsi les symptômes locaux et généraux des phlegmasies utérines ont une bien plus grande importance dans toute la jeunesse qu'aux autres époques de la vie. Les phlegmasies des voies digestives sont bien plus graves chez les enfants et les jeunes gens, dont
le corps est en voie d'accroissement, que chez les vieillards, où le
mouvement nutritif est considérablement retardé. Les phlegmasies
aiguës de l'enfance commencent très-souvent par des convulsions initiales, qui n'existent jamais chez l'adulte ou chez le vieillard dans les
mêmes maladies. Les phlegmasies du larynx ont, chez l'enfant, une
forme suffocante, due à l'étroitesse des voies aériennes, et qu'on
n'observe pas chez l'adulte. Les phlegmasies bronchiques et pulmonaires ont, parmi leurs symptômes, chez l'homme adulte, une expectoration que les petits enfants n'ont jamais. Les moindres phlegmasies
ont, dans le jeune âge, une réaction fébrile d'une intensité remarquable que, dans le même état morbide, on rechercherait en vain
chez les adultes et chez les vieillards. Dans les maladies de la vieillesse, les symptômes fébriles sont généralement faibles, et il y a une
tendance à l'accablement, au collapsus et à l'asthénie qui n'existe
pas dans les autres périodes de l'existence.

L'influence des âges sur la marche et sur la durée des maladies
n'est pas moins grande que leur influence sur la forme extérieure.
— Les maladies aiguës sont plus fréquentes chez les enfants que les
maladies chroniques; elles ont une acuité plus forte et elles marchent
plus rapidement vers une terminaison heureuse ou funeste. — Il en
est de même de leurs maladies chroniques, à cause de l'élément aigu
qui s'y trouve mêlé. — Les maladies de la peau, si communes chez
les enfants, cessent un moment, reviennent un peu plus tard, et
ne disparaissent entièrement qu'aux approches de la puberté. Les

scrofulides cutanées ou glandulaires guérissent aussi à cette époque, mais les scrofulides viscérales et osseuses persistent après cette révolution organique. — Chez les vieillards, toutes les maladies prennent une marche chronique. Leur développement est insidieux, leur évolution lente, difficile, et le retour à la santé se fait longtemps attendre.

L'âge enfin amène souvent la guérison d'un grand nombre de maladies, par suite des révolutions organiques et des métamorphoses qu'il opère dans le corps de l'homme. Comme il avait engendré la prédisposition à leur développement par la préparation favorable du sol, il leur enlève toute racine par la modification du support, et il les éteint en quelque sorte par voie d'épuisement. C'est ainsi que la puberté fait cesser un grand nombre de susceptibilités morbides et presque toutes les maladies aiguës ou chroniques de l'enfance. — Il en est de même des autres périodes de la vie, où, comme le dit Dumas[1], les changements naturels des âges procurent la solution de maladies qui appartiennent à l'âge précédent. Ne voit-on pas l'époque de la ménopause modifier la vitalité de l'utérus et rendre impossibles ou du moins très-rares les phlegmasies utérines ? N'est-ce pas encore aux modifications organiques de la vieillesse qu'il appartient de dissiper les chloroses, les migraines et les névralgies de toute sorte qu'on observe dans l'enfance et chez l'adulte ?

Il ne faudrait pas toutefois généraliser l'influence de la succession et de la transition des âges de manière à lui attribuer la guérison de toutes les maladies, car cette influence est souvent peu marquée. — Dans beaucoup de cas, la maladie persiste à l'état chronique dans l'âge suivant et quelquefois pendant toute la vie. Elle est seulement modifiée dans son apparence ; elle disparaît un instant pour revenir un peu plus tard, ou elle cesse et reparaît sous une autre forme, sa nature restant la même. —Ainsi les gourmes et les ophthalmies de l'enfance disparaissent à la puberté pour faire place à la disposition aux diarrhées, aux bronchites, suivies un peu plus tard de la tuberculisation pulmonaire.

La gravelle de l'adulte est quelquefois remplacée dans la virilité par la goutte, et dans la vieillesse par l'apoplexie cérébrale.

L'influence des âges fait naître successivement plusieurs transformations morbides qui agissent l'une à l'égard de l'autre comme mode de terminaison des maladies de l'âge précédent. Ainsi, d'après M. Gendrin[2], et c'est là un fait important dans l'histoire des maladies

---

[1] Dumas, *Maladies chroniques*, t. II, p. 190.
[2] *Influence des âges sur les malades*, p. 106.

chroniques, un sujet a eu, dans son enfance, des eczémas du cuir chevelu ; il a à la puberté des migraines, remplacées dans l'âge mûr par des hémorroïdes ; à l'âge de retour, ses hémorroïdes cessent d'être fluentes, et il survient des douleurs rhumatismales remplacées dans la vieillesse par un eczéma sur la cuisse, etc. C'est un même état morbide dont les accidents sont régularisés dans leur évolution successive, dans leur durée et dans leur disparition par l'influence des âges. « De même, ajoute M. Gendrin, qu'à la succession physiologique des âges se rattachent le développement, l'état et le déclin de certains organes, de certaines fonctions, de conditions physiologiques particulières de tout l'organisme; de même il faut y rapporter le développement, l'état et le déclin de maladies déterminées, et d'états morbides composés de plusieurs actes pathologiques, tantôt de même nature et différant seulement par leur siége et leur intensité, tantôt de nature différente et n'ayant de commun que leur connexion réciproque et leur dépendance de l'influence des âges. »

En résumé, les âges, par la vitalité spéciale qu'ils impriment à l'organisation, ont des rapports essentiels avec la production de maladies déterminées, et ils règlent d'avance leur évolution, leur marche, leur durée, leurs terminaisons, et même jusqu'à leur traitement. Ils ne déterminent pas les maladies, mais ils constituent la prédisposition fatale de leur développement. Ce sont des causes déterminantes spéciales qui achèvent ce que le travail physiologique des âges a préparé.

B. Influence du sexe.

L'influence sexuelle sur le développement des maladies est considérée par un certain nombre de médecins, et même par M. Chomel, comme fort douteuse [1]. Ne pouvant la nier, chacun l'attribue à la manière de vivre différente de l'homme et de la femme plutôt qu'à une constitution vitale et organique particulière.

Cette influence se révèle à chaque instant par l'observation comparative des maladies de l'homme, de la femme, et même de la jeune fille, par la présence de maladies spéciales à chaque sexe, indépendamment de celles qui ont les organes génitaux pour siége, par la durée et les complications différentes de ces maladies, par leur gravité et la mortalité qui en résulte, enfin par le traitement qu'elles réclament. Ce n'est pas sans raison qu'Hippocrate [2] avertit de ne pas soigner les maladies des femmes comme celles des hommes, afin d'é-

[1] Chomel, *Path. génér.*, p. 6.
[2] Hippocrate. OEuvres : *des Maladies des femmes,* tome VIII, pages 7 et suiv. et tome IV, *Aphorismes*, 28-63.

viter les méprises et les graves accidents qui en résultent. L'expérience a prononcé en sa faveur.

Tout, dans l'organisation humaine et dans la séparation des sexes, nous montre le résultat de forces préconçues et préexistantes qui opèrent à longue échéance, aux dépens et à l'aide de la vitalité des êtres, le développement et la disparition de certains organes et de fonctions nouvelles ou différentes. La séparation des sexes et leur répartition presque égale n'est pas plus un hasard de la loi des races qu'elle n'est un caprice de la matière du corps. Elle est la conséquence d'une vitalité particulière, d'une organisation spéciale, qui fait la vie et la susceptibilité morbide de la femme différente de celle de l'homme. En veut-on la preuve ? Voyez la différence extérieure, indépendamment de la présence des organes génitaux ! Voyez l'intelligence et l'excitabilité nerveuse des femmes, le volume et le poids de leur cerveau plus considérable que chez l'homme comparativement au poids de la masse du corps. (Sœmmerring, Ackermann, Burdach [1], Parchappe [2].) Voyez chez elles la différence des phénomènes chimiques de la respiration découverte par MM. Andral et Gavarret, et caractérisée par la combustion d'une moins grande quantité de carbone. Voyez enfin le volume moindre de leur cœur (Bizot), la quantité plus grande de l'eau du sang (Becquerel et Rodier), et le chiffre moindre des globules, de l'albumine et de sels de ce liquide. Tant de différences entre les sexes, sans parler de celles que nous ignorons encore et de l'action sympathique des fonctions génitales, démontrent la présence d'une force spéciale indépendante de la force commune à l'espèce, et la pathologie fournit une nouvelle preuve de son existence.

L'influence du sexe est pour l'homme une prédisposition au développement du rhumatisme, de la goutte, du typhus, de la pneumonie, de la pleurite, de l'endocardite, de la néphrite albumineuse, de l'entérite, du phlegmon de la fosse iliaque droite, de la péritonite, du croup, de l'hémorragie cérébrale (Falret, 2,297 cas en 29 ans, 1,670 hommes et 627 femmes), de l'angine de poitrine (Forbes, 80 hommes et 8 femmes), de l'hypocondrie, des lichens, etc., etc. Chez les femmes, au contraire, le sexe les dispose de préférence à la chorée (79 hommes, 161 femmes, Dufossé, *Thèse* 1836); à l'épilepsie (Esquirol); à l'hystérie, qui leur est absolument spéciale ; à la scrofule ; à la phthisie pulmonaire (Benoiston de Châteauneuf, Papavoine); à la chlorose ; à la gastralgie ; à la migraine ; à l'impétigo (Alibert); à l'icthyose (Alibert), au cancer etc., etc. Qu'on ajoute à présent les maladies

[1] Burdach, *Traité de physiologie.*

[2] Parchappe, *Recherches sur l'encéphale.* Paris, 1836.

spéciales des organes génitaux dans l'un et l'autre sexe, et on verra par de nouveaux faits l'immense différence qui sépare la pathologie de la femme de celle de l'homme. Ici, les catarrhes de vessie, les calculs vésicaux, les maladies de l'urètre et du rectum ; là, au contraire, plus de maladies de vessie ni de calculs : les troubles de l'utérus, qui, primitivement ou secondairement, jouent un si grand rôle dans les maladies des femmes, la menstruation et son influence sympathique, l'accouchement et ses conséquences circonscrites ou généralisées, les maladies de la mamelle, etc., etc.

L'influence du sexe sur le développement des maladies n'est pas la même à toutes les époques de l'existence. Chez les femmes, c'est principalement pendant la période que je désignerai sous le nom de vie utérine, c'est-à-dire de la menstruation à la ménopause, qu'elle est surtout évidente. Lorsqu'à la puberté l'utérus et les ovaires se développent et deviennent le siége de l'ovulation périodique, mensuelle, il se fait, une hémorragie mensuelle également qui continue jusqu'à l'âge de retour, et il en résulte pour les femmes une aptitude particulière aux hémorragies de l'utérus. Avant la puberté comme après l'âge critique, qui est celui du repos de cet organe, il n'y a plus d'hémorragies utérines, si ce n'est celles qui accompagnent les dégénérescences organiques. C'est à l'âge critique que paraissent souvent les flux hémorroïdaux destinés à remplacer les hémorragies dont l'utérus était le siége, et qui résultent de la pléthore produite par la suspension d'une hémorragie habituelle.

L'influence du sexe s'étend plus loin encore que la simple prédisposition au développement des maladies dans les grands appareils de la vie animale et dans les organes spéciaux de chaque sexe ; mais elle modifie en quelques circonstances la nature et la gravité des maladies. Elle ajoute aux différents états morbides de la femme l'élément nerveux et chlorotique si commun chez elles ; au moment de la gestation, de la délivrance et de l'allaitement, les éléments puerpéral et lactifère ; à l'époque du retour d'âge, l'élément pléthorique qui résulte de la ménopause, éléments morbifiques qu'il faut savoir apprécier et dont il faut tenir compte en thérapeutique si, comme le dit Hippocrate, on ne veut s'exposer à de cruelles déceptions. D'une manière générale, l'influence du sexe ajoute à la gravité des maladies, puisque la mortalité qui en résulte n'est pas la même chez l'homme que chez la femme. Si cette différence de mortalité n'est pas due au nombre total différent des maladies dans l'un et dans l'autre sexe, il est dû à leur gravité intrinsèque. Or il meurt proportionnellement moins de filles que de garçons, ce qui permet de croire que dans leur ensemble les maladies ont une gravité un peu moindre chez les femmes que chez l'homme.

C. Influence prédisposante du tempérament.

Les tempéraments sont des manières d'être compatibles avec la santé, et caractérisées par la prédominance d'un des grands appareils de l'organisme sur tous les autres. — Ils sont au nombre de quatre : les tempéraments sanguin, nerveux, lymphatique et bilieux, plus les tempéraments mixtes, qui sont la résultante organique de deux tempéraments mélangés. Ils exercent une influence prédisposante morbifique des plus manifestes, et il n'en saurait être autrement. — Les maladies n'étant que des impressions transformées, c'est-à-dire des réactions vitales contre les causes morbifiques, ces réactions participent nécessairement de la nature des êtres qui réagissent, et elles seront, suivant les cas, inflammatoires, nerveuses, bilieuses ou lymphatiques et catarrhales. L'expérience et l'observation sont en parfait accord avec la théorie.

Les individus doués du tempérament sanguin sont pléthoriques, rosés, forts, potelés, et ils ont la circulation sanguine très-active, le système musculaire assez vigoureux, l'imagination vive et les passions très-violentes. — Chez eux, le sang est surchargé de globules et la masse de ce liquide paraît augmentée. Ils sont prédisposés au développement des fièvres éphémère et inflammatoire, aux phlegmasies, à l'hypertrophie du cœur, à certaines hémorragies, principalement à l'épistaxis, au coup de sang et à l'hémorragie cérébrale. Leurs moindres indispositions, leurs maladies, sont accompagnées d'un élément inflammatoire bien caractérisé. C'est chez eux que se développe ordinairement la diathèse inflammatoire.

Les sujets doués du tempérament nerveux ont des prédispositions morbifiques différentes. — D'une constitution sèche et maigre, ils sont pâles et ont l'œil vif, les mouvements brusques, en rapport avec des impressions vives et mobiles, ils sont susceptibles d'une grande énergie et ont des défaillances morales ou des affaissements dont rien ne peut rendre compte. — Leurs maladies se ressentent de cette disposition, et elles offrent des troubles d'innervation qui en changent le caractère habituel, modifient leur marche et rendent leur terminaison heureuse moins certaine. — L'élément douleur et délire vient souvent les compliquer. — Quant aux maladies particulières auxquelles prédispose ce tempérament, j'indiquerai la diathèse nerveuse, les convulsions, les paralysies essentielles, l'hystérie, l'hypocondrie, la syncope, la gastralgie, les palpitations, les névralgies, etc.

Les individus d'un tempérament lymphatique ont la peau fine et blanche, les formes arrondies, agréables, la physionomie douce, les chairs molles, infiltrées de tissu cellulaire, l'orifice des muqueuses pâle, et la circulation languissante en rapport avec l'atonie des tissus et des organes. — Ils sont plus que d'autres prédisposés à un grand nombre de maladies d'une nature assez grave, ayant une marche lente et tendant à la chronicité. — Ils ont une très-grande susceptibilité de la peau et des muqueuses. Ils sont prédisposés aux ophthalmies, au coryza, aux otites et à l'otorrhée, aux angines, au catarrhe intestinal, pulmonaire et vaginal, à l'impétigo, au lupus, à l'eczéma, aux scro- fules, aux tubercules et à la diathèse scrofuleuse, à l'hydropisie, au scorbut, etc.

Les sujets doués du tempérament bilieux ont une autre manière d'être et des maladies compliquées d'éléments différents. Leur teint jaune est sans éclat; leur physionomie un peu rude ou dure annonce l'intelligence; ils sont forts sans embonpoint; leurs principaux viscères sont bien développés, particulièrement le foie; leurs digestions sont faciles, mais gênées par une constipation habituelle; leur intelligence est grande, soutenue par des passions vives, durables, opiniâtres, quel- quefois cruelles. — Leurs maladies offrent un élément bilieux ou sabur- ral très-caractérisé. Ils sont disposés aux exanthèmes, aux flux bilieux, aux phlegmasies aiguës et chroniques de l'intestin, aux hémorroïdes, aux maladies organiques du foie, aux affections cancéreuses, etc.

D. Influence de la constitution.

La manière d'être qui résulte pour un individu de l'ensemble des ap- pareils fonctionnels de l'économie est ce qu'on appelle sa constitution. Elle diffère, comme on voit, du tempérament, qui exprime au contraire le fait particulier de la prédominance marquée d'un appareil fonctionnel sur tous les autres. — Sous ce rapport, on le voit, le tempérament n'est lui-même qu'une partie intégrante de la constitution.

L'influence de la constitution sur la prédisposition morbifique est rendue manifeste par l'observation journalière des malades. — Les sujets d'une constitution forte sont doués d'une faculté de résistance vitale très-marquée contre les différentes causes de maladies qui agis- sent sur les masses en général. Ils ont ainsi l'avantage d'échapper à un grand nombre de maux; mais, en revanche, disposés qu'ils sont à la pléthore, les maladies qui les atteignent ont une intensité et une réac- tion pour ainsi dire proportionnelles à leur force; l'élément inflamma- toire domine dans toutes les maladies qui les frappent et exige un traitement particulier.

Si la force de constitution est un préservatif plutôt qu'une prédisposition, sa faiblesse, au contraire, primitive ou acquise, est une autre forme de prédisposition morbifique.

Les individus de constitution faible et délicate sont exposés à des maladies fréquentes et légères, à des indispositions habituelles et aux maladies chroniques. — Ils forment la majorité des valétudinaires. — Dans les maladies aiguës qui les atteignent, l'élément inflammatoire est rarement très-intense, et la prostration y arrive très-vite. La marche en est souvent irrégulière et troublée par des complications insolites. Ailleurs, et c'est le cas des individus lymphatiques ou des vieillards, les maladies peuvent rester *latentes* et donner lieu à des altérations somatiques considérables sans réaction ni symptômes appréciés par le malade. Que de pleurésies, de néphrites albumineuses et de lésions organiques débutent ainsi dans le silence de l'organisme, avant de se manifester au dehors!

E. Influence de la conformation.

La conformation de chaque partie du corps est, en raison de sa force génératrice primitive ou de sa disposition physique, une cause prédisposante de maladie. Tout le monde connaît l'influence des déviations de la colonne vertébrale sur l'emphysème pulmonaire, sur les maladies du cœur et sur l'hémoptysie; du gros volume de la tête sur l'hydrocéphale; de la brièveté du cou sur l'apoplexie et les congestions cérébrales; de l'étroitesse de la poitrine sur la phthisie pulmonaire, etc. Je citerai encore l'influence de la disposition trop large des ouvertures aponévrotiques de l'abdomen sur la production des hernies; celle de la structure des os du fœtus, qui prédispose aux fractures incomplètes ou au décollement des épiphyses; celle de l'état calcaire des os du vieillard et de l'agrandisse ment de leur canal médullaire comme cause prédisposante de fracture, et enfin celle de la conformation sénile des artères sur les anévrismes, le ramollissement cérébral et la gangrène sénile des membres. C'en est assez, je crois, pour établir l'influence prédisposante morbifique de la conformation de nos organes et de nos différents tissus.

F. Influence des idiosyncrasies.

L'idiosyncrasie, de ἴδιος, propre; σύν, avec; κρᾶσις, tempérament, est cette disposition spéciale qui résulte du mélange du tempérament et de la manière d'être individuelle. Elle se manifeste par la disposition particulière d'un organe à être affecté plutôt qu'un autre par les impressions extérieures et morbifiques. C'est, pour Zimmermann[1], une exception dans le tempérament.

[1] *De l'expérience*, t. III, p. 335.

Il n'y a rien de plus extraordinaire que cette faculté individuelle de l'organisme vivant à ressentir les sensations et les impressions extérieures de manière à réagir contre elles, à sa façon propre, par des phénomènes particuliers. C'est un fait dont nous ignorons absolument la cause. Pourquoi l'odeur de la rose détermine-t-elle, chez certaines personnes, des nausées, des vertiges ou la syncope? Pourquoi l'ingestion stomacale des moules, des écrevisses, produit-elle exceptionnellement l'urticaire, le coma? Pourquoi, enfin, le froid humide donne-t-il à l'un une pleurésie, à l'autre une pneumonie, à un troisième des rhumatismes, et ailleurs une angine? Et ainsi de tant d'autres idiosyncrasies? C'est ce qu'il est impossible de dire.

Quoi qu'il en soit, l'influence des idiosyncrasies sur le développement des maladies est considérable. Tantôt elle dispose à leur développement, et tantôt, au contraire, elle protége contre leurs atteintes. C'est ce qu'on appelle l'*immunité*. J'en parlerai un peu plus loin. Congénitales ou acquises, les idiosyncrasies favorisent, chez quelques individus, la manifestation d'états morbides particuliers souvent les mêmes. Ainsi certaines personnes ont, à la moindre occasion, un accès de fièvre suivi d'un herpès des lèvres. Quelques femmes ont, à chaque époque menstruelle, une pustule d'acné sur le visage ou sur les épaules, et cela, sinon au même endroit, du moins toujours dans la même région. Chez d'autres individus, c'est le délire, les convulsions, les épistaxis, les syncopes, qui se montrent à tout instant à propos de chaque indisposition. Il y a des personnes qui ont une prédisposition toute spéciale pour l'érésipèle; cela est la conséquence de leur idiosyncrasie.

Il me sera facile de multiplier les exemples. Je n'ai qu'à puiser au hasard dans le recueil du docteur Wagner [1]. Un Espagnol éprouvait des anxiétés, des vomissements et de la diarrhée, toutes les fois que, même à son insu, on mêlait de la viande à ses aliments (*Amatus Lusitanus*)... Un verre d'eau de Pyrmont suffisait pour produire, chez une femme de trente ans, bien portante d'ailleurs et peu irritable, un effet narcotique qui durait pendant le reste de la journée [2]. Un ami de Tissot ne pouvait, même sans le savoir, prendre la plus petite quantité de sucre sans qu'il en résultât des vomissements [3]. Gaubius a plusieurs fois vu un seul grain d'opium produire, au bout de trois jours, chez une femme âgée, une desquamation générale de l'épiderme. Le même Gaubius a vu un jeune homme chez lequel du jus

---

[1] *Journal de Hufeland*, 1811.

[2] Whytt, *Maladies nerveuses*. Paris, 1777, 2 vol. in-32.

[3] Tissot, *Maladies des nerfs*.

de citron, placé sur la peau, produisait un frisson, ce qui n'avait pas lieu si on remplaçait le jus de citron par le vinaigre. L'électricité atmosphérique occasionne, chez certains individus, des anxiétés et des maux de tête précurseurs de l'orage, etc., etc.

Chacun sait la part que les idiosyncrasies prennent à l'action des médicaments, et c'est une circonstance que le médecin ne doit jamais oublier. L'opium, administré comme calmant à un malade, fait quelquefois naître en lui des accidents d'irritation dépendants de son idiosyncrasie. L'éther produit, chez certaines personnes, des vomissements et des spasmes. J'ai connu une dame qui ne pouvait boire aucune tisane sans être prise de vomissements considérables. De petites doses de belladone ou de digitale occasionnent ici des phénomènes qu'ils ne produisent pas ailleurs à dose plus élevée, etc., etc.

Après tant de faits si extraordinaires d'idiosyncrasie prédisposante morbifique, je vais montrer, par d'autres exemples, la présence d'une idiosyncrasie opposée, dans laquelle, au contraire, la disposition particulière d'un organe repousse un état morbide ou une maladie, plutôt qu'elle ne provoque son développement. Il y a des gens qui sont assez heureusement disposés pour échapper aux influences morbifiques qui, à un instant et dans des circonstances déterminées, rendent tout le monde malade. C'est ce qu'on appelle l'*immunité*, faculté remarquable qui montre une fois de plus la puissance et l'originalité de la force qui préside à l'entretien des opérations organiques.

Il y a des *immunités congénitales* et des *immunités acquises*. Celles-ci sont les plus nombreuses, et l'homme a, jusqu'à un certain point, la puissance de les créer. L'immunité congénitale est la disposition particulière des organes à échapper aux causes morbifiques qui frappent sur les autres individus. Tout le monde n'est pas atteint, dans une épidémie, de variole, de scarlatine, de rougeole, de choléra, de typhus, etc.; il y a même des personnes qui, par nécessité ou par dévouement, passent toute leur vie dans les foyers de ces épidémies et n'en sont jamais les victimes. Avant Jenner, lorsque la variole était endémique dans les grands centres de population, est-ce que tout le monde avait la petite vérole? Non. Un certain nombre d'individus jouissaient de l'immunité morbifique. Elle s'est également révélée dans les inoculations variolique, rabique, vaccinale et syphilitique, plusieurs fois et toujours infructueusement pratiquées chez quelques personnes.

L'immunité morbifique acquise est celle que l'homme peut se donner par l'acclimatement, le régime et l'inoculation de certains venins, virus ou autres substances préservatives. Les marchands de vipères,

habitués à se faire mordre par les reptiles qu'ils attrapent, ne subissent plus l'influence toxique de leur venin. Le neveu de l'illustre de
Humboldt, et portant le même nom, a prétendu donner aux nouveaux
venus au Mexique et aux Antilles l'immunité de la fièvre jaune par
l'inoculation du résidu putréfié d'un morceau de foie de mouton mordu
par les vipères de ce pays[1]. Puissions-nous voir confirmer cette annonce et la réalité des chiffres d'inoculations publiées en sa faveur !

L'inoculation variolique donne à celui qui veut s'y soumettre l'im-

[1] M. de Humboldt s'est occupé, depuis l'année 1847, date de son établissement à la
Vera-Cruz, où la fièvre jaune est endémique, d'étudier avec soin cette terrible maladie, qui
fait tant de victimes sur les côtes du golfe du Mexique et aux Antilles, et de chercher un
moyen prophylactique qui pût mettre à l'abri de ses atteintes les Européens non acclimatés. Encouragé dans cette entreprise et dirigé par les conseils de son oncle, le
baron de Humboldt, il dit avoir découvert un moyen prophylactique dont des expériences déjà nombreuses lui ont démontré l'efficacité. Voici comment il est arrivé à ce
résultat.

M. de Humboldt avait sollicité et obtenu du gouvernement mexicain l'autorisation de
soigner les condamnés que l'on amène, à pied, de l'intérieur de la république aux pré-
sides de la Vera-Cruz et de Saint-Jean-d'Ulloa. Ses observations lui donnèrent occasion
de faire les remarques suivantes :

1° De tous les individus non acclimatés qui arrivèrent à la Vera-Cruz, il y en eut seulement quatre sur cent qui passèrent l'été sans être atteints de la fièvre jaune, tantôt
sous sa forme la plus grave, caractérisée par les vomissements noirs, ou par sa transformation en état typhoïde.

2° La mortalité fut, en général, de trente-huit pour cent.

3° Tous les individus ne présentèrent pas à un égal degré les symptômes caractéristiques de la fièvre jaune ; au contraire, il y en eut beaucoup qui n'offrirent, pendant
deux ou trois jours, que des symptômes sans gravité, avec un mouvement fébrile, continu ou rémittent.

4° Au moment de l'arrivée des condamnés à la Vera-Cruz, il y en eut quelques-uns
qui se présentèrent avec tous les symptômes de la fièvre jaune à sa première période ;
la maladie fit chez eux de rapides progrès, et ils moururent généralement avec des vomissements noirs.

Cette dernière circonstance ayant fixé d'une manière toute spéciale l'attention de
M. de Humboldt, il se résolut à accompagner la chaîne des condamnés, depuis leur entrée
dans la région chaude jusqu'à la Vera-Cruz. Grande fut sa surprise quand il remarqua
que l'apparition des symptômes de la fièvre jaune coïncidait avec la morsure, sur les
pieds nus des malheureux condamnés, d'une petite vipère très-commune dans ces
parages. Pour confirmer cette observation, il fit recueillir quelques-uns de ces reptiles,
et soumit à leurs morsures un certain nombre de chiens ; il vit alors que ces animaux
présentaient, au bout de trois à six heures, des symptômes d'empoisonnement, et mou-
raient avec d'abondantes hémorragies d'un sang décoloré et fétide et des signes indu-
bitables de congestion cérébrale.

Dans le but de mitiger l'action toxique du venin, M. de Humboldt eut l'idée de l'insérer
dans un matière animale, et il fit choix, pour cela, du foie de mouton ; ayant fait mordre
six fois, par six vipères différentes, un morceau de foie du poids d'une once, il le laissa entrer

munité morbifique de la variole. Il en est de même de la vaccine, du moins pour quelques années, et c'est sur ce fait qu'on appuie la doctrine des revaccinations.

L'inoculation du sang du typhus des bêtes bovines est devenue, depuis quelques années, entre les mains de M. Willems, vétérinaire belge, le moyen de donner aux troupeaux menacés de la pneumonie épizootique une immunité contre le développement de cette maladie. C'est une idée inspirée par l'inoculation du virus claveleux des moutons comme préservatif de la clavelée.

Je ne puis que mentionner les tentatives d'immunités scarlatineuse et rubéolique, qu'on a essayé de créer par l'inoculation du sang des individus atteints de ces maladies; car il n'y a pas encore de résultats bien probants en faveur de ces expériences. Il est évident que nous ne sommes qu'au début des recherches dans cette voie féconde, déjà si

en putréfaction et se servit du liquide exprimé pour inoculer les chiens. En graduant progressivement le nombre des piqûres, il vit que ceux chez qui il avait fait de trois à six inoculations présentèrent des symptômes fébriles dont la durée ne dépassa pas quatre jours, et qui furent suivis du retour à la santé, sans qu'il se montrât rien de particulier sur le lieu des piqûres.

C'est à la suite de ces expériences que M. Humboldt se décida à inoculer le venin à l'homme. Il commença par douze condamnés, chez chacun desquels il fit quatre piqûres sur les bras. Tous ces individus présentèrent, au bout de quelques heures, de la céphalalgie frontale et de la rachialgie; plus tard un état fébrile d'une durée de quatre à douze heures, se répétant les trois ou quatre jours suivants, après lesquels tout rentrait dans l'état normal. Plus de deux cents personnes, prises parmi les galériens ou parmi les Européens récemment arrivés à la Vera-Cruz, furent inoculées, et, pendant les trois années qui suivirent, aucune d'entre elles ne fut attaquée de fièvre jaune.

Tels sont les faits recueillis par M. de Humboldt pendant la première année de sa découverte. Durant les années 1850, 1851 et 1852, il répéta ses expériences sur une plus grande échelle, et le nombre des inoculés s'éleva à 1,438, parmi lesquels 7 seulement ont eu la fièvre jaune, qui s'est terminée heureusement. A la Nouvelle-Orléans, M. de Humboldt inocula 286 Irlandais et Nord-Américains récemment arrivés, dont aucun ne fut attaqué de la fièvre jaune pendant une meurtrière épidémie.

Les faits que nous venons de mentionner sont extraits d'un mémoire présenté par l'auteur à l'Académie royale des sciences médicales de la Havane. On sait que la fièvre jaune est très-fréquente dans l'île de Cuba; M. de Humboldt, s'étant rendu dans cette île, a offert aux autorités espagnoles de pratiquer les inoculations préservatrices sur les militaires de la garnison. Quatre médecins militaires, attachés à la colonie, s'offrirent les premiers pour subir cette épreuve, qui fut, pour eux, sans danger. Deux cents personnes suivirent leur exemple, sans que l'on eût à déplorer aucun accident. A la suite de ces expériences, le capitaine général de l'île de Cuba a autorisé la création d'un établissement dirigé par le docteur de Humboldt, pour l'inoculation du venin préservatif de la fièvre jaune.

Si l'on en croit des nouvelles plus récentes et contradictoires, les succès n'auraient pas cette évidence, et l'enthousiasme serait un peu moins vif. Ce sont des faits à vérifier.

favorable au genre humain, et qui a cependant conduit à de magnifiques résultats. Il est impossible de croire que l'avenir ne nous en réserve pas d'autres, si les observateurs veulent continuer dans la direction qui leur est indiquée par Jenner, Willems, de Humboldt, etc.

Certaines immunités contre des maladies épidémiques peuvent être acquises par l'absorption de certaines préparations ingérées dans l'estomac. Hahnemann, et après lui Berndt, Hufeland, Sœmmerring, Lemercier, Miquel, etc., ont donné avec succès la belladone comme un préservatif de la scarlatine. Deux gouttes, matin et soir, d'une solution de 10 centigrammes d'extrait de belladone pour 30 grammes d'eau de cannelle suffisent à ce merveilleux résultat. Sur les 2,027 individus dont parle Bayle et qui ont été soumis à ce régime dans une épidémie de scarlatine, 79 seulement ont été atteints, et 1,948 ont échappé. Il y a beaucoup de faits dans la science en faveur de ce moyen. Je n'en dirai pas autant du soufre et du camphre, qui ont été considérés par quelques médecins comme produisant l'immunité morbilleuse. Les expériences entreprises à cet égard n'ont rien donné de positif.

Il n'est pas jusqu'aux professions qui ne puissent quelquefois devenir une cause d'immunité pour certaines maladies. L'infirmier, la religieuse hospitalière et le médecin d'hôpital, sont chaque jour exposés à la variole, à la scarlatine, à la rougeole, à la varicelle, au typhus, à l'érésipèle, à la coqueluche, au choléra, maladies habituelles de notre climat, et cependant beaucoup parmi eux n'ont eu aucune de ces maladies; ils ne les auront même jamais. Cela dépend de l'absorption quotidienne qu'ils font des émanations de ces maladies par les voies respiratoires, sorte d'inoculation intérieure dont ils n'ont pas la conscience, et qui crée dans leur organisation une disposition protectrice spéciale, une véritable immunité pour chacune de ces maladies. En effet, ils sont moins souvent pris que les personnes du monde. Mais viennent ces épidémies terribles, inconnues, comme l'était le choléra en 1832, alors les hospitaliers se trouvent dans la condition commune, ils ne sont pas plus protégés que le vulgaire, et, comme tout le monde, ils payent au fléau un tribut proportionnel à leur nombre.

L'immunité morbifique est, comme l'idiosyncrasie prédisposant aux maladies, une chose transitoire, de même que la disposition intérieure qu'elle représente. Elle peut exister et disparaître. Ainsi l'inoculation vaccinale, plusieurs fois infructueuse chez un enfant, réussit quelques mois plus tard. Chez des sujets vaccinés, la revaccination est longtemps inutile, mais vient une époque, au bout de quinze ou vingt ans, où elle est efficace, car l'action protectrice du vaccin s'épuise avec l'âge et l'immunité disparaît. L'individu syphilisé par un chancre est très-longtemps sans pouvoir en contracter de nouveau; mais un jour arrive où l'immunité disparaît, et il est susceptible de gagner un nouvel ulcère syphilitique. Les sujets inoculés de belladone au moment d'une spidémie scarlatine doivent l'être de nouveau dans une seconde épidémie, car il n'est pas sûr que l'immunité leur soit restée.

G. Influence des habitudes.

L'habitude est la force intérieure qui pousse l'organisme à répéter d'une manière presque irrésistible les mêmes actes qu'il a plus d'une fois volontairement accomplis. Bien exploitée, cette force doit être le guide de la vie morale et de l'éducation physique de l'homme; mais, abandonnée à elle-même, sa tyrannie ne tarde pas à se traduire par l'excès des passions et par des maux sans nombre.

L'habitude mal dirigée des actes intellectuels, moraux, sensitifs et organiques, exerce une influence prédisposante morbifique très-grande, soit qu'elle rende périodiques et irrésistibles des actes ordinairement soumis à l'empire de la volonté, soit qu'elle trouble la régularité des fonctions naturelles; elle engendre des désordres quelquefois très-graves et qui constituent de véritables états morbides.

Chez les petits enfants, l'habitude de leur donner à teter à tout moment les rend difficiles et leur occasionne de fréquentes indigestions suivies d'entéro-colites fort graves. L'habitude de les bercer les dispose aux congestions cérébrales et aux maladies du cerveau. Celle de leur donner prématurément des aliments gras les dispose au rachitisme.

Chez l'homme adulte, l'habitude de dormir longtemps; celle de trop boire ou de trop manger; l'usage d'un régime exclusivement animal ou végétal; l'habitude des boissons alcooliques; celle de saliver, de copuler, de retenir les urines ou les matières fécales; l'habitude de fumer, de porter de la flanelle, etc., sont autant de causes prédisposantes morbifiques. Elles favorisent le développement de la pléthore, des fièvres muqueuses, des embarras gastriques, de la goutte et de la gravelle, de l'ivresse, du tremblement et du délire alcooliques, de la phthisie, de la paralysie de vessie, du catarrhe vésical et des maladies de la prostate, de la constipation, des hémorroïdes et de l'hypocondrie, qui en sont la conséquence, etc., etc.

L'habitude de travailler constamment à de petits objets délicats et imperceptibles, chez les graveurs et les micrographes, rend myope absolument comme l'habitude opposée, celle, par exemple, d'étudier le paysage à de grandes distances et de lever des plans, peut rendre presbyte. Toutes les habitudes vicieuses des organes des sens ont des conséquences analogues et produisent des troubles qui sont en rapport avec la fonction de l'organe fatigué, et je ne finirais pas si je voulais spécifier tous les cas particuliers de maladie qui peuvent résulter d'habitudes vicieuses des sens ou des organes principaux de l'économie. Ceux que j'ai rapportés sont suffisants pour démontrer la réalité du fait ; à d'autres le soin d'en déduire toutes les conséquences.

Tout ceci n'est applicable qu'aux habitudes mal dirigées, c'est-à-dire à celles que leurs inconvénients forcent d'appeler mauvaises et vicieuses, car il n'en est pas toujours ainsi, et il y a une foule d'habitudes, au contraire, qui sont très-favorables au maintien et à l'exercice de la santé. Je n'avais à parler ici que de celles dont l'influence morbifique est bien établie, et c'est ce que j'ai essayé de faire.

D'une manière générale, les habitudes émoussent la sensibilité des tissus et des organes ; elles affaiblissent leur action, épuisent la dose de force vitale qu'ils renferment, et, de même qu'un bras qui a levé vingt fois de suite un poids de 100 kilog. ne peut plus agir, les organes épuisés tombent dans un état d'atonie, qui, s'il se répète et se prolonge beaucoup, devient le point de départ de troubles variés qui se transforment et constituent autant de maladies différentes.

H. Influence prédisposante morbifique des professions.

Si les différentes professions auxquelles l'homme est susceptible de se livrer exercent sur la santé une influence quelquefois avantageuse, il n'en est pas toujours ainsi, et le plus grand nombre, au contraire, exercent une influence défavorable. Soit qu'elles modifient le tempérament et donnent de mauvaises habitudes au corps ; soit qu'elles l'exposent à une fatigue spéciale ou à l'action d'agents hygiéniques dangereux par leur excès, la chaleur, par exemple ; soit enfin qu'elles le placent dans un milieu délétère ou toxique, leur action différente et variée reste incontestable. La plupart d'entre elles agissent comme de véritables causes prédisposantes, c'est-à-dire d'une manière insidieuse, en préparant de loin les manifestations morbides par une altération préalable de l'organisme, tandis qu'un petit nombre, au contraire, par leur action énergique et brusque, sont à la fois causes prédisposantes et occasionnelles.

L'étude de l'influence des professions a eu cet excellent résultat de faire connaître leurs causes d'insalubrité. En appréciant leur influence morbifique, on a pu trouver les moyens de s'en garantir. Malheureusement il en est encore un grand nombre dont l'influence fâcheuse bien connue n'a encore pu être conjurée. Voici quelques exemples qui prouvent de quelle manière les professions agissent sur la santé de l'homme.

Les professions sédentaires et libérales qui assujettissent l'homme au travail du cabinet, aux veilles, aux efforts d'imagination, à l'entraînement fébrile de la composition intellectuelle, ont une influence très-grande sur la digestion, sur la nutrition et sur les fonctions du cerveau. Elles créent des habitudes d'immobilité fâcheuses pour la régularité des digestions, ou elles engendrent une sorte de fièvre nerveuse qui échauffe le corps et affaiblit la vitalité des organes. Elles prédisposent au développement de la gastralgie, de la dyspepsie, de la constipation, des hémorroïdes, de l'anémie, de l'hypocondrie, et souvent de l'aliénation mentale.

Les professions manuelles, dans une atmosphère rendue impure par la soustraction d'oxygène, par l'augmentation de l'acide carbonique, ou par l'addition de substances étrangères gazeuses ou solides exercent une influence opposée, souvent spéciale. Les unes prédisposent à l'asphyxie, comme celles de brasseur, de plâtrier, de mineur, de cureur de puits, etc. ; les autres aux maladies des bronches, comme chez les doreurs par la voie humide, et les fabricants de produits chimiques ; les professions dans lesquelles on prépare le mercure, le plomb, le cuivre, le phosphore, le quinine, le chromate de potasse, prédisposent aux maladies mercurielles, saturnines, à la colique de cuivre, à la nécrose des os maxillaires, à la roséole quinique et à la perforation de la cloison nasale. Celles qui soulèvent dans leur exercice des masses de poussière, minérale ou organique, agissent sur l'appareil respiratoire, l'excitent et font souvent naître des maladies chroniques du poumon, et principalement la phthisie pulmonaire. Chacun sait que les plâtriers, les tailleurs de cailloux, les polisseurs d'aciers, les cardeurs de laine, les plumassiers, cotonniers, fabricants d'amidon, etc., sont, plus que d'autres, exposés à la bronchite et au développement consécutif de tubercules pulmonaires. Cela ne saurait surprendre, si l'on réfléchit que des particules, métalliques, minérales ou végétales, entraînées par l'air, viennent tomber au milieu des cellules du poumon et s'y fixer comme autant de corps irritants, noyaux de congestion et de tuberculisation.

Les professions qui s'exercent au milieu des émanations végétales et animales prédisposent les ouvriers, les uns aux fièvres intermittentes, les autres aux typhus, aux maladies charbonneuses, à la pustule maligne, etc. Il y en a qui obligent leurs employés à subir l'influence d'une grande chaleur, comme on le voit chez les verriers, les fondeurs de métaux, les chauffeurs de machines, les boulangers, les raffineurs de sucre, les cuisiniers, et il en résulte pour ces individus une pâleur très-grande de la peau, une activité très-grande des fonctions de cet organe, ce qui les rend très-susceptibles aux variations de température, et enfin les prédispose aux phlegmasies viscérales profondes. D'autres portent leur action fâcheuse sur un organe, sur un tissu, ou sur un appareil des sens. Les cavaliers sont disposés aux hernies et à la varicocèle ; les chanteurs et les crieurs, aux affections du larynx; les débardeurs, à certaines maladies de la peau des extrémités inférieures; les écrivains, à la contraction et à la paralysie du pouce et de l'index; les graveurs, aux ophthalmies, à l'amaurose, etc.

Tous ces exemples doivent suffire, et on pourrait les multiplier à l'infini pour démontrer que chaque profession, par les différentes habitudes qu'elle fait naître, par le genre d'exercice intellectuel et corporel auquel elle oblige, par l'atmosphère qu'elle force à respirer, y compris les poussières, les gaz et les émanations qui s'y trouvent, etc., agit directement ou indirectement, par des impressions habituelles, sur l'organisme, de manière à modifier les fonctions d'un tissu, d'un organe ou d'un appareil, et, finalement, à favoriser le développement des maladies.

I. **Influence prédisposante morbifique de l'alimentation.**

Autour de nous et en nous existent, parmi les choses les plus habituelles à notre usage, des causes de maladie et de destruction. Nos aliments, source du développement et de l'entretien des organes, sont en même temps l'origine de désordres graves susceptibles de les détruire. Différents selon les âges et selon les conditions variables de climat et de société dans lesquelles l'homme passe sa vie, ils peuvent encore, par leur quantité ou par leur insuffisance, par leur nature et leurs qualités, ne pas convenir à ceux qui en font usage. Les impressions qu'ils produisent, ordinairement salutaires et réparatrices, se transforment en action irritante et nuisible, et il en résulte une prédisposition réelle au développement d'un certain nombre de maladies.

Rien ne convient mieux au nouveau-né que le lait, et, si on lui donne des aliments solides ou des aliments gras, il survient quelquefois des vomissements, de la diarrhée, l'entéro-colite ou le rachitisme.

Chez l'adulte, le régime animal, presque exclusivement adopté par quelques personnes dans l'intention de favoriser le développement du corps, a pour effet la stimulation constante des voies digestives, d'où résulte une constipation et une soif habituelles. La peau reste chaude, sèche, fébrile; le pouls est fort et plein; le sang perd une partie de son eau et s'enrichit de globules et de fibrine; l'urine, rare et acide, dépose de l'urée et de l'acide urique en abondance. De telles modifications sont la préparation ou la prédisposition à la pléthore, aux phlegmasies en général et aux phlegmasies intestinales en particulier, à la gravelle, aux calculs, etc. On mange trop de viande en France dans les grandes villes, et cette habitude, que les médecins ont tant contribué à répandre, me paraît être très-préjudiciable à la santé publique. Les paysans, les nègres, ne mangent presque jamais de viande, et ils sont assurément plus forts et plus robustes que les carnivores habitants de nos cités.

Le régime végétal même exclusif n'a jamais, sur la santé, autant d'inconvénients que le régime animal. Cependant il détermine, avec le temps, l'atonie des voies digestives, la lenteur des digestions, la pneumatose intestinale, l'abondance et la mollesse des matières fécales, la diarrhée enfin, et avec tout cela une tendance au refroidissement accompagné de faiblesse générale. Cette alimentation prédispose à l'anémie, caractérisée par la diminution proportionnelle de la fibrine, des globules et de l'albumine, et plus tard à l'anasarque et aux hydropisies, comme toute alimentation insuffisante. Elle favorise le développement des gastralgies, de la pneumatose intestinale, des entérites et des ascarides lombricoïdes.

L'usage exagéré des fruits, qui revient chaque année dans la saison chaude, en raison de l'eau qu'on y trouve et dont on a tant besoin, est une prédisposition manifeste au développement de maladies spéciales, arrivant à la fin de l'été et causant quelquefois de grands ravages, je veux parler de la dyssenterie et du choléra sporadique.

Les peuples icthyophages du Nord sont pâles, mous, et offrent les caractères extérieurs de l'anémie. Ils sont prédisposés aux maladies de la peau, aux maladies de voies digestives et aux hydropisies.

L'alimentation surabondante, et c'est là le défaut de l'habitant des villes, qui mange beaucoup plus que ne le comporte son genre de vie, produit des effets à peu près semblables à ceux d'une nourriture fortement animale. Elle augmente la masse du sang, qui devient plus riche dans tous ses éléments, et elle prédispose à la pléthore, aux congestions, aux hémorragies cérébrales, à la gravelle, à la goutte, etc., tandis que l'alimentation insuffisante a des résultats diamétralement opposés. Elle détermine, avec l'anémie et l'altération correspondante du sang, une prédisposition au développement des hydropisies, du scorbut, des scrofules et des tubercules.

L'alimentation uniforme et non variée a tous les inconvénients de l'alimentation insuffisante. Au bout d'un certain temps, elle cesse de stimuler convenablement l'estomac ; en produisant l'habitude des mêmes impressions, l'absorption se fait moins complétement, et il en résulte une dyspepsie qui altère plus ou moins profondément la nutrition.

L'alimentation, essentiellement variable, suivant l'âge, le sexe, les climats chauds ou froids, impose à chacun l'obéissance aux règles d'hygiène tracées par l'expérience pour ces cas particuliers, et il est difficile, pour ne pas dire impossible, de les franchir sans trouver dans cette infraction une cause prédisposante de maladie. Les faits qui précèdent sont la preuve de ce que j'avance, et je n'insisterai pas davantage.

Les boissons si nombreuses dont l'homme fait usage pour sa nourriture ou son plaisir joignent leur action à celle des aliments pour fortifier l'organisme, et, dans quelques circonstances fâcheuses, pour en troubler les fonctions naturelles. — Leur influence est immédiate et occasionnelle, ou, au contraire, prédisposante, lorsqu'elle se traduit par une modification préalable et lente de l'organisation. — Je ne parlerai ici que de cette dernière influence.

Indépendamment de leur origine ou de leur nature, qui peut être une cause prédisposante morbifique, les boissons aqueuses, par leur température et leur quantité, ont une action très-puissante sur l'économie. A la température ordinaire, elles distendent et fatiguent l'estomac ; elles nuisent aux digestions en diluant le suc gastrique ; enfin disposent aux sueurs et à la diurèse, autant de causes d'affaiblissement de l'organisme ; et, en effet, c'est là le caractère propre de leur action. Elles produisent souvent la diarrhée ; et, pour mon compte, j'ai vu bien des fois, dans l'été, cet accident suivre l'ingurgitation d'une trop grande quantité de boissons. — Elles fatiguent les reins par leur passage direct ; on sait, en effet, aujourd'hui, d'après les expériences de Claude Bernard, que toute boisson sortant par l'urine peu après son introduction dans l'estomac ne passe pas complétement dans la grande circulation pour être éliminée par les artères des reins, et qu'au contraire, refluant dans la veine porte et puis dans les veines rénales par des ouvertures situées dans la veine cave, elle arrive directement au rein, portée par la circulation veineuse en retour que j'indique, et sort de l'économie par ce procédé tout exceptionnel. A une basse température, celle de la glace fondante et au-dessous, les boissons aqueuses excitent dans l'estomac une réaction salutaire qu'on utilise pour calmer les souffrances de ce viscère et faciliter les digestions. Malheureusement, chez quelques sujets mal disposés, elles modifient du même coup la chaleur cutanée, qui s'abaisse brusquement ;

de là les accidents quelquefois si graves qui peuvent résulter des boissons très-froides quand le corps est en sueur. — Ils ont été indiqués par M. Guérard[1]. Ce sont des phlegmasies aiguës viscérales, la pleurésie, la bronchite, la pneumonie, la péritonite, l'entérite, la dyssenterie, les vomissements nerveux, des douleurs rhumatismales, la contracture, le trismus, la syncope, et même la mort instantanée.

A une température élevée, les boissons aqueuses abondantes produisent une atonie très-marquée des voies digestives et un affaiblissement général de la santé, avec des symptômes évidents de chloro-anémie.

D'après leur nature et leur origine, selon qu'elles viennent de la mer, des sources, de la pluie, des citernes, des marais ou des rivières, les boissons aqueuses ont une action différente de celle de l'eau pure, et elles disposent plus ou moins les unes que les autres aux modifications de l'organisme dont je viens de parler. Il en est même qui ont une action spéciale communiquée par des matières étrangères, telles que les débris de végétaux, dans les eaux de citernes, de marais ou de rizières; des substances calcaires magnésiennes dans les puits de certaines localités, des sels de plomb dans les sources captées par des conduits de plomb, et qui produisent des diarrhées, des fièvres intermittentes, des goîtres, des coliques saturnines, etc. On a vu des endroits où des eaux calcaires donnaient aux hommes et aux animaux des maladies calculeuses que l'usage des eaux douces a fait disparaître. Ainsi, à Paisley, en Écosse, ville de soixante mille habitants, des sources artificielles ont été établies. Sous ce nouveau régime, la santé publique s'y est beaucoup améliorée. Les maladies calculeuses, autrefois très-nombreuses à l'hôpital, sont devenues fort rares. Une diminution de maladies calculeuses a eu lieu également à Bolton pour le même motif. La même chose a été observée à Glasgow.

Il est, du reste, à remarquer que partout où elles ont le choix entre une eau douce et une eau calcaire, les populations se prononcent pour la première contre la seconde[2].

Les boissons aromatiques ont une influence prédisposante morbifique qui tient à la fois de la quantité ou de la température du liquide, et des principes aromatiques et-azotés qu'elles renferment. Douées de propriétés stimulantes reconnues de tous, elles ont les inconvénients de leurs avantages; elles dépassent quelquefois leur but et prédisposent ceux qui en font usage aux névroses de la sensibilité générale et à l'atonie des voies digestives, caractérisée par une constipation

---

[1] *Annales d'hygiène.* Paris, 1842, t. XXVII, p. 45.

[2] *Ami des sciences,* t. I, p. 107.

qui est à son tour le point de départ de bien des maladies. Le thé et le café noir en excès produisent les prédispositions morbifiques de cette nature.

Les boissons fermentées et distillées, qui font partie intégrante de l'alimentation et rendent tant de services aux organisations faibles, deviennent un véritable poison pour les personnes qui abusent de leur usage. Les vins, la bière, le cidre, les eaux-de-vie, les liqueurs, etc., pris en excès, modifient très-profondément la vitalité et prédisposent l'organisme au développement d'un grand nombre de maladies très-apparentes, très-différentes, multipliées dans leur siége, et cependant identiques par leur nature. C'est, comme on sait, le propre des maladies générales de représenter l'unité des causes par la multiplicité de leurs effets.

C'est à l'impression de l'alcool contenu dans les boissons fermentées et distillées qu'il faut rapporter les modifications organiques constituant leur influence prédisposante morbifique. Porté dans le torrent circulatoire par l'absorption, cet alcool active les fonctions du système nerveux et vasculaire; il se décompose dans le sang en présence de l'oxygène qui s'y trouve, de manière à former de l'eau et de l'acide carbonique, et, sous l'influence de cette espèce de combustion, il en résulte un accroissement momentané très-appréciable de la température du corps. En quantité très-considérable, il absorbe tout l'oxygène du sang, qui ne suffit plus à détruire les autres parties qui doivent disparaître des tissus, et dont la combustion incomplète, au lieu d'urée, forme beaucoup d'acide urique, cause prédisposante de gravelle, de goutte et d'hémorragie cérébrale.

D'une manière immédiate ou éloignée, les boissons fermentées et distillées prédisposent au développement des troubles de l'intelligence sans aliénation mentale et à la manifestation de l'épilepsie, du *delirium tremens* et du tremblement des membres. Elles prédisposent aux maladies aiguës et chroniques de l'estomac, aux maladies organiques du cœur, à la phthisie pulmonaire, à la néphrite albumineuse, à la cirrhose du foie, à la combustion spontanée, etc., etc.

Les condiments, quelle que soit leur nature, sucrés, acides, salés, âcres et aromatiques, ajoutent leur part d'influence à celle de l'alimentation dans la prédisposition aux maladies. Tous, par leur usage excessif et prolongé, ont pour résultat de favoriser le développement des phlegmasies de l'estomac et des intestins; des maladies du foie; de l'hypocondrie, etc. Ainsi le sucre et le vinaigre produisent la dyspepsie; les piments, les poivres longs, les entérites aiguës, chroniques, etc.

I. Influence prédisposante morbifique de l'exercice et du mouvement.

L'action nécessaire et ordinairement bienfaisante de l'exercice et du mouvement musculaire dépasse quelquefois son but, fatigue les organes qu'elle doit vivifier et les dispose à de nombreuses maladies. Au delà de certaines limites, elle produit une véritable fièvre artificielle, caractérisée par la fréquence du pouls et l'augmentation de la température animale; et il se fait une notable déperdition de carbone prise sur les aliments respirateurs, sur les éléments des tissus qui doivent disparaître du corps dans le mouvement de nutrition interstitielle et sur la graisse du corps. La force nerveuse s'épuise dans cette action, et la compression des filets nerveux de la trame des muscles déterminée par la contraction incessante et répétée de ces organes produit de la faiblesse, de la courbature, et plus tard de l'amaigrissement. Le sang s'altère, par la diffluence de sa fibrine, et, semblables aux animaux surmenés, les individus qui se livrent à un exercice et à des mouvements musculaires au-dessus de leurs forces s'exposent au développement des maladies adynamiques, charbonneuses, à l'œdème actif des membres, aux gangrènes et aux affections typhoïdes.

Le manque d'exercice, au contraire, n'activant pas les mouvements organiques de la décomposition des tissus dans les actes de la nutrition moléculaire, détermine la production de la graisse, l'atrophie lente de la fibre musculaire, et la manifestation de la diathèse urique, si éminemment favorable au développement de la gravelle et de la goutte.

Certaines formes d'exercice ont une action prédisposante plus spécialement relative au développement d'une maladie, tout en conservant leur caractère de causes prédisposantes. Ainsi l'effort prédispose aux congestions et aux hémorragies cérébrales, à la rupture du cœur et des gros vaisseaux, à l'emphysème pulmonaire, aux hernies, etc. La marche et la station debout engendrent les varices et la varicocèle; le chant, les cris, l'usage des instruments à vent disposent aux laryngites, aux hémoptysies, aux tubercules, etc.

J. Influence prédisposante morbifique des vêtements.

Les vêtements, destinés à garantir la surface du corps des impressions physiques extérieures, sont très-souvent la cause indirecte du développement de beaucoup de maladies. Par la forme, la légèreté, le poids, la nature, etc., ils exercent sur l'organisme des impressions très-différentes suivant les âges, selon les climats et une foule de circonstances qui méritent d'être connues.

Les vêtements très-chauds ont moins d'inconvénients chez les petits enfants qui viennent de naître que chez les personnes adultes. Chez les uns et chez les autres ils produisent des sueurs fatigantes et des éruptions sudorales qu'on prend souvent pour des fièvres éruptives, et qu'on traite en conséquence, au grand détriment des malades. Ils occasionnent une grande fatigue, et, par l'activité qu'ils communiquent à la circulation et à la sensibilité, ils prédisposent aux affections catarrhales et inflammatoires. Autour du cou, ils favorisent le développement des angines, du croup et des amygdalites, etc.; sur la tête, des congestions cérébrales; sur la poitrine, des bronchites, des pleurésies, etc. L'usage de vêtements trop légers a des résultats presque semblables, quoique produits par un mécanisme différent, car c'est l'action directe du froid qui les engendre. L'absence de vêtements rentre dans cette catégorie, et l'habitude des femmes d'avoir le cou et les épaules à nu dans les soirées d'hiver, sans précautions suffisantes, a déterminé plus d'aménorrhées, de pleurésies, de bronchites, de pneumonies et de phthisies que l'on ne pense généralement.

Les vêtements sont quelquefois l'occasion de troubles organiques immédiats par la compression qu'ils exercent sur certaines parties du corps et dont ils dérangent les fonctions. Un chapeau trop étroit produit la migraine; des cravates dures et trop serrées amènent des épistaxis, des congestions cérébrales, des ophthalmies et des adénites cervicales; des ceintures de gilet, de pantalon et le corset gênent les mouvements respiratoires, nuisent à la digestion, et occasionnent des hernies. Le corset principalement, chez les femmes, déforme la taille à sa base, empêche l'ampliation de la poitrine, grave transversalement son empreinte sur le foie, dont il gêne les fonctions, nuit à l'hématose et à la digestion; il empêche l'ampliation des bouts de sein et favorise la chlorose, l'aménorrhée, la phthisie, les maladies du cœur, etc. Il n'y a pas jusqu'aux jarretières et aux chaussures trop serrées qui n'aient leurs inconvénients et ne puissent occasionner des désordres : les unes produisent les varices des jambes, et les autres les durillons, les cors et les ampoules du pied.

L'influence des vêtements sur la santé et sur la disposition aux maladies est, du reste, une chose essentiellement variable, soumise au caprice de la mode et aux habitudes des peuples dans les différents climats. Aussi n'insisterai-je pas davantage sur ce sujet. J'en ai assez dit pour établir la réalité de l'influence d'un mauvais système de vêtements sur la prédisposition aux maladies, et je n'ajouterai qu'un mot relatif à l'influence du coucher et des objets qui le composent. Rien n'est favorable au libre accomplissement des fonctions comme un lit formé de matelas de laine et de crin, modérément chargé de couvertures; au contraire, un lit moelleux, dans lequel entre la plume, et couvert de ouates, d'édredon et de laine, affaiblit, pousse à la sueur et prédispose aux pollutions, à l'hystérie, à l'anémie, à la constipation, etc.

K. Influence prédisposante morbifique de certaines fonctions et des maladies antérieures ou concomitantes. — Des sympathies.

Partout les effets s'enchaînent les uns aux autres, et la pathologie ne fait pas exception à la règle. Une maladie n'est qu'une impression transformée, mais à son tour elle prédispose à de nouveaux désordres et à des accidents secondaires, ternaires et quaternaires qui se succèdent d'après des rapports bien établis de cause à effet, et forment des maladies binaires, ternaires, etc. C'est une pensée que je développerai plus loin, et, pour le moment, je ne veux m'en occuper que pour établir ses nombreux rapports avec l'étiologie. Les fonctions elles-mêmes sont, dans leur activité exagérée, des causes prédisposantes de maladie. J'ai déjà fait connaître les conséquences de l'exagération fonctionnelle du cerveau, des voies digestives, du larynx, etc.; je mentionnerai ici ce qui est relatif à l'utérus et aux différentes fonctions de sécrétion. L'accouchement le plus naturel prédispose à la métrite, celle-ci à la péritonite, qui engendre les brides du péritoine, et plus tard des étranglements intérieurs causes de mort. La menstruation est la cause prédisposante de l'hématocèle rétro-utérine. — L'allaitement fatigue et détruit la santé de quelques femmes, en les rendant anémiques et en les disposant à la phthisie pulmonaire. La spermatorrhée est une cause d'hypocondrie et d'aliénation mentale. (Lisle, *thèse inaugurale*.) La sialorrhée épuise et conduit à la phthisie pulmonaire; la polyurie détermine le marasme, et la rétention d'urine amène le catarrhe de vessie, les calculs, la fièvre urineuse et la mort. Il n'y a pas jusqu'à la sécrétion exagérée du pus dans les cas d'abcès considérable qui ne puisse être la cause d'une fièvre hectique pouvant occasionner la mort des malades.

Il est avéré pour tout le monde que les dispositions organiques anomales et les difformités prédisposent au développement de certaines maladies secondaires.

Il y a des maladies qui disposent l'organisme à la répétition fréquente des mêmes accidents ou à la production d'accidents de même nature avec un siége différent.

Quelques maladies simples engendrent des maladies secondaires *par continuité de tissu*, celles-ci des affections ternaires, etc.

D'autres maladies prédisposent au développement des maladies secondaires, ternaires, etc., par *contiguïté* des tissus malades.

Enfin, certaines maladies en appellent d'autres par suite d'une connexion intime d'organes opérée par une impression en retour du système nerveux; ce sont les phénomènes et *maladies sympathiques*.

Parmi les dispositions organiques prédisposant à certaines maladies, je citerai la mollesse des os du crâne dans le rachitisme, donnant lieu à l'hydrocéphale et au phréno-glottisme; les incurvations de la colonne vertébrale avec déformation de la poitrine produisant l'hémoptysie, la phthisie, etc.; l'étroitesse de l'aorte favorisant l'hypertrophie du cœur; la persistance du trou de Botal amenant la cyanose; les pieds bots enfin déterminant l'atrophie des muscles et leur transformation graisseuse, etc.

Certaines maladies prédisposent à la reproduction et au retour d'accidents semblables ou d'accidents de même nature avec une forme différente. Que de personnes sont sujettes aux angines tonsillaires, au coryza, aux bronchites, aux hémorragies nasales, aux maladies de peau, au rhumatisme, aux névroses hystériques, etc., etc. Dans tous ces cas, comme ailleurs, on ne peut pas dire que ce soit la même maladie qui se manifeste par une seconde, une troisième attaque, etc.; non : ce sont des états morbides qui ont modifié la vitalité d'un tissu et d'un appareil organique, de manière à le disposer favorablement pour l'invasion d'un état morbide semblable au premier. Ou bien la maladie première, de nature herpétique, rhumatismale, goutteuse, etc., guérie sur un point, revient ailleurs longtemps après, mais c'est un lichen au lieu d'un eczéma ou d'un impétigo; c'est une névralgie au lieu d'un rhumatisme articulaire ou d'un lumbago; c'est une dyspepsie au lieu d'une attaque de goutte, etc. Ces différents phénomènes sont la conséquence des idiosyncrasies et des diathèses, disposition générale dont je parlerai plus loin.

Différentes maladies primaires donnent lieu à des maladies binaires, ternaires, quaternaires, etc., par continuité de tissu; ce sont, par exemple, la blessure des nerfs produisant des convulsions générales et le tétanos; l'épiphora, la stomatite ulcéreuse, l'otorrhée, la diarrhée catarrhale, etc., amenant l'ulcération des joues, des lèvres, des oreilles, de l'intestin, etc., etc.; les calculs vésicaux produisant le prurit du méat urinaire; la phthisie tuberculeuse donnant lieu à la névrite intercostale et aux fistules pulmonaires cutanées, l'érésipèle du visage suivi de méningite, etc., etc.

Il y a des maladies qui servent de cause prédisposante aux autres par *contiguïté de tissu*. Dans ce nombre, il faut ranger le cancer de l'estomac, produisant celui du foie, et réciproquement; les vomissements de la péritonite aiguë; la pleurésie dans les cas de maladies du poumon; la nécrose des os dans le voisinage desquels se trouve un abcès; la dysurie dans le cas d'hémorroïdes, etc., etc.

D'autres maladies, par leur présence, appellent à leur suite des accidents secondaires dont on ne peut expliquer le développement par aucune relation de continuité ou de contiguïté de tissus. Ces accidents résultent de la *sympathie* de certains organes les uns pour les autres. Trop souvent contesté, ce phénomène repose sur un si grand nombre de faits, que l'on ne comprend guère qu'il ait pu être révoqué en doute.

Il y a deux espèces de *sympathies* : les sympathies physiologiques et les sympathies pathologiques; ces dernières doivent seules m'occuper ici. Comme Barthez, je dis qu'il y a sympathie entre deux organes lorsqu'une affection de l'un occasionne sensiblement et fréquemment une affection correspondante de l'autre, sans que cette succession puisse être rapportée au hasard, au mécanisme des organes, ni à leur concours d'action dans une forme générique de fonction ou d'affection du corps vivant[1].

Les maladies sympathiques ne sont pas constantes, et il faut une modification toute particulière des organes primitivement affectés pour favoriser leur développement. Leur intensité est tantôt égale, tantôt supérieure et tantôt inférieure à celle de la maladie concomitante. Elles sont ordinairement passagères, mais elles peuvent survivre à leur cause, comme on le voit pour certains troubles de l'intelligence et de la sensibilité. Elles sont d'autant plus nombreuses que l'excitabilité qui en est la source est plus facilement mise en jeu: Aussi l'enfance est-elle l'âge de la manifestation des sympathies; alors la moindre souffrance, les différentes maladies aiguës, ont des phénomènes sympathiques qui ont ordinairement le cerveau pour siége, et, soit au début ou à la fin, on y observe du coma, des convulsions, des paralysies, etc.; très-nombreuses chez les femmes, elles sont au contraire très-rares chez les vieillards, et varient avec les tempéraments, la constitution et l'idiosyncrasie des individus.

La sympathie de deux organes n'est pas toujours réciproque. Ainsi l'action sympathique du cerveau sur l'estomac ne se reproduit pas sous la même forme de l'estomac au cerveau.

Comme l'a dit Barthez, les effets sympathiques ne sont pas perpétuels, ce qui devrait être si les causes de la sympathie étaient méca-

---

[1] Barthez, *Éléments de la science de l'homme*, t. II, p. 2.

niques. C'est là, soit dit en passant, une des raisons qui doivent faire considérer chaque sympathie comme un phénomène vital par excellence, dû à un excès de la sensibilité des organes.

Le nombre des phénomènes et des maladies sympathiques a considérablement diminué depuis que, par suite des progrès de la science, on a pu attribuer à leur véritable cause des accidents jusqu'alors expliqués par la sympathie. On ne croit plus avec Bichat que l'œdème des membres, dans les lésions organiques du cœur, soit un phénomène sympathique, et on explique sa production par l'altération de la composition du sang ou par l'obstacle que la lésion apporte au libre retour de ce liquide dans le cœur. On sait aujourd'hui que les abcès du foie dans les plaies de tête sont moins la conséquence d'un effet sympathique que d'une phlébite des veines du crâne, qui donnent lieu à l'infection purulente et aux abcès métastatiques de la glande biliaire, etc., etc.

Malgré ces réductions, quelque nombreuses qu'elles soient, les phénomènes de sympathie entre certains tissus et certains organes sont des choses vulgaires. Il n'est pas de maladie grave qui n'influence sympathiquement les mouvements du cœur et des vaisseaux; la fièvre est la première et la plus évidente de toutes les sympathies. Précieuse entre toutes, elle révèle les désordres cachés de l'organisme et appelle sur eux les secours de l'art, que sans elle rien ne pourrait solliciter. A ce titre, la fièvre est toujours essentielle; engendrée par une lésion des solides ou des liquides, par le mouvement, la crainte ou le plaisir, par la chaleur, par le travail intellectuel, elle n'est qu'un phénomène vital, sympathique, lié à toutes les modifications fonctionnelles de l'organisme. Le cœur est le manomètre de la vie, et les propriétés de son tissu ne sauraient être la cause principale du trouble de ses fonctions.—Que le cœur accélère ses mouvements dans la fièvre, qu'il augmente leur violence dans les palpitations nerveuses, qu'il affaiblisse ses contractions dans la syncope que produit l'épouvante, il y a là autre chose que des propriétés contractiles; et j'y vois un phénomène vital, une sympathie entre les organes de la passion, de l'intelligence de la maladie et l'organe régulateur de la circulation du sang.

Les voies digestives sont le siége de nombreuses sympathies. L'inappétence des maladies aiguës; les vomissements dans les maladies du cerveau, dans la grossesse; dans quelques maladies utérines; dans les maladies des reins (néphrite calculeuse); dans quelques maladies éruptives, et principalement dans la variole; le hoquet dans les maladies prochainement mortelles; etc., etc., sont autant de phénomènes sympathiques.

Dans l'appareil respiratoire, la toux est très-souvent un phénomène sympathique. Elle est quelquefois en rapport avec la gastralgie, avec la chlorose, l'hystérie, les affections vermineuses, etc. Les anciens auteurs admettaient une toux gastrique; chacun aujourd'hui connaît la toux nerveuse. J'en ai vu plusieurs exemples bien curieux, et entre autres celui d'une jeune fille, au moment de sa seconde dentition, qui toussa pendant plus de six mois, et que l'on croyait menacée de phthisie. Elle guérit en deux jours par l'application endermique de la morphine. La toux revint trois mois après, guérit sous l'influence des mêmes moyens, et disparut lorsque la dentition fut complète. M. le professeur Andral[1] a cité un fait semblable. Il était relatif à une jeune fille qui avait aussi une toux sèche existant depuis longtemps avec un tœnia. Une fois l'entozoaire expulsé, la toux disparut.

Toutes les glandes sécrétoires sont le siége continuel de phénomènes sympathiques. Il en est une principalement qui exerce l'influence la plus extraordinaire sur le testicule et sur la mamelle; je veux parler de la parotide. La maladie dont elle est le siége, et qui est connue sous le nom d'*oreillons*, donne souvent lieu à l'orchite chez les garçons, et à la mammite chez les filles, phénomènes singuliers dont l'existence m'a été démontrée par plusieurs observations.

Chez une nouvelle accouchée, la lactation fait contracter l'utérus, donne des coliques et augmente l'abondance des lochies; on l'a même vue produire l'avortement chez les nourrices enceintes, et c'est ce fait qui a donné à M. Scanzoni, de Wurtzbourg, l'idée de recourir à l'excitation des glandes mammaires pour déterminer dans l'occasion un accouchement prématuré artificiel[2].

La sécrétion des larmes, de la salive, du suc gastrique de l'urine, de la bile, du sperme, de la sueur, du lait, est incessamment pro-

---

[1] *Cours de pathologie*, 1847.

[2] La femme qui servit à l'expérience était à sa seconde grossesse et âgée de vingt-quatre ans. Dans le premier accouchement, il avait été nécessaire de recourir à la perforation du crâne et à la céphalotomie. Pour le second, le docteur Scanzoni prépara deux appareils de succion composés d'une poche ou vessie en gomme élastique munie d'un tube de verre. L'air fut expulsé de la vessie, et l'appareil ainsi appliqué fonctionnait comme une ventouse.

A la trente-deuxième semaine de la grossesse, l'appareil fut appliqué deux heures matin et soir le premier jour; les jours suivants, cette application eut lieu trois fois dans les vingt-quatre heures. Dès la troisième application, il se manifesta un raccourcissement de la portion vaginale de l'utérus et une légère dilatation de son orifice sans que la femme éprouvât aucune douleur. Les douleurs ne se firent sentir que le troisième jour après la sixième application, et augmentèrent notablement pendant la nuit. Dès lors

voquée, suspendue et modifiée par les impressions morales morbifiques. Ce sont là des faits tellement connus, qu'il suffit de les signaler pour les remettre en lumière sans avoir besoin de recourir à de nouvelles preuves.

Certaines muqueuses ont entre elles ou avec les séreuses articulaires des sympathies évidentes que l'état pathologique fait ressortir. La phlegmasie de la muqueuse de l'urètre, dans la blennorrhagie, dispose, comme on sait, à l'arthrite blennorrhagique et à l'ophthalmie purulente.

C'est dans le système nerveux que l'on observe les phénomènes sympathiques les plus étranges et les plus variés. Presque tous les tissus exercent une action sympathique sur le cerveau, mais la réciproque n'est pas exacte; et, s'il est vrai que les centres nerveux régissent tout le corps, leurs maladies n'ont pas sur les organes, à l'exception de l'estomac et de l'intestin, une influence bien marquée.

La céphalalgie, les spasmes, les convulsions, sont des phénomènes sympathiques très-communs et que l'on observe journellement dans les maladies de l'estomac, dans la chlorose, dans les fièvres, dans le travail de la dentition, dans les entérites vermineuses, principalement avec le tœnia, dans les cas de larves des sinus frontaux, et dans une foule d'autres affections qu'il serait trop long d'énumérer ici. Le délire est la conséquence de toutes les maladies graves, l'hypocondrie succède à toutes les maladies chroniques. Toutefois il y a des organes qui, plus les uns que les autres, exercent une action sympathique sur l'appareil sensitif. L'estomac, l'intestin et ses annexes, occupent le premier rang à cet égard, ils produisent tout spécialement l'hypocondrie. Les maladies de poitrine n'ont presque jamais cette influence, elles laissent à ceux qu'elles dévorent une lueur d'espérance qui ne s'éteint presque jamais. L'utérus, aux époques menstruelles et dans la grossesse, exerce une action sympathique très-marquée sur le cerveau, et, chez quelques femmes, le moment des règles est signalé par des éruptions d'une ou deux pustules d'acné sur le visage ou sur le cou, par une foule de caprices et de goûts bizarres avec modification plus ou moins notable du caractère. — M. Andral a même rapporté[1] un exemple de manie périodique survenant chaque mois pendant quelques jours chez une jeune femme qui

---

le col de l'utérus s'effaça complétement, et la poche des eaux commença à faire saillie; après leur rupture, on procéda à l'extraction du fœtus, qui pesait quatre livres et demie. La malade se rétablit en peu de temps; mais l'enfant, quoique né vivant, mourut au bout de trois jours.

[2] *Cours de pathologie*, 1847.

a parfaitement guéri. — Tout le monde connaît les caprices, les changements d'humeur des femmes enceintes, et jusqu'à la manie puerpérale temporaire consécutive à l'accouchement, qui sont à juste titre considérés comme autant de phénomènes sympathiques.

L. Influence morbifique de l'hérédité.

Ce que l'on désigne sous le nom d'*hérédité* en physiologie et en pathologie n'est pas autre chose que l'impression communiquée au germe par le père et la mère dans l'acte de la génération. — C'est une *impression générative*[1]. De sa nature dépend en partie pour l'avenir le degré de force et de santé du nouvel être. Dans son œuf, avant d'arriver au jour, et par le seul fait de l'impression générative qui lui imprime la vie, l'homme est prédestiné à une organisation spéciale, à des formes extérieures et intérieures déterminées par la résultante des forces paternelles et maternelles un instant réunies. En recevant la vie, l'ovule, ce grain de matière imperceptible et amorphe, dénué de toutes propriétés de tissu, puisqu'il n'est pas même un tissu, commence à se transformer suivant les lois du *prémorphisme humain*, et se bâtit, selon *ses forces et son génie*, les organes qui doivent lui servir d'instruments dans sa courte existence. Heureux si la force d'impulsion est solide, car ce qu'elle engendre vient solide comme elle, avec tous ses défauts et toutes ses qualités. Les forces des races, des constitutions, des tempéraments, des idiosyncrasies, etc., se croisent dans la génération et forment des résultantes qui entraînent la matière, l'asservissent à des lois déterminées susceptibles de la modifier, de la corrompre ou de la purifier à volonté, susceptibles d'en faire l'enveloppe d'êtres vivaces ou débiles, nerveux, sanguins ou lymphatiques, d'hommes intelligents, moraux, ou d'êtres idiots et dégradés. Comme l'a dit Hippocrate…. « *Cum nempe genitura ab omnibus corporis procedat, a sanis sana, a morbosis morbosa, ex pituitoso pituitosus, ex bilioso biliosus, ut ex tabido tabidus, et ex lienoso lienosus.* » Toute la médecine est là, et par cela même qu'un être vivant n'est qu'une résultante forte ou faible de deux puissances confondues, la matière de cet être n'est plus qu'un effet de la force étrangère qui réside en elle, l'agite, la mène et la transforme en ce qui lui plaît jusqu'au cercueil, sauf les modifications qu'elle subit en tant que matière de la part d'une foule d'agents du monde extérieur. C'est ce qui fait que la mé-

---

[1] Je désignerai ainsi la double influence du père et de la mère nécessaire à la procréation du nouvel être.

decine est une science particulière, spéciale, ayant en propre pour
base des faits que n'expliquent les lois d'aucune science physique ou
chimique ; la médecine est la science de la vie dans l'homme ; de son
origine, de ses transformations, de ses dégradations et de ses rapports avec la matière brute et les lois physiques et chimiques de
l'univers.

L'*impression générative* est la cause prédisposante morbifique la
plus malheureusement féconde qui existe. Il est difficile d'échapper à
son influence, et il a fallu tout l'aveuglement des matérialistes de la
médecine pour en nier les effets. Elle se révèle à chaque instant autour de nous, et ce qui se passe à l'état physiologique éclaire sigulière-
ment la réalité des effets pathologiques. Les ouvrages anciens et ceux
de Portal, de Pujol, de Sersiron, de Piorry etsurtout celui de M. P. Lucas[1], renferment tout ce qu'il est intéressant de connaître dans cette
question, qui est la base de la science de l'homme et de ses maladies.

Des impressions génératives dépend la prémorphose organique des
êtres, c'est-à-dire leur forme intérieure et extérieure. Celle-ci est la
première qui tombe sous les sens ; c'est aussi la plus facile à constater.
« Tous les animaux, dit Frédéric Cuvier, ont une très-grande ressemblance avec ceux qui leur ont donné la vie. » Chez l'homme, la ressemblance des enfants à leurs parents est quelquefois poussée à un
point qui confond la pensée, et chez les jumeaux qui expriment la
résultante d'une même impression générative, cette ressemblance est
telle, qu'il est souvent impossible, même aux parents, de distinguer
leurs enfants l'un de l'autre. La ressemblance est tantôt générale et
tantôt bornée à quelques parties ; chez l'homme, elle s'observe dans la
tête, le tronc, les membres et les poils, mais il n'en est aucune où elle
se retrouve plus clairement qu'au visage. La forme, l'expression, la
couleur, la beauté, se transmettent comme des caractères distinctifs
des races et même des familles lorsqu'elles peuvent s'allier entre
elles. Chose bien curieuse et qui atteste l'existence et l'influence de
cette force prémorphique qui joue un si grand rôle chez l'homme, la
ressemblance n'apparaît pas toujours dès les premières années de la
vie, mais plus tard et lorsque les enfants touchent à l'âge où les traits
des parents offraient le même caractère. Quelquefois même cette ressemblance peut n'exister qu'un instant et ne faire que glisser sur les
visages. (Piorry, *Thèse de l'Hérédité*.) C'est ainsi qu'on a vu quelquefois
les fils ressembler pendant quelque temps à leur mère, puis, par une

---

[1] *Traité de l'hérédité naturelle dans les états de santé et de maladie.* Paris,
1847, 1850, 2 vol. in-8°.

sorte de métamorphose assez rapide, acquérir tous les caractères extérieurs de leur père.

Il y a des familles où l'on observe la transmission héréditaire d'un seul caractère extérieur qui sert de signe distinctif à la consanguinité. Ici c'est le nez aquilin, comme dans la famille des Bourbons ; ailleurs le nez retroussé, de grosses lèvres, la saillie des mâchoires, l'allongement des dents chez les Anglaises, le tablier des Hottentotes, le prolongement caudal du sacrum dans la tribu des Niams-Niams, la couleur des yeux et de la peau, les taches en fer de lance, les envies, etc., etc. Chez d'autres, c'est l'élévation de la taille. M. Piorry en a rapporté un exemple, et j'ai lu dans la thèse de M. Surennaud le fait d'un homme de 6 pieds 6 pouces, pesant 462 livres anglaises, dont le père avait 6 pieds 3 pouces, la mère 6 pieds, et les frères ou sœurs une taille à peu près semblable. Dans certaines familles que j'ai connues, c'est la tête qui est constamment petite relativement au reste du corps, et ailleurs on voit une très-grosse tête sur un petit buste. Il en est de même de la finesse des mains et de la petitesse des pieds, signe recherché de distinction; de la longueur des jambes, de la largeur exagérée du bassin et des épaules, qui sont autant de modifications extérieures, transmissibles par l'impression générative. Toutes les anomalies ou vices de conformation et les véritables monstruosités peuvent se transmettre par hérédité : le bec de lièvre, les déviations de la colonne vertébrale, l'hypospadias, l'albinisme, le développement incomplet d'un membre, l'absence de doigts ou de phalanges, l'absence d'ongles aux orteils, etc. M. Surennaud a observé un exemple très-curieux de cette dernière anomalie. (*Thèse citée.*) « Un jeune enfant que la mère ne croyait qu'à huit mois, bien que la marche du travail eût été très-régulière et très-rapide même, présentait toutes les apparences d'un enfant à terme, sauf les ongles des pieds, dont il n'existait pas de traces. La sage-femme, interrogée pour savoir si l'enfant avait chance de vivre et s'il était bien à terme, ne savait trop que répondre en voyant ce développement si incomplet des ongles, lorsque le père vint trancher la difficulté en montrant ses pieds, dont les quatre derniers orteils étaient presque complétement dépourvus d'ongles, et cela depuis sa naissance. »

A l'intérieur du corps se transmet également par hérédité la disposition des parties profondes, qui est si souvent la cause matérielle de la conformation extérieure. Rien de plus manifeste que l'influence des impressions génératives sur les anomalies de développement du système osseux, sur les proportions en tous sens du crâne, du thorax, du bassin, des membres, etc. Il y a des familles où l'on

observe d'une manière constante une augmentation ou une diminution du nombre des vertèbres, des doigts et des dents. Tous les auteurs rapportent des exemples d'individus sexdigitaires de père en fils ;
les faits de diminution du nombre des doigts sont infiniment plus
rares. M. Roux a opéré d'un bec de lièvre double un enfant n'ayant
que trois doigts à chaque main et dont le père, jadis opéré d'un double
bec de lièvre, n'avait également que des mains à trois doigts. Ces
anomalies héréditaires du système osseux sont si bien connues, que
les éleveurs anglais de Durham en ont tiré parti pour faire reproduire
à volonté les animaux de boucherie avec de très-petits os recouverts
de masses charnues considérables dans les parties les plus goûtées
des amateurs. On peut, à l'exemple de Backwell, Fowler, Pajet, Prin-
ceps, transporter d'une race à une autre, ou d'un individu à ses produits, telle ou telle proportion de membre ou de partie. Ayant précisé
le caractère physique à transmettre, on unit les mâles et les femelles
qui le présentent au plus haut degré possible de développement, et, à
défaut d'individus étrangers, on peut allier les rares produits où ils se
propagent avec les pères ou mères, frères ou sœurs. C'est la propagation suivie *dans le même sang.* Des résultats semblables, des conformations
différentes, et des monstruosités de tout le corps ou de chacune de ses parties, ont été obtenus par ce procédé, chez des pigeons
et des souris, par le docteur Daunecy, et sur des poules et des chiens
par John Sebright. Dans l'espèce humaine, ainsi que le fait remarquer
M. Lucas, les choses se passent de la même manière, et il n'est pas
rare de voir se perpétuer l'étroitesse du bassin chez les femmes, la
largeur d'épaules et de la tête chez l'homme, la longueur des membres, etc., circonstances très-importantes au point de vue de la parturition. J'ai connu une dame relativement bien conformée, dont le mari
était fort large des épaules, et qui eut ses deux premiers enfants tellement volumineux des épaules et de la tête, qu'il fallut les sacrifier dans
le sein de la mère pour les en arracher. A sa troisième couche, elle fut
mise à un traitement débilitant qui amoindrit le fœtus et permit l'accouchement naturel.

Les systèmes nerveux, circulatoire, digestif et musculaire subissent
dans leur développement et leur disposition l'impression générative
au plus haut degré, et les variétés de forme ou de fonctions se transmettent souvent des parents à leurs enfants. Gall indique la transmission héréditaire d'une grande masse de cerveau, du volume et de la
forme de ses circonvolutions. Corvisart signale dans quelques cas celle
de l'hypertrophie du cœur avec dilatation des vaisseaux, et ailleurs la
transmission d'une disposition inverse, dans laquelle le calibre des

vaisseaux est, au contraire, fort diminué. M. Piorry mentionne un fait de l'hérédité de la varicocèle sur trois générations successives. Des observations analogues ont été faites sur le diamètre des ouvertures naturelles du bas-ventre, à l'ombilic, à l'anneau inguinal et crural, et sur l'hérédité des hernies congénitales. Enfin il n'y a pas jusqu'aux diverses nuances de coloration qu'on rencontre dans les tissus profonds de l'économie et dans les membranes muqueuses qui ne puissent se propager des parents aux produits, aussi positivement que les caractères de la couleur externe de la peau, des cheveux, des poils, etc.; seulement, comme le remarque M. Lucas (*loc. cit.*) : ces diverses colorations, soit internes, soit externes, ne se rencontrent pas toujours sur les produits dans les mêmes tissus qu'elles affectaient chez les parents; souvent on voit une sorte de transposition de l'intérieur à l'extérieur, ou réciproquement. Ainsi les agriculteurs savent très-bien que pour avoir une laine parfaitement blanche il faut non-seulement écarter du troupeau les brebis et les béliers tachetés sur la laine ou sur la peau, mais encore ceux qui le sont sur la langue et sur la voûte palatine; il suffit, en effet, qu'un bélier ait une tache noire sur la langue pour produire des agneaux tachés de noir sur le dos ou partout ailleurs.

C'est qu'en effet la ressemblance interne peut être complète et la ressemblance externe nulle, ou, réciproquement, la ressemblance interne nulle et l'externe complète; elles peuvent être partielles l'une et l'autre et n'affecter ni les mêmes éléments ni les mêmes points; l'une peut être complète et l'autre partielle; elles peuvent être nulles toutes deux.

L'impression générative, manifeste sur une ou plusieurs parties extérieures ou intérieures du nouvel être, n'est pas limitée à ces parties; elle étend son influence sur tout l'individu. C'est elle qui favorise la transmission héréditaire de la prédominance d'un appareil d'organes ou seulement de la susceptibilité spéciale d'un tissu, de manière à caractériser l'hérédité des constitutions, des tempéraments et des idiosyncrasies. M. Lucas rapporte tous ces phénomènes à l'*hérédité des fluides*. Pourquoi cette distinction? Est-ce que la composition différente des liquides, dans les divers tempéraments et dans chaque idiosyncrasie, est distincte de la composition des solides et de l'impression prémorphique générative? Assurément non. Ce sont autant d'effets variés de la cause simple dont j'invoque l'influence, et il n'y a pas lieu d'étendre son action à l'altération exclusive des liquides, si ce n'est dans un sens figuré. Il faut lui rapporter la prédominance d'action de l'appareil circulatoire et la pureté héréditaire du sang, d'où dépendent le tem-

pérament sanguin, la force de la constitution, la pléthore et ses conséquences. Elle est la cause non pas unique mais principale de la reproduction et de la multiplication des tempéraments nerveux, bilieux et
lymphatiques, et de leurs prédispositions morbifiques particulières.
Toutes les idiosyncrasies dont je parlerai plus loin sont en grande partie sous sa dépendance. Chacun sait que les enfants nés de parents
bien portants et de race vigoureuse jouissent d'une constitution ro-
buste qui résiste aux mêmes causes de maladies auxquelles succombent les enfants de parents chétifs et faibles. La longévité est héréditaire, et, bien qu'une foule de causes, telles que la misère, les
professions, les climats, etc., puissent l'abréger , il est incontestable
que, placés dans des milieux et des circonstances analogues, les individus nés de parents à longue vie ont les mêmes chances de parvenir à un âge avancé. Rush dit n'avoir pas connu d'octogénaire dans
la famille duquel il n'y eût des exemples fréquents de longévité. Réciproquement, il y a des familles où l'on meurt jeune, et dans lesquelles l'organisation délicate ne peut lutter longtemps contre les
causes de destruction qui nous entourent. Dans la famille Turgot, on
ne dépassait guère l'âge de cinquante ans, et l'homme qui en a fait la
célébrité, voyant approcher cette époque fatale, malgré toute l'apparence d'une bonne santé et d'une grande vigueur de tempérament, fit
un jour observer qu'il était temps pour lui de mettre ordre à ses affaires et d'achever un travail qu'il avait commencé, parce que l'âge
de durée dans sa famille était près de finir; il mourut en effet à cin-
quante-trois ans. « Tout atteste, dit Lucas, que la macrobie tient à une
puissance intime de la vitalité, puisque ces individus privilégiés l'apportent en naissant avec la vie. Cette vitalité est si particulière et si
profondément empreinte dans leur nature, qu'elle s'y caractérise dans
tous les attributs de l'organisation. Elle donne à la plupart une sorte
d'immunité contre les maladies. C'est la vie tout entière avec ses
dons et toutes ses facultés qui persiste chez eux; leurs fonctions sensoriales, leurs fonctions affectives, leurs fonctions mentales, leurs
fonctions motrices, leurs fonctions sexuelles, tout s'accomplit dans
ces organisations avec une énergie, une régularité, une persistance
incompréhensibles. » J'ai déjà dit que la croissance exagérée pouvait
être héréditaire, mais ce n'est pas tout; dans certains cas, c'est à un
âge déterminé qu'elle se manifeste, soit prématurément, à la seconde
dentition; soit, au contraire, d'une façon tardive, longtemps après la
puberté, et alors cette croissance irrégulière et rapide devient souvent
l'origine d'accidents graves et du développement des maladies chroniques.

La fécondité et même la durée du travail se transmettent héréditairement dans quelques familles. « Il n'est pas rare, dit M. Cazeaux, de voir le travail offrir toujours les mêmes caractères pendant trois ou quatre générations successives, et la mère, la fille et les petites-filles se faire remarquer par la lenteur ou la rapidité de leurs accouchements. » Quant à la fécondité, c'est un fait bien établi par de nombreuses observations de grossesses gémellaires chez les femmes d'une même famille. La plus curieuse de toutes est celle d'Osiander, relative à une femme qui, en onze couches, avait mis au monde trente-deux enfants; elle était née elle-même avec trois autres jumeaux, et la mère avait eu trente-huit enfants.

La nature morale de l'homme, ses penchants, ses défauts, ses qualités et ses vices, se transmettent encore plus sûrement par la génération que sa conformation physique extérieure ou intérieure. Pour être moins appréciable, le fait n'en est pas moins certain, et, si la transmission n'est pas nécessairement constante et peut être empêchée par le croisement, l'éducation morale ou religieuse, elle n'est pas moins établie sur des preuves irréfragables. C'est sans doute un malheur de voir l'opinion rendre le fils responsable des fautes de son père; mais il n'en saurait être différemment, l'expérience de l'humanité est là : il y a des familles où le penchant à l'ivresse, au jeu, à la luxure, au vol et au meurtre, est très-manifestement héréditaire, et les exceptions à cette loi sont peu nombreuses. Que l'imagination des romanciers fasse de ces exceptions une règle et tente de réhabiliter au théâtre ou dans les livres de malheureux parias sur lesquels pèse une honte de famille, je le comprends, mais le succès de cette œuvre est impossible. Noblesse oblige; la gloire du père couvre sa descendance; et c'est justice. Que sa honte rejaillisse sur sa postérité! Comme le dit Plutarque, les êtres produits par génération ne ressemblent point aux productions de l'art. Une fois terminées, celles-ci n'appartiennent plus à l'ouvrier; faites *par lui*, elles ne sont pas *de lui*; au contraire, ce qui est engendré provient de la substance même de l'être générateur, tellement qu'il tient de lui quelque chose qui est très-justement puni ou récompensé pour lui, car ce quelque chose est lui.

De l'impression générative physiologique capable de perpétuer la vitalité d'un être, son moral, sa longévité, sa croissance, sa couleur, sa forme, ses vices de conformation, son tempérament, ses idiosyncrasies, sa constitution, à l'impression générative morbifique, il n'y a qu'une bien petite distance, et, pour ceux qui ont lu ce que je viens de dire dans les pages précédentes, cette distance est nulle. Le fait est le même dans l'état physiologique et pathologique. Ce que l'on sait du premier préjuge la question pour l'autre. Au reste, il n'y a rien à préjuger ici, car des milliers d'observations prouvent l'existence des maladies héréditaires, et je n'essayerai pas de démontrer à nouveau ce qui est déjà parfaitement établi.

Si l'on observe ce qui se passe dans les organes des sens, on voit que leur disposition, leurs qualités et leurs défauts, se transmettent ordinairement aux enfants. Je connais un exemple de strabisme à la quatrième génération, et, chose curieuse! le dernier enfant est né sans difformité des yeux. Ce n'est qu'à l'âge de six ans que le strabisme s'est produit en quelque sorte d'une manière subite, du jour au lendemain. La science est remplie de faits semblables. La myopie et la presbytie sont héréditaires, et, à cet égard, mes observations confirment celles des auteurs. Il en est de même de l'héméralopie, de la nyctalopie, de l'amaurose, d'après Portal, Beer, Demours, et même de la cataracte, d'après Richter, qui a opéré une malade dont le père, l'aïeul et le fils eurent cette maladie. M. Maunoir l'a observée sur sa femme, son fils, son grand-père, l'oncle, la tante et plusieurs cousins du côté paternel. On rapporte qu'à Lille un homme affecté de cataracte eut une série d'enfants qui offrirent la même lésion dès leur enfance. M. Roux a opéré les trois frères nés d'un père ayant eu la cataracte, et le quatrième enfant fut atteint un peu plus tard. Le professeur Nelaton a publié un fait semblable (SURENNAUD, *thèse citée*), observé chez une malade affectée de cataracte et qui avait connu onze membres de sa famille atteints de la même altération du cristallin.

En pareille matière, ce n'est pas le nombre des faits qui entraîne la conviction, c'est leur nature. Ceux que je rapporte ont une signification telle, qu'elle peut se passer de l'autorité du nombre.

Un certain nombre d'observations prouvent la transmission héréditaire possible de la surdité et de la surdi-mutité; mais ici, comme dans tout ce qui est relatif aux impressions génératives, il n'y a rien de constant, de fixe et d'absolu.

La sensibilité exagérée de la peau ou son anesthésie sont manifestement héréditaires, moins cependant que ne le sont les maladies cutanées produites par le vice ou la diathèse herpétique. Celles-ci, présentes, passées ou à venir, guéries ou non, ont la plus grande tendance à se reproduire par la génération. Ce n'est peut-être pas dans les hôpitaux ni par de simples renseignements qu'on arrive à se former une conviction à cet égard; c'est dans la ville et par les rapports intimes de confiance qu'on peut se créer dans les familles que cette question tant débattue trouve une solution affirmative. Chacun nie, par ignorance ou par vanité, les différentes maladies de peau telles que herpes, gourmes de la tête, du visage et des oreilles, les eczémas des orifices muqueux, etc., qu'il a eu à subir. Il faut suivre le développement des générations dans leur foyer, pour les voir sans paraître les regarder, pour les bien connaître sans faire d'enquête officielle. Alors on sait vite à quoi s'en tenir sur la pureté du sang des familles; et la moindre expérience, à cet égard, vaut mieux que les détestables statistiques faites dans les hôpitaux sur des renseignements erronés. Il n'est personne qui n'ait pu s'assurer très-souvent de la transmission héréditaire des maladies herpétiques. Pour mon compte, j'en ai vu bien des exemples. Je connais des blépharites ciliaires chez la grand'mère, la fille et le petit-fils; des gourmes de la tête et du visage sur les membres de trois générations; des lichens sur trois générations également; une ichthyose chez le père et les enfants. Tous les dermatologistes ont publié des faits de ce genre, et, ici encore, c'est moins le nombre que la qualité des faits qui doit être appréciée. Alibert (*Maladies de la peau*) a vu des cas de psoriasis héréditaire. J'en dirai autant de l'éléphantiasis (ANNESLEY, *Diseases of India*), du purpura hemorragica, dont je connais un exemple; de l'ichthyose, ainsi qu'on peut le voir sur les mâles de la famille Lambert, observée par M. Geoffroy Saint-Hilaire. « A l'exception du visage, de la plante des mains et des pieds, tout le corps de cet individu était revêtu d'excroissances cornées, bruissant l'une contre l'autre au frottement de la main. Édouard Lambert eut six garçons, qui tous, ainsi que lui, dès l'âge de six semaines, présentèrent la même singularité. Le seul qui survécut la transmit comme son père *à tous ses garçons*, et cette transmission, marchant de mâle en mâle, s'est ainsi continuée chez la famille des Lambert *pendant cinq générations*, » à ce point qu'un esprit trop complaisant voulut essayer de croire qu'il assistait à la formation d'une nouvelle race dans l'espèce humaine.

Sauf les maladies cutanées parasitiques, toutes les autres, qui résultent d'un vice du sang et de la diathèse herpétique, sont susceptibles de se transmettre, par l'impression générative, au produit de la conception. Seulement l'impétigo du père ne correspond pas inévitablement à l'impétigo de l'enfant; il produira ici un eczéma, ailleurs un lichen, etc. J'admets l'hérédité de la diathèse, plutôt que l'hérédité de l'affection locale, qui cependant se montre quelquefois, témoin le fait d'ichthyose dont je viens de parler.

Les maladies du sang et des liquides, leurs altérations diverses, en rapport avec autant de manières d'être de l'organisme, sont souvent des maladies de famille, et n'ont d'autre origine que l'impression générative. *Ex pituitoso pituitosus, ex bilioso biliosus*, dit Hippocrate.

Nous avons changé bien des choses en médecine, mais nous ne changerons jamais cette vérité-là. Pourquoi la *pléthore*, l'*aglobulie* de la chlorose, la *défibrination* du purpura, le podagrisme, le lymphatisme, le syphilisme, etc., s'observent-ils sur les générations successives d'une même famille, si ce n'est par suite de l'impulsion primordiale viciée transmise au germe, lequel rend un peu plus tard ce qu'on lui a donné? Semblable au signe qu'on touche sur le cadran d'un télégraphe électrique et qui se reproduit sur l'autre cadran par l'impulsion d'un agent invisible, l'empreinte viciée du procréateur reparaît avec le même caractère dans la nature de l'être procréé. Les uns, nés de pléthoriques, sont pléthoriques eux-mêmes, et prédisposés au développement des maladies inflammatoires; les autres, nés de parents dont le sang appauvri en fibrine leur cause des hémorragies fréquentes, ont eux-mêmes une véritable prédisposition aux ecchymoses et aux hémorragies. J'ai déjà cité l'exemple d'une dame morte d'un purpura hemorragica, et dont la fille, âgée de cinquante ans, m'a présenté la même affection. Fréderic Hoffmann, Hufeland, Sanson, Roche, ont rapporté des exemples d'hémorragie héréditaire. Rien n'est plus vrai pour l'épistaxis, pour l'hémoptysie, l'hématurie des pays chauds, les hémorroïdes, etc. Mais, pour ne parler ici que des hémorragies qui ont l'altération héréditaire et primitive du sang pour cause, ce qui a lieu dans l'hémorraphilie, je citerai surtout les exemples d'individus qui, pour la moindre cause, ont des épanchements ou des écoulements de sang peu en rapport avec l'altération des solides. Souvent alors la maladie présente au début les formes de l'arthrite et du rhumatisme. Un homme succomba à une double hémorragie; sur dix-sept petits-enfants et arrière-petits-enfants qu'eut cet homme, cinq moururent d'hémorragie, pour des blessures insignifiantes, et tous les autres furent sujets à des hémorragies spontanées mortelles pour plusieurs d'entre eux. (PIORRY, *loc. cit.*)

Une femme, établie en Amérique, près de Plymouth, transmit à tous ses enfants une telle disposition aux hémorragies, que non-seulement les égratignures ont pu déterminer des pertes de sang considérables, mais encore que la guérison de ces plaies n'a jamais pu être obtenue d'une manière durable chez certains membres de cette famille. Les mâles seuls étaient sujets à cette hémorragie, en même temps qu'ils avaient un rhumatisme articulaire. (PIORRY, *loc. cit.*)

Le père de la famille E. P., arrivé à l'âge de quatre-vingt-six ans, eut douze enfants, cinq fils et sept filles; parmi eux, quatre enfants, trois fils et une fille, moururent d'hémorragie. La plus jeune des filles, qui n'avait jamais présenté de symptômes de cette prédisposition, se marie à un vigoureux garçon; elle en a six enfants, quatre garçons et deux filles : trois des garçons périssent d'hémorragie [1].

Le rhumatisme, le lymphatisme, le podagrisme, le biliosisme, la glycohémie, etc., sont également des états morbides héréditaires, qui constituent des prédispositions morbifiques d'autant plus fâcheuses, que les maladies ayant de pareils vices du sang et des humeurs pour nature sont généralement fort graves. M. Piorry a nié l'hérédité du vice rhumatismal, par la raison toute simple qu'il ne considère pas le rhumatisme comme une diathèse, mais comme une maladie toute locale. Je ne partage pas cette manière de voir, et à l'état aigu, comme à l'état chronique, je considère, avec toute l'antiquité et avec MM. Chomel, Requin, Grisolle, etc., le rhumatisme comme une affection générale, c'est-à-dire une altération du sang ayant pour détermination morbide le système fibro-séreux en général. Une foule d'observations établissent la réalité de sa transmission héréditaire.

Le *podagrisme*, et la goutte, la gravelle ou l'apoplexie, qui en sont les conséquences, est généralement considéré comme une disposition héréditaire. La statistique favorable de Scudamore sur ce point n'ajoute rien au *consensus* de ce fait antérieurement établi et confirmé ultérieurement par les observations de tous. Seulement de nos jours la science a précisé davantage les conditions de cette transmission par la découverte de la diathèse urique. En effet, chez les goutteux, le sang renferme une notable quantité d'acide urique, cause de gravelle et des inscrustations précoces des artères cérébrales qui disposent à l'apoplexie. Voilà pourquoi on peut dire que le podagrisme, en se transmettant par génération, produit, soit la goutte, soit la gravelle, soit enfin l'apoplexie ou plusieurs de ces états morbides réunis ensemble chez la même personne. Dans les maladies diathésiques héréditaires, il ne faut pas chercher la preuve de l'hérédité dans une manifestation extérieure identique, car on s'exposerait à passer à côté de la vérité; il faut, à l'exemple de Barthez, la chercher dans toutes les maladies de même nature, quelque différentes qu'elles soient dans leur forme et dans leur siége, pourvu qu'on puisse les rapporter à un principe commun. Or c'est là ce qu'on est conduit à faire pour la gravelle et la goutte, dues à la diathèse urique du podagrisme.

Il en faut dire autant du *syphilisme*. Nulle part ailleurs, quoi qu'en aient dit plusieurs médecins, n'éclate avec autant de puissance la réalité de l'influence des impressions génératives sur l'avenir du produit de la conception. La doctrine exclusive de M. Ricord sur la contami-

[1] *Bibliothèque du médecin-praticien.*

nation des enfants au passage de la vulve, dans le cas de syphilis héréditaire, n'est plus soutenable. Elle est abandonnée même de son inventeur, qui s'est vu obligé de revenir à la doctrine ancienne de l'hérédité de la syphilis par infection primitive du germe au moment de la fécondation. En effet, soit par le père, soit par la mère, l'ovule vicié par le syphilisme peut périr au bout de quelques mois, amener ces avortements dont on empêche le retour par l'emploi du mercure; ou bien, au contraire, il se développe régulièrement, et, à la naissance, c'est un enfant tantôt couvert de syphilides cutanées ou viscérales, tantôt sain en apparence, mais destiné à être prochainement victime de la diathèse syphilitique qu'il apporte avec lui. Depuis quelques années, les faits de ce genre se sont multipliés, et, malgré les dénégations les plus systématiques, la vérité s'est fait jour; les observations de M. P. Dubois, de M. Depaul, et celles que j'ai publiées[1], sont acceptées de la majorité des médecins. Ici encore le syphilisme, comme la goutte et la scrofule, se montre comme un protée avec des apparences toutes différentes chez les individus, de sorte que, si l'on ne sait par quel lien de nature rattacher ces lésions différentes que la même cause produit, on s'expose, comme je l'ai vu, à méconnaître la réalité de l'action héréditaire dans la production de ces accidents.

La part de l'impression générative, dans la production du *scrofulisme*, n'est pas contestée. On s'accorde généralement pour reconnaître l'hérédité de la scrofule, et s'il y a des dissentiments sur quelques points de détail, c'est uniquement parce qu'on n'a pas su rapporter au scrofulisme une foule de lésions qui en dépendent. Il en résulte alors qu'on ne trouve pas l'hérédité de la diathèse là où elle existe. Le scrofulisme est la prédisposition morbifique la plus générale et la plus fâcheuse des climats froids et tempérés. Il faut lui rapporter la tuberculisation pulmonaire, cérébrale, mésentérique, ganglionnaire et séreuse; les scrofulides osseuses, muqueuses et cutanées. Elle est très-certainement, et plus certainement qu'aucune autre, transmise par l'impression générative.

Si, à l'exemple de M. Lebert, plus anatomiste que médecin, on sépare les tubercules de la scrofule, alors on trouve que la phthisie pulmonaire n'est pas produite par l'hérédité[2]; mais si, faisant justice de cette erreur, on réunit par leur nature identique ces lésions différentes par la forme, on voit que la phthisie pulmonaire, comme toutes les tuberculisations organiques, se rencontrent chez des sujets dont les parents ont eu des tuberculisations dans le poumon,

---

[1] *Traité prat. des maladies des nouveaux-nés et des enfants à la mamelle.* p. 782.
[2] Lebert, *Maladies scrofuleuses*, 1 vol. in-8, p. 69. Paris, 1849.

dans d'autres tissus, ou des scrofulides osseuses, muqueuses ou cutanées de différentes espèces. Je note avec soin, depuis plusieurs années, dans la ville ou dans les hôpitaux, et principalement dans mon service de scrofuleux à l'hôpital des enfants Sainte-Eugénie, ce qui est relatif à la question de l'hérédité, et, bien que mes renseignements soient des plus difficiles à recueillir, j'ai trouvé, dans la grande majorité des cas, chez les ascendants et collatéraux des phthisiques, des tuberculeux mésentériques, cérébraux, ganglionnaires et autres, des scrofulides des os, des muqueuses et de la peau. Réciproquement dans les cas de scrofulides cutanées ou osseuses, on trouve chez les parents des maladies de même nature ou des tuberculisations viscérales quelconques.

Le *cancérisme*, ou nosorganie cancéreuse fibro-plastique, épithéliale, etc., se transmet souvent dans les familles par voie d'hérédité; mais d'une manière moins constante que le scrofulisme.

En comprenant sous cette désignation l'aptitude au développement du vrai cancer squirrheux, encéphaloïde et mélanique; des tumeurs épithéliales, des tumeurs fibro-plastiques, chondroïdes, etc., maladies diathésiques caractérisées par la production d'éléments destructeurs presque impossibles à déraciner et qui reviennent dès qu'on les enlève, sur la même place ou dans les ganglions lymphatiques voisins et dans les viscères, jusqu'à ce qu'ils aient tué le malade, je maintiens rapprochées des affections jusqu'ici connues sous le nom de *cancer*, et qu'on voudrait à tort séparer les unes des autres. En effet, elles existent séparées sur un même sujet, et, d'après M. Velpeau, elles se succèdent dans le même endroit sur la même personne; leur caractère de répullulation et de généralisation est le même; c'est donc une seule et même maladie quant à sa nature, bien qu'elle soit différente dans sa forme extérieure; et, comme le scrofulisme engendre le tubercule, l'abcès froid ou la dermatose, le cancérisme produit les *nosorganies cancéreuses épithéliale, fibro-plastique*, etc.

Une fois ces notions établies, je reviens à l'hérédité du cancer, qu'il faut rechercher au point de vue de la transmissibilité d'une diathèse, et non pas comme transmissibilité du cancer d'un organe sur des organes de même nom chez les descendants de la famille. Alors on trouve dans les auteurs, et en clinique, de nombreuses observations qui établissent la nature héréditaire du cancérisme.

Bayle et Cayol rapportent avoir vu trois cancérés dans une famille de cinq personnes.

Une mère, ayant un carcinome de la face, eut un fils qui mourut d'un cancer de l'estomac.

Napoléon est mort, comme son père, d'un cancer de l'estomac.

M. Lhéritier a cité les observations d'un homme mort d'une affection cancéreuse de l'estomac; son père était mort de la même maladie; puis celle d'une sage-femme morte avec sa mère et sa sœur de la même affection, ayant aussi l'estomac pour siége. On trouve dans la thèse de M. Piorry le fait d'une femme de soixante-six ans morte de cancer de l'utérus, dont le fils eut un sarcocèle, et celui d'une femme ayant une tumeur ulcérée de la cuisse gauche, dont le fils a tous les symptômes du cancer de l'estomac. M. Velpeau a cité des faits du même genre à l'Académie de médecine, dans la discussion de 1855 sur le cancer[1]; j'en ai observé plusieurs, et j'ajouterai, tout le monde en a vu, car ils ne sont pas rares. Ils me paraissent suffisants pour établir la transmission héréditaire possible du cancer. Seulement, et toute la difficulté est là, dans quelle proportion s'observe cette hérédité? Il est impossible de le dire. Aucune statistique satisfaisante n'a été publiée sur ce point. Je rejette absolument celles qui ont été faites d'après les observations prises dans les hôpitaux, je les déclare fausses et mensongères, ne croyant pas qu'on puisse se fier aux renseignements incomplets de malades pauvres et ignorants, dont la famille dispersée est souvent morte à l'hôpital de maladies dont ils ignorent la nature et le nom. J'ai l'expérience de ces recherches, et je sais à quoi m'en tenir sur leur inutilité. Une statistique médicale, ainsi faite sur les ouï-dire de l'ignorance, peut bien avoir l'apparence de la vérité; mais, pour les esprits justes, elle n'est qu'un manteau de l'erreur.

La *maladie vermineuse*, ou du moins l'aptitude à son développement, est considérée comme héréditaire par Hippocrate, Brendel, Rosen, etc., et je suis assez disposé à accepter la réalité du fait, moins sur mes observations personnelles que d'après celles des auteurs et d'après les expériences faites sur les animaux par Dupuy. Le fait que je vais rapporter est tellement curieux, qu'à lui seul il vaut une démonstration, et il atteste l'hérédité d'une maladie vermineuse *venant du mâle.*

Une truie fut couverte par un mâle qu'on fit venir d'une ferme où la ladrerie régnait, et dès ce moment les animaux qui naquirent de cette femelle furent plus ou moins affectés de cette maladie. Un petit fut tué à l'âge de six semaines; il présenta des cysticerques dans le foie et dans les muscles. On sacrifia les animaux issus de cet accouplement; depuis cette époque aucun porc ne fut infecté de ladrerie. Les animaux provenant de l'ancienne race, quoique soumis aux mêmes influences d'habitation et de nourriture que ceux de la dernière race, n'ont pas été affectés de cysticerques.

[1] *Bulletin de l'Académie de médecine,* t. XX.

Les *maladies organiques du cœur* sont moins que d'autres suscepti-bles d'être transmises par l'impression générative. Tous les médecins sont d'accord à cet égard, mais en acceptant comme réelle, avec Corvisart et Portal, l'influence de cette action, il faut dire que les exemples cités en sa faveur ne sont pas très-nombreux.

Les *maladies du larynx, des bronches et des poumons* sont très-souvent héréditaires dans les familles, et, de même qu'on voit s'y trans-mettre le timbre, l'harmonie ou la dureté de la voix, on y observe des maladies semblables dans l'appareil respiratoire. Ici c'est le croup, ail-leurs une laryngite, une bronchite, un emphysème, une pneumonie, une phthisie tuberculeuse, un asthme, etc., qui se montrent sur les membres d'une famille et sur leurs descendants. Toutefois une circonstance im-portante à connaître rend en partie compte de cette prédisposition mor-bifique; je veux parler du scrofulisme que transmet l'hérédité et qui par lui-même dispose aux bronchites, aux laryngites, à la phthisie héré-ditaires, etc. Pour ceux qui ne voient que des lésions organiques et qui ne s'occupent pas de leur nature, il en résulte que la bronchite semble une maladie héréditaire. C'est une erreur qu'il importe de rectifier. La bronchite n'est souvent qu'une manifestation du scrofulisme, et c'est à ce titre, préférablement à celui de phlegmasie des bronches, qu'elle peut se transmettre par l'impression générative. Dans les cir-constances où il n'en est pas ainsi, on pourrait peut-être invoquer d'autres causes analogues; ainsi le croup ou la pneumonie, que l'on signale quelquefois comme des maladies héréditaires, sont évidem-ment la conséquence de la pléthore et de la force de constitution, qui, elles, se transmettent manifestement par hérédité. Il ne faut donc pas prendre le change sur la question de l'hérédité des maladies orga-niques ayant pour substratum les *solides*, car elles sont très-souvent la conséquence de diathèses qui sont toutes des affections héréditaires.

Le catarrhe pulmonaire, l'emphysème pulmonaire et l'asthme, qui s'observent si communément ensemble, sont, de l'aveu de tous les médecins, des maladies transmissibles par hérédité. Laennec, Louis, Jackson, ont porté cette démonstration jusqu'à l'évidence, en réunis-sant à la qualité des faits l'autorité du nombre, qui ajoute beaucoup à leur importance.

Les *maladies des voies digestives* et des organes annexés s'observent souvent chez les membres d'une même famille, et paraissent quelque-fois soumises à l'influence de l'hérédité.

Comme le dit M. Oudet, quand on a suivi quelques familles, on remarque que les *dents* se ressemblent dans les générations succes-sives sous le rapport de leur forme et de leur arrangement. Elles se

carient très-vite chez ceux dont les parents ont présenté la même altération.

Les *hernies*, la *dyspepsie*, les *maladies du foie, des reins*, la *gravelle*
et la *néphrite calculeuse* se rencontrent très-souvent chez des personnes
dont les ascendants directs ou collatéraux ont souffert des mêmes accidents morbides.

Dans le système nerveux, le médecin retrouve au moins autant que
dans les maladies des liquides et dans les diathèses l'influence de
l'impression générative pour la perpétuité du développement des maladies. Là encore il constate, non d'une manière constante, puisque
cela n'existe à l'égard d'aucune maladie, mais il constate quelquefois
chez le nouvel être une prédisposition morbifique spéciale et susceptible de reproduire, à un instant donné et sous l'influence de causes
très-légères, la maladie qu'il a observée chez les parents.

L'hémorragie cérébrale, en rapport avec l'état pléthorique; l'encéphalite et la méningite, engendrées par le scrofulisme; l'hystérie, l'é-
pilepsie, l'aliénation mentale, l'éclampsie des enfants, les spasmes, les
névralgies, etc., sont autant de maladies dans lesquelles il est impossible de méconnaître l'influence de l'impression générative. Que
d'exemples n'ai-je pas vus pour ajouter à l'innombrable quantité de
ceux qui ont été publiés par les auteurs ! Ainsi j'ai cité [1] l'observation
d'une femme hystérique à vingt ans qui eut cinq enfants; le premier
mourut à deux mois après une convulsion de sept heures, venue pendant qu'il était au sein; le second mourut à onze mois d'une longue
maladie d'entrailles, et eut souvent des convulsions ; le troisième
mourut à vingt-trois mois d'une convulsion pendant une otorrhée; le
quatrième mourut à trois ans d'une fièvre cérébrale avec convulsions;
le cinquième enfin, âgé de six mois, encore vivant, avait déjà eu trois
fois des mouvements convulsifs très-violents.

Une autre femme, Jeanne Bois, ayant eu des convulsions très-fréquentes jusqu'à l'âge de sept ans, conserva une paralysie du buccina-
teur avec déviation de la bouche. Six de ses frères ou sœurs sont
morts de convulsions. Quatre ont vécu et ont eu des convulsions dans
leur enfance. Cette femme a eu dix enfants en quinze ans. Le premier
est mort à trois ans avec des convulsions, le second a péri à huit mois,
en quelques heures, par des convulsions. Il en a été de même du
troisième, du quatrième, du septième et du neuvième. Quatre d'entre
eux, le cinquième, le sixième, le huitième et le dixième, ont eu aussi
des convulsions et des maladies; mais ils ont survécu, l'un avec

[1] *Traité des maladies des nouveaux-nés*, 3ᵉ édit, p. 203. Paris, 1855.

une contraction passagère du bras, l'autre avec un tic de la paupière supérieure et les deux derniers sans maladies consécutives.

J'ai vu, à ma consultation de l'hôpital Sainte-Eugénie, une femme de trente-huit ans, nommée Dufour, qui, à sa huitième couche, eut une antéversion utérine, suivie pendant deux ans de convulsions quotidiennes très-fréquentes et très-prolongées. Devenue enceinte, les attaques continuèrent pendant les deux premiers mois de la grossesse et disparurent. Son enfant, au deuxième jour de la naissance, fut pris de convulsions, et il en eut sept à huit par jour pendant deux mois à trois mois.

L'*épilepsie* est considérée à juste titre comme héréditaire depuis Hippocrate [1] jusqu'à nos jours. C'était la conviction formelle de Boerhaave, et Fr. Hoffmann a dit : « *Neque est nullus morbus magis gentilitius et qui tam facile a parentibus in liberos devolvitur quam epilepsia.*» Stahl, Sydenham, Frank, Esquirol, MM. Bouchet et Cazauvielh, Georget, Beau, Moreau, ont fait des observations analogues.

L'*aliénation mentale* jouit du même fâcheux privilége que l'épilepsie, sous le rapport de la transmission par hérédité. Esquirol a publié l'histoire d'une dame qui devint aliénée à vingt-cinq ans, après une couche; sa fille perdit la raison au même âge et dans la même circonstance. Dans une même famille, le père, le fils et le petit-fils se sont suicidés vers la cinquantième année. C'est par centaines qu'il faut désormais compter les faits de ce genre, et MM. Georget, Foville, Falret, Ferrus, etc., aliénistes de profession, en les acceptant comme vrais, leur ont donné une importance considérable. Sur 9,366 cas d'aliénation dont je fais le relevé [1], il y en a eu 1,309 dans lesquels la maladie était héréditaire. Malheureusement les faits sur lesquels repose cette statistique ont été recueillis par une douzaine de médecins, et j'ignore comment ils ont procédé. C'est là une de ces mauvaises statistiques, comme il y en a tant en médecine, qui couvrent d'une rigoureuse apparence de vérité des résultats incertains et souvent erronés. Quoi qu'il en soit, si la proportion exacte des cas d'aliénation mentale héréditaire n'est pas connue, le fait en lui-même reste en dehors de toute discussion et l'expérience de chacun est là pour lui prêter appui en cas de besoin.

Je pourrais multiplier ces faits à l'infini, sans leur donner plus d'autorité, et ce que je viens de dire suffit pour démontrer l'influence réelle de l'*impression générative* dans la prédisposition et le développement des vices de conformation, des altérations humorales, des maladies organiques et des diathèses.

Une fois ce fait établi et mis hors de doute, on peut se demander

---

[1] *De la maladie sacrée*, œuvres complètes, trad. par Littré, t. VI, p, 350. Paris, 1849.

[2] Piorry, *loc. cit.*

quelle en est la cause, comment il se produit et quelles sont les circonstances qui le modifient et le détruisent.

Plusieurs hypothèses se présentent à mon esprit désireux de pénétrer la cause de l'hérédité physiologique et pathologique. Est-ce une *impression générative* subie par l'ovule, véritable résultante des impressions séminale et ovulaire combinées, ou bien est-ce quelque chose de spécifique comme *un virus, un vice humoral, une disposition organique, un germe, quelque chose de matériel enfin*, qui passe de la semence à l'ovule, ou qui se développe dans l'ovule lui-même? Il est difficile de comprendre la matérialisation d'un phénomène aussi extraordinaire que l'hérédité à longue échéance des maladies, et vouloir emboîter dans un germe amorphe un virus, un vice humoral ou une disposition organique quelconque, c'est pousser l'anatomie pathologique à l'absurde. Encore s'il n'y avait qu'une hérédité maternelle, pourrait-on croire que la femme viciée fournit un germe vicié à son empreinte; mais il y a une hérédité paternelle, et ici, en raison de la part minime et incompréhensible accordée à l'homme dans l'acte de la fécondation, il est absolument impossible de matérialiser son influence séminale, et de faire passer, de chez lui au germe ovarique, les virus et les vices organiques dont il est affecté. Il y a enfin l'hérédité des grands parents, et pour celle-là, il faut en convenir, la transmission directe de quelque chose de matériel au germe est encore plus impossible, puisqu'ils n'ont en rien participé à sa fécondation. D'autre part, l'hérédité n'a pas lieu seulement pour les maladies virulentes, humorales et organiques, on l'observe pour de simples vices de conformation, pour la structure intérieure ou extérieure des individus, et pour leurs dispositions morales. Or peut-on supposer la transmission de quelque chose de matériel à un ovule par le père, pour lui faire une hernie, une varicocèle, un sixième doigt, ou pour le façonner à sa ressemblance, et quelquefois à celle d'un aïeul? Assurément non, et, à force de vouloir prouver que toutes les maladies sont la conséquence d'altérations organiques appréciables ou non appréciables, on arrive au point où je viens de conduire cette doctrine, c'est-à-dire à l'absurde. Les maladies héréditaires, comme les différentes conformations physiques, ne sont pas le résultat de la transmission d'un germe, qui supposerait une matière transmise, et ces maladies ne sont pas primitivement des altérations de la texture du corps, et, si elles ne sont point d'abord une altération matérielle, elles ne peuvent être constituées que par un trouble dynamique, c'est-à-dire par une modification de la force qui préside au maintien et à la conservation du corps vivant. *Ce sont des impressions transformées.*

Je reviens ainsi à la première hypothèse que j'ai formée pour l'explication des causes de l'hérédité. Ne pouvant, à l'aide d'aucun procédé optique ou chimique, saisir à l'œuvre la prémorphose humaine et les altérations qu'elle peut subir par suite des vices d'organisation et de conformation des parents, je m'attache au fait expérimental dont l'existence ne peut m'être contestée. Une double impression générative a lieu dans la fécondation ; à la suite de cette impression se développe un être bien ou mal conformé, fort ou faible, d'un sang pur ou vicié, atteint plus tard de goutte, de syphilis, de scrofules, de dartres, d'aliénation mentale, comme ses parents, et j'attribue à cette impulsion primitive l'origine de l'aptitude au développement ultérieur des maladies de famille. Entre cette impression et les aptitudes morbifiques le rapport est assez constant pour être transformé en loi; cela me suffit pour y voir une cause expérimentale formelle, dont il ne reste plus qu'à déterminer les conditions de manifestation à l'aide de l'expérience. De cette manière on est dispensé de recourir à l'invention d'êtres matériels imaginaires, dont il serait difficile de prouver l'existence et surtout le passage des parents à leurs enfants.

De l'*impression générative* sort la vie et avec elle la prémorphose de la matière, distincte selon les races, les espèces, les variétés des êtres vivants, et chez l'homme selon ses variétés, son tempérament, ses vices organiques et ses diathèses. *Cum nempe genitura ab omnibus corporis procedat, a sanis sana, a morbosis morbosa...* dit Hippocrate. Elle produit chez les enfants, soit une maladie héréditaire, mortelle avant la naissance ou constatée à ce moment, et ailleurs des maladies héréditaires à longue échéance qui ne doivent paraître qu'au bout de plusieurs jours, de plusieurs mois et même de plusieurs années. Il en est qui ne se montrent qu'à l'âge de cinquante ou soixante ans.

La syphilis héréditaire tue souvent les enfants dans le sein de leur mère et provoque l'avortement.

La même syphilis héréditaire apparaît quinze jours, six mois, trois ans après la naissance.

La scrofule se montre au bout de plusieurs mois et de plusieurs années.

C'est dans la période moyenne de la vie que viennent les coliques néphrétiques, l'aliénation mentale, la goutte, etc., etc.

A la vieillesse enfin appartient l'apoplexie cérébrale.

L'*impression générative*, envisagée comme cause prédisposante morbifique, produit donc au moins autant d'aptitudes morbides et d'idiosyncrasies que de maladies confirmées. En effet, ce qu'elle laisse au sein des êtres y peut sommeiller vingt, trente ou quarante ans, ne jamais éclore, si les circonstances extérieures s'y opposent, et. pendant ce laps de temps, il n'y a évidemment qu'une aptitude morbide et point de maladie. Cet état diathésique, latent pendant de longues années, ajoute encore à ce qu'il y a de merveilleux dans la transmission héréditaire de la forme des organes et des maladies. Pourquoi un enfant n'arrive-t-il à ressembler à son père qu'à vingt ans, et pourquoi n'est-il aliéné comme sa mère qu'à trente? Ce sont autant de questions insolubles, et il faut se contenter d'établir le fait de l'aptitude héréditaire, préalable au développement des maladies de famille.

L'impression générative est d'autant plus certainement suivie d'effets morbides, que les parents sont plus avancés en âge, et les maladies héréditaires se développent souvent à la même époque de la vie que chez leurs auteurs.

Quelques personnes ont dit que les enfants n'héritaient point des maladies de leurs père et mère quand ils étaient conçus avant le développement de ces maladies chez leurs générateurs. Cela n'est pas exact en général. Ainsi j'ai vu des parents perdre leurs enfants et leurs petits-enfants de phthisie ou de maladies scrofuleuses, sans qu'on en soupçonnât l'origine héréditaire, lorsque tout à coup la mère, prise d'hémoptysie à soixante-cinq ans, mourut en quelques mois d'une maladie de poitrine. J'ai connu un colosse, le concierge de la Charité de Paris, haut de six pieds et lourd de plus de cent kilogrammes, qui a perdu ses deux filles de phthisie pulmonaire à vingt-cinq et trente ans, et qui est mort après elles d'hémoptysie et de phthisie tuberculeuse. Je cite ces faits, qui me sont personnels, pour appuyer tous ceux qui sont dans la mémoire de chaque médecin. Les enfants ont plus de chances pour échapper aux maladies transmissibles par l'impression générative lorsqu'ils sont conçus avant le développement de la maladie chez leurs parents et qu'on peut considérer le mal comme accidentel et acquis par la débauche. Il est évident que le podagrisme acquis par les excès de table après la naissance d'un enfant ne peut influer sur sa santé, ni le prédisposer au développement de cette diathèse.

On a beaucoup discuté pour savoir laquelle des deux impressions génératives, paternelle ou maternelle, avait le plus de force pour donner l'impulsion régulière ou viciée à l'ovule; mais les théories exclusives sur ce point ne peuvent résister à l'autorité des observations particulières. La part du père et de la mère est sans doute variable, mais elle est également certaine; la proportion seule diffère et n'a pu encore être déterminée par aucun observateur.

Voici, d'après **M. P. Lucas**[1], les règles que l'on pourrait établir à cet égard :

Traité de l'hérédité dans les états de santé et de maladie.

« 1° Dans l'ordre régulier de transmission séminale, toutes les maladies exclusives au sexe mâle seront généralement propagées par les pères aux seuls produits mâles; toutes les maladies exclusives au sexe femelle seront généralement propagées par les mères aux seuls produits femelles.

« 2° Toutes les maladies communes aux deux sexes, mais qui, de leur nature, prédominent dans le sexe mâle ou dans le sexe femelle, seront généralement, dans le premier cas, plus fréquemment transmissibles aux mâles, et, dans le second, plus fréquemment transmissibles aux femelles.

« 3° Les maladies communes et d'une fréquence égale entre les deux sexes seront également et indistinctement transmises aux produits des deux sexes, à moins peut-être que les pères ne transmettent de préférence aux mâles celles qui proviennent nativement des pères, et les mères aux femelles celles qui proviennent nativement des mères. »

L'*impression générative* morbifique peut être *directe* et provenir du père ou de la mère; seulement c'est tantôt l'un et tantôt l'autre des parents qui prédomine dans le produit.

L'*impression générative* est *indirecte* quand elle vient de l'aïeul, des grands-oncles, des oncles ou des cousins, et que le produit rappelle par sa forme ou ses maladies la constitution de la *branche collatérale*. Ainsi on observe souvent des ressemblances, des monstruosités et même des maladies entre des oncles et des neveux, des cousins, des cousines, etc. C'est aussi une *impression générative indirecte* que celle qui traverse une génération à l'état d'aptitude, pour n'éclore qu'à la génération suivante, et ici les enfants ne ressemblent pas à leurs parents, mais à leurs grands parents. Je connais une jeune personne de vingt ans, qui est le portrait frappant de son grand-père, et qui a eu comme lui un eczéma du dos de la main. Cette jeune personne ne ressemble en rien à son père et à sa mère. C'est cette condition, connue sous le nom d'*atavisme*, qui ramène des enfants blancs chez des mulâtres, ou même chez des nègres qui ont des blancs dans leurs auteurs.

Je rapporte à l'impression générative directe les faits que M. Lucas range sous le titre particulier d'*hérédité par influence*. On sait en effet, d'après d'anciennes observations contrôlées récemment par M. Harvey, qu'une jument, saillie par un zèbre, donne un mulet zébré et plus tard des produits tenant encore du zèbre, bien que la fécondation soit opérée par un étalon vigoureux. Ainsi Dureau de la Malle a vu en Angleterre une jument, issue au sixième degré d'un étalon arabe, qui eut d'un couagga mâle un métis presque entièrement semblable à son père. La même jument fut ensuite unie deux fois en trois ans avec un cheval anglais; elle donna la première fois un métis rapproché du couagga, et, la seconde fois, le produit ressembla tellement au couagga, qu'il était impossible de l'en distinguer. Des chiennes, une fois accouplées avec des chiens de race étrangère, donnent, toutes les fois qu'on les accouple avec d'autres chiens, des produits parmi lesquels il s'en trouve un appartenant à la race du premier qui les a fécondées. Des femmes veuves, ayant eu un enfant, ont quelquefois dans un second mariage des enfants qui ressemblent à leur premier mari. Il faut voir dans ces faits la preuve de l'influence considérable exercée par la fécondation sur la constitution de la femme, et une sorte d'inoculation de la vitalité, du tempérament et de la manière d'être de l'homme. C'est peut-être ainsi que se transmettent à la femme certaines diathèses, telles que le scrofulisme, le syphilisme, l'herpétisme, etc. Il n'est pas rare en effet de voir mourir de phthisie des femmes ayant été fécondées par un mari phthisique. Quoi qu'il en soit, si l'impression générative donne à un produit les caractères extérieurs, les aptitudes morbides et la maladie d'un premier conjoint qui n'existe plus, il faut que l'influence maternelle, déjà corrompue par une première fécondation, ait conservé ses propriétés délétères, preuve évidente de la contamination des femmes par les vices organiques de leurs maris. C'est une impression générative directe, et il n'y a pas là de motifs suffisants pour établir la classe des hérédités par influence.

La transmission héréditaire des aptitudes morbides et des maladies se fait donc d'une manière *directe* par les parents ou d'une manière *indirecte* par les branches collatérales. Cette transmission n'est pas constante, et le fait, quoique certain, n'a rien d'absolu. Par cela même qu'elle résulte d'une double impression générative, qui est de nature semblable ou différente, son apparition peut être retardée ou modifiée. Ainsi l'impression générative de deux phthisiques engendre le scrofulisme ou diathèse scrofuleuse et des accidents morbides rapidement suivis de mort. L'impression générative d'un homme pléthorique et d'une phthisique peut donner un produit qui tienne plus du père que de la mère, et un vice organique peut ainsi être modifié, amoindri par la bonne constitution de l'un des conjoints. C'est ainsi que peuvent quelquefois s'éteindre certaines prédispositions héréditaires.

Une foule de circonstances modifient l'impulsion première donnée à l'œuf humain par la fécondation, et peuvent aggraver, détruire ou modifier les aptitudes morbides héréditaires; je veux parler des influences du temps, de la condition sociale, du climat, des lieux, de l'alimentation, etc. Or toutes ces influences sont isolément capables de modifier l'organisme et de produire des aptitudes nouvelles, avantageuses ou nuisibles. Elles aggravent celles que l'hérédité a produites lorsqu'elles sont de même nature; elles les détruisent dans quelques cas, au contraire, lorsqu'elles sont d'une nature opposée. Si l'action d'un climat froid, de lieux humides, sombres, et d'une alimentation insuffisante vient s'ajouter au lymphatisme héréditaire, tout est perdu; mais, si, au contraire, on essaye de combattre cette aptitude par le séjour dans les pays chauds, sur les lieux élevés et par une bonne alimentation, on aura quelques chances de la modifier ou peut-être même de la détruire. Que d'individus de nos climats, prédisposés par leur origine à la phthisie pulmonaire, ont ainsi échappé à la mort par l'émigration dans les régions chaudes du globe! J'en dirai autant de la disposition héréditaire au podagrisme, qui peut être de bonne heure modifiée et détruite par le régime végétal ou lacté; de la pléthore héréditaire et d'une foule d'autres diathèses qu'une hygiène bien entendue arrive souvent à modifier de la manière la plus avantageuse.

L'impression générative n'est donc pas nécessairement et fatalement suivie du développement des diathèses observées chez les ascendants et les collatéraux. Sans cela, le monde finirait dans une corruption rapide et immédiate. Une foule d'influences en contrarient le développement; ce sont : 1° l'alliance avec une personne saine ou d'une diathèse différente; 2° l'épuisement, après plusieurs générations, de l'activité des aptitudes et diathèses; nous en avons tous les jours des exemples dans l'affaiblissement des virus, vaccin et syphilitique, par leurs générations successives. On a été obligé de revenir au cow-pox, ce qu'il faudrait faire chaque année, et la syphilis est loin d'avoir dans notre climat l'activité qu'elle a eue à son origine; 3° l'influence de l'éducation physique et morale, de l'air, des lieux, du climat, du régime, de la condition sociale, des institutions politiques, etc.; 4° l'influence du grand nombre sur le petit nombre, *principe d'hérédité* découvert par M. P. Lucas, très-vrai en ce qui touche à l'hérédité physiologique, mais encore peu démontré pour l'hérédité des maladies. En effet, toutes chances égales entre deux races croisées, quel que soit le sexe qui les personnifie dans la génération, la race représentée par le plus grand nombre doit dominer d'abord et bientôt absorber la race représentée par le plus petit nombre. *A nombre égal*, et sur le sol dont elle est le produit, toutes chances égales d'ailleurs, la race indigène finit par dominer et bientôt absorber la race venue d'un climat différent. Ainsi supposez des nègres, hommes ou femmes, venant s'allier dans une nation blanche, ou des blancs, hommes ou femmes, venant s'allier dans une nation noire; au bout d'un certain temps toutes les traces du nègre ou du blanc auront disparu. En est-il de même en pathologie, et le grand nombre des diathèses d'un pays doit-il se généraliser en absorbant les diathèses différentes en petit nombre qui viennent s'y allier? Cela est possible.

La science n'a rien entrepris pour la vérification de ce fait. Toutefois il faut dire que c'est peut-être là une des causes de la multiplicité de l'herpétisme, des scrofules, des hémorragies, dans certains climats, indépendamment de l'action endémique des agents du sol et des autres circonstances accessoires qui engendrent ces maladies.

3° Causes déterminantes.

Les causes prédisposantes générales et individuelles dont l'impression favorise le développement des maladies, par la création d'aptitudes particulières et de prédispositions spéciales, ne font souvent que préparer le sol où germent les semences morbides fécondées par des causes déterminantes ultérieures. En d'autres termes, la cause prédisposante morbifique prépare ce que les causes déterminantes font apparaître au dehors. Ces deux ordres de causes se confondent souvent l'un dans l'autre; il est très-souvent difficile de les distinguer; mais, dans la généralité des cas, leur existence séparée est très-réelle, et cette distinction d'étiologie extrêmement précieuse doit être maintenue.

Je donne le nom de *causes déterminantes morbifiques* à toutes celles dont l'action et l'impression sur le corps provoquent le développement immédiat des maladies. On les appelle aussi *causes occasionnelles, suffisantes* ou *efficientes*. Elles sont très-nombreuses, et comprennent toutes les causes morales, mécaniques, traumatiques, chimiques; toutes les causes spéciales et spécifiques, poisons, venins, miasmes, virus, qui agissent à l'extérieur et à l'intérieur du corps humain. Quelques-unes sont à la fois prédisposantes et déterminantes. Ainsi l'habitude de rester debout prédispose au développement des varices, mais une station verticale trop prolongée augmente leur volume et peut faire naître une phlébite. L'ivrognerie prédispose au delirium tremens, qu'une dernière débauche fait éclater, alors que, toute seule, elle n'eût pas suffi à produire ce résultat. Le froid est, en même temps, cause prédisposante et déterminante du rhumatisme, etc. Ordinairement les causes déterminantes ont un mode d'action spécial qui montre leur influence positivement occasionnelle. C'est là leur vrai caractère.

Il faut les diviser, d'après leur nature et leur manière d'agir, en plusieurs classes : les *causes déterminantes communes* et les *causes déterminantes spéciales* et *spécifiques*, qui comprennent les poisons, les venins, les miasmes et les virus.

Les *causes déterminantes* sont celles qui peuvent produire indifféremment plusieurs états morbides sans les déterminer toujours en pareille circonstance. Ainsi le froid, qui produit une angine, ne la produira pas toujours, et peut aussi bien provoquer l'apparition d'une bronchite, d'une pleurésie, d'une péritonite ou d'une néphrite albumineuse. L'ivresse alcoolique produit aussi bien l'entérite que l'encéphalite ou la cirrhose du foie; la frayeur amène aussi bien la syncope que des convulsions, ou la chlorose et la folie. Les *causes déterminantes* sont aussi nombreuses que variées. Ce sont, par exemple, les impressions morales, telles que la joie excessive, la terreur, les fortes contentions d'esprit, etc. J'ai connu un vieillard de quatre-vingts ans, prédisposé sans doute à l'hémorragie cérébrale, et qui, arrêté au seuil de sa porte, pour laisser passer devant lui le cercueil de sa femme, pour l'inhumation, fut tellement ému, qu'il tomba frappé d'apoplexie. J'ai vu, chez une jeune fille pléthorique, la chlorose la mieux caractérisée apparaître le lendemain de son mariage, par suite de la surprise des approches conjugales, etc. La fatigue excessive amenant la paralysie; les efforts de la voix produisant une aphonie, la course en face du vent provoquant les accès d'asthme, sont des causes déterminantes. Il en est de même de la rétrocession des exanthèmes fébriles, ou chroniques, telles que les fièvres éruptives, les scrofulides cutanées, les maladies herpétiques, ou la suppression de vésicatoires longtemps conservés chez un malade; — de la suppression subite des sueurs, des règles, du lait; — des excès de régime et des abus d'alimentation; — de l'usage exagéré des alcooliques et des condiments; — de la mauvaise qualité des aliments et des boissons; — de l'impression de l'air très chaud, de l'impression du froid extérieurement d'une manière générale, ou localement sur une partie circonscrite; — des brusques transitions de température; — de l'humidité et de l'immersion dans l'eau; — des contusions dans leurs rapports avec les nosorganies cancéreuses externes, — de l'inflammation dans ses rapports avec le tubercule; — de corps étrangers introduits dans les viscères, bronches, intestins et autres tissus; — des chutes, qui peuvent faire une contusion, une fracture ou une luxation; — des contusions et blessures faites par des instruments tranchants et contondants, etc., etc., etc. Je m'arrête ici dans cette énumération, qui pourrait m'entraîner trop loin, et qui suffit au but que je me suis proposé : la démonstration de l'existence des causes déterminantes vulgaires.

Les *causes déterminantes spéciales* et *spécifiques* sont, au contraire, celles dont l'impression morbifique est presque toujours suivie du développement de maladies déterminées de même nature, avec leurs symptômes à peú près semblables. Tous les coups, toutes les contusions, les écorchures et les blessures, par instruments piquants, tranchants et contondants, sont autant de *causes déterminantes spéciales* d'ecchymose, d'abcès, d'adénite ou de blessures d'une nature et d'une forme absolument déterminées, en rapport avec la nature de la cause spéciale morbifique. La compression des jambes est une cause déterminante spéciale de varices; il en est de même de l'absorption des gaz non respirables et des vapeurs toxiques éthérées; — de l'usage de certains aliments; — de l'action des caustiques; — de la présence des épizoaires, des entozoaires, des épiphytes et des entophytes; — de l'action des différents venins et poisons; — de l'impression des miasmes, des virus, etc.

Parmi ces causes, il en est un certain nombre dont la nature et le mode d'action méritent d'être étudiés avec soin. Ce sont les impressions morales, les impressions vénéneuses, venimeuses, miasmatiques et virulentes.

A. Des impressions morales.

Mens agitat molem.

Les impressions morales sont, à la fois, des *causes déterminantes morbifiques spéciales* et des *causes prédisposantes générales* de maladie. Leur nature et l'idiosyncrasie des individus déterminent la variété de leurs effets, car tantôt leur action est immédiatement suivie de la réaction morbide, et tantôt, au contraire, cette réaction est éloignée, variable et incertaine. D'autre part, cette réaction, en rapport avec la même impression morale, n'a rien de constant, puisqu'on voit se produire sous l'influence d'impressions du même genre, ici des accidents morbides du système nerveux, tels que des névroses, et ailleurs des accidents de nature différente dans le système circulatoire, la fièvre par exemple.

Sous le rapport de leur nature, les impressions morales peuvent être divisées en deux classes, qui correspondent assez bien à une double action, différente et opposée sur l'organisme. Ce sont les impressions morales agréables ou excitatrices, et les impressions morales tristes ou dépressives, qui représentent bien l'effet des passions dépressives et expansives dont elles sont la conséquence ordinaire. Celles-ci sont, beaucoup plus souvent que les autres, le point de départ des maladies, mais les unes et les autres produisent des *accidents primitifs* et des *accidents secondaires*. Ils ont pour cause la perturbation nerveuse et pour siége tous les appareils organiques indistinctement, mais plus particulièrement le cerveau, le cœur, les poumons, les viscères de la digestion et les différents organes sécréteurs. Partout, et on ne saurait comprendre qu'il en soit autrement, la modification nerveuse est primitive; mais instantanément, dans un espace de temps inappréciable, ou plus tardivement, arrivent les lésions organiques qui en sont la conséquence. De l'impression résulte donc, par une sorte de transformation spéciale, une maladie immédiate ou secondaire; c'est une impression morale produisant une impression organique ultérieurement transformée.

Dans certains cas, il n'y a point de temps intermédiaire entre la cause et l'effet, et le résultat suit de si près l'influence de l'impression morale, qu'il n'y a pas de doute sur l'origine des accidents morbides. Le système nerveux réagit sur l'impression qu'il a reçue, et on voit son ébranlement, localisé dans un des organes dont il coordonne les fonctions, se traduire ici sur le cœur par une syncope, ailleurs par une paralysie générale ou des secousses convulsives, par des sueurs froides, par la suspension du flux salivaire, etc., etc. Ces faits sont acceptés de tout le monde. Il n'en est pas tout à fait de même de ceux dans lesquels l'impression morale, longtemps prolongée, modifie lentement les fonctions et fait éclater, dans un appareil quelconque, une lésion organique plus ou moins grave. Comme alors le rapport de causalité est difficile à saisir, que l'observation grossière ne le montre pas d'une manière évidente, que des causes occasionnelles intercurrentes peuvent également être invoquées dans la production du mal, et qu'il faut avoir recours à la raison pour suivre les traces de l'impression morbifique, quelques médecins nient ces faits et les relèguent dans la catégorie des faits imaginaires dont il ne faut pas s'occuper. C'est une grande erreur qu'il importe de détruire et qui a tous les jours les plus fâcheuses conséquences en médecine.

Les impressions morales subites et violentes exercent une influence immédiate, perturbatrice très-marquée sur les fonctions nerveuses, dont elles interrompent totalement ou modifient l'exercice. On succombe réellement de frayeur ou de joie par la suspension absolue de l'action nerveuse, et cela est souvent arrivé à des sujets très-robustes, sans que la nécropsie ait permis de constater la présence d'aucune lésion organique. C'est de joie que durent succomber Diagoras et Sophocle : le premier en apprenant que ses trois fils avaient été vainqueurs aux jeux olympiques, et l'autre en y recevant la couronne, à laquelle son âge avancé ne devait plus lui laisser l'espérance de prétendre. — Toutes les névroses, et principalement l'hystérie, la catalepsie, l'éclampsie, l'épilepsie et l'hydrophobie, se développent par la même influence. Les auteurs sont remplis de faits de ce genre, et, quand même on en voudrait récuser un certain nombre, il en restera

toujours assez pour entraîner la conviction. La frayeur rend épileptique; J. Frank, Esquirol, Georget, Bouchet et Cazanvieilh, Beau, etc.,
ont apporté des faits à l'appui de cette assertion, établie sur une statistique récente du dernier de ces médecins, dans laquelle on voit l'impression de la peur constatée 191 fois sur 381 cas d'épilepsie.

Une hydrophobie mortelle est souvent la suite d'une impression
morale, ou de l'impression de frayeur causée par la morsure d'un chien
en bonne santé. On a cité partout le fait d'un homme mordu par un
chien qu'il ne savait pas être enragé, et qui, sans préoccupation de cet
accident, partit pour l'Amérique, où il resta vingt ans. A son retour,
il apprit que le chien qui l'avait mordu était devenu enragé. Frappé de
cette idée que le virus pouvait n'avoir pas perdu son action, il tomba
malade et mourut bientôt avec tous les symptômes de la rage. A moins
d'admettre que, dans ce cas, la maladie a eu une incubation de vingt
années, ce qui est impossible, il faut croire qu'elle a été le résultat
d'une simple perturbation nerveuse, ce qui n'est pas moins extraordinaire. On rapporte également le fait curieux d'un domestique anglais
qui, pour avoir lu dans un journal le récit d'une mort horrible causée
par la morsure d'un chien enragé, se trouva immédiatement atteint lui-
même d'hydrophobie, et ne fut sauvé que par les soins les plus attentifs[1].

Certaines paralysies des membres, la suspension des mouvements
de la langue, se montrent subitement sous l'influence de la peur, qui
anéantit toute action nerveuse. Chacun sait que la terreur paralyse,
que les membres refusent le service à qui veut fuir et que les cris d'a-
larme sont en quelque sorte impossibles. Cette paralysie est momentanée ou durable. J'ai vu en 1849, le 8 mai, à l'Hôtel-Dieu, dans le service de M. Rostan, dont j'étais le chef de clinique, une petite fille de
onze ans, nommée Louise Praquin, qu'une frayeur excessive, causée par
une tentative de viol, avait rendue muette et paralytique des quatre membres. Cette enfant venait de la province. Pendant deux mois, tout avait
été mis en œuvre par les médecins de la localité et des environs pour
guérir cette maladie, mais tout était resté infructueux. Désespéré, le
père voulut amener son enfant à Paris. Celle-ci, qui n'entendait parler
de la grande ville, de ses médecins et de l'Hôtel-Dieu, que dans les
termes les plus pompeux, rendus plus saisissants pour elle en raison
de son âge, qui grandit tout, arriva pleine de foi à l'Hôtel-Dieu y chercher sa guérison. Le soir, je la vis muette et paralytique, et elle était
encore telle le lendemain matin à la visite de M. Rostan. Dans la journée, elle commença à parler. Le jour d'après, elle commençait à remuer les jambes, et, au troisième jour, elle marchait dans les salles,

---

[1] Feuchtersleben, *Hygiène morale*, p. 50.

complétement guérie. Sa foi l'avait sauvée. Une impression morale vive, de nature différente, lui avait, à quelques mois de distance, enlevé et rendu l'usage des membres et de la langue.

A cette histoire je veux en joindre une autre non moins curieuse, et dans laquelle un simple effort d'imagination, l'espérance de guérir, a fait le miracle de la disparition subite d'une paralysie de la langue. Je l'emprunte au charmant petit livre du baron Feuchtersleben [1] : « Un médecin anglais donnait ses soins à un homme depuis longtemps atteint d'une paralysie à la langue et que nul traitement n'avait pu guérir. Il voulut essayer sur ce malade un instrument de son invention, dont il se promettait un excellent résultat. Avant de procéder à l'opération, il lui introduit dans la bouche un thermomètre de poche. Le malade s'imagine que c'est là l'instrument sauveur; au bout de quelques minutes, il s'écrie, plein de joie, qu'il peut remuer librement la langue. »

Les paralysies du sentiment, l'analgésie en particulier, sont le résultat de l'exaltation des idées, du fanatisme religieux ou politique et des fortes préoccupations de l'esprit. On sait qu'Archimède reçut le coup mortel sans se plaindre, préoccupé qu'il était par la solution d'un important problème de mathématiques.

Au reste, si les paralysies peuvent être la conséquence d'impressions morales subites et violentes, la cause qui les engendre leur sert quelquefois de remède. On cite des faits de paralytiques abandonnés chez eux au moment d'un incendie, et qui, dans leur terreur, ont trouvé tout à coup assez de force pour se lever et courir, dans le but d'échapper au danger qui les menaçait.

Dans le tremblement de terre de Lyon, en 1855, au moment de la secousse, une femme paralysée de la langue eut si peur, qu'elle appela son mari pour le faire venir à son secours. Pareille influence a été constatée par Pinel sur la marche d'une foule de maladies chroniques qui se sont trouvées guéries par l'impression des événements politiques de la première Révolution française. Bien des gens occupés à se soigner pour des affections chroniques qu'ils croyaient bien dangereuses, incurables peut-être, n'ont eu que la peine d'oublier leur mal en songeant à sauver leur tête.

La colère, l'effroi, le saisissement, la joie immodérée, les violents chagrins, troublent non-seulement les fonctions nerveuses, mais encore produisent dans l'organe encéphalique des désordres appréciables pour le scalpel. Ils déterminent immédiatement les congestions cérébrales, les hémorragies du cerveau, la manie aiguë, la monomanie et la dé-

1 *Hygiène de l'âme*, Paris, 1854, page 33.

mence. J'ai connu, en 1848, une jeune femme, fiancée à un représentant du peuple, qui devint folle et mourut en dix jours de manie aiguë à la nouvelle de son mariage rompu et de l'alliance contractée par son futur avec une autre personne. On n'a qu'à voir l'état d'exaltation nocturne des jeunes enfants à qui l'on a montré dans le jour un grand spectacle, nouveau pour eux, et l'on aura l'idée des désordres qui peuvent résulter de la perturbation des impressions morales subites et un peu vives.

C'est probablement par l'intermédiaire du système nerveux et par un mécanisme certainement inconnu que le sang s'altère à la suite des impressions morales vives ou lentes et continues. Sa température augmente dans un accès de colère comme dans un accès de fièvre, et, d'après Borelli, qui a fait cette découverte, on a raison de dire que cette passion *échauffe le sang*. Une grande frayeur, une peine subite, produisent quelquefois instantanément l'hydrémie et l'aglobulie, c'est-à-dire la chlorose, et, à de plus longues distances, le scorbut, le typhus, etc. « Que la colère vienne enflammer souvent des tempéraments bilieux et ardents, les voilà disposés, dit Galien[1], à des fièvres aiguës, comme à la synoque putride. » Tout le monde connaît l'influence de la nostalgie et du chagrin sur la production de la fièvre typhoïde, et souvent, à Paris même, on a l'occasion de voir des faits de ce genre. C'est là, avec l'encombrement, une des causes les plus fréquentes de cette maladie.

Les impressions morales vives, quelle que soit leur nature, agissent immédiatement sur le cœur et sur les vaisseaux, par l'intermédiaire du système nerveux, en produisant la coloration rouge de la peau du visage, de violentes palpitations douloureuses, la syncope, la formation de caillots dans le cœur, la rupture du cœur ou de l'aorte, et la mort; mais cela est infiniment rare. Elles occasionnent aussi la rupture des vaisseaux artériels du cerveau, du poumon, de l'utérus, de la vessie, de la prostate[2], et forment des hémorragies cérébrales, pulmonaires, utérines, vésicales et prostatiques. Quant aux effets, éloignés par l'hypertrophie et les lésions valvulaires du cœur, j'en parlerai plus loin à propos des accidents secondaires des impressions morales. Ici, qu'il me suffise de rapporter le fait suivant[3] : un homme souffrait beaucoup du caractère tyrannique et acariâtre de sa femme, et, quand il était en sa présence, il éprouvait une dyspnée semi-asphyxique; le pouls était petit, les battements du cœur faibles, incomplets; cet

[1] *De Sanitate tuenda*, cap. VI.
[2] Cabanis, *Rapports du physique et moral de l'homme*, p. 582, 8ᵉ édit. Paris, 1844.
[3] Larivière, thèse 1855.

organe, à demi paralysé, ne pouvait lutter contre la résistance de la colonne sanguine qui presse contre les valvules. L'arrivée d'un tiers dans ce tête-à-tête, en distrayant l'attention du mari, le soulageait, et peu à peu l'énergie du cœur reprenait le dessus. Au bout de quinze jours de cet état nerveux, qui apportait un si grand trouble à la circulation, cet homme mourut d'apoplexie pulmonaire.

Les effets immédiats des impressions morales vives sur l'appareil digestif sont très-nombreux. La digestion s'interrompt quelquefois, et cela est en rapport avec la sécheresse de la muqueuse stomacale et la cessation de la sécrétion du suc gastrique, comme on peut s'en assurer dans les cas de fistule stomacale sur l'homme et sur le chien, lorsqu'on les fait souffrir d'une manière quelconque. L'estomac se contracte et il rejette les matières qu'il renferme dans son intérieur. Il y a indigestion. L'intestin se contracte également, et les follicules y jettent des mucosités en telle abondance, qu'il en résulte de la diarrhée. L'influence de la peur à cet égard est une chose proverbiale et vraie. C'est à ce point que, dans les dernières épidémies cholériques, quantité de personnes ont été sérieusement malades de la peur que leur donnaient quelques-uns des symptômes du choléra, ce que l'on pourrait appeler *cholérophobie*. Un médecin militaire de l'armée d'Orient a, dit-on, fort heureusement exploité cette idée. Voyant arriver à l'ambulance des cholériques qu'il ne croyait pas très-malades, il les souffleta en les accablant d'injures, en les traitant de lâches fuyant le danger, et il les renvoya au corps d'où ils venaient, complétement guéris, ajoute-t-on, par cette violente impression morale.

Dans les glandes, les impressions morales vives produisent des effets immédiats non moins évidents et non moins constants.

Les urines se sécrètent en très-grande quantité et sollicitent par d'impérieux besoins la nécessité de fréquents épanchements.

La bile, devenue tout à coup plus abondante, ne peut couler assez vite dans l'intestin par un conduit toujours excessivement étroit, et, refoulée ou maintenue dans le foie, elle passe dans le sang et forme ces jaunisses ou ces ictères dont le développement rapide étonne toujours le médecin le plus expérimenté.

Les glandes de la sueur inondent la peau d'un liquide froid et visqueux.

Les glandes salivaires cessent quelquefois leur action au moment de la frayeur, et il en résulte une grande sécheresse de la bouche et un embarras prononcé de la parole; au contraire elles sécrètent une abondante quantité de salive dans la colère ; on dit écumer de rage, et ce dicton est à demi confirmé par l'expérience, qui semble accorder à la salive d'un homme irrité des propriétés virulentes analogues à celles

de la bave des animaux enragés. Le Cat dit avoir vu des accidents
d'empoisonnement, suivis de mort, se développer chez un individu
à la suite de la morsure d'un homme en fureur. On sait que la mère
de Malpighi devint hydrophobe pour avoir été mordue par sa fille.
Pouteau a rapporté une observation semblable; mais tous ces faits demandent confirmation.

Les glandes spermatiques sécrètent en abondance chez ceux qu'entraîne violemment l'amour ou qui se livrent à la licence et à la débauche.

Les glandes mammaires secrètent activement chez les femmes
qu'inspire l'amour des enfants, et la sécrétion se tarit ou s'altère au
point d'acquérir des qualités nuisibles à l'enfant chez les femmes en
proie à une agitation morale violente. J'ai cité ailleurs[1] l'observation
d'une femme qui vit mourir son enfant, bien portant jusque-là, pour
lui avoir donné à teter peu après avoir été émue du danger de son mari
qu'un soldat avait menacé de son sabre.

La sécrétion du pus et du mucus, leur bonne composition, se modifient profondément. Souvent on a vérifié cette assertion de Brambilla[2]
que les émotions de la terreur aggravent le mauvais état des plaies et les
disposent au sphacèle, tandis que l'espérance facilite leur cicatrisation.
Cela dépend de l'altération du sang, qui amoindrit la force réparatrice
des tissus, qui arrête le travail de cicatrisation des parties molles et
de la consolidation des os. Les plaies dont on pouvait le mieux espérer
la réunion par première intention pâlissent, leurs bords se décollent et
les suppurations s'éternisent. Quelques chirurgiens disent même que
les impressions morales sont de nature à produire l'infection purulente.

La sécrétion de la matière pigmentaire des poils et de la peau peut
être arrêtée par les violents chagrins et les grandes frayeurs. Que
d'exemples, peut-être exagérés, de personnes dont les cheveux ont
blanchi en quelques nuits! Un des plus curieux et des plus dramati-
ques est celui du chasseur de M. Descuret, que je vais reproduire[3].

En 1839, trois frères qui vivaient de la chasse des nids d'aigles, en Sardaigne, ayant aperçu, dans les environs de San Jovianni et de Domus
Novas, un vaste nid d'aigle au fond du précipice, résolurent de s'en emparer et tirèrent au sort à qui irait le chercher. Le danger n'était pas
seulement dans la possibilité d'une chute de plus de cent pieds, mais
encore dans l'agression des oiseaux de proie que pouvait renfermer cet
abîme.

Celui des trois frères que le sort avait désigné pour une si périlleuse

[1] *Traité pratique des maladies des nouveaux-nés*, page 78.
[2] *OEuvres*, Ulcères, t. II, ch. III.
[3] *Médecine des passions*, 1 vol. in-8.

entreprise était un beau jeune homme d'environ vingt-deux ans, d'une force athlétique, et ne reculant jamais devant les difficultés. Ayant donc hardiment mesuré des yeux la profondeur qu'il doit parcourir, il se ceint d'une corde à gros nœuds, que ses frères se chargent d'abaisser ou de hisser à volonté; puis, muni d'un sabre bien affilé, il descend dans le précipice, et arrive heureusement jusqu'à l'interstice qui recèle le nid, objet de tant de vœux. Ce nid contient quatre aiglons à plumage isabelle clair : c'est un trésor pour le jeune montagnard, et son cœur palpite de joie à la vue d'un si riche butin; mais le plus difficile n'est pas accompli : il faut remonter avec cette proie, et c'est là surtout que se trouve le péril. Déjà la voix du chasseur a retenti joyeusement dans les cavités sonores du précipice, déjà la corde se meut dans un mouvement ascensionnel, lorsque tout à coup il se voit assailli par deux aigles énormes qu'il reconnaît, à leur fureur, à leurs cris, pour le père, et la mère des petits dont il s'est emparé. Alors s'engage une lutte épouvantable : le sabre dont il se sert avec une grande dextérité suffit à peine pour le garantir de leurs coups; pour comble de maux, la corde qui le soutient au-dessus des profondeurs de l'abîme est soudain ébranlée par un choc violent : le malheureux lève les yeux et s'aperçoit que, dans ses évolutions multipliées, le tranchant de son sabre a coupé une partie de cette corde; comprenant alors l'immensité de son danger, il demeure un instant immobile de frayeur, un frisson glacial parcourt tout son corps, et l'on conçoit à peine comment, en proie à une telle émotion, il eut la force de continuer à se défendre. Cependant la corde monte toujours, et des voix amies l'encouragent; mais il est hors d'état de leur répondre, et, quand il atteint le bord du précipice avec le nid d'aigle qu'il n'a pas abandonné, ses cheveux, auparavant d'un beau noir, sont devenus si blancs, qu'il en est méconnaissable.

Il y a des faits encore plus extraordinaires.

J'ai vu à la Société de biologie, en 1854, la photographie d'un nègre blanchi par la peur. Cet homme, âgé de seize ans, fut si effrayé par un chien qui sauta sur lui par derrière pour le mordre, que ses cheveux blanchirent en quelques jours, puis successivement la peau du corps, de manière à ne laisser que de petites taches noires sur le visage au bout de deux ans.

Dans le cours des maladies, les impressions morales dépressives ou excitatrices sont souvent fâcheuses. Elles ont pour résultat immédiat des phénomènes convulsifs ou des indigestions, le redoublement de la fièvre et l'apparition des phénomènes ataxiques, qui entraînent la mort, ou, si le malade est en convalescence, des rechutes qui prolongent et aggravent singulièrement son mal.

Dans l'état puerpéral, à l'époque de la menstruation, au moment du travail de la puberté chez les jeunes filles, à l'âge de la ménopause, les impressions morales ont une plus grande influence qu'aux autres époques de la vie des femmes, car elles troublent souvent le travail régulier de la nature, suppriment ou augmentent les sécrétions, altèrent les humeurs, frappent d'atonie les tissus, les organes, et favorisent la production d'un très-grand nombre de maladies. Elles sont souvent la cause des hémorragies utérines, de l'invasion des fièvres puerpérales, de la phlébite, de la manie puerpérale, de la chlorose et des accidents qui en résultent, etc., etc.

L'influence éloignée des impressions morales sur l'organisme est plus difficile à déterminer, car d'autres causes viennent souvent compliquer ce problème étiologique, et on ne peut toujours discerner ce qui est la conséquence du trouble moral de ce qui résulte des influences physiques. Néanmoins, sans procéder légèrement, sans faire d'hypothèses, en se laissant guider par les faits autant que par la raison, on arrive à des conclusions nettes et incontestables en faveur de l'influence morbifique éloignée des impressions morales.

Ici, ce sont les impressions morales dépressives qui sont surtout en cause ; et le chagrin, la tristesse, la crainte, quelle qu'en soit l'origine, les impressions qui résultent de la jalousie, de la haine, de l'envie, de l'ambition déçue, etc., modifient trop profondément, aux yeux des plus ignorants, le caractère, les habitudes, les tempéraments, les fonctions, pour n'avoir pas d'action sur le développement des maladies. Par l'intermédiaire du système nerveux central ou du système nerveux des organes, elles modifient la digestion, la nutrition, et secondairement les fonctions du cerveau, des poumons, du cœur et de tous les principaux organes, comme je vais essayer de l'établir à l'aide de quelques exemples.

Que d'individus, livrés à la débauche, redoutant les suites de leurs excès, et qui se gravent dans l'esprit l'image des maux dont ils se croient menacés, à ce point que leurs craintes finissent par les rendre malades ! Leur nombre est considérable, et chaque jour, parmi ces hommes usés avant l'âge, on en voit qui viennent fatiguer le médecin de leurs doléances sur la consomption dorsale, sur des palpitations ou sur d'autres maux imaginaires. C'est chez eux qu'on observe l'état caractérisé par Weickard par le nom de *phthisie imaginaire*, triste mélange de terreurs morales et de maux physiques nés de ces terreurs mêmes [1].

Chacun sait aussi que des étudiants en médecine, au début de leur carrière, en proie à la crainte des maladies du cœur, se sont donné

[1] Feuchtersleben, *Hygiène morale*, loc. cit., p. 31.

des palpitations très-violentes, avec dilatation des ventricules, et ont offert à Corvisart quelques-uns de ces exemples d'anévrismes actifs engendrés par des impressions morales. Produits de l'imagination égarée par la lecture des traités de médecine et par les leçons de la clinique, ces anévrismes disparaissent par le repos moral, les toniques et une connaissance plus grande des éléments de la science.

Les impressions morales dépressives longtemps prolongées exercent leur action sur tous les appareils organiques et portent le trouble dans toutes leurs fonctions.

La respiration est moins complète, l'hématose moins active et modifiée dans sa nature. D'après Proust, l'exhalation carbonique par les voies respiratoires augmente sous l'influence des impressions joyeuses et diminue par la tristesse, l'inquiétude et toutes les impressions des passions dépressives. C'est ainsi que le chagrin, l'envie, l'ambition déçue, etc., produisent la pâleur, l'amaigrissement, l'anémie, et tout ce qui résulte de l'altération du sang et des humeurs émanées du sang.

La transpiration cutanée augmente chez les individus longtemps soumis aux impressions excitatrices; elle diminue chez tous ceux que dominent les impressions dépressives. Les hypocondriaques et beaucoup d'aliénés ont la peau sèche et transpirent difficilement.

Les fonctions de l'estomac se dérangent, les fluides sécrétés par les follicules et par le foie perdent leurs qualités, n'aident plus à la digestion comme il convient de le faire, et, au bout de quelques jours, la nutrition s'altère, le mouvement de récorporation est moins rapide, le sang s'appauvrit, et il en résulte un état de faiblesse et de langueur très-marqué, au milieu d'accidents nerveux les plus bizarres. La dyspepsie est le premier phénomène auquel succèdent la cacochymie et l'état chloroanémique, avec les troubles de la circulation, les névralgies, les névroses, l'hypocondrie, la monomanie du suicide et la démence.

La sécrétion du foie, altérée dans sa composition, augmentée ou retenue dans ses réservoirs, modifie la nutrition de cet organe, favorise les obstructions des canaux biliaires, la formation des calculs, la colique hépatique, l'hypertrophie, l'induration et les dégénérescences des granulations hépatiques.

A des degrés divers et sous des formes variables, les impressions tristes ou dépressives longtemps continuées produisent ces mêmes résultats. Leur empreinte reste sur le visage, principalement chez l'homme, et on la reconnaît à une certaine coloration jaunâtre de la face, à l'expression des yeux, au sillon qui les entoure, aux plis nasal et labial qui allongent les traits et pincent les commissures des lèvres. Que d'individus, d'artistes, de confrères même, n'ai-je pas vus dépérir et dessécher d'envie, de jalousie, de haine, devant les succès et la vogue du talent d'autrui ! Que ne puis-je dévoiler leurs noms comme un juste châtiment de tant de perversité ! Chez tous ces individus, la faiblesse musculaire devient extrême, l'hématose est modifiée, la nutrition est imparfaite, la constipation permanente, la fièvre quotidienne, ét, constamment placés sur les limites de la santé, ils souffrent sans pouvoir localiser leur mal. Ils sont sous l'imminence d'affections générales graves, qu'une cause occasionnelle peut facilement faire éclater; c'est alors aussi que les vertiges, la folie, le cancer et le tubercule, se développent avec une extrême facilité.

Lorsque des passions dépressives ont, avec le temps, déterminé l'atonie des organes, avec ou sans faiblesse de la nutrition et altération du sang, les tissus sont merveilleusement disposés au développement des productions tuberculeuses et cancéreuses ; c'est ainsi qu'il faut expliquer l'apparition de la phthisie pulmonaire ou du cancer de l'estomac, du foie, de l'utérus et des autres organes, chez les personnes qui se sont trouvées dans ces circonstances. Ce n'est pas le chagrin, comme le disent les esprits à courte portée, qui a développé le cancer, mais il a produit une atonie organique telle, que, la dyspepsie et l'hydrémie venant à se produire, elles engendrent la disposition générale au cancérisme, au scrofulisme, nécessaires au développement des productions morbides correspondantes.

Les troubles du système nerveux réagissent sur l'appareil circulatoire et digestif, dérangent la nutrition, l'hématose, la calorification et l'ensemble des fonctions vitales. C'est une porte ouverte à tous les maux, et, avec cette prédisposition générale, la moindre cause occasionnelle, les idiosyncrasies acquises ou héréditaires, certaines prédominances organiques viennent les fixer dans un organe ou dans un tissu déterminé de préférence à un autre.

En résumé : les impressions morales jouent un grand rôle dans la production immédiate ou éloignée des maladies : *mens agitat molem*. Leur influence sur l'innervation, la circulation, l'hématose, les différentes sécrétions dans l'état normal, montre jusqu'où peut s'étendre leur puissance morbifique.

Les impressions morales ont une double influence sur l'économie, comme les passions dépressives et expansives, dont elles relèvent directement.

Toutes agissent par l'intermédiaire du système nerveux et par action reflexe sur le sang, les humeurs, les tissus et les différents appareils dont les fonctions sont plus ou moins profondément troublées.

Aux impressions morales dépressives correspondent l'indigestion, la dyspepsie, la chloro-anémie, l'hypocondrie, la démence, les maladies du foie, le typhisme, le scrofulisme, le cancérisme, les maladies du cœur, etc., etc. Aux impressions morales expansives, les apoplexies, la syncope et la mort.

Aux impressions morales vives, quelle que soit leur nature, les paralysies, les convulsions, l'épilepsie, l'hydrophobie, la cholérophobie, les altérations du sang, l'hydrémie, la cholémie, l'aglobulie, etc., etc., etc.

B. Des impressions vénéneuses.

Les impressions vénéneuses sont causées par les poisons, et elles produisent des réactions variées, selon la nature et la quantité de la substance toxique.

Elles ont lieu par l'intermédiaire de la peau dénudée de son épiderme, par l'intermédiaire des muqueuses dans les organes digestifs ou dans les voies aériennes, dans le tissu cellulaire, partout enfin où le poison absorbé peut se mettre en contact avec le sang et le système nerveux. — Elles sont d'autant plus violentes, d'autant plus terribles dans leurs conséquences, que la quantité du poison absorbé est plus grande, et que sa nature est plus meurtrière. — Produites par des poisons à l'état solide, liquide ou gazeux, elles semblent quelquefois bornées à l'endroit touché par la substance toxique ; mais, en même temps, elles se généralisent toujours et réagissent sur des points très-éloignés, par l'intermédiaire de l'absorption. Leur nature est différente selon l'espèce de poison absorbé et selon qu'il appartient à l'une ou à l'autre des classes suivantes : 1° poisons irritants et corrosifs, dans lesquels on trouve les acides et les alcalis concentrés, le phosphore, le chlore, le brome, l'iode, etc., le beurre d'antimoine, le nitrate d'argent, l'alun, le sulfure de potassium, etc., les végétaux drastiques, tels que l'aloès, l'huile de croton, etc. ; 2° poisons hyposthénisants, l'arsenic, le calomel, le deutochlorure hydrargyrique, tous les sels de mercure, d'étain, de cuivre, etc. ; 3° poisons narcotiques, tels que les préparations de plomb, le gaz acide carbonique, l'oxyde de carbone, l'hydrogène carboné et sulfuré, le chloroforme, l'éther, l'opium et ses composés, le tabac, la belladone, le datura, la jusquiame, la ciguë, la digitale, les champignons vénéneux, etc. : 4° poisons névrosthéniques, tels que la noix vomique, la strychnine, la brucine, l'acide prussique, le sulfate de quinine, les cantharides, le camphre, l'alcool, etc., etc. En effet, les impressions vénéneuses irritantes, narcotiques, hyposthénisantes et névrosthéniques, ne se ressemblent pas, et nulle généralité ne leur est applicable, à moins de faire l'histoire de l'empoisonnement par chacune de ces catégories de substances toxiques.

Les impressions vénéneuses causées par les poisons irritants sont immédiates, tandis que celles des poisons narcotiques, hyposthénisants et névrosthéniques sont un peu plus tardives; elles ont lieu dans un espace de temps qui varie de six secondes à plusieurs heures et à plusieurs mois. Cela dépend un peu de la solubilité du poison, de sa forme solide, liquide ou gazeuse, du tissu avec lequel il se trouve en contact, et des conditions accessoires propres à la personne soumise à l'influence toxique.

Ainsi les impressions vénéneuses sont favorisées par les émissions sanguines, par la vacuité de l'estomac et par l'état de maladie antérieure,! par l'état solide, liquide ou gazeux de la substance; de l'extrait d'opium, dissous et mis dans le tissu cellulaire de la cuisse, agit plus vite qu'une même dose à l'état solide; le chloroforme respiré est plus actif que le chloroforme ingéré, etc., etc. L'impression est d'autant plus rapide que le tissu où se trouve le poison est plus riche en vaisseaux, et le tissu cellulaire, de préférence à tout autre, est, sous ce rapport, le premier dont il faut tenir compte.

Un fait curieux dans l'histoire des impressions vénéneuses, c'est la spécialité de la réaction morbide consécutive. On voit, en effet, chaque impression réagir sur un tissu ou sur un organe en particulier, de manière à démontrer l'existence d'un mode tout spécial de sensibilité, absolument indépendant des propriétés ordinaires du tissu. C'est une véritable action élective *spécifique* dont la puissance de la vie seule peut rendre compte. L'iode atrophie les glandes; le mercure active la sécrétion des glandes salivaires, et donne la chorée; le plomb tarit les sécrétions et paralyse les muscles extenseurs des doigts; l'éther produit l'anesthésie; la belladone sèche le pharynx et dilate les pupilles; la digitale arrête le cœur; l'aloès congestionne le rectum; la noix vomique tétanise les muscles; les cantharides enflamment les reins et la vessie; l'opium paralyse le cerveau et resserre la pupille, etc., etc., etc. Ces exemples, qu'on pourrait multiplier, suffisent pour établir qu'il y a dans cette catégorie de causes une spécificité d'action que nous retrouvons presque partout, bien que nous ignorions sa nature. L'observation seule nous en démontre l'existence et nous permet d'en former autant de causes expérimentales bien assises et impossibles à contester.

C. Des impressions venimeuses.

Les impressions venimeuses sont celles qui résultent de l'action des *venins* sur le corps. Elles produisent des réactions différentes suivant la nature du venin, mais elles sont toujours les mêmes à la suite de l'impression du même venin. Leur influence est spéciale comme l'effet qu'elles déterminent. Avant de les étudier, je vais dire ce que c'est qu'un *venin*.

Les *venins* sont des produits de sécrétion physiologique propres à quelques espèces animales, et susceptibles de déterminer, par absorption, des accidents morbides plus ou moins graves. Ils sont élaborés par un appareil spécial, dont l'action est continuelle, comme celle de toutes les autres sécrétions. Ils sont composés d'eau, de matières animales et d'un principe actif isolé dans le venin de la vipère, sous le nom d'*échidnine*. Leur activité variable est en rapport avec la nature de l'animal. En général, plus la quantité inoculée est considérable et plus la réaction est grave. Leur absorption est très-rapide, et se fait quelquefois en moins d'une minute; elle exige la présence d'une blessure des tissus, car elle n'a jamais lieu sur les parties recouvertes d'épithélium ou d'épiderme. Les venins épuisent leur action sur la personne exposée à leur contact, et ne se reproduisent pas dans les produits purulents de l'inflammation venimeuse, comme on le voit dans les cas d'impression virulente. On s'habitue aux venins comme aux virus, et quantité de personnes déjà inoculées restent insensibles aux piqûres d'abeilles, de cousins, de vipères et de serpents.

Les venins ne se ressemblent pas, si ce n'est ceux qui sont produits par des animaux de même espèce, appartenant aux mêmes familles zoologiques. Ils sont d'autant plus actifs que le pays d'où ils sortent est plus chaud, et que la saison où ils ont été recueillis est elle-même plus chaude. Chose remarquable! ils sont tous produits par des animaux à sang froid, ophidiens ou batraciens; par des arachnides, des myriapodes ou des insectes.

Le venin des ophidiens venimeux est élaboré par un appareil sécréteur et excréteur, en tout semblable à celui de la vipère. Chez les *spisthoglyphes*, les *protéoglyphes*, les *solénoglyphes*, dernière classe comprenant les vipères, les crotales et les trigonocéphales, l'appareil est le même.

Dans les vipères, le venin est neutre, sans saveur ni propriétés irritantes pour la langue. Il est jaunâtre, sans odeur, tombe au fond de l'eau et finit par s'y dissoudre. Il bout par la chaleur, se carbonise et s'enflamme. Liquide, il se dissout dans les acides; desséché, il ne s'y dissout plus et se convertit en pâte liquide jaunâtre. Il est formé d'eau, de matière colorante jaune, soluble dans l'alcool, de l'albumine ou du mucus, d'une matière grasse, de sels, et enfin d'un principe venimeux particulier désigné par le prince Louis Bonaparte[1] sous le nom d'*échid-*

---

[1] *Gazetta toscana delle scienze.* 1843, p. 169.

nine, de ἔχιδνα, vipère, ou de *vipérine*. Ce principe seul jouit de propriétés venimeuses. Il se présente sous forme d'un vernis gommeux, incolore, transparent, neutre, sans saveur ni odeur, soluble dans l'eau, même à froid, distinct de la gomme en ce que, par le refroidissement, après avoir été traité à chaud par l'acide azotique, il ne fournit pas d'acide mucique. L'échidnine ressemble, à ce qu'il paraît, beaucoup à la ptyaline, principe de la salive des mammifères, mais s'en distingue par quelques réactions chimiques.

Le venin de la vipère et l'échidnine, placés dans un vase avec du sang d'animal à sang chaud, pigeons, poules, cabiais, le noircissent et le rendent incoagulable. Il en est de même avec du sang de vipère et de grenouille, naturellement peu plastique. Avec le sang des cabiais, on ne voit pas surnager de sérum ; il en surnage, au contraire, beaucoup avec du sang de grenouille et de vipère.

Les crotales ou serpents à sonnettes et les trigonocéphales donnent un venin vert des plus actifs, et qui, mélangé à un extrait aqueux de liane appartenant aux strychnées, constitue, dit-on, le *curare*, poison violent dont l'analyse a été faite par MM. Pelouze et Cl. Bernard, et dont l'action sur l'irritabilité nerveuse est la même que celle des venins.

Le venin des crapauds, sécrété par les glandes cutanées du dos, est lactescent, épais, nauséeux, amer, acide, non irritant pour la bouche, et conserve, desséché, toutes ses propriétés toxiques. Il est d'autant plus actif que le climat où on le recueille est plus chaud.

Le venin des salamandres, sécrété par les tubercules verruqueux du flanc, est blanc, laiteux, d'une odeur vireuse, spontanément coagulable au contact de l'air, et cause sur la langue une sensation de brûlure très-marquée.

Le venin des tarentules, des scorpions, des scolopendres du Sénégal, des abeilles, des guêpes, des bourdons, des moustiques, maringouins et cousins, n'a pas été analysé. Il n'est connu que par ses effets, que je dois indiquer un peu plus loin.

L'impression des venins ne peut avoir lieu que par suite de leur absorption, et la réaction morbide qu'ils déterminent est *locale* ou *générale*, d'après la quantité et l'activité du venin mis en contact avec les tissus. Un venin peu actif, comme celui d'un moustique ou d'un cousin, reste quelques instants dans la peau, et, comme il n'est ni abondant ni actif, l'absorption n'est pas suivie d'accidents graves, la réaction locale a le temps de se faire, car le venin agit principalement comme irritant local. S'il y a des accidents généraux, ce n'est qu'un peu plus tard, et ce sont alors des accidents sympathiques. Au contraire, du venin de crapaud, de vipère, de crotale, du *curare*, inoculés, déterminent instantanément les accidents les plus graves, quelquefois la mort, et les accidents locaux n'ont pas le temps de se produire. En moins de quelques minutes la vie est anéantie; mais, si les accidents se prolongent, des phénomènes locaux, dus à l'irritation des tissus, se manifestent, et l'on voit, comme après la piqûre de la vipère, le gonflement et la rougeur du membre prendre des proportions inquiétantes.

L'impression des venins est, comme le dit Haller, transmise aux centres nerveux, comme celle de tous les poisons, par l'influence délétère du sang modifié dans sa nature, devenu *venimeux* et mortel, selon l'origine et la qualité du venin. Si l'empoisonnement du sang n'est pas considérable, il n'y a pas de phénomènes nerveux graves, et la réaction est limitée au tissu inoculé et quelquefois aux parties voisines. Quand j'inocule de la morphine à un malade et que je le stupéfie en quarante secondes, je ne vois les traces de ma pustule d'inoculation que vingt-quatre ou quarante-huit heures après. Si on l'eût tué, aurait-on vu la réaction locale? Assurément non. Il en est de même des impressions venimeuses.

Les impressions venimeuses sont aussi rapides que l'absorption elle-même. Trente secondes, une ou deux minutes, suffisent pour frapper la vie d'un gros mammifère avec du venin de crotale ou avec le *curare*. Elles sont d'autant plus graves que la quantité de venin est plus considérable et que la surface d'absorption est plus grande. Elles varient suivant l'espèce des animaux mordus, le mode d'inoculation et les conditions dans lesquelles se trouve l'animal venimeux.

Tous les animaux ne sont pas également impressionnés par les venins. Les tortues, les sangsues, l'escargot, les serpents venimeux, etc. sont réfractaires à leur action. Les animaux à sang chaud, et principalement les oiseaux et l'homme, sont très-rapidement frappés. On dit cependant que l'homme mordu par une vipère, et qui a échappé aux accidents de sa blessure, peut se faire mordre impunément. C'est ce qui serait à démontrer. J'ai vu à Fontainebleau des chasseurs de vipères qui exercent cette industrie pour vivre et qui se font piquer à la main, disent-ils, pour mieux s'en emparer.

Si quelque chose doit étonner dans cette histoire médicale des venins, c'est l'absorption par inoculation indispensable à leur action, tandis que l'absorption naturelle sur la peau ou les muqueuses garnies de leur épiderme est chose impossible. Sans doute le fait a de quoi surprendre, mais l'expérience a prononcé. J'ai vu M. Cl. Bernard donner une soupe assaisonnée de *curare* à un chien ayant une fistule stomacale, et l'animal digérer sans éprouver aucun mal. Il ne faut pas croire que ce soit le suc gastrique ou les réactions de l'estomac qui aient neutralisé le venin, car, si au bout d'une heure on retire par la fistule de l'estomac ce qui reste de soupe dans le viscère et qu'on veuille s'en servir pour inoculer une grenouille ou un oiseau, ces animaux meurent empoisonnés en deux minutes. Donc les venins ne s'absorbent pas par les voies naturelles de l'absorption et les impressions venimeuses réclament, pour condition de leur développement, l'absorption par des membranes privées d'épiderme ou l'inoculation dans la profondeur des tissus.

Dans quelques cas, les impressions venimeuses se manifestent au dehors par la syncope et la mort immédiate au milieu de convulsions en quelques minutes. Cela dépend du venin. Le *curare* produit cet effet sur les petits mammifères. Avec des venins moins violents, ou bien l'animal s'affaisse, paraît fatigué, cherche à dormir, puis il se débat et succombe en quelques heures; ou bien, comme on le voit dans l'impression venimeuse de la vipère, les parties gonflent et rougissent; des phlyctènes se montrent, la peau empâtée devient froide, livide, et se couvre de tâches gangréneuses; viennent les angoisses, la dyspnée, les sueurs froides, la petitesse du pouls, les vomissements, l'ictère, les défaillances, la syncope, et la mort au bout d'un temps indéterminé.

Les impressions venimeuses du crapaud, des arachnides, des scolopendres, des insectes, sont un peu différentes, parce qu'elles sont moins graves, surtout dans nos climats. Elles sont, comme je l'ai dit, locales, et ne déterminent qu'une réaction circonscrite aux parties blessées et envenimées. Les accidents généraux qui surviennent alors sont moins des phénomènes d'empoisonnement que des phénomènes sympathiques. Le venin de ces animaux n'est mortel que dans les climats chauds, et alors les accidents qu'ils produisent ressemblent à peu près entièrement à ceux que j'ai précédemment fait connaître.

Les impressions venimeuses qui résultent de l'absorption des venins actifs ont donc, d'après ce qui précède, une action soudaine sur les centres nerveux, dont elles paralysent l'action, et c'est ainsi qu'elles produisent une mort presque immédiate. Les nécropsies ne font découvrir aucune altération de la substance nerveuse; le sang est seul modifié dans son aspect : noir, fluide, incoagulable; d'après Fontana, Cl. Bernard, Brainard, il paraît que les globules rouges se déforment, augmentent de volume et prennent l'aspect framboisé des globules blancs.

Un phénomène qu'on observe alors et qui est très-curieux, c'est l'influence des venins sur l'irritabilité musculaire et sur les *mouvements reflexes*. Ces propriétés du système nerveux sont absolument détruites. En effet, aussitôt après la mort d'un animal empoisonné par le *curare* ou le venin de crapaud, les muscles, mis à nu et irrités, ne se contractent pas, et les nerfs galvanisés ne déterminent plus de mouvements musculaires. Or on sait que, dans l'état ordinaire, après la mort, nerfs et muscles conservent longtemps la propriété de se contracter et de transmettre l'irritation qu'on leur communique. C'est là la seule altération qu'on rencontre chez ceux qui succombent rapidement à l'action d'un venin, et, comme on le voit, c'est une altération dynamique plutôt qu'une altération matérielle.

D. Des impressions miasmatiques.

Les impressions miasmatiques résultent de l'action des miasmes et des effluves sur l'organisation. Ce sont des impressions sans conscience, dont le danger est en rapport avec leur action mystérieuse et insensible. On se sent frappé quand le mal est fait, mais il est trop tard pour l'éviter. Ces impressions, dont on a quelquefois nié l'existence, parce qu'elles n'éveillent aucune sensation, ne sont appréciables que par leurs transformations en actes morbides. Je les diviserai en *impressions effluviques* et en *impressions miasmatiques*. Les premières sont engendrées par les effluves et les matières végétales décomposées; les autres sont produites par les émanations de l'organisme vivant ou des matières animales en putréfaction. A la différence de nature correspond une différence d'action très-marquée : aux unes appartiennent les maladies intermittentes avec hydrémie ou leucocythémie; aux autres, les fièvres, les typhus, les pestes et la putridité du sang ou septicémie.

Avant de parler des effets de l'*effluve* et du *miasme*, disons les caractères de l'un et de l'autre.

Effluves. — Les effluves sont, comme l'a dit Lancisi, la vapeur et l'ensemble des particules qui émanent des lieux couverts d'eaux stagnantes. Autant de marais et de terres argileuses mouillées, autant de sources d'effluves et de maladies. Il y a encore en France, malgré les immenses travaux d'assainissement et de desséchement qui ont été faits, 450,000 hectares de marais qui empoisonnent de leurs effluves les populations environnantes.

Les effluves recueillies dans les marais et analysées par l'optique et la chimie, n'ont encore rien laissé surprendre de leur nature spéciale et spécifique. Elles ont été considérées, sans preuve directe, du temps de Varron, de Columelle, de Vitruve, de Kirker, de Lancisi, comme des vapeurs d'eau tenant en suspension des animalcules imperceptibles, entraînées par la respiration dans la poitrine, pour produire leurs effets toxiques. Plus tard, on n'y a vu que de la vapeur aqueuse tenant en dissolution ou en suspension des gaz déterminés. Wollaston y a trouvé de l'hydrogène proto-carboné mêlé à 15 centièmes d'azote, et une faible quantité d'acide carbonique et sulfhydrique. M. Paul Sani y a découvert de l'hydrogène carboné et de l'hydrogène sulfuré. Il est évident que ces gaz ne sont pas le poison des effluves morbifiques, et qu'ils sont le résultat de la décomposition des matières végétales tombées dans les eaux. Le principe actif de l'effluve doit être recherché ailleurs. C'est, dit-on, une matière organique spéciale, que Moscati, Brocchi, Rigaud de l'Isle et Vauquelin, ont isolée sous la forme d'une matière floconneuse albuminoïde surnageant les vapeurs condensées recueillies dans les lieux insalubres, au-dessus des marais. Dans cette matière végétale éminemment putrescible, on a vu la cause des accidents fâcheux produits par les effluves. Cela n'est pas rigoureux, car c'est une assertion dont rien ne démontre la réalité. En admettant que les expériences de M. de Gasparin, à l'aide de la vapeur condensée des effluves, en frictions et en boissons sur des moutons, aient été suivies d'hydrohémie, cela ne prouve qu'une chose, le fait des impressions effluviques sur l'intestin; mais cela ne démontre pas que l'agent toxique soit renfermé dans la *matière végétale floconneuse albuminoïde des effluves* plutôt que dans tout autre principe de la vapeur marécageuse.

Les effluves se développent sur les marais, dans tous les endroits où l'eau est stagnante, dans les rizières, dans les cours d'eau où s'opère le rouissage du chanvre, et dans les terres mouillées sur un fond d'argile. Elles se développent et s'élèvent à de grandes hauteurs sous l'influence des rayons solaires, mais elles se condensent le soir, et retombent la nuit sur la terre, d'où elles sont emportées par les vents. C'est alors que l'homme soumis à leur impression en éprouve les plus funestes atteintes. James Johnson rapporte qu'au Bengale des marins, étant employés à couper le bois, dans le jour, à l'ardeur du soleil, et avec une grande fatigue, ne furent point malades, tandis que, sur d'autres occupés à puiser de l'eau pendant la nuit, quatre eurent des fièvres intermittentes très-graves, suivies de mort sur trois d'entre eux.

Plus le climat est ardent et la saison chaude, plus la décomposition végétale est rapide, et plus, dans les marais, l'action des effluves est énergique. Aussi est-ce à la fin de l'été et au début de l'automne que se montrent les fièvres intermittentes.

Les effluves d'eau douce sont moins dangereuses que les effluves des marais mixtes, où l'eau douce se mélange à l'eau salée, sur les bords de la mer, par exemple. MM. Fodéré et Mélier ont établi ce fait d'une manière très-précise. Tout le monde connaît l'histoire de la ville Via Reggio, racontée par Gaetano Georgini; elle établit, sans la contester, l'influence pernicieuse du mélange des eaux de la mer et des eaux d'un marais du littoral.

Les effluves, très-facilement emportées par les vents, portent quelquefois leur action à des distances fort éloignées du lieu de leur naissance. On a vu, dans les régions équatoriales, des marins éloignés de plus de 3,000 mètres de rivages marécageux qui ont été atteints de fièvre intermittente, et Lancisi raconte que, sur trente personnes qui se promenaient à l'embouchure du Tibre, au moment d'un coup de vent venu dans la direction de marais infects, dont il apporta les effluves, vingt-neuf eurent la fièvre intermittente. En temps ordinaire, calme, les effluves s'étendent à 100 ou 200 mètres dans la direction horizontale, et à 300 mètres de hauteur environ. Elles s'accumulent dans les lieux bas, dans les plaines et dans les vallées, et il suffit d'une forêt, d'un bouquet d'arbres, d'une muraille, pour les arrêter dans leur marche. Les effluves existent quelquefois sur les hauteurs, mais c'est qu'il y a dans le voisinage des marais qui favorisent leur développement.

Influence des effluves. — Les impressions effluviques arrivent aux centres nerveux par l'intermédiaire de l'absorption sur la peau, dans le poumon, dont la surface muqueuse est continuellement mise en contact avec une nouvelle quantité d'air, et dans l'intestin par l'intermédiaire d'aliments solides et liquides imprégnés de la matière toxique. τοῖσι δὲ πίνουσι σπλῆνας μὲν ἀεὶ μεγάλους εἶναι καὶ μεμνωμένους [1], dit Hippocrate en parlant de l'action des eaux stagnantes sur l'homme. Les expériences de M. de Gasparin sur les moutons devenus hydrohémiques, après avoir bu la matière végétale floconneuse recueillie dans les effluves confirment le fait de l'absorption par la muqueuse digestive, établi d'ailleurs par d'autres faits et par l'observation même de l'homme. Au mois de juillet 1834, le navire sarde l'*Argo*, parti de Bone avec cent vingt militaires en santé, arrive au lazaret de Marseille : treize hommes sont morts dans cette courte traversée et ont été jetés à la mer; quatre-vingt dix-huit sont déposés à l'hôpital du Lazaret, offrant les signes les moins équivoques de l'intoxication paludéenne sous toutes les formes, sous tous les types, et portés chez quelques-uns au plus haut degré de gravité. Tandis que ces militaires se montrent atteints de fièvre pernicieuse cholérique, épileptique, comateuse, tétanique et autres qui cèdent comme par enchantement au sulfate de quinine à haute dose, l'équipage du navire contraste d'une manière frappante par une santé intacte. Or quelle pouvait être la cause d'une pareille différence chez des individus qui avaient, en apparence au moins, subi des influences identiques? C'est là une ques-

---

[1] *Des airs, des eaux et des lieux*, édition de Littré, p. 26.

tion sur laquelle une enquête officielle, dont je reçus la direction, me procura les renseignements les plus complets. L'enquête démontra que, si les hommes de l'équipage avaient conservé la santé, ils le devaient à la pureté de l'eau qui constituait leurs provisions particulières, tandis que les militaires avaient été contraints de boire une eau puisée près de Bone dans un lieu marécageux, embarquée avec précipitation au moment du départ. Les militaires qui avaient échappé à cet empoisonnement étaient ceux qui, ayant quelques économies, avaient pu acheter de l'eau aux marins sardes. Parmi les malades, il en était qui avaient des fièvres continues à quinquina; l'enquête démontra que ces malades étaient précisément ceux qui paraissaient s'être le plus saturés d'eau stagnante [1].

L'impression des effluves est quelquefois suivie d'une réaction immédiate, dans les pays chauds par exemple. Des voyageurs ont été comme foudroyés en traversant les marais du Sénégal. Elle se montre plus tardivement dans nos climats. A part de légers malaises au moment de l'action et qui n'ont rien de constant, elle réagit intérieurement sans phénomènes de conscience, elle modifie les fonctions du système nerveux, altère la composition du sang, produit le gonflement de la rate et détermine enfin l'apparition de phénomènes morbides dont l'ensemble constitue une maladie. Il se passe ordinairement plusieurs jours et quelquefois plusieurs mois avant qu'éclate la réaction morbide.

Les impressions effluviques produisent les fièvres intermittentes simples et pernicieuses, les fièvres rémittentes, certaines fièvres continues, quelques pestes, l'hydrémie et la cachexie, qui en sont la conséquence, ce que les Bressans appellent la *traine*, et les nègres le *mal d'estomac*, etc., etc. Leur action est *endémique* et bornée au lieu de naissance des effluves, c'est-à-dire autour des marais ou des terres remplies d'eaux stagnantes. Elle se traduit par des fièvres intermittentes qui viennent par bouffées à la fin des grandes chaleurs et par la teinte jaunâtre cachectique des populations du pays, sur lesquelles frappe une mortalité considérable. Tantôt la fièvre, premier phénomène morbide, est le point de départ des autres accidents; tantôt, au contraire, l'altération du sang, la cachexie paludéenne, est primitive, et c'est à elle qu'il faut rapporter les hydropisies, les hémorragies et les maladies paludéennes si graves qu'on observe dans les contrées marécageuses.

Ailleurs, leur action est *épidémique*. Après s'être développées dans un lieu, les effluves, emportées par les vents, viennent infecter l'air d'un pays éloigné et produire sur des populations entières des ravages considérables. C'est ainsi que l'on a vu des fièvres intermittentes ré-

[1] Boudin. *Traité des fièvres intermittentes et rémittentes*, p. 68, Paris, 1842.

gner épidémiquement dans une localité saine, placée sous le vent d'une contrée palustre, et il a suffi de planter un bois ou de combler une vallée sur le passage du vent, pour arrêter ces effluves et faire cesser l'épidémie. C'est ainsi que la peste, la fièvre jaune, le choléra, nés sur les bords du Nil, dans les marécages d'Amérique et sur les rives du Gange, et que l'on considère comme des affections palustres, courent à de grandes distances former ces foyers d'infection où tant d'individus trouvent la mort. En outre, comme ces maladies engendrent des miasmes qui, à leur tour, se répandent dans l'air, il en résulte une nouvelle cause d'infection, qui, jointe à la première, favorise le développement et la propagation de l'épidémie dans les pays les plus éloignés, aux distances les plus considérables.

Les impressions effluviques sont d'autant plus facilement suivies d'effet que les individus sont plus jeunes et plus faibles. Les enfants et les femmes y résistent moins que les hommes, et surtout que les vieillards. Aussi, dans les contrées marécageuses, la mortalité est-elle fort considérable : la vie moyenne est réduite à dix-neuf, vingt et vingt-six ans; le nombre des décès l'emporte sur celui des naissances, et la dépopulation s'accomplirait au bout d'un certain temps si l'émigration n'amenait de nouveaux habitants dans ces malheureux pays.

Les animaux eux-mêmes subissent l'influence de l'impression des effluves, et ils offrent des phénomènes morbides intermittents, l'hydrémie, la cachexie et les épizooties palustres. Je rappelle ici les expériences précédemment citées de M. de Gasparin sur les moutons, et j'ajouterai que Lancisi rapporte qu'en 1712, pendant la durée d'une épidémie de fièvres intermittentes, une épizootie enleva trente mille bœufs. En 1826, après le débordement de la rivière de la Mause, une épizootie, caractérisée par des phénomènes intermittents, vint se déclarer chez les chevaux, qui moururent en grand nombre. Un professeur de l'école d'Alfort, M. Dupuy, a vu périr, avec des accidents tout à fait analogues aux phénomènes de la fièvre intermittente, un troupeau de bœufs qui avait pâturé dans un marais. On voit en outre l'hydrohémie se développer chez les moutons en parcage dans les endroits marécageux.

Miasmes. — Les miasmes sont d'une nature différente de celle des effluves. Leur action n'est pas la même : formés par les émanations animales du corps vivant sain et malade ou des matières organiques putréfiées, ils doivent être séparés d'après leur origine en *miasmes* proprement dits et en *émanations putrides*.

Les miasmes sont des émanations animalisées particulières, impossibles à saisir, qui se mélangent à l'air de l'atmosphère et pénètrent partout avec lui en portant le trouble et la mort. Divisés au point d'être impondérables, ils n'existent peut-être pas comme corps, car on n'a pu les recueillir ni les voir, et ce ne sont peut-être que des modalités de la matière de l'atmosphère, tout comme l'ozone n'est qu'une modalité de l'oxygène. Leur existence est incontestable, si l'on en juge par ses terribles effets. Leur nature seule échappe à l'analyse, et je doute même qu'on la découvre jamais. Pour celui qui ne voit dans les miasmes qu'une cause expérimentale dont les effets terribles ne peuvent être méconnus, le mot suffit, tant mieux si plus tard quelque savant découvre l'essence même de la chose.

Il ne faut pas confondre les miasmes avec l'air confiné, altération appréciable à l'analyse et qui constitue une atmosphère non respirable. Ce n'est pas la même chose. Les miasmes sont des agents spécifiques, produisant des maladies spéciales et spécifiques dont la nature est toute différente des accidents produits par l'air confiné, lesquels ne sont que des accidents complets d'asphyxie. On sait que dans l'acte de la respiration l'homme absorbe l'oxygène de l'air, qui se combine avec le carbone de nos aliments et de nos tissus, et qu'il rejette dans l'expiration une certaine quantité d'acide carbonique, de vapeur d'eau et de matière animale, très-facilement putrescible. Il y a ainsi trois ou quatre pour cent d'acide carbonique dans l'air inspiré au lieu de quelques dix-millièmes qui se trouvent dans l'air pur. Quand un grand nombre d'individus se trouvent entassés dans un même lieu, il en résulte une altération chimique de l'air, ce que l'on appelle l'*air confiné*, dont l'influence sur l'économie n'est pas sans dangers; mais il n'en résulte pas nécessairement un miasme morbifique. Si ce miasme se développe, c'est exceptionnellement et par le fait de circonstances accessoires. M. Leblanc, dans ses analyses d'air confiné, a trouvé dans une salle de la Pitié trois millièmes d'acide carbonique, c'est-à-dire cinq fois plus que dans l'air ordinaire, et l'oxygène s'était abaissé d'une façon proportionnelle. A la Salpêtrière, il a trouvé dans quelques salles six et huit dix-millièmes. Dans quelques salles d'asile, à la Chambre des députés, dans les différentes salles de théâtre, la proportion d'acide carbonique a toujours été de deux, trois et quatre dix-millièmes après quelques heures d'occupation. C'est à cette modification qu'il faut rapporter les malaises qu'on éprouve dans les grandes réunions et les accidents de mort par asphyxie chez les personnes entassées dans un lieu trop étroit; mais il y a loin de là à la production des différentes maladies infectieuses qui résultent de l'encombrement. Celles-ci sont la conséquence du développement de principes nouveaux que l'on désigne sous le nom de *miasmes*.

Les miasmes sont des émanations animales, morbides ou putrides, unies à l'air de l'atmosphère, et fournies par l'expiration pulmonaire et l'exhalation cutanée. Constitués la matière animale, soluble et putrescible, que l'on ramasse dans la vapeur qui s'échappe des voies aériennes et dans le liquide de la sueur, ils se révèlent souvent par une odeur particulière, variable selon l'âge, le sexe, le tempérament et les maladies : c'est l'odeur des dortoirs, des casernes, des hôpitaux, où se trouvent le typhus, la variole, etc.; mais dans une foule de circonstances les miasmes existent dans l'air sans que nulle odeur annonce leur présence. Ils naissent et se propagent avec une facilité prodigieuse; mais l'encombrement des individus dans une grande salle, dans une habitation, dans un vaisseau, dans les camps, est la condition ordinaire de leur développement. Uniquement appréciables par leurs effets, ils déterminent toujours les mêmes maladies typhiques, éruptives et pestilentielles, spécifiques de la nature du miasme générateur. Après leur développement et dans leur action sur un individu, ils se reproduisent comme les graines sur la tige avec une rapidité inouïe et en vertu d'une action inconnue dans sa nature[1], qui présente quelque analogie avec la fermentation. Leur transmission s'accomplit de différentes manières : à courte distance, dans le lieu du développement primitif, soit une chambre, une maison, une localité; ou à des distances considérables, par l'intermédiaire des vents, de l'air, des vêtements d'un individu qui n'a point subi leur influence, etc., etc. Elle est favorisée par la chaleur, l'humidité, l'électricité de l'air; mais cette action est très-bornée et souvent démentie par l'observation. Un dernier fait relatif aux miasmes, et ce n'est pas le moins curieux, ils semblent disparaître ou du moins cessent tout à coup d'exercer leur action dans le lieu même où ils ont fait tant de ravages. Pourquoi? on l'ignore. Le dernier cas de maladie produit par leur influence reproduit le miasme au centuple, et il n'y a pas de raison pour que l'épidémie cesse. Les miasmes ont donc une activité variable qui augmente, qui diminue selon l'occasion, et qui s'épuise en quelque sorte par de nombreuses transmissions. C'est un des points les plus litigieux de leur histoire, et sous ce rapport ils ressemblent aux virus fixes.

ÉMANATIONS PUTRIDES. — Les miasmes formés par les émanations putrides, tout à fait différents des miasmes vivants, qui sont des produits morbides spécifiques, sont dus à la décomposition des matières animales, et ils modifient profondément la composition de l'atmosphère.

Le corps des animaux morts, les fragments de leur dépouille, les

---

[1] A. Becquerel, *Traité d'hygiène*, p. 171.

matières animales, quelle que soit leur nature, abandonnés sur le sol ou dans la terre, se putréfient et se décomposent par le retour de leurs éléments au réservoir commun. Sous l'influence de l'oxygène de l'air et de la réaction des éléments de la matière animale, des gaz se développent, l'ammoniaque libre ou combiné avec l'acide carbonique et sulfhydrique, l'oxyde de carbone, l'hydrogène carboné, se mêlent à l'air avec des émanations infectes dont la nature intime ne saurait être déterminée. Il en résulte une atmosphère artificielle dont l'impression sur l'organisme est souvent dangereuse, et se traduit par les maladies les plus graves.

Influence des miasmes. — Les impressions miasmatiques résultent de l'action exercée sur le système nerveux par les miasmes qui ont pénétré la peau ou la muqueuse intestinale et pulmonaire. Elles sont très-variables dans la nature et dans l'intensité de leurs effets, selon la qualité et l'activité du miasme, l'âge, le sexe, le tempérament, l'idiosyncrasie et la situation de la personne qui a subi l'impression. Elles ont lieu avec une facilité très-grande dans le jeune âge; aussi l'enfance est-elle plus disposée que d'autres à contracter toutes les maladies épidémiques. J'ai vu très-souvent, à l'hôpital, des enfants affectés de bronchite ou de diarrhée, qui ont offert successivement la scarlatine, la coqueluche, la variole, la rougeole, et une gangrène de la bouche rapidement mortelle, le tout contracté dans les salles, sous l'influence d'impressions miasmatiques scarlatineuses, varioliques, etc.

Les impressions miasmatiques sont très-faciles, chez les femmes, à cause de leur faiblesse, et chez les sujets dont le tempérament est mou et la constitution faible. Il y a, en outre, des personnes prédisposées, dont l'idiosyncrasie est telle, qu'elles subissent très-facilement l'action de tous les miasmes répandus dans l'atmosphère, et elles sont victimes de toutes les épidémies ; il y en a d'autres, au contraire, qui sont réfractaires à cette influence, et elles jouissent d'une sorte d'immunité temporaire au milieu d'une situation périlleuse pour tout le monde en général.

La misère, la débauche, la nostalgie, le chagrin, la tristesse, disposent merveilleusement l'homme à la réceptivité de ces impressions; mais il n'est aucune influence qui, sous ce rapport, puisse être comparée à celle de l'encombrement. Cette influence a pour effet la dépression des forces, la formation des miasmes, dont l'influence détermine le développement de maladies très-variées, quelquefois différentes dans la forme, mais identiques dans leur nature. Voulez-vous rendre des enfants malades, réunissez-les en grand nombre dans le même lieu ; les crèches, les asiles, les classes où il y a trop d'enfants, sont remplis de miasmes délétères d'où sortent les ophthalmies, les rougeoles, les coqueluches, etc., etc. Voyez ce qui se passe dans les hôpitaux d'accouchement, où, trop nombreuses, les femmes engendrent le miasme des fièvres puerpérales, de l'ophthalmie purulente, de l'érésipèle des nouveaux-nés, etc.; dans les hôpitaux de la ville, où l'encombrement produit la fièvre purulente et l'absorption du pus, la pourriture d'hôpital, les gangrènes, etc., etc.; dans les camps et dans les hôpitaux militaires, où le typhus et la diathèse typhique, qui aggrave toute maladie, font tant de victimes ! Partout l'encombrement produit le miasme et la prédisposition à l'absorption du miasme; aussi l'impression miasmatique est-elle d'autant plus facile et dangereuse qu'il y a un plus grand nombre d'individus dans le même lieu, et qu'il y règne des maladies d'une spécificité et d'une virulence plus grandes.

L'impression miasmatique reproduit toujours, chez l'individu qui la subit, la maladie génératrice du miasme absorbé. Celle des miasmes ordinaires reproduit le typhus et les différentes formes typhoïdes qui, une fois développées, se transmettent par les miasmes qu'elles engendrent. L'impression des miasmes de la dyssenterie, du typhus cérébrospinal, du typhus pulmonaire, de la fièvre typhoïde, de l'érésipèle, de la pourriture d'hôpital, des gangrènes, des fièvres éruptives, etc., reproduit fidèlement la dyssenterie, la méningite cérébro-spinale, la grippe, la fièvre typhoïde, l'érésipèle, la pourriture d'hôpital, les gangrènes, les varioles, les scarlatines, les rougeoles, et tant d'autres qu'il serait trop long d'énumérer. Partout enfin l'histoire de la médecine apprend qu'une maladie, en apparence spontanée, peut jeter dans l'atmosphère des miasmes dont l'impression sur des individus encombrés se trouve être le point de départ d'une épidémie plus ou moins violente et meurtrière. Ce n'est pas à Paris qu'on voit bien ces choses, quoique j'aie pu les y apprendre, mais c'est en province, dans les camps, à la suite des armées et dans les observations médicales faites chez tous les peuples en des lieux différents, qu'on peut suivre et saisir la spécificité morbide enfermée dans l'essence invisible des miasmes que l'homme sain et malade jette à chaque instant dans l'atmosphère. La plupart des maladies ont leur miasme qui, dans l'occasion et par des circonstances hygiéniques fâcheuses, peut être le germe d'une foule de maladies semblables, en un mot, d'une véritable épidémie.

Influence des émanations putrides — Les impressions putrides ont un effet différent de celui des impressions miasmatiques vivantes. Elles ont la spécificité de moins, et ne produisent qu'un effet spécial *putride*. Tout le monde soumis à leur influence ne les subit pas nécessairement. Elles ont pour réaction morbide : l'entérite simple, la colite ou dyssenterie, la fièvre typhoïde, et quelquefois la mort immédiate. En 1773, au moment d'une inhumation dans l'église de Saint-Saturnin, le cercueil s'ouvrit en même temps que celui d'un homme enterré onze mois auparavant, et une odeur infecte répandue dans l'atmosphère chassa tous les assistants de l'église. De cent vingt enfants qu'on préparait en ce moment pour la première communion, cent quatorze tombèrent dangereusement malades, ainsi que le curé, le vicaire, les fossoyeurs, et plus de soixante-dix autres personnes, dont dix-huit succombèrent; dans ce nombre on compte les deux ecclésiastiques, qui périrent les premiers. Il est difficile de rencontrer un plus triste et plus mémorable exemple de l'influence des émanations putrides. C'est un véritable empoisonnement par les matières septiques, devenues volatiles par le travail de la décomposition.

Les impressions putrides produites par l'inoculation ne sont pas suivies des mêmes effets; la réaction n'est d'abord pas générale, il en résulte des plaies de mauvaise nature, et c'est après coup que surviennent les désordres généraux dans l'économie. Les blessures se cicatrisent lentement; elles se compliquent souvent d'angioleucite, de phlébite, d'abcès dans le tissu cellulaire ou les ganglions voisins, de septicémie, de résorption purulente, et, dans ce cas, la mort en est la conséquence.

Que d'hommes, parmi nos confrères et les élèves, ont déjà été les victimes de ces émanations putrides absorbées par les voies respiratoires, ou inoculées par les blessures faites dans des travaux anatomiques; et qu'il est douloureux de penser que d'autres encore pourront trouver dans cet apprentissage de la science une fin si pénible et si malheureuse!

E. Des impressions virulentes.

Les impressions virulentes occupent le premier rang parmi les causes déterminantes spéciales des maladies. Elles produisent les affections dites *virulentes*, en raison de la propriété qu'elles ont de former un poison morbide appelé virus, qui est leur caractère essentiel. Autant de virus, autant d'impressions virulentes, et autant d'impressions virulentes, autant de maladies spécifiques particulières, n'ayant rien de commun les unes avec les autres que la virulence et un certain mode de développement. Voici d'abord ce qu'il faut entendre par *virus* : le mot *virus* a été employé dans les acceptions les plus différentes aux diverses époques de l'humanité; c'est un mot latin qui vient de *vires* (forces); il a été employé par Virgile comme synonyme de *venin*.

Ille malum virus serpentibus addidit atris.
Virgile, Géorgiques.

D'après Servius, le savant commentateur de Virgile, il signifie une odeur forte ou une puissance quelconque capable d'altérer une couleur, une saveur, ou enfin de produire une altération notable, comme le ferait un venin. Pour lui, il y a des bons et des mauvais *virus*. Le même fait se retrouve aussi dans la langue grecque, car le mot φάρμακον signifie bon et mauvais poison, c'est-à-dire poison et remède. « *Venit autem a græco, nam et illi* φάρμακον *medium habent, id est, et bonum et malum*[1]. »

Columelle l'emploie pour désigner une odeur et une vapeur nuisibles : *Nec paludem vicinam esse oportet ædificiis, quia caloribus noxium* VIRUS *eructat*[2]. Ovide l'applique aux émanations qui se dégagent des pestiférés ou aux émanations qui produisent la peste : *pestiferum virus*. Pline désigne sous ce nom, et les venins, *de morsu venenato*, et les écoulements des parties génitales, *virus, humor qui ex genitalibus fluit*.

Pour les médecins, le mot virus a été longtemps synonyme de poison; ils l'appliquaient, dit Rochoux, à tout délétère, quelle que fût sa nature; ce n'est que lentement qu'ils sont arrivés à s'en faire une idée plus exacte et plus conforme aux principes de l'observation.

D'après MM. Hardy et Behier[3], un virus est un élément morbide, inconnu dans sa nature, mais pouvant se transmettre par l'inoculation d'un liquide qui est fourni par l'économie infectée, et qui paraît en quelque sorte le produit d'une élaboration morbide particulière. Cette définition est une des plus complètes qui aient été données. Elle indique bien la nature morbide du liquide, ce qui est nécessaire; elle fait connaître son origine dans une économie infectée, ses résultats, qui dépendent d'un travail pathologique spécial, et enfin sa qualité essentielle de virus, la reproduction par inoculation.

J'adopte cette définition, qui permet de limiter facilement le nombre des vrais virus et de rejeter sans contestation tous les liquides, autrefois regardés comme virulents, et qui ne présentent pas les conditions que je viens d'indiquer. Il me suffira, je pense, de mentionner les virus dartreux, trichomatique, psorique, scrofuleux, rachitique, arthritique, rhumatismal, cancéreux, scorbutique, créations d'une époque dont il ne nous reste plus grand'chose aujourd'hui. Ces prétendus virus ne sont que des agents morbides développés dans un ou plusieurs points de l'économie, et capables de l'infecter s'ils sont résorbés, mais non susceptibles de se communiquer à distance ou

[1] Servius, *Notes à Virgile*.
[2] Columelle, liv. I, caput v, *de Re rustica*.
[3] *Pathologie interne*, t. I.

d'être inoculés. Il n'est pas d'observation qui démontre la communication du cancer à distance, et celles de Zacutus Lusitanus, de Tulpius, de Harris, de Lassus, ne sont pas de nature à dissiper les doutes que l'on peut concevoir à cet égard [1]. Tout le monde connaît les expériences de Dupuytren sur l'inoculation du pus cancéreux et sur les résultats de la digestion de chairs cancéreuses par des chiens. On sait qu'il en résulta des troubles semblables à ceux qu'aurait occasionnés l'inoculation ou la digestion de matières septiques, mais qu'il n'y eut point production de cancer [2].

Rochoux [3] a cru pouvoir réduire et limiter le nombre des virus à dix, qui sont : 1° le virus rabique; 2° syphilitique; 3° vaccin; 4° variolique; 5° psorique; 6° morveux; 7° de la pustule maligne; 8° de la pourriture d'hôpital; 9° de la rougeole; 10° de la scarlatine; mais toute numération à cet égard est un peu hasardée. La médecine expérimentale, qui seule pourrait servir de base à ce jugement, ne renferme pas encore assez de faits relatifs à la question pour qu'on puisse la décider d'une manière définitive. Les virus sont plus nombreux qu'on ne le croit généralement, et l'avenir nous fera peut-être malheureusement encore découvrir de nouvelles maladies virulentes. Il y aura, je n'en puis douter, des additions et des retranchements à faire à la liste donnée par Rochoux; dès à présent, l'on pourrait supprimer le virus psorique ou virus de la gale, maladie contagieuse développée par le transport d'épizoaires d'un individu sur un autre, et l'on pourrait au contraire y ajouter, si l'expérience ultérieure confirme ce triste pressentiment, de nouvelles affections originaires des animaux.

Dans l'état actuel de la science, il est presque impossible de limiter le nombre des virus. On arriverait sans doute à énumérer ceux dont l'inoculation est incontestable, mais il en est un grand nombre d'autres dont l'existence est douteuse, du moins pour le présent, et qu'il ne faut admettre qu'avec réserve, puisque les résultats de l'inoculation sont incertains à leur égard.

Les virus, c'est-à-dire les agents délétères inconnus dans leur nature qu'on désigne sous ce nom, peuvent se développer spontanément dans l'organisme : tels sont le principe contagieux de la variole chez l'homme; le principe contagieux de la rage dans les animaux, où, au contraire, ils ne se manifestent qu'après une infection locale suivie de

[1] Monneret et Fleury, *Compendium de méd.*, art. *Cancer*.
[2] Viel-Hautmesnil, *Sur le cancer*, thèses, 1807.
[3] Rochoux, art. cité.

l'infection générale des individus. Ils prennent leur origine dans un organe spécial chargé d'une sécrétion physiologique qui s'altère : c'est le fait de la rage; ou bien ils sont fournis par la peau, les muqueuses ou les tissus que ravage la maladie spécifique. Ils sont ordinairement combinés aux solides ou aux liquides animaux; on les trouve mêlés à du pus, comme dans la variole, la syphilis, la morve, la clavelée, etc., à la sérosité des boutons de vaccine; à la salive, comme dans la rage (Hertwig); au sang (Viborg), dans les affections charbonneuses, etc., et enfin à ces divers liquides desséchés et réunis en forme de croûtes.

Toutefois il ne faut pas se méprendre : les croûtes et les liquides qui renferment les poisons morbides ne sont pas ces poisons eux-mêmes; car ces substances ne diffèrent pas, autant que nous en puissions juger, des mêmes produits privés de qualités virulentes.

Non-seulement les virus existent incorporés à des solides et à des liquides, mais ils se mélangent aux différentes vapeurs qui proviennent de la volatilisation des liquides, et aux gaz qui s'échappent du corps de manière à former des miasmes virulents.

Les matières qui renferment les virus sont donc de plusieurs espèces : solides, liquides et gazeuses; c'est ce qu'on exprime d'une autre manière, en disant qu'il y a des virus *fixes* et des virus *volatils*. Le virus variolique chez l'homme et le virus claveleux chez le mouton peuvent se recueillir, concentrés ou renfermés, dans la croûte d'une pustule, dans le pus sécrété par cette pustule, comme ils peuvent se répandre dans l'atmosphère, et, avec elle, propager la maladie qui leur a donné naissance. Les uns sont toujours fixes : tels les virus de la rage, du cow-pox, de la vaccine, de la syphilis; les autres sont à la fois fixes et volatils : exemple : le virus variolique.

Les uns sont, dit-on, odorants, et les autres inodores ; ainsi le virus de la variole a, dit-on, une odeur *sui generis;* celui de la scarlatine, une odeur de vieux hareng (Héim); celui de la rougeole, une odeur douceâtre, puis aigrelette, analogue à celle qui s'échappe des plumes récemment arrachées d'une oie; le virus rabique est inodore, de même que celui de la pustule maligne, etc.

Leurs propriétés chimiques sont nulles, ou du moins ce sont celles du véhicule où ils se trouvent. Peu importe la réaction acide ou alcaline des liquides virulents, la nature des gaz qui s'en échappent, et que ce soit du gaz hydrogène sulfuré, de l'oxyde d'azote, etc., cela n'a point d'importance. Il nous est également difficile d'accepter l'opinion de M. Dubois (d'Amiens), qui paraît croire à l'influence des sels ammoniacaux que renferme le vaccin sur les qualités spécifiques de ce liquide. Les cristaux de chlorhydrate d'ammoniaque qui s'y trouvent n'ont pas plus d'importance, je crois, que les animalcules trouvés par d'autres pathologistes dans les liquides virulents. *Vidit illa in morbillis*, Langius; *in peste*, Kircherus; *in syphilitide*, Hauptmannus; *in petechiis*, Zinglerus; *in variolis*, Lusitanus et Porcellus, *vermiculos in serpiginibus aliis morbis cutaneis hic etiam vidit* [1].

Les travaux modernes n'ont pas été beaucoup plus fructueux. Un instant on avait cru qu'il existait dans le pus de la blennorragie syphilitique, chez la femme, des infusoires d'une nature particulière; mais ils ont été trouvés dans d'autres circonstances.

Toutefois il ne serait pas exact de dire que l'emploi du microscope est inutile dans l'étude des virus; ce serait même une grande erreur, car si, avec le secours de cet instrument, on ne peut reconnaître un virus, on peut du moins éviter les méprises. Sans son usage, la nature de la gale et du favus serait encore parfaitement ignorée.

Les virus viennent du dehors ou se développent spontanément dans l'organisme. Ces derniers sont de beaucoup les moins nombreux, et les phénomènes morbides qu'ils font naître sont aussi moins complexes; alors on ne rencontre jamais les accidents locaux, primitifs en quelque sorte, qui se rencontrent dans des circonstances opposées. Bien que ce fait soit contestable, et qu'on puisse, avec quelque apparence de raison, refuser d'admettre l'apparition spontanée d'une maladie virulente, il faut cependant s'incliner devant les résultats de l'observation. A ce propos, je rapporterai le fait bien curieux d'une femme autrefois vaccinée, et qui, sans être malade de la variole, sans avoir communiqué avec des personnes atteintes de cette maladie, a cependant mis au monde un enfant atteint de variole [2] :

OBSERVATION. — Une femme a été grosse deux fois : la première grossesse s'est terminée au troisième mois, et la seconde au sixième. Une troisième grossesse s'est déclarée en octobre dernier; elle est venue à terme. L'accouchement vient de se faire à la fin de juin. La femme paraissait d'une santé parfaite; elle a mis au monde un enfant couvert de pustules varioliques confluentes : les pieds, les mains, les jambes, les cuisses, tout était envahi. La mère a été vaccinée; elle a passé tout le temps de sa troisième grossesse sur une chaise longue; elle n'a pas eu de communication avec le dehors. La variole n'a pas paru dans le voisinage, cependant la variole de l'enfant était parfaitement caractérisée. Elle était au onzième ou douzième jour de l'irruption. Comment concilier ce fait avec les idées de la contagion [2]?

Les impressions virulentes ne sont généralement pas suivies d'effets immédiats, et leur réaction se fait plus ou moins longtemps attendre.

[1] Linnée, *In amœnit.*, Acad., t. V, *Exanthemata viva*, et t. VII, *Mundus indivisibilis*.

[2] *Gazette médicale*, 1832, séances de l'Académie; communication faite par M. Deneux.

Entre le moment de l'impression des virus variolique, morveux, claveleux, etc., insérés par un atome imperceptible sous l'épiderme, et
le jour où une maladie spécifique les reproduit largement et dans des
quantités hors de toute proportion, il s'écoule un temps plus ou moins
long, variable, suivant la nature des virus. C'est là, comme on l'a dit
par métaphore, une sorte de *germination*.

MM. Béhier, Hardy, Sestier et Piorry considèrent cette reproduction
comme le caractère principal des virus.

Ils pénètrent dans l'organisme par les diverses voies de l'absorption, tantôt par les solutions de continuité du tégument externe,
tantôt par suite du simple contact sur les muqueuses, tantôt enfin
à distance, et par un procédé que nous ne pouvons analyser.
Il en est, comme je l'ai déjà dit, qui ne peuvent s'introduire chez
l'homme que d'une manière, et à ce sujet j'ai cité la rage, qui succède
toujours à l'inoculation, n'ignorant pas d'ailleurs le fait de Palmerius,
qui vit un homme enragé transmettre la maladie à ses enfants rien
que pour les avoir embrassés. (Énaux et Chaussier.) Le plus grand
nombre se reproduit de toutes les manières : par inoculation artificielle ou naturelle, par contact direct des muqueuses (syphilis), ou
enfin par infection à distance (variole, rougeole, etc.).

L'impression virulente se fait au moyen de l'absorption par les
lymphatiques et les radicules veineuses, surtout dans les cas de solution de continuité; et, quand on pense à la rapidité avec laquelle
certaines substances pénètrent dans le sang, on doit être surpris de
voir tant de personnes s'exposer journellement à la contagion sans
être aussitôt atteintes par l'action spéciale des virus. On se demande
comment la période d'incubation de certaines maladies peut se
prolonger si longtemps, et, sans que l'on puisse s'en rendre compte,
il faut dire avec M. Sestier : « Entre le virus variolique et la variole
il y a l'intermédiaire de l'économie vivante. »

La réaction qui suit l'impression virulente est plus ou moins rapide
selon les virus : il en est qui modifient assez promptement l'organisme, et témoignent de leur présence au bout d'un temps déterminé,
trois à quatre jours pour le vaccin (Guersant); une ou deux septaines
pour la variole ; d'un à six jours pour la pustule maligne, etc.;
d'autres, au contraire, séjournent quelquefois bien longtemps dans
l'économie avant de révéler leur existence. Ainsi la période d'incubation du virus de la rage a été estimée de trois semaines à un an par
M. Ménière[1]. Tous les médecins sont à peu près d'accord à ce sujet. On
croit que le virus séjourne dans la partie inoculée, où il peut y être

[1] *Archiv.*, t. XVIII.

détruit par la cautérisation. Le fait est avéré, du moins pour ce qui concerne la syphilis [1].

Les effets des virus varient suivant une foule de circonstances qu'il est utile de connaître, et qui sont relatives, les unes au poison morbide lui-même, les autres à l'individu soumis à l'infection. Ainsi, d'après M. le professeur Piorry, bien que les virus en se reproduisant un grand nombre de fois restent à peu près les mêmes, il y a une sorte d'affaiblissement et d'amoindrissement dans l'énergie des accidents produits par la cause virulente. C'est, ajoute cet auteur, ce qu'on croit avoir observé pour la syphilis et pour la vaccine. Je dirai, de plus, c'est ce que l'on constate chaque jour dans la pathologie comparée lors de l'inoculation du claveau pratiquée sur les moutons pour les préserver de la clavelée. C'est enfin ce qui a été démontré par Breschet, lorsqu'il a vu le virus rabique du chien, inoculé à des moutons, occasionner la rage chez ces animaux et perdre ensuite sa puissance vers la quinzième ou vingtième génération au point de ne plus déterminer d'accidents. Toutefois l'affaiblissement des virus par suite de générations successives ne doit pas être accepté d'une manière absolue, car il est fort possible que chez les animaux, comme chez l'homme, on puisse voir des affections virulentes bénignes donner naissance aux affections virulentes les plus graves.

Les virus sont d'autant plus actifs qu'ils sont recueillis à une époque plus voisine de l'invasion de la maladie, fait constaté par les syphiliographes (Hunter), notes de M. Ricord. Ce médecin nous apprend là que le pus d'un chancre en voie de réparation cesse d'être contagieux.

Pour quelques médecins, l'activité du virus est en rapport avec la quantité de matière virulente *absorbée* [2]. Cela n'est pas absolument exact, mais c'est vrai dans quelques circonstances; ainsi veut-on modifier une variole qui commence, ce n'est pas par une seule inoculation de cow-pox qu'on y pourra réussir, quelle que soit la quantité de virus laissée dans la plaie; c'est par un grand nombre de piqûres, et avec un peu de virus déposé dans chacune, s'il peut être *absorbé*. La multiplicité des piqûres favorise évidemment l'absorption. On sait d'ailleurs que sur ce fait roule l'argumentation de ceux qui combattent l'inoculation de la syphilis. Ils affirment qu'en inoculant le pus d'un chancre primitif à un homme déjà infecté, il en

---

[1] *Thèse* de Sestier.
[2] Eichorn, *Gaz. méd.*, 1833.

résulte quelquefois des accidents qui n'auraient pas eu lieu sans cette circonstance. C'est une question que je ne me permets pas de résoudre.

Il y a des virus d'une grande fixité qui gardent longtemps leurs propriétés virulentes. Les uns se conservent imprégnés sur des corps denses et solides, les métaux et le verre, et d'autres dans des étoffes et des linges. J'ai lu quelque part qu'un enfant ayant mis dans sa bouche un couteau taché depuis longtemps par le sang d'un animal enragé, s'était ainsi communiqué la rage. Le virus variolique est un de ceux qui s'altèrent le moins facilement, la mort des sujets ne lui fait rien perdre de son activité. Ozanam et M. Guérard[1] rapportent des faits qui tendent à prouver que la dépouille d'individus morts de variole depuis vingt ou trente ans est encore susceptible de propager la maladie. Le virus-vaccin, au contraire, meurt avec les individus[2].

La neutralisation de certains virus les uns par les autres est un fait assez rare et fort curieux. Ainsi on a rapporté plusieurs exemples de variole modifiée par la vaccine, ou de vaccine modifiée par la variole. Il est évident pour moi, comme pour ceux qui ont vu les faits de ce genre, que ces deux maladies ont une influence abortive marquée l'une sur l'autre, et que les deux éruptions sont très-sensiblement modifiées. Il en est peut-être aussi de même pour la rougeole et la variole; mais ici le problème n'est pas entièrement résolu, et nous trouvons quelques dissidences entre des auteurs d'une imposante autorité. Ainsi Hunter, Hosti, Bergius, Cruikshanks et Hildenbrandt ne croient pas que ces maladies éruptives puissent se développer ensemble, et ils affirment que l'éruption variolique succède toujours à l'éruption morbilleuse. M. Rayer, au contraire, a publié des faits qui prouvent que les choses ne se passent pas toujours d'une manière aussi constante, et que, quelquefois au moins, la variole se développe sur une éruption morbilleuse encore assez vive. Après tout, ce n'est pas de cela qu'il s'agit en ce moment : nous voulons savoir si, dans les cas où plusieurs fièvres éruptives apparaissent simultanément, ou se succèdent chez un même individu, il y a une influence abortive d'une de ces maladies sur l'autre. C'est ce qui paraît probable, et ce que M. Villemin a essayé de démontrer dans le travail qu'il a publié à ce sujet, et où se trouvent un grand nombre d'observations concluantes.

Quant à l'annihilation des virus par le venin de la vipère, par le

[1] Ozanam, *Histoire des épidémies.* — Guérard, *Des inhumations et des exhumations.* Paris, 1858,

[2] MM. Guersant et Blache, *Dict. de médecine*, art. Vaccine.

suc gastrique (Renault), par le chlorure de soude (Valli, Hildenbrandt), ce sont des faits qui rentrent dans le domaine de la thérapeutique, et j'en parlerai plus loin.

Nous ne connaissons que d'une manière bien imparfaite l'influence des prédispositions individuelles sur l'absorption des virus, et, jusqu'à ce que la science soit plus avancée à cet égard, il sera difficile d'expliquer la cause de l'immunité dont jouissent certains individus qui s'exposent et se sont exposés sans inconvénient à l'absorption des différentes matières virulentes.

Les enfants sont plus exposés que les adultes et les vieillards à l'impression des virus morbilleux et variolique. Les hommes faibles, épuisés par les excès, par les privations de la faim, par des évacuations considérables, par l'oppression morale de la tristesse ou de la frayeur, sont, dit-on, plus exposés que d'autres à subir l'influence des matières virulentes ; on en voit un exemple dans la rage. Disons d'une manière générale qu'il y a à cet égard des idiosyncrasies naturelles et primitives semblables à celles qu'on détermine artificiellement par l'inoculation dans certains virus. On sait, en effet, que plusieurs d'entre eux ne peuvent pénétrer qu'une seule fois dans l'organisme, et le protégent à l'avenir contre une infection de même nature.

De l'influence des impressions virulentes. — Les impressions virulentes provoquées par l'absorption d'un atome imperceptible de virus se transforment en maladies générales désignées sous le nom de *maladies virulentes*.

Ce sont des maladies spécifiques, et la présence du virus forme leur caractère essentiel.

Il en est un grand nombre dans lesquelles l'existence de ce poison morbide est incontestable et peut être démontrée par l'inoculation. Ce sont les maladies *essentiellement virulentes*.

Il en est d'autres, au contraire, qui, en raison de leurs symptômes, de leur marche, de leur développement et de diverses circonstances particulières, semblent devoir être également attribuées à la présence d'un virus dans l'économie; mais les recherches faites dans le but de recueillir ce virus et de l'inoculer sont restées incertaines : leur nature *virulente* reste indécise.

Il y a enfin celles dont l'action est bornée à un tissu, et qu'on pourrait croire locales : ce sont les maladies *pseudo-virulentes*. Les virus s'éteignent dans le lieu de leur action, sans produire d'accidents généraux; ils sont aux vrais virus ce que les faibles venins sont aux venins mortels.

Nul doute que l'observation ultérieure ne puisse fournir de nouveaux faits capables de dissiper l'incertitude que nous signalons en ce moment; mais jusque-là il faudra conserver cette subdivision de la classe des maladies virulentes.

Les MALADIES ESSENTIELLEMENT VIRULENTES sont déterminées par la présence d'un virus dans l'économie, et elles peuvent, à un instant donné de leur développement, se reproduire ailleurs par l'inoculation.

Si l'on jette un coup d'œil rapide sur le tableau des maladies virulentes, on voit qu'un certain nombre d'entre elles s'observent à la fois chez l'homme et chez les animaux, et que d'autres, au contraire, sont l'exclusif et triste apanage de l'espèce humaine. L'histoire de la médecine révèle les diverses phases de cette communauté d'affections morbides, et, avec le secours de la pathologie comparée, dont l'intervention a été si heureuse pour la médecine, l'on est remonté à l'origine de plusieurs de ces maladies. Il est à peu près impossible de bien connaître les affections virulentes de l'homme si on ne les étudie d'une manière comparative avec les maladies identiques observées chez les animaux. C'est en effet, je crois, le meilleur moyen de saisir les analogies ou de faire ressortir les différences qui existent entre elles. C'est le seul, s'il s'agit de constater les modifications imprimées à l'activité des virus par leur transmission à des espèces animales différentes, témoin le virus rabique, qui perd successivement ses propriétés contagieuses lorsqu'on le transmet aux herbivores.

Qu'il me soit donc permis, en raison même de l'utilité de ces recherches, de faire entrer dans mon tableau de *classification* les maladies contagieuses virulentes des animaux. Pour la description, j'y mettrai un peu plus de réserve, et je ne ferai d'emprunts à la pathologie comparée que pour jeter sur des faits incertains les lumières de la médecine expérimentale.

Chez l'homme, les maladies virulentes, c'est-à-dire toujours inoculables, tirent leur origine, les unes de l'espèce elle-même, comme la variole, la syphilis, la rougeole, etc.; les autres des animaux, comme la vaccine, la rage, la morve, etc.; d'autres enfin se sont montrées d'une manière primitive chez l'homme et chez les animaux : telles sont les affections charbonneuses. De là trois ordres de maladies virulentes : 1° originaires de l'homme ; 2° originaires des animaux; 3° communes, c'est-à-dire originaires à la fois des animaux et de l'homme. Chacun de ces ordres est divisible en plusieurs genres, d'après un caractère important, celui de la transmissibilité ou de la non-transmissibilité par inoculation à des espèces différentes. Ainsi la variole originaire de l'homme est transmissible à l'espèce bovine (Sunderland, Naumann); la syphilis, également originaire de l'homme, peut être communiquée aux animaux. Les expériences de M. Auzias-Turenne ont, je crois, décidé cette question d'une manière très-positive. On ne peut appeler syphilis les écoulements des organes génitaux provoqués par l'inoculation d'un pus virulent, et jamais, dans ces cas, on n'a vu les accidents constitutionnels caractéristiques de l'infection vénérienne, c'est-à-dire du passage du virus syphilitique dans l'économie. — Parmi les maladies virulentes originaires des animaux, il y en a de transmissibles à d'autres espèces, comme la rage, qui du chien se communique au loup et au renard; il y en a de transmissibles à l'homme : le cow-pox, la morve, la rage, etc.; il y en a enfin qui ne sont pas transmissibles à l'homme . telles sont la clavelée chez les moutons, le piétin et le typhus du gros bétail.

Je place ici le tableau de cette division, qui aura peut-être l'avantage de représenter ma pensée d'une manière plus nette et plus claire que je n'ai pu le faire dans ma description.

1° MALADIES ESSENTIELLEMENT VIRULENTES.

A. Maladies virulentes *originaires de l'homme.*	Transmissibles à certains animaux.	Variole, syphilis.
	Non transmissibles aux animaux.	Rougeole, scarlatine, pourriture d'hôpital, etc.
B. Maladies virulentes *originaires des animaux.*	Transmissibles à d'autres espèces.	Rage, maladie aphteuse, etc.
	Transmissibles à l'homme.	Cow-pox, rage, morve, farcin, pustule maligne, eaux aux jambes.
	Non transmissibles à l'homme.	Clavelée, typhus du gros bétail, maladie aphteuse.
C. Maladies virulentes *communes,* c'est-à-dire *originaires de l'homme ou des animaux.*	. . . .	Maladies charbonneuses.

2° MALADIES VIRULENTES DOUTEUSES.

Typhus, fièvre typhoïde, suette, peste, diphthérie, coqueluche, etc.

3° MALADIES PSEUDO-VIRULENTES.

Pian, blennorragie, ophthalmie purulente, etc.

C'est là une division sans doute imparfaite, purement temporaire, et qui ne peut rien avoir de définitif. L'observation pourra, je n'en doute pas, lui faire subir des modifications avantageuses; mais, telle que je la présente, elle est susceptible de faciliter la connaissance des maladies virulentes.

Je vais maintenant parler : 1° de ces diverses maladies envisagées d'une manière générale et comparative; 2° de leur développement et de leur marche, ce qui me permettra d'indiquer très-sommairement les faits les plus importants relatifs à la durée de l'incubation de la fièvre primaire et à l'apparition des caractères spécifiques et des phé-nomènes généraux; 3° enfin je terminerai par ce qui est relatif aux maladies dont la nature contagieuse et virulente est restée douteuse, malgré les plus minutieuses investigations.

On peut dire des maladies essentiellement virulentes ce que M. Sestier disait avec raison des maladies spécifiques en général : c'est qu'elles nous révèlent « certaines propriétés des corps vivants qui, sans elles, seraient complétement ignorées. Entre le virus variolique et la variole, entre le virus rabique et la rage, il y a l'intermédiaire de l'économie vivante qui a reçu l'action spécifique et qui reproduit l'effet spé-cial. »

Toutes sont caractérisées, chez l'homme et chez les animaux, par l'infection générale de l'organisme, qui se manifeste à une époque plus ou moins éloignée du jour où l'absorption de la matière virulente s'est accomplie, infection salutaire dans quelques cas exceptionnels, ordi-nairement nuisible et désastreuse dans ses effets ; exemple : le cow-pox, la vaccine et les maladies inoculées dans un but de prophylaxie, ailleurs la syphilis, la morve, le charbon, etc. Les unes, et ce ne sont pas toujours les moins graves, apparaissent sous une apparence peu redoutable, avec une écorchure ou quelques pustules, telles que la rage communiquée, la pustule maligne, les chancres de la syphilis, etc.; les autres exercent une action locale plus étendue, et se manifestent sur toute la surface de la peau et des muqueuses, comme la variole, la rougeole, ou détruisent presque en même temps tous les tissus de l'économie : l'affection morveuse dans la forme aiguë. Comme le dit M. Dalmas, souvent, lorsque ces symptômes existent, ils ont des caractères à eux, spécifiques, aussi bien que la maladie qu'ils représentent.

Les altérations anatomiques qui les accompagnent sont des plus variées quant à *la forme*, et il est difficile de les grouper d'une manière satisfaisante. Qu'observe-t-on, en effet, à cet égard? C'est ici une pustule qui doit nous préserver de la contagion variolique (la vaccine); là, une éruption cutanée, variable suivant les maladies : exan-thémateuse dans la rougeole ; pustuleuse dans la variole de l'homme et dans la clavelée du mouton ; ailleurs, un chancre ; en d'autres cir-constances, des abcès épars et multiples, comme dans la morve aiguë, ou des gangrènes épouvantables, comme on a pu en voir dans les diverses formes d'affection charbonneuse.

Le sang lui-même n'a fourni à l'analyse que des données incertaines. Il est vrai de dire que les recherches n'ont pas été faites dans cette direction spéciale, car, si l'on excepte quelques analyses indiquées dans l'*Hématologie pathologique* de M. Andral au sujet de la variole et de la rougeole, nous en sommes à juger de l'état du sang, dans les maladies virulentes, par l'aspect extérieur de ce liquide ou par l'examen du caillot des saignées.

La plupart de ces affections n'entraînent que des accidents *primitifs*, et, soit qu'elles se terminent par la mort ou par le retour à la santé, on peut croire qu'elles ont parcouru toutes leurs périodes, ou que la matière virulente est épuisée, et que l'organisme n'a point été modifié par elle. Il en est une toutefois qu'il faut excepter, c'est la syphilis. Alors qu'elle est guérie, du moins en apparence, et que, trompé par la disparition des phénomènes primitifs, le malade et quelquefois le médecin peuvent croire que tout est terminé, il survient quelquefois, à une époque plus ou moins éloignée, sans autre infection nouvelle, des accidents graves et sérieux, désignés sous le nom de *secondaires*, qui révèlent une modification profonde et spécifique de l'économie.

Quelques-unes de ces maladies parcourent leurs périodes avec rapidité, exemple : le cow-pox, la variole, les maladies charbonneuses ; d'autres, au contraire, se préparent lentement, comme la rage, et deviennent ensuite foudroyantes ; d'autres enfin sont essentiellement chroniques, ainsi qu'on en pourra juger par certaines formes de l'affection morveuse. Je reviendrai un peu plus loin sur ces phénomènes, qu'il est de la plus haute importance de bien connaître au point de vue de la nature des virus.

Les maladies virulentes sont donc la conséquence de l'impression produite par l'absorption des différents virus. Que ce soit par *contact direct*, comme dans l'inoculation *naturelle* ou *artificielle*, par la réunion passagère de deux surfaces cutanées, par la réunion momentanée de deux membranes muqueuses, par l'application de vêtements infectés sur le corps, ou que ce soit par *contact indirect*, comme on le dit, lorsque le virus volatilisé, suspendu dans l'atmosphère, vient pénétrer de toutes parts dans un organisme sans défense, il faut que le poison morbide soit absorbé et introduit dans le sang et dans les centres nerveux. Toutes les maladies virulentes se développent par l'un ou l'autre de ces moyens de propagation. Mais il en est qui n'ont pas besoin de toutes ces conditions pour se reproduire. La variole chez l'homme, la clavelée et la maladie bos-hongroise chez les animaux, se transmettent à distance et par chacun des moyens précédemment indiqués. Quelques-unes ne se propagent que par inoculation ; ce sont la rage et le cow-pox. Pour la plupart, elles peuvent se développer *spontanément*. Toutefois, chez l'homme, la morve et la rage font peut-être exception à la règle ; mais il ne faut pas appeler du nom de rage les symptômes d'hydrophobie observés dans les maladies nerveuses.

La multiplicité des modes d'absorption et d'impression des virus sur l'économie fait en quelque sorte pressentir la facilité du développement des maladies virulentes. En effet, la cause qui les engendre étant spécifique et volatile, l'on comprend qu'elle puisse frapper un grand nombre de sujets à la fois.

Les maladies *essentiellement virulentes* peuvent donc se développer *spontanément*, comme on le voit pour la rage chez les animaux ; elles peuvent être *provoquées* par le simple contact ou par l'inoculation ; elles peuvent enfin régner d'une manière *épidémique*.

Leurs caractères sont essentiellement différents quant à la *marche des symptômes*. Ainsi, tandis que les unes prennent la forme *aiguë*, depuis l'instant de l'absorption du virus jusqu'à la terminaison heureuse ou funeste des accidents spécifiques, les autres sont en quelque sorte *chroniques* au début, lors de l'inoculation virulente, et les accidents aigus ne se manifestent qu'à une époque plus ou moins éloignée. Ainsi, tandis que la variole, la rougeole, la clavelée, etc., parcourent leurs périodes avec une rapidité extrême, on a vu la rage ne se manifester que fort longtemps après son inoculation. Elle est chronique, si l'on peut dire, dans son incubation ; elle est aiguë, au contraire, lors de l'apparition des accidents spécifiques. Disons aussi que plusieurs de ces maladies se présentent tantôt avec la *forme aiguë*, tantôt avec la *forme chronique*. Tel est le cas de la syphilis. On sait, à n'en pas douter aujourd'hui, que la morve et le farcin, effets différents d'un même virus, peuvent s'offrir d'emblée avec l'un ou avec l'autre de ces caractères[1]. Dans quelques circonstances, la marche des accidents est tellement rapide, que les individus meurent dans un fort court espace de temps (Dalmas) ; c'est, dit-on, le cas de quelques varioles (J. Frank) ; c'est aussi ce qu'on observe dans certaines affections charbonneuses des animaux.

Quelle que soit la forme des maladies virulentes, que leur marche soit aiguë ou chronique, les accidents qui les caractérisent présentent quelque chose de tout spécial. Elles sont remarquables par le développement régulier de certains phénomènes constants, dont la succession peut être annoncée à l'avance.

Ces phénomènes, qui sont dus à l'absorption des virus, c'est-à-dire

---

[1] Tardieu, *De la morve et du farcin chronique chez l'homme*. Paris, 1843, in-4.

à l'*infection de l'économie*, se retrouvent, à peu de chose près, les mêmes dans toutes les maladies virulentes. Il n'y a guère de différences que dans les altérations organiques locales qui constituent le caractère de ces maladies. Ainsi, à part la circonstance de l'inoculation qui entraîne des accidents locaux primitifs plus ou moins apparents, il y a des phénomènes généraux qui annoncent l'intoxication de l'organisme. Ces phénomènes, considérés dans ce qu'ils ont de commun, peuvent être groupés en plusieurs catégories, représentant chacune un ordre spécial d'idées. C'est d'abord la période d'*incubation*, puis l'*invasion* avec la *fièvre primaire*, et enfin l'apparition des *lésions locales* ou *caractères spécifiques* accompagnés ou non accompagnés d'une *fièvre de réaction*.

Incubation. — Toutes les maladies virulentes engendrées par l'impression d'un virus ont une période latente, dans laquelle rien ne révèle les accidents qui ne peuvent tarder à paraître. Cette période, comprise entre le jour de l'inoculation ou de la contagion directe et celui où paraît le premier phénomène morbide, je l'appelle *période d'incubation*. Elle est très-variable, suivant les maladies. On l'estime à sept ou huit jours pour la variole (Hunter); mais les avis sont partagés à cet égard, car J. Frank croyait que le virus variolique était susceptible de causer un effet instantané, et Biett porte la durée de son incubation à une ou deux septaines. Elle est évaluée à vingt-quatre ou quarante-huit heures pour la rougeole, mais elle peut se prolonger au delà, six jours (Gaubius), sept jours (Home), six à seize jours (Villan), vingt-cinq, trente ou même cinquante-huit jours (Rilliet et Barthez); elle est de huit jours à un mois, et même, dit-on, davantage pour les chancres; de six, huit ou vingt jours pour la clavelée; de six à soixante heures pour le charbon; de trois jours à une septaine, selon Camper, pour la maladie bos-hongroise, etc.

Il est difficile de fixer d'une manière rigoureuse la durée de cette période; car on ne peut toujours assigner d'époque à l'impression du virus. En outre, elle varie suivant un certain nombre de circonstances idiosyncrasiques incontestables, dont nous ne connaissons pas l'influence. Ainsi pourquoi le pus d'un chancre primitif n'est-il pas immédiatement absorbé, et pourquoi la cautérisation détruira-t-elle le virus au bout de six à sept jours chez un individu (Ricord), tandis qu'elle ne le détruira pas chez un autre? Nous n'en savons absolument rien. Pourquoi le virus rabique séjourne-t-il quelquefois si longtemps dans l'organisme sans révéler sa présence? C'est encore une question que nous ne pouvons qu'indiquer, mais qu'il est impossible de résoudre sans recourir à l'hypothèse. L'âge exerce, à l'égard de quelques virus au moins, une notable influence sur leur incubation. Toutes choses égales d'ailleurs, les fièvres éruptives se communiquent plus facilement chez les enfants que chez les adultes. Il y a des cas où, chez eux, il ne s'écoule pas plus de vingt-quatre heures entre l'infection et l'apparition de la fièvre primaire.

L'affaiblissement de l'organisme par les excès, par les privations de tous genres, par les évacuations considérables, par les passions tristes, etc., est également susceptible de modifier les phénomènes de l'incubation, du moins il est permis de le croire. Elle est certainement prolongée chez quelques sujets, lorsqu'ils sont exposés à la contagion dans le cours d'une maladie aiguë. Ainsi, quand la variole et la rougeole règnent dans une salle d'hôpital, les enfants qui ont des affections aiguës ne sont en général atteints que longtemps après leur arrivée et lorsqu'ils sont déjà en convalescence. C'est presque uniquement chez les enfants qu'on voit se succéder ainsi une foule de maladies contagieuses. Le même fait s'observe cependant chez l'adulte, et j'ai vu la variole survenir dans la convalescence de plusieurs fièvres typhoïdes, alors qu'un varioleux avait, fort longtemps auparavant, séjourné dans les salles de l'hôpital.

Lorsque les matières dites virulentes, en si petite quantité qu'elles soient, ont pénétré dans l'économie, l'action intime qui résulte de leur impression nous échappe; mais, par la pensée, nous comprenons l'intoxication qu'elles produisent. On suppose que, mélangées au sang qui subit leur influence, elles agissent sur les centres nerveux, engendrent une diathèse spéciale favorable à leur reproduction, et, lorsque l'infection est complète, elles déterminent des accidents qui se traduisent souvent par un mouvement fébrile désigné sous le nom de *fièvre primaire.*

Invasion, fièvre primaire. — Ici, comme pour l'incubation, il y a des différences nombreuses relatives sans doute aux idiosyncrasies particulières, mais aussi à la forme aiguë ou chronique des maladies virulentes, à la nature et à l'activité du poison morbide absorbé. Le cowpox, chez les animaux, est précédé d'une *fièvre primaire* qui manque quelquefois lors de l'inoculation de ce virus à l'homme, parce que ce virus est affaibli. Ces accidents fébriles sont très-marqués dans la variole; beaucoup moins dans la rougeole; ils sont très-manifestes dans la morve aiguë; ils sont moindres dans l'inoculation du claveau; ils sont inappréciables dans la morve chronique et dans la plus grande partie des cas de syphilis. Cependant on observe quelquefois des éruptions cutanées spécifiques et fébriles chez des sujets atteints de syphilis primitive.

Lorsque la fièvre s'allume, elle est presque toujours accompagnée de divers troubles dans les fonctions de l'économie, troubles qui toutefois ne sont pas encore spécifiques de l'*affection virulente*. Avec la fièvre primaire de la variole s'observent des vomissements et des douleurs rénales caractéristiques; dans la rougeole, c'est le coryza, le larmoiement, etc., et, avec ces phénomènes spéciaux, l'inappétence, la faiblesse, la courbature; enfin tout le cortége symptomatique d'une maladie aiguë qui commence. Quelquefois on observe des phénomènes nerveux plus ou moins graves, en rapport avec la plus ou moins grande malignité des affections virulentes. La variole confluente débute assez souvent par le délire, et les affections charbonneuses par une adynamie profonde.

Celles de ces maladies qui sont engendrées par le contact direct de la peau avec une matière virulente, ou par la pénétration du virus au moyen d'une blessure, présentent quelquefois des phénomènes locaux apparents. Les plaies prennent, comme on le dit généralement, un mauvais caractère. Dans la rage, il paraît que la morsure est douloureuse et que la plaie s'ouvre à plusieurs reprises. Dans la pustule maligne qui va donner naissance à une affection charbonneuse générale, la peau ne tarde pas à offrir les signes d'un phlegmon gangréneux fort grave. Ailleurs la plaie détermine une angioleucite superficielle et le gonflement des glandes lymphatiques correspondantes. C'est ce que M. Piorry a parfaitement indiqué par cette phrase : « Les virus déterminent souvent des effets locaux, suivis de phénomènes généraux, et d'autres fois c'est le contraire qu'on observe. »

La durée de la fièvre primaire et de ces prodromes est très-variable dans les diverses affections virulentes; elle ne se prolonge guère au delà de trois ou quatre jours dans celles qui ont une marche aiguë; sa durée est moins longue dans la rougeole, et il y a encore ici des différences nombreuses, que la pathologie spéciale a constatées depuis longtemps. Elle est presque nulle dans la variole, lorsque la marche des accidents est très-rapide. Il n'est pas rare, dit J. Frank, de voir les convulsions précéder l'apparition de la variole chez les enfants et chez les adultes. Les pustules, quelquefois très-nombreuses, paraissent souvent sans troubles, sans nausées, sans vomissement et avec une fièvre légère. La réaction fébrile échappe aussi quelquefois à l'observateur dans le charbon des animaux lorsque sa marche est foudroyante; mais c'est particulièrement dans les affections virulentes chroniques que ces prodromes sont inappréciables. Ainsi les altérations que détermine la morve lorsqu'elle a pris d'emblée la forme chronique se développent en quelque sorte sans que le malade en ait la conscience; ce n'est que plus tard, lorsque cette affection passe à l'état aigu, que l'on voit apparaître une réaction fébrile plus ou moins prononcée.

Lésions spécifiques. — Elles succèdent à la fièvre primaire; mais, il faut le dire, elles sont quelquefois le premier indice de l'infection virulente, lorsque la réaction fébrile primaire vient à manquer ou échappe à l'observateur par son peu d'intensité. Leur apparition constitue la période la plus importante des maladies qui nous occupent. Là se trouvent les caractères *spécifiques* des *affections virulentes*.

Ces lésions sont fort nombreuses et ne peuvent que très-difficilement être envisagées d'une manière générale; elles exigent chacune une description particulière; mais ici je ne parlerai que des caractères généraux qui leur sont communs. On peut dire qu'elles traduisent par leur forme la nature du virus qui les engendre. Il faut les examiner dans les *solides* et dans les *liquides*.

Bien d'autres avant moi l'ont démontré, les maladies virulentes sont le résultat d'une infection générale de l'organisme, et c'est dans le *sang* qu'il faut placer le siége de cet empoisonnement occulte. La chimie pathologique ne nous a pas encore éclairés sur ce point obscur, mais ici la raison a dû suppléer à des expériences négatives.

Comme je l'ai déjà dit, on n'a fait que des recherches incomplètes sur les altérations du sang dans les maladies virulentes. L'aspect de ce liquide, la forme du caillot et de la couenne, sa densité, la quantité apparente du sérum, ont seuls été étudiés. Ces modifications ont été notées avec grand soin dans la morve par MM. Vigla, Bouley, Nonat, Donné et un grand nombre d'autres pathologistes. Elles ont été indiquées aussi dans certaines maladies virulentes des animaux, et c'est à la teinte sombre des muscles infiltrés de sang noir et poisseux, chez les animaux atteints de *charbon*, qu'il faut rapporter l'origine de ce mot créé par les vétérinaires. On peut donc dire d'une manière générale que, dans les maladies virulentes, le sang est noir, demi-fluide, et aussi peu coagulable que le sang des sujets atteints de fièvre typhoïde. Toutefois, dans le fait rapporté par M. Vigla, cette analogie n'a pas été rencontrée.

Nous ne possédons d'analyses du sang que dans la variole et dans la rougeole; encore sont-elles peu nombreuses et les résultats qu'on en peut tirer ne sont-ils pas très-importants. Dans les saignées de cinq varioles confluentes, analysées par M. Andral, les globules sont restés à leur chiffre ordinaire, si ce n'est dans un cas de variole hémorragique, et les chiffres de fibrine n'ont présenté que des différences insignifiantes. Dans la rougeole, la fibrine a paru conserver, à peu de chose près, son chiffre normal, et les globules, quelquefois augmentés en nombre, sont, dans la majorité des cas, restés dans les limites de l'état physiologique. (Andral et Gavarret.) Ces recherches ont été confirmées depuis par les analyses de MM. Becquerel et Rodier.

Les autres altérations organiques qu'on observe dans les *maladies virulentes* se trouvent dans les solides, et là existent les véritables caractères *spécifiques* de chacune de ces affections. La forme, la marche et surtout la succession de leurs périodes ont révélé ce qu'elles avaient de général comme *genre*; l'étude de la lésion matérielle, exanthèmes, pustules, etc., les fera maintenant connaître comme *espèce*.

Je ne veux pas décrire toutes les lésions organiques qu'on observe dans les maladies virulentes, mais je ne puis me dispenser de les rassembler au point de vue de la pathologie générale, et d'en faire des groupes particuliers.

Ces lésions, aussi nombreuses que variées, existent d'une manière à peu près constante, et on peut véritablement dire qu'elles constituent la base du diagnostic particulier de ces affections. Leur siége n'a rien de précis. On les trouve dans tous les organes, et je dirai presque dans tous les tissus indifféremment, à la peau, sur les muqueuses, dans les glandes, dans les parenchymes, dans les muscles, dans le tissu cellulaire, dans les os, etc. Ce sont des éruptions variées, des ulcères de mauvaise nature, des abcès superficiels et profonds, des gangrènes, etc. Rarement elles existent en petit nombre et isolées, presque toujours, au contraire, elles sont nombreuses et combinées les unes avec les autres.

Elles présentent des différences caractéristiques suivant la nature des maladies virulentes, et c'est là ce qui leur donne de l'importance comme symptômes au point de vue du diagnostic. A la peau, ce sont des exanthèmes d'une nature spéciale, comme dans la rougeole et dans la syphilis constitutionnelle, ou bien ce sont des pustules d'une nature particulière, comme dans le cow-pox, la vaccine, la variole, la clavelée, etc. Ailleurs, ce sont des érésipèles et des gangrènes, des ulcères, comme dans la morve aiguë, dans la pourriture d'hôpital, etc.

Sur les muqueuses, on observe les mêmes exanthèmes, les mêmes pustules, les mêmes ulcérations, dont le siége a une importante signification séméiologique. La rougeur de la conjonctive et de la pituitaire réunies ne se trouvent que dans la rougeole; la phlegmasie et l'ulcération de la muqueuse nasale existent dans la morve aiguë, dans la syphilis; le catarrhe de toutes les muqueuses dans le typhus du gros bétail décrit par Camper, etc.

Quelques glandes sécrétoires, la parotide et la glande lacrymale, par exemple, offrent certaines modifications dans la rougeole et surtout dans la rage. Les viscères et principalement les poumons sont affectés dans la morve, dans la variole et dans les affections virulentes graves. La rate est énorme et réduite en putrilage dans le charbon; c'est là ce que les vétérinaires appellent *splénite charbonneuse*.

Les glandes lymphatiques, souvent gonflées, deviennent le siége d'une inflammation très-vive qui se termine quelquefois par des abcès; mais on attribue généralement cet état morbide à l'effet produit par la phlogose des parties voisines.

L'encéphale est quelquefois affecté, mais son altération est plutôt fonctionnelle que moléculaire en quelque sorte; les membranes et la substance médullaire sont injectées, mais il n'y a pas ici de lésions caractéristiques.

Les os sont quelquefois nécrosés ou le siége d'exostoses, dans certaines formes de l'affection morveuse ou syphilitique; enfin de nombreuses altérations se rencontrent aussi dans le tissu cellulaire, dans les muscles, dans les articulations, etc. Ce sont des abcès isolés plus ou moins nombreux ou de vastes collections purulentes. On les observe également à la surface ou dans l'épaisseur des parenchymes viscéraux.

Il ne faudrait pas conclure de ce qui précède que, dans les maladies virulentes, les lésions anatomiques existent partout et toujours. Il en est dans lesquelles ces altérations sont peu caractéristiques; exemple : la rage; peu nombreuses, le cow-pox, et chez quelques individus, dans plusieurs autres de ces affections, elles sont souvent peu développées lorsque la marche des accidents a été très-rapide, et que la mort est survenue inopinément.

Les altérations *spécifiques* des maladies virulentes parcourent leurs périodes d'une manière plus ou moins prompte, suivant la marche aiguë ou chronique de l'affection qu'elles caractérisent, et elles sont, en général, accompagnées d'un certain nombre de phénomènes généraux. Les unes, simples efflorescences cutanées, disparaissent vite et sans laisser de traces au lieu de leur apparition; les autres, au contraire, arrivent plus ou moins rapidement à la suppuration, à la gangrène, et laissent presque toujours l'empreinte de leur passage. Les altérations des maladies virulentes chroniques ont une marche lente; s'il existe des plaies, leur coloration est sombre, leur suppuration de mauvaise nature et leur cicatrisation difficile, car elles s'indurent quelquefois; enfin, dans les os, s'ils ont subi l'influence du virus, la modification ne s'effectue que d'une manière progressive.

Les phénomènes généraux sont peu marqués dans les affections viru-

lentes, comme la varioloïde, ou dans certaines rougeoles, etc.; ils ne
le sont guère davantage dans celles de ces maladies qui ont une marche
lente et chronique; mais, dans les affections virulentes graves, ils sont
très-prononcés et méritent d'être pris en grande considération. Ce sont
alors ceux des maladies typhoïdes simples ou compliquées de symptômes adynamiques et ataxiques. La fièvre, qui diminue sensiblement
lors de l'éruption spécifique, reparaît plus vive lorsque celle-ci est accomplie et au moment de la suppuration. Avec la fièvre viennent la
stupeur, la prostration, le délire et l'adynamie la plus profonde lorsque la mort est imminente. On trouve alors, outre des lésions spécifiques, la congestion plus ou moins considérable de tous les tissus
et de tous les viscères, comme dans les affections typhoïdes.

Il y a des maladies qui, en raison de leurs symptômes, de leur
marche et de leurs lésions spécifiques, semblent devoir être attribuées
à la présence d'un virus dans l'économie, et sont regardées par quelques personnes comme des maladies virulentes contagieuses qu'un
poison morbide transmet et propage à d'autres individus. Telles sont
la peste, la suette, la fièvre typhoïde et les typhus, la dyssenterie, la
diphthérite, la coqueluche, etc. Mais, d'une part, les propriétés contagieuses de ces affections ne sont pas reconnues de tout le monde, et,
de l'autre, il faut bien le dire, nulle expérience ne démontre d'une
manière péremptoire l'existence du virus qui serait l'agent de transmission de ces maladies. En pareille occurrence, toute affirmation
est impossible, et il faut nécessairement attendre de nouveaux faits
si on ne veut résoudre par hypothèse une question que l'état actuel
de la science laisse encore indécise.

Rien n'est plus séduisant que l'analogie qui permet de comparer
les maladies dont nous parlons avec les maladies virulentes précédemment décrites. Comme elles, on peut croire qu'elles sont le résultat
d'une infection générale de l'économie, et il semble qu'elles aient aussi
le privilége de n'affecter qu'une seule fois le même individu. On y retrouve souvent une sorte d'incubation; les phénomènes d'invasion et
de développement se succèdent d'une façon assez régulière; les lésions
sont constantes, toujours les mêmes, sauf l'étendue, et elles ont quelque chose de spécifique qui les distingue des lésions inflammatoires
ordinaires du tissu où elles se montrent. Enfin, et c'est là ce qui les
rapproche davantage des maladies virulentes, on dit qu'elles sont
contagieuses. Or, si le fait est vrai, leur virulence ne saurait être
incertaine, puisque le mot de contagion entraîne nécessairement
avec lui l'idée d'un poison morbide ou virus comme moyen de transmission. Malheureusement il est contesté, ce qui enlève à l'analogie

que nous avons essayé d'établir toute sa force et toute son importance.

Contentons-nous d'exposer sommairement les faits sur lesquels on s'est appuyé pour défendre ou rejeter les propriétés contagieuses et virulentes des maladies qui font le sujet de ce chapitre, et dont la nature est encore environnée d'une si profonde obscurité.

La peste, qui, en Orient, est à la fois épidémique et endémique, est une de celles dont la contagion a été étudiée avec le plus de soin, en raison même des hauts intérêts de droit international qui s'y rattachent. Eh bien, dans une discussion récente, les opinions les plus contradictoires ont été représentées et défendues avec un succès presque égal. Aux observations de Desgenettes, de Pariset, il faut opposer celles d'Aubert, et les expériences plus positives de Balard, de Clot-Bey, qui se sont impunément inoculé la maladie, tant ils étaient convaincus de la non-contagion, et on ne peut guère encore se prononcer entre ces deux opinions contraires.

Il en est de même de la suette, et à cet égard les travaux plus récents de Lepaulmier, de Parrot, ne peuvent détruire l'opinion d'un certain nombre de médecins, favorable comme on sait, à la contagion de cette maladie.

La même question se présente dans la fièvre typhoïde, que MM. Bretonneau, Gendron, Putégnat, Louis, considèrent comme contagieuse en certaines circonstances, et que la plupart des médecins de Paris, forts de leur observation journalière, dépouillent de cette funeste propriété. Ici peut-être une question accessoire se présente qui pourrait mettre tout le monde d'accord : il s'agirait de savoir si, par hasard, comme on l'affirme, cette maladie serait contagieuse dans de petites localités, tandis qu'elle ne le serait plus dans les grandes réunions d'hommes. C'est là une question qui, dans l'état actuel de la science, ne peut être entièrement résolue, et demande de nouvelles observations plus positives que celles qu'on possède aujourd'hui.

La diphthérite a été aussi présentée comme une maladie générale susceptible de se transmettre par contagion et due à l'influence d'émanations délétères produites par les personnes malades. Cette opinion, qui a été défendue par MM. Bretonneau et Gendron, n'est pas généralement acceptée, et les expériences d'inoculation qui auraient pu servir à résoudre la question n'ont pas eu de résultat. Ainsi M. Trousseau s'est inoculé le produit de cette affection, mais l'expérience a fort heureusement échoué.

La coqueluche enfin, que tant de médecins regardent comme une simple névrose et qui est aussi quelque peu une affection inflammatoire de la muqueuse bronchique, est une de ces maladies qu'on n'a qu'une fois, et, sous ce rapport déjà, elle touche de près aux maladies contagieuses virulentes. De plus, elle paraît évidemment contagieuse, et les faits de Rosen, Cullen, Rostan, Guersant et Blache sont là pour justifier notre assertion. Si elle est contagieuse, elle produit nécessairement, comme agent de transmission, un poison morbide spécial. Quelle est la nature de ce principe contagieux? C'est ce que nous ignorons; mais il faut bien admettre son existence ; sans cela la coqueluche ne pourrait se propager, et d'ailleurs la phlegmasie, et le produit spécial de sécrétion bronchique, qui ne manque jamais, suffirait, je crois, pour qu'on puisse la rapprocher des autres maladies contagieuses virulentes.

Ainsi, nous le voyons, la nature des maladies que nous venons d'énumérer n'est pas très-bien établie ; on ne sait positivement si elles sont contagieuses, et, en supposant que cette propriété leur soit confirmée par les observations et les recherches ultérieures, il faudra nécessairement admettre l'existence du principe contagieux, ce qui les fera rentrer de plein droit dans les maladies contagieuses virulentes. Jusque-là il sera impossible de se prononcer à leur égard, et elles devront être placées dans une catégorie particulière, dont le doute forme le cachet spécial.

Certains agents contagieux, différents de la plupart des virus, ne déterminent jamais ce qu'on est convenu d'appeler l'infection générale de l'économie; ils exercent une action en apparence *toute locale* sur les parties soumises à leur influence, où ils déterminent une maladie semblable à celle qui les a formés; leur action est plus restreinte et bornée en quelque sorte au tissu avec lequel ils se trouvent en contact. Ils sont constitués par du pus, dont l'impression reproduit du pus spécifique, exactement semblable au pus d'origine. C'est un virus d'action locale, qui a des propriétés contagieuses manifestes, et qui forme des maladies contagieuses pseudo-virulentes.

Les maladies contagieuses purulentes sont des maladies locales engendrées par le pus. Telle est l'origine de la blennorragie simple, de l'ophthalmie des nouveaux-nés, de l'ophthalmie belge, etc., de l'ulcère contagieux de Mozambique, ou pian, etc.

Le pus qui est l'agent de transmission de ces maladies, quoique étant d'une nature spéciale, ne diffère pas plus du pus ordinaire que le pus des virus; il ne s'en distingue que par ses effets spécifiques, comparables à l'action spécifique du pus virulent; mais ici les effets sont *locaux*, tandis que l'influence des véritables virus est, au contraire, une influence générale.

Le pus spécifique des maladies contagieuses est une sorte de pseudovirus ; il se présente sous la forme d'un liquide épais, crémeux, jaunâtre ou verdâtre, et doué de qualités tellement âcres, qu'il irrite vivement les tissus voisins sur lesquels il s'écoule. Le contact direct est nécessaire à son action contagieuse : ainsi la blennorragie et l'ophthalmie se propagent de cette manière, mais rien ne prouve que, dans l'ophthalmie, la volatilisation du pus dans l'air ne soit le moyen de propagation de cette maladie à d'autres enfants. Rien ne le prouve, dis-je, et l'analogie permet de le supposer, car les émanations du pus variolique suffisent pour déterminer l'apparition de la variole. En serait-il de même pour l'autre maladie que je viens de citer ? je l'ignore, mais on peut le croire, puisque sans cela il serait difficile d'expliquer cet état de permanence des ophthalmies dans certaines salles d'hôpital. L'infection de l'air qui produit une maladie contagieuse est évidemment causée par la suspension du principe contagieux lui-même.

On peut donc jusqu'à nouvelle démonstration croire à l'influence *directe* et *indirecte* de l'agent de transmission des maladies pseudo-virulentes. Toutefois le contact direct est le mode de propagation le plus fréquent, et dans cette circonstance il faut savoir que la similitude de tissus est nécessaire au développement de la maladie. Ainsi le pus de la blennorragie simple ou de l'ophthalmie sécrété par une muqueuse n'agit pas sur la peau saine ou dépouillée de son épiderme; il n'agit que sur un tissu de même nature, c'est-à-dire sur une muqueuse. C'est, en effet, à la suite du contact de ce produit morbide avec les tissus muqueux que l'on voit apparaître les ophthalmies et la blennorragie. Ce mode de transmission n'est pas sans importance, et il peut établir une nouvelle différence entre les maladies dont il est question et les maladies dites virulentes.

Les affections pseudo-virulentes sont peu nombreuses; leur siége primitif est dans le tissu muqueux; elles n'envahissent que secondairement les tissus subjacents, mais les désordres ne vont pas plus loin. Ce sont des maladies locales qu'on peut avoir autant de fois qu'on s'expose au contact du principe contagieux, opposition remarquable avec les maladies virulentes, qui n'affectent en général qu'une seule fois le même individu.

L'ophthalmie des nouveaux-nés, l'ophthalmie belge, l'ophthalmie d'Égypte, sont considérées sans contestation par tout le monde comme des maladies contagieuses locales, mais il n'en est pas tout à fait de même de la blennorragie, que l'on a tour à tour considérée comme virulente et non virulente, c'est-à-dire comme une affection *générale* ou *locale*. Il suffit de s'entendre à cet égard, et les expériences de M. Ricord ont éclairci la question. La blennorragie simple, c'est-à-dire celle qui est dégagée de toute complication syphilitique, de tout chancre dans l'urètre, est une maladie contagieuse locale au même titre que l'ophthalmie purulente, et elle guérit sans amener d'accidents secondaires. Elle rentre par conséquent tout à fait dans la division que nous essayons de faire accepter.

Les maladies virulentes, dans lesquelles l'économie est toujours plus ou moins gravement infectée, sont plus graves en général que les maladies pseudo-virulentes, dans lesquelles cette complication n'existe pas.

L'infection générale de l'économie par un virus n'est pas nécessairement une maladie mortelle; car, de même qu'il existe de bons et de mauvais poisons médicamenteux, de même il existe aussi de bons et de mauvais virus, et tel remède ou tel virus, salutaire s'il est affaibli, peut être funeste dans un état de proportion ou d'énergie plus considérable.

Toutefois les maladies virulentes sont fort graves, la plupart font périr les sujets qu'elles atteignent ou leur impriment des stigmates ineffaçables. Combien plus de gens sont morts de la variole avant la découverte de l'inoculation variolique et de l'inoculation vaccinale! Que d'hommes ont déjà succombé à la morve et au farcin! Que de victimes emportées par les affections charbonneuses, et que de morts dans les troupeaux où règne la clavelée, la maladie *bos-hongroise*, etc.! Si, quittant ce tableau, nous jetons un regard sur les individus qui survivent, que voyons-nous? Ici, des gens défigurés et couverts de cicatrices, comme dans la variole et dans la pustule maligne; là, sous une apparence plus trompeuse, des désordres intérieurs profonds, comme dans la syphilis constitutionnelle.

En général, bien que toutes les maladies virulentes soient graves, un grand nombre d'entre elles peuvent guérir; cela dépend des circonstances que nous allons indiquer. Leur pronostic repose : 1° sur la forme aiguë ou chronique qu'elles présentent; 2° sur leur caractère épidémique; 3° sur la nature et l'énergie du virus; 4° sur la multiplicité et la gravité de leurs caractères spécifiques; 5° enfin sur les conditions individuelles infiniment variées qui font que tel individu résiste mieux que tel autre à l'action des poisons morbides. Voici des exemples qui feront mieux comprendre ma pensée.

La morve aiguë est plus grave que la morve chronique. La variole et la rougeole épidémiques chez l'homme, la clavelée, la maladie bos-hongroise chez les animaux, sont plus graves que les mêmes maladies dans leur état sporadique. Il y a des virus de nature bénigne et douce qui ne déterminent ordinairement que des affections virulentes légères :

tel est le virus du cow-pox, de la rougeole, de la varioloïde, et tels sont les virus affaiblis par des transmissions successives qui en ont épuisé l'énergie. Les maladies virulentes qui n'ont d'autre caractère spécifique qu'un exanthème ou que des pustules discrètes sont évidemment moins graves que celles dont les lésions multipliées et profondes troublent nécessairement l'exercice des fonctions.

Parmi les maladies virulentes, les unes semblent épuiser leur virus dans l'effort nécessaire à la production des lésions spécifiques, et l'infection qu'elles déterminent n'est pas assez complète pour empêcher une infection nouvelle; les autres, au contraire, impriment à l'organisme une modification tellement profonde, que le sujet n'est plus apte à contracter la même affection.

Cette immunité constitue l'un des phénomènes les plus curieux et les plus importants de l'histoire des maladies virulentes; et, si elle n'est pas constante, elle n'en est pas moins réelle dans la majorité des cas. Sur ce grand fait repose le traitement des maladies virulentes de nos animaux domestiques. C'est par milliers que les vétérinaires inoculent les têtes de bétail pour les préserver de la clavelée, et autrefois de la maladie bos-hongroise. Nous avons eu pendant longtemps, chez nous, en raison du même principe, l'inoculation de la variole, aujourd'hui remplacée par la vaccine; et, dans certains pays, l'on inocule la rougeole aussi bien que le cow-pox, et presque avec autant de succès. MM. Guersant et Blache rapportent qu'en Allemagne, sur 1,122 personnes inoculées dans le cours d'une épidémie, 1,04' environ contractèrent la maladie vers le septème jour, et que toutes furent guéries au plus tard le dix-septième.

Les maladies pseudo-virulentes sont loin d'avoir la gravité des affections causées par les virus, car elles ne compromettent jamais la vie des individus. Cependant ce sont des maladies sérieuses, en raison même des organes qu'elles affectent. Tout le danger de la blennorragie consiste dans le rétrécissement organique de l'urètre, qu'elle peut produire; et ce qu'il y a de grave dans l'ophthalmie purulente, c'est la désorganisation de l'œil et la perte de la vision qui peut en être la conséquence.

Ce que j'ai dit sur ces différents modes et les différentes causes de la contagion des virus me permet d'indiquer d'une manière très-générale les principes qui doivent guider le médecin dans le traitement des maladies virulentes; mais je serai bref à cet égard.

La nature occulte des maladies virulentes nous livre en quelque sorte à leur discrétion, et, tant que le hasard ou l'inspiration du génie n'aura point découvert le spécifique particulier de ces affections, nous serons obligés d'avouer notre impuissance à les vaincre. A une maladie spécifique il faut un remède spécifique. C'est là l'idée féconde du traitement des maladies virulentes. En dehors de ce principe, il n'y a pour ainsi dire rien d'assuré, et nous ne pouvons combattre les virus que d'une manière locale et par une sorte de destruction sur place. Un peu plus tard, lorsqu'ils sont absorbés et que leurs effets se révèlent à nous, il ne nous reste plus à leur opposer que des moyens palliatifs propres tout au plus à combattre les divers états organiques qui peuvent se montrer.

C'est dans le but de prévenir le développement des maladies virulentes qu'on a conseillé, pour un certain nombre d'entre elles, l'usage de remèdes doués, dit-on, d'une heureuse action spécifique. Ainsi le camphre et le soufre ont été administrés dans le but de prévenir la rougeole, et la belladone a été recommandée comme le meilleur moyen prophylactique de la scarlatine. Mais le spécifique dont il faut parler, celui que les nombreuses observations faites sur l'homme et sur les animaux mettent hors ligne pour quelques maladies virulentes, c'est l'infection préalable de l'organisme par l'inoculation de leurs différents virus.

Celles de ces maladies qui ne paraissent qu'une fois dans le cours de l'existence sont les seules qui puissent être traitées de cette manière. Il est préférable en effet, au moyen de l'inoculation d'un virus que des générations successives ont affaibli, de déterminer chez des individus bien préparés une maladie ordinairement bénigne, que de laisser les sujets aptes à contracter plus tard la même affection dans des circonstances moins avantageuses, lorsqu'elle règne surtout d'une manière épidémique. L'inoculation de la variole, telle qu'on la pratiquait autrefois, justifie pleinement les idées que nous venons d'émettre, et les nombreuses expériences que chaque jour on pratique sur les animaux domestiques pour les préserver de la clavelée viendraient, au besoin, nous prêter leur appui pour les défendre.

Ce n'est pas que je propose d'employer chez l'homme l'inoculation comme moyen préservatif de toutes les maladies virulentes, car de telles choses ne peuvent être conseillées qu'après mûre réflexion ; mais c'est un principe que j'indique qu'il serait peu sage de méconnaître, et qui d'ailleurs se recommande à nous par les expériences de la médecine comparée.

A côté de ce principe il en est un autre que je n'ai fait qu'indiquer précédemment, parce qu'il devait trouver ici son application. Il nous a déjà donné un résultat dont nous n'avons certes pas à nous plaindre : ce principe, c'est la neutralisation des virus les uns par les autres. Ce fait de neutralisation n'a encore été démontré que pour une seule matière virulente. Ainsi le virus variolique est, sinon détruit par le cow-pox, du moins profondément modifié, et la vaccine a désormais remplacé, comme moyen prophylactique, l'inoculation de la variole, qu'on employait seule autrefois.

La neutralisation des virus trouvera-t-elle de nouvelles applications? Je l'ignore; mais, si les tentatives faites pour neutraliser les virus rabique et morveux par la vaccine et le venin de la vipère ont été infructueuses[1], elles ne l'ont pas été, dit-on, pour la neutralisation du principe de la fièvre jaune. M. de Humboldt a réussi à empêcher le développement de cette maladie chez les nouveaux venus en Amérique et chez les indigènes, par l'inoculation d'un mélange putréfié du venin de vipère et du foie de mouton.

Il est sans doute très-utile de connaître le moyen de prévenir une maladie; mais il l'est également de savoir la combattre lorsqu'elle est sur le point d'apparaître.

Ici nous trouvons un troisième principe, dont l'application est fort avantageuse au point de vue pratique : je veux parler de l'absorption lente de certains virus. Nous savons que les poisons morbides qui pénètrent dans l'organisme par une blessure ou une écorchure légère séjournent quelquefois plus ou moins longtemps dans la plaie avant d'être absorbés. Les observations faites sur le vaccin, sur les chancres primitifs de la syphilis, sur la pustule maligne, sur la rage, etc., ont prouvé le fait d'une manière péremptoire. Ce temps d'arrêt nous permet, dans plusieurs circonstances, d'intervenir à propos, de combattre le virus avec succès en le détruisant sur place. Mais il n'y a pas de temps à perdre, et le seul moyen à employer pour arriver à ce résultat, c'est la cautérisation. Le fer ou les caustiques ordinaires peuvent être indifféremment mis en usage, seuls ou combinés à l'incision, suivant l'opportunité, de manière à faire une cautérisation plus profonde et plus efficace. De cette manière, la plupart des virus inoculables peuvent être détruits en même temps que la partie qui les renferme; mais, je le répète, il faut se hâter : c'est dans les premières heures de l'inoculation qu'il faut agir. Dans quelques cas cependant, pour des virus peu actifs, on peut, sinon attendre, du moins intervenir encore avec espoir de succès, après troix, six ou huit jours, comme dans la syphilis, et même beaucoup plus tard pour la rage. Cette opération devient à peu près inutile lorsque la fièvre primaire a eu le temps de se déclarer.

[1] Thèse de M. Sestier.

Une fois cette fièvre établie, et lorsque les caractères spécifiques se développent, il n'y a aucun moyen efficace à proposer d'une manière générale contre les diverses maladies virulentes. L'une d'elles, toutefois, peut encore être combattue au moment de l'invasion : c'est la variole, et l'on a vu l'inoculation vaccinale par quarante ou cinquante piqûres réussir à modifier avantageusement les accidents locaux de cette maladie.

Comme on le voit, le traitement général des maladies virulentes repose sur trois principes importants qu'il ne faut pas oublier : 1° immunité acquise par l'inoculation; 2° neutralisation d'un virus par un autre; 3° absorption lente des virus et leur destruction sur place dans les blessures empoisonnées.

Pour ce qui est relatif aux accidents ultérieurs, à la réaction fébrile et à la fièvre primaire, à l'éruption et aux caractères spécifiques de chaque maladie virulente, nous n'avons pas à nous en occuper. Ce sont des préceptes de détail qui regardent chaque affection en particulier, et qui ne peuvent trouver place dans les considérations d'ensemble que nous voulions présenter sur les maladies virulentes, envisagées d'une manière générale.

Les maladies pseudo-virulentes étant des maladies locales, on comprend qu'elles doivent céder plus facilement aux médications topiques qu'aux diverses médications générales qu'on pourrait leur opposer. C'est ici qu'on peut faire la plus avantageuse application de la méthode révulsive locale; et, soit qu'on l'applique dans la blennorragie ou dans l'ophthalmie, elle réussit toujours lorsqu'elle est employée avec discernement, avec énergie et surtout au début de l'affection. Les astringents, quels qu'ils soient, lorsqu'ils sont bien maniés, le sulfate de zinc, le sulfate de cuivre, l'azotate d'argent, l'acétate de plomb, arrêtent souvent et presque d'emblée ces différentes maladies. Ils substituent à la phlegmasie spécifique une phlegmasie de meilleure nature qui se guérit avec plus de facilité. L'irritation locale, un instant augmentée, s'amoindrit ensuite, prend un autre caractère et ne tarde pas à disparaître. Sur ce principe reposent les formules qui se trouvent dans tous les livres, et que l'on a proposées tour à tour comme devant être employées dans la blennorragie et dans les différentes espèces d'ophthalmies purulentes.

La méthode révulsive est d'un usage généralement moins avantageux que la précédente. Les purgatifs salins et résineux exercent une action moins énergique sur la durée des maladies contagieuses purulentes que les astringents employés d'une manière locale, et ceux mêmes qui joignent à la vertu purgative une qualité réputée spécifique, comme le copahu, comptent certainement moins de succès que le nitrate d'argent n'en peut avoir.

F. Des impressions névrosiques.

Montaigne a dit : « La vue des angoisses d'aultruy m'angoisse maté-riellement, et a mon sentiment souvent usurpé le sentiment d'un tiers; un tousseur continuel irrite mon poulmon et mon gosier. » Il exprimait en ces termes un fait bien commun, mille fois constaté et qu'on observe tous les jours. Quelques personnes bâillent, vomissent, rient, éprouvent le besoin d'uriner, en présence de personnes qui urinent, qui rient, qui vomissent ou qui bâillent. Il y a des femmes qui assistent d'autres femmes en travail d'accouchement, et, au moment des douleurs expultrices, elles se trouvent prises de contrac-tions spasmodiques du ventre, comme si un travail d'accouchement s'opérait chez elles. Elevées par une femme nerveuse, craintive, vaporeuse, des filles deviennent excitables et vaporeuses à leur tour. Gaie ou triste, agréable ou sévère et menaçante, l'éducation fait aux hommes un caractère enjoué ou l'humeur irritable, triste et mélanco-lique. La voix se modifie et change par les relations continuelles avec les gens qui ont la voix douce, traînante, rude ou dénaturée par un accent. Il y a des voix particulières aux familles, comme il y a des voix particulières aux différents peuples, et dans les différentes loca-lités d'un même pays. Une foule de maladies nerveuses enfin, convul-sives ou autres, se propagent par la vue et la connaissance qu'on a de ces maladies sur autrui. Il y a dans tous ces faits physiologiques et pa-thologiques un principe général d'étiologie différent du principe des impressions physiques, morales, effluviques, virulentes et miasmati-ques, et qu'il faut isoler. Bien différent du principe des impressions morales, qui modifie les fonctions nerveuses et organiques de façon à produire des effets morbides indéterminés sous l'influence de la même cause, celui dont je parle produit toujours des troubles semblables à ceux de la cause morbifique. Le vomissement chez l'un détermine la nausée chez l'autre, la quinte de coqueluche, une quinte de toux con-vulsive, l'attaque hystérique, un accès d'hystérie, etc., etc. Il y a ici une spécificité de cause nerveuse dont l'impression reproduit ailleurs la même maladie et la même cause morbifique, exactement comme cela se passe dans le cas d'impression miasmatique ou virulente.

Ce principe d'étiologie n'est pas celui des impressions morales; il n'est pas davantage celui des impressions virulentes ou des impressions miasmatiques. Qui voudrait attribuer à une impression morale l'accès de coqueluche qui se développe sur un enfant lorsqu'un autre enfant

tousse en coqueluche à côté de lui ? Qui voudrait davantage considérer
comme virulentes et miasmatiques les attaques d'hystérie, la monomanie suicide, l'épidémie extraordinaire observée sur ces soldats qui se
coupaient le pouce, la chorée, les convulsions du cimetière Saint-Médard, etc. ? Personne assurément. A propos de tous ces faits particuliers, on a dit qu'ils étaient produits par l'imitation. Je comprendrais
qu'il en fût ainsi pour des actes volontaires; mais n'a pas de convulsions qui veut, car sans cela il suffirait de ne pas vouloir les avoir pour
se débarrasser de celles qui constituent l'épilepsie, la chorée, la contracture, etc. Or chacun sait que cela est impossible. L'imitation est
une faculté de l'intelligence soumise à l'empire de la volonté, à l'aide
de laquelle on reproduit volontairement les actes d'autrui. Quand involontairement on imite une maladie, parce qu'on en a été le témoin, ce
n'est pas de l'imitation; sans cela, on pourrait dire que celui qui a la scarlatine, ou la variole, ou la diphthérite, après avoir visité une personne
atteinte de l'une ou de l'autre de ces maladies, fait de l'imitation. C'est
une transmission, à l'aide d'un principe morbifique. Je n'appelle imitation que la contrefaçon volontaire des actes d'autrui. L'imitation involontaire de ces maladies n'est pas de l'imitation, je viens de le prouver.
Elle a une autre origine : virulente, miasmatique pour certaines maladies humorales, elle est différente pour les maladies nerveuses et
pour les maladies convulsives. Il est évident pour moi qu'il y a dans
ces cas un principe morbifique insaisissable, agent impondérable ou
volatil, dont l'action sur une personne bien portante reproduit l'affection nerveuse et convulsive. Quel est ce principe ? je l'ignore; mais
son existence est démontrée par les effets qu'il engendre. Ne sachant
quel nom lui donner, puisque ce n'est pas de l'imitation, j'ai pensé
qu'en raison de sa nature nerveuse et de la rapidité de sa transmission il convenait de le rapprocher du principe des névroses et de le
considérer comme une émanation névrosique.

En conséquence, je désignerai provisoirement ces causes sous le
nom d'*impressions névrosiques*.

Les impressions névrosiques sont produites par le principe des
actions et des maladies nerveuses sur les personnes en bonne santé.
Pour m'en tenir à la pathogénie, je dirai que c'est là un moyen de
transmission de certaines difformités, telles que le strabisme, le bégayement, le tic musculaire, et d'un grand nombre de névroses et de
maladies convulsives. La monomanie homicide, suicide, des mutilations partielles, la chorée, l'extase, l'hystérie dans toutes ses formes,
l'épilepsie, les convulsions, etc., se propagent ainsi à des personnes
bien portantes par le fait du séjour dans le lieu où s'est accompli le

phénomène et où l'accident s'est produit. Il y a quelques années, dans
un régiment de notre armée d'Afrique, l'exemple d'un soldat qui s'était
fait sauter le médius d'un coup de fusil devint contagieux, et en
quelques mois un grand nombre de soldats se mutilèrent la main de
la même manière[1]. La folie dans toutes ses formes agit sur celui qui
vit avec l'aliéné. Que de fois n'a-t-on pas vu la folie du mari succéder
à celle de la femme, et réciproquement, lorsque l'un des époux a longtemps donné des soins à l'autre! Que de médecins, trop sédentaires
dans leurs établissements d'aliénés, subissent un notable dérangement
d'esprit et meurent fous eux-mêmes! Les monomanies sont entre
toutes celles dont l'impression sur autrui est la plus redoutable, et le
mystère le plus absolu devrait couvrir aussitôt les méfaits de ce genre
qui se passent dans nos cités populeuses. La publicité qu'on donne
aux actes des assassins, des régicides, des incendiaires, etc., est la
cause la plus puissante de la reproduction des crimes du même genre.
Il devrait y avoir dans la société une sorte de lazaret moral où l'on
pourrait enfouir, aussitôt qu'ils se montrent, les désordres moraux et
nerveux de l'homme dont la propriété contagieuse est établie. La possession démoniaque, l'extase, sont les maladies d'une époque de foi
et de superstition, et rien n'est dangereux comme le tableau de ces
phénomènes à cause de l'impression névrosique qu'ils produisent sur

---

[1] ÉPIDÉMIE DE MUTILATIONS VOLONTAIRES. — Au mois de février 1844, 350 hommes
du 3e bataillon du 1er régiment de la légion étrangère étaient campés à Sidi-bel-Abbès
dans la province d'Oran. Un soldat s'était mutilé en se tirant volontairement un coup
de fusil dans le poignet, treize autres se mutilèrent de la même manière dans l'espace
de vingt jours. Aucun de ces militaires ne voulut avouer que cette mutilation fût volontaire; tous affirmaient que c'était un pur accident arrivé pendant qu'ils nettoyaient leur
arme et tenaient imprudemment la main appliquée sur l'extrémité du canon. Il ne fut
possible, dans aucun cas, de découvrir un motif plausible qui pût expliquer des faits si
étranges. Le commandant Manselon, justement effrayé de cette épidémie, et craignant
de lui voir prendre plus d'extension, leva le camp, et, pour changer les habitudes de
ses soldats et opérer une diversion, il les conduisit au camp d'Aïn-Tiffrit, distant de
sept ou huit lieues de Sidi-bel-Abbès, et occupé par le 10e bataillon des chasseurs de
Vincennes, commandé par M. Boëte. Quel ne fut pas l'étonnement du commandant
Manselon en apprenant de M. Boëte que huit de ses soldats s'étaient mutilés depuis très-
peu de jours en se tirant aussi des coups de fusil dans la main, comme ceux du camp de
Sidi-bel-Abbès!
    M. le colonel Manselon et le docteur Caumont, qui nous ont transmis ce fait, affir-
ment qu'il n'y avait entre les deux camps aucune communication, et qu'on n'a pu savoir
dans l'un ce qui se passait dans l'autre. Mais, en admettant que l'épidémie de Sidi-bel-
Abbès ait pu être connue au camp d'Aïn-Tiffrit, elle n'en est pas moins très-curieuse et
digne de figurer parmi les exemples déjà nombreux qui démontrent combien est puissante sur l'esprit l'influence de l'imitation. (*Annales médico-psychologiques.*)

certaines femmes nerveuses qui sont bientôt prises d'extase ou de
possession. L'hystérie se gagne ainsi de proche en proche par l'impression que produit une personne sur d'autres placées dans le voisinage.
Rien n'est si commun que de voir dans les grandes réunions, et à
la suite les unes des autres, des femmes perdre connaissance et tomber
en convulsions. J'ai vu un mémorable exemple de ce fait. En 1848,
après la Révolution de février, qui jeta tout le peuple dans une profonde misère, des ateliers nationaux d'hommes et de femmes avaient
été organisés. Un atelier de femmes se trouvait dans le dixième arrondissement, sur l'esplanade des Invalides, dans le manége immense de
M. Hope. Quatre cents femmes étaient occupées à coudre dans ce
manége d'une surface de près de cinq milles mètres carrés, ce qui
donnait environ douze mètres par personne. Il n'y avait donc là pas
d'encombrement. Voici ce qui eut lieu. Peu de jours après l'ouverture
de l'atelier, une femme perdit connaissance et eut quelques convulsions ; une seconde, une troisième, d'autres encore, si bien qu'au bout
de deux heures il y en eut trente qu'on fut obligé d'emporter et d'é-
tendre à l'air sur le gazon de l'esplanade des Invalides. Le lendemain
les mêmes phénomènes se reproduisirent sur un plus grand nombre
de femmes ; il y en eut quarante-cinq qui restèrent étendues plusieurs
heures sur le sol avec convulsions et perte de connaissance. Déjà l'on
criait à la trahison, et des bruits d'empoisonnement commençaient à
circuler ; quelques misérables accusaient même le gouvernement de
vouloir se débarrasser ainsi du peuple, qu'il ne pouvait nourrir. Au
troisième jour, quarante femmes eurent encore des attaques d'hystérie,
et c'est alors que je fus dépêché par le maire de l'arrondissement pour
étudier les causes de ces accidents et pour adresser un rapport à
M. le préfet de police. Mes conclusions furent que les accidents nerveux multiples observés pendant trois jours étaient de nature hystérique, qu'ils étaient le résultat de la contagion et produits par l'impression du principe de l'hystérie sur d'autres femmes très-nerveuses
soumises à son influence par le fait du voisinage ; qu'il y avait lieu de
renvoyer les femmes qui avaient présenté les accidents hystériques,
pour empêcher de nouvelles manifestations ; qu'il fallait enfin pratiquer
des ouvertures dans la muraille à hauteur d'homme, pour donner de
l'air dans les parties inférieures de ce vaste manége, éclairé seulement
par en haut et à une grande distance du sol. Tout cela fut exécuté sur
l'heure, et dès le lendemain, soit peur d'être renvoyées, soit par l'absence du principe contagieux hystérique, soit par le fait d'une ventilation plus grande, les attaques d'hystérie cessèrent complétement.

Tout le monde connaît l'histoire de la contagion hystérique observée dans l'hôpital de Harlem, et que Boerhaave fit cesser en menaçant de la cautérisation par le fer rouge celles qui se laisseraient tomber en convulsions. C'est encore un exemple de contagion par le fait des impressions névrosiques que celui du cimetière Saint-Médard, observé sur les nombreux individus qui venaient se faire guérir au tombeau du diacre Paris, et s'y trouvaient pris d'attaques convulsives. Les réunions de la place Vendôme autour du baquet de Mesmer ont renversé sur les tapis bien des femmes qui croyaient subir l'influence de la tige magnétique, et qui subissaient l'impression contagieuse de l'hystérie. Ce fameux baquet a disparu, et avec lui certaines attaques convulsives ; mais il est remplacé de nos jours par les tables tournantes et parlantes, qui exigent l'agglomération d'un grand nombre de personnes nerveuses et enthousiastes, dont l'action réciproque engendre sur les unes et sur les autres l'hyperesthésie, le spasme, l'hystérie, transmissible aux personnes du voisinage, et même la folie, terme ordinaire de cette exaltation des facultés intellectuelles et morales.

La toux de coqueluche est, comme sa cause, contagieuse au même degré. Que de fois, dans mes salles de l'hôpital Sainte-Eugénie, n'ai-je pas vu de petits enfants coqueluchés, qu'on ne pourra certes pas accuser d'imitation vaniteuse, tousser en coqueluche sitôt qu'un d'entre eux venait à être pris de sa quinte convulsive ! C'est un fait commun, déjà signalé par d'autres avant moi, et qu'on ne saurait contredire. Il y a des moments où, dans une salle d'enfants atteints de coqueluche, il faut sortir, à cause du sentiment pénible que provoque le bruit de ces petits malheureux qui toussent au même moment d'une façon si fatigante.

Je pourrais étendre de beaucoup ce chapitre et multiplier les exemples par centaines. Ceux que j'ai indiqués suffisent au but que je me suis proposé, savoir, la démonstration d'une influence spéciale exercée par les malades atteints de névroses ou de convulsions sur les personnes saines en contact ou en voisinage avec eux. Cette influence n'est pas celle de l'imitation, puisqu'elle est involontaire. C'est une impression comparable à celle des principes contagieux volatils qui agissent en dehors de la volonté. Sans même chercher à connaître la nature de celui qui transmet les névroses et les rend contagieuses, afin de ne pas faire d'hypothèses, je me suis contenté d'en faire un principe étiologique spécial, qui prendra sa place, je l'espère, à côté de ceux de nature différente que j'ai déjà étudiés. Il a pour base l'observation physiologique et clinique. J'y reviendrai plus loin, à l'occasion du mécanisme d'action des impressions morbifiques.

CHAPITRE III

DES CONSTITUTIONS MÉDICALES.

Les impressions morbifiques résultant de la chaleur, du froid, de l'humidité, de la sécheresse, du régime, de l'électricité, des effluves, des miasmes, etc., etc., qui ont, chacune isolément, leur part d'influence dans la manifestation de certaines maladies déterminées, ont, par leur réunion en masse, une influence sur la nature des maladies, sur leur apparence extérieure, sur leur durée et sur leur terminaison, sur leur malignité, sur leur mortalité et sur leur traitement. On donne à ces phénomènes le nom de *constitution médicale*. Avec M. Dubois, d'Amiens,[1] je la définis : *un ensemble des modifications générales imprimées à toutes les individualités morbides d'une époque et dans un lieu déterminé.* La constitution médicale ou pathogénique est le fait déduit de l'observation générale d'un grand nombre de maladies; il diffère entièrement de la constitution atmosphérique, fait plus restreint, lequel indique seulement l'action des influences atmosphériques. La constitution médicale est la résultante de toutes les influences hygiéniques ayant action dans le même moment et dans le même lieu, tandis que la constitution atmosphérique est la conséquence de l'action pure et simple de l'air. La constitution médicale et la constitution atmosphérique ne sont donc pas une seule et même chose, et, en outre des preuves que je viens de donner, j'ajouterai que les constitutions atmosphériques semblables ne sont pas inévitablement suivies de maladies ayant une nature et des complications semblables. D'où il suit qu'à la constitution atmosphérique, envisagée comme une cause morbifique, il faut ajouter quelque chose de plus, la constitution médicale, autre cause dont l'essence nous est inconnue et ne se révèle que par ses effets morbifiques.

Existe-t-il une constitution médicale et des maladies de même nom ou de même nature, ayant une apparence, une durée, des complications et une fin comparables entre elles au même moment, dans le même lieu? Beaucoup d'anatomistes, de physiciens, de chirurgiens et de micrologues nient leur existence, comme celle de tous les faits d'induction, parce qu'ils ne sont pas du domaine des sens. C'est un tort. Hippocrate[2] a le premier admis les constitutions médicales, et il dési-

---

[1] *Pathologie générale*, t I, p. 85.
[2] OEuvres d'Hippocrate, trad. par Littré, liv. 1 et III, *des Épidémies.*

gnait sous le nom de κατάστασις la forme et la manière d'être qu'affectaient les maladies. Depuis lors, jamais cette doctrine n'a été abandonnée. Rajeunie par Sydenham[1], Baillou[2], par Stoll, Baglivi, etc., etc., elle est venue jusqu'à nous, acceptée par le plus grand nombre des médecins, combattue seulement par le petit nombre, qui n'observent pas les malades et font de la médecine sur les livres et dans leur cabinet.

Les constitutions médicales existent. L'histoire de la médecine en fournit une première preuve, appuyée sur celles qui résultent des témoignages de l'observation clinique.

Il existe souvent dans les phlegmasies viscérales, telles que pneumonies, entérites, angines, pleurésies, etc., une complication de symptômes bilieux surajoutés à l'élément phlegmasique.

Quelquefois l'état bilieux n'existe que sur toutes les fièvres continues du moment.

Il y a des saisons où les maladies, et particulièrement les fièvres typhoïdes, offrent un état adynamique extrêmement prononcé.

L'ataxie existe parfois comme complication générale de la plupart des maladies de la saison.

Il y a des années où les varioles, les scarlatines et les rougeoles, les fièvres et certaines phlegmasies, ont un caractère de malignité qui déjoue tous les pronostics et tous les moyens de traitement.

On voit dans certaines saisons les phlegmasies offrir au même moment pour complication une affection catarrhale des bronches très-prononcée.

Dans certains cas, toutes les fièvres typhoïdes guérissent facilement, avec une faible mortalité, et plus tard, au contraire, elles sont très graves et suivies d'une mortalité effroyable.

Il m'est arrivé de soigner heureusement une série considérable de typhoïdes, avec les éméto-cathartiques, au point de croire à la spécificité du remède, et, l'année suivante, d'échouer successivement sur la plupart des malades que je traitais de la même manière. Pendant l'année 1855, pareille chose m'est arrivée à l'hôpital Sainte-Eugénie : j'ai eu trente-huit fièvres typhoïdes, en apparence assez graves, rapidement guéries par ce même remède, et puis la série a changé; par le même moyen, dans des conditions semblables, mes nouveaux malades ont succombé.

Il y a des pays et des moments de l'année où les grandes opérations sont constamment suivies de succès, de réunion par première inten-

[1] *Opera medica*, t. I, p. 22.

[2] *Constitutio autumnalis*, 1570 ; *hyemalis, verna*, 1571 ; *epidemiorum*, t. I, p. 1.

tion, et ailleurs la suppuration les suit, souvent même elles s'accompagnent de phlébite et d'infection purulente.

Il y a des cas où l'on ne peut donner un coup de bistouri, même pour un abcès, sans que l'ouverture soit suivie d'érysipèle.

Tant d'exemples et ceux que je passe sous silence, pris dans les faits cliniques, prouvent bien qu'en dehors de l'action épidémique il existe une influence générale capable, comme le dit Hippocrate, de modifier la forme et la manière d'être des maladies. Cette influence, c'est la *constitution médicale*, et les maladies ainsi modifiées, indépendamment du siége et de la forme de l'état morbide, sont des *maladies catastatiques*.

La constitution médicale se rapproche de ce qu'on appelle l'endémie et l'épidémie, en ce sens qu'elle fait naître une influence spéciale susceptible de modifier la forme et la marche des maladies; mais elle en diffère très-complétement sous d'autres rapports essentiels. Son action est analogue à celle de l'endémie et de l'épidémie, mais il est facile de l'en différencier très-complétement. L'endémie fait naître une maladie de même nom, dont la nature et la forme sont toujours les mêmes dans le même lieu. L'épidémie engendre au contraire des maladies distinctes, de nom différent, d'une nature spéciale et régnant en grand nombre dans le même lieu, avec la possibilité d'émigrer dans un autre pays. La constitution médicale n'engendre pas de maladie particulière; mais elle modifie la forme, la nature et souvent la terminaison de chaque maladie en particulier. Voilà la différence.

D'après Sydenham, les constitutions médicales durent un certain temps non déterminé, et elles disparaissent, comme elles sont venues, sans que la modification secrète et inexplicable qui leur a donné naissance puisse être appréciée. Ce sont les constitutions *stationnaires*, *fixes*. Elles sont de nature inflammatoire, bilieuse, catarrhale, etc. Les constitutions médicales dont la durée est limitée à une saison et qui paraissent être sous l'influence de ces changements annuels sont les constitutions *temporaires* ou *saisonnières*. Elles donnent lieu à des maladies, les mêmes en apparence, mais subordonnées, quant à leur caractère particulier, quant à leur nature intime, à la constitution *stationnaire*, *fixe*. C'est au changement de constitution médicale qu'il faut rapporter dans les maladies cette variété de nature qui se traduit au milieu de phénomènes toujours les mêmes, par des caractères particuliers et par un traitement tout à fait différent.

Toute constitution médicale n'est pas nécessairement révélée par des phénomènes morbides évidents. Quelques-unes ont seulement cet avantage. Celles qui modifient la durée, la gravité ou le traitement des maladies sont plus difficiles à apprécier. Les premières sont la constitution médicale inflammatoire, catarrhale, bilieuse, adynamique, maligne, putride, nerveuse, ataxique, etc.

La constitution médicale inflammatoire se révèle par la présence d'un grand nombre de maladies inflammatoires, de siége différent, et par l'état inflammatoire qui complique les autres maladies du moment, telles que les pyrexies typhoïdes ou éruptives. La rougeur du visage, la turgescence des téguments, la force, la plénitude du pouls, la pléthore accidentelle et le succès des émissions sanguines, sont les caractères particuliers des maladies observées à ce moment.

La constitution médicale bilieuse amène, comme chose principale ou comme élément accessoire, des maladies accompagnées d'un état saburral, amer de la langue; de nausées, quelquefois de vomissements bilieux et de déjections de même nature; d'une cholémie plus ou moins prononcée, avec teinte ictérique des conjonctives, de la peau, des urines, etc. Toutes ces maladies guérissent facilement par les vomitifs, les purgatifs ou par ces deux moyens associés l'un à l'autre.

La constitution catarrhale engendre les maladies des muqueuses, le flux nasal, oculaire, bronchique, intestinal, phlegmasies de mauvaise nature, sans plasticité de l'exsudation inflammatoire, et que pour cette raison on appelle phlegmasies catarrhales. Ce sont des maladies spéciales, souvent épidémiques, et qui guérissent très-difficilement, tantôt par un remède et tantôt par un autre. C'est ici qu'il faut tâtonner et qu'on attend quelquefois longtemps avant de rencontrer la médication favorable. Vomitifs, purgations, révulsifs, antiphlogistiques, etc., triomphent ou échouent indistinctement devant les complications des maladies catarrhales. Cependant l'ipécacuanha et les révulsifs cutanés sont, entre toutes, les médications qui ont le plus de chances de succès.

La constitution médicale putride s'annonce par une nature septique particulière aux maladies. Les fièvres typhoïdes sont accompagnées d'une profonde altération du sang, d'escharres; les fièvres puerpérales forment beaucoup de pus; il règne alors des érysipèles, des pourritures d'hôpital, des phlébites; les opérations réussissent mal; il y a beaucoup d'infections purulentes, etc., etc.

Dans les constitutions médicales adynamique, maligne, nerveuse, ataxique, ce sont des phénomènes morbides variables, en rapport avec la constitution prédominante et venant compliquer les différentes phlegmasies ou pyrexies du moment. Ces phénomènes leur communiquent une forme particulière, adynamique ou ataxique, et quelquefois une gravité insolite que l'état matériel n'explique pas et dont on se rend compte par la malignité.

Enfin, en dehors de ces symptômes particuliers à certaines constitutions médicales, et qu'on ne saurait méconnaître, il y a d'autres phénomènes qu'il est peut-être impossible de catégoriser, mais qui n'en sont pas moins les indices d'une influence occulte, insaisissable, sur les maladies de l'homme. Ainsi la durée des maladies est modifiée par cette influence, et cela dans les fièvres typhoïdes ou éruptives, dans les phlegmasies, dans les affections catarrhales, etc. Au milieu de conditions semblables, sur la même population, avec un traitement identique, la durée des maladies semble quelquefois abrégée dans un instant, alors que, plus tard, leur terminaison se fait plus longtemps attendre. J'en dirai autant de cette influence occulte sur la mortalité des maladies, qu'elle rend très-variable suivant les années; de leur traitement, dont les résultats changent selon les lieux et les époques où l'on pratique. Tel médicament échoue à une époque et réussit à une autre. Ainsi j'ai vu, et bien d'autres comme moi ont été les témoins de cette observation clinique; j'ai vu les émétiques, les purgatifs ou la saignée mis en usage avec succès contre des maladies de nature différente et produire plus tard, au contraire, les plus funestes effets dans les mêmes maladies, alors que ces moyens semblaient rationnellement indiqués. J'ai la plus grande confiance dans l'emploi des éméto-cathartiques contre la fièvre typhoïde; ils m'ont presque toujours bien réussi, et cependant je me rappelle une année dans laquelle leur administration était si souvent suivie d'un météorisme abdominal mortel, que j'ai dû renoncer à leur usage. J'ai repris cette médication, et rien de semblable à ce que j'ai déjà observé ne s'est reproduit. C'est ce phénomène, constaté par tous les observateurs dans un grand nombre de maladies, et à propos d'une infinité de remèdes, qui faisait spirituellement dire à Boyer : « Hâtez-vous de prendre ce remède pendant qu'il guérit. » En effet, l'influence des constitutions médicales, qui modifie la forme ou la nature des maladies, peut bien donner aux réactions thérapeutiques un caractère différent, selon le lieu et le moment où on les provoque. La clinique en fournira la preuve aux incrédules.

CHAPITRE IV

DES ENDÉMIES.

Les impressions morbifiques que reçoit habituellement l'homme dans une localité où existent des conditions hygiéniques fâcheuses produisent des maladies permanentes toujours semblables, ayant même forme, même nature, et se développant sur les habitants d'une même contrée. On désigne cette influence morbifique spéciale sous le nom d'*endémie*, de ἐν, dans, δῆμος, peuple, dans le peuple, influence qui a pénétré en lui, et qui est devenue inhérente à sa constitution. Les maladies qui en résultent sont des *maladies endémiques*.

Les endémies sont la conséquence des altérations de l'air par les effluves, les miasmes, les vents, les émanations putrides, par la nature des eaux, des aliments, du sol, des coutumes d'un peuple et des impressions morbifiques produites par ces différentes circonstances. Il y a cependant des endémies qui résultent de causes plus cachées dont on ignore la nature et le nom; telles sont la plique de la Pologne, l'hématurie à l'Ile-de-France, la calvitie, l'épilepsie, dans les îles de l'Archipel, etc.

Les endémies sont très-nombreuses et varient autant que les conditions hygiéniques de chaque localité. On pourrait les exposer, en parcourant successivement sur une carte géographique les différentes contrées du globe; mais ce serait un peu long, et je préfère indiquer quelques-unes des endémies principales dans leur rapport avec leur cause déterminante.

C'est une observation générale et sans exception que tous les terrains marécageux, où les eaux croupissantes jettent leurs effluves dans l'air, donnent naissance à des fièvres intermittentes, tierces ou quartes. Mais ces endémies sont plus ou moins dangereuses, suivant la chaleur du climat et de la saison; rares et bénignes au printemps, fréquentes lorsque l'été arrive, elles prennent un caractère de malignité vers l'automne. L'hiver les guérit et arrête leur violence. Ce qui n'est qu'une tierce en Europe devient, en Afrique et dans les contrées chaudes de l'Asie, une fièvre adynamique rémittente ou une pernicieuse du plus mauvais type. Là où les émanations animales joignent leur action à celle des effluves, d'autres maladies prennent naissance. Ainsi la peste en Égypte, quand le Nil débordé rentre dans son lit, et le choléra en Asie sur les bords du Gange.

Les peuples icthyophages sont sujets au développement de maladies de la peau, encore désignées sous le nom de dartres, faute d'une exploration par les dermatologistes modernes. Les affections cutanées sont endémiques en Islande, en Norvége, sur les côtes de la Baltique[1], etc.

Certains aliments en usage dans quelques pays produisent des im-

---

[1] Voyez Boudin, *Traité de géographie médicale*, t. II. Paris.

pressions organiques qui se traduisent par des endémies spéciales. Le sarrasin produit l'endémie herpétique; le maïs, en Lombardie, engendre le pellagre. Les vins acides du Rhin et de quelques autres contrées produisent les affections articulaires chroniques, les coliques, comme fait aussi le cidre, etc., etc. Le laitage amène l'anémie, l'obésité, les engorgements lymphatiques, les scrofules, certaines hydropisies. Les viandes, au contraire, disposent aux maladies inflammatoires, aux affections gastro-intestinales aiguës et chroniques, au spleen, à l'hypocondrie, etc. Les eaux de certains pays, par la quantité de sels à base de magnésie, rendent endémiques dans le Valais et quelques localités de la Savoie le goître et le crétinisme, etc., etc.

Chaque pays, par la réunion des influences diverses de climat, de régime, de l'alimentation, des habitudes, agit sur sa population de manière à créer des dispositions organiques favorables à la naissance d'un tempérament particulier et d'aptitudes morbides spéciales. C'est ce qu'Hippocrate a parfaitement indiqué dans son *Traité des airs, des eaux et des lieux*, lorsqu'il a indiqué d'une manière si précise l'influence des changements de saison ou de température, du séjour dans l'air des marais, de l'action des vents, des eaux, etc., etc. Tantôt cette influence n'est que passagère, son action est transitoire et ses effets épars sur un petit nombre d'individus; tantôt, au contraire, l'influence territoriale se manifeste sur un si grand nombre d'habitants, et pendant de si longues années, qu'il en résulte une véritable endémie.

Les *maladies endémiques* sont des maladies depuis longtemps ordinaires aux habitants d'une contrée. Elles résultent, comme je l'ai démontré, des conditions spéciales qui règnent dans une localité, et que j'ai fait connaître en parlant des *endémies*. Elles sont excessivement nombreuses et varient non-seulement pour chaque pays, mais encore dans les subdivisions de son territoire. On les distingue des maladies épidémiques, parce que ces dernières n'ont qu'une durée limitée et qu'elles finissent par disparaître au bout d'un certain temps.

Il faudrait avoir parcouru tous les pays du globe pour bien connaître toutes les maladies endémiques; c'est un mérite difficile à acquérir, et auquel il faut absolument suppléer en mettant à contribution les ouvrages de ceux qui ont beaucoup voyagé et qui ont essayé de faire cette géographie médicale.

Les maladies endémiques de France sont de jour en jour moins nombreuses et tendent à disparaître, à cause des améliorations considérables introduites par la civilisation et par le gouvernement dans les habitudes, la manière d'être, le logement et la nourriture des popula-

tions citadines et rurales. Le scorbut, si commun à Paris au moyen
âge, a disparu, ainsi que les fièvres intermittentes, si nombreuses jadis, observées sur les rives de la Bièvre dans le douzième arrondissement. Je considère comme endémiques, à Paris, la fièvre typhoïde et
la scrofule, qui sont dues à la misère des classes inférieures et à l'encombrement des ouvriers dans leurs maisons garnies. On pourrait en
dire autant, il est vrai, de la plupart des maladies observées dans la
capitale; car, dans ce foyer de pestilence, les germes de toutes les maladies s'y développent avec une facilité très-grande; mais ce serait
peut-être confondre ici l'endémie avec l'épidémie.

La variole, la scarlatine, la diphthérite, la rougeole, la pneumonie,
existent en permanence. Sont-ce des maladies endémiques? Non ; les
unes sont des épidémies de quartier qui meurent ou se propagent au
loin par les miasmes qu'elles engendrent, et elles ne résultent aucune-
ment de l'action d'influences hygiéniques observées dans les endémies;
les autres sont des maladies sporadiques qui doivent se rencontrer certainement un petit nombre de fois au même moment dans une agglomération d'hommes. La distinction entre une maladie endémique et
une maladie épidémique est souvent difficile, particulièrement lorsqu'il
s'agit de recherches à faire dans une ville d'un million d'habitants, là
où toutes les maladies sont en quelque sorte en permanence. Sporadiques, endémiques, épidémiques, on les y observe toutes à la fois, et
il faut une certaine habitude pour séparer celles qui résultent de l'influence épidémique de celles qui sont endémiques.

Dans les petites localités, la distinction est plus facile. On sait très-
bien que les fièvres intermittentes simples et pernicieuses, les hydropisies, les phlegmasies paludéennes, sont véritablement endémiques et
règnent avec plus ou moins de violence dans la Bresse, dans la Sologne, dans la Saintonge, dans tous les départements couverts de marais ou de terrains humides. C'est maintenant là la seule et véritable
endémie de la France. Toutes les autres maladies endémiques sont
peu connues, et, comme je l'ai dit, tendent à disparaître. La suette,
autrefois endémique en Picardie, ne se montre plus qu'à l'état d'épidémie. Il en est de même du scorbut en Flandre, des gangrènes sèches
de l'Orléanais, de la colique du Poitou, etc., etc. Les maladies de la
peau, qu'on a dit endémiques en Champagne, sur les côtes de Breta-
gne, ne sont aujourd'hui guère plus fréquentes là qu'ailleurs, et on
pourrait les considérer comme endémiques de la France plutôt que
d'une partie de sa population.

La Suisse, la Savoie, le Piémont, dans leurs parties couvertes de
montagnes, offrent les mêmes affections gastriques et des angines gan-

gréneuses en grand nombre. Dans les parties basses, et au fond des vallées, règnent la scrofule, l'hydropisie et l'idiotisme. Dans le pays de Vaud, de Faucigny, de Maurienne, à cause de l'usage d'eau de puits remplie de magnésie, le goître et le crétinisme se développent d'une manière continue et détruisent toute population. Le tænia est endémique à Genève.

En Italie, les maladies endémiques sont nombreuses, et elles varient selon les parties du territoire différentes. Des fièvres intermittentes de la pire espèce et l'influence paludéenne ravagent en permanence les populations des rizières du Piémont, des marais pontins de la Romagne, des lagunes de Venise, des marais de Pise, etc. La pellagre règne en Lombardie; les fièvres ardentes, les convulsions, qu'on attribuait jadis à la tarentule, existent dans les parties sèches de la Toscane, de la Calabre et des Abruzzes.

En Espagne, les maladies de peau, la pellagre, la fegarite (maladie ulcéreuse de la bouche), la colique de Madrid (colique heureuse), les ophthalmies, sont des maladies endémiques.

On cite comme telles, en Angleterre et en Hollande, le scorbut, les scrofules, les hydropisies, la goutte, les diabètes, le spleen, etc.; en Pologne, la plique; en Allemagne, le scorbut, le pourpre, la goutte, la scrofule, la danse de Saint-Guy; en Souabe, la dysenterie, etc., etc.

En Asie, la lèpre exerce ses ravages dans les lieux où une grande chaleur s'unit à l'air humide chargé d'effluves marécageuses. La peste y régnait jadis d'une manière constante, et, grâce aux améliorations sanitaires modernes, elle tend à disparaître et ne revient que d'une manière épidémique. Aux Indes, la dysenterie, les fièvres intermittentes, les maladies du foie, le choléra, y règnent d'une manière endémique.

En Égypte, les ophthalmies, les dartres, les fièvres intermittentes, le scorbut, la lèpre, la peste, sont très-fréquentes. Les fièvres, la dysenterie, ravagent l'Algérie. L'éléphantiasis, le pian, le yaws, se montrent au Maroc, au Sénégal et sur le Coromandel; l'hématurie règne à l'Ile-de-France et y fait un grand nombre de victimes.

Aux États-Unis et dans une grande partie de l'Amérique, les fièvres intermittentes, et principalement la fièvre jaune, règnent d'une manière véritablement endémique.

Je m'arrête ici dans cette énumération succincte et très-incomplète des maladies endémiques, encore très-imparfaitement connues. Ce coup d'œil d'ensemble permet d'établir la réalité de leur existence, leur multiplicité et leur dissémination sur tout le globe. Il doit suffire pour démontrer le fait de la condensation permanente d'influences morbifiques spéciales dans un pays, influences qui se traduisent au dehors par la présence de maladies déterminées toujours les mêmes, tant que le génie de l'homme n'a pas fait disparaître la cause du mal.

Les *maladies endémiques* ont ordinairement le même caractère qu'elles présentent habituellement à l'état sporadique. Elles n'en diffèrent que par leur marche et une terminaison qui se fait plus longtemps attendre et qui est souvent malheureuse. Ainsi les fièvres intermittentes endémiques sont plus longues et plus rebelles que les autres ; dans les pays où règnent des fièvres, les accidents pernicieux sont très-communs. Le scorbut est plus grave et dure infiniment plus de temps quand il est à l'état endémique que dans sa forme sporadique. Au contraire, il y a des maladies endémiques aiguës, telles que la peste, le choléra, la fièvre jaune, etc., etc.

Toute cette classe de maladies réclame le concours actif de l'autorité gouvernementale, éclairée par les conseils de l'hygiène. On détruira la plupart des maladies endémiques quand on le voudra. Déjà la variole a disparu des pays où la vaccine est universellement pratiquée. Les fièvres intermittentes simples et pernicieuses cessent par l'assainissement d'un pays à la suite de l'épuisement des marais. Le goître et le crétinisme cesseront d'exister quand les populations d'un pays où ce mal est endémique voudront boire des eaux de source au lieu d'eau de puits chargée de sels de magnésie. La peste va disparaître du globe à la suite des mesures d'hygiène portées en Orient par la civilisation moderne. Le scorbut devient de plus en plus rare en Europe. La pellagre endémique, en Lombardie, peut être combattue par l'usage alimentaire de céréales différentes du maïs, lequel sert de pain aux habitants de ce pays, etc., etc. J'ai donc eu raison de dire qu'on ferait à volonté disparaître la plupart des maladies endémiques du globe. Les exemples que je viens de citer sont nombreux et inattaquables. Malheureusement il n'en est pas ainsi de toutes les maladies endémiques. S'il en est que la connaissance des causes permette de combattre avantageusement, il y en a encore un certain nombre dont les causes sont entièrement inconnues, telles que la fièvre jaune, l'hématurie, la plique, et pour lesquelles le concours de la science et de l'autorité sont inutiles. Plus tard, peut être, découvrira-t-on le moyen de les détruire en annihilant les conditions de leur développement; mais aujourd'hui c'est encore une chose absolument impossible.

Les maladies endémiques d'un pays réclament en général un traitement identique lorsque la nature du mal est connue, et quand par hasard la thérapeutique possède un spécifique à lui opposer. Ainsi les

maladies paludéennes, qui, malgré la diversité des formes et des apparences, sont d'une nature identique; les fièvres simples, les fièvres pernicieuses, les névralgies, les engorgements spléniques sans fièvre, l'anémie, certaines inflammations, même la pneumonie; les hydropisies, etc.,
ne se ressemblent pas, et affectent des organes différents; mais leur
essence est la même, et elles guérissent toutes indistinctement par le
quinquina et par le sulfate de quinine. Quand on pratique dans une localité où règne une maladie endémique, on acquiert vite l'expérience de
ce génie morbifique qui plane sur toutes les maladies de l'endroit, les
dénature et les asservit à une thérapeutique uniforme. Malgré tout ce
qu'on peut tenter, le traitement des maladies endémiques est souvent
infructueux. Cela se comprend, les causes morbifiques ne cessent pas
d'agir sur les individus dont la maladie a pour cause l'influence de la
localité. Elles guérissent une fois, mais elles récidivent promptement ;
elles disparaissent pour revenir encore, et elles passent enfin à l'état
chronique. Il n'y a qu'un moyen de se guérir d'une maladie endémique
rebelle, c'est le déplacement ; encore faut-il n'avoir pas attendu trop
longtemps avant de quitter le pays où l'on est tombé malade. Le déplacement est le seul et unique remède d'une maladie endémique.
L'hématurie et la dysenterie des pays chauds guérissent par le séjour
en Europe; le scorbut du nord par l'arrivée en France; les fièvres
maremmatiques par l'air d'un pays de montagnes, etc., etc. Le principe général étant établi, c'est au médecin d'en appliquer les conséquences là où il en trouvera l'occasion.

CHAPITRE V

DES ÉPIDÉMIES.

Une épidémie est une influence morbifique passagère qui favorise
l'apparition d'une maladie déterminée sur un grand nombre de personnes à la fois. C'est une condition particulière que la plupart des
maladies peuvent présenter, et on donne le nom de *maladies épidémiques* à toutes celles qui ont offert cette particularité.

L'épidémie se distingue de l'*endémie* en ce que cette dernière, influence morbifique permanente d'une localité, sévit sur une population
d'une manière constante. La permanence est son caractère différentiel.

La forme épidémique d'une maladie n'implique pas nécessairement, comme on le croit, l'idée de sa malignité et de sa gravité. Il en est souvent ainsi ; mais, s'il y a des épidémies graves, meurtrières, il en existe beaucoup d'autres d'une nature peu dangereuse, quoiqu'il s'agisse de maladies générales sévissant sur un grand nombre de personnes à la fois.

Les épidémies sont très-importantes à étudier, tant par l'incertitude de leurs causes, l'irrégularité de leur marche, la variété de leurs symptômes, que par leur danger et la difficulté qu'offre leur traitement. Au début, tout est confusion dans la manière de les considérer ; elles font périr quelquefois sans qu'aucun remède puisse conjurer la mort, et les nécropsies ne font presque jamais connaître la véritable cause des accidents, ou du moins ne montrent que des lésions insignifiantes eu égard à la gravité des symptômes.

Hippocrate nous a montré toute l'importance de l'étude des maladies épidémiques, par les développements dans lesquels il est entré à leur égard dans ses ouvrages. Sept livres ou chapitres leur sont consacrés. Son point de vue est un peu différent du nôtre. Confondant les épidémies et les constitutions médicales, il décrit sous le nom d'épidémies et l'influence morbifique passagère spéciale qui produit une maladie déterminée, comme la peste, et l'influence générale des saisons, qui modifie la forme des maladies sans changer leur nom, et les complique de l'état muqueux, saburral, bilieux, etc. Il décrit aussi les véritables épidémies de ce temps et de son pays, fièvres continues et rémittentes ; érysipèles, etc., qui existent encore aujourd'hui ce qu'elles étaient alors, et qu'il ne faut point comparer avec les fièvres et les maladies épidémiques de nos climats. L'exemple d'Hippocrate a été suivi, et, à toutes les époques de la médecine, on a étudié les épidémies qui ont régné sur les différents peuples de la terre. Quelques médecins ont acquis sous ce rapport une réputation méritée, par le soin et le talent qu'ils ont mis à nous transmettre leurs observations. Sydenham, Baillou, Huxham, Pringle, Stoll, Ozanam, Schurrer, etc., etc., sont particulièrement célèbres sous ce rapport. Depuis lors les maladies épidémiques ont été étudiées avec beaucoup de soin ; mais, il faut l'avouer, sous le rapport des causes et du mode de propagation, nous ne sommes guère plus avancés qu'au temps d'Hippocrate.

Les épidémies naissent dans une localité, et de là s'élancent dans les diverses régions du globe pour y exercer leurs ravages. Ce sont les grandes épidémies. Il en est d'autres, au contraire, qui se concentrent et meurent dans le lieu où elles ont pris naissance. On les désigne sous le nom de *petites épidémies*.

Qui pourra jamais pénétrer la cause d'une épidémie? Malgré toutes les hypothèses faites à cet égard, nous ne savons rien de positif. Les effets de l'influence épidémique se font sentir et seuls sont appréciables. C'est quelque chose de prodigieux à penser que la multiplicité des maladies épidémiques connues dans leurs rapports avec leurs désordres matériels, et l'altération probable de l'atmosphère qui en est la cause. Il est absolument impossible de comprendre et de matérialiser ces miasmes, ces effluves divers qui, à toute heure, s'entremêlent dans l'air d'une grande ville, où ils développent tant d'épidémies à la fois. Quand un chimiste s'écrie que Paris n'est qu'un immense amas de fumier, il le démontre par la quantité d'ammoniaque renfermé dans ses eaux pluviales; mais la médecine ne peut rien pour y démontrer l'existence d'un foyer d'infection autrement que par ses résultats. L'air est le véhicule de la plupart des influences épidémiques : cela me paraît incontestable; mais au même moment règnent à Paris des varioles, des rougeoles, des scarlatines, des diphthérites, des dysenteries, des grippes, des fièvres typhoïdes, des érysipèles, des fièvres puerpérales, etc., etc. Il faut donc que tous les germes de ces maladies se trouvent incorporés dans l'air; si cela est vrai, comment s'y trouvent-ils? quelle est leur forme? est-ce quelque chose de matériel ou d'invisible et d'impondérable? Si ces influences étaient des corps matériels, il y en aurait assez pour obscurcir le jour, et on aurait pu les isoler ou les saisir. Cela n'a pas été fait. C'est donc un agent impondérable. Mais quelle est sa puissance? On les absorbe et ils produisent ici une rougeole, là un typhus, ailleurs un croup, etc. On ne les connaît pas, on ne les voit pas, et voici qu'à une dose infinitésimale ils produisent des effets terribles, des désordres matériels considérables et la mort.

Quoi qu'il en soit de la nature inconnue des influences épidémiques, les conditions physiques au milieu desquelles elles se produisent, telles que les modifications constitutives de l'atmosphère, son altération par les effluves, les miasmes, l'alimentation des peuples, doivent être recherchées avec soin. C'est ce que les auteurs appellent les causes des épidémies. Sans parler de l'influence des astres, accréditée par Cardan, Valesco de Tarente, de la course des comètes et des révolutions du globe, telles que tremblements de terre, éruptions volcaniques; des modifications atmosphériques par ce que Van-Helmont et Paracelse, dans le langage du temps, appelaient l'alcali, le soufre et le sel, j'indiquerai seulement ce qui a été dit au sujet de l'influence des saisons, des variations atmosphériques et de l'alimentation. Ces conditions occultes ne sont pas toutes essentielles au développement des épidémies; leur influence n'est pas à l'abri de contestation; mais elles ne méritent pas le dédain jeté sur elles par quelques auteurs. Si on ne devait croire en médecine qu'à ce qu'on touche, entend ou voit, de préférence à ce que la raison devine et comprend, il faudrait renoncer à l'étude de cette science, qui repose autant sur l'induction que sur l'observation, et il faudrait proscrire toute méditation sur l'hérédité, les constitutions individuelles, sur les tempéraments, les idiosyncrasies, les diathèses, la spécificité, la contagion, etc., connaissances générales qui ne tombent pas directement sous les sens et qui sont entièrement du domaine de l'induction.

Les influences morbifiques occultes qui engendrent les épidémies agissent à la fois sur de grandes masses d'hommes et les disposent de la tête aux pieds, dans tout leur être dynamique et organique, à l'évolution du mal dont le germe inconnu les entoure.

Les différents états de l'atmosphère, ses variations continuelles, les changements qu'il subit au retour des saisons et sous l'influence des vents, selon les pays et les climats, sont les causes incontestées et non contestables du changement de forme et de nature des maladies régnantes. Ce que j'ai dit, d'après Hippocrate et tous ceux qui l'ont suivi, des impressions climatériques sur l'homme, démontre à n'en pas douter l'existence de ce fait. Or, si les maladies ordinaires d'un peuple deviennent rares ou fréquentes, légères ou graves; si elles offrent tantôt une complication spéciale, tantôt une autre, à un moment de l'année; si ces maladies cessent un instant pour revenir périodiquement au retour d'une constitution atmosphérique semblable, de manière à constituer des maladies *régnantes* et offrir des formes morbides dépendantes d'une *constitution médicale*, que veut-on de plus pour croire à l'influence de l'atmosphère sur le développement des épidémies? Des maladies régnantes ne forment-elles pas une épidémie? petite si l'on veut, mais c'est une épidémie. Entre ce fait et une maladie meurtrière faisant des victimes par centaines, il n'y a qu'une différence de degré. L'atmosphère, ses variations, et les influences sidérales qui agissent sur sa composition dans les mouvements terrestres de chaque saison, son altération par des éléments étrangers souvent inconnus, sont assurément la cause des épidémies. Quelle est la nature de ces variations? Quelles modifications sont en rapport avec telle ou telle épidémie? C'est ici que notre science s'arrête. Le fait peut être établi, mais sa nature reste impénétrable à nos moyens d'investigation.

L'excessive chaleur engendre beaucoup d'épidémies, et en particuculier celles qui ont la peau et la muqueuse intestinale pour siége anatomique. La variole, la scarlatine, le typhus, la peste, le choléra, sont sortis des contrées les plus chaudes du globe pour se répandre dans le monde. La dysenterie est plus fréquente et plus grave dans les pays chauds que partout ailleurs. Sur cinquante épidémies de dysenterie, relevées par M. Andral[1], trente-six ont eu lieu en été, douze en automne, une en hiver et une au printemps. Le froid engendre, au contraire, et rend très-graves les épidémies qui ont pour siége anatomique la muqueuse respiratoire. La grippe, la coqueluche, la bronchite, la pneumonie, etc., sous forme épidémique, sont très-fréquentes en hiver. Sur cinquante épidémies de catarrhe, relevées par M. Andral[2], vingt-deux ont eu lieu en hiver, douze au printemps, onze en automne et cinq au milieu de l'été. Le froid diminue de beaucoup l'intensité de quelques épidémies et empêche leur développement. Il y a peu d'épidémies d'origine boréale.

Les grandes commotions atmosphériques et terrestres, telles que les orages, les ouragans, les tremblements de terre, aggravent les épidémies dans le cours desquelles ils arrivent. J'ai vu plusieurs fois des recrudescences de choléra avec mortalité excessive coïncider avec des grandes chaleurs et le fait d'un orage éclatant sur Paris.

On a de tout temps attribué, depuis Hippocrate, une grande influence aux vents sur la production des épidémies. Cela est exact pour les petites épidémies de saison, et Hippocrate, qui n'avait que celles-là en vue, a dit vrai en attribuant aux vents du nord une part dans la production des maladies épidémiques inflammatoires de la Grèce, aux vents du midi la cause de ses maladies, bilieuses et aux vents chargés de miasmes la production des fièvres continues. « Si l'air entre dans le corps chargé de miasmes ennemis de la nature humaine, les hommes sont malades; s'ils sont ennemis des autres espèces animales, l'homme restera sain, mais celles-ci sont frappées, et les bœufs, les moutons, etc., seront malades. » (Hipp.) On admettait alors qu'il y avait dans la masse atmosphérique, à l'état de dissémination, des corpuscules nuisibles, dont les uns étaient propres à entretenir la vie des animaux tandis que les autres pouvaient la détruire. Cela dépendait de leur accumulation naturelle ou provoquée par les vents. C'est ce que Lucrèce a consacré en disant : « Ils viennent on ne sait d'où par les vents, ou ils s'élèvent de la terre humide sous l'influence du soleil. » Il est incontestable que les vents provoquent, selon leur nature, des maladies spéciales. Produisent-ils des épidémies ? C'est une autre chose. Je ne le crois pas. Mais, si leur influence génératrice est douteuse, leur intervention dans l'aggravation et le transport d'une

[1] *Dictionnaire de médecine et de chirurgie pratiques*, t. VII, p. 405.
[2] *Loc. cit.*

épidémie ne l'est pas. J'ai pour mon compte remarqué, dans les deux dernières épidémies de choléra, que les augmentations de mortalité et les recrudescences du fléau étaient toujours en rapport avec le vent d'est, toujours très-froid dans l'hiver, très-chaud dans l'été, dont la sécheresse est bien connue.

On ne sait rien encore de positif sur l'influence de l'électricité dans la production des épidémies. Toutefois, s'il est vrai, comme je n'en puis douter, que les orages aient aggravé les épidémies de choléra qui ont passé sur Paris, c'est à l'électricité atmosphérique qu'il faut rapporter le phénomène. Une découverte récente semble jeter un jour nouveau sur cette question si obscure. Le professeur Schœnbein, en annonçant la présence dans l'air d'un corps nouveau, l'*ozone*, qui est de l'oxygène à un état considérable de tension électrique, ou, si l'on veut, de l'oxygène électrisé, a montré qu'il y avait un rapport entre le nombre des affections bronchiques, catarrhales, et la quantité d'ozone atmosphérique. Plus il y a d'ozone dans l'air, et plus le nombre des grippes est considérable. De même, au maximum de l'échelle ozonométrique correspond, en temps de choléra, le maximum d'intensité et de mortalité de l'épidémie. Ces faits sont trop récents pour légitimer aucune conclusion; mais ils correspondent avec ce que j'ai dit de l'influence des orages sur le choléra, et le rapport est trop évident pour être passé sous silence.

L'influence des orages sur les épidémies est si réelle, qu'elle agit quelquefois, non-seulement sur l'homme, mais encore sur certains animaux. On a vu quelquefois se déclarer, au moment d'une épidémie et après un orage, de graves épizooties sur les poules. Alibert a indiqué[1] des exemples de mortalité subite chez les poissons. M. Lecadre rapporte qu'en 1832, au Havre, pendant un orage survenu dans l'épidémie de choléra, les poissons du double fossé d'enceinte de cette ville furent comme empoisonnés, et le fléau redoubla d'intensité. En mai 1833, nouvel orage très-violent et pareille mortalité des poissons; en même temps la grippe fit invasion au Havre.

Les altérations occultes de l'air par les effluves, les émanations putrides, les miasmes nés de l'encombrement, agissent d'une façon sinon plus intelligible, du moins plus certaine et moins contestable. On ignore, ainsi que je l'ai dit plus haut, quelle est la nature, quelle est l'essence de ces agents impondérables et occultes, dont l'action est si funeste, mais leur existence se révèle par des effets si désastreux, qu'on n'ose plus la mettre en doute.

[1] *Revue médicale,* 1833, p. 67.

L'atmosphère accidentellement surchargée des effluves sorties d'un marais ou de la terre remuée par des travaux de terrassement est une cause d'épidémie de fièvres intermittentes, pernicieuses, et de maladies paludéennes dont la forme est quelquefois si variée, qu'il est très-difficile de reconnaître leur nature. Portées par les vents dans les lieux exempts de marais, elles y produisent des épidémies plus ou moins graves. Aux impressions effluviques correspondent les maladies spéciales dont j'ai parlé précédemment à propos des effluves.

Les émanations putrides, les miasmes nés de l'encombrement, de l'agglomération de grandes masses d'hommes sur un point, fût-ce en plein air, ont l'influence la plus fâcheuse sur la santé de l'homme, et font naître les épidémies les plus meurtrières. La peste doit souvent son origine à la putréfaction de millions de sauterelles qui tombent sur le sol de l'Égypte, et elle disparaît lorsque le Nil, dans sa crue, vient couvrir les terres dans une grande étendue. Le choléra naît sur les bords du Gange de la funeste habitude qu'ont les Indiens de jeter tous les cadavres dans le fleuve, et c'est de là qu'il est venu jusqu'à nous. La fièvre typhoïde se développe dans les grandes villes et dans les colléges par le fait de l'entassement. Il en est de même des ophthalmies purulentes, des fièvres puerpérales, des érysipèles, de la dysenterie, de la pourriture d'hôpital, etc., etc. Le typhus des camps et des armées est la conséquence nécessaire de l'agglomération de trop grandes masses d'hommes dans un lieu rétréci, bien qu'il soit à ciel ouvert.

Les épidémies se développent souvent dans les temps de disette, de mauvaise qualité des grains, des viandes, de l'eau, et dans les temps de misère. Cela se comprend : l'action dépressive d'une nourriture insuffisante ou de mauvaise qualité, des souffrances causées par les privations de feu, de vêtements, etc., est la porte ouverte aux influences épidémiques. Elles se développent alors de préférence à la fin de l'hiver et au printemps qui succèdent à la moisson qui a manqué. Si les épidémies sont aujourd'hui moins fréquentes et moins meurtrières qu'au moyen âge, nous le devons au progrès de la civilisation, de la culture, de la salubrité des logements des villes et de l'aisance devenue plus générale. De nos jours encore, lorsqu'une épidémie fait ses ravages à Paris, c'est parmi les gens du peuple et parmi les plus misérables qu'elle fait le plus de victimes.

C'est à la mauvaise qualité de l'alimentation qu'il faut rapporter les épidémies d'ergotisme produites par le pain rempli d'ergot de seigle, l'épidémie d'acrodynie observée à Paris en 1829, les épidémies de scorbut du siècle dernier, etc., etc.

Il y a enfin des épidémies d'une nature particulière, caractérisées exclusivement par des troubles nerveux, et qui sont engendrées par l'imitation ou par l'impression des émanations névrosiques d'individus malades sur un grand nombre de personnes. C'est ainsi que se propagent quelquefois les affections convulsives, l'hystérie, la contracture, la folie, etc. L'épidémie de suicide des filles de Millet, celle de possession des religieuses de Loudun, au dix-septième siècle, celle des convulsionnaires du cimetière Saint-Médard, n'ont pas d'autre origine. Il en est de même des épidémies de chorée observées en Westphalie, de l'épidémie de mélancolie hystérique observée par Werlhof en 1733, et de l'affection hypocondriaque décrite par Tissot en 1776.

Si les épidémies naissent d'une influence morbifique occulte, elles se propagent directement par les émanations spécifiques des malades. Ces émanations se répandent au loin, s'ajoutent à l'altération primitive de l'atmosphère, et il en résulte un foyer épidémique ou foyer d'*infection* qui augmente l'intensité de l'épidémie; et cela est si vrai, qu'il suffit quelquefois de disperser les malades dans la campagne, à de grandes distances, pour diluer le poison dans l'atmosphère et le rendre inoffensif. Chaque jour, on voit ce moyen faire disparaître une épidémie. Ailleurs, les épidémies se propagent directement et à courte distance, par *contact direct*, ou par *contact indirect*, au moyen d'objets ayant touché les malades, tels que vases, meubles, vêtements, et surtout les habits de laine, qui retiennent une partie des miasmes épidémiques. C'est alors une véritable contagion, dont on peut se défendre par les quarantaines et la destruction des objets empestés. Ces différences dans le mode de propagation des épidémies constituent deux sortes d'épidémies, les *infectieuses* et les *contagieuses*. J'y reviendrai plus loin, en parlant de la contagion et de l'infection.

De ces causes expérimentales variées, différentes par leur degré d'importance, seules ou réunies dans une action commune, résulte l'influence occulte dont l'impression engendre la maladie épidémique. Portée par absorption dans les organes de l'impressibilité et de la sensibilité, elle produit une réaction dont le résultat est une perturbation nerveuse, suivie ou non d'altération du sang, des humeurs, et de la structure des tissus lorsqu'il doit se développer une lésion organique. Les épidémies névrosiques de folie, de monomanie, de convulsions de chorée, de contracture, etc., restent bornées au système nerveux central et ganglionnaire. Les épidémies miasmatiques ont également pour intermédiaires les centres nerveux; mais le résultat est une altération du sang, suivie ou non d'altérations organiques. Il est certain que l'impression variolique morbilleuse, pestilentielle, scarlatineuse, etc., produit d'abord une altération du sang qui précède l'éruption cutanée. On neutralise l'aptitude à leur développement par une impression différente due à des médicaments spéciaux ou à l'inoculation vaccinale. Partout, et l'action des épidémies est impossible à comprendre autrement, les choses se passent de la même manière ; à l'impression de l'influence épidémique succède une réaction qui entraîne l'altération humorale, et consécutivement celle des tissus.

Les recherches générales faites dans le but de préciser le siége anatomique des épidémies tombent devant ce principe. Aussi n'est-on arrivé qu'à des résultats peu importants. Dans beaucoup d'épidémies il n'y a pas de siége anatomique connu ; on meurt sans qu'aucun organe paraisse altéré dans sa structure : tel est le cas de la rage, du typhus et des névroses. Parmi ces dernières, il en est qui n'entraînent pas la mort, telles sont la chorée, la monomanie, la contracture, et on ne sait encore à quelle altération certaine de structure rapporter la maladie. D'autres épidémies laissent après elles des traces importantes à la peau, sur les muqueuses, et dans quelques viscères ; mais ces lésions organiques sont évidemment secondaires, elles sont l'effet, et non la cause de la maladie ; exemple : les éruptions de pemphigus, de variole, de suette, de rougeole, de scarlatine, etc. On ne peut pas les négliger, car elles font partie intégrante de la maladie ; mais elles ne viennent hiérarchiquement qu'en second ou en troisième ordre dans la succession des phénomènes morbides. J'en dirai autant de l'altération des muqueuses intérieures et des viscères. Une fois produites, ces lésions deviennent des causes d'accidents nouveaux, et, en ce sens, jouent un premier rôle relativement à des phénomènes morbides ternaires ou quaternaires. Ainsi la diphthérie produit l'altération du sang et une laryngite couenneuse, puis les fausses membranes, indépendamment de leur cause épidémique, font obstacle à l'entrée de l'air dans les bronches, et amènent la mort, qu'il n'était pas dans la nature de la diphthérie de produire.

La variole détermine une éruption de pustules, et aussitôt la fièvre d'invasion cesse. Au bout de deux jours, une nouvelle fièvre, dite secondaire, s'allume, et une suppuration effroyable de toute la surface du corps entraîne les malades, qui succombent ainsi à la lésion de la peau, et non à l'empoisonnement variolique. Bien que la lésion organique ne soit pas tout dans une maladie épidémique, elle a, comme on voit, une très-grande importance, puisque dans les cas que j'ai cités, et ailleurs encore, cette lésion est de nature à faire naître des accidents mortels.

Une autre preuve que les altérations de structure ne viennent, dans les maladies épidémiques, qu'en second et troisième ordre, c'est que les individus sont quelquefois assez longtemps malades et succombent même avant que l'altération ait paru. Que de fois, dans la variole, la mort n'arrive-t-elle pas au second et au troisième jour de l'invasion, sans que les pustules soient développées! J'ai vu mourir des fièvres typhoïdes, et il n'y avait qu'un commencement d'éruption intestinale, sans ulcération des plaques ni des follicules. Il y a des suettes sans éruption cutanée, et le fait est admis, pour la plupart des fièvres éruptives, sans que j'aie eu occasion de le vérifier d'une manière bien positive.

Il existe, pour les épidémies comme pour les maladies sporadiques, des aptitudes et des immunités particulières. Tous les âges, tous les tempéraments, toutes les constitutiens, ne sont pas également exposés à recevoir l'influence épidémique. Les variations sont même très-grandes à cet égard, et l'on voit les enfants, les adultes, les vieillards, très-inégalement, et quelquefois très-exclusivement frappés. Certaines épidémies, comme la fièvre typhoïde, n'attaquent que les gens robustes; le choléra, au contraire, sévit très-souvent sur les personnes faibles et déjà malades. Dans les épidémies de 1849 et de 1854, j'ai vu un très-grand nombre de cancéreux, de phthisiques et de scrofuleux pris, et mourir dans les salles de l'hôpital où ils étaient venus chercher un soulagement à leur mal. On sait, d'ailleurs, que le choléra exerce principalement ses ravages sur les individus des classes inférieures dont la vitalité est affaiblie par l'action dépressive de la misère.

Les écarts de régime, et surtout l'ivresse, la débauche, les excès avec les femmes, la tristesse, la nostalgie, la frayeur de l'épidémie, favorisent son développement. Au reste, s'il est difficile de dire en quoi consiste l'aptitude ou l'immunité aux influences épidémiques, il n'en est pas moins certain que ces immunités et ces aptitudes existent. Il y a des personnes qui sont toujours malades de toutes les épidémies, tandis qu'il y en a d'autres qui ne le sont jamais. J'ai vu, dans des familles nombreuses, certains enfants avoir, comme leurs frères ou sœurs, les rougeoles, les varioles, ou les scarlatines tombées dans la maison, tandis qu'un seul, parmi tous, restait impunément dans le foyer d'infection, jouissant à chaque fois d'une immunité complète. Certaines professions, les infirmiers, les religieuses, les médecins, jouissent de l'immunité pour les épidémies indigènes, et il est rare de voir ceux qui soignent les malades atteints de maladies contagieuses ou épidémiques. Il n'en est pas entièrement de même pour les épidémies exotiques, comme le typhus et le choléra ; mais cependant la proportion des victimes faites dans le corps médical et parmi les religieuses est assez minime pour ne pas infirmer ma proposition. J'attribue cette immunité à l'habitude qu'ont les médecins et les religieuses de respirer tous les poisons miasmatiques de manière à se les inoculer par la respiration. Habitués aux poisons indigènes, ils bravent impunément leur action ; mais, quand il s'agit de poisons exotiques, comme il faut le temps d'en prendre l'habitude, on a aussi le temps de subir leur action délétère et d'en mourir.

Les épidémies ne sont quelquefois que des maladies sporadiques ordinaires, devenues excessivement fréquentes et faisant beaucoup de victimes dans le même instant. L'érysipèle, l'ophthalmie, la bronchite, la dysenterie, le choléra, peuvent prendre la forme épidémique, ou bien ce sont des maladies spéciales, très-rarement observées à l'état sporadique, comme la peste, le typhus, etc. Les épidémies absorbent toutes les autres influences morbifiques, qu'elles éteignent pour un instant. Aussi, au moment de la violente épidémie de 1832, il n'y avait que du choléra, et peu de phlegmasies ou de fièvres typhoïdes ; de plus, toute maladie avait de la tendance à se transformer en choléra.

Au reste, quelque ressemblance qu'il y ait entre une maladie sporadique et celle qui se propage épidémiquement, on y découvre toujours des différences notables, soit dans l'intensité, la durée ou le mode de traitement à suivre. Dans telle épidémie, la saignée réussit mieux que dans telle autre, et il y a des formes de fièvre typhoïde où les purgatifs ne guérissent les malades que s'ils viennent après un vomitif donné au début.

On a dit qu'une épidémie pouvait en arrêter une autre plus ancienne et la remplacer. Cela est vrai à l'arrivée des grandes épidémies, mais la proposition n'est plus soutenable pour les petites. Il n'est pas rare de voir deux épidémies régner ensemble, et Villeneuve en a fourni la preuve dans son *Rapport sur les épidémies de 1771 à 1830*[1]. A Paris, où elles sont très-fréquentes, il y en a toujours un très-grand nombre au même moment. En 1853 et 1854 ont régné la variole, la fièvre typhoïde, la diphthérie, la rougeole chez l'adulte et chez l'enfant, la scarlatine, le choléra, le scorbut, etc., etc.

Il y a des grandes et des petites épidémies ; il y a des épidémies sur les camps, dans les villes, dans les campagnes, dans les prisons, dans les colléges, dans un hôpital et dans une partie d'hôpital. Ainsi j'ai publié la relation d'une épidémie de rougeole circonscrite à une salle d'hôpital, et y parcourant ses périodes sans envahir les salles

---

[1] *Mémoires de l'Académie de médecine*. Paris, 1833, t, III.

voisines. Les unes meurent là où elles ont pris naissance, les autres se propagent au loin et parcourent lentement ou rapidement une grande partie du globe. C'est ce qui est arrivé à l'épidémie catarrhale de 1733, indiquée par Ozanam, et pour l'épidémie de 1775, née en Suisse et voyageant en Pologne, en Allemagne, en France, en Angleterre et en Italie, où elle disparut. C'est ce que nous avons vu par le choléra, dans ses pérégrinations à travers les quatre parties du monde. Elles vont généralement de l'est à l'ouest; ce qui confirme l'influence de cette direction du vent sur leur intensité. Leur chemin est d'ailleurs très-variable, et il est souvent impossible de le suivre en se rendant compte de leur transport. Une grande direction étant donnée, celle de l'est à l'ouest par exemple, elles vont et viennent sur leurs pas, elles sautent par-dessus des villes qu'elles épargnent, elles frappent sur la rive droite d'un cours d'eau tandis qu'on ne les voit pas sur la rive gauche, et il y a des villes, qui sont comme quelques individus, jouissant d'une immunité complète : Lyon, Versailles, et bien d'autres villes en France, n'ont pas encore été ravagées par le choléra.

Les épidémies sont un peu comme les maladies : elles offrent des modifications particulières et relatives à leur invasion, à leur accroissement et à leur déclin. Ordinairement violentes au début, quand elles sont de mauvaise nature, elles perdent de leur intensité au milieu de leur période d'accroissement et deviennent bénignes à leur déclin. C'est ce que j'ai vu dans plusieurs épidémies, à l'hôpital Necker, dans la petite épidémie de rougeole de 1843; à Versailles, dans l'hôpital militaire, lors d'une épidémie de dysenterie en 1843; à Paris, enfin, dans le choléra de 1832. Pendant vingt jours, tous ceux qui furent atteints moururent foudroyés, puis quelques malades guérirent, dans une faible proportion, et, à la fin, la proportion des guérisons, chaque jour plus considérable, fut à peu près de moitié. Des remarques de ce genre ont été faites dans la peste noire de 1348; dans l'épidémie dysentérique de 1609, rapportée par Sydenham; dans la peste de Toulon et du Caire, par Antrechaus et Pugnet; etc., etc.

Les épidémies naissent et disparaissent souvent sans qu'on sache pourquoi; elles durent de six semaines à quatre, cinq et six mois. Il en revient à des périodes plus ou moins éloignées dans les différents pays, suivant qu'ils sont plus ou moins salubres, selon le bon état des récoltes et le degré d'aisance ou de misère des populations. Comme l'a dit Malthus, les épidémies indiquent, partout où elles se renouvellent fréquemment, la misère du peuple, ou, ce qui est la même chose, un excès de population relativement aux moyens d'existence dont elle jouit. Ainsi le caractère occulte de leur origine se poursuit dans leur développement et jusque dans leur disparition. Pourquoi une épidémie de choléra s'en va-t-elle de Paris? Pourquoi la fièvre typhoïde, la scarlatine, etc., cessent-elles de se manifester dans un collége où elles ont fait invasion sans frapper tous les individus soumis à l'influence épidémique? Il est difficile de le dire, et, si l'on veut pénétrer ce mystère, il faut admettre l'immunité chez tous ceux qui ne sont pas atteints : immunité personnelle, spéciale chez les uns, ou immunité acquise chez d'autres par l'habitude d'être dans le foyer épidémique. En effet, si, au début, tant d'individus sont gravement pris et succombent, c'est que, personne n'étant habitué au miasme et ne se l'étant pas encore inoculé à petites doses par la respiration, tous se trouvent au même point d'égalité devant le poison qui circule dans l'atmosphère, et les premières victimes sont foudroyées. Au contraire, lorsque, plus tard, chacun a été soumis à l'influence épidémique et s'en est en partie saturé, la dose nécessaire à la production des accidents morbides trouve l'individu préparé et ne lui occasionne qu'une demi ou un quart d'épidémie. Ainsi l'inoculation réelle de la variole, saturant l'économie, ne permet plus qu'une varioloïde ou une variolette sans conséquences. Le système nerveux, ce grand régulateur de nos impressions physiologiques et pathologiques, a reçu l'habitude du miasme, et il en est de ces derniers comme de tous les agents toxiques : l'habitude émousse complétement leur action.

Le mot d'épidémie n'est pas absolument synonyme de danger; cependant les épidémies sont souvent très-graves. Quelques-unes sont bénignes, d'autres sont malignes, et alors le danger est extrême, car rien ne peut conjurer leurs coups. La plupart de ceux qui sont pris, sinon tous, meurent en quelque sorte comme foudroyés, et ceux qui luttent finissent par avoir le même sort, sans que l'art puisse intervenir d'une manière efficace. Que d'hommes n'ai-je déjà pas vus mourir d'angine, de scarlatine, de variole, de dysenteries de choléra épidémiques, sans pouvoir faire autre chose que d'être le témoin contrit de mon impuissance vis-à-vis de pareils malheurs! Ozanam et Villeneuve ont essayé de faire connaître la gravité relative des différentes épidémies connues, en indiquant la mortalité qu'elles ont produite; mais ces résultats n'ont peut-être pas été recueillis avec toute la sévérité désirable. Je me contenterai de les indiquer sommairement.

OZANAM.		VILLENEUVE, d'après le relevé des épidémies de 1771 à 1850.	

Sur 100 malades :

OZANAM		VILLENEUVE	
Fièvre catarrhale.	2 morts.	Croup.	25 morts.
Coqueluche.	3 —	Angine couenneuse et gan-	
Scarlatine.	5 —	gréneuse.	25 —
Dysenterie.	18 à 40 —	Dyssenterie.	25 —
Fièvre bilieuse.	20 —	Pneumonie.	15 —
Croup.	30 —	Catarrhe pulmonaire.	15 —
Fièvre pernicieuse.	33 —	Gastro-entéro-céphalite.	11 —
Typhus.	60 —	Scarlatine.	11 —
Fièvre puerpérale.	66 —	Gastro-entérite.	10 —
Pneumonie maligne.	70 —	Miliaire.	9 —
Fièvre jaune.	75 à 80 —	Fièvre intermittente.	6 —
Peste.	73 à 80 —	Rougeole.	5 —
Encéphalite.	80 —	Coqueluche.	9 —
Angine gangréneuse.	80 —		

J'ajouterai le choléra, qui fournit une mortalité de 60 à 70 pour 100. Tous ces résultats sont purement approximatifs, et ne doivent pas être pris comme indiquant la mortalité réelle des épidémies connues. C'est un travail à faire.

La mortalité des épidémies est relativement plus grande chez les enfants et chez les vieillards que chez les adultes. Ce sont les deux extrémités de la vie qui sont le plus cruellement frappées.

Au reste, les épidémies sont d'autant plus meurtrières, qu'elles sont plus nouvellement connues et importées. Les anciennes finissent par perdre beaucoup de leur activité. Leur intensité est en rapport avec leur nature : celles qui ont pour origine des effluves, des émanations putrides et des miasmes dont on peut se défendre, jusqu'à un certain point, par l'hygiène, la ventilation et la dispersion des foyers d'infections, sont moins graves que celles dont les conditions physiques de développement sont absolument inconnues, comme la fièvre jaune et le choléra. Enfin il en est un certain nombre qui sont sans gravité, qui frappent sur un grand nombre de personnes, et n'entraînent jamais d'accidents graves. Certaines conjonctivites, la bronchite, la diarrhée, les angines, les embarras gastriques, sont de ce nombre.

Lorsqu'une épidémie a notablement augmenté la mortalité d'un pays, l'année suivante les maladies sont moins nombreuses et moins graves; la mortalité est au-dessous de la moyenne, et, comme il y a en même temps, d'après M. Villermé, un excédant de naissances très-marqué, l'équilibre est en très-peu d'années rétabli dans la population. Voilà trois épidémies de choléra qui ont ravagé la France en quinze ans ; elles ont fait périr plus de 70,000 personnes, et la population de ce pays est augmentée de deux millions d'âmes.

La thérapeutique des épidémies se ressent un peu de l'obscurité qui couvre leur nature occulte, et, sauf un petit nombre d'entre elles que l'on guérit par des spécifiques, la plupart nous tiennent à leur merci sans que nous puissions leur opposer autre chose que des palliatifs.

Il en est un petit nombre que l'hygiène sait prévenir. Le desséchement des marais empêche les épidémies de fièvres intermittentes, tout comme la bonne nourriture arrête le scorbut, et l'aération suffisante le typhus. C'est pour ne pas obéir aux prescriptions de la science, qui enjoint de disperser les femmes en couches dans tous les hôpitaux de Paris, plutôt que de les rassembler dans des maisons spéciales, que l'administration voit périr tant de femmes de la fièvre puerpérale dans les hospices d'accouchement. J'en dirai autant de la mortalité de certains hôpitaux de l'enfance, due à l'encombrement des salles par un trop grand nombre de malades et à l'influence des épidémies qui les ravagent en permanence. Sous ce rapport, l'infirmerie des Enfants-Trouvés est un vaste tombeau où l'on apporte vivants de petits êtres qui, pour la plupart, n'en doivent plus sortir. Il serait à désirer que l'on comprît enfin l'importance qu'il y a d'éviter l'encombrement des hôpitaux, et, en cas d'épidémie, la nécessité de les arrêter par la *dispersion du foyer d'infection*, moyen dont les avantages sont consacrés par une expérience de dix-huit à vingt siècles.

S'il y a des épidémies dont on peut prévenir et limiter le développement, le plus grand nombre échappe à notre action, et elles exercent leurs ravages jusqu'au moment où il leur plaît de s'arrêter. Toutefois l'individu, en tant qu'individu, peut, dans quelques circonstances, se préserver du fléau. Sans parler des grands feux qu'on allumait jadis sur les places et dans les rues d'une ville, d'après l'excellent conseil d'Hippocrate, je signalerai les moyens empiriques découverts contre la propagation de certaines épidémies, tels que l'inoculation de la variole et de la vaccine contre la variole; l'inoculation du claveau, de la péripneumonie des bêtes bovines contre les épizooties de clavelée et de pneumonie; l'inoculation du venin de vipère associé au foie de mouton pourri contre la fièvre jaune, etc.; l'influence de la belladone à l'intérieur contre les épidémies de scarlatine; celle du camphre et du soufre contre la rougeole, etc.

Le traitement des épidémies échappe à toute donnée générale; seule, la prophylaxie a des bases certaines qu'on a trop souvent le tort de méconnaître. Les moyens à opposer aux épidémies varient suivant leur nature, leur forme et leur siége anatomique quand il leur arrive d'en avoir un. Ils varient même, dans une même maladie épidémique, d'une première épidémie à une seconde, de sorte qu'il faut, à l'exemple de Sydenham, étudier à chaque épidémie les choses qui sont bonnes ou nuisibles aux malades, afin d'adopter les unes et de rejeter les autres.

CHAPITRE VI

DE L'INFECTION.

Les auteurs ont donné le nom d'infection tantôt à l'altération spéciale de l'atmosphère qui produit les maladies, et tantôt à l'action toxique exercée par cette altération sur la santé, plaçant ainsi à volonté l'infection au dehors ou au dedans de l'organisme. C'est une erreur. D'autres réunissent ensemble l'infection et la contagion, et il en résulte une confusion extrêmement nuisible à l'intelligence du sujet.

L'infection est un mode particulier de propagation des maladies comme la contagion ; c'est une manière d'agir des causes spéciales, que j'ai fait connaître en parlant des épidémies, des effluves, des miasmes, des virus et des maladies virulentes. Je vais m'en occuper de nouveau, et je m'efforcerai de déterminer l'idée qu'il faut attacher au mot d'infection, — de connaître ses causes et son influence sur le développement des maladies. J'indiquerai ensuite les différentes espèces de maladies infectieuses.

L'infection est une altération de l'atmosphère par des effluves et des émanations putrides ou miasmatiques ayant pour résultat l'apparition d'une maladie épidémique.

Je réunis à dessein le fait de l'altération de l'atmosphère et celui de son impression sur l'économie, car on ne peut les séparer : l'infection de l'air qui ne rend pas malade concerne la chimie et ne regarde point la médecine, et la maladie produite par l'altération miasmatique de l'air n'est pas plus l'infection que le produit de la fécondation n'est la fécondation elle-même, et que l'effet n'est semblable à sa cause. Donc l'infection est un mode de développement des maladies ayant pour condition l'atmosphère modifiée d'une façon spéciale, et pour résultat une impression morbifique correspondante.

On a voulu, très à tort, séparer ou réunir absolument l'infection et la contagion. Il en est résulté de graves inconvénients. Ces deux modes morbifiques se touchent en plus d'un point où ils se confondent, et se séparent ailleurs d'une façon très-distincte. Il y a des infections atmosphériques qui ne sont exclusivement que des infections produisant leur effet dans leur foyer, sans reproduction possible au sein des organes non affectés. Exemple : l'infection effluvique, qui engendre les fièvres intermittentes, ne reproduit jamais chez un fébricitant l'effluve maremmatique. Il y a des contagions qui ne se font que par contact direct, au moyen d'un germe que l'on se communique directement. Exemple : la syphilis, la rage, etc. Il y a enfin des infecto-contagions, c'est-à-dire des maladies primitivement engendrées par l'impression atmosphérique d'effluves ou de miasmes nés hors de l'homme et qui reproduisent dans l'homme un miasme capable de reproduire et de propager à son tour la maladie qui lui a donné naissance. Telles sont le typhus, les fièvres éruptives, la peste, le choléra, la fièvre jaune, etc. Si ce que je viens de dire est exact, il est aussi impossible de séparer que de réunir l'infection et la contagion. — Ces deux modes de propagation des maladies existent d'une manière distincte pour quelques-unes d'entre elles, qui se propagent exclusivement par infection ou par contagion dans la plus sévère acception de ces mots, tandis que, pour d'autres, au contraire, ils se confondent absolument, de sorte qu'elles se propagent absolument par contagion et par infection. — Il en résulte des maladies *infectieuses*, des maladies *contagieuses* et des maladies *infecto-contagieuses*. Je reviendrai un peu plus loin sur ce sujet.

Je sépare de l'infection ainsi déterminée l'influence morbifique d'une atmosphère viciée par des gaz ou des corps bien connus, dont l'action toxique sur l'homme constitue un simple empoisonnement. Les vapeurs de mercure, de chloroforme, le gaz acide carbonique, l'hydrogène carbonné, sulfuré, etc., etc., répandus dans l'air, produisent des accidents mercuriels et plusieurs sortes d'asphyxie qui sont des empoisonnements, et non pas des *infections*. Il n'y a pas là d'*agent infectieux* ou de *ferment morbifique* comparable à celui qui existe dans les effluves et les miasmes que je viens de mettre en cause.

Les causes de l'infection sont donc : 1° cette altération de l'atmosphère dont parle M. Grisolle et qui est produite par l'*infection*, c'est-à-dire des effluves et des miasmes nés de la putréfaction de matières végétales ou animales, ou de l'entassement d'un grand nombre d'individus dans des lieux malpropres ou mal aérés; 2° l'impression de cette atmosphère viciée sur l'homme, en vertu d'une aptitude ou d'une opportunité particulière à chaque individu, car tout le monde ne subit pas également cette impression morbifique. Ces deux conditions réunies caractérisent ce qu'en médecine, avec Ozanam, Rochoux, Grisolle, Monneret, etc., etc., il faut appeler du nom d'infection.

On a jusqu'ici beaucoup discuté sur la nature des modifications subies par l'atmosphère au moment où existe une maladie infectieuse. Je les ai indiquées en parlant des impressions effluviques, miasmatiques et névrosiques. Ce sont : 1° des effluves ou émanations des marais, dans les pays couverts d'eau et dans les terres fraîchement remuées, émanations végétales qui produisent l'infection de l'atmosphère dans des circonstances spéciales et qui engendrent les fièvres intermittentes, pernicieuses, rémittentes, continues et pseudo-continues des pays chauds, la fièvre jaune que l'on voit intermittente et rémittente dans quelques localités, la dysenterie qui existe surtout dans les pays de fièvres, le choléra, la peste, etc., etc. 2° Des émanations putrides, qui naissent des matières animales en voie de décomposition et qui se répandent dans l'atmosphère, ne sont pas mieux connues dans leur nature que les effluves, mais elles sont tout aussi manifestes par leurs fâcheux résultats. Au moment de l'exhumation des cadavres enterrés dans le cimetière des Innocents, beaucoup de personnes, exposées à l'impression des émanations putrides qui s'échappaient de la terre, furent prises de fièvres graves et mortelles. Des fossoyeurs ont succombé en faisant des exhumations, et ils y prennent souvent des maladies fort dangereuses. Des hommes, employés à ensevelir au bout de quelques jours les cadavres de soldats morts dans une bataille, ont été pris de fièvres et dysenteries graves[1]. Tous les jours, des médecins, des élèves en cours d'études anatomiques, contractent des diarrhées, des dysenteries et des fièvres typhoïdes, qui en font périr un grand nombre. 3° Il y a enfin des miasmes qui sont jetés dans l'atmosphère par l'homme vivant ou malade. Tantôt simples et tantôt spécifiques, ils produisent des maladies septiques, suppurantes, gangréneuses, ou des maladies spécifiques, telles que la variole, le typhus, la rougeole, la scarlatine, etc., etc. On a vu des hommes, entassés en trop grand nombre dans un lieu étroit et mal aéré, infecter l'air et se donner le typhus. Dans les assises d'Old-Bayley (11 mai 1750), presque tous les assistants périrent, excepté ceux qui étaient à la droite du président, près duquel se trouvait une fenêtre ouverte. A la suite du procès du libraire Jankins, jugé à Oxford, trois cents des personnes qui assistaient aux assises moururent de typhus. Après Austerlitz, sur trois cents prisonniers russes enfermés dans un caveau, il y en eut deux cent soixante qui périrent. Il suffit d'augmenter un peu trop le nombre de lits d'un hôpital pour rendre les maladies plus graves, leur donner la forme putride, adynamique ou ataxique, et augmenter la

---

[1] Vaidy, *Dict. des sciences médicales,* art. DYSENTERIE.

mortalité. C'est à l'encombrement des salles de chirurgie qu'il faut rapporter le grand nombre d'érysipèles traumatiques, les suppurations de mauvaise nature, la non-réussite des réunions par première intention, la résorption purulente, la pourriture d'hôpital, etc. Lorsqu'à l'Hôtel-Dieu le nombre des malades confiés aux soins de Dupuytren s'élevait de deux cents à deux cent vingt et trois cents, la pourriture et les fièvres de mauvais caractère se montraient immédiatement. A l'hôpital de Constantinople, les plaies, habituellement belles, étaient, comme les opérations, suivies de bons résultats, de cicatrisations rapides et de réunions immédiates fréquentes; mais arrivent l'expédition de Crimée et l'encombrement de l'hôpital, en 1855, aussitôt les plaies suppurent, il n'y a plus de réunions immédiates, il survient des gangrènes, des pourritures et une mortalité considérable. Toute la scène a changé sous l'influence du méphitisme nosocomial. C'est à l'encombrement des hôpitaux de l'enfance et des femmes en couches, établis contrairement aux avis réitérés de la science, que l'on doit la mortalité de l'hospice des Enfants-Trouvés, la gravité des maladies à l'hôpital des Enfants, et ces terribles fièvres puerpérales qui font périr tant de femmes à l'hôpital des Cliniques et à la Maternité de Paris. La même chose nous a valu, dans l'épidémie cholérique de 1853, terminée en décembre, une réapparition en février 1854, qui a répandu ce fléau dans tout Paris et en France, où il a fait périr cinquante mille personnes, qui n'eussent peut-être pas succombé sans cette infraction aux lois d'hygiène consacrées par une observation de dix-huit siècles. Je reviendrai sur ce fait à propos de la contagion. C'est enfin à l'encombrement des grandes villes qu'il faut rapporter la présence de ces maladies épidémiques infectieuses ou contagieuses, telles que la variole, la scarlatine, la rougeole, la fièvre typhoïde, la coqueluche, etc., qui s'y trouvent en permanence à des degrés différents d'intensité et de fréquence, et qui n'en doivent jamais sortir. La quantité si considérable d'ouvriers appelés à Paris depuis quelques années par les magnifiques travaux qu'on y a exécutés est certainement la cause de l'épidémie de fièvre typhoïde qui, des classes inférieures, a fini par remonter et atteindre un assez grand nombre de personnes des classes supérieures de la société.

Les effluves et les miasmes simples ou spécifiques qui constituent l'*infection* sont, comme je l'ai déjà dit, inconnus dans leur nature et insaisissables autrement que par la raison qui veut bien admettre leur existence. Ce sont des causes expérimentales que l'on ne peut juger que par leurs effets sur l'organisme, et on s'élève par degrés de la connaissance de certains troubles morbifiques à la nécessité d'une cause méphitique destinée à expliquer leur développement. Les différentes analyses qui ont été faites des effluves par Vauquelin, Savi, Moscati, Brocchi, Rigaud de l'Isle; du pus virulent et des virus par Donné; de l'air d'une salle d'hôpital par Leblanc, n'ont donné que des résultats insignifiants sur la spécificité des agents infectieux; mais ils nous ont fait connaître la composition clinique du pus, de l'air des marais et de l'air d'un endroit où beaucoup de monde a respiré pendant quelques heures. Je ne crois pas plus à la spécificité de la matière floconneuse albuminoïde des effluves, étudiée par Brocchi et Rigaud de l'Isle, qu'à la spécificité produite par l'augmentation de l'acide carbonique de l'air dans une salle encombrée de malades, ou à la spécificité d'action de l'ozone. Toutes ces conditions ne sont qu'une partie de la vérité, et elles n'apprennent absolument rien sur les causes de l'infection et principalement sur la diversité des maladies infectieuses. L'analyse de l'air d'un camp, d'une salle d'hôpital et d'une ville comme Paris pourra donner des chiffres différents sur la quotité des éléments constitutifs de l'atmosphère; mais elle n'apprendra rien sur le mode de développement des dix ou vingt maladies infectieuses qui peuvent exister à la fois dans le lieu où l'air a été recueilli.

Ainsi, dans ses intéressantes recherches sur la composition de l'air confiné[1], M. Leblanc ne trouve dans l'air altéré par la respiration d'un grand nombre de personnes que ce qu'on s'attend à y rencontrer, moins d'oxygène et plus d'acide carbonique. Cela suffit pour expliquer certains accidents de l'encombrement, tels que la pâleur, les malaises, la syncope, l'asphyxie et la mort; mais cela ne rend pas compte du développement des différentes maladies infectieuses que nous connaissons. J'en dirai autant de la présence de l'ozone dans l'air, auquel on rapporte déjà toutes les épidémies de fièvre typhoïde et de choléra, ainsi que la mortalité plus grande des différentes maladies ordinaires. Ce corps nouveau a peut-être une grande influence sur les mouvements organiques, mais elle est inconnue, et, en tout cas, il ne peut dans son unité servir de moyen d'explication au grand nombre d'effets différents qu'on lui attribue déjà.

D'autres hypothèses ont encore été émises sur la nature de l'agent infectieux qui produit les épidémies. La théorie du *ferment animal*, de Fréd. Hoffmann, a été reprise par Pariset, Dumas, Monneret, etc.; mais elle n'a pas encore reçu tous les développements qui seraient nécessaires pour la faire entrer dans la science. Il est certain que les

---

[1] In-8°. Paris, 1842.

matières végétales ou animales, qui se corrompent et infectent l'air, sont l'objet d'une fermentation putride spéciale; mais cette fermentation produit-elle un *ferment volatil* qui se répand dans l'atmosphère et constitue les effluves et les miasmes? Cela est possible et probable, mais cela n'est pas démontré. Le développement rapide des miasmes, leur multiplication en quantité considérable, leur dissémination si prompte, leur effet si soudain et si mystérieux, tout cela milite plus en faveur de la production d'un ferment animal volatil que d'un corps pondérable, dont la matérialisation est impossible, eu égard à ses effets. Je ne pourrais jamais comprendre l'atmosphère remplie de dix à quinze miasmes substantiels assez violents pour produire la mort de plusieurs milliers d'individus en quelques mois, comme on l'a vu dans le choléra, la fièvre typhoïde, la scarlatine, la rougeole, etc., de 1853 et 1854, à Paris. Une atmosphère ainsi saturée de corpuscules toxiques en quantité proportionnelle au développement et à l'intensité d'une épidémie est une chose absolument incompréhensible. On comprend mieux l'action d'une dose infinitésimale de ferment infectieux, qui, après l'impression produite sur l'organisme, s'y reproduit par fermentation très-rapide en quantité considérable, au point d'altérer les fonctions et de détruire les ressorts de la vie. Il n'est plus nécessaire alors de répandre dans l'atmosphère une quantité de miasmes telle, que chaque individu doive en absorber une dose suffisante pour être malade. Dans la théorie de la fermentation, il suffit de la moindre partie de ferment absorbé pour que, reproduite au centuple, elle développe la maladie spéciale qui lui a donné naissance. C'est un mode d'impression auquel correspond la réaction organique qui engendre les maladies infectieuses. Sans prétendre résoudre cette question encore insoluble, je suis favorablement disposé pour la théorie de Fréd. Höffmann, et je rapporte volontiers à la fermentation animale, causée par un ferment volatil né de chaque maladie, l'infection de l'atmosphère qui engendre toutes les maladies infectieuses et épidémiques.

En dehors de ces hypothèses il faut se borner à étudier l'infectieux, c'est-à-dire les effluves, les miasmes et toutes les causes d'infection comme des causes expérimentales dont on cherche les lois de développement et de propagation.

L'*infectieux* des effluves, des émanations putrides, de l'encombrement et des miasmes, est à ces vapeurs méphitiques ce que le *virus* est au pus. Il y est incorporé dès l'origine et ne les constitue pas. Il se développe dans les circonstances spéciales que j'ai indiquées précédemment, et se déplace au moyen de l'air, dans lequel il est en quelque sorte suspendu. D'une manière générale on peut dire que la chaleur lui donne infiniment plus d'intensité que le froid, ce qui justifierait assez ceux qui n'y voient qu'un ferment. Entraîné par les courants de l'atmosphère, il obéit un peu à la direction des vents, et il en est un certain nombre dont on peut se garantir par des obstacles matériels jetés entre un foyer d'infection et le lieu qu'on habite. Que de fois, le reboisement d'un pays intermédiaire entre une ville et un marais infectant n'a-t-il pas suffi pour faire disparaître une épidémie de fièvres intermittentes! Tout le monde connaît ce trait de génie d'Empédocle d'Agrigente, qui préserva pour toujours ses compatriotes de la fièvre qui les décimait, en faisant combler une vallée par où passaient des effluves marécageuses apportées de loin par les vents. L'*infectieux* étend ordinairement son action et se concentre dans les villes, dans les pays de plaines basses, humides, et dans les vallées sombres; il n'arrive que plus rarement sur les montagnes et dans les pays élevés, bien qu'il puisse facilement y atteindre. Il suit souvent dans sa marche la direction des cours d'eaux et des vallées. Bien des fois on a essayé d'apprécier la hauteur à laquelle il peut s'élever dans l'atmosphère; et, à propos de l'infectieux des effluves, M. Vorms a estimé à 500 mètres de haut et à 550 de large le déplacement qu'il pourrait subir. Pour d'autres, la sphère du déplacement est moindre. Je me hâte de dire qu'il n'y a rien de précis dans cette opinion. Le seul fait certain consacré par l'observation, c'est que tous les infectieux, quelle que soit leur nature, se développent moins aisément et ne viennent que très-rarement dans les pays situés sur les hauteurs. D'après M. de Champesme, la quantité et l'activité de l'infectieux décroissent en raison directe du cube des distances du foyer d'où il part. C'est là une de ces lois de fantaisie comme il y en a tant en médecine, et qui n'existent que dans l'imagination de ceux qui les promulguent.

L'infectieux, ordinairement suspendu dans l'atmosphère, s'incorpore quelquefois à des substances liquides ou solides, telles que de l'eau, des vêtements, des meubles, des étoffes de laine, de coton, les murailles et les ustensiles à l'usage de tous. C'est ainsi qu'il se propage quelquefois d'un lieu à un autre à travers de grandes distances. Tous les infectieux ne sont pas susceptibles de se fixer ainsi à des solides; aussi celui des effluves ne peut jamais être transporté par ce moyen. Il n'existe qu'à l'état de suspension dans l'air ou de dissolution dans l'eau, et avec elle pourrait être emporté au loin, ainsi que cela résulte d'un très-grand nombre d'expériences. On gagne la fièvre intermittente en buvant l'eau des marais. Les autres infectieux sont mêlés tantôt à l'air, et tantôt à des liquides ou à des solides. Celui de la peste peut être porté par des corps solides ayant touché ou appartenant à des pestiférés. Celui de la morve reste fixé dans les murailles des écuries, et l'on a beau renouveler les mangeoires et les râteliers, recrépir les murailles à la chaux, le germe de la morve ne disparaît jamais. Une écurie où il est mort un cheval morveux est, dit-on, une écurie à démolir. C'est à ces différentes propriétés de l'infectieux qu'il faut rattacher la division des maladies infectieuses que j'ai proposée. Aux infectieux répandus dans l'atmosphère se rapportent les maladies *infectieuses* proprement dites, telles que les fièvres intermittentes, et aux infectieux de l'atmosphère pouvant être transportés par les corps vivants ou inertes, les maladies *infecto-contagieuses*, telles que la peste, la fièvre jaune, le choléra, la suette, etc.

Les infectieux deviennent plus ou moins facilement morbifiques selon différentes circonstances particulières aux individus soumis à leur impression, selon la résistance vitale de ces individus, leur aptitude à contracter la maladie infectieuse et l'immunité temporaire ou permanente dont ils jouissent à cet égard. Ils agissent d'autant plus vite, que les individus sont plus fatigués par l'exercice musculaire, les travaux de l'esprit, les impressions morales dépressives, l'alimentation insuffisante ou mauvaise, les déplétions sanguines, la faiblesse naturelle ou acquise par des maladies antérieures. Ainsi, comme je l'ai dit en parlant des idiosyncrasies, de l'habitude et des immunités morbides, il y a des personnes qui vivent longtemps au milieu de foyers d'infection sans être malades ; et l'acclimatement n'est pas autre chose que l'habitude de recevoir des impressions morbifiques, infectieuses ou autres, sans qu'il en résulte de réaction morbide. Tout le monde, à Paris, ne contracte pas la petite vérole, la scarlatine, la rougeole, la fièvre typhoïde, la coqueluche, le choléra, dont les infectieux y sont à peu près toujours en permanence dans l'atmosphère. Il y a enfin des immunités congéniales ou acquises par une première infection naturelle, par l'inoculation préservative et par des substances médicamenteuses prophylactiques.

Les infectieux spontanément engendrés ou importés de loin dans une localité y font quelques victimes, et se reproduisent en quantité considérable avec une rapidité quelquefois inouïe. Quand on pense à ce que l'inoculation d'une dose inappréciable de virus *fixe* reproduit de liqueur virulente inoculable, et aux milliers de personnes qu'on peut infecter de nouveau, on comprend à peu près l'influence d'une dose inappréciable d'infectieux *volatil* dans la multiplication de cet agent toxique. Les infectieux se répandent dans l'atmosphère, font un plus ou moins grand nombre de victimes, suivant leur nature ou leur degré d'intensité ; et il en résulte alors ce qu'on appelle des *foyers d'infection*,

alimentés par la population malade du lieu de leur développement.
Ils durent un ou plusieurs mois, puis ils perdent de leur activité,
s'animent de nouveau, et disparaissent entièrement ou jettent des
étincelles qui vont au loin, portées par le vent ou un autre intermédiaire, allumer quelquefois de nouveaux foyers d'infection.

Si le transport des infectieux par les intermédiaires vivants ou
inertes a quelquefois pour résultat la formation d'un foyer d'infection
là où arrive cet intermédiaire, il n'en est pas toujours ainsi ; et beaucoup plus souvent, au contraire, la dispersion et la dissémination des
habitants bien portants des foyers d'infection font cesser l'épidémie.
Ce fait est même si général, que, dans les maladies infectieuses et infecto-contagieuses, la dispersion des foyers recommandée par Hippocrate a été conseillée depuis lors par tous les médecins qui ont acquis
quelque notoriété dans l'observation. C'est par là qu'il faut commencer, et on n'abandonne jamais ce principe sans qu'il en résulte
de grands désastres, ainsi qu'on a pu le voir en 1855 par la réapparition du choléra dans les salles de la Charité, où on avait antérieurement concentré les cholériques au lieu de les disséminer. Les populations ne l'ignorent pas, et elles se sauvent dans les campagnes,
comme firent, en 1854, les habitants d'Arles et de Marseille, afin de
ne pas rester dans le foyer d'infection cholérique. Tous les jours dans
les colléges, dans les couvents, dans les casernes, se développent des
foyers d'infection typhoïde, variolique, morbilleux, etc., et chaque
fois la dissémination des habitants du foyer suffit pour arrêter l'épidémie. L'infectieux semble se concentrer et prendre une activité plus
grande par l'agglomération des individus sains ou malades, tandis
qu'il s'étend, s'affaiblit et disparaît par la dissémination.

Les infectieux ne produisent d'impressions morbifiques qu'après
avoir été absorbés. Répandus dans l'air, qui est leur véhicule, ils pénètrent dans l'organisme par les voies respiratoires, par la peau et par
les voies digestives. Dans le poumon, les infectieux sont absorbés
avec les gaz atmosphériques destinés à l'hématose, et, à la peau, ils entrent par les surfaces des conduits sécréteurs tapissés d'un épithélium mince, plus facile à traverser que l'épiderme cutané. Dans les
voies digestives, ils pénètrent au moyen des aliments ou des boissons,
qui les tiennent suspendus. Partout l'impression se fait dans la trame
des tissus, sur le sang qui s'altère, et dans le système nerveux, qui se
trouble dans ses fonctions, réagit contre l'infectieux et produit enfin
des phénomènes morbides particuliers, en rapport avec la nature
spécifique de l'agent d'infection.

L'impression des infectieux produit ce qu'on appelle des maladies infectieuses, maladies dans lesquelles on observe des phénomènes très-variés, les uns spéciaux, les autres communs à chacune d'elles. Je ne m'occuperai ici que des phénomènes communs et généraux observés dans toutes les maladies infectieuses. Ce sont : l'incubation, l'empoisonnement et la purification.

Je donne le nom d'*incubation* des maladies infectieuses au temps qui sépare l'impression morbifique de la manifestation des accidents morbides. Il y a l'incubation de la variole, de la rougeole, de la scarlatine, de la fièvre typhoïde, de la suette, de la fièvre intermittente, de la peste, du choléra, etc. Pendant ce temps, infiniment variable, l'impression produite par le poison morbide se transforme peu à peu, elle active le développement du germe infectieux à l'intérieur, et il en résulte un empoisonnement qui s'annonce au dehors par une invasion d'accidents morbides particuliers. On ne peut rigoureusement préciser la durée de l'incubation dans toutes les maladies infectieuses, mais les résultats obtenus pour quelques-unes permettent de croire que des recherches ultérieures finiront par éclairer ce point de la science. Ainsi, dans la fièvre typhoïde, l'incubation est de treize à quatorze jours en moyenne d'après Copland, de dix jours pour Grégory, et de sept à soixante-douze jours d'après Haygarth. Dans la variole, elle est de sept à huit jours suivant Hunter; dans la rougeole, de vingt-quatre heures à six, vingt et cinquante jours; dans la scarlatine, de deux à vingt-cinq et trente jours; dans la varicelle, de un à huit jours, et, dans les fièvres intermittentes, de quelques heures à quelques mois. Elle est de douze heures à dix-sept jours pour la fièvre puerpérale; de trois à sept jours pour la maladie bos-hongroise; de vingt-quatre heures à quinze jours, pour la clavelée, etc.

L'*empoisonnement*, dans les maladies infectieuses, s'annonce par l'invasion des premiers symptômes ; avant cet instant l'économie, en travail, accomplit la transformation de l'impression infectieuse, soit qu'une seule dose de poison ait suffi à la production des accidents morbides, comme dans les impressions effluviques et les maladies infectieuses proprement dites, soit que la dose de poison absorbé germe à l'intérieur et reproduise au centuple l'agent infectieux, comme on le voit dans les maladies infecto-contagieuses, la coqueluche et la rougeole, par exemple. Dans le premier cas, le temps d'incubation est employé au travail latent de réaction, qui doit éclater à échéance prochaine et amener la purification de l'organisme ou une cachexie prolongée. Dans le second, au contraire, l'incubation engendre des quantités considérables d'infectieux qui produisent l'empoisonnement spécifique de l'organisme, et se répandent dans l'atmosphère pour ajouter à l'infection qui s'y trouve.

L'empoisonnement est complet lors de l'invasion des accidents morbides, et c'est lui qui produit les fièvres infectieuses, éruptives ou autres, et les maladies infectieuses non fébriles, telles que les ophthalmies, la pourriture, etc., etc. Il détermine, selon la nature de l'agent infectieux, la fièvre intermittente, le typhus, la fièvre puerpérale, la méningite rachidienne, la suette, les érysipèles, la coqueluche, le scorbut, les gangrènes, les fiévres purulentes, la morve, les ophthalmies, les urétrites[1], les pourritures, etc., etc. Il dure autant que la maladie infectieuse, mais il peut augmenter et faire périr les malades, ou diminuer et disparaître avec leur guérison. Il peut aussi persister indéfiniment et former une cachexie, comme on le voit dans l'infection chronique paludéenne, scorbutique, etc., etc.

La période d'empoisonnement des maladies infectieuses et infecto-contagieuses est caractérisée par des phénomènes très-variables qui ne sont vraiment pas susceptibles de généralisation. Ici, la maladie est aiguë, et offre des phénomènes d'invasion, d'éruption cutanée et de desquamation; ailleurs l'invasion des accidents fébriles se continue, et il y a éruption intérieure sur les muqueuses, ou une suppuration dans les méninges. Dans quelques cas, la maladie est apyrétique, exemple : le choléra; ou bien, elle semble locale; exemple : les ophthalmies, la pourriture, etc., etc. Fébriles ou apyrétiques, générales ou bornées à une seule manifestation locale extérieure, les maladies infectieuses ou infecto-contagieuses ne présentent point, dans leur développement, de phénomènes qu'on puisse grouper d'une manière systématique, absolue, comme je l'ai fait dans l'étude des maladies virulentes. Elles n'offrent qu'un seul caractère commun, qui est l'empoisonnement, et encore on ne peut dire quel est son siége ni quelle est sa nature autrement que d'une manière générale.

Il est probable que cet empoisonnement de l'organisme a le sang pour siége et pour véhicule, non pas parce que, dans plusieurs maladies infectieuses et infecto-contagieuses, le sang est souvent noir, diffluent, non plastique, car cela n'est pas vrai pour toutes, exemple : la diphthérie, la coqueluche; mais parce qu'on ne comprend pas le développement de ces maladies sans l'absorption d'une particule d'infectieux susceptible de les engendrer. En effet, les altérations de composition du sang dans la fièvre intermittente, le scorbut, le typhus, la coqueluche, l'ophthalmie catarrhale, etc., etc., ne se ressemblent en aucune façon, et ne sont point susceptibles d'être rapprochées les unes des autres. Il n'y a donc pas lieu d'admettre un ordre spécial d'altéra-

[1] *Gazette médicale*, 1841, t. IX, p. 106.

tion de tel ou tel élément du sang, dans les maladies infectieuses, et il faut revenir, bon gré, mal gré, à l'altération spécifique du sang par l'agent inconnu que nous avons désigné sous le nom d'infectieux. C'est cette altération qui est encore tout entière à découvrir.

La *purification* d'une maladie infectieuse est, à la fois, sa guérison et la disparition complète du germe qui a produit les accidents. Ainsi on peut avoir contracté une fièvre intermittente, dans un pays marécageux, guérir de la fièvre, et offrir longtemps après, dans un autre pays très-sain, sous l'influence d'une cause occasionnelle insignifiante, de nouveaux accès de fièvre intermittente. Dans ce cas, la *purification* n'est pas entière. Au contraire, guéri d'une maladie infectieuse, les accidents ne reviennent jamais, à moins qu'on ne retourne dans le foyer d'infection; alors on peut dire que la purification est achevée. La *purification* peut être *complète* et enlever tout ce que l'incubation a produit d'infectieux dans l'organisme, de manière à le rendre apte à contracter une nouvelle infection; ou, au contraire, elle est *incomplète*, laisse les individus sous l'influence de l'infectieux, sans maladie appréciable, et produit, pour l'avenir, une immunité précieuse qui permet de braver impunément de nouveaux foyers d'infection. Ainsi un individu complétement purifié a plus tard, une deuxième fois, la fièvre typhoïde, le croup, la fièvre intermittente, le choléra, la suette, tandis que d'autres, au contraire, ont acquis, dans une première infection, une sorte d'immunité semblable à celle que donne l'inoculation à l'égard de quelques maladies contagieuses.

Les maladies infectieuses se divisent en deux classes : les *infectieuses* proprement dites et les *infecto-contagieuses*, subdivisées en *fébriles* et *apyrétiques*.

Les maladies infectieuses sont généralement de nature effluvique, c'est-à-dire dues à l'influence d'effluves; elles comprennent les fièvres intermittentes, les rémittentes, les continues des pays chauds, et toutes les maladies paludéennes.

Les maladies infecto-contagieuses sont plutôt de nature miasmatique et engendrées par des émanations putrides ou par des miasmes. Elles comprennent : la fièvre jaune, le choléra, la dysenterie, la pourriture d'hôpital, le typhus, la fièvre typhoïde, la fièvre puerpérale, la fièvre purulente, le typhus cérébro-spinal, la scarlatine, l'érysipèle, la grippe, la diphthérie, la suette, la coqueluche, les gangrènes, le scorbut, les ophthalmies, et une foule d'autres que je ne puis énumérer ici, voulant me borner à fournir quelques exemples à l'appui de cette nouvelle division des maladies infectieuses. Aucune de ces maladies ne se ressemble, et elles n'offrent qu'un seul point commun, l'origine par un infectieux, formant, après incubation, un empoisonnement suivi de la purification de l'organisme.

Les maladies infectieuses et infecto-contagieuses peuvent être quelquefois prévenues dans leur développement par la stricte observance des lois de l'hygiène. Plusieurs ont disparu ou ont seulement perdu de leur intensité; d'autres disparaîtront encore par suite des progrès de la civilisation, lorsque les conseils de la science seront plus fidèlement suivis. On a déjà beaucoup fait, principalement depuis quelques années, mais il reste encore beaucoup à faire. L'assainissement des villes et des campagnes, la vigilance de l'autorité sur les denrées de consommation, sont les bases de l'hygiène qui doit empêcher le développement des maladies infectieuses. En effet, on sait à n'en plus douter aujourd'hui que le desséchement des marais, le drainage des terres humides, et le défrichement des contrées marécageuses, entraînent la disparition des maladies infectieuses paludéennes. La démolition des logements insalubres, ordonnée par la loi de 1849, le percement de larges voies de communication dans les villes, l'écoulement des eaux ménagères dans des égouts lavés à grande eau, la désinfection des fosses d'aisance, la visite des garnis d'ouvriers, où règne un encombrement fatal, la ventilation des hôpitaux, également trop encombrés de malades, et bien d'autres mesures encore sont, d'une manière générale, le moyen de diminuer le nombre des maladies infecto-contagieuses, telles que la variole, la scarlatine, la fièvre typhoïde, le choléra, la rougeole, les fièvres puerpérales, etc.; et, en même temps, de les rendre moins meurtrières. Ces maladies sont d'autant plus fréquentes et d'autant plus graves, que la population est plus nombreuse relativement à l'espace qu'elle occupe : à cet égard, ce qui est vrai d'une ville est également vrai d'un quartier, d'une rue et d'une maison. Les 1er, 2e et 3e arrondissements sont, sous le rapport sanitaire, beaucoup plus avantageux à habiter que les 8e, 9e, 11e et 12e arrrondissements de Paris; les maladies infectieuses y font moins de ravages et la mortalité y est, relativement à la population, moins considérable. J'en dirai autant des hôpitaux, où il y a tant à faire sous le rapport de l'hygiène, et où il faut attribuer la plus grande mortalité des maladies, l'insuccès fréquent des opérations, les ophthalmies, les infections puerpérales, typhoïdes, cholériques, les fièvres éruptives, etc., etc., au défaut de ventilation, à l'absence d'un désinfectant des latrines et des bassins de nuit, posés dans les salles, et surtout à l'encombrement, qui est le plus dangereux ennemi de l'homme et des malades. L'homme s'infecte lui-même par les émanations de son corps, et, partout où on fait des agglomérations, trop considérables surtout, en fait de malades, d'enfants et de femmes accouchées, toutes les maladies prennent une gravité inusitée, et quelques-unes revêtent la forme infecto-contagieuse épidémique. Il importe donc de ne pas encombrer les hôpitaux, surtout ceux qui sont destinés à l'enfance et aux femmes en couche, et partout il devrait y avoir des appareils de ventilation dans le but de remplacer rapidement l'atmosphère des salles par un air pur venu de l'extérieur. En outre, il ne faut jamais, en temps d'épidémie, concentrer les malades dans une seule salle, comme on l'a fait si malheureusement dans tous les hôpitaux de Paris lors de l'épidémie cholérique de 1854. Il faut, au contraire, les disséminer, ainsi que cela s'est pratiqué depuis des siècles, et, si le foyer d'infection est trop intense, comme dans le terrible choléra de 1849 à la Salpêtrière, il faut faire comme on fit alors, renvoyer au loin les habitants de l'hôpital, afin de les disséminer et de les arracher à une mort imminente. Ce moyen réussit toujours, et c'est la première règle à suivre pour combattre la propagation d'une maladie infecto-contagieuse dont on ne connaît pas la nature autrement que par ses effets.

Dans ces différentes maladies, les lazarets, cordons sanitaires et les quarantaines, ne sont d'aucune utilité, et ils n'ont d'autre résultat que d'entraver les échanges du commerce sans servir de barrière efficace au mal qu'on voudrait arrêter dans sa course. Les maladies infectieuses et infecto-contagieuses se jouent de pareils obstacles, et elles les franchissent en passant au-dessus de la tête des hommes, portées dans l'atmosphère par un courant invisible que rien ne saurait arrêter. Elles arrivent, quoi qu'on fasse, par l'intermédiaire de l'air, si ce n'est par celui des individus qui en ont été atteints ou par le fait de corps solides et liquides infectés. Il n'y a que les maladies contagieuses proprement dites qui puissent ainsi être arrêtées, et c'est contre elles seules aujourd'hui que l'autorité réserve ses rigueurs et ses cordons, justement appelés sanitaires.

Quant aux grands feux entretenus sur les places publiques, dont l'idée remonte à Hippocrate, aux fumigations modernes avec l'acide chlorhydrique et les chlorures, aux lavages désinfectants de toute espèce préconisés comme prophylactiques de l'infection, ce sont des moyens qu'on peut conseiller de mettre en usage, mais sur lesquels il y a très-peu à compter.

CHAPITRE VII

DE LA CONTAGION.

La contagion est la propriété qu'ont certaines maladies de se transmettre directement ou indirectement d'un individu à un autre. C'est, comme on voit, un mode particulier de développement et de propagation des maladies, comme l'infection.

Connue de tous les temps, la contagion est un des premiers faits de la médecine qui aient frappé le vulgaire, en raison des circonstances épidémiques, ordinairement graves, au milieu desquelles on l'observe. Elle a été l'objet d'un grand nombre de discussions et de travaux contradictoires. Poëtes et médecins, chacun en a parlé à sa manière, différant sur les applications de la doctrine au sujet de telle ou telle maladie, réputée contagieuse par les uns et non contagieuse par les autres. Ce sont ces contestations qui ont jeté le doute dans les esprits et qui ont fini par répandre sur ce point de la science les incertitudes les plus fâcheuses et les moins justifiées.

La contagion existe, cela n'est pas douteux; et il y a des maladies qui se transmettent d'un individu à un autre par communication directe ou indirecte d'un germe connu ou inconnu. Mais, quand il s'agit de décider si telle maladie jouit de propriétés contagieuses, c'est alors qu'on ne s'entend plus et que les médecins nient en particulier ce mode de propagation qu'ils ont admis comme un principe général. Le fait est si commun, qu'on a pu contester les propriétés contagieuses de maladies qui les possèdent au plus haut degré, et qu'à l'exception des maladies inoculables et virulentes toutes les autres ont été, par quelques personnes au moins, rayées du nombre des maladies contagieuses.

La contagion se rapproche de l'infection en quelques points, et s'en sépare sur d'autres. C'est un mode de propagation des maladies qui s'effectue au moyen de conditions variées, entre lesquelles l'infection atmosphérique joue quelquefois son rôle. Alors la contagion et l'infection se confondent; mais, dans d'autres cas, la contagion s'accomplit par des voies et moyens autres que l'atmosphère infectée par contact direct ou indirect, par intermédiaires solides ou liquides d'animaux et de végétaux variés; alors la contagion est un mode spécial de propagation des maladies qui ne se rapproche d'aucun autre et qu'on peut étudier à part dans ses conditions d'origine et de développement. Il y a des maladies qui se transmettent uniquement par le contact, exemple : la rage, le cow-pox, la vaccine, la syphilis, la pustule maligne; tandis que d'autres, au contraire, se communiquent et par contact et par infection atmosphérique : telles sont la variole, la rougeole, la scarlatine, etc., que, pour cette raison, j'ai désignées sous le nom de maladies infecto-contagieuses.

Si l'on voulait classer ensemble les maladies produites par l'infection et celles qu'engendre la contagion, rien ne serait plus facile, et un jour viendra peut-être où cette classification sera adoptée. Au dernier degré de l'échelle, se trouveraient les maladies infectieuses, au-dessus les infecto-contagieuses, et, pour couronner l'œuvre, les maladies contagieuses proprement dites.

La contagion est une propriété naturelle ou accidentelle des maladies. Quelques-unes ne la perdent jamais, tandis que d'autres n'en jouissent que passagèrement. Ainsi la variole et la syphilis sont naturellement et toujours contagieuses, tandis que la fièvre typhoïde, qui n'est pas naturellement contagieuse, le devient accidentellement dans quelques localités.

La contagion s'accomplit d'une foule de manières, tantôt par l'intermédiaire de corps vivants et de matières sécrétées par les corps vivants : c'est la contagion vive; tantôt par des corps inanimés : c'est la contagion morte.

Elle a lieu par *inoculation*, par *contact immédiat* dans l'attouchement, et par les frictions; au moyen de la sueur, des matières animales sécrétées par la peau, du pus, du mucus, des croûtes, de la salive tenant en suspension le principe contagieux. La rage, la vaccine, la syphilis, s'inoculent; la scarlatine, la variole, l'herpès, la blennorrhagie, les ophthalmies purulentes, se gagnent par le contact. Elle a lieu par *contact indirect* au moyen d'objets qui ont été en contact ou à l'usage d'individus contaminés. Les vêtements, les chemises, les draps, les couvertures, les habits de laine, les meubles, le papier, les plumes, les fourrures, etc., etc., sont, parmi beaucoup d'autres, les objets qui se chargent du principe contagieux et le portent au loin, dans des endroits où il germe, se développe, et produit une maladie jusque-là inconnue. C'est ainsi que la peste s'est développée à Marseille, à Moscou et à Florence; la fièvre jaune à Barcelone et à Séville; la variole dans nos climats, d'où elle a remonté vers le Nord, apparaissant pour la première fois, en 1707, en Islande; en 1733, au Groënland, et, en 1767, au Kamtchatka[1]. Jusqu'ici, elle n'a point encore paru en Laponie. C'est ainsi que se développent et se propagent en bien des cas les maladies contagieuses et infecto-contagieuses.

[1] Hildenbrand, *Institutiones practico-medicæ*, Vienne, 1825, t. IV, p. 251.

Les faits qui démontrent la facilité avec laquelle le principe conta-gieux des maladies peut être transporté par l'intermédiaire de sub-stances solides ou liquides, mortes ou vives, sont si nombreux, qu'on n'a que l'embarras du choix pour en rapporter. Hildenbrandt atteste qu'un habit noir qu'il avait en visitant une malade attaquée de scarla-tine, et qu'il porta de Vienne en Podolie, sans l'avoir mis depuis un an et demi, lui communiqua, dès qu'il fut arrivé, une scarlatine qu'il ré-pandit ensuite dans cette province, où elle était presque inconnue.

Pringle a rapporté que des tentes ayant servi de couvertures sur des navires où se trouvaient des malades atteints du typhus furent mises en réparation chez un ouvrier de Gand : vingt-trois personnes furent employées à ce travail; toutes furent prises de typhus sans avoir communiqué avec des personnes atteintes de cette maladie, et il y en eut dix-sept qui moururent.

Le vaccin se conserve sur une lancette et se porte au loin, comme le principe contagieux de la rage, de la morve, de la syphilis, de la variole. — A ce sujet, je rapporterai le fait d'Ozanam, dans lequel un cadavre, celui d'un homme, mort de variole à Chelwood, comté de Som-mct, fut exhumé au bout de *trente ans*, et donna la variole à quatorze des assistants, puis à un grand nombre des habitants de la contrée.

Tout le monde sait enfin que les insectes qui voltigent dans l'air et qui vont d'individus malades à des individus sains peuvent leur trans-mettre le germe de maladies contagieuses. C'est là un des modes de propagation de la pustule maligne, du pian, et probablement aussi de beaucoup d'autres maladies contagieuses, bien que nulle observation positive ne puisse démontrer ce résultat.

Ce mode de transport de la contagion se fait aussi par l'intermé-diaire de l'homme, qui, sans être malade, peut avec lui transporter le germe contagieux. Ainsi des filles publiques, sans être malades, ont quelquefois dans les parties génitales du pus de chancre qui transmet un chancre à qui s'approche d'elles en ce moment. — Les troupes qui arrivent d'un lieu ravagé par le typhus, la méningite cérébro-spinale ou le choléra, apportent à leur nouvelle garnison des germes contagieux qui ne tardent pas à éclore, et qui engendrent des épidé-mies de choléra, de méningite cérébro-spinale ou de typhus.

La contagion s'opère aussi, dans certaines maladies, par l'intermé-diaire des impressions névrosiques, sorte d'émanations nerveuses aussi subtiles que les miasmes et qui sont produites par des personnes atteintes de névroses. C'est ce qu'on appelle *contagion par imitation*. Est-ce bien là le mot propre à caractériser le phénomène du dévelop-pement épidémique et de la propagation contagieuse des névroses? Je ne le pense pas. Les maladies nerveuses, que l'on a jusqu'à présent considérées comme transmissibles *par imitation*, se transmettent comme les maladies infecto-contagieuses à l'aide d'un agent morbifique spécial formé par les malades. — Quelle est sa nature? c'est ce qu'on ne saurait dire; mais, de même que j'admets des miasmes, sans les saisir, à cause de leurs effets déterminés sur l'homme, je suis autorisé à rapporter à un agent morbifique particulier, de nature nerveuse, les maladies nerveuses transmissibles par l'infecto-contagion. — L'imitation est la contrefaçon volontaire des actes d'autrui, et, quand involontairement on devient choréique, éclamptique, monomane, varioleux, cholérique, etc., etc., pour avoir vécu au milieu de personnes atteintes de ces différentes maladies et de bien d'autres encore que je n'ai pas nommées, ce n'est pas *par imitation*, mais au contraire par suite de l'impression produite par les différents principes spécifiques volatils insaisissables, qui sont les agents particuliers de l'*infecto-contagion*. — Il y a donc une infecto-contagion névrosique, comme il y en a une virulente, effluvique et miasmatique. C'est à cette cause de contagion qu'il faut rapporter la transmission contagieuse de l'épilepsie, de l'éclampsie, de la chorée, de l'hystérie, de l'extase, de la possession, de la toux convulsive, de la folie, de la monomanie et de beaucoup de névroses. Il me suffit de dessiner le cadre, et on y fera entrer plus tard tous les faits semblables à ceux que je viens de signaler.

La contagion se fait enfin, comme je l'ai établi dans ma thèse de concours sur les maladies virulentes, au moyen de parasites végétaux ou animaux qui se transmettent d'un individu à l'autre et y développent une maladie spéciale extérieure ou intérieure. — La gale se propage à l'aide du sarcopte, animal parasite aujourd'hui bien connu. La teigne, le muguet, se transmettent avec les sporules de l'épiphyte, qui les caractérise, et il en est probablement de même de l'herpès tonsurans; mais la démonstration du fait laisse encore à désirer.

En résumé, la contagion s'opère par inoculation, par contact direct, par l'intermédiaire d'objets contaminés, ou des parasites animaux ou végétaux, c'est la *contagion proprement dite;* quand, au contraire, elle s'effectue par contact indirect au moyen de l'atmosphère viciée par des miasmes ou des émanations névrosiques, la contagion se rapproche singulièrement de l'infection, et je l'appelle *infecto-contagion*.

Parmi les principes contagieux, les uns sont originaires de l'homme et sa propriété exclusive; les autres sont originaires des animaux et ils restent dans l'espèce où ils ont pris naissance, sans pouvoir faire d'impression morbifique sur des espèces différentes. — Ainsi la scarlatine et la pourriture d'hôpital, observées chez l'homme, ne sont point transmissibles aux animaux. — La clavelée des moutons et la maladie aphtheuse, originaires des animaux, ne peuvent être communiquées à l'homme. — Au contraire, il y a des principes contagieux qui sont communs à l'homme et aux animaux, et originaires de l'une ou de l'autre espèce, qui peuvent se communiquer de l'homme aux animaux et des animaux à l'homme. Tels sont les principes contagieux de la syphilis, de la rage, du cow-pox, de la pustule maligne, des maladies charbonneuses, etc. — On trouvera dans le chapitre consacré aux maladies virulentes un tableau renfermant l'énoncé de toutes les maladies contagieuses qui peuvent descendre de l'homme aux animaux, ou réciproquement remonter des animaux à l'homme.

Les principes contagieux originaires de l'homme se développent quelquefois spontanément par infection et se propagent ensuite par contagion; ainsi la pourriture d'hôpital, le typhus, la fièvre typhoïde, l'érysipèle, la gangrène, etc., etc., nés de l'encombrement dans les salles d'hôpital, dans les camps, dans une ville, infectent l'air de miasmes qui vont ensuite au loin porter la maladie. — Il en est de même chez les animaux, où des marches excessives engendrent soit une maladie charbonneuse chez les ruminants, soit la morve chez le cheval, ainsi que cela résulte d'une communication à la Société de biologie par M. Bouley, professeur à l'école d'Alfort.

Selon l'influence relative de ces modes particuliers du développement de la contagion, les maladies peuvent être divisées en contagieuses et infecto-contagieuses. En voici le tableau général :

MALADIES CONTAGIEUSES.

Virulentes.	Variole, syphilis, morve, vaccine, cow-pox, rage, scarlatine, clavelée, charbon, rougeole, etc.
Purulentes. . . .	Blennorrhagie, ophthalmie purulente, pustule maligne, etc.
Parasites.	Gale, teigne, muguet, prurigo senilis, etc.; herpès circinné, herpès tonsurans, etc.

MALADIES INFECTO-CONTAGIEUSES.

Virulentes. . . .	Variole, morve, scarlatine, rougeole, charbon.
Miasmatiques. . .	Typhus, fièvre typhoïde, suette, peste, diphthérie, scorbut, pourriture d'hôpital, fièvre jaune, typhus fever, choléra érysipèle, fièvre puerpérale, grippe, méningo-encéphalite, etc., dysenterie.
Névrosiques . . .	Chorée, coqueluche, éclampsie, hystérie, folie, manie, contracture, etc.

Quelques maladies jouissent des deux modes particuliers de développement contagieux que j'ai indiqués. Ce sont la variole, la morve, la scarlatine, la rougeole et le charbon, qui se propagent par contagion directe, contact ou inoculation, et par contact indirect au moyen de l'infection atmosphérique par des virus volatils, et on les voit figurer sur l'un et l'autre tableau. Il en est d'autres qui ne se trouvent que sur le premier. Ce sont, parmi les maladies virulentes, la syphilis, la rage, la vaccine, le cow-pox, etc. Ce sont des maladies contagieuses à germe fixe. Quelques-unes appartiennent exclusivement au second; ce sont les maladies infecto-contagieuses miasmatiques, qui se propagent par l'intermédiaire d'une atmosphère infectée.

Les principes contagieux ont une activité très-variable qui leur est inhérente, ou, au contraire, qui dépend de l'idiosyncrasie des individus soumis à leur influence. Quelques-uns se conservent très-longtemps, exemple : le principe contagieux de la variole, du typhus, du vaccin, de la scarlatine; d'autres, au contraire, perdent très-rapidement leurs propriétés contagieuses. — La mort ne paraît même pas amoindrir l'activité des agents contagieux, et, sauf le vaccin, qui cesse d'être inoculable quand il est recueilli sur un cadavre, la plupart des autres conservent une activité redoutable. — Cependant je dois dire qu'il n'y a rien de précis à cet égard, et il faudrait de très-nombreuses observations, que nous ne possédons pas, pour éclairer ce point d'étiologie.

Les principes contagieux sont si différents les uns des autres dans leur nature, qu'il est impossible d'envisager leur propagation d'un seul point de vue. *Fixes* ou *volatils, inoculables* ou *non inoculables, solides* ou *liquides,* amalgamés à du *pus* ou à un liquide d'excrétion physiologique, comme la *salive,* constitués par des *émanations putrides,* des *miasmes infectieux* ou *névrosiques,* des *épizoaires* ou des *épiphytes,* nulle généralité sur leur manière d'agir, sur la distance à laquelle ils perdent leur action, n'est possible. Pour arriver à un résultat, il faut les étudier les uns après les autres d'une manière particulière, car ils ont des propriétés spéciales qui constituent leur individualité.

Les uns, toujours semblables à eux-mêmes, ont des propriétés constantes, invariables; les autres, au contraire, n'ont que des propriétés contagieuses transitoires. Ainsi les virus vaccin, syphilitique, varioleux, ont besoin, pour produire leur impression, d'être recueillis à une certaine époque de la maladie mère, et on sait que là scarlatine et la rougeole sont surtout contagieuses au moment de la desquamation. — La syphilis, que j'ai nommée, ne fournit de virus vraiment contagieux, que dans la période primitive du chancre, et les accidents syphilitiques secondaires ne sécrètent jamais que du pus dont les propriétés contagieuses virulentes sont au moins très-faibles.

Quelques principes contagieux, et surtout les virus, peuvent être mélangés à des liquides, tels que de l'eau et du lait, sans perdre leurs propriétés. La dilution n'enlève rien à l'énergie de leurs effets, et c'est quelque chose de prodigieux que de voir l'action persistante du vaccin délayé dans l'eau. Il n'en est pas toujours ainsi, car il y a des principes contagieux qui agissent, au contraire, en raison directe de la quantité absorbée comme un poison ordinaire. Ainsi le typhus, la peste, le choléra, la variole, ont d'autant plus de gravité que les miasmes contagieux sont plus concentrés et que l'infection de l'air est plus complète.

Si l'activité des principes contagieux dépend de leur nature, elle dépend aussi, ai-je dit, de l'aptitude des individus qui reçoivent l'impression contagieuse.

Des inoculations antérieures, l'habitude de vivre au milieu d'un foyer d'infection, l'état particulier de l'économie, qui subsiste après une première attaque de maladie contagieuse ou infecto-contagieuse, l'idiosyncrasie enfin, préservent souvent de l'impression toxique des agents contagieux. Cela est généralement vrai pour les maladies virulentes, telles que la variole, la syphilis, la vaccine, la rougeole, la scarlatine; pour quelques maladies infecto-contagieuses, telles que le typhus, la fièvre typhoïde, la coqueluche, etc. Mais cela n'est plus applicable à la morve, aux maladies contagieuses purulentes et parasites, telles que la blennorrhagie, les ophthalmies, le muguet, la teigne, la gale, etc. Oui, d'une manière générale, les agents contagieux perdent leur activité par des inoculations et par des générations successives; mais il en est quelques-unes dont rien ne peut amoindrir l'énergie. — Ainsi la morve et le charbon, inoculés à un grand nombre d'animaux, reproduisent des virus aussi terribles à la huitième ou dixième génération qu'à la première. Si l'on continuait les expériences, arriverait-on à épuiser l'activité du virus? C'est possible; mais il faut attendre pour se prononcer à cet égard.

Au temps de l'inoculation variolique, on avait utilisé cette propriété de l'affaiblissement des virus par générations successives, pour obtenir des varioles discrètes préservatives; la varioloïde n'est elle-même qu'un effet de l'affaiblissement du virus varioleux. Le virus vaccin affaibli ne préserve plus de la variole que pour dix à quinze ans, et il faut être vacciné plusieurs fois dans sa vie, malgré les précautions qu'on a eues de renouveler le vaccin en reprenant du cow-pox. Le virus de la rage, d'après Breschet, perd une partie de son activité à la troisième et à la quatrième génération. — La syphilis, si redoutable au moment de son apparition, ne produit plus de si graves désordres qu'autrefois, en raison de l'affaiblissement de son virus par le temps. Toutes les maladies infecto-contagieuses elles-mêmes, si graves à leur apparition quand elles se montrent pour la première fois, si graves même au commencement d'une épidémie, s'affaiblissent graduellement et avec le nombre des générations, et c'est ainsi que les épidémies deviennent moins meurtrières et disparaissent.

Il est certain que les aptitudes différentes des individus, leur disposition, leur idiosyncrasie et l'immunité naturelle ou accidentelle dont ils jouissent modifient singulièrement la forme et la gravité des résultats d'une impression contagieuse. C'en est à ce point que plusieurs médecins, ne pouvant comprendre la différence d'action des virus et des miasmes contagieux, n'ont rien trouvé de mieux que de nier l'existence de la contagion. Tout le monde heureusement ne partage pas cette manière de raisonner; car, en médecine, s'il fallait nier ce qu'on ignore ou ce qu'on ne peut voir ni comprendre, que de choses il faudrait abandonner! Il y a des faits dont la grande fréquence augmente l'autorité, et cela suffit pour assujettir la raison qui ne peut les comprendre. De ce nombre sont l'aptitude et l'immunité dans le développement des maladies contagieuses. — Pourquoi un même virus détermine-t-il ici une variole discrète et bénigne, là une variole confluente et maligne, ailleurs une simple varioloïde, et sur d'autres personnes rien? Pourquoi la syphilis fait-elle ici un chancre simple, là un chancre induré, chez d'autres tels ou tels accidents secondaires, et chez quelques personnes enfin n'amène-t-elle point de phénomènes morbides consécutifs? Pourquoi certains enfants sont-ils réfractaires à la vaccine, comme du temps de l'inoculation variolique on trouvait des hommes réfractaires à la variole? Pourquoi, de tous les hommes et de tous les animaux mordus par un chien enragé, n'y en a-t-il que la moitié[1] qui prennent la rage? Pourquoi signale-t-on les vieillards et les femmes comme étant réfractaires au typhus? N'avons-nous pas vu le typhus cérébro-spinal épidémique frapper exclusivement les militaires des garnisons de Versailles, de Metz, de Strasbourg, etc., sans atteindre les populations civiles? Je pourrais multiplier ces exemples à l'infini, sans ajouter à l'importance des preuves que je viens de fournir à l'appui du fait des aptitudes à subir plus ou moins facilement les impressions contagieuses, ou, au contraire, de l'immunité dont on peut jouir à cet égard. Rien n'est mieux démontré. C'est un fait que l'expérience a érigé en loi.

Un autre fait des plus curieux de l'immunité à l'égard des impres-

---

[1] Renault, *Bulletin de l'Académie de médecine*, Paris, 1852, t. XVII, p 281.

sions contagieuses est celui qui est relatif à des enfants à la mamelle, qui continuent de teter leur mère atteinte de fièvre typhoïde ou de fièvre jaune sans contracter la maladie, celui de fœtus parfaitement sains nés de mères atteintes de variole, ou, au contraire, ce qui est plus rare, celui de fœtus ayant la variole, la mère étant bien portante, ainsi que je l'ai vu à la Société de biologie.

Les impressions contagieuses ont donc besoin, pour exciter une réaction morbide et engendrer une maladie spécifique, d'une *prédisposition* toute spéciale de l'organisme. Sans cette prédisposition, point d'effet. Les principes contagieux les plus violents sont anéantis, comme on le voit dans l'inoculation rabique, et comme on peut s'en apercevoir, en temps d'épidémie contagieuse, lorsque le germe contagieux ne fait qu'un nombre restreint de victimes au milieu de gens placés dans les mêmes conditions extérieures. — La prédisposition et l'immunité, voilà les deux faits généraux qu'il ne faut jamais perdre de vue dans l'étude des causes et de la marche d'une maladie réputée contagieuse.

Il est fort difficile de déterminer avec quelque exactitude les caractères généraux des maladies contagieuses, trop différents les uns des autres pour être compris dans une généralisation satisfaisante. Un simple coup d'œil sur le tableau que j'ai donné de ces maladies justifiera mon assertion et la répugnance que j'éprouve pour faire des généralités trop banales. Comment, en effet, apprécier la marche des maladies contagieuses virulentes, purulentes et parasites, et des maladies infecto-contagieuses virulentes, miasmatiques et névrosiques? Évidemment ce qui serait applicable aux unes ne saurait convenir aux autres.

J'ai exposé très-longuement, aux chapitres des *maladies virulentes*, ce qui est relatif à l'invasion, à la marche et à la terminaison de ces maladies, et je n'y reviendrai pas ici.

Les maladies *contagieuses purulentes*, qui semblent être souvent le résultat d'une action locale, se développent quelquefois par contact immédiat, exemple : certains cas d'ophthalmie purulente. Ailleurs elles se développent par *infection*; et, dans une salle d'enfants bien tenue, les ophthalmies font beaucoup de victimes, frappent les deux yeux à la fois, sans que nul contact ait été le moyen de transmission de la maladie. Ces maladies, dont la manifestation est extérieure et, en apparence, locale, n'en sont pas moins des maladies générales dues à l'infection de l'air par un principe contagieux spécial. Bien différentes des maladies virulentes, elles n'ont pas d'altération profonde des humeurs et du sang par un virus. Elles paraissent limitées au tissu qui est le siége apparent du mal. Elles n'ont rien de caché. Engendrées par le pus, ou des principes volatils émanés de ce pus, elles sont en quelque sorte locales et n'engendrent pas de diathèse particulière.

Le pus qui est l'agent de transmission de ces maladies, quoique étant d'une nature spéciale, ne diffère cependant pas dans ses éléments de la composition chimique du pus ordinaire; il ne s'en distingue que par ses effets spécifiques, comparables à l'action spécifique du pus virulent; mais ici les effets sont *locaux*, tandis que l'influence des virus est, au contraire, une influence générale sur le sang et les humeurs, en un mot une véritable diathèse.

Le pus spécifique des maladies contagieuses purulentes dont je parle se présente sous la forme d'un liquide épais, crémeux, jaunâtre ou verdâtre, et douéde qualités tellement âcres, qu'il irrite vivement les tissus sur lesquels il s'écoule. Le contact direct semble nécessaire à son action contagieuse, car la blennorrhagie et l'ophthalmie se propagent de cette manière; mais rien ne prouve que, dans l'ophthalmie, la volatilisation du pus dans l'air ne soit aussi un moyen de propagation de la maladie à d'autres enfants. Rien ne le prouve, dis-je, et l'analogie permet de le supposer, car les émanations du pus variolique suffisent pour déterminer l'apparition de la variole. En serait-il de même pour l'autre maladie que je viens de citer? Je le crois, puisque sans cela il serait difficile d'expliquer cet état de permanence des ophthalmies dans certaines salles d'hôpital. L'infection de l'air qui produit une maladie contagieuse est évidemment causée par la suspension du principe contagieux lui-même.

On peut donc, jusqu'à démonstration du contraire, croire à l'influence *directe* et *indirecte* de l'agent de transmission des maladies purulentes. Toutefois le contact direct est le mode de propagation le plus fréquent, et dans cette circonstance il faut savoir que la similitude de tissus est nécessaire au développement de la maladie. Ainsi le pus de la blennorrhagie simple ou de l'ophthalmie sécrété par une muqueuse n'agit pas sur la peau saine ou dépouillée de son épiderme; il n'agit que sur un tissu de même nature, sur une muqueuse. C'est, en effet, hors du contact de ce produit morbide avec les tissus muqueux que l'on voit apparaître les ophthalmies et la blennorrhagie. Ce mode de transmission n'est pas sans importance, et peut établir une nouvelle différence entre les maladies dont il est question et les maladies dites virulentes.

Les affections contagieuses purulentes sont peu nombreuses; leur siége primitif est dans le tissu muqueux; elles n'envahissent que secondairement les tissus subjacents, mais les désordres ne vont pas plus loin. Ce sont des maladies locales qu'on peut avoir autant de fois qu'on s'expose au contact du principe contagieux, opposition remarquable avec les maladies virulentes, qui n'affectent en général qu'une seule fois le même individu.

L'ophthalmie des nouveaux-nés, l'ophthalmie belge, l'ophthalmie d'Égypte, sont considérées sans contestation par tout le monde comme des maladies contagieuses locales, mais il n'en est pas tout à fait de même de la blennorrhagie, que l'on a tour à tour considérée comme virulente et non virulente, c'est-à-dire comme une affection *générale* ou *locale*. Il suffit de s'entendre à cet égard, et les expériences de M. Ricord ont éclairci la question. La blennorrhagie simple, c'est-à-dire celle qui est dégagée de toute complication syphilitique, de tout chancre dans l'urètre, est une maladie contagieuse locale au même titre que l'ophthalmie purulente, et elle guérit sans amener d'accidents secondaires. Elle rentre par conséquent tout à fait dans la division que nous essayons de faire accepter.

Les maladies contagieuses parasites sont celles qu'il faut rapporter aujourd'hui à la présence de parasites végétaux ou animaux, et qu'on attribuait autrefois à des virus particuliers. Que n'a-t-on pas dit des virus psorique et dartreux? que n'en dit-on pas encore? Cependant où sont ces poisons morbides? Qui a démontré leur existence? Personne; c'est qu'ils n'existent pas, si ce n'est dans l'imagination de ceux qui en parlent, et que les maladies désignées sous le nom de gale et de teigne n'ont d'autre cause que le développement d'acarus et de mycodermes faciles à reconnaître au moyen du microscope; du reste, ces maladies ne sont pas les seules qu'il faille rapporter à la présence de parasites. Il y a encore chez l'homme le muguet, dont la nature végétale est aujourd'hui parfaitement démontrée, l'herpès tonsurans, qu'on attribue également à un parasite végétal, le prurigo des vieillards, qui est souvent causé par les *pediculi corporis*, et, chez les animaux de l'espèce ovine, le piétin, qui est probablement dû à la présence d'un acarus caché sous la face interne et supérieure de l'onglon. (Morel de Vindé, Gasparin.)

Ces maladies contagieuses, dues à la présence de parasites végétaux ou animaux, ne sont pas plus des maladies virulentes que la noix de galle n'est une affection virulente du chêne, pas plus que les cryptogames développés sur l'écorce des arbres de nos forêts. Ce sont des maladies dues à la présence d'*épizoaires* et d'*épiphytes*. L'inoculation ne peut les reproduire, et elles ne sont jamais accompagnées de l'infection générale de l'économie; de plus, en raison de ce mode spécial de transmission qu'il faut rapporter à un parasite facile à trouver et à détruire, on comprend que ce soient là des maladies qui puissent affecter plusieurs fois le même individu.

Les maladies contagieuses parasites dues à la présence d'épizoaires sont des maladies vésiculeuses de la peau; exemple : la gale de l'homme et des animaux. Les maladies contagieuses causées par les épiphytes sont, au contraire, des maladies du tissu muqueux qui tapisse les anfractuosités d'où sortent les poils et les cavités qui viennent s'ouvrir à la surface du derme; exemples : le favus, le muguet. Ces membranes présentent alors des traces non équivoques d'inflammation; elles sont rouges, luisantes et sèches, conditions qui se retrouvent ailleurs en dehors de toute cause contagieuse, et qui favorisent le développement spontané des végétaux microscopiques. Les parasites végétaux se montrent aussi quelquefois naturellement sur les plaies qui, ayant suppuré longtemps, se recouvrent d'un épithélium fin semblable à l'épithélium du tissu muqueux enflammé; exemples : les vésicatoires, les ulcères variqueux, etc.

Pour que ces maladies se transmettent à d'autres individus, le contact direct est absolument nécessaire. Il faut cette condition pour que, d'une part, les acarus puissent émigrer ou que, de l'autre, la transplantation des parasites végétaux puisse s'accomplir. C'est ainsi qu'on voit dans quelques circonstances le muguet de l'enfant à la mamelle s'étendre au sein de la nourrice. Ici la contagion ne peut s'effectuer à distance, comme nous avons vu que cela était possible dans les affections virulentes et purulentes.

Les agents contagieux animaux sont, pour la *gale*, le *sarcopte* décrit par M. Galès, pour le *prurigo senilis*, les *pediculi corporis*, connus de tous les médecins. Quant aux parasites végétaux du favus et du muguet, leur connaissance est due à M. Gruby, et ils ont été décrits dans leurs nombreuses variétés par Schœnbein, Ch. Robin, E. Bazin, par moi dans mon *Traité des maladies des nouveaux-nés et des enfants à la mamelle*, et par tous ceux qui ont étudié ces maladies.

Les maladies infecto-contagieuses miasmatiques ont, comme les maladies virulentes, une période d'incubation, d'invasion, d'état et de déclin. Leur temps d'incubation est impossible à préciser. On ne sait presque jamais à quelle époque un individu a subi l'impression miasmatique. Sauf le cas spécial d'une personne entrée un instant dans un foyer d'infection et qui, en partant aussitôt, tombe malade à une grande distance, on n'a que très-rarement l'occasion de préciser le temps qui s'écoule entre l'impression morbifique et la réaction qui la suit. Ainsi l'incubation de la fièvre typhoïde est de dix à vingt-cinq jours, celle du typhus de quelques heures à huit ou dix jours, et Pringle a cité des cas dans lesquels le développement du mal a été aussi rapide que s'il se fût agi de l'absorption d'un gaz délétère.

Les symptômes d'invasion sont très-variés et très-différents, selon l'espèce de maladie infecto-contagieuse qui va se déclarer. Ceux du choléra, de la diphthérie, du typhus, de la suette, du scorbut, de la méningo-encéphalite, etc., n'ont aucun rapport et ne peuvent être présentés d'une manière générale. Il en est de même des désordres anatomiques. A part une certaine forme d'altération du sang et une lésion ayant le plus ordinairement pour siége les muqueuses, toutes les altérations anatomiques diffèrent les unes des autres dans chaque maladie infecto-contagieuse. Certainement le sang et les humeurs sont modifiés dans ces maladies; mais comment le sont-elles relativement au principe contagieux? C'est ce qu'on ignore. Il est vrai que, dans toutes les pyrexies infecto-contagieuses, la fibrine du sang est mollasse, peu coagulable, et tend à diminuer de quantité, que les globules sont plus rouges; mais que sont ces modifications générales, eu égard à la présence d'un principe contagieux particulier? Évidemment rien.

La plupart des maladies infecto-contagieuses ont aussi pour effet de produire des altérations anatomiques sur les muqueuses, comme la fièvre typhoïde, la diphthérie, le choléra, la grippe; quelquefois sur la peau, comme dans la suette, la peste, le scorbut, ou dans les viscères, des congestions passives très-marquées qui forment autant de complications fort graves. Ces congestions sanguines existent principalement au bord postérieur des poumons, dans le foie et dans la rate. Quelle que soit la lésion matérielle des maladies infecto-contagieuses, elle n'est pas la chose primitive et ne paraît être qu'un effet variable de la maladie elle-même, car cette lésion, souvent peu considérable, n'est pas constante; elle n'existe pas au début des accidents, elle peut manquer si la mort arrive très-rapidement, et on la retrouve dans quelques autres maladies de nature différente. La psorentérie du choléra n'existe pas toujours, elle ne se montre qu'après un certain temps de maladie, el le peut manquer, et on la retrouve dans les entérites aiguës de l'enfance. Il y a des cas de variole sans éruption. L'altération des plaques de Peyer, si ordinaire dans la fièvre typhoïde, peut exceptionnellement faire défaut et se retrouve dans l'intestin de beaucoup d'enfants atteints de scarlatine. L'éruption cutanée de la suette n'est qu'un effet des sueurs excessives, et on la produit à volonté chez une personne que l'on place dans son lit sous un amas de couvertures pour la faire transpirer longtemps et avec abondance.

Il est enfin un certain nombre de maladies infecto-contagieuses dans lesquelles on ne connaît pas de lésion anatomique; ce sont la fièvre jaune, le typhus, le typhus fever d'Irlande, etc.

Les infecto-contagieuses névrosiques affectent l'intelligence, la sensibilité et le mouvement, et, dans quelques circonstances, le mouvement, l'intelligence et la sensibilité à la fois sur le même individu. La chorée contagieuse ne trouble d'abord que la motilité, et il est bien rare qu'elle arrive à modifier les fonctions intellectuelles. La folie est limitée à l'intelligence, tandis que l'extase, l'hystérie, l'épilepsie, troublent à la fois l'intelligence, le sentiment et le mouvement.

Rien n'est difficile comme de remonter à l'origine de ces accidents, et le fait contagieux est le seul que nous puissions constater sous ce rapport. Ici, comme pour les autres maladies contagieuses, la prédisposition est indispensable à leur développement. Ce sont les sujets naturellement impressionnables, ou devenus tels par l'éducation, les lectures énervantes, ou l'état social d'un pays, qui sont atteints de ces maladies. Les personnes nerveuses, exaltées, ne peuvent assister, même de loin, au spectacle des désordres nerveux d'autrui sans un ébranlement profond, et l'on voit des femmes prises de convulsions, lorsque dans un vaste lieu de réunion il arrive autour d'elles et loin d'elles, sans qu'elles le sachent, une attaque convulsive sur une personne qui leur est étrangère. — C'est ainsi que se propagent l'hystérie, l'épilepsie en particulier, et c'est également de cette manière qu'on a vu la chorée sous forme épidémique et contagieuse. — L'entraînement d'un certain nombre d'intelligences vers l'excentricité, les manies de tout genre et la monomanie suicide, n'ont pas d'autre origine. Ce sont des faits très-communs et sur lesquels je me suis arrêté suffisamment dans le chapitre que j'ai consacré aux impressions névrosiques.

Cet ordre des maladies infecto-contagieuses comprend la plupart des névroses avec leurs caractères ordinaires. La contagion ne modifie en rien leur forme extérieure, elle n'augmente que leur fréquence relative. A l'état sporadique ou épidémique et contagieux, leurs symptômes, leur marche et leur traitement sont les mêmes.

Les maladies infecto-contagieuses sont généralement graves et quelquefois très-meurtrières. Il faut cependant les distinguer, sous ce rapport, d'après les classes que j'ai établies. La gravité, qui est très-réelle pour les infecto-contagieuses virulentes et miasmatiques, n'existe plus au même degré pour les infecto-contagieuses purulentes, parasites et névrosiques. — Celles-ci ne produisent pas d'infection de l'organisme, leur manifestation est en quelque sorte locale, et elles n'ont pas pour point de départ un poison morbide trop violent.

Le développement contagieux ajoute à la gravité de plusieurs des infecto-contagieuses, virulentes et miasmatiques. Ainsi certaines d'entre elles, le choléra sporadique, la dysenterie, l'érysipèle, etc., à l'état sporadique, sont beaucoup moins dangereux que lorsqu'ils se présentent sous la forme épidémique. — A chaque épidémie, la nature du mal est, il faut le dire sans essayer de le comprendre, plus ou moins dangereuse, différente d'elle-même dans sa mortalité. Telle épidémie contagieuse d'une maladie est très-meurtrière et maligne, tandis que précédemment, ou plus tard, elle a été ou sera bénigne et peu dangereuse pour ceux qui sont frappés.

D'une manière générale, les infecto-contagieuses les plus graves sont celles qui sont occasionnées par un germe virulent ou miasmatique incontestable dont l'absorption empoisonne tout l'organisme. Il en est même quelques-unes dont le danger est tel, qu'on peut considérer comme irrévocablement perdus ceux qui en sont atteints. Telles sont, parmi les virulentes, la rage; et, dans les contagieuses miasmatiques, la morve et le charbon, dont les germes, fixes et volatils à la fois, sont des plus meurtriers.

Les infecto-contagieuses purulentes et névrosiques sont infiniment moins graves que les précédentes, à cause de leur manifestation anatomique extérieure très-circonscrite chez les unes, et à cause de l'absence d'empoisonnement de l'organisme chez les autres. — Elles diffèrent peu à l'état épidémique de ce qu'elles sont à l'état sporadique. Les urétrites épidémiques dont j'ai parlé, et qui ont été observées en Afrique par MM. Larger et Bouliau, sur des soldats éloignés depuis un mois de toute population, n'ont pas eu d'autres caractères que ceux de l'urétrite simple. Il faut cependant excepter certaines ophthalmies purulentes, que la cause épidémique et contagieuse rend quelquefois très-graves pour l'œil affecté.

La prophylaxie et le traitement des maladies contagieuses repose sur une exacte connaissance de la nature et des effets de chaque principe contagieux. Malheureusement nous sommes encore peu avancés à cet égard. Quelques-uns seulement nous sont connus dans leurs conditions générales de propagation et d'action. Cela suffit pour qu'on puisse les rassembler en catégories spéciales ayant chacune leur prophylaxie et leur traitement approprié.

Les maladies contagieuses virulentes, purulentes et parasites, les infecto-contagieuses virulentes, miasmatiques et névrosiques, ne peuvent être prévenues ni combattues par la même méthode ni de la même manière. Pour empêcher que le principe contagieux ne se propage, et dans le but de garantir quelques individus ou une population entière, il faut avoir recours à des moyens différents, selon la nature des principes contagieux.

Est-il virulent et fixe, il faut tâcher de l'isoler et de le séquestrer dans la personne atteinte par la contagion. C'est là l'origine des cordons sanitaires, des quarantaines et des lazarets, qui sont alors très-utiles.

Le principe contagieux est-il virulent et volatil, comme l'est celui de la variole, l'isolement et la séquestration n'ont plus les mêmes avantages ni les mêmes chances de réussir. Le mal saute très-souvent par-dessus les barrières qu'on lui oppose. Entraîné dans l'atmosphère, il peut aller au loin répandre le mal qui lui a donné naissance. Dans ces cas, les cordons sanitaires et les lazarets, fort utiles, le sont infiniment moins que dans le cas précédent.

Les principes contagieux miasmatiques se rapprochent tant de la nature des principes virulents volatils, que leur marche est souvent la même et doit être combattue de la même manière, c'est-à-dire par l'isolement et par la séquestration. Toutefois ces moyens n'atteignent presque jamais leur but, ils retardent quelquefois la propagation du mal; mais vient un moment où le miasme concentré s'échappe dans l'air et porte au loin ses ravages sans qu'on puisse l'arrêter. Ici encore les cordons sanitaires, les quarantaines et les lazarets ne sont pas d'une très-grande utilité.

Les principes contagieux névrosiques sont très-facilement arrêtés dans leur marche, ainsi que la propagation des maladies qu'ils engendrent, par l'isolement et par la séquestration. Disperser les lieux de réunion, empêcher les rapports et les communications entre les populations et les visionnaires, les aliénés, les épileptiques, les hystériques, les choréiques, les monomanes, interdire les récits des accidents engendrés par les névroses, il n'en faut pas davantage pour arrêter la propagation des névroses contagieuses.

Si les principaux contagieux sont de nature purulente ou parasite, l'isolement des malades suffit pour empêcher la propagation du mal.

Une fois l'impression contagieuse produite, on peut encore quelquefois prévenir le développement du mal, mais cela est rare et fort exceptionnel. Les cautérisations, faites à temps sur la partie contaminée, détruisent la syphilis, la rage, la pustule maligne, etc. L'inoculation de la vaccine, faite au début même de la variole, modifie la marche de l'éruption. L'inoculation de la variole, de la scarlatine, de la rougeole, du typhus des animaux, faite dans des conditions spéciales pour acquérir l'immunité, préserve de ces différentes maladies lorsqu'elles règnent à l'état épidémique. M. de Humboldt affirme qu'il préserve de la fièvre jaune avec l'inoculation du venin de la vipère mêlé à un morceau de foie corrompu, etc. Comme je l'ai fait remarquer en parlant des maladies virulentes, le procédé de l'inoculation préservative est le seul qui ait une vraie importance prophylactique.

Quelques médicaments ont été conseillés dans le but de prévenir les effets si funestes de l'impression de certains principes contagieux : la belladone contre la scarlatine, le soufre et le camphre contre la rougeole, sont les premiers essais tentés dans cette direction, et l'on attend de nouveaux résultats pour savoir à quoi s'en tenir à cet égard.

Il faut ranger parmi les moyens prophylactiques de la contagion la destruction des principes contagieux partout où ils se trouvent, quand on peut les atteindre. Ainsi les animaux affectés de maladies contagieuses virulentes et miasmatiques doivent être sacrifiés le plus promptement possible, enterrés à une assez grande profondeur, et couverts de chaux pour hâter leur destruction. De grandes précautions doivent être prises par ceux qui sont chargés de ces opérations, pour ne pas se mettre en contact avec les dépouilles animales. Lorsqu'on suppose que ce sont des vêtements de laine, de soie, des fourrures, du papier, des meubles, qui sont chargés des principes contagieux, il faut les détruire en les brûlant, ou les purifier par la ventilation et par les désinfectants connus, tels que les fumigations de chlore, d'acide acétique, d'acide sulfureux, etc.

Le traitement des maladies contagieuses repose sur une double base, la neutralisation du principe contagieux et la réparation des effets morbides déterminés par sa présence. Malheureusement cette neutralisation des principes contagieux, poursuivie par tant de médecins, est presque impossible, et, à l'exception du germe de la syphilis, que le mercure et l'iodure de potassium détruisent complètement, il n'y a pas d'agent spécifique à opposer aux principes contagieux des autres maladies contagieuses. Quant au traitement spécial de ces maladies, une fois déclarées, il n'offre rien qui soit susceptible d'être généralisé, et les indications varient tellement pour chaque maladie contagieuse, qu'il n'y a pas lieu de les indiquer dans cet ouvrage.

CHAPITRE VIII

DE LA SPÉCIFICITÉ.

La spécificité morbide est une qualité occulte des maladies qui rend compte de ce qu'elles offrent de particulier dans leur nature, dans leur évolution et dans leur traitement. Ainsi on dit que les maladies produites par des virus, des effluves, certaines diathèses, sont des maladies spécifiques, et les remèdes empiriques que l'on emploie avec succès contre ces maladies sont des remèdes spécifiques.

La spécificité représente ce que les anciens appelaient la nature propre et les qualités occultes des maladies ; c'est un mot nouveau en quelque sorte, et il n'a cours en médecine que depuis le seizième siècle. On le trouve dans Paracelse[1], dans Stahl[2], Hunter, Sauvages, mais il n'est devenu terme courant qu'à l'origine de ce siècle, et, à Paris comme à Montpellier, on s'en est servi pour désigner la nature propre ou spécifique des maladies, leurs caractères spécifiques, et surtout ce qu'il y a de spécifique dans les médicaments employés pour les combattre. Il est certainement né d'une découverte thérapeutique. Dès qu'on a pu démontrer qu'une maladie ne guérissait bien que par un remède spécial, qui renfermait une qualité ou vertu propre, on en a fait un spécifique, *specificus morbi;* quand on a vu qu'un médicament n'avait d'action que sur un organe ou sur un appareil d'organes, il a été réputé spécifique de cet organe, *specificus organi.* C'est ainsi que, découverte dans les agents curatifs et dans les stimulants physiologiques qui nous environnent, la spécificité a été logiquement admise dans les causes morbifiques et dans la nature propre des maladies. Il n'en pouvait être autrement. Un remède n'est spécifique qu'en détruisant la cause et la nature également spécifiques d'un mal.

La spécificité des causes, des caractères et du traitement des maladies a été étudiée d'une manière générale dans les répertoires de médecine, par Murat, Deslandes, et dans les ouvrages spéciaux par MM. Fuster[3], Dubois d'Amiens[4] Legroux[5], Dupré[6], Requin, Cavelier Rostan[7], Chomel[8], Hardy et Behier[9], etc., etc., et dans tous les traités de pathologie, d'une manière accidentelle, à l'occasion de chacune des maladies ou des médications aujourd'hui considérées par tout le monde comme ayant quelque chose de spécifique.

La spécificité, de *speciem*, espèce; *facere*, faire, appliquée aux choses

[1] *Opus paramirum,* lib. II. ch. vii.

[2] *De alterantibus et specificis,* thèse de Haller, t. VII. 1760.

[3] *Gazette médicale,* 1835.

[4] *Pathologie générale,* 1855, t. I, p. 71.

[5] Thèse d'agrégation, 1840.

[6] Thèse Montpellier.

[7] *Médecine clinique.* Paris, 1830, 3 vol. in-8.

[8] *Pathologie générale.*

[9] *Pathologie interne.* Paris, 1844, t. I.

de la médecine, indique en elles une propriété, une qualité, une nature ou une vertu propres, qui en font des espèces distinctes au milieu d'espèces semblables dans un même genre et dans une même classe. Elle permet de distinguer des causes ou des espèces morbides, qu'on pourrait facilement confondre, et elle caractérise tel ou tel ordre de médicaments stimulants propres d'un organe, ou seulement curatifs d'une maladie. La spécificité est ce qui fait l'*espèce* en vertu de qualités inconnues, et, si elle s'applique surtout à des phénomènes d'une nature mystérieuse et occulte, c'est que jusqu'ici il a été assez facile de caractériser les espèces morbides vulgaires que tout le monde a pu distinguer. Mais, lorsque, poussée plus loin, la science a eu à briser des groupes nosographiques que l'on s'était habitué à regarder comme simples et unitaires, il a fallu démontrer que les distinctions nouvelles reposaient sur quelque chose de réel et de spécifique, c'est-à-dire sur une qualité capable de faire espèce. Or ce qui n'avait pas été vu, faute d'évidence, devait offrir quelque chose de difficile et d'obscur, et la spécificité s'est trouvée dans ce cas, et presque toujours relative à des qualités occultes des phénomènes morbides. Ainsi les angines, les laryngites, jadis considérées comme des inflammations simples de la gorge ou du larynx, se présentent sous des formes différentes, engendrées par le scrofulisme, la diphthérie, le syphilisme, la morve, etc., et forment des angines ou des laryngites spécifiques de nature scrofuleuse, diphthéritique, syphilitique, morveuse, etc. La pneumonie, jadis unitaire, s'offre à l'observateur sous des formes variées, dues à la présence d'une cause spécifique; exemples : la pneumonie catarrhale, la pneumonie fibrineuse, la pneumonie gangréneuse, la pneumonie lobulaire de la diathèse purulente, etc. Les névralgies et les paralysies, dans lesquelles il y en a d'organiques ou de dynamiques, et, parmi ces dernières, un grand nombre d'espèces désignées sous le nom de chloro-anémiques, saturnines, syphilitiques, goutteuses, etc., constituent autant de paralysies et de névralgies spécifiques. Au temps du systématique Broussais, l'irritation et l'inflammation étaient la cause de toutes les maladies, et une médication antiphlogistique unique leur était généralement appliquée. Il a suffi de faire voir que toute inflammation se distingue de sa voisine par une nature propre, *spécifique*, pour déterminer la chute du système et apprendre à ceux qui l'ignoraient qu'il vaut quelquefois mieux recourir à une cuillerée de vin ou à une dose de quinine, plutôt qu'à la saignée, pour guérir telle ou telle espèce d'inflammation.

La spécificité ne révèle pas la nature du mal, mais elle en indique l'espèce, et, une fois spécifiée, il n'y a pas de confusion possible avec les espèces voisines. Elle conduit à la recherche d'une médication spécifique, et elle empêche qu'on ne perde un temps précieux à faire cette triste médecine de symptômes tant glorifiée de nos jours.

La spécificité morbide peut être étudiée dans l'individu et hors de lui, dans les causes morbifiques qui l'entourent, dans les caractères nosologiques et dans les divers agents de la matière médicale. Ce sont les spécificités *individuelle*, *pathogénique* et *thérapeutique* dont je vais parler.

La *spécificité morbide individuelle* est la résultante de l'idiosyncrasie des sujets ou spécificité physiologique, et des agents morbifiques et curatifs. Chaque individu malade a sa manière de souffrir et de réagir distincte de celle de son voisin affecté de la même maladie, et il m'a toujours paru impossible de traiter les malades d'une même espèce comme des unités de même nature, qu'on peut additionner, soustraire, multiplier et diviser dans un tableau de statistique. Il n'y a pas d'unité morbide, et, partant, pas d'addition possible des cas morbides, en vue d'une application thérapeutique précise. On ne trouve en pratique que des individus malades, et c'est à l'occasion de chacun d'eux, c'est-à-dire de leur spécificité individuelle, qu'il faut appliquer les ressources générales de la médecine. Comme l'a dit Requin [1], c'est peut-être chose à jamais impossible que deux cas de maladie aient entre eux une similitude absolue. Cela ne se voit pas dans l'infinie variété des maladies qui affligent les divers individus, pas plus qu'on ne voit deux animaux de la même race, deux feuilles du même végétal se ressembler au point d'avoir une parfaite conformité. Sur chaque individu, chaque cas de maladie présente ses particularités, ses traits distinctifs et philosophiquement sa spécificité propre. C'est un principe qu'il ne faut jamais oublier, et qui seul, au lit des malades, fait les grands médecins. Que, pour les besoins de l'étude et de la nosographie, on fasse des groupes morbides fondés sur des ressemblances particulières; que l'on crée des abstractions désignées sous le nom de maladie, rien de mieux, si on ne perd pas de vue que ces descriptions symptomatiques, purement approximatives, ne sont jamais conformes au tableau de la spécificité individuelle aux prises avec ce que nous appelons la maladie.

Ainsi chaque individu ressent à sa manière les causes morbifiques, et, une fois sous le coup de la maladie, il réagit contre les troubles organiques et dynamiques du mal d'une façon particulière, en sa qualité d'être vivant, et d'après sa spécificité individuelle. Chez lui, tout, dans

---

[1] *Pathologie interne*, tome I, page 19.

la marche des accidents, dans leur durée, dans leur terminaison et dans l'action curative des remèdes, est régi par ce fait principal. Lors même que la maladie est de nature spécifique, et réclame un traitement du même genre, la spécificité individuelle ne fait pas défaut, et elle se manifeste par l'aide ou la résistance qu'elle apporte à une terminaison favorable.

La *spécificité pathogénique* est celle qui annonce dans les causes morbifiques une nature particulière, souvent occulte, capable de reproduire à peu près constamment une espèce distincte de maladie. Cette spécificité des causes est essentielle et incommutable; elle est plus ou moins forte, et se révèle par des effets plus ou moins graves; elle ne change pas de nature par l'union avec d'autres causes spécifiques existant chez le même individu ou par le croisement de deux personnes chez lesquelles existent des causes spécifiques différentes.

Il y a beaucoup de spécificités pathogéniques. Elles engendrent autant de *maladies spécifiques*. Leur nombre varie selon les auteurs, et peut être augmenté à l'infini d'une façon en quelque sorte arbitraire, selon leur envie d'expliquer par des causes particulières ce qui est attribué à des causes générales bien connues. Mais tout a ses limites, et, en supposant qu'on puisse se tromper sur la spécificité de quelques maladies, comme on se trompe sur leur nature virulente, miasmatique, diathésique, contagieuse, etc., le stérile désir d'innover ne pourra jamais prévaloir contre les résultats de l'observation clinique, ni permettre le succès de ceux qui voient la spécificité partout où elle n'existe pas.

La spécificité pathogénique se révèle dans les maladies épidémiques, contagieuses, virulentes, purulentes et miasmatiques; dans les maladies effluviques et venimeuses; dans toutes les diathèses, dans le syphilisme, dans le rhumatisme, le scrofulisme, le podagrisme, le cancérisme, le rachitisme, dans les diathèses ulcéreuse, purulente, gangréneuse, etc.; dans les empoisonnements, par l'ergot de seigle, par le plomb, par le mercure, par l'alcool, par les cantharides, etc.; enfin dans toutes les maladies dont la cause spéciale, occulte ou vulgaire, se porte de préférence sur un organe, de manière à produire des caractères propres et particuliers à cette espèce de cause.

Il y a donc une spécificité pathogénique *virulente, purulente, miasmatique, venimeuse, effluvique, diathésique* et *toxique*.

La spécificité virulente comprend les maladies virulentes de l'homme et des animaux, la variole, la varicelle, la vaccine, le cow-pox, le claveau, la rougeole, la scarlatine, la morve, le farcin, le charbon, la pustule maligne, la rage de l'homme et des animaux, etc.

La spécificité purulente comprend la blennorrhagie, l'ophthalmie purulente, le pian, etc.

Dans la spécificité miasmatique se trouvent la peste, le typhus, la fièvre typhoïde, le choléra, la fièvre puerpérale, la suette, la diphthérie, la coqueluche, les fièvres catarrhales, grippe, diarrhée, cocote, angine, etc., la péripneumonie des bêtes bovines, etc.

La spécificité venimeuse comprend les maladies produites par les crotales, les trigonocéphales, les vipères, les bongares, les hydres, les arachnides, les scorpions, la tarentule, les guêpes, les moustiques, les cousins, etc., et les extraits venimeux connus sous le nom de woorara, de curare, etc.

La spécificité effluvique comprend les fièvres intermittentes simples, pernicieuses, les fièvres rémittentes, les fièvres pseudo-continues, les fièvres larvées et la cachexie paludéenne.

La spécificité diathésique comprend toutes les maladies engendrées par les diathèses, le scrofulisme, l'herpétisme, le cancérisme, le rhumatisme, le syphilisme, la diathèse inflammatoire, etc., etc.

La spécificité toxique comprend tous les empoisonnements dont l'action sur un organe ou un système d'organe est très-marquée, l'alcoolisme, l'ergotisme, l'empoisonnement par le plomb, le mercure, le fer, le phosphore, l'iode, l'aloès, les cantharides, l'opium, la belladone, la strychnine, etc., etc.

Comme l'a dit M. Fuster[1], un cachet ineffaçable est attaché à ces affections, de manière à caractériser toutes leurs formes par des phénomènes certains et invariables. Chacun des groupes que je viens d'établir se reconnaîtra par des caractères propres à la cause du mal, et désignés sous le nom de *caractères spécifiques*. On les retrouve dans toute la durée du mal, dans son développement régulier, presque fatal, dans sa marche prévue d'avance, dans sa terminaison et souvent même jusque dans le traitement. Je les ai fait connaître dans le chapitre consacré à ces différentes maladies, et je n'y reviendrai pas ici.

Les maladies spécifiques, comme toutes les autres, ont des degrés d'intensité et de malignité différents produits par la différence d'énergie de la cause et par la résistance variable de la spécificité individuelle. Ainsi la variole, la scarlatine, l'empoisonnement saturnin, la fièvre paludéenne, etc., etc., se présentent à l'observateur avec des formes et des degrés très-variables, en rapport, non-seulement avec la quantité de spécifique introduit dans l'organisme, mais encore avec sa qualité, sa concentration, son activité même, aux prises avec la spécificité

---

[1] *Gazette médicale*, 1833, p. 9. De la spécificité dans les maladies.

individuelle. Pourquoi les fièvres paludéennes offrent-elles le type quotidien, tierce, double tierce, ou tierce doublée ? Pourquoi sont-elles intermittentes, rémittentes, pseudo-continues, pernicieuses ou larvées ? Pourquoi sont-elles plus opiniâtres dans les pays chauds que dans les contrées froides ? Autant de questions qui se reproduisent sous une autre forme à propos de toutes les maladies douées de spécificité et que la différence d'activité du spécifique et de la résistance individuelle peut seule résoudre d'une manière satisfaisante. La preuve d'ailleurs que la spécificité a ses degrés, c'est qu'au temps de l'inoculation variolique, avant la vaccine, on se préservait de la variole en se donnant, après une préparation spéciale et par inoculation, une variole bénigne qui ne laissait pas de grandes traces, et garantissait dans l'avenir d'une variole grave, en donnant l'immunité. Le fait est reconnu depuis longtemps, et les vétérinaires le mettent encore en pratique pour l'inoculation du claveau, de la péripneumonie des bêtes bovines, etc.

Les maladies spécifiques sont quelquefois *contagieuses*, exemple : les spécifiques virulentes et quelques maladies diathésiques et miasmatiques ; *infectieuses*, exemple : les maladies spécifiques miasmatiques et effluviques ; *individuelles*, exemple : les maladies spécifiques toxiques et venimeuses, et à leur occasion se présentent toutes les questions de contagion, d'infection, d'immunité naturelle ou acquise, que soulèvent ces conditions de développement des maladies dont l'exposition a été faite précédemment avec détails.

Les maladies spécifiques sont toutes des maladies générales, et je ne saurais comprendre qu'il en soit autrement. Il n'y a pas de spécificité locale. Lors même qu'une maladie spécifique paraît être localisée sur un seul point de l'économie, dans un tissu ou dans un organe, comme le sont la grippe, la goutte, la névralgie, l'angine, l'ophthalmie purulente, etc., etc., la maladie n'en est pas moins une affection générale, dont la manifestation unique est localisée sur un seul point. Ce n'est pas la multiplicité des lésions matérielles ou des troubles dynamiques qui révèle l'existence d'une maladie générale, c'est le mode d'action des causes morbifiques. Est-ce que les médicaments spécifiques, qui exercent leur action sur un seul organe, n'agissent pas en même temps sur toute l'économie ? Est-ce que le mercure, qui ulcère les gencives ; le phosphore, qui nécrose les os maxillaires ; l'aloès, qui enflamme le rectum ; le plomb, qui paralyse les extenseurs des doigts, etc., etc., ne sont pas des causes spécifiques générales, bien que leur manifestation soit très-locale et circonscrite en un tissu ou un appareil d'organes ? Il est tout aussi impossible de faire de ces agents spécifiques des moyens locaux qu'il est impossible de considérer les affections spécifiques bornées à un seul tissu extérieur comme de simples maladies locales. Le fait thérapeutique jette ici une grande lumière sur le fait nosographique laissé dans l'ombre par la plupart des pathologistes.

La *spécificité thérapeutique* est la qualité essentielle d'une substance propre à guérir une maladie ou à modifier les fonctions d'un tissu. C'est un fait qui domine la matière médicale, et qui est la base de toute la médecine. Sans sa connaissance, point de pratique, car il est impossible d'employer avec discernement des remèdes dont on ignore les propriétés spécifiques.

La spécificité thérapeutique, depuis longtemps connue, a révélé à l'homme les faits les plus curieux qu'il lui soit donné de provoquer et d'observer sur lui-même pour établir son individualité. Lui montrer les phénomènes constants et variés dont son organisation est le théâtre, sous l'influence d'une substance particulière, c'était lui indiquer à la fois dans cette substance et dans son organisation une manière d'être spéciale, une vertu propre qui spécifie l'une et l'autre. Il l'a compris, et de ce fait il a dû logiquement remonter plus haut, pour reconnaître les qualités propres de toutes les substances simples et de chaque individu vivant, mis en rapport avec ces substances. C'est ainsi que la spécificité de la matière a fait découvrir à la fois la spécificité des êtres et celle des troubles de leur organisation aux prises avec les agents spécifiques.

En observant avec soin l'action des divers agents thérapeutiques sur l'homme, on découvre vite qu'il en est dont l'action se révèle par des manifestations circonscrites à un tissu, ou à des tissus de même nature; à des organes particuliers ou à un système d'organes. L'impression qu'ils produisent sur l'organisme se transforme en modification organique particulière d'une partie de système. Ce sont les *spécifiques d'organes*. Leur nombre est grand, et, à ne citer que ceux d'une action incontestable, la liste serait très-longue. L'action de l'alcool sur le cerveau et sur le développement du tremblement musculaire et de la folie; celle du plomb sur la production des paralysies des intestins, des muscles extenseurs de la main et du cerveau ; celle du mercure sur le développement de la phlegmasie des gencives, des glandes salivaires et sur le tremblement des muscles ; celle des cantharides sur la vessie et sur les reins; celle de l'ergot de seigle sur la production de la gangrène des membres; de l'aloès sur l'inflammation du rectum ; de l'opium sur la congestion du cerveau et le resserrement de la pupille ; de la belladone sur l'affaiblissement de la contractilité muscu-

l aire et sur la dilatation de la pupille ; de la strychnine sur le développement des convulsions ; de l'iode sur l'atrophie des glandes ; de la
digitale sur la contractilité du cœur ; du chromate de potasse sur la
perforation de la cloison nasale, etc., etc., etc., prouvent cette *spécificité thérapeutique d'organes* dans laquelle on voit des substances médicamenteuses, prises à l'intérieur, réagir au dehors et manifester leur
présence par la fluxion sanguine ou l'inflammation des tissus, par la
surexcitation de la force nerveuse d'un organe, par la production de
convulsions et de paralysies variées, etc. Tous ces phénomènes sont
connus depuis longtemps, et je ne n'ai pas à y insister avec plus de
détails. En les reproduisant, j'ai voulu faire comprendre leur importance et montrer la place qu'ils doivent occuper dans l'esprit du
lecteur.

Une autre forme de la spécificité thérapeutique, la plus importante,
et celle, malheureusement, dont nous avons le moins d'exemples,
c'est la spécificité de tel ou tel agent de la matière médicale vis-à-vis
d'une maladie déterminée. Il y a des agents thérapeutiques dont l'impression sur l'homme modifie et fait disparaître promptement et sûrement la constitution morbide que font naître certaines impressions
morbifiques. Leur impression se transforme en réaction ou vertu
curative, et la maladie ne tarde pas à disparaître. Ce sont les *spécifiques des maladies*. Leur nombre n'est pas considérable, mais, si restreint qu'il soit, il prouve victorieusement la possibilité de guérir
empiriquement, par des moyens irrationnels, occultes même, des maladies graves et redoutables dont on ne peut guère se débarrasser sans
eux. Parmi ces spécifiques, les uns jouissent sans contestation de leur
titre, mais il en est d'autres sur lesquels tout le monde n'est pas d'accord. Ceci n'est qu'une affaire de temps et d'expérience. Par cela
même qu'il existe un seul spécifique, on peut être assuré qu'il en existe
d'autres. Honneur à qui pourra les découvrir ! L'ammoniaque est le
spécifique de l'ivresse, c'est-à-dire de l'alcoolisme aigu. La quinine est
le spécifique des impressions effluviques, c'est-à-dire des maladies paludéennes, quelle que soit la forme sous laquelle elles se montrent. La
belladone est le spécifique de la scarlatine dans un foyer d'épidémie
avant l'impression morbifique de l'agent contagieux. Il en est de même
du soufre dans la rougeole. La vératrine et le sulfate de quinine sont
des spécifiques du rhumatisme articulaire aigu. L'iode est un spécifique de la scrofule et des maladies scrofuleuses ; le mercure et l'iodure
de potassium sont des spécifiques du syphilisme et de ses manifestations ; le fer est un spécifique de la chlorose ; le vaccin est le spécifique
de la variole ; et, s'il faut en croire les résultats des nouvelles expé-

riences de M. de Humboldt, dont j'ai déjà parlé, l'inoculation du venin de vipère pourri dans un morceau de foie de mouton serait le spécifique de la fièvre jaune. Puissions-nous voir notre siècle médical illustré par une si admirable découverte!

Je ne mentionnerai que d'une manière accessoire aux spécifiques des maladies les inoculations prophylactiques d'agents spécifiques et la médication caustique qu'on leur oppose quelquefois. Dans le premier cas, on se préserve d'une maladie spécifique en se la donnant à faible dose, sous l'inspiration de l'art qui comprime et règle ce mal, qu'il a fait naître dans le but de produire l'immunité. Dans le second, le caustique prophylactique détruit les germes de la maladie sur place, avant que l'impression morbifique ait eu le temps de se produire, et, si elle guérit, c'est d'une façon presque mécanique, comme aurait pu faire l'ablation de la partie infectée. Ce ne sont pas là des médications spécifiques.

CHAPITRE IX

DE LA DIATHÈSE

La diathèse (de διάθεσις, disposition) est une constitution morbide qui domine l'exercice des fonctions, et produit au même moment ou à des intervalles éloignés, dans nos tissus et dans nos organes, des altérations semblables ou diverses ayant une nature identique. C'est une disposition morbifique propre à l'individu et que l'on a très-souvent, mais à tort, confondue avec la prédisposition. En effet, la diathèse est une *constitution morbide*, et la prédisposition n'est qu'une manière d'être actuelle qui favorise le développement d'une maladie, sans trouble morbide intérieur préalable. La première est déjà un trouble de l'organisme, et la seconde précède ce trouble et le prépare quelquefois. Il y a dans la diathèse une *affection générale*, *latente*, qui se manifeste spontanément ou accidentellement sous l'influence des différentes impressions morbifiques communes, tandis que dans la prédisposition il n'y a rien de semblable. Le scrofulisme, le syphilisme, le podagrisme, sont des diathèses, et, sans être malades, sans offrir aucune lésion anatomique extérieure, ceux chez lesquels elles existent n'en ont pas moins à l'état latent un vice humoral qui modifie l'exercice de leurs fonctions et qui se manifestera, soit par hérédité, dans la personne de leurs enfants, soit sur eux-mêmes à la moindre occasion, par des troubles organiques et dynamiques variés, diffé-

rents dans leur siége, quoique semblables dans leur nature intime.
L'âge, le sexe, la brièveté du col, l'étroitesse de la poitrine, les
idiosyncrasies naturelles ou acquises, sont des prédispositions au
développement de certains troubles morbides et de certaines maladies, mais ne forment point dans l'organisme de disposition spéciale
qu'on puisse considérer comme un état morbide particulier. L'âge, le
sexe, le tempérament, l'étroitesse de la poitrine, ne sont point des
états morbides; l'herpétisme et le scrofulisme, au contraire, présentent ce caractère au plus haut degré.

Ainsi les diathèses sont des constitutions morbides qui modifient
et dominent l'exercice des fonctions, produisent à la fois ou successivement, dans les tissus et dans les organes, des maladies de forme
variable et de nature identique.

On a beaucoup écrit sur les diathèses, depuis Aristote et Galien jusqu'aux temps où nous sommes, et cependant, sur ce point comme sur
tant d'autres en médecine, la lumière ne s'est pas faite pour tout le
monde. Il y a encore des gens qui nient ce que chacun affirme, et
l'existence même des diathèses, malgré son caractère de certitude, a
été mise en doute, comme incompatible avec le bon sens et l'observation. Quelques médecins emploient ce mot sans discernement et
l'appliquent à des situations toutes différentes, ce qui est très-fâcheux,
car il en résulte une confusion de langage dont on ne peut sortir
qu'avec les plus grandes difficultés.

En montrant les différentes manières dont on a envisagé la question des diathèses, M. Grisolle[1] a rendu un vrai service à la science;
c'était le moyen d'établir la nécessité d'une définition nette et catégorique de l'objet à définir; aussi, après avoir mis de côté ce qui
n'avait pas ce mérite, s'est-il arrêté à la définition suivante : « La
diathèse est caractérisée par la manifestation extérieure, sur plusieurs organes et sur plusieurs points de l'économie, de troubles,
de lésions ou de productions morbides de nature identique, sous
l'influence d'une cause intérieure, d'une constitution morbide propre
à l'individu. »

Ce qui caractérise particulièrement la diathèse, c'est la constitution
morbide de l'individu, sorte d'état intermédiaire entre la maladie et
la santé, qui tient à la fois de l'une et de l'autre, et qui n'est cependant
ni l'une ni l'autre. Quand on voit des personnes atteintes de syphilisme ou d'herpétisme offrir, à des époques assez éloignées, des accidents morbides variés de même nature, engendrer des enfants sy-

Thèse de concours, 1851, p. 10.

philitiques ou dartreux, et cependant accomplir régulièrement en apparence, et comme dans l'état de santé, leurs différentes fonctions, il
devient évident qu'une cause latente, insaisissable, révélée par des
effets constants, existe dans l'économie, et que, présente à tous les
actes fonctionnels comme à tous les actes morbides, elle y prend une
part importante, comme le sang prend la sienne dans tous les actes
de la nutrition moléculaire. Cette cause latente, insaisissable, et, malgré tout, évidente, c'est la diathèse. Je la considère comme une constitution morbide analogue, dans l'espèce, à ce qu'on entend par le mot
de constitution en général, appliqué aux différentes manières d'être
naturelles de l'économie. La constitution morbide des diathèses est,
pour moi, quelque chose d'analogue à ce que je suppose exister dans
ce qu'on appelle la constitution forte, sanguine, bilieuse, nerveuse, etc.
En admettant l'existence des diathèses, il faut les comprendre comme
je l'indique, afin de ne pas les confondre avec la prédisposition ni
aucun état organique du même genre.

Les diathèses sont très-nombreuses, et tous les jours on en découvre
de nouvelles, exemples : les diathèses épithéliales, fibro-plastiques,
chondroïdes, etc. Plus on mettra de soin dans l'observation des malades, et plus on trouvera de maladies diathésiques, c'est-à-dire liées
à une cause générale, latente, ayant tous les caractères d'une diathèse.

Les causes des diathèses sont aussi difficiles à pénétrer que leur
nature intime. Un petit nombre seulement nous est connu. Entre
toutes, l'impression générative est celle qui a le plus d'importance,
car c'est à elle qu'il faut rapporter les trois quarts des diathèses que
nous avons occasion d'observer. Il suffit de pénétrer, en médecin, dans
les familles, pour trouver chez les parents, les grands parents ou les
collatéraux, des diathèses semblables à celles que l'on observe chez les
enfants, et qui leur ont été communiquées par voie d'hérédité. Je ne
suis pas encore bien vieux dans la pratique médicale ; mais, depuis
quinze ans, j'ai eu tant de fois déjà l'occasion de vérifier le fait que j'a-
vance, et qu'il est à peu près impossible de constater dans les hôpitaux
et hospices, que je le regarde comme incontestable et à l'abri de
toute contradiction. Il n'y a pas de praticien qui, sous ce rapport, ne
soit de mon avis, et chacun peut, sans crainte d'erreur, attribuer à
ces impressions génératives la plus importante part dans la production
des diathèses. C'est ce qu'on appelle les *diathèses innées*. Le syphilisme,
le scrofulisme, l'herpétisme, le scorbutisme, le cancérisme, le névrosisme, etc., n'ont ordinairement pas d'autre origine ; alors elles
peuvent être *congénitales* et déjà manifestes au moment de la naissance,
comme je l'ai vu pour le syphilisme et le scrofulisme, ou bien ne se

révéler qu'au bout d'une ou plusieurs septaines, de quelques mois et même de quelques années.

Si les diathèses sont trop souvent innées, et même congénitales, il n'est pas impossible de les acquérir dans l'exercice des fonctions de la vie, au milieu de conditions particulières et d'influences hygiéniques variées. Ce sont alors des *diathèses acquises*. Toutes peuvent offrir ce caractère, et il y en a quelques-unes qui le présentent presque toujours, exemples : le syphilisme, le rachitisme. Les diathèses acquises naissent quelquefois très-lentement, sans cause appréciable, le plus souvent à la suite d'irritations extérieures, du mauvais régime, de la misère, des aliments de mauvaise nature et de mauvaise qualité, des habitations insalubres, de la contagion, etc. Toutefois je dirai, avec M. Grisolle, que les conditions extérieures favorables à leur développement sont d'autant plus promptes dans leurs effets qu'il y a déjà chez les individus une prédisposition acquise par le tempérament, c'est-à-dire par l'hérédité. C'est ce qu'on voit pour les sujets lymphatiques, qui deviennent facilement scrofuleux quand on les expose à l'action de causes qui seraient insuffisantes pour nuire à ceux qui n'auraient pas la même prédisposition. Ailleurs elles se développent très-vite, d'une manière aiguë, comme un empoisonnement; exemples: la diathèse purulente des blessés et des femmes en couche, la diathèse gangréneuse, etc.

Est-ce à une modification spéciale du sang, de la lymphe, ou à une altération des forces vitales et à la nutrition anomale des solides, qu'il faut attribuer les diathèses? C'est ce qu'il est absolument impossible de dire. Sans doute le sang est malade dans la plupart des diathèses, mais cette altération est déjà, comme celle des solides, l'effet d'une cause interne et antérieure, de nature inconnue. Il en est de même des altérations des humeurs émanées du sang, de la lymphe; toutes ces modifications des fluides nourriciers et sécrétés existent à des degrés divers dans les diathèses, mais elles ne sont évidemment que secondaires ou tertiaires, et sont précédées d'une action primitive qui est l'impulsion héréditaire dans les *diathèses innées*, et l'impression virulente, purulente ou toxique, dans les *diathèses acquises*. Sous ces influences diverses, la nutrition moléculaire des tissus s'accomplit d'une façon spéciale, différente de ce que doit être la nutrition normale, et, à chaque instant, ce trouble de nutrition se révèle, ici par une syphilide, là par un cancer, ailleurs par une scrofulide; chez une autre par des hémorrhagies, des dartres ou des troubles en rapport avec l'espèce de diathèse existant chez les individus. L'expérience et l'observation montrent constamment ces deux faits associés l'un à l'autre, et il n'y a qu'un moyen d'expliquer leur relation mutuelle, c'est d'admettre comme intermédiaire une modification du sang pour effet de la cause diathésique, conduisant aux troubles ultérieurs faciles à reconnaître et dont je viens de parler. On pourrait presque définir les diathèses des maladies du sang, tant est grand le rôle que jouent les altérations de ce fluide dans leur manifestation.

Ce qui caractérise la diathèse aux yeux du médecin, c'est moins la constitution morbide latente qui prépare la lésion physique des tissus que cette lésion même, c'est-à-dire la maladie diathésique. Cela se comprend. On ne peut décrire que ce qui tombe sous les sens; aussi, tout en réservant son droit d'appréciation, doit-on se borner à la description des principaux caractères des maladies produites par les diathèses.

Les maladies diathésiques sont très-nombreuses, et on pourrait en augmenter le nombre à l'infini, en raison de l'influence exercée par les dispositions naturelles ou accidentelles et acquises de chacun, sur la forme, la marche, la répétition et la terminaison des maladies que l'on observe. Quelques affections virulentes, purulentes et toxiques, offrent ce caractère, et, bien qu'elles ne soient pas considérées par tous les auteurs comme étant le résultat d'une diathèse, elles rentrent trop bien dans l'idée qu'on se fait généralement de l'état diathésique, pour que je les laisse de côté. La syphilis, le charbon, le farcin, sont des maladies virulentes, mais elles sont aussi, et au plus haut degré, des maladies diathésiques. La diathèse n'est pas une constitution morbide non virulente, c'est une constitution morbide, et, quand on voit un homme, affecté de syphilisme, avoir à plusieurs reprises, dans le cours de sa vie, des syphilides et des enfants syphilitiques, on peut dire qu'il est sous l'influence d'une diathèse. Si l'on ne reconnaît pas là les caractères d'une maladie diathésique, c'est qu'il n'y en a pas de valables. Toutefois l'usage est de ne considérer comme diathésiques que ces affections produites par des constitutions morbides de cause spéciale inconnue, non virulente.

Parmi les diathèses les plus importantes, il faut ranger les diathèses scrofuleuse et tuberculeuse, ou scrofulisme; la diathèse dartreuse, ou herpétisme; la diathèse cancéreuse, épithéliale, fibro-plastique, mélanée, chondroïde, ou cancérisme; la diathèse syphilitique, ou syphilisme; la diathèse rhumatismale, ou rhumatisme; la diathèse goutteuse, ou podagrisme; la diathèse nerveuse, ou névrosisme; la diathèse calculeuse, urique, inflammatoire, furonculeuse, purulente, ulcéreuse, gangréneuse, hémorrhagique, scorbutique, vermineuse, rachitique, farcineuse, osseuse, anévrismale, variqueuse, etc., etc.

Les maladies diathésiques sont caractérisées par le retour plus ou moins fréquent et par la dissémination d'altérations anatomiques semblables ou diverses, ayant une nature identique. Elles se présentent à l'état aigu; ce qu'on voit dans l'état produit par la diathèse purulente, tuberculeuse, farcineuse, morveuse, rhumatismale, inflammatoire, etc., ou bien à l'état chronique, comme dans les diathèses cancéreuse, scrofuleuse et tuberculeuse, dartreuse, scorbutique, osseuse, rachitique, etc. Elles sont fixes, durables et quelquefois permanentes, comme la scrofule et le cancer, ou bien mobiles, passagères et de courte durée, comme le rhumatisme et le névrosisme, le podagrisme et les hémorrhagies. Elles ont pour siége un ou plusieurs tissus, toujours les mêmes; ainsi le rhumatisme ne sort pas du tissu fibreux et séreux, l'herpétisme de la peau et des muqueuses; d'autres, au contraire, peuvent occuper un grand nombre de tissus et d'organes, exemples : la scrofule, le cancer, l'inflammation. On peut en rencontrer plusieurs chez le même individu, et la présence de l'une n'exclut pas les autres. Ainsi le syphilisme peut les compliquer toutes, et, bien que le fait ne soit pas commun, j'ai vu le scrofulisme et des tubercules chez des enfants rachitiques, tandis que d'autres ont en même temps observé les tubercules et du cancer chez un même individu. Je considère comme absolument faux tout ce qui a été dit sur l'antagonisme des maladies diathésiques.

Elles se développent souvent d'emblée par la seule influence de la diathèse, et sans aucune circonstance particulière digne de fixer l'attention. Ainsi on ne sait souvent pas pourquoi, dans le scrofulisme, des tubercules se développent dans le cerveau, ou, dans l'hémorrhaphilie, une hémorrhagie a lieu par le rectum ou par le nez, de préférence à la muqueuse bronchique. Ailleurs, au contraire, elles se développent consécutivement à certaines maladies inflammatoires, dont elles modifient la marche, et elles amènent la transformation de produits déposés dans l'organisme sous d'autres influences. Des tubercules apparaissent dans le péritoine et dans les ganglions mésentériques à la suite d'une entérite ; dans la plèvre, après une pleurésie ; dans le poumon, après une simple congestion lobulaire ; le cancer du sein vient quelquefois dans les culs-de-sac mammaires engorgés par une contusion; les tumeurs blanches après une arthrite simple ; l'adénite cervicale après le travail de la dentition ou l'inflammation de la peau; l'impétigo après un érysipèle, etc., etc.

Les maladies diathésiques n'ont pas toujours, malgré le caractère occulte de leur origine, une durée très-prolongée; quelques-unes sont aiguës, passagères, disparaissent pour toujours après une première manifestation, exemple : le rhumatisme; d'autres reviennent plusieurs fois dans le cours de la vie, tantôt sous la même forme et dans le

même tissu, comme les maladies produites par la diathèse inflammatoire herpétique, etc., ou sous des formes différentes et dans des tissus nouveaux, comme le syphilisme, le scrofulisme et l'herpétisme.
Chose remarquable, et qui constitue l'un des points les plus importants de l'histoire des diathèses, dans l'intervalle des manifestations
morbides, avant comme après, la santé paraît bonne, et cependant il
est difficile de ne pas croire à une modification quelconque, inappréciable, de l'exercice des fonctions vitales. En effet, la diathèse ne disparaît pas, elle reste à l'état latent, et elle tient *en puissance* l'organisme; car elle peut se manifester de nouveau, soit chez l'individu
lui-même, soit sur les enfants qu'il pourra engendrer. Quelque extraordinaire que soit ce fait, sa réalité repose sur l'observation journalière des malades, et ce que nous savons de l'incubation des fièvres
éruptives, de la syphilis et de la rage, prouve suffisamment que nous
pouvons vivre et même nous croire en parfaite santé, malgré l'existence d'une constitution morbide passagère, virulente ou autre, dont
la manifestation subite sera peut-être assez grave pour nous faire périr. Dans les circonstances ordinaires, les maladies diathésiques ont
une durée fort longue et une marche chronique qui détermine l'affaiblissement graduel des malades. Il en résulte alors un appauvrissement réel du sang, une véritable chloro-anémie, l'absence de sommeil, la dyspepsie, la constipation ou la diarrhée, l'amaigrissement,
en un mot tout ce qui constitue la *cachexie*, état que Bordeu semble
avoir confondu avec la diathèse. C'est dans ces cas que l'on observe
souvent la génération nouvelle et la dissémination rapide des produits
morbides engendrés par la diathèse. Les viscères se remplissent de
tissu cancéreux ou épithélial, de tubercules, d'hydatides, suivant qu'il
existe une diathèse et une cachexie cancéreuse, tuberculeuse, hydatique, etc.

Les diathèses sont toujours des dispositions fâcheuses pour ceux qui
les portent. Elles sont opiniâtres, rebelles à la thérapeutique, et produisent des maladies diathésiques plus ou moins redoutables, suivant
la nature de la diathèse existante, le siége et la nature de ses manifestations extérieures. Mais, chose curieuse! une même diathèse n'est
pas toujours partout semblable à elle-même, elle a des degrés, et, de
même que les affections virulentes ou toxiques, ces diathèses peuvent
être plus ou moins terribles, suivant les individus, comme si la constitution morbide qui en est la base était produite par un poison d'activité différente. Il est certain qu'il y a des diathèses syphilitiques
plus ou moins graves, sans qu'on en puisse découvrir la raison, il y a
un scrofulisme complet qui fait périr rapidement, sous le coup de ma-

nifestations multiples très-générales, et il y a un scrofulisme incomplet, bénin, sans gravité. Il en est de même du cancérisme, qui engendre ici des tumeurs malignes promptement mortelles, et ailleurs des tumeurs bénignes qui se transforment et se limitent naturellement; des diathèses hémorrhagique, goutteuse, herpétique, etc.

Diathèse scrofuleuse et tuberculeuse, ou *scrofulisme*. — Bien qu'on ait quelquefois considéré la scrofule et les tubercules comme les manifestations de diathèses différentes, je crois qu'en raison de leur communauté d'origine, de siége et de caractères, de leur coexistence ordinaire chez les mêmes individus, il faut les rapporter à une diathèse unique, qui est le scrofulisme, et dont elles ne sont que les degrés et les âges différents. Cette diathèse, presque toujours héréditaire et rarement acquise, est, comme toutes les autres, le résultat d'une constitution morbide, vice originel *primitif* et latent, qui se manifestera par des accidents *secondaires*, tels que scrofulides cutanées, muqueuses, ganglionnaires, osseuses, etc., et des accidents *tertiaires*, constitués par la présence de granulations épithéliales tuberculeuses, et de tubercules dans tous les tissus et dans l'intérieur des viscères. La diathèse peut rester latente pendant des mois ou des années, et ceux qui en sont atteints peuvent n'être point malades, du moins en apparence; c'est là un fait commun à toutes les diathèses; mais, une fois le moment de l'explosion arrivé, les accidents secondaires paraissent ordinairement les premiers; ils peuvent guérir, revenir à plusieurs reprises sous des formes semblables ou diverses, et disparaître complétement, la diathèse restant, après comme avant, toujours en puissance de l'organisme. Viennent ensuite les accidents tertiaires, qui sont le point de départ de troubles nouveaux, et suffisamment bien connus. Les scrofulides secondaires manquent très-rarement, cependant cela s'observe, et il y a quelquefois des scrofulides tertiaires qui paraissent d'emblée, et dont on ne peut saisir la filiation d'origine, exemple : les tubercules congénitaux. Hormis ce fait exceptionnel, on trouve toujours dans les antécédents des tuberculeux, des phlegmasies antérieures, qui sont de véritables scrofulides muqueuses, des affections cutanées, osseuses ou ganglionnaires, qui revèlent l'existence du scrofulisme et d'anciens accidents secondaires.

La scrofulide tertiaire ou tuberculisation ne se montre pas inévitablement chez ceux qui ont eu des accidents secondaires de scrofule, et, si nombreux qu'en soient les exemples, elle est encore infiniment au-dessous, numériquement parlant, des scrofulides secondaires, dont le nombre est presque incalculable. Elle ne succède pas inévitablement ux scrofulides secondaires, et peut ne jamais se montrer. Quand elle se développe, c'est quelquefois au bout de plusieurs jours, comme je l'ai vu chez les enfants, *à l'hôpital*, ou au bout de quelques mois et même d'un assez grand nombre d'années. La marche aiguë des scrofulides tertiaires ou tuberculisation est très-rare ; la lenteur de leur apparition et de leur développement est, au contraire, ce qui les caractérise le plus habituellement.

Le scrofulisme ne se révèle que par ses effets ; héréditaire ou acquis, il donne aux enfants plus qu'aux adultes l'aspect lymphatique ; il imprime à leurs maladies une lenteur d'évolution remarquable, une tendance évidente à la chronicité, et c'est alors qu'il faut le reconnaître pour essayer de le combattre par les moyens appropriés de la thérapeutique. Une fois son explosion arrivée, les individus peuvent encore guérir, tout en conservant leur diathèse ; mais ce résultat est plus difficile à obtenir, surtout dans la période des accidents tertiaires. Alors la guérison devient exceptionnelle, et dépend surtout de la nature et des fonctions de l'organe où les tubercules ont pris naissance. Chacun sait, en effet, que les tubercules du testicule et des ganglions cervicaux n'ont pas le même danger que ceux de la colonne vertébrale ou des poumons, et ne peuvent leur être comparés sous aucun autre rapport que celui de leur nature.

Diathèse dartreuse, ou *herpétisme*. On a longtemps discuté sur l'existence du vice dartreux, psorique ou herpétique ; et, naguère encore, cette diathèse, comme toutes les autres, même les plus évidentes, était révoquée en doute. Toutes les maladies de la peau étaient des inflammations ou des maladies locales. Cette opinion erronée a même été un instant l'opinion dominante. Triomphe éphémère ! Après avoir abandonné les opinions humorales de Galien, notre siècle y revient avec une ardeur qui l'entraînera peut-être trop loin, comme il arrive à toutes les époques de réaction. Toutes les maladies de la peau étaient hier considérées comme des maladies locales ; aujourd'hui il en faut faire plusieurs parts ; une pour le syphilisme, une pour le scrofulisme, une pour l'inflammation, une pour les parasites végétaux ou animaux, une pour les affections virulentes, une enfin pour le vice dartreux ou herpétique. Comme le dit M. Grisolle[1] : « Quand on considère la multiplicité des points du corps qui sont frappés à la fois ou successivement, la résistance de ces maladies aux traitements les plus énergiques, leur opiniâtreté à récidiver, il est difficile de ne pas reconnaître l'existence d'une diathèse, ou plutôt de diathèses très-différentes. »

Diathèse cancéreuse, épithéliale, fibro-plastique, chondroïde, ou cancé-

[1] Page 12.

risme. Ce que jadis on désignait anatomiquement sous le nom de cancer n'existe plus aujourd'hui. La micrologie a démontré qu'on avait confondu sous une même dénomination le vrai cancer, l'épithélioma, les productions fibro-plastiques et chondroïdes; mais toutes ces altérations, en apparence diverses, se ressemblent assez au triple point de vue de l'origine, de la marche des accidents et de la généralisation dans le voisinage ou dans les principaux viscères, après l'ablation des parties malades. Les vrais cancers, comme les épithéliomas, les productions fibro-plastiques et chondroïdes, infectent l'économie entière et peuvent amener la mort après une cachexie préalable. Les premiers déterminent plus sûrement ce résultat que les autres; mais c'est là toute la différence clinique qui sépare ces productions accidentelles, et je pense qu'on doit encore les considérer comme des variétés d'une même diathèse, afin de les rattacher au type principal du cancer qui les tient toutes sous sa dépendance. La preuve, c'est que des tumeurs épithéliales ou fibro-plastiques enlevées une première fois ont récidivé sur place et se sont trouvées constituées par du cancer[1]; c'est que les tumeurs cancéreuses sont formées ici d'épithélioma, là de tissu fibro-plastique, et en quelques points de tissu cancéreux (Charles Robin); enfin, c'est que le point de départ du cancer est un blastême mélangé d'épithélioma, de tissu fibro-plastique, et dans lequel il n'y a pas à l'origine de cellules cancéreuses. Or, si les tumeurs sont complexes et changent de caractère dans le cours de leur évolution, à la suite de la substitution d'éléments nouveaux, ce qui caractérise bien une transformation ou métamorphose, il en résulte qu'il faut expliquer tous ces effets anatomiques secondaires, et les rapporter à une même cause générale, la diathèse cancéreuse, ou *cancérisme*. De même que nous voyons le scrofulisme produire dans les méninges, dans le poumon, dans les plèvres, dans le péritoine, des granulations épithéliales qui se transforment en matière tuberculeuse, de même aussi les productions épithéliales et fibro-plastiques se convertissent en tissu cancéreux sous l'influence du cancérisme.

Cette diathèse, souvent héréditaire, n'en déplaise à ceux qui ont cru faire des statistiques exactes sur ce point, dans les hôpitaux et dans les hospices, se développe quelquefois sans cause appréciable; et le cancer, qui apparaît d'abord dans un tissu, comme une maladie locale en apparence, ne tarde pas à se généraliser et à faire périr les individus. A l'exception des cas de cancer épithélial, fibro-plastique ou mélané, qui circonscrivent quelquefois leur action au point malade,

---

[1] Velpeau, *Bulletin de l'Académie de médecine*, Paris, 1855, t. XX, p. 411.

les vrais cancers ont presque toujours une terminaison malheureuse. Cela dépend de la force de la diathèse et du degré de la constitution morbide des individus.

Diathèse mélanée. Cette diathèse, rare chez l'homme, est caractérisée par la production de mélanose, de tumeurs mélaniques dans les tissus et dans les principaux viscères. Parmi les exemples jusqu'ici publiés, il en est un fort remarquable que l'on doit à M. Béhier, et dans lequel le nombre et le volume de ces tumeurs disséminées étaient quelque chose de vraiment extraordinaire. C'est surtout chez le cheval que l'on observe la diathèse mélanique, et plusieurs fois j'ai vu les professeurs de l'école d'Alfort apporter à la Société de biologie des tumeurs de ce genre pesant plusieurs livres, et provenant des principaux viscères, principalement de la rate. Une particularité très-remarquable de cette diathèse, c'est qu'on ne l'observe que sur des chevaux blancs (Gohier), fait analogue à celui de Neusinger, qui dit n'avoir observé la mélanose de l'homme que chez les individus à cheveux blancs, par suite du transport à l'intérieur des matières pigmentaires destinées aux poils.

Diathèse syphilitique. — Le syphilisme, que plusieurs médecins ne mettent point au nombre des diathèses, en a cependant tous les caractères. Dans sa forme héréditaire ou acquise, c'est une constitution morbide spéciale, qui domine l'exercice des fonctions, fait éclore plusieurs fois dans la vie des altérations du tissu, différentes dans la forme et cependant de même nature. Elle peut rester latente, des mois et même des années, et c'est au moment de son explosion que des syphilides muqueuses, cutanées, ganglionnaires et osseuses, viennent révéler son existence. Les accidents peuvent guérir et revenir plusieurs fois, disparaître pour toujours, ou, au contraire, occasionner une cachexie très-grave, quelquefois mortelle.

Diathèse rhumatismale et goutteuse. — Nous revenons aujourd'hui aux opinions anciennes, un instant délaissées. Après avoir abandonné l'idée d'une diathèse rhumatismale et goutteuse, pour considérer le rhumatisme et la goutte comme deux maladies inflammatoires, de nouvelles recherches ont montré, dans l'un et l'autre cas, qu'il y avait au-dessus de l'élément inflammatoire inhérent à ces maladies une spécificité caractéristique de l'une et de l'autre. La transmission héréditaire du rhumatisme et du podagrisme, leur répétition à plusieurs reprises dans le cours de la vie, la dissémination des lésions anatomiques, leur mobilité, leur siége; il n'en faut pas davantage pour établir l'existence d'une diathèse spéciale, propre à l'une et à l'autre de ces maladies.

Ce qui caractérise le rhumatisme, c'est la dissémination de l'inflammation sur le tissu fibro-séreux des articulations et des enveloppes du cœur, sa mobilité, ses retours intermittents, sa disparition brusque et sa guérison rapide par des remèdes spécifiques, tels que la quinine et la vératrine.

Dans le podagrisme, en outre de la dissémination de l'inflammation sur le tissu fibro-séreux des petites articulations, de sa mobilité, de sa disparition et de ses retours plus ou moins fréquents, qui constituent le rhumatisme, il y a une seconde disposition générale jointe à la première, qui détermine le dépôt d'acide urique et d'urates de soude et de magnésie dans les articulations goutteuses, dans la vessie, et dans les petites artères de la périphérie du corps ou du cerveau. Cette disposition est presque une seconde diathèse, et l'on pourrait presque dire que le podagrisme n'est que la réunion des deux diathèses rhumatismale et urique.

Diathèse nerveuse, ou *névrosisme*. — On observe si souvent chez certaines personnes, douées d'une constitution morbide particulière, des accidents nerveux, mobiles, erratiques, intermittents, tels que spasmes, migraines, névralgies, convulsions générales ou locales, qu'il y a peut-être lieu de considérer cette disposition comme le résultat d'une diathèse. Cette opinion, défendue par M. Piorry, mérite d'être adoptée. En effet, le névrosisme est héréditaire, il se manifeste d'une manière intermittente et fréquente par des accidents morbides aussi variés dans la forme que par le siége, et il est le résultat d'une constitution particulière chlorotique ou chloro-aménique des individus.

Diathèse calculeuse, ou *lithique*. — On a admis une diathèse calculeuse démontrée par la reproduction, à plusieurs reprises, des calculs, après une première expulsion ou extraction. Il y a, en effet, des cas où l'économie offre une remarquable tendance à la production d'acide urique et d'urates de soude, sous forme de gravelle, de pierres, de vésicules, de calculs rénaux ou de concrétions péri-articulaires chez des goutteux. La gravelle intermittente et permanente est certainement le résultat d'une constitution morbide héréditaire ou acquise, qui a tous les caractères d'une affection diathésique; c'est la *diathèse urique*. Elle porte son action jusque sur les artères du cerveau, dont les parois, infiltrées de sels, sont plus friables et favorisent le développement des hémorrhagies cérébrales.

Diathèse inflammatoire. — La diathèse inflammatoire, admise par les uns et rejetée par les autres, n'est pas très-commune à l'état d'unité. Elle est souvent associée à d'autres causes générales internes, telles que l'état puerpéral, le rhumatisme, la goutte, la morve, etc.;

mais alors ce n'est plus la diathèse inflammatoire, c'est une phlogose devenue l'instrument d'une autre cause diathésique.

La diathèse inflammatoire est caractérisée par la présence et le retour sur le même individu de maladies inflammatoires évidentes, ou par l'apparition simultanée d'un certain nombre de phlegmasies développées sans cause appréciable. Comme le dit M. Grisolle, ces phlegmasies ne surviennent pas toujours simultanément, et elles se succèdent ordinairement les unes aux autres. Elles sont quelquefois dissimulées, leurs symptômes ordinaires manquent ou sont masqués par ceux de la phlegmasie primitive, par le nombre et la gravité des phénomènes sympathiques. Elles peuvent occuper des organes et des tissus différents; quelquefois, au contraire, elles affectent des tissus semblables, et il n'est pas rare de voir le travail phlegmasique frapper à la fois la plupart des membranes séreuses.

Cette diathèse, ordinairement liée à une forte constitution et à une trop grande pléthore, est une des moins dangereuses, et elle peut être avantageusement modifiée par l'usage prophylactique et curatif des émissions sanguines générales ou locales.

Diathèse furonculeuse. — Cette diathèse semble, au premier abord, dépendre de la précédente, à cause de l'état inflammatoire qui accompagne les furoncles, à cause de leur siége à la peau, de leur dissémination, etc.; mais il me paraît aussi impossible d'admettre, dans les furoncles, une lésion inflammatoire non spécifique qu'il est difficile d'attribuer une cause inflammatoire simple aux abcès consécutifs de la variole et de la diathèse purulente ou farcineuse. Dans les abcès furonculeux comme dans les abcès multiples des fièvres graves et des maladies virulentes, l'élément inflammatoire est secondaire, ce n'est qu'un moyen de fabrication du pus, et il y a une autre cause primitive diathésique, qui est l'origine des lésions extérieures. Ici c'est à la diathèse furonculeuse qu'il faut rapporter ce développement des furoncles.

Diathèse purulente. — La diathèse purulente est cette constitution morbide accidentelle d'où résulte pour l'organisme une facilité très-grande à engendrer du pus dans les principaux tissus de l'économie. Elle est le résultat de la pénétration de quelques-uns des éléments du pus dans la circulation à la suite des grandes opérations chirurgicales, de l'accouchement, des abcès communiquant avec l'air extérieur, des blessures virulentes faites aux parties molles, etc. Lorsque cette pénétration est rapide, la diathèse ainsi déterminée fait périr très-promptement ceux qui en sont affectés, car, sur l'immense quantité des faits connus, il n'y a guère, jusqu'à présent, que deux cas bien certains de guérison.

Ainsi que l'ont découvert Dance, Maréchal, Blandin, Velpeau, etc., des abcès se forment au milieu des poumons, du foie, dans le tissu cellulaire, dans les séreuses articulaires, et la mort en est la conséquence. Quand, au contraire, cette pénétration est lente, ce qui a lieu dans les abcès par congestion ouverts à l'extérieur, dans les longues suppurations scrofuleuses ou varioliques, après l'accouchement, la diathèse produit des suppurations rapides dans la plupart des séreuses, des abcès sous-cutanés, et, en général, la suppuration prompte de toute inflammation qui, en d'autres circonstances et sur des sujets de bonne santé, aurait été suivie de résolution.

Ce n'est pas le pus absorbé en nature qui va se déposer dans les tissus, comme on l'a cru très-longtemps, c'est une introduction dans le torrent circulatoire de quelques-uns des éléments du pus, suffisants pour amener la viciation du sang, des humeurs, et pour produire çà et là, disséminées dans les viscères, dans les tissus, des phlegmasies de mauvaise nature, très-rapidement suivies de la formation du pus.

Diathèse ulcéreuse. — M. Grisolle [1] n'admet pas l'existence de cette diathèse, qui est assez généralement acceptée, et il rapporte les ulcérations multiples de la peau et des muqueuses qu'on observe chez quelques sujets à des affections constitutionnelles ou virulentes, telles que la morve, la syphilis, le scorbut, etc. Cela peut être vrai, mais c'est une opinion que je ne partage pas, et, s'il est incontestable que beaucoup d'ulcérations multiples de la peau sont le résultat des diathèses scrofuleuse, scorbutique, syphilitique, farcineuse, etc., il y a des cas où, en l'absence des diathèses de ce genre, on voit des individus dont la peau s'ulcère à la moindre occasion. Ce sont de ces personnes dont le vulgaire dit qu'elles ont la peau venimeuse, pour faire comprendre la facilité avec laquelle les moindres piqûres ou écorchures sont chez elles suivies de suppuration et d'ulcération prolongée. J'ai vu des cas de ce genre, mais ce ne sont pas les plus curieux. Dans la convalescence de fièvres typhoïdes graves, à la fin des maladies chroniques de l'enfance, sans scrofulisme ni aucune diathèse appréciable, on voit souvent ici des ulcérations se produire aux parties qui frottent sur le lit, ailleurs des vésicules purulentes couvrir le tronc, les membres, et former autant d'ulcérations de vilaine couleur et de mauvaise nature, ou bien des excoriations sur le bord des lèvres s'étendre au visage, et quelquefois toutes ces ulcérations apparaître en même temps chez le même individu, aux approches de la mort, selon l'état de marasme et le degré de cachexie où il est tombé. En présence de ces faits, je crois qu'il faut conserver parmi les autres la diathèse ulcéreuse.

[1] Page 22.

Diathèse gangréneuse. — Cette diathèse, en dehors de toute intoxication ou de lésion vasculaire primitive, est assez rare. M. Grisolle en a rapporté trois exemples, dont l'un a été observé par lui, à la clinique de Dupuytren, sur une jeune fille de vingt ans, qui eut sur plusieurs parties du corps des plaques gangréneuses de l'étendue de deux à trois centimètres; l'autre par M. Chassaignac, et le troisième par M. Géry. M. Marchal en a observé chez les diabétiquês, et il en a prématurément conclu à l'existence d'une action spéciale du diabète.

M. Vidal a publié l'histoire d'un jeune homme de vingt ans environ, d'une bonne constitution, fumiste, vivant dans de bonnes conditions hygiéniques, se nourrissant bien, et qui était affecté de plusieurs ulcérations dues à des gangrènes spontanées. Ce malade avait eu une blennorrhagie il y a deux ans. Quelque temps après, à la suite d'un excès alcoolique, une gangrène de la verge se déclara, sans qu'il y ait ni chancre, ni phimosis, ni cause quelconque à invoquer. En huit jours la verge se détacha dans sa totalité, et la chute de l'escarre laissa une ulcération qui empiétait jusque sur les parties voisines du scrotum.

Bientôt après une escarre gangréneuse apparut dans la région parodienne. L'ulcération qui en résulta était large, à bords taillés à pic et profonde; le masséter et la face externe de la glande parotide étaient à nu au fond de la plaie. Plus tard encore, une troisième lésion du même genre se manifesta au bras gauche, vers la partie inférieure et postérieure du deltoïde. Les bords en sont taillés à pic, un peu décollés; le fond couvert de bourgeons charnus. La cicatrisation marche sans difficulté.

Fait remarquable! ces escarres se sont produites sans douleur, sans accidents quelconques. Le malade ne paraît pas même chagriné de la perte de sa verge; il est tellement indifférent à sa maladie, qu'il ne parla point de l'escarre du bras, et ne la montra que lorsqu'un de ses voisins, incommodé par la mauvaise odeur, le fit apercevoir de la nouvelle manifestation de la maladie.

Enfin, pour mon compte, je signalerai deux exemples de cette diathèse, pris à l'hôpital Necker sur des convalescents de fièvre typhoïde, et le fait n'est pas absolument rare chez les petites filles atteintes de rougeole dans les hôpitaux de l'enfance. Chacun sait, en effet, que, dans ces circonstances, la gangrène se développe à la face, à la vulve et quelquefois aux orteils, ce qui indique bien l'existence d'une cause diathésique gangréneuse. Cette diathèse, toujours acquise, se manifeste ordinairement dans le cours des maladies chroniques et à la fin des convalescences des fièvres graves.

Diathèse hémorrhagique. — En parlant de l'influence de l'hérédité sur le développement des maladies, j'ai indiqué ces exemples curieux de familles entières dont les membres, pendant deux, trois et quatre générations, ont succombé à la suite d'hémorrhagies incoercibles. C'est là une diathèse redoutable dont l'existence ne peut être mise en doute et dont le développement est bien difficile à comprendre. Presque toujours héréditaire, elle est caractérisée par des infiltrations ou des épanchements de sang dans les tissus, et par des hémorrhagies opiniâtres des muqueuses ou de la peau excoriée. Elle se manifeste surtout dans le jeune âge et jusqu'à quarante ans. Après cette époque, les hémorrhagies diathésiques sont très-rares.

Si quelque chose peut rendre compte de cette constitution morbide particulière qui engendre la diathèse hémorrhagique, c'est l'altération du sang, profondément modifié dans sa composition et dans ses qualités physiques. Il est séreux, pâle, appauvri, défibriné, et M. Tardieu, qui a eu l'occasion d'étudier avec soin un cas de diathèse hémorrhagique à l'hôpital Cochin, a vérifié tous ces caractères[1]. Or, comme on sait, d'après les expériences faites sur les animaux et l'observation de l'homme, que l'état séreux du sang et la diminution ou l'altération de la fibrine sont une cause très-fréquente d'hémorrhagie, il faut attribuer à cette altération spéciale un rôle dans la production de la diathèse hémorrhagique. Malheureusement ces modifications n'ont pu être constatées que chez des sujets ayant déjà perdu beaucoup de sang, ce qui diminue leur importance, car on sait qu'elles existent chez tout individu affaibli par une hémorrhagie considérable. Il faudrait, pour savoir à quoi s'en tenir sur le rôle qu'elles jouent dans la diathèse qui m'occupe, les avoir observées au début des accidents et au commencement de la première hémorrhagie, ce qui n'a pas été fait jusqu'ici.

Diathèse scorbutique. — Ordinairement acquise, la diathèse scorbutique devient de plus en plus rare, à mesure que l'hygiène répand ses préceptes plus loin autour des villes, dans les administrations des camps, des vaisseaux et des armées. Elle est beaucoup moins répandue maintenant qu'au commencement du siècle. C'est une diathèse qui a pour premier effet une altération spéciale du sang, dont la nature est encore contestée, et, pour manifestation extérieure, une diathèse hémorrhagique semblable à celle que je viens d'indiquer, offrant en plus la tuméfaction des muqueuses, leur ulcération, l'érosion de la peau, les ulcères cutanés, etc., etc.

L'altération du sang, d'abord considérée comme une diminution du

[1] *Archives de médecine*, 1841.

chiffre de la fibrine par MM. Andral et Gavarret, fut ensuite niée par
M. Fauvel, qui trouva que dans cette circonstance la fibrine était augmentée de quantité. C'est ailleurs qu'il faut chercher l'explication de la
diathèse scorbutique, et je la rapporte de préférence à l'altération des
qualités de la fibrine et à son ramollissement, plutôt qu'à sa diminution absolue.

Diathèse vermineuse. — La diathèse vermineuse, si anciennement
admise, n'est pas acceptée par tout le monde aujourd'hui. Elle est niée
par un certain nombre de médecins; mais, à ce point, l'exagération
est une erreur.

Les entozoaires naissent souvent au milieu de conditions locales faciles à distinguer et qui n'ont rien de commun avec les diathèses. Il y
a des pays où le tænia est endémique, en Suisse, en Allemagne, en
Suède, par exemple; mais cela dépend de la transmission des germes
par les aliments portés dans les voies digestives, où le ver se développe
si le milieu est favorable à son éclosion. Il en est de même des
lombrics, que l'on observe si souvent dans le jeune âge et dans le
cours des maladies qui intéressent le tube digestif. Leurs œufs sont
avalés avec les aliments et les boissons, et ils ne se développent que
lorsque les circonstances extérieures leur sont favorables. Peut-être les
choses se passent-elles d'une manière semblable chez l'homme, pour
les échinocoques, qui ne sont qu'un tænia avorté et modifié dans sa
forme. Je n'affirme rien, d'autant mieux qu'en présence de quelqu'un
de ces faits extraordinaires de généralisation et de dissémination de
tumeurs hydatiques, dans le scrotum, la rate, le foie, le mésentère, les
poumons, comme j'en ai vu un exemple dans mon service à l'Hôtel-
Dieu, il est impossible de se défendre de l'idée d'une diathèse spéciale
pouvant être la cause de tous les accidents. Il n'y a rien de décidé, à cet
égard du moins, par l'étude des affections vermineuses de l'homme;
mais la pathologie comparée, qui montre qu'on remplit à volonté
d'hydatides et de cysticerques les moutons et les porcs par le parcage
et une nourriture appropriés, semble indiquer que la diathèse vermineuse n'existe pas, et que ce n'est qu'une germination accidentelle
de produits venus du dehors.

Diathèse rachitique, ou *rachitisme.* — La diathèse rachitique, qui a
joué en médecine un si grand rôle dans les siècles derniers, n'a plus
la même importance aujourd'hui que l'on en connaît la nature, et que
l'on a pu découvrir les moyens de s'en garantir et ceux de la faire disparaître. Cette diathèse, constamment acquise, se développe sous l'influence d'un mauvais régime, de l'habitation basse, sombre et humide.
Elle est caractérisée par une altération du sang, probablement la di-

minution des sels qu'il renferme, par le ramollissement des os longs et de leurs extrémités cartilagineuses. Elle guérit assez facilement et ne laisse pas de traces de son passage, comme la plupart des autres diathèses, qui persistent encore après la disparition de leur manifestation extérieure. C'est plutôt une maladie des os qu'une véritable diathèse, et j'aurais pu me dispenser, je crois, de la faire entrer dans cette revue générale.

Diathèse anévrismale et variqueuse. — On a peut-être trop facilement admis l'idée d'une diathèse anévrismale. Comme l'a très-justement fait remarquer M. Grisolle [1], deux anévrismes simultanés ou successifs chez un individu ne suffisent pas pour annoncer l'existence d'une diathèse spéciale, et il est très-rare d'en rencontrer un plus grand nombre. Ils peuvent souvent dépendre d'une cause locale, mécanique. Le fait curieux de Pelletan, qui, sur un seul sujet, a vu soixante-trois tumeurs artérielles, est le seul qui ait de l'importance, encore faudrait-il savoir s'il n'y a pas eu là une coïncidence particulière de lésion de structure en rapport avec une cause locale déterminée.

Quelque rare que soit la diathèse anévrismale, elle existe, et elle se révèle par la simultanéité et le développement successif de lésions organiques graves, suivies de tumeurs sanguines sur le trajet d'une ou de plusieurs artères. La cause est inconnue et jusqu'ici n'a pu être déterminée, malgré les efforts qu'on a tentés dans cette direction.

La diathèse variqueuse est également très-rare, et, quoiqu'on admette une disposition générale intérieure favorable au développement des varices, je crois que dans la plupart des cas, sinon dans tous, l'ampliation des veines est la conséquence des causes locales et d'obstacles au retour du sang de la périphérie vers le tronc principal. En effet, elles n'existent qu'aux jambes, là où le sang éprouve de la peine à remonter dans la veine iliaque; elles sont plus fréquentes chez les individus qui serrent leurs bas sur les jambes avec des jarretières; elles se développent sous l'influence de la grossesse et des tumeurs du ventre, qui compriment les veines du bassin ; presque partout enfin des causes mécaniques viennent rendre compte de leur formation, et elles sont très-rarement la conséquence d'une diathèse.

Diathèse osseuse. — Cette diathèse, infiniment rare, existe chez l'homme et chez les animaux. On ignore les conditions de son développement, et on ne sait pas même si elle est héréditaire ou seulement acquise. Elle se montre ordinairement à l'âge moyen de la vie, et,

---

[1] *Loc. cit.*, p. 24.

lorsqu'elle arrive dans la vieillesse, c'est moins une maladie qu'un résultat ordinaire de l'âge avancé chez l'individu. Elle est caractérisée par le dépôt de nombreuses concrétions ossiformes et calcaires dans le tissu fibreux des artères et des ligaments de la colonne vertébrale, dans les cartilages, les tendons et les muscles; enfin par un accroissement insolite du squelette. M. Grisolle rapporte, d'après un journal américain [1], le fait d'un enfant de treize ans, chez lequel une partie des muscles du tronc étaient tout à fait soudés par une matière osseuse. Le musée Dupuytren renferme des squelettes dont les éléments sont réunis en une seule pièce par les ankyloses ossifiées de tous les ligaments et cartilages articulaires. J'ai vu, à la Société de biologie, les cartilages, les tendons et les muscles d'un chien qui étaient entièrement convertis en matière calcaire n'ayant point la structure des os. Mais le plus curieux de tous ces faits est assurément celui de Saucerotte, relatif à un homme de trente-neuf ans dont les os, depuis six ans, s'accroissaient en épaisseur, de manière à doubler de volume; les côtes débordaient en quelques endroits les unes sur les autres; la tête, dépouillée de ses parties molles, pesait quatre kilogrammes, et la mâchoire inférieure seule, dix-sept cent cinquante grammes.

Tous ces faits indiquent évidemment une constitution morbide spéciale, en vertu de laquelle plusieurs parties de l'organisme sont à la fois ou successivement le siége d'altérations de même nature. Il n'en faut pas davantage pour caractériser une diathèse.

CHAPITRE X

DU MODE D'ACTION DES CAUSES MORBIFIQUES.

Le mode d'action des causes morbifiques est très-complexe et diffère suivant la nature de la cause et la nature du sujet impressionné par elles. Toutefois, d'une manière générale, on peut dire que cette action est indirecte, et que son effet est la conséquence d'une sensibilité organique réflective, ou *réflexe*, condition inséparable de toute vitalité. Les effets des causes morbifiques sont des actions réflexes d'une nature spéciale; ce sont des actes moléculaires irréguliers, produits par l'impressibilité organique modifiée; c'est une réaction qui succède à l'impression morbifique reçue par l'organisme. Toute la pathogénie se résume dans ces deux mots : impression et réaction, et je

[1] *Loc. cit.*, p. 26.

pense qu'il ne faut voir dans les maladies que des impressions transformées. Pour peu qu'on se représente, en effet, chacune des causes dont j'ai précisémeut étudié l'influence, on verra bien vite que, à moins d'être assez violentes pour empêcher la réaction en détruisant tout ou partie de l'homme, les causes s'adressent à la sensibilité latente sans conscience, dont l'exercice régulier dirige les actes moléculaires organiques et maintient la forme de nos tissus. Les agents physiques et les influences extérieures ne deviennent des causes morbifiques que par l'impression qu'ils produisent dans l'organisme; sans cette impression préalable, ce sont des agents physiques ou traumatiques, et rien de plus; il faut un témoignage de la sensibilité des tissus pour en faire des agents morbifiques, et ce témoignage, c'est le trouble réflexe nerveux dans une fonction ou dans la structure moléculaire du corps. De même qu'il y a en dehors de toute volonté des *mouvements réflexes*, sans conscience, produits par l'excitation des tissus, de même il y a, en dehors des actes sensitifs ordinaires et appréciables, des *actes morbides réflexes*, qui résultent d'impressions sans conscience dont nous ne pouvons nous garantir, et qui agissent profondément sur l'état dynamique et matériel de l'homme en modifiant ses forces et sa structure. Ces actes morbides réflexes sont le malheureux témoignage de l'*impressibilité* organique; et, en effet, de plusieurs personnes soumises au même moment à l'influence d'une cause physique quelconque, les unes subissent l'influence sans en recevoir une impression fâcheuse, et, pour les autres, l'impression est suivie d'un trouble fonctionnel et organique réflexe qui constitue la maladie. Ici, action pure et simple de l'agent physique; là, au contraire, impression suivie d'une réaction qui se transforme en acte morbide.

Les causes morbifiques prédisposantes ou déterminantes ne sont, à divers points de vue, que les moteurs de l'impressibilité organique, les agents des actes réflexes inconnus qui modifient les forces et les actes de la vie, aussi bien que la forme, la couleur, la composition et la structure partielle ou générale des solides, des liquides, des humeurs, dans les limites préalablement fixées aux dérangements organiques. Que l'échéance soit prompte ou éloignée, le résultat est le même. Qu'est-ce que l'hérédité, sinon une impression générative subie par le germe? Eh bien, dans vingt, trente, quarante ans, cet œuf microscopique sera un homme faible comme ses parents, et qui périra comme eux de phthisie pulmonaire, de folie, de goutte, d'apoplexie, etc. Qu'est-ce que l'acclimatement, sinon le résultat complexe de l'impression prolongée des différentes influences constitutives d'un climat? J'en dirai autant de toutes les impressions faites par les aliments, les boissons, les vêtements, l'exercice, l'habitude, les professions, l'électricité, de toutes les impressions morales, venimeuses, vénéneuses, effluviques, miasmatiques, virulentes, névrosiques, etc. Toutes provoquent des actions réflexes intimes, plus ou moins fréquentes, qui modifient le tempérament, la constitution, et, à un instant donné, seules ou jointes à d'autres impressions, détruisent tout ou partie de la santé. Action réflexe lointaine ou immédiate, telle est la conséquence des impressions morbifiques prédisposantes ou déterminantes que j'ai fait connaître. Pour les unes le résultat est clair, évident, certain, impossible à discuter. Ainsi personne ne peut mettre en doute la part que les impressions génératives, climatériques, morales, vénéneuses, virulentes, etc., ont dans le développement des actes morbides réflexes qui constituent les maladies virulentes, toxiques, morales, héréditaires, etc. Quel rapport y a-t-il entre l'impression d'un atome de vaccin et l'immunité variolique, entre l'inoculation rabique et la rage, entre la frayeur et l'épilepsie, entre un morceau de poisson et l'urticaire, etc., sinon la transformation d'une impression de nature inconnue, et un état réflexe, morbide ou autre, très-certainement appréciable?

Tout le monde connaît l'influence de l'impression subite du froid humide sur la production immédiate de l'anasarque et de la néphrite albumineuse; l'influence de l'impression des hydatides cérébrales sur le tournis; l'influence de la piqûre du plancher du quatrième ventricule sur la production du diabète (Cl. Bernard); l'influence de la piqûre des pédoncules du cervelet sur la convulsion rotatoire d'un animal, selon son axe et du côté blessé (Magendie, Flourens), si la piqûre est en arrière de l'émergence de la cinquième paire, et du côté opposé, au contraire, si la piqûre est en avant de cette émergence (Cl. Bernard); l'influence des pédoncules du cerveau sur le mouvement de manége en tournoiement du côté blessé, etc. Ce sont là des *maladies réflexes*; elles forment la plus grande partie de nos connaissances et elles peuplent le domaine de la médecine.

Pour d'autres, et en particulier pour un certain nombre de lésions physiques, mécaniques et chimiques, du domaine chirurgical, le résultat est moins évident, sans être pour cela sujet à contestation. En effet, dans le groupe des *maladies traumatiques*, c'est-à-dire mécaniquement ou chimiquement produites, on voit des maladies occasionnées par des agents dont la violence est telle, qu'elles saccagent tout ou partie de l'homme, sans possibilité de réaction immédiate. Les projectiles de guerre qui déchirent la poitrine, arrachent des membres, pénètrent dans le corps, le feu qui calcine, les caustiques et les corrosifs qui détruisent tout sur leur passage, ne sont pas des impressions morbifiques. Ce sont des agents de mutilation d'une puissance supérieure à la force de résistance humaine, et nul effet réflexe n'a le temps de se produire. Dans ces maladies traumatiques, il n'y a primitivement que des effets mécaniques et physiques dans la production desquels la vitalité n'a aucune part. C'est après le résultat accompli que les forces de la vie reprennent leur empire, et que l'action réflexe s'emploie contre le corps étranger ou contre la solution de continuité qui existe, car le plus grand nombre des maladies physiques doivent être rapportées à ces deux espèces particulières.

Il en est de même d'un grand nombre d'autres *maladies traumatiques* occasionnées par les contusions, les blessures piquantes ou tranchantes, les chutes, etc. Effets mécaniques de causes physiques, leur résultat matériel est immédiat, l'action réflexe ne se montre que plus tard, lorsqu'elle a été sollicitée ici par la présence d'un épanchement de sang, résultat de la contusion, ailleurs par une plaie faite par les instruments tranchants, par une luxation ou fracture occasionnées dans une chute, par une escarre déterminée par un caustique, etc. Alors, sous l'influence de l'impression ressentie par l'organisme, s'accomplit la réaction qui absorbe le sang, cicatrise les plaies des parties molles et des os, élimine et ferme les escarres, etc.

Ainsi, au point de vue particulier où je me place en ce moment, et qui est celui du mode d'action des causes morbifiques, il y a deux espèces de maladies, les unes *réflexes*, c'est-à-dire produites par la réaction de l'économie contre les impressions morbifiques; et les autres *traumatiques*, constituées par des effets physiques, chimiques ou mécaniques qui provoquent ultérieurement l'apparition des *effets réflexes*. C'est, sous une forme différente, la reproduction de ce qu'on appelle les maladies internes, c'est-à-dire d'*effort interne*, et les maladies externes qui viennent de l'extérieur.

Au reste, dans les maladies franchement réflexes, il y a des phénomènes morbides primitifs dont la présence est physiquement, mécaniquement ou chimiquement la source d'impressions secondaires, suivies d'actes réflexes également secondaires, qui constituent des complications spéciales souvent très-graves. Ainsi la diarrhée, l'épiphora, l'otorrhée, et tous les flux abondants, amènent l'excoriation des parties en contact avec le liquide; le décubitus dorsal détermine, en certains cas, la pneumonie hypostatique et des escarres au sacrum; le ballonnement du ventre dispose à l'asphyxie, etc., etc. On en pourrait dire autant d'une foule de phénomènes morbides secondaires, ternaires et quaternaires, qui se succèdent et se développent les uns après les autres, chez des sujets d'une idiosyncrasie particulière et d'une constitution épuisée par le mal.

Cette manière d'expliquer la pathogénie, entièrement conforme aux lois de l'observation et de la raison, ne supprime rien des autres principes de l'étiologie morbide. Au contraire, en proclamant bien haut le fait de l'activité humaine et de sa force de réaction contre les impressions morbifiques, elle permet de comprendre le degré d'influence des âges, du sexe, des aptitudes, des prédispositions et de l'idiosyncrasie dans le développement des maladies. J'ai précédemment fait connaître tout ce qui est relatif à ces conditions étiologiques spéciales, et je leur ai accordé une part au moins égale à celle des impressions morbifiques. Je n'y reviendrai que pour dire qu'un rapport intime unit toutes les influences les unes aux autres, et que l'action réflexe des impressions morbifiques est en rapport proportionnel avec le degré de réceptivité des individus.

CHAPITRE XI

DIVISION DES MALADIES.

Le mode d'action des causes morbifiques étant bien établi en ce qui touche sa nature intime, je vais, d'après des considérations étiologiques secondaires, indiquer les distinctions nosographiques qu'il faut conserver dans la description des maladies.

Sous le rapport de la date pathogénique, les maladies doivent être divisées en *maladies innées* et en *maladies acquises*, selon que cette date est antérieure ou postérieure à la naissance.

Les maladies innées sont celles qui résultent de l'impression générative et des impressions reçues dans le cours de la grossesse pendant le séjour dans l'utérus. L'homme les apporte en naissant, ou, du moins, en naissant il en apporte le germe avec lui. Dans le premier cas, on les nomme plus particulièrement maladies congénitales, exemple : les luxations du fémur, les pieds bots et les vices de conformation, la variole, la syphilis, etc. Dans le second cas, ce sont des *maladies héréditaires* ou de famille, qui peuvent être congénitales, mais qui se développent le plus ordinairement après la naissance, soit au bout de quelques jours ou de quelques mois, et même de plusieurs années. Certaines maladies héréditaires ne paraissent qu'au bout de vingt, trente, quarante ans, et il en est d'autres qui sont comme les ressemblances de famille, et qui sautent une génération. Le scrofulisme, le syphilisme, la goutte, etc., sont au nombre des maladies héréditaires, d'ailleurs très-nombreuses.

Les *maladies acquises* sont celles qui ne se montrent qu'après la naissance et qu'on ne peut rapporter à une disposition héréditaire. Ce sont les plus nombreuses. Elles renferment les maladies sporadiques et pandémiques, ces dernières étant divisées en maladies épidémiques et endémiques.

Les *maladies sporadiques*, de σπορά, semence, ou plutôt de σπείρω, je disperse, sont les maladies disséminées au milieu d'une population, venant en tout temps et en tout lieu sous l'influence d'impressions morbifiques particulières, aux prises avec l'idiosyncrasie de chacun.

Les *maladies pandémiques*, de πάνδημος, tout le peuple, sont des maladies qui attaquent un grand nombre d'individus à la fois, sous l'influence de conditions morbifiques universellement répandues.

Ce sont les *maladies régnantes, populaires*, produites par les influences *annuelles* ou *saisonnières* dont j'ai parlé à propos des impressions atmosphériques, par les constitutions médicales, par les influences des localités et par l'influence épidémique. Celles qui résultent de l'influence des localités, de l'air, des eaux, du régime, des habitudes, et qui sont permanentes dans un pays, forment une variété spéciale et importante désignée sous le nom de *maladies endémiques*, de ἐν, δῆμος, dans un peuple, qui se produit dans un peuple. Telles sont, entre autres, la fièvre intermittente en Sologne, en Bresse, en Algérie, etc.; la dysenterie des pays chauds, l'hématurie de l'Ile-de-France, la plique de Pologne, l'ulcère contagieux de Mozambique ou pian, la fièvre jaune des Antilles, etc.; la colique sèche des tropiques, le goître et le crétinisme des vallées alpestres, etc., etc.

Les *maladies épidémiques* enfin, de ἐπίδημος, sur le peuple, sont, au contraire, des maladies qui ne règnent qu'accidentellement sur une population. Importées de l'étranger par contagion, nées dans un pays par infection et devenant contagieuses, ou produites par des circonstances spéciales, elles n'ont qu'une durée limitée et disparaissent pour revenir à des intervalles très-irréguliers, exemple : le choléra, la peste, le typhus, le scorbut, la dansomanie, la tablomanie, etc. Quelquefois, comme pour la peste noire, elles disparaissent pour toujours. J'ai indiqué précédemment tout ce qui est relatif aux épidémies, aux maladies épidémiques, et il me paraît inutile de revenir ici sur les causes de leur développement, sur leur marche, et sur les phénomènes particuliers qu'elles présentent.

Un autre point de vue étiologique permet d'envisager les maladies d'après l'ordre successif du développement des lésions dynamiques ou matérielles qu'elles présentent. A cet égard, il y a des maladies *primitives, secondaires, ternaires, quaternaires*, etc.; ce que d'autres ont appelé des maladies protopathiques, deutéropathiques, etc.

Les *maladies primitives* sont celles qui résultent de la première impression morbifique subie par un individu. Ainsi la fièvre typhoïde, la variole, la rougeole, le croup, la gastrite aiguë, etc., sont des maladies primitives; mais les effets de ces maladies réagissent sur l'organisme, et deviennent causes à leur tour et produisent des phénomènes morbides secondaires, ceux-ci des accidents ternaires, etc. Ainsi l'ulcération de l'intestin dans le typhus produit une perforation suivie de péritonite ; les pustules varioliques déterminent une ophthalmie; la rougeole amène une pneumonie; le croup l'asphyxie; la gastrite l'anémie, etc. Ce sont là autant de phénomènes secondaires engendrés par la maladie primitive.

Veut-on d'autres exemples : le panaris produit le phlegmon diffus, celui-ci l'angioleucite, les abcès ganglionnaires, l'infection purulente, les abcès viscéraux et la mort. Les affections chroniques des voies digestives produisent l'anémie, l'hypocondrie et la folie; les pertes séminales conduisent au suicide, etc., etc. Une première impression morbifique produit un effet qui devient cause à son tour, et ainsi de suite quelquefois dans une série d'effets morbides, surajoutés, dans leur développement successif et régulier, à la maladie primitive.

Les *maladies secondaires* et *ternaires* sont celles qui se montrent étiologiquement liées à une maladie antécédente actuelle ou à peu près terminée. Je viens de les faire connaître et n'y reviendrai pas; croyant superflu de pousser plus loin cette subdivision des phénomènes morbides consécutifs, également appelés *séquences pathologiques*.

Sous le rapport de leur nature et de la corrélation qu'elles peuvent avoir avec les altérations somatiques, les maladies sont divisées en *idiopathiques, sympathiques* et *symptomatiques*. Cette division a été bien vivement critiquée par ceux qui ont cru pouvoir expliquer tous les troubles fonctionnels par des altérations de la substance même du corps; mais, comme le résultat n'est pas encore venu confirmer les espérances fondées sur ces recherches, la division des maladies idiopathiques et symptomatiques est restée dans le domaine de la nosographie.

Les *maladies idiopathiques*, jadis appelées *essentielles*, sont les maladies qui ont une existence propre et qui paraissent dépendre d'une altération de la force vitale indépendamment des lésions somatiques qui se produisent plus tard comme des effets de la cause morbifique. — La plupart des névroses sont dans ce cas, et je dis la plupart, car

il en est un certain nombre dont le point de départ est très-certainement une altération organique appréciable. Les fièvres, les diathèses,
sont également des maladies idiopathiques ou essentielles, comme on
aurait dit autrefois. En effet, les lésions somatiques qui les accompagnent sont des phénomènes consécutifs; elles sont essentiellement variables dans leur étendue et dans leur forme; elles peuvent manquer,
et toujours la maladie existe longtemps avant leur apparition.

Les *maladies symptomatiques* et *sympathiques* sont celles qui se rattachent à une altération particulière et bien déterminée de l'économie,
qui cessent dès que l'on fait disparaître cette altération. Il y a des abcès symptomatiques d'une épine entrée dans les chairs: une pleurésie
peut être symptomatique d'une perforation du poumon; l'hydropisie
des membres et du péritoine est symptomatique d'une maladie du
cœur; l'hémoptysie est symptomatique d'un obstacle à la circulation
pulmonaire, des tubercules du poumon, etc.; la paralysie de la langue
est symptomatique d'une méningo-encéphalite diffuse, etc., etc.

Les *maladies sympathiques* se rapprochent beaucoup des maladies
symptomatiques, en ce sens qu'elles sont le résultat d'une affection
préalable; mais elles ont cela de curieux et de particulier, qu'elles
ont une connexion intime avec cette maladie, sans intervention de cause
physique appréciable. Elles n'ont avec elles aucun rapport de continuité ou contiguïté de tissu. Ainsi les parotides, qui viennent dans le
cours des fièvres graves, sont des maladies sympathiques; de même
nature sont les vomissements de la méningite, de la grossesse et des
maladies utérines; l'orchite consécutive aux oreillons; le hoquet des
maladies graves; la toux nerveuse des chlorotiques; l'épilepsie consécutive au tænia; enfin le plus commun, le plus vulgaire et le plus appréciable de tous les phénomènes morbides, la fièvre, qui accompagne
toutes les maladies aiguës ou chroniques, à certaines de leurs périodes.

CHAPITRE XII

CONSTITUTION DE LA MALADIE. — DES ÉLÉMENTS MORBIDES.

Il ne suffit pas, pour connaître la maladie, de dire philosophiquement que c'est un trouble des forces et des parties constituantes du
corps; que c'est une réaction du principe conservateur de la vie contre
les impressions morbifiques, ou bien que c'est une impression transformée; non. Toutes ces formules, excellentes pour donner une idée
générale de la maladie, ne sont qu'une introduction nécessaire à l'a-

nalyse des parties qui la constituent, c'est-à-dire de ses éléments. En effet, une maladie n'est pas une chose simple, c'est le résultat complexe de diverses influences morbifiques, et souvent une association d'éléments divers qu'il faut chercher à découvrir par l'analyse et par tous les moyens qui sont en notre pouvoir. Une maladie doit être décomposée par le médecin, quand cela est possible, de la même façon que les chimistes, les zoologistes et les botanistes décomposent journellement les objets de leur compétence pour en connaître la nature. Une fois cette analyse terminée, les maladies et leurs éléments morbides peuvent être classés et traités comme il leur convient de l'être d'après leur nature, leurs analogies ou leurs différences. C'est là ce que j'appelle établir la constitution d'une maladie.

De tout temps, cette tâche difficile a été un objet de recherche pour les médecins. Elle a dû inspirer tous ceux qui ont fait de la médecine, car elle est la conséquence de toute recherche clinique, et le premier qui a prononcé le mot de fièvre ou de phlogose a fait, à son insu, un rapprochement fondé sur l'existence d'un élément morbide. — Galien a clairement indiqué ce but à ses successeurs lorsqu'il a dit : « Il faut d'abord dire ce que nous appelons maladie; en second lieu, quelles sont les maladies générales simples et premières, *éléments* des autres; enfin, en troisième lieu, que sont celles qui proviennent de leur réunion[1]. »

Le monde médical est cependant resté sourd à la voix de Galien. Personne n'a eu jusqu'ici le talent de décomposer les maladies en éléments simples tellement bien définis, qu'une doctrine générale, reposant sur cette base, ait pu être universellement acceptée. Des tentatives sans nombre ont été faites, mais aucune n'a réussi. Tandis que les uns augmentent à l'infini le nombre des éléments morbides, les autres le réduisent à une minime proportion, et, en quelque sorte, selon leur fantaisie. Ainsi Asclépiade et Thémison, si souvent imités de nos jours, ont commencé à leur point de vue l'édifice de la doctrine des éléments; mais ils n'en admettaient que deux opposés l'un à l'autre. Il faut arriver jusqu'à Félix Plater et à Sauvages pour bien comprendre la signification de cette recherche et pour voir à quel degré on pouvait aller dans la multiplication des éléments. Ce ne fut qu'un peu plus tard, lorsque Barthez, s'emparant de cette même idée pour la traiter avec sa profondeur habituelle, en eut formé un corps de doctrine, qu'elle commença à se répandre parmi les médecins, acceptée par les uns, combattue par les autres. Elle eut alors pour champions Dumas,

[1] *De differentiis morborum liber*, cap. i.

Lordat, F. Bérard, Golfin, Alquié, Quissac, et la plupart des médecins de l'école de Montpellier.— Forget (de Strasbourg) l'a défendue, mais à un point de vue différent de celui des auteurs que je viens de nommer. Malheureusement, comme je l'ai dit, le nombre et l'espèce des éléments morbides diffèrent pour chacun de ces médecins, et, faute d'unité dans leur définition, il règne dans cette partie de la science quelque chose de vague et une confusion fâcheuse qu'il sera bien difficile de faire disparaître.

Je sais bien qu'une maladie n'a rien de comparable avec un objet d'histoire naturelle ou un corps brut dont les caractères et les éléments sont nets, distincts, faciles à saisir, à étudier et à catégoriser, et que naturellement l'analyse des éléments morbides est fort difficile. La maladie, on le sait, n'est pas une chose concrète, c'est un acte du corps vivant aux prises avec une influence dynamique ou matérielle, contre laquelle elle réagit d'après des lois inconnues, et dans lequel l'observation nous montre un ou plusieurs éléments propres, accompagnés de phénomènes particuliers. Mais ces éléments ne nous sont eux-mêmes connus que par les actes morbides qu'ils produisent au milieu d'un ensemble plus général de phénomènes morbides; ce ne sont pas toujours des objets matériels, à moins qu'il ne s'agisse d'accidents traumatiques, et ils ne sont pas aussi faciles à reconnaître que la disposition des feuilles d'une plante ou que les atomes constituants d'un minerai récemment découvert.

La vie est un élément que nous ne connaissons que par ses effets, et il en est de même de ses perturbations diverses, qu'il nous faut rattacher à autant d'éléments particuliers. Dans l'impossibilité de remonter, des maladies, telles qu'on les comprend, à des éléments morbides, simples, faciles, isolés, les médecins se contentent d'apprécier dans la maladie certains faits et certains groupes de phénomènes, qui, au milieu des autres, paraissent indiquer telle ou telle modification des forces de la vie ou de l'état somatique, et ces groupes de phénomènes sont ce qu'on appelle des éléments morbides. Ainsi, lorsque, dans une fièvre typhoïde, on observe, avec la conservation de l'intelligence et la vivacité du regard, la persistance des forces et la teinte rosée de la peau avec plénitude du pouls, on dit qu'il y a là élément phlogistique; chez d'autres, ce sont les éléments adynamique, ataxique ou intermittent, qui dominent et forment, au milieu d'une maladie, comme quelque chose de très-important qui indique la nature du mal et appelle un traitement particulier.

Ailleurs, c'est une lésion organique qui reflète la nature de sa cause et indique la présence d'un élément morbide spécifique, particulier, tel que la scrofule, la syphilis, la goutte et toute autre diathèse susceptible de produire des lésions qui peuvent être également déterminées par des causes de nature différente. Chez d'autres malades enfin, ce sont des lésions traumatiques, des difformités, des corps étrangers dans les tissus qui provoquent certains phénomènes particuliers au milieu d'autres accidents morbides et qui constituent autant d'éléments fort utiles à connaître. L'existence des éléments morbides n'est contestée de personne. Malheureusement, dans l'étude qui en a été faite par les médecins, ils ont été classés et choisis par eux d'une manière presque arbitraire, en quelque sorte différente, selon le temps, le lieu et les doctrines philosophiques du moment. Il n'y a rien de fixe dans leur détermination, et, quand on passe en revue toute la pathologie pour analyser les éléments de chaque maladie en particulier, on se trouve arrêté par l'impossibilité de placer les éléments connus, et il faut en créer de nouveaux pour les besoins de la doctrine. Cela montre combien il reste à faire dans l'étude des éléments morbides. Malgré ces difficultés, cette recherche est de la plus haute importance, et je vais y consacrer quelques pages.

Qu'est-ce qu'un élément morbide? Pour Barthez et Lordat, c'est une affection simple ou altération du principe vital, donnant lieu à des symptômes constants bien dessinés. D'après Bérard, c'est l'affection essentielle qui constitue la maladie. D'autres accordent le nom d'élément à toutes les causes morbifiques et à toutes les lésions affectives ou localisées qu'on observe dans les maladies. De cette manière le nombre des éléments morbides se trouve multiplié à l'infini, et comprend tous les éléments dynamiques et organo-pathiques connus. C'est ainsi que la doctrine des éléments paraît avoir été comprise et professée par M. Forget lorsqu'il a dit [1] : « Dans un état morbide, tous les phénomènes simples ou complexes, primitifs ou secondaires, propres ou conjoints ; toutes les circonstances étiologiques, toutes les particularités de siége, de pronostic et de traitement, doivent être considérés comme des éléments. » Quelque vaste que soit cette conception qui embrasse toute la médecine, elle me paraît la seule vraie, la seule acceptable. En effet, à moins de mentir à leur nom, les éléments morbides étant ce qui compose et constitue les maladies, ils doivent comprendre, en tant qu'éléments, la cause, la nature, les lésions somatiques et tous les faits principes ayant une influence sur la forme des accidents et sur la production des symptômes.

Mais alors qui ne voit que cette manière de rechercher les éléments

---

[1] *Gaz. méd. de Strasbourg*, 1855.

morbides n'est autre que la recherche usuelle et vulgaire de tout médecin vis-à-vis d'un malade, qui cherche la cause et la nature du mal, sa localisation et ses complications, comme il convient à tout homme faisant de la bonne médecine? A ce point de vue, la doctrine des éléments ne relève plus en rien de tel ou tel individu, de Sauvages ni de Barthez; elle est l'universelle méthode de la pratique médicale consacrée par l'expérience des siècles. C'est l'étude attentive des maladies et des phénomènes qui s'y rattachent, entreprise dans le but d'en connaître la nature et le traitement. De deux choses l'une: ou l'on accepte l'élément morbide tel que l'a défini Barthez; et il y a un grand nombre de maladies qui en sont privées, ou on ne l'accepte pas, et on considère, avec F. Bérard et Forget, les lésions somatiques comme des éléments morbides. Dans le premier cas, il y a une doctrine spéciale des éléments choisis en petit nombre et systématiquement applicable à une partie de la médecine, et inutile pour l'autre; dans le second, les éléments sont si nombreux, que pour les exposer il faudrait exposer la médecine entière, et il n'y a pas, à vrai dire, de doctrine des éléments, sinon celle que j'ai indiquée, et qui est la méthode universelle d'observation des malades.

C'est de cette manière que je comprends la recherche des éléments morbides, et c'est ainsi que l'entendent la plupart des médecins de Paris. Presque tous analysent, dans les maladies, les conditions élémentaires, étiologiques, dynamiques, organiques ou autres de leur développement, et basent sur cette connaissance leur diagnostic et leur manière de diriger le traitement. C'est une erreur de se placer aux points extrêmes de la doctrine, pour ne voir, comme Barthez, Alquié, Quissac, que les éléments dynamiques, ou, à l'exemple des ultra-organiciens, que des éléments matériels aussi appelés états organo-pathiques. Ces deux sortes d'éléments morbides entrent dans la constitution des maladies, et il me paraît impossible de ne pas tenir également compte des uns et des autres.

Lorsque, sous l'influence combinée de l'aptitude, de la prédisposition, des idiosyncrasies et des impressions morbifiques connues, une action réflexe s'opère dans l'organisme troublé, il en résulte une maladie, composée d'un ou de plusieurs éléments morbides. A l'état d'unité ou de réunion par deux, trois, quatre et même davantage, ces éléments forment tout ou partie des états pathologiques et de leurs complications. Les uns, sans matière, insaisissables autrement que par leurs effets sur les forces de la vie, sont des phénomènes dynamiques, exemple: l'ataxie, la malignité, etc.; les autres, au contraire, formés par les lésions appréciables de la substance du corps, sont des éléments organiques, exemple : l'obstacle naturel ou accidentel au cours des matières dans l'intestin, un corps étranger dans le genou, etc. Pour moi, j'admets dans la constitution des maladies deux espèces d'éléments morbides : les uns, dynamiques, essentiels; et les autres, organiques, matériels. C'est dans cet ordre que je vais exposer succinctement leur histoire.

Parmi les éléments morbides, les principaux dynamiques sont : la fièvre, la douleur, le spasme, l'élément catarrhal, la fluxion, l'inflammation, l'adynamie, la malignité, l'atonie, l'intermittence, l'habitude, les éléments spécifiques, diathésiques, etc.

Les éléments morbides organiques sont : l'anémie, la pléthore, l'état putride ou septique, l'état muqueux, bilieux, les éléments matériels homœomorphes, les corps étrangers, les obstacles, les continuités vicieuses, et les solutions de continuité.

La *fièvre* est le plus commun des éléments morbides. Hippocrate a dit avec raison qu'il accompagnait presque toutes les maladies à l'une ou à l'autre de leurs périodes. C'est un trouble des forces et de la chaleur vitales, quelquefois indépendant de toute lésion somatique, ou au contraire excité par ces altérations, devenues causes morbifiques à leur tour. La fièvre de la composition littéraire, de l'ambition, de l'envie, du plaisir, la fièvre de la fatigue musculaire, la fièvre éphémère, la fièvre des maladies essentielles et périodiques, sont des troubles dynamiques préalables à toute lésion matérielle du corps. Ici l'impression morale, ailleurs l'excès d'exercice et l'impression miasmatique ou effluvique ont produit ce trouble, passager dans un cas, continu ou intermittent dans l'autre, et les altérations organiques sont alors absolument secondaires. Ainsi, dans la variole, une fièvre intense signale l'invasion des accidents, disparaît lorsque l'éruption est accomplie, et ne revient qu'au moment où elle se trouve excitée par le travail local de la suppuration des pustules. N'est-ce pas là une fièvre primaire essentielle à laquelle succède une fièvre secondaire symptomatique, même dans les cas où la fièvre paraît dépendre d'une lésion organique et semble intimement liée à cette lésion, dont elle suit les degrés par des variations proportionnelles?

Je ne suis pas sûr que l'élément morbide, *fièvre*, ne puisse pas être abstrait de la lésion organique. En effet, parmi les inflammations locales ordinairement accompagnées de fièvre, combien se présentent à nous sans offrir cet élément morbide ! Je n'en veux citer qu'un petit nombre d'exemples : la pneumonie des vieillards, certaines pleurésies considérables chez l'adulte, certaines inflammations de l'intestin, etc. La fièvre existe donc comme élément morbide unique ou associé à d'autres éléments morbides, dans les cas de lésions de structure du corps.

La *douleur* est un élément morbide qui est souvent symptomatique de lésions organiques intéressant les nerfs, mais, en d'autres cas, elle se développe sans qu'il soit possible d'en découvrir la cause anatomique. Elle est alors idiopathique, et forme l'élément spécial de la maladie. Un grand nombre de névralgies, le tic douloureux, la gastrodynie, le clou hystérique, les élancements aigus et les mille douleurs des hypocondriaques, la migraine, etc., sont dans ce cas, et ne résultent pas toujours d'altération matérielle des nerfs. Dans les cas mêmes où ces organes et d'autres sont malades, quand le tissu nerveux est désorganisé, quand une pierre distend les calices du rein, quand le périoste est malade, pourquoi les douleurs sont-elles intermittentes, viennent-elles seulement toutes les nuits, ou tous les mois, et aux intervalles les plus variés? C'est que la douleur n'est pas nécessairement produite par ces altérations, et qu'il y a d'autres conditions nécessaires à son développement. Elle disparaît sous une influence morale, comme l'odontalgie en présence du dentiste; sous une impression douloureuse plus forte, comme la sciatique, par la cautérisation du lobule de l'oreille par le fer rouge, par le traitement narcotique des opiacés, de la jusquiame, de la belladone, etc.

Le *spasme* est un élément qui constitue à lui seul plusieurs états morbides, suivant le tissu où il se montre, et qui accompagne, en assez grand nombre, d'autres maladies de nature différente. Caractérisé par le tiraillement et la contraction tonique et clonique des tissus, depuis le simple mouvement fibrillaire jusqu'à la convulsion la plus évidente, il existe à l'état d'élément morbide essentiel dans l'épilepsie, l'hystérie, la catalepsie, le tétanos, le trismus, l'éclampsie, la chorée, le tic non douloureux, l'asthme, la coqueluche. le faux croup, les palpitations, la toux nerveuse, le choléra, etc., et comme élément surajouté à d'autres maladies du système nerveux dans la névrite, la méningite, l'inflammation du cerveau, de la moelle, etc. Il cesse souvent par l'action des toniques, des ferrugineux, des opiacés, des antispasmodiques, des révulsifs, etc.

L'*élément catarrhal* est un élément assez commun, qui se montre surtout chez les enfants et les vieillards, au printemps et à l'automne, concurremment avec les inflammations, dont il modifie le caractère, la forme, la durée et le traitement. Aussi, pour désigner la présence de cet élément, dit-on : les inflammations catarrhales, quand il s'agit de l'état aigu ; et le catarrhe à l'occasion des flux chroniques des muqueuses. On l'observe aussi dans le cours du rhumatisme, de certaines fièvres éruptives, et, en particulier, de la scarlatine et de la rougeole. Il est caractérisé par la présence d'un état inflammatoire donnant lieu à des lésions anatomiques sans plasticité, fournissant un pus mal formé, plutôt du mucus que du pus. Il y a des ophthalmies, des pneumonies, des entérites catarrhales. Toutes les phlegmasies peuvent offrir ce caractère, et, chose remarquable, les émissions sanguines ne réussissent pas, ou réussissent moins bien contre elles que les vomitifs, les purgatifs et les révulsifs cutanés.

L'*élément inflammatoire*, caractérisé par la chaleur de la peau, la rougeur du visage, la turgescence des tissus, la force, la fréquence et la plénitude du pouls, accompagne ordinairement les inflammations viscérales et membraneuses; mais sa présence est si variable, qu'on est quelquefois fort longtemps avant de l'observer. Il se développe surtout dans le cours des maladies des sujets jeunes et pléthoriques. Il réclame l'emploi des boissons acidulées, de la diète et de la saignée.

L'*élément fluxionnaire*, admis par Barthez et par les disciples de l'École de Montpellier, est asse z difficile à caractériser. Ce n'est pas l'élément inflammatoire ni l'inflammation, c'est un trouble moindre, qui rappelle un peu ce que nous entendons d'ailleurs par *congestion active*. Ainsi, pour Barthez[1], la fluxion est un mouvement qui porte le sang ou une autre humeur vers un organe particulier avec plus de force, suivant un autre ordre que dans l'état naturel. Elle peut être locale ou générale, et se développer directement ou par sympathie. En ce cas, la partie qui détermine la fluxion sur un lieu plus ou moins éloigné, comme dans l'utérus malade qui entraîne la fluxion de la mamelle, est appelée le *pars mandans*, et celle sur laquelle s'opère la fluxion, le *pars recipiens*. La fluxion est ordinairement sanguine, et s'effectue sur les principaux viscères; mais elle peut être, dit-on, séreuse, purulente, et former les flux de l'intestin, des bronches, etc. Ce sont là des observations à vérifier.

L'*élément faiblesse, adynamique*, accompagne un grand nombre de maladies, et surtout les fièvres graves. Caractérisé dans quelques cas par le manque d'énergie de toutes les fonctions, la lenteur des mouvements, l'imperfection de l'hématose, la fatigue musculaire et l'affaiblissement intellectuel, il se présente ailleurs avec un ensemble de phénomènes bien autrement graves : stupeur, abattement, hébétude, résolution des membres, ralentissement de la circulation capillaire et des mouvements respiratoires, faiblesse du pouls, délire, pétéchies, hémorrhagies nasales et intestinales; voilà les principaux phénomènes de la véritable adynamie.

[1] *Des fluxions*, 1816, p. 3.

La *malignité* est un élément morbide qui s'ajoute à un très-grand nombre de maladies d'une marche régulière, pour en modifier les caractères, les périodes et le pronostic, qui devient tout à coup excessivement grave. Il se rencontre surtout dans les maladies des membranes muqueuses, et dans les fièvres de toute espèce, éruptives ou autres.

L'*ataxie* est un élément morbide caractérisé par le désordre aigu de l'intelligence en délire et des mouvements musculaires mal régularisés, tels que le tremblement des mâchoires, des mains, de la langue, les soubresauts des tendons, etc. Il se rapproche et se confond souvent avec l'élément adynamique, sous le nom d'ataxo-adynamie.

L'*élément périodique* surajouté aux maladies produit, dans ses phénomènes, une intermittence régulière ou irrégulière des plus curieuses. Les maladies paraissent alors sous forme de paroxysmes séparés par des intervalles plus ou moins longs de bien-être complet, ou elles présentent des paroxysmes violents au milieu de symptômes modérés. Ces paroxysmes reviennent, suivant les maladies, tous les jours, tous les deux, trois, quatre ou cinq jours, plusieurs fois par jour, tous les mois, et ainsi de suite. Toutes les fois que l'analyse fait découvrir cet élément, et on l'observe dans les névroses, les névralgies, les hémorrhagies, les rhumatismes, certaines fièvres et les inflammations, il faut le combattre par les amers, les toniques et les préparations de quinquina, qui en font généralement prompte justice. Il n'y a pas jusqu'à la pneumonie qui, dans les pays de fièvres, ne se présente quelquefois sous forme intermittente et ne guérisse par l'action salutaire du sulfate de quinine.

Les *éléments spécifiques* sont trop variés dans leur nature et en trop grand nombre pour être de nouveau signalés, dans cet endroit, à l'attention du lecteur. Qu'il s'agisse des spécifiques virulents, miasmatiques, purulents, venimeux, effluviques, toxiques, leur importance est la même, et je renvoie, pour leur étude, à ce que j'ai dit précédemment de la *spécificité* et des *maladies spécifiques*. Je rappellerai seulement que, dans certaines maladies fébriles, dans certaines névroses, dans quelques inflammations, etc., qui ont une manifestation extérieure semblable, la présence d'un élément spécifique joue un très-grand rôle et en change complétement la marche, le pronostic et le traitement. Ainsi je suppose une inflammation des amygdales; sans élément spécifique elle guérira rapidement, par les moyens les plus simples; avec une spécificité morveuse ou syphilitique, elle ne guérira pas, ou ne guérira que sous l'influence d'un seul remède, le mercure.

Connaître la spécificité d'une maladie, savoir qu'elle est causée par tel virus, tel miasme ou tel venin, c'est avoir trouvé sa nature, résultat immense, qui décide la pratique du médecin, et, comme dans beaucoup de maladies il y a un élément spécifique caché, il faut toujours s'appliquer à le découvrir.

Les *éléments diathésiques* se rapprochent et se confondent, en certains points, avec les éléments spécifiques. Ils sont très-nombreux, comme on pourra le voir en consultant le chapitre consacré aux diathèses, et ils ont une part très-considérable dans le développement, la marche et le traitement des maladies qu'ils accompagnent. Les éléments scrofuleux, herpétique, cancéreux, rhumatismal, goutteux, et tous les autres éléments diathésiques, donnent aux maladies une physionomie spéciale, que l'analyse et l'observation permettent de reconnaître assez facilement. J'ai déjà indiqué tous ces faits, et il me paraît inutile d'y revenir.

L'*habitude* est une influence morbifique dont j'ai fait connaître l'importance à propos de l'étiologie, et qui peut, d'après Fr. Bérard, jouer le rôle d'élément morbide. C'est quelquefois vrai. Ainsi une maladie, dont la cause bien connue est détruite, se prolonge indéfiniment par cela seul qu'elle a duré très-longtemps. Exemples : les névralgies, une migraine provoquée par l'asphyxie, etc. L'économie a une grande tendance à reproduire les actes dynamiques qu'elle s'est habituée à accomplir. Tout le monde connaît l'histoire de M. Brachet (de Lyon), qui, s'étant baigné huit jours de suite à minuit dans la Saône, pour se donner un accès de fièvre artificiel, eut, le neuvième jour, sans bain nocturne, un même accès de fièvre avec sueur abondante. Que de gastralgiques souffrent par habitude, et, parmi ceux qui ne peuvent avaler que de l'eau de gomme, combien digèrent quelquefois très-bien, lorsqu'on les y force pour les guérir, plusieurs côtelettes grillées ! L'habitude de ne pas aller à la garde-robe quand cela est nécessaire rend souvent malade et provoque une colite chronique dont on guérit en prenant l'habitude opposée. Quelque contestable et limitée que soit l'action de l'élément *habitude* dans la forme des maladies, il y a cependant là quelque chose de réel dont l'analyse clinique oblige à tenir compte.

Les éléments morbides organiques sont laissés dans l'ombre et complétement méconnus par les médecins de l'école de Montpellier; sauf F. Bérard, qui, dans le *Dictionnaire des sciences médicales*, a justement considéré les corps étrangers naturellement développés dans les tissus ou venus du dehors, et les solutions de continuité, comme des éléments constitutifs de la maladie, la plupart s'en tiennent à la considération pure et simple des éléments morbides formant ce qu'ils appellent une affection essentielle, l'état dynamique par exemple. Dans leurs derniers ouvrages, MM. Alquié et Quissac ne parlent pas plus des éléments organiques que s'ils n'existaient pas, de sorte qu'il y a, pour ces médecins et tous ceux qui partagent leurs opinions, deux sortes de maladies, les unes avec éléments et les autres sans éléments morbides. Je n'accepte pas cette manière d'établir la constitution de la maladie, et, par cela même qu'on entre dans la voie féconde de l'analyse clinique, il faut que tous les faits et toutes les maladies décomposées par elle donnent et fournissent leurs éléments constitutifs à la masse commune. Comme M. Forget, je repousse cette définition de l'élément qui en fait une affection essentielle et abstraite, et, à mon point de vue, j'appelle élément la partie ou les parties qui composent le tout. Or il y a dans les maladies des éléments dynamiques; je les ai signalés, mais il y a aussi des éléments organiques qui jouent un très-grand rôle dans la production d'accidents dynamiques et mécaniques; ces éléments sont quelquefois des effets, je le veux bien, mais, devenus cause à leur tour, ils sont l'élément principal d'accidents nouveaux qu'on ne peut guérir qu'après avoir tenu de leur cause, le compte nécessaire. Si la doctrine des éléments morbides est bonne, comme je le crois, c'est à la condition de s'appliquer à tout, et non à moitié de la pathologie. Or n'accepter pour éléments morbides que des affections essentielles, c'est la détourner de son but et ne pas l'employer à établir la constitution de la maladie. En effet, si, prenant pour exemple une maladie caractérisée par l'anxiété, la petitesse du pouls, les vomissements stercoraux, l'absence de garde-robe, et produite, je suppose, par une bride péritonéale, suite d'une ancienne phlegmasie du péritoine, ou par un rein mobile, ou par un iléus, ou par un paquet d'ascarides, ou par un entérolithe, ou par une petite hernie dans le trou obturateur, je cherche en vain un élément morbide dynamique, ou une affection essentielle, je n'y vois qu'un obstacle mécanique au cours des matières, et je dis que c'est là l'élément morbide principal, si important, qu'il fera périr l'individu, si on ne le peut faire disparaître. Or, à faire l'analyse des éléments de cette maladie d'après la doctrine de M. Quissac, il n'y aurait pas là d'élément morbide appréciable, puisque les éléments organiques n'y ont aucune part. Cette manière de voir est insoutenable et ne résiste pas à l'analyse clinique. La maladie que j'ai prise pour exemple a ses éléments morbides comme toutes les autres, et, entre eux, le corps étranger, ou l'obstacle, doit occuper une place de premier ordre.

Les éléments organiques ne sont très-souvent que les effets du trouble des forces de la vie; mais, dans ces cas mêmes, bien qu'éléments secondaires, ils jouent le rôle d'éléments principaux vis-à-vis de phénomènes morbides dont ils sont la cause immédiate. Ainsi la pneumatose intestinale des fièvres graves est un effet de l'élément ataxo-adynamique, mais à son tour, d'une manière mécanique, en refoulant en haut le diaphragme, il est l'élément de l'asphyxie qui va précipiter la fin du malade. L'hémorrhagie du scorbut amène l'anémie, qui engendre l'état nerveux, le spasme et les névralgies. L'élément inflammatoire produit un abcès qui devient putride, et cette putridité produit la mort, etc. En médecine, les éléments morbides produisent des effets qui peuvent devenir causes à leur tour et former des états morbides successifs et complexes très-graves.

Parmi les éléments organiques, les uns ont pour siége le sang et les humeurs, et les autres occupent les solides.

L'*anémie* est un élément morbide constitué par l'insuffisance et l'appauvrissement du sang. Sa présence joue un rôle considérable dans les maladies, en produisant des spasmes, des convulsions, des névralgies, des affections mentales, etc., en prolongeant la marche des maladies, et diminuant les ressources qu'on peut tirer des émissions sanguines. Cet élément, qui n'est pas toujours facile à distinguer, mérite dans le présent ou dans l'avenir, selon l'indication, l'usage des toniques et des préparations ferrugineuses ou manganésiennes.

La *pléthore* est un élément morbide constitué par l'abondance et la richesse de matière colorante du sang; aussi observe-t-on, chez ceux qui offrent cette disposition, une coloration rouge vermeille de la face avec une injection considérable des capillaires, qui augmente beaucoup par l'effort et le mouvement; un pouls fort et plein, et une grande tendance aux hémorrhagies nasales. Cet élément existe quelquefois seul, ou associé aux fièvres inflammatoires, aux inflammations, et à certaines hémorrhagies. Il doit être combattu par les acides minéraux, les laxatifs et les émissions sanguines.

La *putridité* est un élément morbide constitué par la fluidité du sang, la mollesse de la fibrine et la coloration rougeâtre lie-de-vin de la matière colorante. Il est caractérisé au dehors par un état typhoïde très-marqué, une prostration considérable, des déjections abondantes fétides, une tendance aux hémorrhagies cutanées, aux escarres, etc. Cet élément n'existe jamais seul. Il est toujours associé à des fièvres graves, aux maladies septiques, au typhus et à certaines formes de la fièvre typhoïde.

L'*élément bilieux* est une disposition humorale constituée par la rétention de quelques-uns des matériaux de la bile dans le sang, et il manifeste sa présence par une légère teinte ictérique du visage, des conjonctives et de la peau; par des évacuations bilieuses de l'estomac, des bronches ou de l'intestin. Cet élément, auquel on a jadis fait jouer un rôle très-important, ne mérite pas, dans le climat de Paris au moins, l'attention dont ailleurs il a été l'objet. Il s'observe encore assez souvent, rarement seul, plus souvent associé à d'autres maladies, telles que l'embarras gastrique, certaines formes de choléra, la fièvre typhoïde à forme bilieuse, la fièvre jaune, certaines fièvres intermittentes, les inflammations, et en particulier la pneumonie, etc., etc. Il réclame l'emploi des vomitifs, et en particulier de l'ipécacuana.

L'*élément saburral* ou *muqueux* est une disposition morbide mal définie, qui se rapproche un peu de l'état bilieux, dont elle diffère, en ce sens qu'au lieu d'avoir des évacuations gastriques bilieuses les malades rejettent de l'estomac des matières muqueuses et saburrales. C'est un état organique spécial des voies digestives supérieures, qui s'observe quelquefois seul, avec ou sans fièvre, et constitue l'une des formes légères de la fièvre typhoïde. On l'observe également à un degré plus ou moins prononcé dans la plupart des maladies aiguës, mais il n'a pas une grande importance sur leur terminaison, et il disparaît en même temps qu'elles.

Les *corps étrangers* sont des éléments morbides qui ont une très-grande importance en pathologie, et ils sont la cause d'une foule d'accidents morbides qu'ils tiennent absolument sous leur dépendance. Il y en a deux espèces. Les uns sont formés au sein des tissus et des organes, comme les calculs vésicaux, rénaux et biliaires, ou constitués par les dégénérescences organiques, par des liquides épanchés, du sang, du sérum, des fausses membranes, des gaz, de l'air, etc.; les autres viennent du dehors; tels sont les projectiles, les corps étrangers, arêtes ou autres, avalés avec les aliments, etc. Tous ces corps étrangers jouent, vis-à-vis des troubles qu'ils occasionnent, le rôle d'éléments morbides, qu'il suffit souvent de découvrir à l'aide de l'analyse pour engager la thérapeutique dans une voie convenable et salutaire. Dans cette catégorie rentrent tous les accidents d'inflammation ou d'hémorrhagie produits par le corps étranger; tous les troubles suscités par la compression d'un nerf ou d'un organe par une tumeur; les obstacles au passage de l'air dans les bronches et le larynx, du sang dans les veines, de l'urine dans son canal, etc., lorsqu'il y a dans l'intérieur de ces différents conduits des corps étrangers formés sur place ou venus du dehors, etc. Il faudrait énumérer une grande partie de la pathologie, pour indiquer tous les cas où un état organique joue le rôle d'élément morbide vis-à-vis des maladies très-graves, souvent mortelles. J'indique seulement ces faits pour justifier ma manière de comprendre la constitution des maladies.

Les *continuités vicieuses* et les *solutions de continuité* sont aussi des éléments morbides qui ont une très-grande part dans la production de certains phénomènes pathologiques. Les continuités vicieuses, soit qu'elles existent à l'extérieur, sur les doigts, au visage, aux ouvertures naturelles, etc., soit qu'elles existent à l'intérieur, entre les surfaces articulaires, entre les plèvres, les feuillets du péritoine, entre des vaisseaux, des nerfs ou des organes importants, modifient les fonctions de ces organes et engendrent des troubles dont elles sont l'élément principal, et qui sont sous leur dépendance immédiate.

Il en est de même des solutions de continuité, extérieures ou intérieures, des plaies par piqûre, par incision ou par déchirure, des ruptures des tissus superficiels ou profonds, des ruptures de vaisseaux, des brûlures, etc., qui déterminent des maladies spéciales, accompagnées des symptômes les plus différents et les plus variés. Ainsi la solution de continuité du tendon d'Achille, de l'os du bras, de la rotule, de l'aorte, du poumon, du diaphragme, etc., ne produisent pas des troubles morbides très-différents, mais il y a pour chacun d'eux un élément morbide qui les rapproche au point de vue de la nature de la lésion, c'est la solution de continuité. A cet égard, ce caractère doit être considéré comme un élément morbide des plus importants. Qu'arriverait-il, en effet, si, croyant avoir affaire à un corps étranger du bras formé par la tête de l'humérus, sortie de la cavité glénoïde, c'est-à-dire à une luxation, il s'agissait d'une difformité produite par la solution de continuité de cet os, en un mot, d'une véritable fracture? Faute d'avoir distingué l'élément morbide, on ferait des tentatives de réduction qu'un médecin plus éclairé aurait remplacées par un simple appareil contentif. Ce que je dis ici de la solution de continuité d'un os peut être facilement généralisé pour les autres solutions de continuité. La connaissance de cet élément morbide est la base d'un diagnostic assuré et d'une thérapeutique convenable.

L'*absence d'organe* a été considérée par Bérard comme un élément morbide. C'est avec infiniment de raison. En effet, si l'absence congéniale ou accidentelle d'organes importants est incompatible avec la vie, il y a d'autres cas où cette absence produit l'exercice incomplet des fonctions, et engendre des troubles morbides plus ou moins bien caractérisés. Ainsi la destruction de la glande lacrymale est l'élément principal des altérations graves éprouvées par l'œil correspondant; l'absence de dents tient sous sa dépendance immédiate une forme particulière de la dyspepsie. L'absence ou la disparition accidentelle d'un nerf produit, dans les tissus où il se ramifie, des troubles dynamiques et matériels incontestables et bien connus. Cet élément, quelquefois primitif, mais plus ordinairement secondaire, mérite donc d'être pris en considération.

Je ne finirais pas si je voulais continuer cette simple énumération, et si je prétendais faire connaître ici dans tous leurs détails, avec leurs caractères particuliers et différentiels, tous les éléments morbides qui entrent dans la constitution des maladies. Ce serait reprendre sous une autre forme l'exposé des causes morbifiques dont j'ai précédemment tracé le tableau. Les éléments morbides expriment la nature et souvent la cause du mal; ses effets primitifs et les conséquences secondaires, tertiaires ou quaternaires de ces effets, devenus à leur tour cause de nouveaux accidents morbides; ils comprennent ainsi tout ce qui est relatif à la pathogénie et à la connaissance des causes dynamiques, mécaniques, physiques et traumatiques dont j'ai parlé. Réduite à la connaissance des éléments dynamiques, d'après Barthez, Alquié, Quissac, la doctrine des éléments morbides ne se soutient pas dans l'application qu'on en veut faire à la pratique; et, pour être acceptée, il faut l'étendre à la manière de Forget, et, comme je viens de l'indiquer sommairement, à tous les éléments primitifs, secondaires, organiques et dynamiques découverts dans chaque maladie. Nous sommes encore loin du jour où l'analyse clinique aura rigoureusement fixé le nombre et la nature des éléments morbides; mais, si jamais il arrive, nous n'aurons qu'à les chiffrer et à nous en servir pour exprimer, en formules algébriques, la dénomination des maladies, en y exposant tous leurs éléments constitutifs.

Les éléments morbides existent très-rarement à l'état de simplicité et d'isolement; et ils sont presque toujours, au contraire, réunis plusieurs ensemble pour constituer une maladie. Il y en a quelquefois deux, trois, quatre, six, et même plus, associés les uns aux autres. Parmi les maladies qui ne présentent qu'un seul élément dynamique, essentiel, j'indiquerai la fièvre éphémère, le spasme, la douleur, etc. D'autres, en plus grand nombre, sont formées par l'association de plusieurs éléments, tels que la fièvre, la malignité, l'adynamie, l'état organique, et consécutivement d'autres éléments secondaires, qui sont l'origine de nouveaux accidents, qu'on désigne sous le nom de complications. La variole est quelquefois composée des éléments : fièvre, malignité, éruption confluente étendue aux yeux, qu'elle détruit, et au larynx, qu'elle ferme plus ou moins complétement. La fièvre typhoïde peut offrir l'élément fièvre, avec l'élément adynamique et l'élément organique, qui, tout à coup, au moment où le malade semble guéri, amène une perforation qui produit sa mort. Les inflammations sont souvent accompagnées de l'élément muqueux, bilieux ou malin. L'intermittence se lie au spasme, à l'élément inflammatoire, et ainsi de suite. Tous les éléments morbides peuvent être ainsi associés les uns aux autres et former des combinaisons morbides, binaires, ternaires, quaternaires, etc. Malheureusement nous ne sommes pas assez avancés dans l'analyse clinique pour connaître tous les éléments qui entrent dans la constitution des maladies, et nos recherches sont encore insuffisantes pour permettre la moindre généralisation à l'égard de leurs combinaisons. A moins de vouloir se perdre dans les hypothèses et s'aventurer dans l'inconnu, il est impossible d'aller plus loin sur ce terrain.

En résumé, une maladie est l'expression d'un ou de plusieurs éléments morbides développés dans l'organisme.

Rechercher les éléments morbides au moyen de l'analyse clinique, c'est déterminer la constitution de la maladie.

Il y a des éléments morbides dynamiques constitués par le trouble des forces vitales.

Il y a des éléments morbides organiques constitués par des lésions destructives ou des agents physiques matériels, dont la présence est la seule cause des accidents observés chez les malades.

CHAPITRE XIII

DU SIÉGE DES MALADIES.

Quand on jette un coup d'œil sur les nombreuses maladies de l'espèce humaine et des êtres vivants, en tenant compte de la quantité de leurs espèces et de leurs variétés, on se demande comment il serait possible de les connaître sans étudier *leur nature* et *leur siége apparent.* C'est qu'en effet ces deux éléments de la maladie sont à ce point liés l'un à l'autre, que leur connaissance est absolument indispensable, et que la notion du premier entraîne bien souvent la détermination du second. *Qu'est-ce qu'une maladie si l'on n'en connaît pas le siége?* dit-on souvent, d'après Bichat, pour indiquer que la recherche du siége anatomique des maladies est une chose très-importante; que c'est le premier principe de la médecine, et que toute autre connaissance doit être subordonnée à celle-là. Cette sentence n'est pas absolument vraie. La connaissance du siége anatomique des maladies est beaucoup dans leur histoire, mais celle de l'affection qui les cause me paraît non moins utile, et, en certains cas, préférable à la première. Ainsi, lorsqu'un homme a une angine ou une ophthalmie, il importe assurément moins de savoir si elle a pour siége l'œil, les amygdales, le pharynx, le voile du palais, l'épiglotte, etc., que d'être promptement instruit de sa nature inflammatoire, gangréneuse, diphthéritique, morveuse, scrofuleuse ou syphilitique. Lorsqu'un individu a une violente fièvre avec état inflammatoire très-marqué, avant le début d'une pneumonie qui apparaîtra au bout de trois jours, comme j'en ai vu des exemples, il est plus utile de déterminer et de combattre l'état inflammatoire par les saignées répétées que d'attendre trois fois vingt-quatre heures pour connaître le siége anatomique et la détermination organique du mal sur le poumon. Quand un enfant est inoculé du charbon par une mouche qui en a transporté le virus, qu'importe au médecin de savoir qu'un anthrax se développe sous ses yeux et que la peau est malade, s'il ignore la nature gangréneuse et mortelle de la lésion? Dans les fièvres et dans les maladies épidémiques, qu'est-ce encore que le siége anatomique à côté de la nature pestilentielle, typhoïde, varioleuse, cholérique, de l'affection, etc.? Dans les hémorrhagies, le siége est sans doute très-utile à connaître; mais la nature de la lésion ne l'est pas moins, car ce n'est souvent pas le lieu de l'hémorrhagie qui est la partie malade de l'organisme. Dans les maladies qui n'ont pas de siége anatomique déterminé, et il y a la moitié des maladies qui sont dans ce cas, qu'y aurait-il à dire à leur sujet, et comment pourrait-on les traiter, s'il fallait se guider d'après le faux principe de Bichat?

Il ne faut pas être exclusif et vouloir imposer des lois de fantaisie à la nature morbide, car, jusque dans ses écarts et dans ce que nous appelons ses désordres, elle obéit à une force d'évolution nécessaire qu'il est facile d'apprécier. Elle seule a dans le monde la puissance de faire sortir l'ordre du désordre; et tous les jours la guérison des maladies en est la preuve. Il ne faut donc pas faire reposer la médecine entière sur la base exclusive du siége anatomique des maladies, si on ne veut la précipiter dans les voies de l'erreur. En effet, dans ce système on la coupe en deux, et on ne sait quoi faire de cette moitié qui comprend les maladies dont le siége anatomique est inconnu. D'une autre part, dans la moitié qui reste, rien ne dit que la connaissance du siége anatomique soit aussi importante que la nature du mal. Cela est en effet très-contestable.

Ce qu'il faut ici, comme partout en médecine générale, c'est une appréciation de tous les éléments morbides connus, des éléments matériels aussi bien que des éléments dynamiques. A cette condition, la vérité pourra se faire jour, et la science, en équilibre, ne flottera plus, ballottée sur les vagues ennemies de systèmes opposés les uns avec les autres.

Si le siége anatomique des maladies ne doit pas être la première chose de la médecine, elle n'en a pas moins une grande importance dans l'étude des maladies. C'est la connaissance de l'effet venant tout naturellement après celle de sa cause, et sa situation hiérarchique est encore assez belle.

Le siége des maladies est la connaissance de la détermination morbide. Ainsi, lorsqu'une impression morbifique a eu lieu, et qu'elle amène une réaction morbide, il se produit dans les forces, dans les humeurs ou dans les solides, des troubles qui constituent la détermination morbide. Je dis détermination morbide au lieu de localisation, qui entraîne une idée d'altération somatique présente, et fausse en tant que démontrable par les sens. Le siége des maladies n'est pas exclusivement anatomique, il est quelquefois vital, lorsque le résultat de l'impression morbifique reste limité aux forces et ne s'est pas localisé, soit faute de temps, soit parce qu'il est dans l'essence de la maladie de ne se localiser jamais.

En s'adressant à l'*impressibilité*, les causes des maladies, c'est-à-dire les impressions morbifiques, déterminent des troubles dynamiques, souvent suivis de désordres matériels, et l'ensemble de ces désordres et de ces troubles constitue des maladies dont le siége est tantôt matériel, tantôt dynamique. Ainsi les spasmes, les syncopes, les convulsions, la contracture, les paralysies des sens et toutes les névroses qui résultent d'une impression morale ou névrosique, ne sont pas toujours des maladies ayant un siége anatomique appréciable et déterminé. Le plus souvent ce sont des troubles fonctionnels directs ou sympathiques, dont le siége n'a rien de matériel et qui sont la conséquence directe de l'impressibilité altérée. Un tænia existe dans l'intestin, et quelquefois ce n'est pas cet organe qui souffre; rien, au contraire, ne montre que ses fonctions soient troublées, mais l'individu a une épilepsie ou un asthme, qui guérira par l'expulsion de l'helminthe. Quel est, dans ce cas, le siége de la maladie convulsive? Est-ce l'intestin, ou un trouble fonctionnel sympathique des fonctions cérébrales, sans altération organique du cerveau? Poser une pareille question, c'est presque la résoudre, et personne ne soutiendra que l'épilepsie soit, en ce cas, sous la dépendance d'une désorganisation cérébrale. Ailleurs l'influence des impressions morbifiques se traduit promptement par des altérations humorales et organiques plus ou moins marquées, qui constituent ce qu'on appelle le *siége anatomique des maladies*. Toutes les maladies humorales et organiques rentrent dans cette catégorie et reçoivent une grande partie de leur lumière par l'anatomie pathologique. Sous l'impulsion de Bonet, de Morgagni, toutes les générations médicales de ce siècle ont parcouru ce champ si fécond en découvertes utiles. Broussais, Cruveilhier, Andral, Louis Bouillaud, Rayer, Piorry, Rostan, etc., tous se sont lancés, au risque de passer le but, dans cette carrière d'où l'on a retiré tant de matériaux inconnus. On croyait même avoir tout achevé dans cette étude, lorsqu'une autre anatomie pathologique est venue dire à la première qu'elle n'avait rien vu qu'incomplétement et qu'il fallait tout recommencer. Alors la chimie pour son compte, et la micrologie pour le sien, ont apporté leur contingent de découvertes sur la composition et la structure morbides des humeurs et des éléments de chaque tissu, et il a fallu, avec Andral et Gavarret, Donné, Robin, Lebert et toute l'école allemande, reprendre en sous-œuvre ce qu'on croyait terminé. Poursuivant ainsi les effets des impressions morbifiques, de ce qu'on voit à ce qu'on ne voit plus que par l'analyse chimique ou optique, et allant du tronc vers les branches, nous touchons à leur extrémité, car on finit à présent même cette exploration du domaine et du siége anatomique des maladies. Alors il faudra revenir vers le tronc de l'arbre, vers la souche d'où s'élance la vie et où tout doit revenir, c'est-à-dire vers les principes qui gouvernent, dirigent et vivifient toutes choses.

Une grande partie de l'éclat de la médecine d'aujourd'hui, son exactitude et sa précision, chaque jour plus grandes, sont dues aux progrès des études anatomo-pathologiques de l'école de Paris, dont la gloire est d'avoir donné l'impulsion à ce genre de recherches. Mais il faut se garder de dépasser le but, et, comme plusieurs, de prendre les effets pour les causes, et de voir, dans les résultats fournis par l'anatomie pathologique, la cause primitive des accidents morbides. C'était là le danger. Arrivés à l'extrémité des branches de l'arbre anatomo-pathologique médical, que des verres grossissants font paraître un monde, beaucoup y ont pris pied, fixé leur demeure, et, sans autre horizon que leur voisinage, ils ont perdu le souvenir de leur origine, à ce point qu'ils se sont imaginé à eux seuls être l'arbre tout entier. Ainsi a fait l'anatomie pathologique. Elle est devenue de l'histoire naturelle. Mais toute exagération de doctrine a son péril et soulève contre elle une réaction qui la fait périr. Au solidisme exclusif de 1830 a succédé le mélange d'un solidisme tempéré par le nouvel humorisme de 1840, et aujourd'hui les savants professeurs qui ont créé l'hématologie pathologique professent l'existence d'un dynamisme humain, constituant, avec les éléments matériels du corps, cette dualité physiologique d'où sortira une médecine nouvelle.

Les maladies ont donc pour siége tantôt l'impressibilité toute seule, et tantôt l'impressibilité dans ses rapports avec une altération de la matière du corps. Dans le premier cas, la détermination morbide est purement fonctionnelle; dans le second, au contraire, elle s'effectue dans les humeurs, dans les éléments des tissus et dans les organes formés par l'agglomération de ces tissus.

Les maladies qui ont pour siége l'impressibilité, et dont la détermination morbide consiste dans un trouble fonctionnel exempt d'altération somatique appréciable, sont très-nombreuses. Telles sont *certaines variétés* d'hystérie, d'épilepsie, d'hydrophobie, d'amaurose, d'héméralopie, de surdité, de contractures, de convulsions, de chorée, de tremblement musculaire, d'anesthésie, de paralysies musculaires, de céphalalgie, de toux nerveuse, de hoquet, de névralgies, de palpitations, d'asthme, et la plupart des névroses. Tels sont encore *certains cas* de gastrorrhée, de rhinorrhée, d'éphidrose, de polyurie, de diabètes, et, en général, les exemples de flux prononcé. Dans toutes ces maladies, en effet, il y a souvent impossibilité de constater après la mort, et malgré les recherches les plus attentives, une altération somatique réelle, constante, dont la présence puisse rendre compte des troubles fonctionnels observés pendant la vie. Tantôt les organes *n'offrent aucune modification de structure*, tantôt ils renferment des lésions variables par leur nature, par leur siége, par leur étendue, lésions qu'on observe très-souvent, par hasard, sur d'autres individus qui n'ont offert aucun trouble fonctionnel. En conséquence, comme les désordres fonctionnels, qu'on serait tenté d'attribuer à une lésion somatique déterminée, peuvent se rencontrer en l'absence de cette lésion, qui, de son côté, peut exister sans donner lieu à aucune manifestation morbide, ils doivent être, jusqu'à nouvelle découverte, considérés comme des maladies spéciales, résultant du trouble de l'*impressibilité organique, générale ou partielle*. Ce sont ces maladies que l'on décrit habituellement sous le nom de flux, de névroses, et que les nosographes comprennent sous le nom générique de maladies dont le siége est inconnu.

Les maladies produites par les troubles de l'impressibilité suivie de lésions de structure ont une détermination morbide tantôt facile et tantôt difficile à découvrir. Elles ont un siége anatomique constant, soit dans le sang et les humeurs émanées du sang, soit dans les organes et dans les tissus qui les composent. De ces maladies, les unes sont dites *locales*, quand elles ne sont pas très-étendues et qu'elles n'ont rien de spécifique ou de diathésique, et les autres *générales*, quand elles occupent un ou plusieurs points de l'organisme et qu'elles résultent d'une cause diathésique ou miasmatique, et virulentes spé-cifiques.

Il y a très-peu de *maladies locales*, sauf les *maladies directes*, c'est-à-dire celles qui résultent de l'impression des agents physico-chimiques, des corps étrangers, des obstacles, accidentels ou naturellement développés dans l'organisme, etc. La plupart des maladies qu'on appelle ainsi, parce qu'elles sont circonscrites à un tissu ou à un organe, ne méritent pas ce nom. Ce n'est pas la petite étendue et le caractère superficiel du mal qui doivent servir de base à cette distinction nosographique, c'est sa nature intime. En effet, un chancre induré, une petite exostose, une bulle de pemphigus chez un syphilitique, un petit lupus chez un scrofuleux, ou une phlyctène gangréneuse chez un charbonneux, ne sont pas des maladies locales. Si peu étendues que soient les lésions, quand elles sont de nature diathésique ou spécifique, la maladie qui les produit n'est pas locale et doit être considérée comme le résultat d'une affection générale. La plupart des *maladies réflexes*, les *maladies spécifiques*, les *maladies diathésiques*, sont aussi des maladies générales, car elles expriment la souffrance de l'économie tout entière. Leur cause morbifique détermine dans l'impressibilité organique une modification entière, d'où résultent secondairement les altérations matérielles et fonctionnelles constitutives de la maladie.

Les maladies générales sont de beaucoup les plus nombreuses. Grandes ou petites, les inflammations et les gangrènes de cause interne, les dégénérescences organiques, etc., appartiennent à cette classe, et, pour être circonscrites à un petit point de l'économie, elles n'en sont pas moins des maladies générales. Quoi de moins grave, en apparence, qu'un *noli me tangere* ou un épithélioma des lèvres et du nez? et cependant l'expérience a montré combien il était dangereux de les enlever, à cause de leur rapide et mortelle reproduction. Quant aux maladies humorales, septiques, virulentes, aux fièvres de toute espèce, aux maladies diathésiques, etc., leur qualité de *maladies générales*, qui leur a été contestée un instant, lors de la courte domination du système prétendu physiologique de Broussais, leur est aujourd'hui rendue sans qu'il soit nécessaire d'en fournir la démonstration nouvelle.

CHAPITRE XIV

DES PRODROMES DANS LES MALADIES.

A la suite des impressions morbifiques, la réaction n'est pas toujours immédiate et les maladies ne font pas aussitôt leur explosion.
Tantôt subite, tantôt plus lente, cette réaction peut se faire attendre.
Il se passe même quelquefois très-longtemps avant qu'aucun phénomène particulier trahisse le travail morbide intérieur qui se prépare.
C'est en quelque sorte le temps de la *germination* et de l'*incubation*
des maladies. Rien n'est intéressant comme l'étude de cette période,
dans laquelle une impression ou une semence morbifiques préparent,
à l'intérieur du corps, ces éléments de troubles qui, sans donner
signe de leur présence, vont éclater tout à coup et peut-être déterminer la mort. Quel rapport matériel organique peut-on établir entre
l'exercice heureux des fonctions et ces convulsions ou ce délire qui,
une minute plus tard, vont ouvrir la scène des plus graves dangers?
Quelle différence y a-t-il entre cet organisme satisfait de vivre et
celui qui, dans un instant, va être frappé si vivement, qu'il en sera méconnaissable? Ce ne peut être un simple changement organique subitement développé dans les tissus qui soit la cause de pareils accidents;
les forces jouent là un rôle qu'on ne doit pas oublier, et leur trouble
est, à mes yeux, le point de départ des autres modifications matérielles
de la maladie. L'incubation et la germination morbides sont inconci-
liables avec les doctrines anatomiques qui placent dans les lésions somatiques le siége et la cause des maladies. Durant cette période
s'accomplit la réaction des forces contre l'impression morbifique
jusqu'au moment où la transformation opérée donnera lieu à l'invasion des accidents morbides.

Pendant ce temps, véritablement intermédiaire à la santé et à la
maladie, lorsque déjà, sous l'influence morbifique, le mal n'est pas
encore déclaré, les individus paraissent être généralement bien portants : ils n'éprouvent rien de particulier, ils n'accusent aucun malaise, aucune souffrance, et leur santé ne paraît pas altérée.

Ailleurs, avant l'invasion des maladies, l'homme sent un changement se produire dans sa manière d'être ; sans être malade, il éprouve
certains malaises, avant-coureurs des accidents qui vont se déclarer.
C'est ce qu'on appelle les *prodromes* ou phénomènes prodromiques
des maladies. Requin les a fait connaître dans une intéressante mo-
nographie.

Les *prodromes*, c'est-à-dire les troubles de la santé antérieurs à la maladie, ne se rencontrent pas chez tous les malades. Leur existence n'a rien de constant ni de fixe, et leur nature n'éclaire pas nécessairement le diagnostic du mal qui va paraître. On les rencontre dans les fièvres graves, dans les phlegmasies, dans les névroses, dans les maladies aiguës et dans les maladies chroniques ; ainsi on observe souvent de la céphalalgie pendant quelques jours avant l'invasion de la fièvre typhoïde; la gastralgie annonce quelquefois la diarrhée; l'indigestion est le prodrome de beaucoup de fièvres éruptives et d'un certain nombre de maladies aiguës; l'insomnie et la morosité sont les prodromes de la folie; l'engourdissement d'une partie est quelquefois le prodrome d'un ramollissement cérébral ou d'une paralysie; les douleurs névralgiques des membres et la diarrhée ont été observées comme phénomènes prodromiques du choléra; la pléthore et l'éblouissement sont les prodromes d'une maladie aiguë inflammatoire; l'amaigrissement sans cause est le prodrome de la phthisie pulmonaire, etc. L'étude attentive de la pathologie révèle l'existence des prodromes dans un assez grand nombre de maladies.

Comme l'a dit Fernel, les prodromes, ou phénomènes avant-coureurs, ou préludes morbides, sont, avant la maladie, ce que sont après elle les phénomènes de la convalescence. Phénomènes transitoires, ils indiquent le passage de l'état de santé à l'état de maladie et le retour de la maladie à la santé.

Les prodromes sont très-nombreux et de nature très-variée. — Ce sont : une sensation de bien-être et de force inaccoutumée, des lassitudes spontanées, l'incertitude de la démarche, l'altération de la physionomie, la torpeur intellectuelle, la perte de la mémoire, l'abattement, les pressentiments et les songes sinistres, l'assoupissement, les douleurs de tête, les éblouissements, les tintements d'oreille, l'exagération de la sensibilité morale, la tristesse, le dégoût des aliments, la soif, les bâillements, les palpitations, le froid intérieur et la sensibilité au froid, la sécheresse de la peau, et une multitude d'autres phénomènes que l'étude particulière des maladies fera connaître.

Les prodromes sont des phénomènes dont la durée est variable. Ils peuvent disparaître au bout de quelques minutes et se reproduire à plusieurs reprises, ou, au contraire, se prolonger assez longtemps. — Ainsi l'engourdissement prodromique des paralysies par ramollissement cérébral dure plusieurs mois et même plusieurs années. — Il y a des prodromes dont l'intensité augmente progressivement et qui finissent par se confondre avec les phénomènes d'invasion de la maladie. Ainsi la céphalalgie prodromique de quelques fièvres typhoïdes persiste jusqu'au jour de l'invasion des accidents fébriles, de l'inappétence, de la torpeur, etc. La tristesse et le changement d'humeur, qui précèdent la méningite tuberculeuse des enfants, durent jusqu'à l'apparition des vomissements et des autres accidents sympathiques de l'invasion de la maladie. Au contraire, il y a d'autres prodromes qui disparaissent sans être suivis d'accidents morbides. Ils cessent subitement ou par degrés, et la santé ne subit aucune atteinte.

CHAPITRE XV

DES SYMPTOMES DANS LES MALADIES.

Lorsque, sous l'influence des impressions morbifiques et des causes dont j'ai parlé, une maladie prend naissance, le travail accompli dans l'organisme donne lieu à des phénomènes particuliers différents des phénomènes ordinaires observés dans l'exercice régulier des fonctions. Ces phénomènes particuliers sont des *symptômes;* de σύν, avec, en même temps; πίπτω, je tombe; c'est-à-dire des phénomènes qui arrivent en même temps que la maladie. En effet, le symptôme, *dit Galien,* suit la maladie comme l'ombre le corps; sans symptôme, il n'y a pas de maladie; le symptôme est l'indice de la réaction des forces générales ou de la vitalité des tissus contre une impression morbifique. — C'est lui qui fournit au médecin la notion du trouble organique ou fonctionnel survenu dans l'économie, comme pour lui dire : Observe, devine, et dis la signification de ce que tu touches, de ce que tu sens, de ce que tu vois et de ce que tu entends.

Un symptôme n'est donc qu'un phénomène survenu dans les organes ou dans les fonctions, sous l'influence de la maladie.

Il ne faut pas confondre les *symptômes* avec ce qu'on appelle les *signes*. En effet, tous les phénomènes morbides observés chez un malade sont des symptômes qui n'ont aucune signification pour lui ni pour l'étranger qui en est le témoin; ils ne signifient quelque chose que pour le médecin, homme instruit qui par la pensée fait la traduction de ce que la nature morbide offre à ses yeux plus clairvoyants. Ils ne deviennent des *signes* que par suite de cette opération intellectuelle spéciale, dans laquelle un médecin dit : Ce symptôme est le signe de telle maladie, de telle complication, de telle fin, etc. Mais, si les symptômes sont des signes, tous les signes ne sont pas des symptômes. Ainsi on tire des signes non-seulement des phénomènes morbides

appréciables par les sens, mais encore d'un certain nombre de considérations médicales importantes qui ne sont pas des symptômes. Ainsi,
lorsque, en cas de doute sur la nature et sur le nom d'une maladie,
on trouve dans les antécédents du malade le fait d'une syphilis antérieure guérie, d'antécédents héréditaires de scrofules, de dartres ou
de folie, ces notions qui ne sont pas des symptômes deviennent pour
le médecin des *signes* que la maladie qu'il a sous les yeux rentre dans
l'une ou dans l'autre des classes morbides que j'ai nommées. Les
causes des maladies, leur intensité, la propriété qu'elles ont de guérir
par telle ou telle médication, sont autant de signes importants pour la
détermination de leur nature, mais ne rentrent point dans la catégorie des symptômes morbides.

Ainsi les symptômes sont des phénomènes particuliers survenus
dans les organes et dans les fonctions sous l'influence de la maladie.

Les symptômes sont des signes, mais tous les signes ne sont pas
des symptômes.

Les symptômes ne sont pas tous apparents. Il y en a deux ordres :
les uns, cachés dans la profondeur du corps et des tissus, ne s'étendent pas très-loin du point malade, ce sont les *symptômes cachés;* et
les autres, au contraire, sont manifestes dans le lieu de leur origine ou
par leur généralisation, ce sont les *symptômes apparents* des maladies.
Aux premiers correspondent toutes les maladies organiques *latentes*
qui produisent au milieu des organes des troubles de circulation et de
nutrition très-marqués, mais inappréciables autrement que par nécropsie; certains vices matériels d'organisation; les diathèses qui modifient si profondément la nutrition, etc., etc. A l'autre ordre correspondent les maladies aiguës ou chroniques, internes ou externes, physiques ou réflexes, dont les symptômes indiquent la nature, la marche
et les terminaisons différentes.

Les symptômes sont *locaux*, *généraux* et *sympathiques*, selon leur
siége à l'endroit même occupé par la maladie, selon qu'ils résultent
de troubles survenus à la fois dans un grand nombre de fonctions et
d'organes, ou enfin selon le rapport constant et inconnu qui les rattache à la maladie d'un organe éloigné. La tuméfaction, la crépitation,
l'œdème, l'induration, la douleur, etc., sont des symptômes *locaux;*
l'agitation, la faiblesse, l'adynamie, la prostration, la chaleur, les altérations humorales, etc., sont des symptômes *généraux;* les convulsions, les parotides, le délire, la fièvre, sont des symptômes *sympathiques.*

Il y a aussi des *symptômes* qu'il faut appeler *physiques*, parce qu'ils
sont absolument caractérisés par la présence de phénomènes physi-

ques produits dans les organes, et des *symptômes réflexes* produits par la sensibilité particulière des tissus et des organes malades. Les tumeurs, les voussures, les crépitations, les râles, les frottements, les ballottements, les souffles vasculaires, etc., sont des symptômes physiques; au contraire, la douleur, la paralysie, l'adynamie, les engourdissements, les démangeaisons, les troubles fonctionnels, etc., sont des phénomènes réflexes, engendrés par la réaction de la sensibilité organique contre les altérations de la maladie.

Parmi les symptômes, il y en a qui ouvrent constamment la marche des maladies et qui se montrent toujours à leur début, tels sont les vomissements dans la méningite aiguë et dans la variole; le chancre pour la syphilis; le frisson dans la pneumonie fibrineuse; la névralgie rénale dans les calculs du rein, etc., etc., ce sont *des symptômes primitifs*. D'autres, au contraire, viennent ordinairement à la fin des maladies, dans leur convalescence ou après elles. Ainsi une douleur spéciale succède à la guérison de la pleurésie et du zona; la faiblesse des membres accompagne la convalescence des fièvres; la chute des cheveux s'observe après la guérison de la fièvre typhoïde; des abcès cutanés se montrent dans la dessiccation de la variole; la voussure de la poitrine se développe dans l'emphysème pulmonaire; les joues, le nez, les orifices des muqueuses, s'ulcèrent par le fait d'un écoulement muqueux persistant; des maladies cutanées, osseuses, muqueuses, succèdent au chancre; les taches lenticulaires du typhus, les éruptions cholériques, etc., etc., sont des *symptômes secondaires*. On donne aussi ce nom, par une sorte d'abus de langage, à des symptômes observés dans le cours de plusieurs maladies, et dont la présence n'a pas de signification importante pour le diagnostic et pronostic. Ainsi la rougeur de la face dans la pneumonie, l'enduit des gencives dans le typhus, la céphalalgie, le trouble des facultés intellectuelles dans la fièvre, la cuisson de l'urètre dans la blennorrhagie, etc., etc., ne sont pas des *symptômes secondaires*, mais bien des *symptômes accessoires*, des *épiphénomènes*, par opposition à ce qu'on appelle les *symptômes principaux*, qui caractérisent à eux seuls l'existence d'une maladie.

Lorsque, parmi les symptômes principaux d'une maladie, il y en a un dont la présence permet d'apprécier d'une manière absolue la nature et l'espèce de maladie à laquelle on a affaire, on dit que ce symptôme est *pathognomonique*, de πάθος, affection, et γνώμων, indicateur, connaissance. Cette classe de symptômes n'est pas nombreuse; ainsi le frémissement hydatique d'une tumeur indique qu'elle est composée d'hydatides; le frémissement ondulé, que c'est une varice anévrismale; le râle crépitant est pathognomonique du début de la pneumonie fibrineuse; le bruit de pot fêlé est l'indice d'une caverne pulmonaire; la succussion hippocratique est pathognomonique d'un hydro-pneumothorax; la crépitation sèche d'un os indique sa fracture; la crépitation de la peau, l'emphysème; les crachats rouillés, une pneumonie, etc.

Souvent il n'y a qu'un *seul* symptôme chez un malade, la céphalalgie, qui précède de loin les affections du cerveau; l'embarras de la langue, qui annonce une paralysie générale, le vomissement nerveux, la toux nerveuse, la contracture, la surdité, une paralysie atrophique des muscles du pouce, etc. Mais ordinairement les symptômes existent *en grand nombre*, sous la dépendance d'une même cause morbifique dont ils indiquent la nature. Quelquefois, malheureusement, leur existence dépend de causes très-variées, distinctes ou enchaînées les unes aux autres, et leur signification n'en est que plus difficile à trouver.

Les symptômes des maladies ne sont pas toujours semblables et n'ont pas toujours la même forme ni la même intensité dans la même maladie, observée dans des âges et dans des lieux différents. Ces indices du travail morbide intérieur qui suit les impressions morbifiques varient beaucoup suivant les individus, lorsqu'ils sont placés dans des conditions différentes et d'après la nature des altérations somatiques.

Ainsi, pour citer des exemples, les symptômes ordinaires de la pneumonie fibrineuse ne sont pas les mêmes chez l'adulte et chez le vieillard; chez l'adulte les symptômes de la pleurésie ne sont pas toujours semblables, et il y a des cas où les phénomènes *réflexes*, c'est-à-dire les symptômes, manquent absolument; quoi de plus variable que les symptômes des fièvres continues, des névroses, de certaines maladies organiques ou vermineuses, etc., chez les enfants, les femmes et les vieillards? Dans la première enfance, par exemple, il n'y a jamais d'état typhoïde comparable à celui de l'adulte; les spasmes compliquent souvent les maladies des femmes, et chez les vieillards les maladies n'ont presque jamais de réaction fébrile prononcée. D'un climat à l'autre les mêmes maladies changent de caractère et de symptômes. Il n'y a qu'à ouvrir les œuvres d'Hippocrate, pour être convaincu de la vérité de ce fait. En Orient les hémorrhoïdes, les fièvres, les dysenteries, etc., se présentent avec une forme particulière et des symptômes très-différents de ceux qui les accompagnent dans nos contrées.

L'intensité des symptômes réflexes a une très-grande importance relativement au pronostic des maladies dans lesquelles on l'observe; mais ce principe n'a rien d'absolu, car cette intensité est souvent en rapport avec le jeune âge et la susceptibilité nerveuse des individus.

Très-souvent, chez l'enfant, des symptômes ataxiques ou adynamiques redoutables font croire à un danger immédiat, sans que la suite des événements vérifie cette conjecture. Chez l'adulte, que de fièvres continues débutent avec des symptômes graves et se terminent favorablement, tandis qu'au contraire des maladies de même nature, quoique plus légères en apparence, sont suivies de mort!

Les symptômes sont assez souvent en rapport avec les modifications de structure et les lésions organiques, congestives ou inflammatoires, aiguës ou chroniques, développées dans les tissus; mais il n'en est pas toujours ainsi, car dans les maladies qui n'ont pas de siége anatomique connu, et le nombre en est grand, ce rapport ne saurait exister. Dans ce cas, les symptômes ne sont que l'expression de l'affection inconnue qui s'est développée dans l'organe. Dans la catégorie des maladies produisant après elles des lésions de structure, le rapport des lésions aux symptômes existe assez ordinairement, et il est facile de suivre les progrès de la lésion par l'augmentation d'intensité des symptômes. Chez l'adulte il en est souvent ainsi. On peut suivre l'accroissement et la décroissance d'une pneumonie, d'une angine, etc., par l'observation attentive de la difficulté d'avaler, de respirer, et par les caractères de l'expectoration, etc. Cette règle a néanmoins des exceptions. Il y a des maladies aiguës chez l'adulte où il n'y a souvent aucun rapport entre les lésions et les symptômes, exemple : la pleurésie, la péricardite, etc. Que d'individus n'ai-je pas observés ayant des pleurésies aiguës suivies d'épanchement considérable, n'éprouvant aucun trouble de la respiration, de l'appétit, des forces, et ne venant à l'hôpital que lorsque la lésion était fort avancée! Malgré ces exceptions, la règle du rapport des lésions aux symptômes chez l'adulte est généralement vraie. Elle ne l'est plus chez le vieillard et chez les enfants. Dans le premier âge on observe souvent une intensité trèsgrande des symptômes avec des lésions somatiques de médiocre importance, tandis que chez les vieillards, au contraire, il existe fréquemment des altérations organiques de la nature la plus grave, inflammatoires ou autres, et qui ne donnent lieu à aucun symptôme *apparent*. La mort arrive, et c'est à la nécropsie qu'on est confondu par les découvertes de désordres anatomiques dont rien ne pouvait faire soupçonner la présence.

La connaissance des symptômes de chaque maladie est de la plus haute importance pour le médecin. C'est la connaissance de la médecine. Sur elle repose la nosographie tout entière, et par elle on arrive au diagnostic et à la détermination de la marche des maladies. Tous les troubles survenus dans les fonctions de relation, de nutrition,

de circulation, de sécrétion, et tous les changements physiques survenus dans la disposition des organes doivent être successivement appréciés dans leurs rapports avec les différentes maladies, si l'on veut
apprendre à convertir ces phénomènes en signes capables de guider
dans la pratique de la médecine. Cette étude est plus particulièrement
du ressort de la séméiologie ou science des signes, et c'est là que je
me propose de l'exposer avec tous les détails nécessaires [1].

CHAPITRE XVI

DE LA MARCHE DES MALADIES.

Les maladies naissent chez l'homme, s'y développent et se terminent suivant des lois déterminées qu'il est possible de découvrir en
observant avec soin la succession et l'enchaînement des phénomènes
morbides. Quelque variée que soit leur évolution, en raison de leur
nature différente et de l'influence particulière des âges, des sexes, de
la constitution, des climats, etc., elle peut être indiquée d'une manière générale, dans ce qu'elle offre de commun à toutes les maladies.

La marche des maladies est le mode suivant lequel se déroulent et
apparaissent leurs phénomènes constitutifs.

Quand on envisage cette question d'une manière générale, en je-
tant les yeux sur la nosographie entière, on voit aussitôt qu'il y a deux
classes de maladies : les unes qui marchent, se développent et se révèlent par des symptômes apparents : ce sont les *maladies apparentes;*
les autres, au contraire, ne marchent pas, leur développement est
obscur, caché, souvent impénétrable à nos moyens d'exploration : ce
sont les *maladies latentes.*

Les maladies apparentes sont de beaucoup les plus communes. Elles
sont rendues manifestes par des symptômes physiques ou réflexes qui
indiquent généralement la nature des troubles fonctionnels et le degré d'altération de la substance du corps. Ce sont les tumeurs superficielles, les phlegmasies aiguës, les hémorrhagies abondantes, les flux,
certaines fractures, etc., etc., maladies dont le nosographe peut déterminer l'origine, la marche et la terminaison, à cause de leurs symptômes constants et certains. Dans ces maladies j'aurai à étudier leur
type, leur *forme*, aiguë ou chronique, leurs *périodes* et leur *modalité*,
suivant les âges, les sexes, les climats, etc.

Les *maladies latentes* sont celles qui ne donnent lieu à aucun sym-

[1] Voir la troisième partie de cet ouvrage.

ptôme réflexe appréciable. Elles produisent quelquefois des altérations somatiques qu'on retrouve seulement après la mort, mais le fait n'a rien d'absolu, de sorte qu'il faut les diviser en *maladies organiques latentes* et en *maladies dynamiques latentes*. Les unes comme les autres doivent être étudiées à part, sans prétention de déterminer les règles générales de leur marche et de leur évolution. A côté de ces maladies latentes, il y en a d'autres qui offrent quelques symptômes, vagues, indécis, mal caractérisés, et qui se montrent ainsi sous une forme difficile à reconnaître. On les désigne sous le nom de *maladies larvées*.

Les états *latent* et *larvé* se retrouvent à chaque pas dans la nature, dans l'ordre moral comme dans l'ordre physique. Des passions se déguisent jusqu'au moment où on les convertit en *acte*. Quelques graines conservent pendant des années, et même pendant des siècles, la vie à l'état latent, exemple : le blé qu'on retire des momies de l'Égypte. On a même soutenu que la vie de l'homme pouvait être *latente* et ne se révéler par aucun phénomène sensible. C'est une erreur. Si, dans quelques circonstances, la syncope et l'asphyxie peuvent donner lieu à l'image de la mort, c'est pour quelques secondes seulement, et l'homme instruit ne s'y laissera jamais tromper. Certains corps bruts ont une chaleur *latente* qui n'est pas sensible au thermomètre, et qui sert à leur passage de l'état solide à l'état liquide, et de l'état liquide à l'état gazeux. Mais c'est en pathologie que l'*état latent* se retrouve à chaque pas, à ce point qu'il y a lieu d'être surpris de ne pas le voir indiqué plus souvent par les pathologistes. Qu'est-ce que l'état diathésique et l'incubation de la rage, de la variole, de la syphilis, des maladies effluviques ou miasmatiques, sinon une période devant laquelle, en dehors de tout phénomène sensible, l'économie, déjà malade, prépare sourdement les actes morbides qui doivent bientôt éclater? Non-seulement l'état latent existe dans quelques maladies, à l'une de leurs périodes, mais, chose infiniment plus extraordinaire, il y a des maladies qui restent pendant tout le temps de leur durée sous cette forme, et c'est la mort et le hasard des nécropsies qui en révèle l'existence. Ce sont les maladies latentes proprement dites.

Parmi les *maladies organiques latentes*, je signalerai l'usure et la déchirure de l'aorte; les anévrismes de sa portion descendante, la méningite, ainsi que j'en ai publié un exemple dans un cas de cysticerque du cerveau; les abcès du cerveau et du cervelet[1]; un grand nombre de tumeurs de l'encéphale et principalement des tubercules[2];

---

[1] Piaz. *Moniteur des hôpitaux*, 1855, p. 141.
[2] Bouchut. *Traité des maladies des nouveaux-nés*, p. 248.

la pleurésie latente ; les pneumonies latentes des vieillards[1]; des abcès et des hydatides du foie; des abcès dans le médiastin ; les calculs vésicaux et les vers de l'intestin; les tubercules du poumon, qui s'y transforment en concrétions calcaires, et les tubercules de tous les organes ; certaines tumeurs fibreuses de l'utérus et des ovaires; des aiguilles cheminant dans les tissus; des projectiles perdus dans la profondeur du corps; les atrophies, les hypertrophies et les indurations d'une foule d'organes, etc., etc., maladies dont l'évolution latente a été signalée dans un très-grand nombre d'observations publiées dans les journaux et dans les traités de médecine. Voici deux observations très-curieuses sous ce rapport, et qui méritent d'être rapportées :

OBSERVATION I. — *Tumeur latente du cerveau*, par le professeur Sigismund. — Le nommé Karl B..., écuyer, atteint d'un rétrécissement de l'urètre, entra à l'hôpital le 1er novembre 1853. On pratiqua d'abord la dilatation par les bougies, et l'on résolut d'inciser le rétrécissement d'arrière en avant, le 10 du mois. Le malade était bien constitué, plein de force, et ne se plaignait de rien autre chose que de son rétrécissement; il était sorti tous les jours depuis son entrée à l'hôpital, et il en fit autant le 10.

Il paraît que, ce jour, il prit une dose un peu plus forte de vin et de café, boisson dont il faisait usage habituellement, ainsi que de l'eau-de-vie. Peu après son retour, il parut un peu excité ; il demandait à être opéré. Le professeur Sigismund le quitta pour faire sa leçon; à peine entré dans la salle des cours, il fut rappelé auprès du malade, qui s'était trouvé mal; quand on vint près de lui, il avait cessé de vivre.

A l'autopsie, on trouva dans les ventricules du cerveau près de deux onces de sérum, le septum diffluent, et une tumeur gélatineuse arrondie (sarcome gélatineux), bosselée, de la grosseur d'un œuf de poule, située à droite, au-dessous de la tente du cervelet; cette tumeur, qui occupait le pourtour de l'entrée du canal auditif interne, était adhérente à la dure-mère, et avait refoulé le cervelet. Poumon œdémateux; à la partie postérieure de l'urètre, rétrécissement irrégulier, oblique et grisâtre, de un pouce et demi de longueur.

OBSERVATION II. — *Cancer du foie, avec méningite sans symptômes*, par M. E. Lécorché. — Antoinette Pradidier, âgée de cinquante-six ans, blanchisseuse, entre à la Charité, le 8 février 1856, dans les salles de M. Rayer.

Son père est mort d'ascite ; sa mère de vieillesse : elle eut deux enfants qui se portent très-bien.

Sa santé fut toujours bonne, jusqu'en octobre 1855 ; à cette époque, elle fut prise de diarrhée, et, à la suite de cette diarrhée, elle vit apparaître une ascite assez considérable pour la forcer de quitter ses travaux.

Depuis le mois de janvier, son état s'aggrava ; elle eut fréquemment des vomissements glaireux transparents, jamais elle ne rendit de sang ni d'aliments; son appétit cessa presque complétement.

Lors de son entrée, on peut constater une maigreur assez prononcée, un bruit de souffle au premier temps, à la base, souffle qui paraît tenir à l'anémie de la malade; quelques râles dans la poitrine, les poumons paraissent intacts.

[1] *Compendium* de médecine, par Monneret et Fleury, art. *Pneumonie*.

L'appétit est presque nul, les selles de une à deux par jour ; les urines sont normales et rendues sans douleur.

L'ascite est assez prononcée sans œdème des jambes.

La malade n'eut jamais d'ictère ; sa teinte actuelle est jaune-paille.

A la région hépatique, on trouve une matité assez étendue, remontant jusqu'au niveau du sein, descendant au-dessous des côtes au moins de cinq travers de doigt. Le foie forme en ce point, dans l'hypocondre droit, une saillie dont la malade s'est aperçue au moins depuis trois mois. — La douleur, dans toute cette région, est peu vive ; la pression n'y détermine même qu'une douleur sourde ; le pouls bat quatre-vingt-quatre.

Le 15, l'état de la malade s'est aggravé par l'augmentation de l'ascite ; la gêne de la respiration est plus grande, les parties génitales sont œdématiées, ainsi que les cuisses et les jambes. Le 19, son état devient de plus en plus grave, les envies de vomir sont fréquentes, la respiration de plus en plus gênée ; le pouls bat cent trente. La malade, cependant, garde son intelligence, sa sensibilité et ses mouvements ; elle meurt dans la nuit.

A l'autopsie, on trouve dans le crâne la sérosité de l'arachnoïde faiblement augmentée, la pie assez fortement injectée, et, dans les mailles de cette membrane, du pus que l'on reconnaît au microscope. Ce pus se trouve surtout en grande quantité au niveau de la scissure de Sylvius, vers le bord supérieur des hémisphères cérébraux, près du sinus longitudinal supérieur.

Les poumons sont congestionnés, le cœur n'offre rien d'anomal.

Le foie présente de nombreuses masses cancéreuses. Trois surtout sont très-volumineuses : l'une d'elles est au niveau du lobe carré ; la deuxième occupe le lobe de Spigel ; la troisième, enfin, la plus considérable de toutes, se trouve dans l'extrémité droite du foie, dont elle est séparée par une espèce d'étranglement produit par les côtes.

Outre ces altérations cancéreuses, il en est d'autres : on trouve des masses cancéreuses dans ce tissu cellulaire où rampent la veine porte, la veine splénique ; le pancréas est, pour ainsi dire, enveloppé de tissu cancéreux, qui vient faire saillie dans l'estomac, où il soulève la muqueuse au niveau de la petite courbure, sans obstruer aucun de ses orifices.

Cette observation offre le plus grand intérêt nosologique, au point de vue des maladies latentes, c'est-à-dire des maladies sans symptômes, et le nombre en est grand.

Que les organiciens exclusifs ferment les yeux sur cette espèce de maladie, je le comprends, car elle ruine leurs prétentions à l'exactitude mathématique et à la précision de leur médecine. Mais la science ne se fait pas ainsi ; elle ne peut être coupée en deux, l'une que l'on montre à l'appui d'un système, et l'autre que l'on cache parce qu'elle contrarie ce système. Les maladies sans symptômes, ou dont les symptômes ne sont pas en rapport avec les lésions somatiques, ont besoin d'être connues. A ce titre, un exemple de méningite aiguë suppurée dont le pus a été constaté au microscope est une chose fort importante. C'est dans le service de M. Rayer, à la Charité, qu'il a été recueilli, par conséquent il n'y a pas de doute sur son exactitude.

Dans ce cas, chez une femme atteinte de cancer du foie, et ayant conservé jusqu'à la mort la liberté de ses mouvements, de l'intelligence et de la faculté de sentir, les méninges étaient remplies d'une quantité considérable de pus. Nul symptôme de délire, de convulsion ou de paralysie, ne fut observé pendant la durée des accidents, et il n'y eut pas de symptômes particuliers dans cet état organique, généralement accompagné d'une réaction nerveuse si vive.

Je n'en finirais pas si je voulais énumérer tous les faits de ce genre, mais ceux que je viens de signaler sont en nombre suffisant pour établir la réalité de mes assertions. Quelles que soient les difficultés qu'on éprouve pour comprendre ce phénomène de tolérance, il est évident qu'il existe, et que des lésions somatiques souvent très-graves penvent se produire au sein des principaux organes, sans autre conséquence que des troubles circonvoisins de circulation capillaire, et sans déterminer de symptômes réflexes appréciables. Cette tolérance vitale doit être prise en grande considération quand on étudie la marche et l'évolution des maladies.

Il y a aussi un très-grand nombre de maladies miasmatiques et virulentes, accompagnées de troubles organiques, qui sont à l'*état latent* dans l'une ou dans l'autre de leurs périodes. Ainsi, entre la guérison d'une ulcération syphilitique primitive et l'apparition des phénomènes syphilitiques secondaires ou tertiaires, au bout d'un an et davantage, l'homme est bien certainement sous l'influence de la syphilis ; il est malade sans pouvoir s'en douter ; nul symptôme ne révèle chez lui l'existence de cette affection clandestine et *latente*, il peut se croire en parfaite santé; néanmoins, quand il a des enfants, ce sont des morts-nés ou des enfants syphilitiques, donc il était malade et il avait une *syphilis latente*. Toutes les maladies virulentes, la rage, la variole, etc., dans leur période d'incubation, sont dans ce cas ; entre l'instant de l'infection par le virus introduit dans le sang et celui de l'apparition des premiers accidents morbides, le mal existe à l'état latent sans donner lieu à aucun trouble fonctionnel, et il n'éclate qu'au bout de dix, quinze ou vingt jours, et quelquefois au bout d'un an lorsqu'il s'agit de la rage. Il en est de même des maladies effluviques paludéennes, qui laissent souvent plusieurs mois de repos à leur victime, sans donner lieu à aucun phénomène morbide. J'ai plusieurs fois vu, et tous les médecins l'ont vu comme moi, d'anciens colons ou des soldats d'Afrique, ayant eu les fièvres, venir à Paris sans avoir aucun trouble de santé ni aucune lésion organique apparente, et présenter, au bout d'un an, et plusieurs années de suite, des accès fébriles intermittents qui indiquaient l'existence d'une maladie latente à longue période.

Des phénomènes semblables s'observent dans les maladies nerveuses, c'est-à-dire dans les névroses, et dans les maladies diathésiques. Ici, ce ne sont plus des maladies organiques restant cachées dans la profondeur des liquides et des solides constituant les tissus et les organes; ce sont des maladies latentes dont le siége anatomique est inconnu, et qui ne se révèlent que par des troubles fonctionnels particuliers. Ce sont des *maladies dynamiques latentes*. Elles sont plus nombreuses que les autres. La plupart des névroses et des diathèses se montrent ainsi à l'état latent. Un épileptique est très-régulièrement malade de ses attaques une ou deux fois l'an, et, dans l'intervalle, quoiqu'il n'éprouve rien de particulier, il est néanmoins épileptique; sa maladie est latente; la preuve, c'est qu'elle est héréditaire, qu'elle peut se manifester plus fréquemment, et venir, par exemple, tous les mois ou tous les quinze jours. Donc, il y a au moins une maladie nerveuse qui peut être latente. Mais ce n'est pas là une exception. Il y en a bien d'autres. Est-ce que l'hystérique n'est pas hystérique, même en dehors de ses attaques convulsives et lorsqu'elle ne présente rien de particulier? Chez une semblable personne, ne suffit-il pas d'un regard, d'une émotion, d'une odeur, d'un attouchement, pour faire apparaître les accidents morbides? Donc l'hystérie est une maladie latente comme l'épilepsie. J'en dirai autant de la migraine, des névralgies; mais là où la *forme latente* se retrouve d'une façon plus manifeste, c'est dans les maladies héréditaires, dans les diathèses et dans les maladies diathésiques. Le scrofulisme, le podagrisme, le syphilisme, l'herpétisme, etc., sont des maladies latentes qui, très-souvent et très-longtemps, restent en puissance de l'économie sans donner lieu à aucun trouble fonctionnel appréciable, et qui, tout à coup, donnent lieu aux manifestations particulières à chacune de ces diathèses. Ce n'est assurément pas le lieu d'indiquer ici la marche de ces affections si différentes; mais, pour démontrer ce que j'avance, je prendrai un exemple dans le scrofulisme. Voici un enfant né de père et de mère scrofuleux, l'un et l'autre morts de phthisie pulmonaire; cet enfant ne présente d'abord rien de particulier, sa nutrition est bonne, et je n'observe sur lui aucun trouble fonctionnel appréciable. A deux ans, au moment de la dentition, il a des gourmes sur le visage et des glandes au cou, mais il guérit. — Sa santé est de nouveau parfaite. A huit ans, il a une nouvelle éruption de gourmes sur le visage, qui disparaît rapidement. La puberté arrive, c'est un homme qui s'enrhume facilement. Chaque hiver, il tousse pendant quelques mois; mais l'été arrive et tout disparaît. A vingt ans, il a une hémoptysie et meurt de phthisie pulmonaire, avec une diarrhée colliquative et un engorgement tuberculeux des glandes mésentériques.

Dans ce tableau de fantaisie, qui est le résumé succinct d'une observation de tous les jours, que voit-on? Une affection héréditaire, le scrofulisme, qui se révèle chez un enfant prédisposé, par des gourmes, des bronchites et la tuberculisation pulmonaire ou mésentérique définitive. Mais, d'un bout à l'autre de la vie de cet enfant, le scrofulisme n'a pas cessé d'exister; manifeste à quatre ou cinq reprises, il restait à l'état latent jusqu'au jour où une explosion plus forte d'accidents morbides vient faire périr le malade.

C'est là l'histoire abrégée de la plupart des maladies diathésiques et des maladies héréditaires ou provoquées par l'influence générative. Toutes peuvent exister plus ou moins de temps sous la *forme latente*, paraître ou disparaître jusqu'au jour où elles s'emparent de l'économie d'une manière ouverte et définitive.

Ainsi, parmi les maladies organiques humorales et dynamiques, un grand nombre peuvent exister à l'état latent pendant toute la vie d'un individu, ou seulement à une époque déterminée de la maladie. Quand l'état latent est ainsi momentané, ce n'est souvent qu'à une période de la maladie, comme dans le cas d'incubation rabique, ou bien cet état offre lui-même des intermittences curieuses, témoin le fait des manifestations successives de la diathèse syphilitique, scrofuleuse, goutteuse, herpétique, etc., manifestations dans l'intervalle desquelles les individus peuvent jouir d'une bonne santé apparente. Comment expliquer ce phénomène avec les idées courantes sur la nature de la maladie, sur les troubles qui la caractérisent, puisque l'on voit ces troubles manquer complétement ou en partie? Cela est assez difficile, et, en présence de pareils faits, je ne comprends plus les médecins qui ont la prétention de faire de la médecine une science exacte, positive et d'une certitude mathématique. — Du moment où, selon les âges, les saisons, les climats, les idiosyncrasies, etc., etc., les maladies peuvent offrir une marche différente, offrir ici des symptômes qu'elles ne montrent pas ailleurs, ou ne présenter aucun symptôme lorsqu'il existe des lésions somatiques semblables et déterminées, la pathologie ne sera jamais autre chose qu'une réunion de probabilités plus ou moins grandes faites pour faire briller le talent de l'observateur intelligent, mais ce ne sera jamais une science exacte dont les différents problèmes soient résolus avec la certitude dite mathématique. Or, sans ce dernier caractère, l'exactitude n'est qu'une illusion; car, en y regardant de près, on voit que ce n'est qu'une demie ou un quart d'exactitude, c'est-à-dire ce que tout le monde appelle la probabilité.

L'existence des maladies organiques et dynamiques latentes démontre d'une façon péremptoire que la symptomatologie n'est pas une science rigoureuse, et qu'il est impossible de faire un tableau synoptique des lésions somatiques en rapport avec les troubles qui les accompagnent. C'est qu'entre les influences morbifiques et les maladies, entre les lésions et leurs symptômes, il y a l'organisme vivant tout entier, avec sa force ou sa faiblesse, sa sensibilité ou son apathie; il y a la vie et la manière de ressentir les influences morbifiques et les désordres qui éclatent dans la confédération viscérale. De même que la saignée, l'émétique, l'opium et la plupart des médicaments ont leur tolérance bien connue du médecin, de même il y a, pour les influences morbifiques ordinaires, une tolérance qui éclate surtout au moment des épidémies, de même enfin il y a une tolérance vitale, complète ou incomplète, plus ou moins bien caractérisée, et dont le résultat est de rendre certains individus insensibles à des troubles organiques qui font périr d'autres personnes, et constituent les *maladies latentes* ou l'état latent des maladies.

Non-seulement il y a des maladies latentes, c'est-à-dire sans symptômes réflexes, pendant tout ou partie de leur évolution, mais il y a encore des maladies qui se cachent aux yeux du médecin le plus attentif et qui déterminent des symptômes différents de ceux qu'elles offrent habituellement. —Leur marche est insidieuse, irrégulière et impossible à prévoir. Ce sont les *maladies larvées*. — La syphilis, l'herpétisme, la scrofule, l'affection paludéenne, etc., apparaissent souvent sous des formes qui ne leur sont pas habituelles et qui masquent la véritable nature du mal. On s'imagine avoir affaire à des phlegmasies aiguës ou chroniques, qu'on traite comme telles jusqu'au jour où, changeant de méthode, on les voit guérir, l'une par le mercure, l'autre par le soufre, celle-ci par l'iode, celle-là par le sulfate de quinine, et ainsi des autres. Est-il rien de plus extraordinaire que ces observations des contrées marécageuses, dans lesquelles certaines pneumonies, quelques fièvres, certaines méningo-encéphalites, guérissent par le quinquina plutôt que par les émissions sanguines et les antiphlogistiques? Du reste, il n'y a pas besoin d'aller si loin pour voir des maladies larvées. Chaque jour, des maladies papuleuses et ulcéreuses de la peau sont prises comme des maladies cutanées herpétiques, tandis qu'elles sont dues au scrofulisme ou au syphilisme. Que de névralgies faussement attribuées au rhumatisme, et qui ne sont autre chose que des formes larvées de la syphilis ou de la chlorose! — Que de palpitations dites organiques sont causées par l'appauvrissement globulaire du sang et guérissent par les préparations ferrugineuses! J'en dirai autant de certaines congestions cérébrales qui n'ont pas d'autre origine, et qui guérissent par les mêmes moyens. Si je devais compléter cette énumération, j'indiquerais les paralysies larvées dues à la syphilis, les maladies larvées de nature goutteuse ou autre; mais cela m'entraînerait trop loin, et ce que je viens de dire me paraît suffisant pour établir sans contestation possible la catégorie des *maladies larvées* dont la marche indécise, irrégulière, peu constante, ne peut être rigoureusement déterminée. Ici encore, nous voyons apparaître, entre l'influence morbifique et la réaction morbide, l'organisme vivant avec sa susceptibilité particulière. En effet, pourquoi l'impression des effluves marécageuses produit-elle ici une fièvre intermittente, là une névralgie, ailleurs une fièvre pernicieuse cholérique, et plus loin une pneumonie avec tous les symptômes de la pneumonie ordinaire? Les effluves sont sorties au même moment des marais d'une seule localité; ce sont les mêmes effluves, et il n'est pas possible d'attribuer leur différence d'action à une composition différente. La cause morbifique ne renferme donc pas en elle la raison de son action multiple, et c'est dans la nature même du corps sur lequel elle agit qu'il faut la rechercher. Ce corps, c'est l'organisme vivant qui réagit, en tant que vivant, sur l'impression morbifique, et la transforme, selon son idiosyncrasie, en l'une ou l'autre des maladies que j'ai indiquées.

Les *maladies apparentes*, dont l'évolution est régulière, ont une marche qui peut être approximativement déterminée d'avance, sauf l'intervention de quelques circonstances, telles que l'âge, le sexe, la constitution, les idiosyncrasies, etc., etc., dont il faut absolument tenir compte en médecine quand on préfère la nosographie sérieuse et vraie à cette pathologie de convention qui supprime de l'observation médicale tout ce qui gêne et contrarie le système qu'on tient à faire prévaloir.

Quelle que soit la nature des maladies, quand une lésion somatique ou un trouble dynamique en est la cause, le médecin n'en peut suivre la marche que par les changements survenus dans les symptômes, dans leur continuité, dans leur intermittence, dans leur succession, dans leur durée et dans les variations comparées qu'ils présentent au milieu de quelques circonstances particulières. Sous ces rapports, les maladies offrent à étudier le *type*, la forme *aiguë* ou *chronique* qu'elles présentent, les *périodes* de leur évolution, etc.

Le *type*, de τύπος, *forme, empreinte*, est l'ordre suivant lequel se succèdent et s'exaspèrent les différents symptômes réflexes des maladies. Il est *continu* ou *intermittent*.

Les maladies dont les symptômes se succèdent d'une manière continue avec une égale intensité, depuis le début jusqu'à leur terminaison, sont des maladies à type *continu*, exemple : la fièvre typhoïde, la rougeole, la variole, etc. Il est cependant rare de voir ainsi les symptômes réflexes des maladies se dérouler avec cette uniformité. Ordinairement il y a dans l'ensemble des symptômes, ou, à l'égard de l'un d'entre eux, une diminution réelle avec ou sans augmentation ultérieure, ce qui constitue des variations phénoménales plus ou moins prononcées. Quand les symptômes diminuent après un redoublement d'intensité, on dit qu'il y a *rémission*, et leur redoublement se nomme *exacerbation* ou *paroxysme*. La plupart des maladies continues ont ainsi des rémissions et des redoublements dans leurs symptômes, surtout au moment de la plus grande intensité des accidents. Tous les soirs, il y a en général exacerbation des principaux symptômes, et notamment de la fièvre. Dans la pneumonie, par exemple, la fièvre redouble à la fin du jour et au milieu de la nuit. Un phénomène semblable s'observe dans un grand nombre de maladies chroniques avec cachexie, exemple : la phthisie pulmonaire, l'entérite ulcéreuse chronique, etc.

Le type *intermittent* ou *périodique* est caractérisé par le retour intermittent ou périodique des symptômes d'une maladie. Il donne lieu à des *accès* de symptômes entre lesquels la santé paraît bonne. C'est un type rare, relativement au type continu, qu'affectent la plupart des états morbides connus. Il s'observe surtout dans les maladies effluviques paludéennes, dans les névroses et dans certaines maladies chroniques. C'est une forme singulière de maladies, qui démontre en elles autre chose que des lésions somatiques; car, si toute la maladie était constituée par ces lésions, qui sont stables et permanentes, les symptômes réflexes qui leur correspondent devraient être permanents comme eux, durer et se prolonger autant qu'eux. Dès l'instant que des lésions persistantes, comme l'empoisonnement paludéen, l'hypertrophie de la rate, ou des productions accidentelles, n'ont que des symptômes intermittents, c'est que ces lésions ne sont qu'une partie de la maladie ou ne la constituent pas tout entière.

Les maladies intermittentes reviennent par *accès* ou par *attaques* plus ou moins rapprochés, entre lesquels la santé est généralement bonne. Le nom d'accès s'applique à celles qui sont accompagnées de frisson, de chaleur et de sueur, comme le sont les fièvres intermittentes, et celui d'attaques est plus spécialement indiqué pour désigner les névroses intermittentes, comme l'asthme, l'angine de poitrine, la folie, l'épilepsie, l'hystérie, etc., etc. L'intervalle qui sépare les accès et les attaques est désigné sous le nom d'*apyrexie* ou d'*intermission*.

Les maladies intermittentes ne sont pas nécessairement périodiques, car le retour des attaques peut être fort irrégulier. C'est ce qu'on voit dans l'hystérie. Quand la périodicité se joint à l'intermittence, alors les accidents morbides reviennent à des époques régulières, fixes, et nous fournissent le tableau de ce qu'on observe dans les fièvres intermittentes paludéennes. Là, les types intermittent et périodique marchent ensemble, et ils présentent des formes variables que je vais indiquer.

Les types *quotidien*, *tierce*, *quarte*, *quintane*, *sextane*, indiquent que les accès reviennent tous les jours, tous les trois, quatre, cinq et six jours, à la même heure et sous une forme à peu près semblable. Il y a aussi un type *mensuel* et *annuel* dont j'ai vu des exemples; mais cela est excessivement rare.

Les types quotidien, tierce et quarte, sont les types les plus ordinaires de l'intermittence. — Ils offrent de nombreuses variétés : 1° le type *double quotidien*, caractérisé par l'apparition de deux accès en un jour; 2° le type *double tierce*, caractérisé par la présence d'un accès d'intensité différente venant tous les jours, et se correspondant de deux en deux jours, de sorte que le troisième accès reproduise le premier et que le quatrième reproduise le second; 3° le type *tierce doublé*, ayant deux accès le même jour avec un jour d'intervalle; 4° le type *triple tierce*, caractérisé par deux accès le premier et le troisième jour, un seul le second et le quatrième; 5° dans les variétés du type quarte il y a la *double quarte*, ayant un accès pendant deux jours, suivi d'une apyrexie au troisième jour, mais l'accès du quatrième jour est semblable à celui du premier, et celui du cinquième à l'accès du second; 6° le type *quarte doublé* ayant deux accès le même jour, de trois en trois jours, avec deux jours d'apyrexie dans l'intervalle; 7° le type *triple quarte* enfin est caractérisé par des accès venant tous les jours, se correspondant pour l'heure et l'intensité de trois en trois jours; ainsi le quatrième est semblable au premier, le cinquième au second, et le sixième au troisième. Ce sont là des raretés pathologiques qu'on n'a presque jamais l'occasion d'observer.

Quand les accès intermittents viennent sans régularité, on dit que la maladie n'a pas de type et qu'elle affecte la forme *erratique*.

Le type *rémittent* est quelque chose d'intermédiaire entre la continuité et l'intermittence morbides dont je viens de parler. C'est un phénomène peu ordinaire dans nos climats, mais il est assez bien établi par les observations d'Hippocrate et de ceux qui ont pratiqué dans les pays chauds, pour qu'on doive l'accepter sans contestation. — Il est caractérisé par un état fébrile continu, au milieu duquel apparaissent des accès fébriles périodiques accompagnés de frisson, de chaleur et de sueur, comme dans une fièvre intermittente.

On comprend aisément le pourquoi du *type continu;* il n'est pas extraordinaire de voir persister les symptômes réflexes d'une impression morbifique tant que dure l'action de la cause ou le désordre organique produit par elle. Personne ne s'étonne de voir la variole, la pneumonie, l'angine, etc., exister à l'état continu tant que dure le désordre produit par l'impression morbifique. Il en est de même de toutes les maladies continues; mais ce qui est surprenant, et, je dois le dire, inexplicable, c'est de voir les mêmes conditions somatiques, viscérales ou humorales persistantes, offrant à l'observateur des symptômes réflexes intermittents et plus encore périodiques. Si la maladie était un désordre matériel produisant un trouble de fonctions, toute altération de ce genre devrait se manifester par des symptômes réflexes, et, après cette manifestation du mal, il ne devrait y avoir d'arrêt ou de rémission qu'après la disparition de l'altération matérielle. — Du moment où les troubles fonctionnels peuvent exister d'une façon intermittente, la lésion organique restant la même, c'est que ces troubles ne sont pas la conséquence rigoureuse, nécessaire, inévitable, de cette lésion; c'est qu'ils ont une origine différente et que leur production est au moins autant sous l'influence dynamique et vitale que sous l'influence matérielle des organes. On sait d'ailleurs qu'il y a beaucoup d'altérations de structure que ne signalent aucuns symptômes réflexes, et réciproquement beaucoup de troubles fonctionnels sans altération somatique appréciable. — Donc la maladie n'est pas plus une lésion qu'un trouble fonctionnel, et elle est à la fois l'une et l'autre, comme je l'ai précédemment démontré.

L'intermittence morbide et la périodicité sont, comme la rémittence et l'état latent, des faits inexplicables, qu'il faut admettre sans prétendre en dévoiler la nature. Comme l'adynamie, l'ataxie et la malignité, ils démontrent toute l'influence de la réaction que peuvent avoir les forces de la vie contre les impressions morbifiques, et attestent une fois de plus l'importance médicale relativement plus grande de l'observation clinique opposée aux études anatomo-pathologiques de l'amphithéâtre.

L'intermittence s'observe, dans l'état normal et pathologique, sous la forme périodique et non périodique. La plupart des fonctions, dans leur ensemble ou dans les actes qui les composent, telles que la nutrition, la génération, la menstruation, etc., s'accomplissent d'une manière intermittente et périodique. Dans l'état morbide, l'intermittence régulière est principalement le cachet d'une maladie de nature effluvique paludéenne ; elle annonce presque toujours l'empoisonnement par les effluves végétales sorties de la terre remuée, des eaux croupissantes et de l'eau des marais. Les fièvres intermittentes simples, les fièvres dites pernicieuses, les fièvres larvées, viennent ainsi par accès intermittents et d'une manière régulière, ou *périodique*, à des jours et à des heures déterminés. Le retour d'un accès de fièvre *à la même heure*, et à quelques jours d'intervalle, est le plus étonnant des phénomènes morbides qu'il soit donné au médecin d'observer. Sous ce rapport, la périodicité régulière a une importance extrême et indique presque la nature des remèdes à opposer au mal. Il y a beaucoup de livres de médecine, et il y a encore des médecins qui réunissent, dans un langage commun, l'idée qui exprime le rapprochement à faire entre la périodicité régulière et l'usage du quinquina. Les uns et les autres appellent indifféremment les maladies qui offrent ce caractère de périodicité *maladies à quinquina* ou *maladies périodiques*. Souvent aussi on observe secondairement dans ces maladies un gonflement notable des deux plus importants viscères de l'abdomen, le foie et la rate.

L'intermittence non régulière s'observe dans une foule de maladies distinctes des précédentes, et principalement dans les névroses, dans les névralgies, dans les flux, dans les hémorrhagies, etc. L'épilepsie, l'hystérie, l'asthme, la laryngite striduleuse, l'angine de poitrine, la colique hépatique, néphrétique, etc., sont des névroses intermittentes ordinairement irrégulières.

La bronchorrhée, la diarrhée, la rhinorrhée, sont des flux intermittents à retour irrégulier.

Les hémorrhoïdes, les épistaxis, sont des maladies intermittentes, etc.

La fièvre, cette maladie primitive ou secondaire si commune, est très-souvent intermittente. J'ai dit tout à l'heure quelle était sa signification habituelle, quand elle revenait d'une manière périodique régulière à des heures et à des jours déterminés. Souvent, en dehors de l'influence effluvique, la fièvre vient d'une manière intermittente, mais peu régulière, tous les soirs, par exemple, ou, dans le jour, à des heures qui ne sont pas les mêmes. Elle est alors symptomatique d'une irritation des voies digestives, de la présence de tubercules pulmonaires ou d'une sonde dans le canal de l'urètre. Dans ces cas, la fièvre offre presque toujours le type quotidien.

Sous le rapport de la *durée*, les maladies ont été divisées dès l'origine de la médecine, au temps d'Hippocrate, d'Arétée, de Cœlius, en *maladies aiguës* et en *maladies chroniques*. Mais cette distinction, trèsvraie, et bonne à conserver, est très-difficile à définir d'une manière rigoureuse. Je crois, avec la plupart des pathologistes, qu'une *maladie aiguë* est une maladie fébrile qui parcourt ses périodes dans un court espace de temps qui ne saurait dépasser quarante jours. M. Chomel a objecté à cette définition qu'une fièvre typhoïde, arrivée au soixantième jour, était encore une affection aiguë, et que, par conséquent, l'acuité des maladies fixée à quarante jours n'était pas une limite bien acceptable. L'objection me paraît peu fondée et l'exemple mal choisi, car une fièvre typhoïde au soixantième jour est une maladie transformée, et ce n'est plus une fièvre typhoïde ; c'est ordinairement une entérite consécutive, une dyspepsie rebelle, une tuberculisation pulmonaire latente, etc., et, par conséquent, une maladie chronique substituée à la maladie aiguë. Il n'y a pas de fièvre typhoïde, avec les symptômes typhoïdes, allant ainsi jusqu'au soixantième jour, et nulle maladie aiguë ne se prolonge au delà d'un certain temps, sans perdre son caractère d'activité, sans se transformer en maladie différente ou sans passer à l'état chronique.

Les *maladies chroniques*, avec ou sans fièvre, sont celles qui ont une durée prolongée. L'état fébrile qui les accompagne quelquefois n'a rien d'actif comme dans les maladies aiguës, et constitue un élément secondaire entièrement sous la dépendance de l'état morbide primitif. Elles sont très-souvent la conséquence des maladies aiguës; ainsi une pneumonie aiguë, une angine tonsillaire, une laryngite, une pleurésie, etc., peuvent passer de l'état aigu à l'état chronique. Souvent elles se développent offrant d'emblée la forme chronique, exemples : la pleurésie, la péritonite, les engorgements cervicaux, certains produits accidentels, tels que le cancer, les tubercules, etc. Il y a enfin des maladies dont la marche est habituellement chronique, et qui, par hasard, apparaissent à l'état aigu; ainsi les tubercules du poumon, dont le résultat ordinaire est de produire la phthisie lente avec consomption, déterminent quelquefois des phénomènes réflexes d'une telle acuité, que la mort arrive en cinq ou six semaines. C'est ce qu'on appelle la phthisie aiguë.

Les maladies chroniques fébriles ont pour résultat constant le dépérissement graduel des individus affectés, l'amaigrissement, la dyspepsie et un état cachectique plus ou moins prononcé, auquel on donne le nom de *cachexie*.

Les maladies aiguës sont plus communes chez les enfants, chez les sujets forts et vigoureux, que chez les vieillards et les personnes faibles d'une constitution délicate. Elles règnent souvent à l'état épidémique, elles laissent rarement des traces après elles, et elles guérissent plus facilement que les autres sous l'influence des moyens hygiéniques, tels que la diète, le repos et les boissons émollientes.

Les maladies chroniques s'observent principalement chez les sujets lymphatiques et nerveux ; endémiques ou héréditaires dans les familles, ces maladies modifient profondément la constitution des individus. Elles occasionnent l'anémie et consécutivement des désordres graves dans le sommeil et dans la nutrition, d'où résultent, en dehors de l'état morbide primitif, des complications fâcheuses pour les malades. Elles sont, enfin, beaucoup plus difficiles à soigner que les autres, et elles réclament, de la part du médecin qui les traite, un soin inutile dans les maladies aiguës, qui guérissent souvent par les seuls efforts de la nature.

Les maladies aiguës peuvent être *foudroyantes*, et marcher avec une rapidité telle, qu'elles font périr les malades en quelques heures. On les nomme *éphémères* quand leur intensité est médiocre, et qu'elles ne durent que plusieurs heures ou quelques jours. Lorsque enfin leurs symptômes ne sont pas intenses et que l'état fébrile est modéré, elles ont reçu le nom de *subaiguës*. La pleurésie existe souvent à l'état *subaigu*.

Les maladies chroniques ont une durée variable; mais, quand leur marche se prolonge beaucoup, on dit que ce sont des *maladies chroniques lentes*. Un fait important à signaler dans leur histoire générale, c'est la facilité qu'elles ont de prendre un instant la forme aiguë, pour revenir ensuite à leur état chronique primitif. La bronchite chronique, les ophthalmies chroniques, le rhumatisme, la goutte, etc., etc., nous offrent des exemples de maladies chroniques, pouvant, à plusieurs reprises, dans la vie d'un individu, affecter la forme aiguë pendant quelques jours.

Les maladies, surtout les maladies aiguës, offrent généralement, dans leur marche et dans leur évolution, des phases spéciales que l'on désigne sous le nom de *périodes* et dont le nombre est variable. Il y en a une, deux, trois, quatre et cinq, selon la nature des maladies, car on ne peut rien préciser à cet égard. Hippocrate en a distingué jusqu'à six dans des cours de maladies aiguës d'une vingtaine de jours[1]. Il n'y en a jamais que trois lorsque l'on considère la maladie d'une manière exclusive, comme un travail destiné à mûrir et à rejeter un produit morbide développé dans l'organisme. Ces périodes sont celles de la *crudité*, de la *coction* et de la *crise*, dans lesquelles le produit morbide se développe, mûrit et sort du corps humain par des voies particulières. Je reviendrai plus loin sur cette doctrine, qui offre une très-

[1] *Œuvres d'Hippocrate,* trad. par Littré, *Du pronostic,* t. II, p. 169.

grande importance historique, et qui n'a plus que de rares partisans à notre époque.

D'une manière générale, et dans les cas les plus ordinaires, il y a dans les maladies cinq périodes, qui sont : 1° l'*invasion*; 2° l'*accroissement*; 3° l'*état*; 4° le *déclin* ou *décroissement*; 5° la *terminaison*. On les observe toutes dans les fièvres éruptives et continues, telles que la variole, la scarlatine, la rougeole, le typhus, la fièvre typhoïde, etc.; dans la plupart des phlegmasies aiguës viscérales, la pneumonie, la méningo-encéphalite, etc. Elles sont quelquefois peu distinctes les unes des autres, et se réduisent à trois : l'invasion, l'état et la terminaison, comme dans les angines, les ophthalmies, l'érysipèle, les névralgies, la migraine, etc. Ailleurs, il n'y en a que deux : l'invasion et la terminaison, comme l'hémorrhagie cérébrale foudroyante. Enfin, il y a des maladies, mais cela est rare, qui n'en ont qu'une seule, tel est le cas de la syncope.

L'*invasion* est tantôt subite et tantôt précédée de phénomènes précurseurs ou de prodromes. Dans le premier cas, elle est caractérisée, selon la circonstance, par des frissons, une syncope, une indigestion, du délire, des convulsions, une excessive douleur musculaire des membres ou des lombes, l'altération des traits, la fréquence du pouls, etc. Ainsi l'invasion de la variole est signalée par les vomissements, la fièvre et des douleurs lombaires ; la pneumonie par un violent frisson et une douleur de côté ; la méningite par des vomissements et de la constipation, etc. Chez quelques malades, l'invasion passe inaperçue tant elle est faible, et alors les accidents morbides sont ceux de l'accroissement de la maladie. Elle peut avoir lieu à n'importe quelle heure du jour et de la nuit, mais il en est pour lesquelles le moment du début est, en quelque sorte, invariable. L'asthme, la laryngite striduleuse, apparaissent toujours pendant la nuit, l'hystérie ne se montre que pendant le jour, les fièvres intermittentes paludéennes viennent toujours avant le coucher du soleil, et les fièvres intermittentes qui viennent le soir sont d'une autre nature et doivent être considérées comme des fièvres symptomatiques.

La *période d'augment* ou de *progrès* est celle pendant laquelle il y a augmentation rapide ou graduelle des symptômes caractéristiques de la maladie. Toutes les fonctions se dérangent plus ou moins complétement, l'appétit est perdu, la langue est blanche, les sécrétions se font mal, l'intelligence est altérée, et le pouls, avec la chaleur cutanée, indique une fièvre intense. Cette période est fort courte dans les maladies aiguës, mais elle se prolonge durant plusieurs mois dans les maladies chroniques.

La *période d'état* est celle dans laquelle les symptômes physiques et réflexes de la maladie ont acquis leur plus haut degré d'intensité. Elle est généralement fort courte. S'il s'agit d'une maladie aiguë, et qu'au bout de quelques heures ou de quelques jours les symptômes augmentent, avec élévation du pouls au dessus de 140, la terminaison sera malheureuse; mais, si, au contraire, il y a diminution d'intensité des symptômes, c'est la preuve d'une solution favorable. Dans les maladies chroniques, cette période manque à peu près entièrement, ou, du moins, il est impossible de l'apprécier.

La *période de déclin* ou le *décroissement* des maladies s'annonce par une diminution d'intensité des symptômes qui annonce un changement favorable. L'expression du visage est meilleure, la langue plus humide, plus nette, la peau moins sèche, le pouls plus lent et plus fort; tout annonce qu'on approche de la *terminaison* des accidents morbides. C'est alors que se produisent quelquefois des phénomènes nouveaux, à titre de complications, ou, au contraire, d'adjuvants à une solution favorable. C'est ce qu'on appelle des *crises*. J'en parlerai plus loin.

La *période de terminaison* des maladies est celle dans laquelle, à la suite de crises favorables ou de complications, s'établit la convalescence, la guérison, le passage à l'état chronique et la mort. Ces différentes solutions seront l'objet de considérations spéciales placées dans le chapitre suivant.

Ces différentes périodes se retrouvent en totalité ou en partie dans les maladies aiguës plus souvent que dans les chroniques, et dans les maladies continues plutôt que dans les intermittentes. Dans ces dernières, d'après la remarque de M. Chomel, s'il n'y a pas de périodes dans l'ensemble de la maladie, elles existent dans chacun des accès qui la composent. Ainsi un accès de fièvre se compose de trois *stades* ou *périodes* caractérisées par les frissons, la chaleur et la sueur. C'est, comme on le voit, l'invasion, l'état et la terminaison qui sont propres à un certain nombre de maladies.

Si, dans les maladies chroniques, les *périodes* ne sont pas faciles à séparer, pour savoir où finit la première et où commence la suivante, elles n'en existent pas moins, et il faut s'appliquer à en faire la détermination. L'*invasion* est généralement obscure, surtout si la maladie est profonde et paraît d'emblée sous la forme chronique. Des malaises, de la dyspepsie et un notable amaigrissement sont signalés par les malades. Cela peut durer ainsi très-longtemps, jusqu'au jour où des phénomènes plus significatifs, une hémoptysie, un ictère, une hématémèse, des urines albumineuses, ou sucrées, etc., viennent ré-

,véler l'existence d'une phthisie, d'un cancer du foie ou de l'estomac, d'une néphrite albumineuse, du diabète, etc. Dans la seconde période, qui est la *période d'état*, le diagnostic est facile, car la maladie est caractérisée par des phénomènes physiques ou réflexes dont la signification n'est pas douteuse pour le médecin. Vient enfin la troisième période, ou *période de terminaison*, dans laquelle tous les accidents disparaissent, ou, au contraire, s'aggravent et préparent une solution défavorable. Alors l'anémie et la *cachexie* se produisent, la fièvre dite *hectique* s'allume, les malades maigrissent, tombent dans le marasme, et ils meurent épuisés par une suffusion séreuse générale, ou par une diarrhée colliquative abondante.

Si la marche des maladies est puissamment modifiée par leur nature et par le siége qu'elles occupent, elle ne l'est pas moins par les différentes influences de l'âge, du sexe, de la constitution, du tempérament, de l'idiosyncrasie, de la saison, du climat, des localités, de l'isolement, de l'encombrement, de l'hérédité, des impressions morales, de la grossesse, etc., etc.

Tout le monde sait que chez l'enfant, chez l'adulte et chez le vieillard, la marche des maladies n'est pas la même. Au premier âge, la fièvre est généralement très-vive, et sans rapport exact avec la gravité des lésions somatiques. Chez le vieillard, c'est tout le contraire. Avec des altérations très-étendues et très-graves, il y a souvent peu ou pas de fièvre. L'équilibre ne s'observe que chez l'adulte, où la réaction fébrile indique assez bien le danger et l'étendue des lésions matérielles. D'autre part, si on compare la marche des phlegmasies de l'enfance, avec celles des adultes ou du vieillard, on y trouvera des différences considérables qu'une étude approfondie a fait découvrir[1]. La pneumonie lobulaire de l'enfance a une marche infiniment plus lente que la pneumonie des adultes, et elle passe bien plus souvent à l'état chronique. L'angine détermine, chez un enfant, une suffocation striduleuse nocturne, qui ne s'observe pas à un âge plus avancé de la vie. Les phlegmasies laryngées de l'enfance deviennent facilement couenneuses. A l'entéro-colite aiguë succède aisément l'entérite chronique; la rougeole se complique plus souvent de pneumonie et de tubercules. Toute phlegmasie amène l'engorgement des ganglions lymphatiques et souvent une explosion de scrofule, etc., etc. D'une manière générale enfin, les maladies de l'enfance, très-violentes en apparence, perdent rapidement leur activité et se transforment souvent en maladies chroniques.

---

[1] Bouchut. *Maladies des nouveaux-nés et à la mamelle*, p. 95.

Chez les vieillards, les maladies ont rarement une grande acuité et une violente réaction fébrile; leur évolution est lente, il y a quelque chose de passif dans leur développement, et elles sont souvent chroniques ou compliquées d'adynamie. La pneumonie des vieillards se prolonge infiniment plus longtemps que celle de l'adulte, et elle offre quelquefois des symptômes adynamiques très-graves.

Le sexe ne modifie la forme et la marche des maladies que chez les adultes, et il n'a aucune influence chez les enfants. Dans le jeune âge, filles et garçons ont des maladies de même apparence, et c'est après la puberté seulement que, dans quelques circonstances, la succession des phénomènes morbides, qui constitue la marche des maladies, paraît modifiée par le sexe. A part la fréquence plus grande d'une maladie dans un sexe que dans l'autre, ce qui est une question de pathogénie, il y a une influence très-réelle du sexe masculin ou féminin sur le développement des symptômes, sur leur terminaison et sur la résistance thérapeutique. Il n'en saurait être autrement. S'il est vrai, et cela est incontestable, que le sexe féminin prédispose à la chorée, à la migraine, à la gastralgie, à la chlorose, à l'épilepsie, etc.; que le sexe masculin favorise le développement du croup, de l'angine de poitrine, du rhumatisme, de l'hémorrhagie cérébrale, etc., la même disposition pathogénique doit certainement se retrouver lorsque la maladie est développée et suit son cours naturel. Mais, laissant là le raisonnement, voyons ce que dit l'observation. Elle nous montre, chez les femmes, des complications nerveuses fréquentes dans le cours de leurs maladies aiguës et chroniques : ici des douleurs plus intenses, du délire au moindre accès de fièvre; là des vomissements très faciles, et ailleurs une marche plus prolongée des phénomènes morbides. Chez les femmes, les maladies ont en général une durée plus longue que chez l'homme, et, chez elles, la fièvre symptomatique des phlegmasies disparaît moins facilement. L'état chlorotique, si commun chez les femmes, se mêle à toutes leurs maladies et vient compliquer leur évolution. La menstruation enfin, qui s'accomplit dans le cours des maladies aiguës, leur fait perdre une partie de leur intensité, ou les enlève complétement. Ainsi la bronchite, l'enrouement, peuvent disparaître au moment de l'époque menstruelle, et j'en ai vu de nombreux exemples. En quelques circonstances, au contraire, les règles se suppriment, et il en résulte, soit des hémorrhagies supplémentaires, soit une convalescence prolongée, soit le passage du mal à l'état chronique, et tous les accidents de l'aménorrhée. Tout le monde sait que, dans les maladies chroniques, la suppression du flux menstruel est le point de départ d'accidents nouveaux qui viennent aggraver ceux qui existent, et, pour ne citer qu'un exemple banal, je dirai que, dans la phthisie pulmonaire, cette suppression est le signal d'une marche plus rapide des accidents de consomption et l'indice d'un danger plus prochain.

La constitution forte d'un individu imprime généralement à ses maladies un caractère inflammatoire prononcé, une intensité très-grande, une marche rapide, et une terminaison plus ordinairement heureuse, tandis que sur les sujets doués d'une constitution faible, délicate, les maladies inflammatoires sont moins communes; elles sont plus lentes, plus prolongées ; elles se terminent plus souvent par la chronicité et par la mort.

Les maladies ne se développent pas de la même façon et ne suivent pas toujours une marche identique chez les individus doués de tempéraments différents. Ainsi, avec le tempérament sanguin, les maladies aiguës ont une forme inflammatoire plus marquée, une intensité très-grande, et elles revêtent rarement la forme chronique. Quand celles-ci se développent, elles changent le tempérament et le remplacent par un état anémique. Avec le tempérament lymphatique, les maladies aiguës sont moins activement inflammatoires et accompagnées d'une fièvre moins soutenue; elles se prolongent facilement à l'état subaigu ou à l'état chronique, et elles donnent souvent lieu à la production de matière tuberculeuse. Chez les enfants, qui ont presque tous, plus ou moins, les attributs et les caractères du tempérament lymphatique, les maladies chroniques et les tubercules, succédant aux maladies aiguës, sont des phénomènes d'une observation journalière, surtout dans les hôpitaux de l'enfance. Chez l'adulte même, lorsqu'un individu paraît très-lymphatique, et qu'il est pris d'une maladie aiguë, il y a toujours lieu de craindre le passage à l'état chronique ou la tuberculisation. Avec le tempérament bilieux, les maladies revêtent souvent, sinon toujours, une forme particulière qui participe un peu de la constitution générale des individus. On rencontre assez souvent alors un état gastrique saburral très-prononcé, une teinte jaunâtre de la peau plus prononcée que d'habitude, une coloration jaune des conjonctives, et une constipation opiniâtre ou des évacuations alvines bilieuses. Chez ces individus, les purgatifs sont particulièrement indiqués, et le traitement des maladies qu'ils présentent en est très-sensiblement amélioré. Avec le tempérament nerveux, nous observerons dans la marche des maladies certaines modifications particulières de la sensibilité et de l'intelligence qui en altèrent l'expression phénoménale ordinaire. Les maladies ont quelquefois une intensité plus apparente que réelle, la douleur y est excessive et le délire signale leur invasion.

C'est à ce point qu'on pourrait, si l'on n'était prévenu, croire à une affection cérébrale commençante, tandis qu'il s'agit d'une simple phlegmasie accompagnée de troubles nerveux sympathiques. Le délire nerveux des opérés est un accident de cette nature, et qui ne s'observe, à la suite des grandes opérations, que chez les sujets d'un tempérament nerveux très-prononcé.

Certaines idiosyncrasies ont, sur la marche des maladies, sur leur intensité et sur leur prolongation, une influence évidente que je ne puis avoir la prétention de faire connaître ici en détail, mais que j'indiquerai au moins à l'aide de quelques exemples. Quelques personnes ne peuvent avoir un coryza, sans être véritablement malades, et sans que la phlegmasie passe des narines aux bronches. Il y a des gens qui ne peuvent s'écorcher, avoir un érysipèle, mettre des sangsues, sans avoir une suppuration cutanée ou une éruption d'impétigo. Il y a des personnes chez lesquelles les plus petites écorchures donnent lieu à des hémorrhagies abondantes. Toutes les diathèses modifient à leur manière la marche des maladies, et l'on reconnait des maladies scrofuleuses, syphilitiques, goutteuses, rhumatismales, c'est-à-dire des maladies ayant un caractère propre et une évolution spéciale dépendant du vice constitutionnel inhérent à la constitution des individus.

Les saisons et les climats exercent sur la marche des maladies une influence incontestable que j'ai déjà fait connaître en parlant des impressions saisonnières et climatériques, à propos de l'étiologie. Je n'y reviendrai que pour dire combien il est regrettable de ne pas avoir d'ouvrage complet de géographie médicale où l'on puisse comparer, d'après des documents authentiques, le développement et la marche d'une même maladie dans les différents pays du globe[1]. Malgré les brillants travaux d'Hippocrate (*Des airs, des eaux et des lieux*) et de ses successeurs, nos connaissances sont encore peu avancées sur ce point. Les recherches modernes de Lind, de Pringle, d'Annesley, de Levacher, et les *Annales de la colonisation algérienne*, ont cependant fait connaître des phénomènes d'une haute importance et qu'il importe de rassembler pour en faire un corps de doctrine. En attendant, pour démontrer, après tant d'autres, le fait général que j'ai indiqué, je dirai, en ce qui touche les saisons, que si le passage d'une saison à l'autre, et les changements de température, n'ont pas une action semblable sur toutes les maladies, leur influence n'est pas moins certaine. Ainsi les catarrhes du larynx, des bronches, les ophthalmies et le

----

[1] L'ouvrage de M. le docteur Boudin, *Traité de géographie et de statistique médicales*. Paris, 1857, 2 vol. in-8, qui vient de paraître, remplira cette lacune.

coryza chronique, sont plus intenses l'hiver que l'été, et diminuent ou disparaissent avec le retour du printemps. Il en est de même du rhumatisme chronique, des maladies chroniques des voies digestives et de la phthisie pulmonaire. A l'égard de cette dernière maladie, le passage de l'hiver au printemps, et de l'automne à l'hiver, est un moment des plus fâcheux : aussi, quand les malades sont arrivés à la deuxième période du mal, ce changement de saison, qui est l'époque de la *naissance* et de la *chute des feuilles*, est-il souvent pour eux l'occasion d'une crise qui entraîne la mort.

Si maintenant l'on étudie les variations imprimées à la marche des maladies par les climats, on verra, par exemple, que les maladies aiguës du foie, et en particulier l'hépalite, très-rares et très-insidieuses dans notre climat, sont, au contraire, très-communes, très-violentes et souvent accompagnées d'abcès considérables dans les pays chauds. Une autre maladie, la dysenterie des tropiques, offre une gravité et une rapidité de développement inconnues chez nous; la fièvre intermittente est infiniment plus rebelle et plus meurtrière en Afrique qu'en France; l'hématurie, meurtrière à Maurice, se passe dès qu'on arrive en Europe; la syphilis, enfin, offre encore aujourd'hui, dans les colonies, une violence et un danger qu'elle n'a plus chez nous que d'une façon tout exceptionnelle.

. Réciproquement, certaines maladies des climats froids diminuent ou disparaissent par le seul fait du séjour dans les climats chauds. Ainsi la bronchite et la laryngite chronique, certaines formes de la scrofule, la phthisie pulmonaire, etc., sont fort améliorées par l'influence des chaleurs d'un climat ardent. La phthisie, en particulier, s'arrête souvent sous cette influence et ralentit sa marche au point que les malades peuvent vivre encore de longues années.

Les révolutions diurnes ont aussi leur influence sur la marche des maladies, et, sans agir sur l'ensemble du développement des phénomènes morbides, elles ont au moins pour résultat de compliquer, d'aggraver momentanément et périodiquement l'état des malades. Ainsi, dans la plupart des maladies, il y a, vers le soir, après le coucher du soleil, une exacerbation des principaux phénomènes morbides, et notamment de la fièvre; quelques maladies, telles que la goutte, le rhumatisme, la syphilis des os, certains lichens, ont des douleurs nocturnes très-violentes qui cessent pendant le jour; les accès d'asthme et de laryngite striduleuse ne paraissent, ne viennent que la nuit. Dans la phthisie pulmonaire, il y a des sueurs plus ou moins abondantes dont le retour a lieu chaque nuit ou le matin pendant le sommeil; au contraire, il y a des maladies qui ne se montrent que pendant le

jour; dans ce nombre il faut ranger les accès de la fièvre intermittente
paludéenne. D'une manière générale, on peut dire que la matinée est
un moment de rémission dans l'activité des symptômes de toutes les
maladies aiguës ou chroniques; c'est en effet l'instant où les malades
éprouvent un soulagement marqué à leurs souffrances.

Toutes les conditions d'étiologie que j'ai précédemment fait connaître et toutes les impressions morbifiques dont j'ai indiqué l'existence ont chacune leur influence sur la marche des maladies. Cela se
comprend aisément. En effet, si ces causes ont sur l'individu sain une
influence *morbifique*, c'est-à-dire une influence capable de déranger
l'exercice des fonctions, comment n'auraient-elles pas d'action sur
l'individu malade et sur la marche ultérieure des maladies qu'elles
ont engendrées? L'observation confirme ici pleinement ce que fait prévoir la théorie. Je viens de démontrer la réalité de cette influence pour
un grand nombre de circonstances étiologiques connues, et il me reste
à poursuivre cette étude pour les influences sidérales, les influences de
localité, de condition sociale, de l'isolement et de l'encombrement,
des impressions morales et névrosiques, de la grossesse, etc. Ainsi les
localités humides et froides retardent de beaucoup la guérison des
maladies aiguës, et leur impriment une marche plus lente, quelquefois chronique. Au contraire, dans les localités chaudes, sèches, bien
ventilées, les maladies guérissent plus facilement, et celles qui viennent de loin avec la forme chronique s'y améliorent d'une façon très-
notable. Que d'individus affectés d'entérites, de scorbut et de maladies chroniques les plus différentes, et qui ont guéri par le seul fait
du déplacement dans une localité différente de celle où ils étaient
malades! C'est là ce qui explique la vogue des bains de mer et de certaines eaux minérales.

L'isolement n'a pas d'influence sur la marche de toutes les maladies; mais il en est quelques-unes qu'il aggrave d'une manière considérable. La dyspepsie est de ce nombre. Manger seul, lorsque les fonctions digestives ne sont pas régulières, est un moyen assuré de
prolonger et d'aggraver son mal. Au contraire, les repas en compagnie
amènent souvent une digestion plus facile et une assimilation plus
complète, ce qui a fait dire d'une façon badine : *Qu'un dîner caqueté
était un dîner digéré*. La plupart des maladies nerveuses et morales
sont exaspérées et prolongées par l'isolement, et c'est ce qu'on observe journellement dans la folie, dans l'hypocondrie, etc.

L'encombrement d'une localité où se trouvent des malades, dans
un camp, dans une ville, dans un vaisseau ou dans un hôpital, exerce
la plus fâcheuse influence sur la marche des maladies. Il les aggrave,

les rend plus rapidement mortelles et détermine des complications redoutables. Ainsi s'expliquent la grande mortalité des enfants dans les hospices d'enfants trouvés et dans les asiles de l'enfance, la mortalité qui succède aux maladies aiguës et aux grandes opérations dans les hôpitaux où il y a beaucoup de malades, les épidémies d'érysipèle et de pourriture chez les opérés et les blessés d'un hôpital, la difficulté des réunions par première intention, etc., etc. L'encombrement amène avec lui une infection de nature inconnue dont les effets sont appréciés de tous les médecins. — L'hôpital le mieux disposé, le plus salubre, lorsqu'il ne renferme que deux à trois cents lits, devient une véritable nécropole lorsqu'on y renferme cinq à six cents malades, comme on le fait trop souvent en cas d'épidémie, sous prétexte d'assister ceux qui sont dans le besoin. Mieux vaudrait les recueillir sous une tente, dans la plaine, que de les entasser ainsi dans une maison trop petite pour les recevoir.

L'hérédité, qui joue un si grand rôle dans le développement des maladies, ne cesse pas d'agir sur elles après leur naissance et au moment de leur évolution. D'une manière générale, elle les aggrave, leur donne une intensité plus grande, et les rend plus facilement rebelles aux moyens de la thérapeutique. Ainsi, toutes choses égales d'ailleurs, la phthisie héréditaire est plus grave, plus rapidement mortelle que la phthisie acquise; la goutte héréditaire est plus dangereuse que la goutte accidentelle; une épilepsie héréditaire est plus violente et beaucoup plus rebelle qu'une épilepsie accidentellement acquise, etc. Toutes ces diathèses héréditaires ont une marche infiniment plus compliquée et souvent très-différente de la même maladie acquise par l'individu, exemples : la syphilis, la scrofule, etc.

Les impressions morales ont une influence très-différente sur la marche des maladies, suivant les circonstances où se trouvent les malades. Tantôt elles les aggravent, et tantôt, au contraire, elles les dissipent comme par enchantement. — Une mauvaise nouvelle, un accès de colère, la vue d'une personne désagréable, la frayeur, la nostalgie, augmentent certaines maladies aiguës et les rendent momentanément plus graves par le fait d'un redoublement fébrile et d'une fluxion plus vive des organes enflammés. Au contraire, certaines impressions morales réussissent à guérir des maladies qu'on croyait incurables. Tout le monde connaît ces récits incontestablement vrais de paralysies anciennes et de névroses guéries par la frayeur d'un incendie, par un accès de colère furieuse, ou par un élan de foi religieuse dans la puissance d'un pèlerinage ou de prières spéciales. J'ai rapporté plusieurs faits de ce genre dans le chapitre consacré à l'étude étiologique des impressions morales, et il y en a quelques-uns qui ont une très-grande importance. Celui que l'on va lire n'est pas le moins curieux de tous :

Cas de paralysie guérie spontanément par un effet de colère maniaque. — Le docteur Plubing, de Berlin, raconte l'observation suivante : Une veuve de soixante-douze ans, de bonne constitution, avait le bras droit paralysé depuis quarante ans, sans que ce médecin ait pu en découvrir la cause. Depuis quelque temps, cette femme avait le caractère tellement irascible, que des accès de manie furieuse, pendant lesquels elle accablait tout le monde des plus grossières invectives, se déclaraient fréquemment. Dans un de ces accès, son fils, en voulant la calmer, lui rapporta que quelqu'un avait dit que Dieu ne l'avait pas assez punie, quoiqu'il lui eût paralysé le bras depuis longtemps. « Quoi! reprit-elle toute furieuse, si Dieu m'a rendue malade, il peut aussi me guérir! » Et, au même moment, elle leva son bras et le lança dans toutes les directions. Ce fait s'est passé en présence du médecin. Depuis ce temps jusqu'à la mort, ce membre a gardé sa mobilité complète pendant les accès et dans leur intervalle [1].

La grossesse enfin est un état qui modifie avantageusement ou d'une manière fâcheuse les maladies préexistantes, sans qu'il soit possible de se rendre compte du phénomène. Il y a des femmes gastralgiques et chlorotiques, avec ou sans diarrhée, qui ne se portent bien que durant leurs grossesses. D'autres, affectées de phthisie lente, voient la maladie, momentanément arrêtée, reprendre plus d'activité après l'accouchement, se ralentir de nouveau dans une grossesse nouvelle et reprendre ultérieurement sa marche. Tout le monde a vu des faits de ce genre. J'en ai observé un très-curieux sur une femme phthisique, qui a eu ainsi trois grossesses en dix ans, et, chaque fois qu'elle était enceinte, elle cessait de tousser, crachait peu et reprenait de l'embonpoint. Malheureusement il n'en est pas toujours ainsi, et il y a des exemples, cités dans un mémoire du professeur Grisolle, où l'on a vu, au contraire, la grossesse activer la marche de la phthisie. Ces faits-là n'infirment en rien la signification des précédents, car il est impossible de ne pas rapporter à la grossesse la suspension momentanée des symptômes qu'on observe, puisque dans la phthisie on ne les voit jamais s'interrompre. D'après mes observations, la grossesse interrompt le cours de la phthisie dans le cas de phthisie acquise accidentelle, et l'active, au contraire, dans la phthisie constitutionnelle, héréditaire.

[1] *Allg. med. central. Zeit.*, 1855, n° 54.

CHAPITRE XVII

DE LA DURÉE DES MALADIES.

La durée des maladies est l'espace de temps compris entre l'invasion et la disparition de leurs symptômes.

J'ai dit que, d'après leur durée, les maladies devaient être divisées en deux grandes classes : les *maladies aiguës* et les *maladies chroniques*; mais cela ne suffit pas pour donner une idée exacte de ce qu'il faut entendre par *durée* des maladies. Il y a, sous ce rapport, des particularités importantes à faire connaître pour chacune de ces deux grandes classes de maladies. Ainsi une maladie aiguë qui ne dure qu'un jour, comme l'accès de fièvre, accident très-commun chez certaines personnes, est une maladie aiguë *éphémère*. Par suite d'application abusive du mot, on donne le nom d'*éphémère prolongée* à celle qui dure deux ou trois jours. — Il y a aussi les *maladies très-aiguës* avec des symptômes très-graves et qui se terminent par la mort en cinq ou six jours, comme certaines varioles ou fièvres typhoïdes malignes; les *maladies subaiguës*, qui se prolongent sans réaction fébrile très-prononcée et avec des symptômes généralement peu graves. La pleurésie, la néphrite albumineuse, se manifestent ainsi très-souvent à l'état *subaigu* et finissent un peu plus tard par se changer en maladie chronique.

Rien n'est si difficile à préciser que la durée des maladies évaluées par un nombre de jours déterminé. On ignore souvent l'époque réelle du début des accidents morbides, et on ne sait pas toujours apprécier celui de leur terminaison. A quel moment précis commence une fièvre typhoïde, et quel jour se termine-t-elle? Combien de jours a-t-elle duré? C'est ce qu'il est impossible de dire d'une manière rigoureuse et mathématique. — Par suite de cette difficulté d'appréciation, qui se retrouve dans un grand nombre de maladies aiguës et chroniques, dans toutes les maladies latentes, le nombre des jours que dure une maladie ne peut être évalué sans erreur. Le médecin doit, ici comme en beaucoup de circonstances, savoir se contenter d'une estimation approximative. — Prétendre mieux faire, c'est abandonner le terrain des choses positives pour celui de la fantaisie et de l'hypothèse.

Certaines maladies ne durent qu'un instant; ce sont les *maladies foudroyantes*, la syncope, la rupture du cœur ou des gros vaisseaux qui s'y rattachent, certaines hémorrhagies cérébrales, certains empoisonnements, etc. D'autres ne dépassent pas la durée d'un jour : la fièvre éphémère, le choléra, l'indigestion, certaines éruptions, certains flux, etc. En général, les maladies se prolongent plusieurs jours, une ou plusieurs semaines. Quelques-unes, en petit nombre, ont une durée à peu près constante et presque toujours limitée. Exemple : la variole discrète, la rougeole, la scarlatine, la pneumonie fibrineuse, le furoncle, etc.

Au delà de six septaines, les maladies sont, comme je l'ai déjà dit, des maladies chroniques. Quelle est leur durée précise, exacte, mathématiquement déterminée en jours, mois ou années? Personne ne saurait le dire pour aucune d'entre elles. — Maladies chroniques avec ou sans diathèse, leur disparition est liée à une révolution organique et humorale dont nous ne connaissons point les causes, et que nous ne jugeons que par ses effets. — Or, si ces révolutions peuvent s'accomplir, et si une bronchite chronique, une métrite chronique, une phlegmasie chronique de l'intestin, etc., placées dans de bonnes conditions hygiéniques, finissent par disparaître, quand et comment disparaissent-elles? Au bout de combien de temps et d'années? Toute réponse précise est impossible. — Quant aux maladies diathésiques, si la manifestation locale semble disparaître, la diathèse persiste et ne guérit jamais. — Ce sont des maladies humorales qui reviennent sous une forme ou sous une autre, maladies latentes et quelquefois larvées, qui ne finissent qu'avec la vie.

Il en est de même des maladies dites organiques. Tantôt rapides et promptement mortelles, tantôt tolérées par l'organisme, qui ne traduit pas au dehors les désordres intérieurs dont il est le siège, elles éclatent et durent des mois et des années, toute la vie même, sans qu'il soit possible de déterminer les conditions de cette durée si variable et de cette gravité si différente. — Les tubercules, le cancer, l'épithélioma, les nævus érectiles, les parasites, etc., offrent ces caractères, et on les voit tantôt supportés par l'économie, constituer des maladies latentes que le hasard d'une nécropsie fait découvrir, tantôt des maladies assez rapidement mortelles, et tantôt enfin des maladies qui se prolongent indéfiniment jusqu'au terme de la vie, à un âge très-avancé.

La durée ordinaire des maladies est quelquefois augmentée par différentes circonstances particulières, telles que la débilité des vieillards, la faiblesse de la constitution, le tempérament lymphatique, les complications morbides et le traitement intempestif ou perturbateur mis en usage par le médecin. Mieux vaut abandonner à sa marche naturelle une maladie exempte de complications que de la combattre par des moyens énergiques irrationnels, qui la prolongent souvent au lieu de l'éteindre. Quand on n'est pas sûr de l'action d'un remède, il faut s'abstenir, afin de ne pas affaiblir les malades en ajoutant l'action d'un médicament actif aux effets de la maladie préexistante. Qui ne sait attendre est indigne de pratiquer la médecine.

CHAPITRE XVIII

DE LA TERMINAISON DES MALADIES.

Les maladies se terminent de différentes manières, suivant la nature de leur cause et la forme sous laquelle elles se présentent. Il y a des empoisonnements qui sont inévitablement mortels et certaines maladies qui peuvent rester toute la vie dans une sorte d'état stationnaire, sans arriver à une terminaison quelconque et sans hâter l'instant de la mort. C'est ce qu'on observe dans les hernies, dans les dartres, dans le coryza ou la laryngite chronique, dans les névralgies, dans le rhumatisme, etc. D'autres maladies, au contraire, et principalement celles qui se montrent à l'état aigu, ont une durée limitée, et se terminent, au bout d'un temps variable, par la guérison, par la mort, par le développement d'une autre maladie ou par une crise.

1° DE LA GUÉRISON.

Toute maladie tend à la guérison par les seuls efforts de la nature. Un travail intime, toujours le même dans chaque espèce morbide, cherche à s'opposer aux progrès du mal, à en limiter l'étendue, à en faciliter la disparition, et, si ce travail est quelquefois interrompu, s'il n'arrive pas toujours heureusement à son but, sa présence n'en témoigne pas moins de l'existence d'une loi organique primordiale semblable à la loi prémorphique, c'est la *loi de conservation*, destinée à lutter contre les effets des impressions morbifiques. Partout où un acte morbide s'est accompli se trouve aussitôt après l'acte curatif, spontané, dynamique ou organique, dont je viens de parler, et tout l'art du médecin consiste à découvrir la nature et le mécanisme de cet acte dans toutes les maladies, pour favoriser son développement par les moyens en son pouvoir. Toutes les maladies tendent vers la guérison, et, si un grand nombre n'y arrive pas, le travail qui devait les y conduire était commencé, et il a fallu quelque circonstance secondaire pour l'interrompre. — On comprend qu'il y ait des forces étrangères au corps, tellement supérieures à l'organisation de l'homme, qu'elles empêchent son développement d'après les formes ordinaires. Quelque puissante que soit la force prémorphique, qui donne au crâne, aux pieds et aux différentes parties du corps cette forme que tout le monde leur connaît, elle ne pourra jamais lutter contre les efforts d'un sauvage caraïbe ou chinois, qui tient à s'atrophier les pieds ou le crâne par une compression longtemps soutenue. De même, en pathologie, les forces intérieures qui président à la réparation des tissus malades par des tissus nouveaux, ou qui limitent une désorganisation commençante, ne peuvent pas faire qu'il n'y ait au voisinage des organes importants qui s'altèrent ou se déchirent d'une manière chimique, physique ou mécanique, et qu'un accident imprévu ne vienne empêcher la guérison de s'accomplir.

La loi réparatrice qui aide à la cicatrisation d'un ulcère de l'intestin ne peut empêcher que, dans une indigestion ou dans un effort musculaire, l'individu ne meure en faisant éclater l'intestin malade.

Le travail d'élimination d'un tubercule pulmonaire et l'induration qui entoure une caverne prête à se cicatriser ne peuvent faire qu'une secousse de toux ne produise une perforation de la plèvre. La pétrification d'un corps fibreux de l'utérus ne saurait empêcher la masse de peser sur les vaisseaux ou les nerfs du bassin. — La guérison d'une carie vertébrale par une virole osseuse ne peut empêcher la pesanteur de courber le rachis et de déterminer une paralysie par compression de la moelle épinière, etc.

De ce que toutes les maladies ne guérissent pas, de ce qu'elles sont entravées dans leur marche par des accidents imprévus, il ne s'ensuit pas qu'elles ne tendent pas vers la guérison quand elles sont placées dans des conditions convenables.

Tout en faisant la part des poisons et des virus foudroyants, des causes physiques violentes dont la dose et l'impression tuent sans que la réaction ait pu commencer, ou bien en tenant compte des accidents qui interrompent la marche des maladies, je dis, et cela est prouvé par l'observation des malades, que toutes les maladies tendent à la guérison par suite des efforts d'une force de conservation inhérente au corps vivant, *force médicatrice*, reconnue de l'ancienne médecine, et très à tort niée par les positivistes de l'école moderne. Νουσῶν φύσις ἰητήρ, tel est l'axiome éternellement vrai à nous transmis par l'antiquité. « La nature, dit Hippocrate [1], suffit seule aux animaux pour toutes les choses ; elle sait elle-même ce qui leur est nécessaire sans avoir besoin qu'on le lui enseigne et sans l'avoir appris de

[1] *De l'aliment.*

personne... Elle est le premier médecin des maladies, et ce n'est qu'en favorisant ses efforts que nous obtenons quelque succès. » Il est impossible d'exprimer plus nettement une vérité que l'expérience et l'observation clinique enseignent chaque jour aux médecins, et, si quelque chose doit surprendre, c'est qu'on ait pu un seul instant en contester l'évidence.

La guérison des maladies n'est facile à reconnaître que dans les maladies aiguës et chroniques accompagnées de symptômes physiques ou réflexes, car, dans les maladies latentes ou diathésiques, on ignore également l'instant de leur naissance et celui de leur guérison.

La guérison s'opère par des procédés différents et en rapport avec la nature et l'espèce des maladies. — D'une manière générale, on peut dire qu'elle est la conséquence de la disparition des troubles fonction-nels ou organiques constitutifs de la maladie. C'est le retour des fonc-tions et des organes à leur état normal. Ordinairement les symptômes perdent graduellement de leur intensité, ils s'affaiblissent et disparais-sent successivement les uns après les autres, de manière à faire une transition insensible entre la maladie et la santé. Parallèlement dispa-raissent les altérations somatiques. C'est là le mode des guérisons des maladies aiguës fébriles. Ailleurs, au contraire, les symptômes dispa-raissent brusquement et la guérison peut être instantanée; c'est ce qu'on observe dans une névralgie et dans une convulsion, qui ne vien-nent qu'une fois et cessent pour ne jamais revenir; dans quelques né-vroses, la surdité, la nyctalopie; dans une luxation ou dans une her-nie qu'on parvient à réduire; dans un corps étranger qu'on retire des paupières; dans une hémorrhagie, etc., etc. Il y a une foule de variétés intermédiaires dans la rapidité de la guérison des maladies, appréciées par la cessation de leurs phénomènes morbides. Ainsi, dans les mala-dies aiguës, le rétablissement est assez prompt si les sujets sont forts et vigoureux; il est plus lent chez les vieillards et chez les sujets lym-phatiques; il est enfin très-prolongé dans les maladies chroniques, mais il s'accomplit de la même façon, par la disparition lente et succes-sive des principaux phénomènes morbides.

Les modes de guérison diffèrent d'après la nature des maladies. Cela est facile à démontrer par l'observation de quelques espèces mor-bides appartenant à des classes différentes. Ainsi les névroses, telles que l'hystérie, l'épilepsie, la migraine, l'amaurose, la surdité, etc., guérissent quelquefois subitement et sans qu'on en puisse savoir la cause; le trouble fonctionnel disparaît, et tout est dit. D'autres névroses symptomatiques, telles que l'éclampsie puerpérale, l'épilepsie vermi-neuse, etc., guérissent par l'expulsion d'un tænia ou la déplétion sanguine de l'encéphale.— Les hémorrhagies guérissent par la coagulation du sang à l'extrémité du vaisseau rompu ou divisé. Les hydropisies disparaissent par l'absorption du sérum infiltré ou épanché, et quelquefois par l'adhérence des feuillets séreux qui ont sécrété le liquide. —Les fièvres, maladies humorales par excellence, guérissent par la reconstitution du sang. Dans les phlegmasies, la guérison a lieu d'après un mode particulier en rapport avec la nature des altérations dites phlegmasiques. En effet, caractérisées matériellement par la congestion sanguine et l'infiltration fibrineuse des tissus, il faut que ces éléments morbides disparaissent pour que le retour à la santé ait lieu. Un travail de résorption s'accomplit par degrés pour enlever ces matériaux; on lui donne le nom de *résolution*, exemple : la résolution d'une pneumonie, d'un phlegmon, etc.

Lorsque cette congestion et les symptômes inflammatoires qui l'accompagnent disparaissent subitement, en ne laissant que peu ou point de traces de leur passage, on dit qu'il y a *délitescence*. C'est un phénomène rare qui s'observe quelquefois dans l'érysipèle, le phlegmon, certaines éruptions cutanées, etc., et qui est généralement grave, car il coïncide toujours avec l'apparition de troubles sérieux dans les viscères.

Ailleurs, les matériaux amenés par le travail inflammatoire se convertissent en *mucus* ou en *pus*, lequel s'écoule au dehors, s'il est formé à la surface de la peau et des muqueuses, ou, au contraire, s'amasse en foyer ou en *abcès* dans la profondeur du corps jusqu'au moment où l'on en favorise la sortie par ouverture. C'est la *suppuration*. Ce phénomène ne se produit que sur des surfaces ulcérées, ou par des fistules qui durent plus ou moins de temps, et se ferment au moyen d'un nouveau travail désigné sous le nom de *cicatrisation*, exemples : la suppuration de la pneumonie, les abcès du poumon, suite de pneumonie, l'inflammation des amygdales suivie d'un abcès, l'inflammation diffuse du tissu cellulaire d'un membre, suivie de suppuration diffuse, les abcès des membres, les plaies qui en résultent et la cicatrisation qui les guérit. Quelquefois, par suite de sa nature particulière et septique, l'inflammation, au lieu de produire d'abord du pus, arrête toute circulation dans les tissus, les frappe de *gangrène*, c'est-à-dire de mortification, et, lorsqu'a lieu la séparation des parties mortes et des parties vivantes, il en résulte une plaie avec suppuration, qui se cicatrise et se guérit comme les plaies ordinaires. Les phlegmasies ont encore un mode de terminaison qui leur est spécial, c'est le *passage à l'état chronique*. Alors, en même temps qu'elles perdent de leur intensité, que leurs symptômes diminuent, que la réaction fébrile tombe, leurs altérations anatomiques changent de caractère par suite de l'induration des tissus, et elles se prolongent au delà du terme ordinaire. Ce changement de forme n'existe que dans cette classe de maladies, et c'est par abus de langage ou par erreur qu'on a dit qu'il en était de même des flux, des hémorrhagies, des névroses, etc. Ces maladies sont chroniques par leur durée, mais non par leurs caractères cliniques. — Elles ne changent pas de forme, et, comme elles ne sont pas nécessairement accompagnées d'un état fébrile qui pourrait disparaître, comme dans les phlegmasies, elles sont, au bout d'un an et plus, ce qu'elles étaient au premier jour. Il n'en est pas de même d'une phlegmasie de l'intestin ou des poumons, qui est toute différente d'elle-même, selon qu'elle se présente à l'état aigu ou à l'état chronique.

Les maladies constituées par la présence de tumeurs et de productions accidentelles ont aussi chacune leur mode particulier de guérison, dû au travail intime accompli au pourtour et à l'intérieur de ces différentes tumeurs. Aussi les tumeurs érectiles guérissent souvent par suite de la transformation de leur tissu en trame fibro-celluleuse; les tumeurs fibreuses se durcissent, se pétrifient et cessent d'être dangereuses; les tubercules s'entourent d'une couche fibro-plastique et s'infiltrent de matière calcaire; les tumeurs vermineuses hydatiques s'enveloppent de kystes qui deviennent cartilagineux ou calcaires; le cancer perd sa vascularité, cesse de s'accroître et s'entoure de tissu fibreux qui l'enveloppe et le réduit à l'état de corps étranger dans les tissus. Quelque rares que soient ces guérisons complètes de maladies, ordinairement considérées comme très-graves, elles existent; j'en ai vu des exemples, et partout, même chez les sujets qui succombent à ces maladies, on observe ce travail protecteur commencé à un faible degré et dans des proportions insuffisantes à la conservation de l'individu.

Est-ce que le rachitisme, les fractures, les plaies, n'ont pas leur mode de guérison en rapport avec la nature de ces maladies? Ici un os nouveau enveloppant l'os ancien ramolli; là une virole osseuse, le cal, qui rapproche les extrémités divisées d'un os; ailleurs une agglutination de lymphe plastique entre les bords d'une plaie constituant la réunion par première intention ou la suppuration préparant une cicatrisation ultérieure. Comme on le voit, ces modes de guérison de maladies ne peuvent pas être indiqués d'une manière générale, et il faut les passer en revue dans chacune des classes morbides de la nosographie. Je l'ai fait pour quelques-unes, afin de montrer l'impossibilité de spécifier davantage sans entrer dans des détails qui appartiennent à la pathologie spéciale.

2° DE LA MORT.

Dans toutes les maladies physiques ou réflexes, aiguës ou chroniques, vient un moment où le trouble des forces est tel, qu'il suspend l'exercice des principaux organes : c'est la *mort*. Plus ou moins rapide suivant les circonstances particulières où sont placés les individus, elle arrive de différentes manières. Tantôt elle est subite, immédiate, foudroyante, comme dans la syncope chez une personne en pleine santé, aux prises avec une émotion morale violente, dans la rupture du cœur, de l'aorte, etc.; tantôt elle est prochaine, comme dans l'hémorrhagie cérébrale, les grandes hémorrhagies, l'empoisonnement par un venin, l'asphyxie, etc.; tantôt, enfin, elle est plus éloignée dans les maladies aiguës ou chroniques.

La mort foudroyante est ordinairement le résultat d'une syncope complète, qui suspend presque entièrement les battements du cœur, ou d'une destruction de la moelle, au niveau du bulbe rachidien, de manière à détruire tout influx nerveux. Elle laisse très-rarement des traces sur le cadavre, et dans les cas de syncope on n'y trouve aucune altération appréciable pour les sens. Cette terminaison est rare. On l'observe quelquefois dans les maladies chroniques, et les malades meurent en parlant ou au milieu de leur repas. Assez souvent il y a lutte entre la vie et la mort, les individus restent plus ou moins longtemps sans connaissance, dans un état fort grave qui a reçu le nom d'*agonie*[1].

Les phénomènes précurseurs de la mort varient pour chaque espèce morbide; mais, aux derniers moments, ils sont toujours les mêmes, et l'agonie se présente partout, à peu de chose près, de la même manière. Fort courte chez les uns, très-prolongée chez les autres, voilà toute la différence qu'on y trouve.

Dans cet instant, et après quelques phénomènes particuliers, tels que le hoquet, des rêves tristes et de noirs pressentiments, la sécheresse des exutoires, la paresse de vessie et de l'œsophage, des troubles plus graves se manifestent. Le visage pâlit et prend une teinte étrange, mate, jaunâtre ou livide; les lèvres, froides et tremblantes, se décolorent ou bleuissent, les tempes se creusent, les joues s'affaissent, le nez se pince et perd sa chaleur, les yeux s'enfoncent dans les orbites, et un voile couvre la transparence du regard.

Les mains perdent la carnation et la transparence de la vie. Tou-

---

[1] Bouchut. *Traité des signes de la mort et des moyens d'empêcher les enterrements prématurés.* In-12, 1848.

jours froides, elles restent d'un blanc jaunâtre, très-mat, ou au contraire livides et couvertes de taches bleuâtres. Les ongles sont toujours plus pâles que le reste de la main.

La température extérieure s'abaisse surtout aux extrémités et aux parties exposées à l'air; le visage, le nez et les oreilles, les mains et les pieds, sont froids.

La peau se couvre d'une sueur froide plus ou moins abondante, surtout marquée au front et sur les mains.

Les mouvements s'affaiblissent et perdent de leur vigueur, principalement dans les membres pelviens.

Les membres supérieurs sont ceux qui conservent le plus longtemps leur motilité. Il n'y a pas jusqu'au larynx qui ne présente cette altération, car la voix, à demi éteinte, peut à peine se faire entendre.

L'intelligence, émoussée, ne tarde pas à disparaître ainsi que l'action des organes des sens. Les individus sont sans connaissance, n'entendent rien, ne voient plus ce qui se passe autour d'eux, et la pupille est contractée comme dans le sommeil.

La respiration s'embarrasse peu à peu, elle est inégale, quelquequefois suspirieuse, lente, pénible, accompagnée d'un léger effort des lèvres qui ressemble à un mouvement de déglutition. Des mucosités s'accumulent dans les bronches sans possibilité d'expectoration, à cause de la faiblesse du malade, et il en résulte un bruit désigné sous le nom de *râle trachéal*. Les mouvements respiratoires perdent de leur fréquence et tombent à dix ou douze par minute dans les dernières minutes qui précèdent la mort.

La circulation se ralentit et s'affaiblit; faibles, les battements du cœur et du pouls perdent successivement de leur force et de leur fréquence, ils tombent à vingt par minute, puis tout à coup à un ou deux, et ce sont les derniers.

Ce dénoûment n'est pas toujours très-rapide, et il peut se faire attendre une heure, un ou deux jours; alors la scène change. L'individu, sans connaissance, n'a plus l'organe de l'usage de ses sens; son visage est froid, décoloré; ses yeux sont immobiles, avec contraction des pupilles, et les paupières demi-closes; il respire avec peine toutes les vingt ou trente secondes, puis une fois par minute; son pouls cesse d'être senti quatre minutes avant la dernière respiration, et au cœur les battements tombent à quinze et dix dans les trois dernières minutes de l'existence, puis à trois ou quatre après le dernier mouvement respiratoire, et tout bruit cesse définitivement. Aussitôt le visage change de couleur; il perd sa transparence, devient mat comme de la cire, et le corps se crispe sous l'influence d'une contraction musculaire générale. La peau de certaines régions , entraînée par un mouvement spécial, semble se rétracter comme si elle était sur des charbons ardents. Les bras se retirent vers le col par un mouvement d'ascension de l'épaule, et tombent immobiles. Une horrible grimace déforme les traits, qui reprennent aussitôt leur immobilité; les yeux, entraînés par leurs muscles dans le fond de l'orbite, tournent sur eux-mêmes , et reviennent à leur place couverts d'un voile ; quelques larmes tombent, et la pupille, encore contractée, se dilate de manière à offrir le double de son diamètre habituel. Ce mouvement est le dernier.

Les phénomènes de l'agonie présentent de nombreuses variétés, suivant les individus et suivant les maladies. Toutefois, malgré leurs différences, dans la majorité des cas, ils se présentent tels que je viens de les décrire.

Chez quelques sujets très-nerveux, le calme est remplacé par une grande agitation, et la mort se présente avec un caractère de violence qui ne lui est pas ordinaire. Dans certains cas, la peau est très-fortement colorée, lorsque les individus qui succombent meurent à la suite d'une maladie qui entrave les fonctions circulatoires. Ailleurs, la dernière contraction musculaire qui vient agiter la face est peu apparente, et l'écoulement des larmes qui l'accompagne n'a pas lieu. On l'observe cependant toujours dans les cas de mort violente, et, chez les animaux qu'on fait périr, ce dernier phénomène ne manque jamais. Enfin, chez quelques personnes, il y a au même moment un flux d'urine, de sperme et de matières stercorales, mais cela est très-rare, et on ne l'observe que dans les cas de mort violente.

Quelles que soient les différences offertes par ces phénomènes de l'agonie, il en est plusieurs qui sont toujours les mêmes et qui ne varient jamais. Ce sont ceux-là qu'il est important de connaître. Ce sont :

L'abaissement de la température superficielle;

L'anéantissement de la motilité et de la sensibilité des organes des sens ;

La cessation des mouvements respiratoires et de l'hématose;

La disparition du pouls et la cessation des battements du cœur à l'auscultation après le dernier mouvement respiratoire ;

La contracture éclamptique générale qui précède la mort ;

La dilatation de la pupille consécutive à une contraction des plus prononcées, etc.

Je pourrais grossir cette liste; mais qui ne voit que tous ces phénomènes et ceux qu'on y pourrait joindre ne sont que des effets nécessaires d'une cause supérieure dont la nature nous échappe ? La mort qui ne laisse pas de traces matérielles dans les organes est très-commune. Celle qui survient avec des lésions somatiques insignifiantes ne l'est pas moins, et on la voit tantôt produite par une lésion matérielle circonscrite, tantôt, au contraire, attendre, en quelque sorte, le développement de lésions très-étendues.

C'est le cas de la phthisie tuberculeuse pulmonaire, qui fait périr certains individus avec des lésions du poumon à peine développées, tandis que d'autres vivent très-longtemps avec une épouvantable désorganisation. La résistance à la mort dont jouissent certains individus, et la facilité avec laquelle elle se produit chez d'autres, montrent bien que ce n'est pas dans les organes qu'il faut chercher la cause exclusive de la cessation des fonctions, mais qu'il faut remonter un peu plus haut dans l'ordre hiérarchique des causes, et la placer dans le fait même qui a mis les fonctions en mouvement. La résistance à la mort est, comme la tolérance organique dont j'ai parlé à propos des *maladies latentes*, une preuve de la diversité des forces de la vie pour chaque individu. Il y a des familles où l'on meurt toujours à un âge avancé, tandis que chez d'autres on meurt jeune. La résistance à la mort est la suite de l'impression générative qui fait la forme, le tempérament, la constitution, l'idiosyncrasie, la prédisposition et la diathèse de chaque être en particulier ; or tous ces faits, qui se révèlent à nous par des choses de l'ordre physique, ne sont pas du monde physique et matériel, ce sont des forces spéciales qui entraînent, dirigent et dominent les éléments organiques de l'homme. Quelle que soit la part des poumons, du cœur et du cerveau, dans la mort dite naturelle, l'embarras de ces organes et la cessation de leurs fonctions sont l'effet des atteintes subies par les forces de l'individu. L'action nerveuse ne cesse pas d'elle-même, non plus que le cours du sang, ou l'hématose, il faut une impression morbifique particulière dont l'effet anéantisse les forces de ces différentes fonctions. Sans pouvoir en déterminer la nature ou l'espèce, il faut admettre son existence par les effets qu'elle produit, et ne pas prendre ces effets pour la cause du phénomène à expliquer.

Dans la mort violente, les choses sont différentes; on imite artificiellement ou mécaniquement le mécanisme de la mort naturelle, et on produit un effet physique dont l'impression sur l'organisme est la cessation définitive des fonctions. Ainsi, lorsqu'on serre le cou d'un animal pour empêcher l'hématose, et qu'on prolonge un peu l'expérience, l'impression morbifique est telle, que l'on peut ensuite enlever le lien de strangulation, sans que l'animal, qui n'est pas encore mort, puisse revenir à la vie. L'absence mécanique d'hématose produit, dans ce cas, sur la cessation des fonctions, l'effet qu'une impression morbifique peut produire d'emblée en agissant d'abord sur les fonctions du poumon. C'est ainsi qu'un même résultat se trouve produit de deux manières différentes, et doit être attribué à la cause la plus simple, quoique la moins saisissable, plutôt qu'à une condition mécanique dont l'influence réelle n'est pas tout dans la production de l'accident.

3° De la terminaison par une autre maladie : des métastasés.

Il y a des maladies qui se terminent en changeant de forme ou de siége, et qui donnent naissance à d'autres maladies. Ainsi un asthme qui succède à une névralgie sciatique, une orchite après des oreillons, l'arthrite du genou ou de l'épaule après une blennorrhagie, l'hémoptysie après le flux hémorrhoïdal supprimé, l'angine chronique, le catarrhe des bronches ou des intestins après la guérison de certaines maladies de la peau, etc.; c'est ce qu'on appelait autrefois *métaschématisme*, de μετά, changement, σχῆμα, forme, c'est-à-dire transformation ou changement de forme. Si le mot est tombé en désuétude, le fait qu'il est appelé à représenter est, sauf interprétation, incontestable. On le désigne sous les noms de *diadoche* (διαδοχή, succession) quand il y a changement de la maladie en une seconde, et *métastase* (de μετάστασις, transfert) quand le changement porte sur le siége du mal. Le terme de *métastase* est aujourd'hui seul employé pour exprimer les faits de ce genre.

Aux époques déjà reculées de l'humorisme et du vitalisme, les métastases étaient étudiées avec le plus grand soin, tout comme les crises, et il y avait une doctrine des métastases que l'anatomo-pathologie a fait subitement écrouler. Les maladies secondaires, jadis appelées métastatiques, ont été considérées comme des complications, et le fait du transport de l'irritation ou de l'humeur morbifique, vivement attaqué, a été relégué dans le domaine de l'oubli. Est-ce avec raison? Nous ne le croyons pas. Sans doute il y a des maladies, des accidents, que l'on doit considérer comme des complications passagères, accidentelles, et comme des effets obligés de la maladie principale; mais il y a aussi des phénomènes morbides dont rien ne peut rendre compte, si ce n'est le déplacement spontané d'un principe morbide d'un point à un autre de l'organisme. Pour ces accidents-là, le nom de métastase doit être conservé.

Une métastase est le déplacement d'une maladie qui se porte d'un endroit sur un autre, dans des organes semblables ou différents. — C'est ce que Barthez a exprimé de la manière suivante, au point de vue de l'humorisme : le transport des humeurs morbifiques d'une partie où elles étaient fixées sur une autre partie où elles se déposent.

Les premiers spectateurs des phénomènes extraordinaires de la terminaison des maladies par *métastase* ne se sont guère occupés d'en expliquer le mécanisme, et ils n'ont pris d'autre soin que celui d'enregistrer le résultat de leurs observations. Après avoir vu des maladies disparaître subitement pour être remplacées par des maladies semblables ou de nature différente, tombant sur des tissus analogues et aussi sur des organes divers, ils ont signalé le fait à l'attention et au contrôle de leurs successeurs. — Ce n'est que plus tard, une fois la vérification faite, qu'on a voulu approfondir le mécanisme de ces phénomènes pour en faire la théorie.

Les uns, attribuant les maladies à la présence d'une humeur pernicieuse fixée sur un organe, professaient que la métastase était due à l'absorption de cette humeur, qui allait, au moyen des voies de la circulation, se déposer sur une autre partie du corps. Les autres, considérant les maladies comme l'effet d'une lésion particulière des propriétés vitales, attribuaient leur déplacement à la mobilité de l'irritation, qui, changeant de place, appelait ailleurs les forces de la nature. Quelques-uns enfin créèrent une opinion mixte et firent de l'absorption des humeurs et du déplacement de l'irritation la condition essentielle de toute métastase. Je ne veux pas trop m'appesantir sur ces théories, dépourvues de tout moyen de démonstration. Qu'il me suffise de les signaler, en appelant l'attention sur les faits qui leur servent de base.

Malgré leurs terminaisons souvent funestes, les métastases sont une ressource de la nature pour la guérison des maladies. Aussi, abandonnés à eux-mêmes, les organes malades se suffisent, dans bien des cas, pour se débarrasser d'une altération profonde, à cause de la sympathie qu'ils ont les uns pour les autres. Les métastases ont lieu dans les maladies aiguës et dans les maladies chroniques. Elles sont elles-mêmes *aiguës, subites* ou *chroniques, complètes* ou *incomplètes*, et se font au dedans ou au dehors.

Il est peu de maladies aiguës ou chroniques qui ne puissent dépendre de la métastase. La méningite, l'otite, la pleurésie, la pneumonie, la parotide, la gastro-entérite, l'orchite, la péritonite, le catarrhe, etc., sont assez souvent la conséquence d'une affection de la peau, d'un oreillon, d'un typhus, d'une fièvre éruptive, de fièvre puerpérale, de la goutte, etc. Quelquefois ces maladies peuvent être tour à tour métastatiques et se terminer par métastase. Ainsi j'ai vu un épanchement pleurétique goutteux disparaître et faire place à des accidents comateux dus à un épanchement cérébral. Beaucoup plus souvent les métastases produisent des maladies chroniques dont il importe beaucoup de pénétrer la nature, si on veut arriver à les guérir; ce sont celles qui résultent du rhumatisme, de la scrofule, des dartres, etc., etc.

Souvent la métastase a lieu par le développement d'une maladie de même nature et de siége anatomique analogue à la maladie qu'elle remplace. L'hémoptysie ou l'hématémèse se montrent quelquefois chez des sujets qui ont eu un flux hémorrhoïdal supprimé; un catarrhe des bronches ou de la conjonctive peut être remplacé par un catarrhe de l'intestin; ce sont là, comme on voit, des troubles fonctionnels particuliers à une muqueuse, remplacés par des troubles semblables sur une muqueuse différente. Il en est de même de certaines inflammations des séreuses de la plèvre, du péricarde, des méninges, qui succèdent les unes aux autres après la disparition d'une arthrite goutteuse. Ainsi j'ai vu mourir un goutteux qui, dans les quatre derniers jours de sa vie, eut le singulier déplacement de sérosité qui suit : d'abord, un hydrothorax à droite, disparaissant au bout de vingt-quatre heures pour faire place à un épanchement cérébral, caractérisé par le coma le plus profond; puis, retour de l'intelligence au bout de vingt-quatre heures, apparition d'un hydrothorax *à gauche*, et enfin, nouveau collapsus cérébral, disparition de l'intelligence et des mouvements, suivie de la mort.

Ailleurs la maladie nouvelle, *métastatique*, est de même nature que celle qui disparaît, mais ne siége plus sur un tissu semblable. Elle se développe dans un organe différent. Ainsi une affection chronique de la peau disparaît et elle est remplacée par une ascite ou par une maladie chronique des voies digestives. On enlève une tumeur cancéreuse, épithéliale ou fibro-plastique de la peau ou d'une glande superficielle, et une maladie semblable se reproduit très-rapidement dans le foie ou dans les poumons. Elle s'y développe évidemment plus vite que si l'on n'avait pas enlevé la maladie première. Un érysipèle de la face amène quelquefois une encéphalite, et cela sans qu'il soit possible de faire cheminer la maladie par les vaisseaux de l'orbite ou des os du crâne, comme on a essayé de le faire. Un asthme succède quelquefois à une névralgie de la tête ou des membres trop subitement disparue, etc., etc.

La suppression d'un travail de sécrétion physiologique produit quelquefois des accidents justement considérés comme métastatiques. Ainsi, bien que la chose ne soit pas constante et inévitable, le travail de sécrétion physiologique de la sueur, brusquement arrêté sur le corps et sur les pieds chez des individus placés dans des conditions spéciales, donne lieu à des néphrites albumineuses, des pleurésies, des pneumonies, des angines, etc., etc. Cela n'empêche pas que, d'une manière méthodique, on n'arrive, en hydrothérapie, à couvrir d'eau froide le corps inondé de sueur, parce qu'après on fait un travail de réaction particulier. La suppression de la sécrétion du lait par une émotion vive ou par le froid produit tantôt une folie particulière qui guérit ordinairement, tantôt des phlegmasies séreuses accompagnées d'une exsudation plastique blanchâtre spéciale, d'apparence caséeuse, et en partie formée de caséine, c'est-à-dire d'un des éléments du lait en circulation. Ce dernier caractère, qu'on observe dans toutes les fièvres puerpérales, prouve que l'on a eu tort de considérer les maladies *laiteuses* admises par les anciens médecins comme quelque chose de chimérique, car il nous faut revenir à leurs idées vérifiées par la science moderne. Ce n'est pas le lait en nature qui pénètre alors dans le sang, mais c'est, comme l'a démontré M. N. Guillot, un des éléments du lait, ce qui est la même chose au point de vue de l'influence pathogénique spéciale à réhabiliter. — Les métastases laiteuses sont donc incontestables.

Il en est quelquefois de même de la métastase des sécrétions morbides naturellement ou accidentellement établies, quoique le fait soit plus difficile à démontrer. Ainsi la blennorrhagie peut être remplacée subitement par une arthrite du genou ou de l'épaule, ou par une ophthalmie; une plaie récente se sèche, et du pus se forme dans le foie ou dans les poumons. Cela se voit à chaque instant après les opérations chirurgicales, et c'est ce qu'on appelle *résorption purulente*. C'est une métastase, c'est-à-dire un transport d'une humeur morbifique d'une partie où elle était formée sur une autre où elle se dépose. Certains eczémas de la tête, chez les enfants, sont remplacés par des ophthalmies, et quelquefois par une méningite; de vieux ulcères, chez l'adulte, se ferment, et des phénomènes d'apoplexie se déclarent, etc., etc.

Tels sont les phénomènes morbides qui prouvent, contrairement à l'opinion des anatomo-pathologistes exclusifs, la réalité des métastases, c'est-à-dire de la terminaison d'une maladie par une autre de même nature ou de nature différente, ayant un siége nouveau et une forme nouvelle. C'est une véritable transformation morbide qui atteste la puissance de l'unité vitale et des efforts de la nature vers un but déterminé. Prédisposition, hérédité, diathèse, idiosyncrasie, réaction morbide spéciale, guérison naturelle, crises, métastases, tous ces phénomènes indiquent, pour la matière organisée vivante, des qualités particulières qui ne sont pas de l'ordre physique, qualités spéciales qui ne relèvent que d'elles-mêmes et dont la connaissance approfondie fait le véritable médecin.

Le diagnostic des métastases n'est pas toujours facile. Elles peuvent être confondues avec certaines complications des maladies ou avec la manifestation nécessaire d'accidents particuliers des diathèses ou des maladies générales.

Les escarres ou les hémorrhagies intestinales de la fièvre typhoïde ne sont pas le résultat d'une métastase; il en est de même de l'œdème, d'une maladie du cœur; le mécanisme de ces accidents est connu. De même lorsqu'une pneumonie se développe d'emblée chez un individu dont le vésicatoire sèche consécutivement, ou chez une femme récemment accouchée dont les lochies se suppriment après coup, il ne faut pas se tromper et appeler la maladie une métastase. Non, dans ce cas, la suppression des lochies et de la suppuration sur l'exutoire est le résultat du travail inflammatoire énergique développé dans les poumons, et elle ne peut avoir eu aucune influence pathogénique. Les maladies virulentes, comme la syphilis, et qui déterminent plusieurs poussées successives de manifestations spéciales, secondaires, ne donnent pas lieu à de véritables métastases. Ce sont des symptômes obligés d'une même cause générale qui montre ses effets partout sans se déplacer d'un lieu à l'autre.

Avant de considérer une maladie comme la conséquence d'une métastase, il faut être bien sûr qu'elle n'est pas une de ces complications faciles à expliquer par les actions physiques, chimiques ou mécaniques, qui jouent un si grand rôle dans la production des maladies, ou une maladie née d'une impression morbifique spéciale et primitive, ou enfin le résultat d'une maladie générale virulente qui se montre sur divers points de l'économie à la fois ou d'une manière successive.

4° Des crises et des jours critiques.

Dans le cours des maladies, avant leur guérison ou aux approches de la mort, on observe fréquemment des phénomènes morbides qui coïncident tantôt avec une issue favorable, tantôt, au contraire, avec une terminaison fâcheuse. Considérés par l'ancienne médecine comme des actes importants de l'évolution morbide, ces phénomènes constituaient ce que l'on désignait autrefois sous le nom de *crise*, de κρίσις, *judicatio*, jugement, par opposition au terme de λύσις, *lysis*, qui voulait dire terminaison par décroissement successif des symptômes. On ajoutait une importance considérable à leur découverte, et les médecins les enregistraient jour par jour avec un soin extraordinaire et une précision toute mathématique. C'étaient des phénomènes critiques. Signalés par Hippocrate, qui, en divers endroits de ses ouvrages, en fait connaître un certain nombre, non comme des choses nouvelles, mais, au contraire, comme des choses vulgaires à son époque, c'est Galien qui les a rassemblés pour constituer cette doctrine célèbre par les contestations auxquelles elle a donné lieu, et qui est enfin arrivée jusqu'à nous. Pour bien comprendre la doctrine des crises, il faut se rappeler qu'Hippocrate et ses disciples ont toujours considéré les maladies comme le résultat d'une humeur prédominante fixée dans une partie du corps, d'où elle devait disparaître par suite d'une élaboration particulière analogue à celle de la digestion des aliments dans les voies digestives. D'abord, à l'*état de crudité*, ces agents morbifiques étaient atténués et détruits par une sorte de *coction* pathologique nécessaire à faciliter leur élimination. La crise venait ensuite, et elle consistait dans l'évacuation, par un point quelconque du corps, des humeurs arrivées à maturation. Les coctions indiquent la promptitude de la crise et la certitude du salut. La crudité, la coction ou maturation, et les crises, répondaient aux trois principales périodes de l'état morbide; l'accroissement, l'état et le déclin. Ce sont des expressions presque entièrement abandonnées, comme les idées qu'elles représentent.

Les crises et les phénomènes critiques ont été signalés par Hippocrate dans les livres qui lui sont justement attribués, et dans le traité apocryphe des *Crises et des Jours critiques*, où l'on ne retrouve que des remarques isolées sans aucune dogmatisation. Pour lui, c'est une exacerbation ou un affaiblissement des symptômes, une autre affection ou la fin des maladies. Les modernes se font du mot crise l'idée de quelque chose de violent observé dans le cours des maladies. C'est une erreur; pour l'antiquité et ses adeptes, crise est synonyme de jugement, et, à ce titre, il y a des crises dans la plupart des maladies. *Judicatio est subita in morbo vel ad sanitatem vel ad mortem mutatio*[1], dit Galien : le jugement est une mutation subite des maladies amenant la santé ou la mort. On admettait de bonnes et de mauvaises crises, mais en général on n'employait ce mot que pour les terminaisons heureuses.

D'après Hippocrate, la crise arrivait lorsque les humeurs dont le désordre avait produit la maladie étaient revenues à leur état normal, après avoir fait subir une coction suffisante à la matière morbifique.

---

[1] Galeni *In aphor. Commentarius secundus*, t. IV, aph. xiii, sect. ii, p. 509.

Une fois ce travail accompli, il devait s'opérer une séparation des humeurs cuites, et, en cas de retard, l'art pouvait intervenir pour activer la séparation et pour empêcher l'apparition de quelque trouble fâcheux dans l'économie. Avant ce moment, la matière était à l'état de crudité; toute intervention était considérée comme inutile et même nuisible, d'où le précepte de ne pas employer de médication active à l'origine des maladies aiguës bien déterminées. L'expérience n'a pas sanctionné cette manière de voir, qui n'est vraie que pour les fièvres éruptives, et encore la question est-elle aujourd'hui fort contestable.

Les phénomènes critiques signalés par Hippocrate sont des évacuations de matières morbides, des pertes de sang, des épistaxis, des flux d'hémorrhoïdes, des matières muqueuses ou purulentes, séparées par la muqueuse de la bouche, exemple : le ptyalisme; par la muqueuse des fosses nasales, par les selles, par les urines, par les sueurs, etc. C'étaient aussi des abcès, des éruptions cutanées, etc. D'une manière générale, on disait que, dans ce cas, les humeurs ténues devenaient épaisses, les transparentes un peu troubles, et les aqueuses tout à fait purulentes.

Hippocrate a aussi parlé de phénomènes non critiques qui précédaient les crises, et pouvaient faire prévoir le lieu de leur apparition, d'où une application extraordinaire pour découvrir ces phénomènes, qui devaient servir de guide à la thérapeutique. *Quo natura vergit, eo ducendum*. Malheureusement ces phénomènes ne sont pas très-clairement indiqués dans les livres hippocratiques, et il est difficile de savoir à quoi s'en tenir à cet égard.

Les crises existaient surtout dans les maladies aiguës, car elles n'avaient pas lieu dans les maladies chroniques, où elles étaient difficiles à découvrir.

Elles avaient lieu les jours pairs et les jours impairs, mais ces derniers étaient regardés comme les plus favorables aux bonnes crises; de là l'importance du septième, du quinzième et du vingt-unième jour, où se montraient les crises les plus favorables.

Hippocrate a aussi indiqué quelques faits relatifs aux jours critiques, faits repris par Galien ou ses successeurs, et dont je reparlerai plus loin.

Telle est la part d'Hippocrate dans la doctrine des crises, qui est l'œuvre ultérieure de Galien. Elle a consisté, comme on voit, à indiquer, dans les maladies, l'apparition fréquente de phénomènes morbides, venant quelquefois à une époque déterminée, et coïncidant avec leur guérison, leur transformation et leur fin. Sans généraliser ses observations ni celles de ses devanciers, Hippocrate a indiqué la route où de plus aventureux se sont perdus, par une exagération manifeste et par une systématisation prématurée.

Il y a des *crises* dans les maladies, cela est incontestable, si l'on conserve au mot de crise son ancienne signification, qui est celle d'un changement ou d'une addition de symptômes, coïncidant avec une amélioration, ou, au contraire, avec une aggravation des accidents morbides. A cet égard, tout le monde doit être d'accord. Reste à savoir si ces changements ou *crises* ont l'importance qu'on leur a voulu accorder, si elles sont véritablement la cause de l'amélioration et de l'aggravation observées, ou si, au contraire, elles ne sont qu'un effet de l'évolution morbide; c'est ce que je discuterai plus loin.

Laissant un instant de côté l'explication, pour ne m'occuper que du fait, je vais, dans une étude rétrospective, faire connaître les crises et l'époque de leur apparition, d'après la tradition de Galien, de Baillou, de Fernel, de Baglivi, de Sydenham, de Stahl, de Boerhaave, de Bordeu, de Landré-Beauvais, etc., etc., et de ceux qui nous ont transmis cette doctrine, aujourd'hui tombée dans le plus complet discrédit.

Une crise est le changement qui signale l'issue de la maladie.

Il y a des crises salutaires et des crises défavorables; mais, quand on emploie le mot crise tout seul, il signifie terminaison heureuse. C'est du moins ainsi qu'il est généralement employé par Galien et par les auteurs qui l'ont suivi.

Presque toujours les crises sont accompagnées d'une évacuation morbide particulière, qui est la condition du changement qui va s'opérer.

Les crises sont *complètes* et *parfaites* lorsque l'amélioration qui les suit est immédiate; elles sont au contraire *imparfaites* ou *incomplètes*, lorsque après leur apparition la maladie reste longtemps sans se terminer.

Toutes les maladies ne présentent pas de *crises* ni de phénomènes critiques appréciables. Ainsi il n'y en a pas dans les maladies chroniques, ou du moins elles s'y font mal, et on ne les observe que dans les maladies aiguës dont la marche est rapide, et qui surviennent chez des individus vigoureux. Elles sont difficiles dans les maladies irrégulières et chez les personnes délicates.

Les crises enfin sont plus manifestes et plus fréquentes dans les pays chauds que dans les pays froids ou tempérés, et c'est à cette circonstance sans doute qu'il faut attribuer le désaccord existant à leur égard entre les médecins des diverses contrées du globe.

D'une autre part, les crises ne peuvent être appréciées dans leur ensemble et dans leur régularité que chez des sujets dont la maladie n'est pas soumise à un traitement perturbateur énergique qui domine toute la situation et fait obstacle aux réactions spontanées de la nature. Or cela est difficile à rencontrer, et la médecine active des temps modernes, qui arrête et jugule dans leur effort un certain nombre de maladies, introduit dans l'état morbide un élément nouveau, qui bouleverse le champ d'observation des crises et les empêche souvent de se produire.

Les crises sont quelquefois précédées de phénomènes considérés par Hippocrate comme l'indice de leur apparition prochaine, mais il annonce qu'ils sont excessivement difficiles à distinguer, et ne donne pas beaucoup de détails à leur sujet. Ces phénomènes consistent ordinairement dans une aggravation générale des symptômes, *turbatio critica* des anciens [1]. Quelquefois des frissons [2], des rêves, selon Galien, du délire, l'état du pouls très-particulièrement étudié sous ce rapport, par Bordeu, dont la prétention a été de découvrir autant de nuances de pouls qu'il y avait de parties du corps par où devaient s'opérer les crises.

Les *phénomènes critiques* s'observent ordinairement dans les appareils de sécrétion, sur les muqueuses, à la peau, dans le tissu cellulaire ou séreux, et dans les glandes. Ce sont des fluxions, comme dans les engorgements de glandes ou de tissu cellulaire des membres; des hémorrhagies; des flux séreux, muqueux, purulent, bilieux par les muqueuses; des flux gazeux, ou pneumatoses; des vomissements; des flux d'urine; des éruptions variées, etc.

Voici le tableau qu'en a donné Landré-Beauvais :

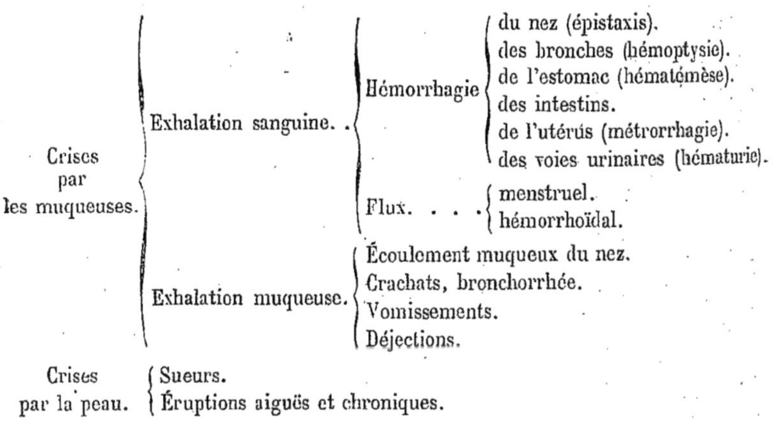

[1] Robert. *Traité des principaux objets de médecine*, t. I, p. 343.

[2] Hippocrate. *OEuvres* traduites par Littré, t. II, liv. I, *Des épidémies*.

	Flux d'urine.
Crises dans	Salivation.
les glandes.	Parotides.
	Bubons.

	Fluxions de diverses parties du corps.
Crises	Charbon.
par le tissu	Furoncle.
cellulaire.	Gangrène.
	Dépôts purulents.

Les crises par hémorrhagie s'observent dans les fièvres inflammatoi-res, dans la phlegmasie ou dans la pléthore. L'*épistaxis* est un phéno-mène critique très-commun dans les maladies des jeunes gens plé-thoriques et chez les personnes atteintes de maladies inflammatoires ou de fièvres graves. Il s'annonce par de la rougeur au visage, des pesanteurs de tête, de la céphalalgie, des étourdissements, des tinte-ments d'oreilles, de l'assoupissement, des rêves, selon Galien ; un pouls fort, quelquefois *dicrote*, d'après Solano ; dur et redoublé, d'a-près les recherches de Bordeu[1]. C'est un phénomène critique salu-taire à la fin des maladies inflammatoires ; partout ailleurs, c'est une crise insignifiante ou nuisible. — L'*hémoptysie*, l'*hématemèse* et l'*hé-maturie*, en tant que crises ou changements survenus dans les mala-dies, sont des phénomènes critiques favorables lorsqu'ils remplacent le flux menstruel supprimé, ou lorsqu'ils surviennent dans le cours de la pléthore. Ordinairement ces hèmorrhagies surviennent dans le cours de maladies graves des viscères, dans les fièvres graves, telles que la fièvre jaune, la peste, les typhus adynamique et ataxique, la petite vérole, le scorbut, etc. Ce sont alors des crises ou des changements fu-nestes. — Le *flux hémorrhoïdal* est la crise des maladies du foie, des maladies chroniques, des voies digestives et de toutes les tumeurs, de quelque nature qu'elles soient, dont le volume est tel, qu'il en résulte obstacle à la circulation générale ou à la circulation de la veine porte. — Le *flux menstruel* est une crise qui se montre dans un certain nom-bre de maladies aiguës et dont l'apparition est généralement favora-ble. Elle est précédée de tension et de gonflement dans les parties génitales avec tuméfaction des glandes mammaires et plénitude du pouls.

Les *exhalations muqueuses* sont les crises de phlegmasies aiguës ou chroniques des membranes muqueuses. Ainsi le flux muqueux épais, trouble, visqueux, qui succède à l'écoulement séreux des fosses nasa-

[1] *Recherches sur le pouls*, t. I, p. 51.

les, est la crise qui annonce la fin du coryza. Il en est de même des crachats épais sortis des bronches enflammées; et le flux muqueux, sanguinolent, fibrineux, est une crise de la pneumonie. — Les *vomissements* sont la crise qui accompagne les maladies dans lesquelles existe un embarras de l'estomac. Ce sont plutôt des crises funestes que des crises salutaires. Le flux d'entrailles se montre au milieu ou à la fin de beaucoup de maladies aiguës, et, dans quelques maladies chroniques, a été considéré comme crise; et la qualité des matières rendues, différente selon la maladie, avait une importance spéciale. Des matières abondantes, liées, homogènes, demi-liquides, jaunes ou brunes, ont été indiquées comme crises de l'embarras gastrique et intestinal, des maladies de poitrine avec embarras gastrique, etc. — Des matières muqueuses abondantes sont la crise qui annonce la fin de la dysenterie; enfin des matières aqueuses abondantes jugent quelquefois l'hydropisie, dont elles font disparaître la trace. — Ces flux sont ordinairement annoncés par des borborygmes, de la tension aux lombes, et un état particulier du pouls caractérisé par le développement et l'intermittence des pulsations.

Les *sueurs* s'observent dans un grand nombre de fièvres inflammatoires, typhoïdes, dans la pleurésie, la pneumonie, le rhumatisme, etc., etc., et notamment chez les sujets jeunes dont la peau est fine, et qui offrent les caractères du tempérament lymphatico-sanguin. Elles sont précédées d'une chaleur un peu plus grande de la peau et accompagnées d'un pouls fort souple, plein et développé. Quand elles sont générales, la crise est souvent salutaire; tandis qu'au contraire elle est incomplète ou même mauvaise quand la sueur est partielle.

Différentes *éruptions*, telles que les érythèmes, la miliaire, le pemphygus, l'érysipèle, l'impétigo, l'herpès, qui se montrent dans le cours des maladies aiguës, ont été signalées comme étant le résultat de crises tantôt utiles et tantôt nuisibles. Le nombre de ces éruptions est très-considérable. Il y en a dans un très-grand nombre de maladies. Tout le monde connaît l'urticaire de l'intoxication par les moules, les exanthèmes de la convalescence du choléra, l'herpès labialis de la pneumonie, qui indique constamment sa terminaison heureuse, etc., etc.

Les *urines* changent souvent de composition dans le cours des maladies aiguës, et il est une sorte d'altération que l'on a de tout temps considérée comme le résultat d'une crise opérée dans l'économie. Ainsi, dans les maladies aiguës et dans les fièvres, chez certains individus nerveux, irritables, dont la peau est sèche, au moment de la convalescence elles renferment en suspension un nuage plus ou moins circonscrit, ou un sédiment épais, cohérent, blanc ou rosé. — Cette modification est accompagnée, d'après Hippocrate[1], d'une certaine pesanteur lombaire et de tension aux hypocondres. — Le pouls, selon Galien, est alors irrégulier, diminuant de force au bout de quelques pulsations, pour reprendre et diminuer encore alternativement. C'est ce que l'on a désigné sous le nom de pouls *myure*.

Quelquefois aussi, à la fin de certaines maladies aiguës sans lésion des reins, il y a de l'albumine dans les urines, et M. Martin-Solon, qui a découvert cette modification, l'a considérée comme une crise salutaire.

La *salivation* se montre dans le cours des angines et des stomatites, dans la grossesse, dans la manie, dans la petite vérole, au moment de l'éruption jusqu'au douzième ou treizième jour, etc., etc.

Les *parotides* des fièvres graves, typhus, fièvres typhoïdes et fièvres éruptives, caractérisées par le gonflement de la région parotidienne et de la parotide, ont toujours été considérées comme le résultat de crises fâcheuses. En effet, la mort en est presque toujours la conséquence. Elles se terminent par suppuration, et il est rare de les voir disparaître par résolution.

Les bubons, considérés comme des phénomènes critiques, ne s'observent guère que dans la peste. Ils constituent de bonnes crises, lorsque la suppuration est franche et rapide; ce sont, au contraire, des crises défavorables lorsque l'inflammation est lente, ou lorsque, ayant commencé d'une manière assez vive, elle cesse tout à coup et amène l'affaissement subit de la tumeur.

D'autres crises salutaires ou funestes ont été indiquées par les partisans de la doctrine des crises comme ayant leur siége dans le tissu cellulaire. Ainsi le gonflement du visage, des mains et des pieds dans la suppuration de la variole; les furoncles de certaines fièvres éphémères, de la variole et de l'hypocondrie, les gangrènes des fièvres graves et des maladies charbonneuses, les abcès des viscères et de la profondeur des membres ont été considérés comme des phénomènes critiques.

Des jours critiques. — Non-seulement l'ancienne médecine crut avoir découvert dans la marche des maladies des phénomènes intercurrents, dont l'apparition était le résultat d'une crise, mais elle prétendit fixer, par l'observation, l'époque et le jour de l'apparition de ces phénomènes. Elle compléta ainsi sa doctrine des crises par celle des jours critiques. Hippocrate, promoteur de ces idées, qu'il semblait

---

[1] *OEuvres*, t. IV. Aphor. 73, sect. IV.

tirer de l'observation des maladies, après avoir indiqué l'existence de
certaines crises morbides, fut le premier qui fixa les jours de leur apparition, sans rien établir d'absolu à cet égard. Ce n'est que plus
tard, et de la plume de Galien, que l'on vit sortir la doctrine systématique des crises et des jours critiques à peu près telle que nous la
connaissons aujourd'hui. — Cette dernière partie de la doctrine des
crises n'a vraiment plus qu'un intérêt historique, et je n'en parlerai
que d'une manière très-succincte, pour faire connaître ce qui a été
longtemps professé sur ce point.

Les jours critiques sont ceux dans lesquels se font les crises. On les
divise en jours *critiques décrétoires*, en jours *critiques indicateurs* et en
jours *intercalaires*.

Les jours critiques décrétoires, jours dans lesquels ont lieu le plus
ordinairement les crises, sont les septième, quatorzième, vingtième,
vingt-septième, trente-quatrième, quarantième, soixantième, quatre-
vingtième, centième, cent vingtième; mais entre chacune de ces périodes de sept ou de vingt jours, la crise peut également avoir lieu ou
être indiquée pour le quartenaire suivant. Ce sont les jours *indicateurs*
ou *contemplatifs*, les quatrième, onzième, dix-septième, vingt-qua-
trième, trente et unième, etc. Un aphorisme d'Hippocrate[1] les signale
de la manière suivante : « Le quatre est l'indicateur du sept; le huit
ouvre la semaine suivante. Observez le onzième, c'est le quatrième de
cette seconde semaine. Observez encore le dix-septième, c'est le quatrième depuis le quatorzième, et le septième depuis le onzième. »

Indépendamment des jours critiques décrétoires et des jours indicateurs, il y en a d'autres, nommés *intercalaires*, les troisième, cinquième, sixième, neuvième, seizième, dans lesquels la crise n'a lieu
qu'imparfaitement, d'une manière irrégulière, souvent funeste. Viennent ensuite des jours *vides* ou *non décrétoires*, les deuxième, huitième, dixième, douzième, treizième, quinzième, ainsi nommés parce
qu'ils ne sont ni indicateurs, ni décrétoires, ni intercalaires, et parce
qu'il ne s'y fait presque jamais de crises, ou du moins pas de crises
favorables. Enfin, d'après Hippocrate lui-même[2], les crises peuvent
quelquefois se montrer la veille ou le lendemain du jour indiqué, ce
qui revient à dire qu'elles peuvent avoir lieu à n'importe quel jour
de la durée des maladies, et en conséquence qu'il n'y a rien de précis
ni d'absolu dans la doctrine des jours critiques.

Cet exposé montre suffisamment l'incertitude et le vague de la doc-

---

[1] *OEuvres d'Hippocrate*, trad. par Littré, t. IV. Aphor. 24, sect. ii.
[2] *Épidémies*, liv. I, t. II, p. 661.

trine des crises et des jours critiques enseignée jadis dans les écoles, d'après Hippocrate et Galien, abandonnée aujourd'hui malgré la justesse des observations qu'elle renferme. D'abord, le mot *crise* est mal défini, et, à le considérer comme au temps d'Hippocrate, c'est-à-dire comme un changement, une aggravation ou un affaiblissement des symptômes, il est évident qu'il s'applique à tous les phénomènes morbides, quels qu'ils soient, accidentellement observés dans les maladies, ce qui est absurde. En effet, la plupart des crises indiquées par les anciens auteurs sont des complications ou la terminaison naturelle et obligée des maladies. Cependant est-ce que l'hémorrhagie intestinale d'une fièvre typhoïde ou l'hématémèse d'un cancer du pylore sont des crises? Est-ce que l'expectoration jus de pruneaux, mélangée de fausses membranes capillaires ramifiées, est une crise de la pneumonie fibrineuse, ou la terminaison obligée de cette phlegmasie? Peut-on appeler crise la formation du pus dans un abcès? Et de même pour une quantité de phénomènes jadis appelés *crises*, parce qu'ils étaient « l'augmentation, l'affaiblissement ou l'apparition de symptômes en rapport avec l'issue des maladies. » Il est évident que l'ancienne médecine s'est trompée, et que, prenant l'effet pour la cause, elle a, dans son ignorance des lésions somatiques d'un grand nombre de maladies, désigné sous le nom de *crises* des phénomènes que nous considérons plus naturellement aujourd'hui comme liés à l'évolution naturelle et aux complications des maladies. Sans doute, il y a des crises et des phénomènes critiques, mais il faut savoir les reconnaître et ne pas les confondre avec des phénomènes morbides dus à des causes physiques ou mécaniques spéciales. Une meilleure définition eût empêché ces erreurs; mais le mal est produit, et il me paraît bien difficile à réparer. Ce qu'il y a de certain, c'est que, tant que restera la définition ancienne des crises applicable à tous les phénomènes observés dans le cours des maladies, sans distinction d'origine, la doctrine des crises ne pourra être acceptée sans de grandes réserves. Une nouvelle étude, qui permettrait de séparer les phénomènes liés à un effort naturel conduisant au bien ou au mal d'avec certains phénomènes dus aux actions physiques, chimiques et mécaniques produites dans le corps, seule, lui redonnera la vie. En effet, si l'on sépare des crises, pour les rapporter aux influences mécaniques ou chimiques, la congestion passive des poumons dans les fièvres graves, les perforations d'organes dues à un violent effort, tels que le poumon et l'intestin, les irritations de tissus par un liquide excrété très-âcre, les dépôts de l'urine longtemps retenue dans la vessie, etc., il ne reste plus que des phénomènes spontanés, naturels, qui annoncent le changement favorable ou défavorable des maladies: ce sont de véritables phénomènes critiques. Alors, on comprend qu'il y ait une doctrine des crises, car elle se présente à l'esprit d'une façon acceptable et facile à vérifier par l'observation. En partant de ce fait, que les crises sont des changements favorables ou funestes survenus dans une maladie sous l'influence d'un effort naturel et spontané de l'organisation, les phénomènes critiques ne peuvent plus être confondus avec les phénomènes physiques, chimiques ou mécaniques, qui jouent un si grand rôle dans les terminaisons morbides, et leur étude mérite qu'on y apporte la plus grande attention. Fluxions glandulaires, hémorrhagies, flux, éruptions cutanées, tous ces phénomènes reprennent leur place et leur signification, embrouillée jadis par une confusion fâcheuse. Une fois leur caractère bien dûment déterminé, toute difficulté disparaît, et l'existence de la crise est établie.

Reste à savoir si la *crise* ou jugement des maladies est bien un effort de la nature, ayant sur la terminaison définitive une influence réelle, positive, incontestable; si cette crise est la cause de la terminaison heureuse ou malheureuse, ou si, au contraire, elle n'est pas un effet de l'évolution morbide vers le rétablissement des fonctions ou vers la mort. Ce sont là autant de questions controversées par les partisans et les contradicteurs de la doctrine des crises. Ceux qui les regardent comme ayant une influence sur l'issue des maladies disent avec raison que les crises et les phénomènes critiques précèdent l'amélioration observée chez les malades; c'est également ce qui arrive dans la menstruation et la sécrétion lactée, après l'accouchement, lorsque l'écoulement du sang ou du lait fait cesser la fièvre et le trouble fonctionnel préexistant. En outre, l'arrêt des crises détermine l'apparition de nouveaux accidents morbides dissipés par le retour du phénomène critique; ainsi la sueur, qui favorise la disparition des douleurs musculaires, vient-elle à cesser, les douleurs reparaissent jusqu'au retour d'une nouvelle crise sudorale.

Au contraire, ceux qui révoquent l'influence des crises sur la terminaison heureuse ou fatale des maladies disent, mais à tort, que les crises n'existent qu'à l'état d'exception, et principalement dans les maladies aiguës; qu'elles ne précèdent pas toujours l'amélioration, et qu'elles lui succèdent souvent; enfin, que ce sont des symptômes nécessaires à l'évolution des maladies. Toutes ces raisons sont insuffisantes et pèchent par la base. En effet, de ce qu'un certain nombre de maladies se terminent sans crises appréciables, par *lysis*, c'est-à-dire par une décroissance graduelle des symptômes, il ne s'ensuit pas rigoureusement que, dans les cas où survient un phénomène dit critique, celui-ci soit sans influence sur l'issue heureuse ou malheureuse des maladies. La conséquence n'est pas nécessaire. En outre, il faudrait démontrer que des phénomènes dits critiques se sont montrés après l'amélioration de la maladie, ce qui paraît difficile à établir. Du moment où ils se montrent après l'amélioration, ce ne sont pas des crises, puisque crise signifie jugement, c'est-à-dire indication préalable, et ce sont des complications, ou des symptômes annonçant une maladie nouvelle. C'est là un argument qui est en opposition avec la définition acceptée des crises. Enfin, quoique les phénomènes critiques soient souvent des symptômes nécessaires de l'évolution morbide, ils n'en sont pas moins l'expression d'une crise, c'est-à-dire du jugement de la maladie. Toujours le coryza et la bronchite se terminent par l'évacuation d'une matière puriforme opaque ; c'est là un des symptômes de la maladie, d'accord ; mais il ne s'ensuit pas que ce changement indicateur de l'issue de la maladie, de la coction, comme on disait jadis, ne soit aussi une crise. Je l'ai déjà dit, on a tort de se faire des crises l'idée de quelque chose de violent ou d'extraordinaire. Il est au contraire très-rare qu'il en soit ainsi. Souvent c'est un phénomène morbide qui ne paraît avoir aucun rapport avec la maladie dans le cours de laquelle il se développe, exemples : l'*herpès*, dans la pneumonie ; les parotides des fièvres graves ; mais quelquefois aussi c'est l'un des symptômes ordinaires de la maladie, qui, par son augmentation ou sa diminution, indique le *jugement*, l'issue favorable ou la terminaison fatale.

Si la difficulté de définir, de comprendre et de limiter les crises est grande, que faut-il dire de leur apparition à des jours déterminés, dits *critiques?* En effet, c'est là la pierre d'achoppement de la doctrine des crises. Heureusement les deux choses ne sont pas si intimement liées l'une à l'autre, que le rejet de l'une des deux compromette le sort de l'autre. On peut très-bien croire à l'existence des crises, sans accepter ce qui a été dit des jours critiques, dont l'observation, très-difficile, ne laisse après que doute dans l'esprit. Personne ne peut nier, en dehors des phénomènes physiques, chimiques, mécaniques, produits dans les maladies, la réalité de phénomènes dynamiques nouveaux, de changements symptomatiques ou *crises*, dont l'apparition coïncide avec une terminaison favorable ou funeste. Mais la détermination rigoureuse de cette apparition, à certains jours fixes que j'ai fait connaître précédemment, soulève aujourd'hui contre l'antiquité une improbation presque générale. C'est justice. En effet, bien qu'Hippocrate n'ait pas déclaré d'une manière absolue que les crises se montrent aux jours qu'il indique, ses idées, travesties par ceux qui ont

suivi ses traces, ont donné lieu à la doctrine des jours critiques, érigée
en loi. Or il est avéré que, si les crises peuvent avoir lieu au jour réputé favorable, elles se montrent également la veille ou le lendemain
du jour indiqué. C'est ce qui résulte de la lecture d'Hippocrate[1], de
Galien[2], et de la plupart de ceux qui ont étudié les jours critiques.
Il en résulte que les crises peuvent avoir lieu à n'importe quel jour
d'une maladie, car elles sont toujours sûres d'arriver la veille ou le
lendemain d'un jour critique, indicateur ou intercalaire. Bien qu'il
y eût plus de probabilités en faveur de leur manifestation aux jours
dits critiques, la possibilité de leur apparition à d'autres époques suffit pour enlever tout intérêt à leur recherche. C'est un fait qui ôte
à la doctrine des jours critiques le caractère de certitude qu'elle devrait avoir pour conserver dans la science le rang qui lui a été jadis
assigné. Une autre difficulté de cette doctrine, c'est l'impossibilité où
l'on se trouve, à l'hôpital ou en ville, dans la très-grande majorité
des cas, de fixer rigoureusement le premier jour de la maladie. A
moins de symptômes manifestes, comme la sensation de froid, de
douleur, etc., il y a souvent des malaises préalables peu caractérisés,
et la détermination de l'invasion morbide reste incertaine. Comment
faire, en l'absence d'un point de départ bien établi, pour se livrer au
calcul des jours critiques? C'est impossible. Si l'on joint à cette circonstance ce fait, que parmi les médecins les uns, à l'exemple d'Hippocrate, comptent pour premier jour des maladies celui de l'invasion,
tandis que d'autres ne le comptent qu'à l'expiration des vingt-quatre
heures, on verra que, de difficultés en difficultés, et avec une détermination aussi vague des jours de l'évolution morbide, il doit être
impossible de trouver, dans la doctrine des jours critiques, quelque
chose d'utile, confirmé par l'observation clinique.

CHAPITRE XIX

DE LA CONVALESCENCE.

La convalescence est considérée de la même manière par un grand
nombre de médecins. Sauf la différence de langage, les définitions de
MM. Chomel, Bouillaud, Londe, Dubois d'Amiens, Michel Levy,

---

[1] *OEuvres*, t. II, liv. I. *Des épidémies.*
[2] *De diebus decretoriis*, t. II, p. 147.

Hardy et Béhier, sont les mêmes. Pour les uns et pour les autres, la convalescence est un état intermédiaire entre la maladie qui n'existe plus et la santé qui n'existe pas encore; elle commence lorsque les symptômes qui caractérisent la maladie ont disparu, et finit à l'époque où l'exercice libre et régulier des fonctions, qui constitue la santé, est pleinement rétabli. Cela est vrai; mais qu'y a-t-il dans cette définition qui fasse connaître la nature de l'objet à étudier ? Rien : c'est une définition de l'objet par l'objet lui-même, et pas davantage.

La convalescence, dit-on, est un état intermédiaire entre la maladie et la santé, sans doute; mais quel est cet état, et à quelle cause spéciale faut-il attribuer les troubles qui le caractérisent? Voilà ce qu'il s'agit de faire connaître. La convalescence est un état de faiblesse chloro-anémique produit par le travail de guérison des maladies. C'est une maladie secondaire, transitoire, qui survit plus ou moins de temps à celle qui a été l'occasion de son développement. La convalescence est un résultat de la diète et du repos prolongé, joints à l'action plus ou moins marquée des médications énergiques, dans lesquelles émissions sanguines, purgatifs altérants, stupéfiants, etc., ont tour à tour été mis en usage. La preuve, c'est que les indispositions, les maladies locales peu intenses et une foule de maladies de courte durée n'ont pas de convalescence. Les malades passent de la maladie à la santé *sans état intermédiaire;* ils n'ont pas eu le temps de perdre leurs forces et de devenir anémiques par le repos au lit, par la diète et par la thérapeutique exténuante d'un très-grand nombre de médecins. Ensuite, la convalescence est caractérisée par la pâleur, la bouffissure, la faiblesse musculaire, l'excitabilité générale, la boulimie, la constipation, les palpitations, le souffle cardiaque et vasculaire artériel, la décoloration du sang, la diminution des globules et de l'albumine, caractère évident de l'anémie globulaire ou albumineuse et de l'état chlorotique.

Il faut donc considérer la convalescence comme une chloro-anémie spéciale produite par les maladies graves, à la suite desquelles elle se prolonge plus ou moins longtemps. C'est le résultat de l'influence combinée d'une diète rigoureuse, jointe aux impressions de la thérapeutique. C'est un état morbide secondaire. Il guérit, après la disparition de la maladie principale, par une alimentation forte et réparatrice, par l'influence excitante de l'exercice au soleil et à l'air libre de la campagne, par l'usage du quinquina et des préparations ferrugineuses.

La convalescence ne peut donc être considérée comme un état qui commence subitement à la guérison des maladies en attendant le retour à la santé parfaite. Elle se prépare par degrés dans le cours de la maladie, et elle apparaît ou se démasque lorsque les fonctions en repos, reprenant leur exercice après la cessation du mal, sont gênées par cet état particulier de l'organisme. L'épuisement des forces et du sang se manifeste alors dans toute son étendue, et il ne cesse qu'au bout de quelque temps par le fait de l'exercice et de l'alimentation.

La convalescence ne s'observe que dans les maladies graves et de quelque durée. Il n'y en a pas dans les indispositions légères et dans les maladies locales qui n'ont point troublé les fonctions de l'estomac. Elle est ordinairement très-marquée, nette, franche, dans les maladies aiguës, inflammatoires; mais elle est incertaine et douteuse chez quelques malades et dans toutes les maladies chroniques. — Les phénomènes qui l'accompagnent sont différents pour chaque espèce de maladie, selon l'âge, le tempérament, le sexe, la température, etc. Ils diffèrent également dans les maladies aiguës et dans les maladies chroniques.

La convalescence s'annonce par la diminution et par la cessation des souffrances locales et des symptômes généraux de la maladie. Toute fièvre a disparu. Le visage offre une expression particulière : l'éclat des yeux, leur limpidité, la mobilité du regard, le sourire, indiquent un véritable sentiment de bien-être intérieur. Malgré l'amaigrissement et la pâleur, souvent modifiée par une coloration rouge et fugitive des pommettes, malgré l'excitabilité de l'intelligence et des principaux organes des sens, malgré la susceptibilité du pouls, qui se précipite à chaque impression, malgré la faiblesse musculaire, tout annonce le retour à la santé. Deux mots caractérisent cet état : faiblesse et susceptibilité.

Un effet remarquable de la convalescence pour quelques maladies aiguës, plus ordinairement observé dans la fièvre typhoïde, c'est un amaigrissement rapide de tout le corps et surtout de la face, qui devient tout à coup très-pâle. Les expériences de Chossat ont montré que les tissus qui supportaient spécialement la perte étaient les tissus musculaire et adipeux. — La plupart des auteurs ont expliqué cet amaigrissement et cette pâleur de la même façon que M. Chomel[1]. Ils ont dit que ces phénomènes étaient le résultat de la diminution du mouvement fébrile et de la chaleur, dont la conséquence est de produire la dilatation des tissus vivants; mais je doute fort qu'il en soit ainsi. S'il me fallait donner la cause de cet amaigrissement, je dirais que l'absorption, un instant modifiée comme les autres fonc-

____

[1] *Pathologie générale*, p. 400.

tions par la maladie, et reprenant son activité au moment de sa guérison, aide aux besoins de la nutrition en consommant toute la graisse disponible dans les tissus. Ce fait n'est d'ailleurs pas aussi fréquent qu'on l'a dit, et il y a beaucoup de malades chez lesquels il ne se produit pas.

Les fonctions digestives se raniment, la langue se nettoie par degrés, l'appétit revient, faible d'abord, impérieux ensuite, et, si l'on écoutait les malades en leur donnant la quantité d'aliments qu'ils désirent, on déterminerait chez eux, ce qui arrive quelquefois, des indigestions fort graves et de la diarrhée. Il importe de ne pas donner trop tôt une grande masse d'aliments; car l'estomac, dont les sécrétions ne sont pas encore très-actives, n'a pas assez de sucs dissolvants pour les digérer. Néanmoins quelques individus peuvent exceptionnellement s'affranchir de ces règles, et Hildenbrand en a vu qui, dans le typhus, ont pu, aussitôt la cessation de la fièvre, faire de copieux repas. On doit bien augurer de la convalescence quand le malade revient avec plaisir aux aliments qu'il préférait en bonne santé, et lorsque avec l'alimentation reviennent les forces et l'embonpoint. Quand, au contraire, dans la convalescence, le corps ne profite pas, malgré une abondante nourriture, il y a tout à craindre pour une rechute. (Τῷ ἐξ ἀῤῥωστίης εὐσι τεῦτι, μηδὲν ἐπιδιδόναι τὸ σῶμα, μοχθηρον [1].)

La sécheresse de la muqueuse intestinale, par l'absence de sucs muqueux, aussi bien que la diminution du calibre de l'intestin causée par une longue abstinence, sont la cause de la paresse du ventre et de la constipation des convalescents. La couleur grisâtre des matières et leur rareté semblent quelquefois indiquer l'absence de la bile dans l'intestin. Souvent la constipation alterne avec une diarrhée légère lorsque la quantité d'aliments est trop considérable pour l'état du malade. Il en résulte après le repas une petite accélération du pouls, avec pesanteur du ventre et lassitude générale. La diarrhée qui survient alors n'a pas de gravité, pourvu que le malade comprenne l'avertissement qui lui est donné par la nature.

L'absorption intestinale et les autres absorptions deviennent peu à peu plus actives. Celle de l'intestin s'annonce par le retour de l'embonpoint. Celles de la peau et des bronches se signalent par des effets moins avantageux et par la susceptibilité qu'ont les convalescents à subir l'influence des effluves, des miasmes putrides et des causes épidémiques. En effet, dans les hôpitaux où les convalescents restent au milieu des malades, ils contractent très-facilement toutes les maladies

---

[1] Hippocrate. Aphor. 34, sect. II.

épidémiques et contagieuses. Cela se voit surtout dans les asiles de l'enfance. Là, un enfant arrive avec une pneumonie franche dont il guérit; mais, dans la convalescence, il prend la fièvre typhoïde, puis une ophthalmie, puis la diarrhée, la rougeole, et une nouvelle pneumonie dont il meurt. Rien de tout cela ne serait arrivé si, au moment de sa convalescence, l'enfant eût été transporté dans sa famille ou dans un asile particulier.

La circulation, d'abord ralentie après la disparition de la fièvre, reste pendant quelques jours languissante. Elle s'accélère sous l'influence des moindres causes, d'un mouvement ou d'une impression morale, et les palpitations sont très-fréquentes chez les convalescents. Quelquefois il arrive que le pouls, après quelques jours de calme, reprend une assez grande fréquence, qui cesse bientôt sous l'influence de l'alimentation et de la réparation des forces. Chez les individus nerveux, et en particulier chez les femmes, cette fréquence du pouls peut aussi persister longtemps après la guérison. Quelle que soit la fréquence du pouls, s'il n'y a pas d'augmentation de la température du corps, cette fréquence se rattache à l'état nerveux, et non pas à l'état fébrile. Le sang est toujours plus ou moins altéré dans sa composition; il y a diminution du nombre des globules et de l'albumine du sérum, mais à des degrés différents dans chaque espèce de maladie, et selon le traitement employé pour la combattre. C'est à cette double altération du sang qu'il faut attribuer les bruits de souffle cardiaques et carotidiens signalés par M. Bouillaud sur quelques convalescents, et la bouffissure avec œdème des membres aux malléoles observée sur d'autres par M. Becquerel.

La chaleur animale et la calorification, qui résultent de l'action complexe de la respiration et de l'alimentation, sont très-amoindries dans la convalescence. C'est le résultat de l'abstinence. La sensibilité au froid est très-grande, et les extrémités sont toujours le siége d'un refroidissement considérable.

La respiration se fait librement, avec calme, sans gêne et sans précipitation, mais s'accélère sous l'influence de la marche, de l'effort et de l'action de monter. La voix est faible, et, si les malades parlent trop longtemps, la respiration leur manque et ils s'arrêtent essoufflés pour reprendre haleine. Il n'y a de trouble persistant de la respiration que dans les convalescences des maladies aiguës de poitrine; j'ai vu dans ces cas la respiration être assez longtemps courte, fréquente, laborieuse, quelquefois douloureuse, empêchée ou accompagnée d'une petite toux sèche et quinteuse.

Les sécrétions, d'abord peu abondantes, augmentent peu à peu jus-

qu'à ce qu'elles aient repris leur mode habituel, et deviennent quelquefois trop abondantes. Ainsi la peau, souvent sèche faute de transpiration,
s'humecte graduellement, et chez quelques malades se couvre de sueurs
abondantes. La bile paraît être sécrétée en moins grande abondance, ce
qui explique la paresse du ventre et quelquefois la coloration grisâtre
des matières chez certains convalescents. L'abondance du sperme
donne lieu à des pollutions et à de violents désirs vénériens. D'une
manière générale, la matière des excrétions est moins abondante que
dans l'état de santé, et leur quantité n'est plus proportionnelle à celle
des matières ingérées. Les excrétions alvines sont peu abondantes et
les urines sont d'abord rares, troubles, fortement colorées et sédimenteuses. Ce n'est que plus tard qu'elles redeviennent abondantes. La
miction en est souvent pénible, surtout chez les enfants, à cause de la
faiblesse de la vessie et des sels qui s'y trouvent en suspension. Ce sont
des faits qui s'expliquent merveilleusement par l'activité très-grande de
l'absorption qui enlève la partie liquide de ces matières excrémentitielles. Quelquefois les urines renferment alors de l'albumine coagulable par la chaleur, mais ce fait est rare.

Il y a enfin dans les convalescences des maladies graves une profonde
altération de la sécrétion épidermique, de la sécrétion épithéliale et de
la sécrétion des cheveux. L'épiderme se renouvelle et tombe par écailles
furfuracées; il en est de même de l'épithélium de la bouche et des
bronches, ce qui amène souvent l'apparition de la phthisie tuberculeuse. Pour les cheveux, chacun sait qu'ils tombent presque toujours
après les grandes maladies et en particulier les fièvres éruptives et typhoïdes.

La convalescence est assez souvent l'origine d'une excitation très-
marquée des fonctions génitales, très-peu en rapport avec le délabre-
ment de tous les organes. Tous les auteurs citent, d'après Averroës et
Zacchias, des exemples d'une faculté prolifique évidente retrouvée par
des adultes impuissants et par des vieillards que le temps avait usés.
Sans s'arrêter à ces faits extraordinaires, on peut accepter comme vrai
que, chez l'homme adulte, la convalescence est signalée par des désirs
vénériens, des rêves érotiques et des pollutions nocturnes fatigantes.
Cela me paraît être le résultat de la faiblesse plutôt que de la force,
et l'effet d'une grande excitation du système nerveux plutôt que d'un
impérieux et réel besoin de la nature. La preuve, c'est qu'avec le temps
ces érections et ces pollutions cessent d'avoir lieu, et que les malades
qui cèdent prématurément à la tentation vénérienne s'exposent à des
accidents graves. Tissot rapporte plusieurs exemples de paralysie,
d'idiotisme et de mort chez des individus que leur état convalescent

aurait dû tenir éloignés des jouissances de l'amour, au moins encore pour quelque temps.

Chez les femmes, le retour des règles interrompues n'a souvent lieu que plusieurs mois après la cessation de la maladie.

Pendant les premiers jours de la convalescence, ce qu'on observe d'une manière constante, c'est la faiblesse musculaire, intellectuelle, et la faiblesse des organes des sens.

L'imagination, la mémoire, le jugement, sont incapables d'un exercice prolongé; une attention longtemps soutenue sur un objet est impossible; les convalescents sont maussades, irritables, mais bientôt, à mesure que reviennent les forces, l'intelligence reprend son empire et jouit avec une plénitude inaccoutumée du bonheur de revivre et de se trouver au milieu de la nature et entourée d'amis dévoués.

La faiblesse musculaire est surtout marquée dans les organes du mouvement actif; les muscles, pâles, flasques, amaigris, sont incapables d'un exercice un peu prolongé; les mouvements sont aussitôt suivis de la fatigue; les jambes sont incapables de supporter longtemps le poids du corps, et la démarche est incertaine, vacillante, à ce point qu'il faut une main amie pour soutenir les premiers pas de l'homme convalescent.

Dans les maladies chroniques, les phénomènes de la convalescence ne ressemblent pas à ceux des maladies aiguës. Cela se comprend. Elles n'exigent pas une abstinence aussi rigoureuse que les maladies aiguës graves, et par conséquent l'état de faiblesse qui leur succède ne saurait être le même ni entraîner des troubles fonctionnels semblables. Quand ces maladies guérissent, c'est d'une manière lente, progressive, et il n'y pas de convalescence évidente. Les fonctions reviennent graduellement à leur état normal, avec les forces et l'embonpoint. Le visage pâle reprend du teint, l'œil s'anime, et l'intelligence plus vive prend le dessus sur la mélancolie qui l'accablait. Cela dure une ou deux années, davantage chez quelques personnes, et il en est qui conservent toute leur vie l'empreinte du coup dont elles ont été frappées.

Il est impossible de dire à quelle époque précise commence et finit la convalescence; car les altérations somatiques qui la caractérisent se développent d'une manière insensible, et leur début échappe à toute appréciation rigoureuse. Par conséquent la durée de la convalescence est purement approximative. Elle est plus ou moins rapide, et quelquefois prolongée, suivant une foule de circonstances différentes, telles que l'âge et la constitution des individus, la nature du mal, le traitement qu'on lui a opposé, la température, le régime, etc., etc.

Chaque espèce de maladie aiguë imprime à la convalescence un cachet spécial. Au milieu de la faiblesse générale et de la langueur des fonctions, l'organe qui a été le siége anatomique du mal se fait remarquer par une susceptibilité plus grande, qu'il conserve souvent pour toujours. C'est à cette circonstance qu'il faut attribuer la plupart des rechutes observées chez les malades. La bronchite laisse après elle une prédisposition à des bronchites nouvelles. La pleurésie se fait encore sentir par des douleurs vagues pendant la convalescence et longtemps après la guérison. Toutes les maladies des centres nerveux offrent, dans leur convalescence, une exagération ou une diminution de la sensibilité, un affaissement variable des facultés intellectuelles, et quelquefois la perte de la mémoire. Il en est de même des autres organes, dont les maladies engendrent, pour eux, une sorte de prédisposition morbide. D'une manière générale, la convalescence a une forme différente, suivant que tels ou tels viscères, le cerveau, le cœur, les poumons, le foie, les intestins, ont été le siége de la manifestation morbide.

La durée de la convalescence, c'est-à-dire de la chloro-anémie consécutive aux maladies aiguës, est en rapport avec la longueur de la maladie, avec sa gravité, avec l'abstinence qu'elle a imposée au malade et avec l'énergie spoliative du traitement mis en usage. Courte et facile dans les maladies locales, longue et prolongée dans les maladies aiguës générales, elle est lente, insensible, si on peut s'exprimer ainsi, chronique elle-même dans les maladies chroniques.

Les fièvres éruptives, à l'exception de la variole, ont une convalescence rapide.

La fièvre typhoïde a une convalescence prolongée, souvent difficile.

Les fièvres intermittentes simples n'ont pas de convalescence ; tandis que les fièvres intermittentes réfractaires laissent après elles un état de convalescence très-prolongé.

Les névroses et les affections périodiques n'ont pas de convalescence.

Les hémorrhagies abondantes et courtes donnent lieu à une convalescence rapide, tandis que les hémorrhagies faibles, souvent répétées, engendrent après leur disparition un état prolongé de souffrance très-difficile à guérir.

Les phlegmasies aiguës sont, entre toutes les maladies, celles qui donnent lieu à des convalescences rapides et heureuses.

La nature du mal n'est pas la seule influence qui imprime son cachet à la convalescence pour en allonger et pour en restreindre la durée ; l'âge exerce aussi, sous ce rapport, une influence incontestable. —

Dans la seconde enfance, le retour à la santé est en général très-rapide, à cause de l'énergie des fonctions assimilatrices qui aident à la réparation des pertes faites durant la maladie. Chez les enfants du premier âge, au contraire, la convalescence est plus lente et quelquefois dangereuse, à cause de l'arrêt produit dans le développement des os, ce qui surajoute une complication rachitique à l'état morbide déjà existant. Dans la vieillesse, la convalescence est longue et les fonctions ont de la peine à reprendre leur régularité ordinaire.

Le retour à la santé est ordinairement rapide chez les jeunes gens vigoureux et chez les hommes doués d'une forte constitution et de tous les attributs du tempérament sanguin. Incapables de réaction suffisante, les sujets lymphatiques sont plus longtemps malades, et la convalescence est, chez eux, très-longue à se terminer.

Le sexe féminin rend les convalescences un peu plus prolongées qu'elles ne le sont chez l'homme. Cela s'explique aisément. La femme, assez ordinairement douée d'un tempérament lymphatique, très-impressionnable, plus exposée aux sensations agréables ou fâcheuses, a besoin de précautions très-grandes; de plus, soumise à la domination tyrannique de l'utérus, elle n'est réellement convalescente que lorsque cet organe a repris l'exercice de ses fonctions périodiques, si souvent interrompues par la maladie.

Les professions, dont l'influence est si grande sur le développement des maladies, ont aussi sur la convalescence une action correspondante facile à comprendre. Quelques-unes, nuisibles au maintien de la santé, doivent, on le conçoit, réagir plus puissamment encore sur la marche de la convalescence.

Le séjour dans des lieux bas et humides, dans les vallées sombres et marécageuses, dans les salles d'un hôpital, et la nourriture insuffisante ou insalubre, sont autant de causes qui empêchent la convalescence de se terminer rapidement. Il en est de même de l'influence des climats froids et humides, des saisons froides et pluvieuses, de l'automne et de l'hiver. Dans les contrées chaudes, en effet, et comme chez nous, au printemps et dans l'été, les convalescences ne se prolongent pas trop, et se terminent assez vite par le retour à la santé.

La convalescence n'exige d'autres soins que l'observance rigoureuse des lois de l'hygiène, l'usage d'une bonne nourriture, chaque jour un peu plus substantielle et un peu plus abondante, mélangée de légumes; l'usage du vin en petite quantité, le séjour dans un endroit chaud, sec, exposé au soleil, la vie à la campagne et l'action d'un exercice corporel modéré. Dans les cas exceptionnels, lorsque la chloro-anémie persiste trop longtemps, le fer et le quinquina à petites doses doivent être mis à contribution, et, de cette manière, les individus reprennent rapidement leurs forces et reviennent à la santé.

CHAPITRE XX

DES RECHUTES ET DES RÉCIDIVES.

La convalescence est quelquefois interrompue par des accidents morbides semblables à ceux qui avaient cessé. Cette réapparition d'une maladie incomplétement terminée constitue ce qu'on appelle une *rechute*. Ce n'est pas un *retour* du mal, comme on l'a dit improprement, car le retour suppose le départ, et ici il n'y a qu'une manifestation nouvelle d'accidents morbides à leur déclin.

La *récidive* est, au contraire, le retour de la même maladie chez un sujet en parfaite santé.

On a l'idée d'une *rechute* dans les maladies internes, par ce qu'on observe à ciel ouvert dans les maladies externes. Que de fois, au déclin d'une conjonctivite, ou d'un érysipèle, ne voit-on pas le mal prendre une activité nouvelle, et causer la mort ou la perte d'un œil ? Il en est de même dans les maladies intérieures, que j'ai appelées de cause interne ou réflexes. Elles allaient s'éteindre ; il ne restait plus à combattre que la chloro-anémie de la convalescence, lorsque, ranimées par une influence extérieure, leur présence est le point de départ des accidents les plus graves.

Dans la *récidive*, une maladie reparaît sur le même sujet au bout d'un temps plus ou moins long. La pneumonie, l'entérite, le rhumatisme, l'hémorrhagie cérébrale, etc., sont des maladies sujettes à récidives.

Les *rechutes* sont déterminées par l'impression du froid et de la grande chaleur, par les impressions morales vives; par l'exercice musculaire exagéré, par le travail intellectuel, par les écarts de régime, par un traitement incomplet ou mal dirigé, et enfin par tout ce qui peut produire une action directe ou réflexe sur des organes altérés, siége d'une altération récente en voie de résolution.

Il y a peu de maladies qui ne puissent offrir, à leur déclin, dans la convalescence, sous l'influence des causes précédentes, la réapparition des principaux accidents morbides antérieurs. Les fièvres intermittentes et les maladies endémiques, les fièvres continues localisées dans l'intestin, telles que la fièvre typhoïde, les phlegmasies cutanées;

telles que l'érysipèle, les phlegmasies des muqueuses, l'ophthalmie, la leucorrhée, le catarrhe des bronches, la gastro-entérite, la dysenterie, etc.; les phlegmasies parenchymateuses, la pneumonie, etc.; les hémorrhagies, les hydropisies, les névroses ; telles que la folie, l'hystérie, l'épilepsie, etc.; les maladies diathésiques, le scrofulisme, l'herpétisme, le podagrisme, etc.; les maladies virulentes, le farcin, la syphilis, etc., présentent toutes la possibilité de rechutes plus ou moins graves.

Généralement la rechute d'une maladie trouve le terrain moins bien préparé qu'à son début. Elle arrive, chez un convalescent plus ou moins délabré , par l'abstinence et le traitement antérieur, et si elle peut se terminer d'une manière heureuse, souvent aussi elle amène l'état chronique et la mort.

Il n'en est plus de même des rechutes dans les maladies qui n'ont pas de convalescence, comme les maladies extérieures, l'ophthalmie, l'érysipèle, etc. Alors la rechute n'a guère d'autre résultat, outre la gravité ordinaire, que de prolonger les accidents au delà du terme ordinaire.

Pour éviter les rechutes, il faut diriger la convalescence et la marche des maladies, à leur déclin, avec une circonspection qui tient compte de toutes les influences morbides connues. Ce n'est pas tout d'opposer aux lésions locales des moyens convenables; si l'on ne s'occupe de l'état général qui engendre les maladies, on n'a rien fait. Toutes les maladies sont plus ou moins diathésiques, et elles réclament dans leur cours et à leur déclin l'usage de moyens spéciaux, quelquefois spécifiques, qui empêchent les rechutes et les récidives. Les maladies pléthoriques, effluviques, diathésiques, virulentes, ont besoin d'être traitées de cette manière, sans cela elles récidivent et se prolongent indéfiniment.

Les *récidives* s'observent dans toutes les maladies aiguës et chroniques, mais plus particulièrement dans la classe des phlegmasies. La pneumonie, l'angine tonsillaire, la bronchite aiguë, le rhumatisme, l'érysipèle, récidivent trois, quatre, six et dix fois chez le même individu en quelques années. On les rencontre dans les ulcères des membres, dans la pourriture d'hôpital, dans les luxations, dans les fractures très-faciles chez certains individus, dans les calculs urinaires, dans les anévrismes , dans le cancer simple , épithélial, fibro-plastique, etc.

Elles sont le résultat évident, soit d'une prédisposition particulière et d'une diathèse plus ou moins bien caractérisée, soit d'une disposition organique spéciale, soit enfin d'une impression morbifique semblable à celle qui a déjà été subie par le malade. Toutes ces circonstances doivent être recherchées avec le plus grand soin pour éviter l'apparition de ces récidives.

CHAPITRE XXI

DES COMPLICATIONS.

Les maladies n'arrivent pas toujours. à la fin de leur évolution, à l'état de simplicité et d'unité ; elles peuvent être accompagnées et provoquent souvent l'apparition secondaire de phénomènes morbides *directs* ou *réflexes* qu'elles tiennent sous leur dépendance, et que l'on nomme *complications*. Deux maladies à la fois sur le même individu ne constituent pas nécessairement une complication ; il faut que l'une d'elles soit le résultat des influences de l'autre. Un calcul vésical, chez un sujet atteint de pneumonie, ou réciproquement, n'est pas une complication. Au contraire, la gangrène qui survient dans une phlegmasie, et qui est provoquée par elle, doit être considérée comme une maladie qui vient compliquer l'autre.

Une *complication* est un phénomène morbide secondaire développé sous l'influence d'une maladie préexistante. C'est le résultat d'une nouvelle impression morbifique qui se transforme en accident morbide secondaire.

Galien est le premier qui ait admis ce que nous appelons aujourd'hui des complications. Il reconnaissait des maladies *simples* bornées à un tissu ; des maladies *composées*, occupant tout un organe et présentant des états morbides secondaires, liés à la maladie principale par une communauté de nature et d'origine ; des maladies *compliquées*, formées par la réunion de deux ou de plusieurs affections, sans qu'il y ait entre elles nécessité de coexistence ; des maladies *confuses* enfin, dans lesquelles deux ou plusieurs affections sont tellement confondues, que l'état mixte qui en résulte a une physionomie propre, et ne présente aucune ressemblance avec les divers éléments dont il se compose. Tout le soin qu'il a pris pour faire adopter ces divisions a été inutile, et le sens même du mot complication n'a pu prévaloir. En effet, il y a des complications ailleurs que dans les maladies *compliquées*, et il en existe également dans les maladies qu'il désigne sous le nom de *composées* ou de *confuses*.

Les divisions de Fernel n'ont pas eu plus de succès[1]. Cet auteur ad-

---

[1] *Pathologia, de Morborum differentiis*, lib. I.

mettait des maladies *solitaires simples*, bornées à une ou plusieurs parties affectées de la même manière, et des maladies *solitaires accompagnées*, dans lesquelles, à la maladie principale, venait se joindre une influence étrangère, bilieuse, adynamique, etc. Quant aux maladies *composées*, elles comprennent les maladies *compliquées*, dans lesquelles les parties affectées étaient liées par d'intimes rapports; les maladies *connexes*, quand l'une des maladies venait de l'autre; enfin, les maladies *séparées*, dont les siéges éloignés étaient sans rapport réciproque. Ce sont là des divisions nosographiques abandonnées.

Il y a cependant un point de vue particulier dans lequel, sans tenir compte du rapport précis des maladies intermittentes avec la maladie principale, pour savoir si ce sont des coïncidences morbides ou des complications, on les considère purement et simplement comme des maladies épigénésiques, c'est-à-dire développées dans le cours d'une autre. C'était l'idée de Lorry. Pour cet auteur, l'*épigénèse* vient de causes antérieures à la maladie, ou de causes développées postérieurement. Les unes sont des conséquences directes de la maladie première, exemples : l'hydropisie, suite d'un obstacle à la circulation ; la paralysie dans l'hémorrhagie cérébrale ; ce sont des affections secondaires ou symptomatiques. D'autres résultent de l'action de causes accidentelles, comme une émotion vive, un écart de régime, d'où la diarrhée, le délire, une inflammation intercurrente dans le cours d'une maladie aiguë ou chronique. Il y a enfin des épigénèses provenant de l'action thérapeutique, exemples : la stomatite mercurielle, la phlébite de la saignée, etc. Ces distinctions ne sont pas entrées dans la science.

Aujourd'hui il n'y a plus que des *maladies simples*, des *maladies compliquées*, et des *maladies concomitantes* ou *coïncidentes*. On n'admet au nombre des complications que les maladies secondaires recevant l'influence d'une maladie préexistante, ou réagissant contre elle. Toute maladie qui vient en troubler une autre, sans avoir d'action sur elle, et sans avoir de rapport avec elle, n'est qu'une *coïncidence morbide*. C'est à peu près là le sens de la définition de M. Renauldin[1] et de M. Chomel[2].

Toutes les maladies sont susceptibles de *complication*. Elles peuvent toutes devenir à leur tour *causes morbifiques*, et déterminer des impressions mécaniques ou réflexes, capables d'engendrer de nouveaux accidents. Différentes espèces de fluxions et de congestions, l'adynamie, l'ataxie et la malignité, compliquent souvent les *fièvres éruptives* ou *continues*, et leur donnent une gravité très-grande. Il en est de

[1] *Dictionnaire des sciences médicales.*
[2] *Pathologie générale.*

même des hémorrhagies, des hydropisies, des escarres, des gangrènes, qui se développent dans le courant de leur évolution. Dans les
phlegmasies, l'extension du mal aux parties voisines, et la gangrène,
sont les complications ordinaires connues de tous. L'infection purulente succède souvent aux plaies qui intéressent les veines. Partout,
enfin, où il existe une maladie primitive, des maladies secondaires
peuvent se montrer, soit en raison de la continuité des tissus et de la
propagation directe du mal, exemple : la péritonite des maladies utérines; soit d'une manière mécanique, exemples : la perforation de la
plèvre, et l'hydro-pneumo-thorax des phthisiques; l'entrée de l'air
dans les veines; soit par sympathie, exemple : l'orchite des oreillons,
la diarrhée de la dentition; soit par altération du sang, exemple :
l'infection purulente des hémorrhoïdes; soit par dissémination d'une
diathèse, exemple : les manifestations de la scrofule, etc., etc.

Les complications dépendent d'influences très-variées. Elles ne sont
pas également communes dans toutes les circonstances de la vie
humaine; elles paraissent plus fréquentes chez les enfants que chez
les adultes et chez les vieillards; chez les habitants des villes que chez
ceux des campagnes; à l'hôpital que dans la ville; et chez les individus faibles ou convalescents que chez les hommes forts et vigoureux.
Les lieux, les climats, les saisons, les professions, le tempérament,
l'âge, le sexe, la nature des maladies, l'état des forces, exercent une
grande influence sur leur développement et sur leur nature. Toutes
les impressions morbifiques qui résultent de l'influence de ces conditions étiologiques jouent ici leur rôle. Dans les pays élevés, froids, les
complications offrent souvent la forme inflammatoire; dans les pays
bas et humides, elles se montrent souvent avec le caractère adynamique ou pernicieux. Dans les pays chauds, prédominent les complications bilieuses ou nerveuses et convulsives; les caractères des complications sont en rapport avec la constitution atmosphérique prédominante. Les affections de la jeunesse sont plus franches et plus
souvent exemptes de complications que celles de l'enfance et de la
vieillesse; enfin, dans les maladies aiguës, les complications ont une
forme plus accentuée, plus vive, que dans les maladies chroniques, où
l'association des éléments morbides apporte une confusion et une obscurité souvent embarrassantes pour la détermination du traitement.

La pesanteur est en partie la cause de l'engouement pulmonaire et
de la pneumonie catarrhale qui compliquent les fièvres graves. La
pression de l'air, sous l'influence d'un effort dans un intestin, ulcéré ou
ramolli, est la cause de la perforation intestinale; l'extrême acidité des
matières fécales est la cause de l'érythème ulcéreux des fesses qui

complique la diarrhée de l'enfance ; la nostalgie complique gravement
le typhus des armées ; les miasmes engendrent les complications
d'érysipèle, de pourriture d'hôpital, de plaies, etc. Il n'y a pas d'influence morbifique qui, dans le cours d'une maladie, ne puisse être
cause d'une complication à la maladie préexistante.

Les complications varient d'intensité, selon le climat où l'on observe, exemples : la fièvre bilieuse, si grave dans les pays chauds ; le
tétanos mortel, si commun chez les nouveaux-nés : selon les lieux :
ainsi l'infection purulente est plus rare à la campagne que dans les
grandes villes, et, dans la ville, chez les particuliers que chez les malades d'un grand hôpital ; selon la saison : ainsi les pneumonies typhoïdes
sont plus fréquentes en hiver qu'en été ; selon l'âge : ainsi le délire est
plus commun dans les maladies de l'enfance que dans les maladies de
l'adulte ; l'asphyxie est plus à craindre dans les inflammations du larynx,
chez un enfant, que chez une grande personne, etc. ; selon le sexe, le
tempérament, les professions, etc., la nature même des maladies,
et l'état des forces chez un individu.

Leur développement est facilité : 1° par la proximité des organes,
exemples : les hydatides du foie qui s'ouvrent dans le poumon, la
phlegmasie de l'utérus qui gagne le péritoine ; 2° par l'identité de
composition des tissus, exemples : les maladies de la peau sont souvent compliquées de maladies d'intestin ; le rhumatisme articulaire se
complique d'un rhumatisme du cœur, etc. ; 3° les rapports sympathi-
qués des organes, exemple : les névroses qui compliquent l'existence
d'un tænia, etc.

Il y a des *complications dynamiques*, des *complications humorales* et
des *complications organiques*.

Les *complications dynamiques* sont celles qui sont caractérisées par
des troubles morbides réflexes, locaux ou généraux. Elles comprennent
tous les accidents morbides dus à la *sympathie*. Ordinairement, elles
ne laissent pas après elles de traces de leur passage , ce sont : l'*adynamie*, l'*ataxie* et la *malignité* des fièvres graves ; les *vomissements incoercibles* de la grossesse ; la *douleur*, la *contracture essentielle* ou
sympathique des fièvres ; la *folie* de l'état puerpéral ; les *convulsions
initiales* dans la variole ; l'*amaurose* du tænia ; les *paralysies hystériques*, les *parotides* des fièvres graves ; l'*orchite* après les oreillons ; la
dyspepsie chez les dartreux, etc., etc.

Les *complications humorales* sont le résultat d'impressions morbifiques qui ajoutent une altération des humeurs à la maladie préexistante. On voit, de temps à autre, deux fièvres éruptives se développer
sur le même individu, la rougeole après la variole, la variole et la vac-

cine, etc. L'éruption variolique est souvent modifiée, car elle subit un temps d'arrêt dans son développement ; le nombre et le volume des pustules est souvent moins considérable, et il leur arrive de se desséher très-promptement. La diphthérie et le croup se montrent souvent à la période ultime des maladies de l'enfance. Une fièvre typhoïde peut se développer dans le cours d'une affection quelconque. Il en est de même de l'anémie des maladies chroniques, de la pyohémie consécutive aux longues suppurations et aux opérations chirurgicales ; de l'altération spéciale du sang dans les cachexies paludéennes, saturnines et alcooliques ; de l'empoisonnement plus ou moins caractérisé du sang dans les maladies virulentes, la syphilis, la morve, le farcin, etc.

Les *complications organiques* résultent généralement de l'action directe des maladies antérieurement établies. Elles sont *inflammatoires*, exemples : la péritonite d'une plaie abdominale, d'une hernie étranglée ou d'une affection des viscères de l'abdomen ; l'hydro-thorax après les maladies du poumon ; la colite ulcéreuse chronique après la fièvre typhoïde ; l'érysipèle de la face ou des membres qui succède à une plaie de l'intérieur des narines, des oreilles, ou d'une partie quelconque de la surface cutanée ; l'hépatite et l'ictère dans la pneumonie du côté droit ; l'adénite de la phlegmasie des lymphatiques, etc. ; *mécaniques*, exemples : les congestions viscérales des fièvres graves, des maladies septiques et virulentes ; l'emphysème pulmonaire après la bronchite ; la dilatation du cœur liée à un obstacle des orifices, etc. ; *hémorrhagiques*, exemples : la rupture d'un vaisseau dans une plaie; l'apoplexie pulmonaire des maladies du cœur ; la sécrétion de sérosité sanglante dans la péricardite ; *gangréneuses*, exemples : les anthrax, la gangrène pulmonaire des fièvres graves, etc. ; *hydropiques*, exemples : l'anasarque, l'ascite des maladies du cœur, du foie, etc.

En général, quand on connaît la pathologie, et que chez un malade le diagnostic a été bien rigoureusement établi, l'observation ultérieure permet aisément de découvrir les complications à mesure qu'elles se présentent. Tout phénomène insolite est recueilli avec soin pour être rapporté à sa cause véritable, et traité comme il convient de le faire. Malheureusement, il en est des complications comme des maladies, il y en a de *latentes* et d'*apparentes*. Quelquefois ce n'est qu'à la nécropsie qu'on découvre des complications inaperçues pendant la vie. Combien de phlegmasies séreuses, de désorganisations chroniques, cancéreuses, tuberculeuses ou autres des principaux viscères, dont aucun phénomène morbide n'avait signalé la présence, et qui ont été trouvées sur le cadavre !

En général, les complications ont pour effet d'entraver la marche de la nature dans la guérison spontanée des maladies. Leur influence sur la maladie antérieure est une chose fort importante à déterminer. Ordinairement cette influence est mauvaise, mais elle peut avoir son avantage. En voici la preuve. J'ai vu un érysipèle aigu enlever un eczéma chronique de la peau qui avait résisté à tous les remèdes ; une pleurésie aiguë favoriser la guérison d'une maladie chronique des voies digestives. Une phlegmasie aiguë suspend, temporairement au moins, la coqueluche, la chorée, qui reviennent un peu plus tard.

Hermann raconte qu'une fièvre putride termina heureusement une paraplégie, et Boerhaave a publié l'observation d'un homme de cinquante ans, affecté d'hémiplégie, chez lequel une fièvre tierce ayant rétabli l'usage des mouvements, la paralysie revint après la guérison de la fièvre. L'idée de l'avantage offert par certaines complications déterminées a été si loin, qu'on a pu dire que certaines maladies virulentes avaient la propriété d'en neutraliser d'autres. C'est sur ce principe que repose le précepte d'inoculer, par de nombreuses piqûres de vaccin, les individus qui offrent les premiers symptômes de la *variole*. Je l'ai vu faire. Ordinairement il ne paraît pas de vaccine, et, lorsqu'elle se développe, c'est d'une manière incomplète, et quelquefois il semble, en effet, que l'éruption de variole soit avantageusement modifiée. Le même fait a encore d'autres applications. On a dit, mais sans démonstration péremptoire, que ce qui se passait dans le corps humain s'accomplissait aussi dans l'air lorsque deux principes contagieux s'y trouvent en présence. S'il faut en croire Ozanam, lorsque la peste règne dans un pays, et que la variole s'y déclare, la peste cesse spontanément. C'est là un fait à démontrer.

Ordinairement les complications sont des accidents fâcheux et redoutables, qui ajoutent à la gravité du pronostic de la maladie première.

Leur gravité est proportionnelle à leur nombre, à leur nature, et aussi à l'importance des organes affectés. Il n'est pas rare de trouver trois ou quatre complications sur le même individu. Leur nature *dynamique, humorale* ou *organique*, leur donne une importance relative différente, et celles qui occupent la peau ou le tissu cellulaire, et qui n'ont qu'une médiocre étendue, sont infiniment moins graves que celles qui occupent le cerveau, les poumons, ou quelque viscère principal.

Ou les complications aggravent la maladie première, ce qui est habituel, ou elles subissent son influence, et sont elles-mêmes plus graves qu'elles ne le seraient dans toute autre circonstance. Ainsi l'érysipèle qui arrive dans le cours d'une fièvre typhoïde compromet la vie des malades, et il paraît être lui-même très-grave, à cause de sa tendance à la gangrène. La pneumonie du typhus et de la rougeole sont plus graves que la pneumonie ordinaire, et elles s'ajoutent d'une façon très-désavantageuse à la maladie principale.

Outre le danger inhérent à la complication ou aux complications, s'il y en a plusieurs chez le même individu, elles ont aussi l'inconvénient de jeter quelquefois au travers de la thérapeutique des embarras considérables. En effet, si la médecine des cas les plus simples est difficile, que doit-il en être lorsque le mal est compliqué? Les complications sont souvent des contre-indications thérapeutiques fort sérieuses. Est-ce qu'une pneumonie typhoïde, chez un sujet adynamique, pourra être traitée comme chez un autre individu? est-ce que l'entérite permet de traiter une pneumonie par le tartre stibié, ou le croup par le sulfate de cuivre, comme s'il n'existait pas de phlegmasie intestinale? Il suffit d'indiquer ces différentes circonstances pour faire toucher du doigt la difficulté que les complications apportent dans la thérapeutique.

Dans cette condition particulière, il faut apprécier de quel côté vient le danger, pour savoir s'il appartient à la maladie principale ou à la complication. Il n'y a pas à changer la thérapeutique tant que les accidents nouveaux n'y obligent pas, en raison de leur nature, ou par l'effet qu'ils pourraient subir du traitement mis en usage. Si les complications grandissent et l'emportent sur la maladie principale, c'est alors sur elles qu'il faut porter l'attention, pour les combattre par des moyens appropriés, susceptibles de provoquer au dedans une réaction thérapeutique favorable.

CHAPITRE XXII

DU PRONOSTIC.

Le pronostic, πρόγνωσις, dérivé de προγινώσκω, je connais d'avance, est un jugement anticipé de la marche et de la terminaison des maladies.

C'est la connaissance des signes qui font prévoir la gravité des accidents morbides, les complications, la durée des maladies, leurs crises favorables ou funestes, enfin la guérison ou la mort.

C'est l'art de prédire la marche des maladies et l'avenir réservé aux malades.

Sans le pronostic, point de médecin ; car, de même qu'il est impossible de se conduire dans un pays inconnu, il doit être bien difficile de diriger une maladie lorsqu'on ignore ce qui peut ou ce qui doit arriver dans son cours.

La science du pronostic distingue le médecin véritablement observateur de l'homme instruit qui pratique la médecine sans en comprendre toute la portée. Hippocrate a dit[1] : « Le meilleur médecin me paraît être celui qui sait prévoir. Pénétrant et exposant au préalable près des malades le présent, le passé et l'avenir de leurs maladies, expliquant ce qu'ils omettent, il gagnera leur confiance ; et, convaincus de la supériorité de ses lumières, ils n'hésiteront pas à se remettre à ses soins. Il traitera d'autant mieux les maladies, qu'il saura, à l'aide de l'état présent, prévoir l'état à venir. Rendre la santé à tous les malades est impossible, bien que cela valût mieux que de prédire la marche des symptômes ; mais, puisque les hommes meurent, les uns, avant d'avoir appelé le médecin, emportés par la violence du mal ; les autres, immédiatement après l'avoir appelé, survivant un jour ou un peu plus de temps, et expirant avant que le médecin ait pu combattre par son art chacun des accidents, il importe de reconnaître la nature d'affections semblables, de savoir de combien elles dépassent la force de la constitution, et en même temps de discerner s'il y a quelque chose de divin dans les maladies, car c'est encore un pronostic à apprendre. De la sorte, le médecin sera justement admiré, et il exercera son art habilement. En effet, ceux dont la guérison est possible, il sera encore plus capable de les préserver du péril, en se précautionnant de plus loin contre chaque accident ; et, prévoyant et prédisant quels sont ceux qui doivent périr et réchapper, il sera exempt de blâme. »

Le pronostic est le résumé de toutes les connaissances relatives à la maladie. Il y a un *pronostic général*, qui est le résultat du diagnostic, de l'étendue et de la nature du mal, des causes qui ont favorisé son développement, telles que l'âge, le sexe, la constitution, le climat, les impressions toxiques, virulentes, etc., et un *pronostic individuel*, particulier non à la maladie, mais au malade, et qui est le résultat de symptômes spéciaux propres à l'individu. Ce dernier est infiniment plus difficile que l'autre, et exige une attention, une habitude et une expérience que l'autre ne comporte pas. Tous les nosographes formulent le pronostic des maladies, mais il en est peut-être bien peu qui brilleraient dans le pronostic de l'état du malade, dans ce pronostic clini-

---

[1] *OEuvres d'Hippocrate,* trad. par Littré : *Du Pronostic,* t. II, p. 111.

que relatif à l'individu plutôt qu'à la maladie. Que de pathologistes distingués par leur érudition et l'étendue de leurs connaissances à qui une ignorante sœur hospitalière en pourrait remontrer sur le *pronostic individuel!* — Ici l'observation et l'expérience journalières en apprennent plus à propos des cas particuliers que l'on n'en peut écrire dans un livre. La pratique des maladies peut seule donner au médecin la prescience dont il a besoin de faire preuve pour mériter la confiance publique.

Le pronostic *individuel, clinique,* repose sur l'appréciation des symptômes observés chez l'individu malade, tandis que le pronostic *général* est celui qui résulte de la connaissance générale des causes et du diagnostic de la maladie. La science, par ses progrès, a beaucoup fait pour le perfectionnement du *pronostic général,* mais elle n'a pas fait grand'-chose pour la certitude du *pronostic individuel* depuis les temps anciens de la médecine. En effet, on citera toujours comme des modèles les préceptes et les aphorismes d'Hippocrate sur les maladies aiguës. Sauf quelques exceptions, tout ce qu'il a laissé sur ce point est irréprochable et est entré dans le domaine public. Chaque auteur y a puisé largement selon la direction de ses idées, et c'est un exemple que je me suis fait un devoir de suivre.

C'est dans l'observation de l'habitude extérieure du corps, de l'état du visage, des mouvements, de la voix, de l'intelligence, de la sensibilité, du sommeil, de l'appétit, de la soif, des fonctions circulatoires, digestives, respiratoires, des sécrétions, etc., que l'on trouve des *signes pronostiques particuliers* à l'individu, indépendants de ceux qui résultent de la connaissance des causes et de la nature du mal. Déjà, dans mon *Traité des maladies des nouveaux-nés et des enfants à la mamelle,* j'ai indiqué un certain nombre de signes diagnostiques et pronostiques fournis par l'habitude extérieure, la physionomie et différents troubles fonctionnels de l'enfance; mais c'est une étude qu'il serait avantageux de poursuivre aux différents âges et pour un certain nombre de maladies, afin de vulgariser par des propositions très-concises les découvertes de la science moderne. Je vais, au moyen de quelques exemples, montrer le parti qu'on pourrait tirer de ces recherches.

Lorsque, sans diarrhée préalable, le visage jaunit, devient livide ou se plombe, le nez s'effile, les yeux s'enfoncent, les tempes s'affaissent, les oreilles se refroidissent et se contractent, ce qui constitue le facies dit hippocratique, la mort est prochaine.

Au début d'une maladie aiguë, l'altération du facies par la teinte jaune, l'abattement, la stupeur, la sécheresse des lèvres, annoncent le développement ultérieur de phénomènes adynamiques ou ataxiques.

La teinte jaune ictérique verdâtre du visage, existant depuis long-temps, doit faire craindre la mort.

Dans les maladies aiguës, le strabisme est un signe très-grave annonçant la mort.

La bouffissure du visage, à la fin des maladies chroniques, annonce une mort prochaine.

La bouffissure érysipélateuse du visage, avec pustules gangréneuses du nez et du front, est un signe de mort.

Dans l'apoplexie, la paralysie des muscles de la face, accompagnée du va-et-vient des joues et des lèvres à chaque mouvement expiratoire, est un signe de mort.

La pulvérulence des narines et la fuliginosité des dents et des lèvres indiquent l'existence d'un état adynamique très-grave.

Dans une maladie aiguë, de fréquentes rougeurs subites, intermittentes du visage, annoncent des convulsions et souvent la mort.

L'herpès des lèvres, dans une maladie aiguë, est toujours un signe favorable.

Une congestion aiguë violacée du visage, avec fièvre, indique l'asphyxie.

Une cyanose aiguë du visage, avec refroidissement de la peau, est le signe d'un grand danger.

La cyanose chronique du visage doit faire craindre la mort dans un temps assez éloigné.

L'amaigrissement rapide et subit du visage, avec décoloration et refroidissement de la peau, annonce un état grave et souvent la mort.

Le trismus prolongé est presque toujours un signe de mort.

La bouche ouverte et le tremblement de la langue annoncent toujours un grand danger.

Dans les maladies aiguës, le décubitus dorsal est toujours une chose grave.

Le décubitus latéral, dans les maladies aiguës graves, est un signe très-favorable.

L'amaigrissement subit à la fin des maladies aiguës est toujours de bon augure.

La résolution paralytique de tous les muscles des membres qui se prolonge au delà de vingt-quatre heures est presque toujours mortelle.

Les convulsions qui commencent une maladie aiguë n'annoncent pas toujours un grand danger.

Les convulsions qui se montrent à la fin des maladies aiguës sont presque toujours mortelles.

Des convulsions accompagnées de bouffissure sont très-graves, mais on peut guérir.

Dans les maladies aiguës, la carphologie et le soubresaut des tendons sont des signes d'un grand danger.

A la suite de convulsions prolongées, la contracture des membres est mortelle.

La contracture primitive ou consécutive aux fièvres guérit assez rapidement.

Lorsque, dans les maladies aiguës, le malade sans connaissance arrache le duvet des étoffes qui le couvrent, sa mort est prochaine.

La volonté continuelle de se lever dans les maladies aiguës, et en particulier dans la pneumonie, est un symptôme grave.

L'agitation des membres, continuellement portés hors du lit et refroidis au contact de l'air, est une chose très-fâcheuse.

L'incertitude de la marche, avec mouvement saccadé des jambes à chaque pas, est un signe de paraplégie et de mort au bout de quelques années.

L'embarras de la langue et la difficulté subite de la parole sont les signes d'un commencement de paralysie générale et de démence.

Chez l'adulte, l'amaigrissement progressif, sans troubles appréciables de santé, est toujours une chose grave.

L'œdème partiel ou général chez les sujets depuis longtemps atteints de maladie chronique annonce ordinairement une mort prochaine.

Dans les maladies aiguës, la respiration profonde et facile, est toujours d'un augure favorable.

La respiration irrégulière, entrecoupée d'inspirations profondes, à de longs intervalles, est un signe de délire, de convulsions et de mort.

La respiration bruyante, serratique, est un signe d'asphyxie par le larynx.

La respiration fréquente, stertoreuse, bruyante, est un signe de mort.

Dans les maladies aiguës, l'aphonie indique une adynamie profonde extrêmement dangereuse.

La fièvre suivie de toux et d'expectoration séreuse, rougeâtre, jus-de-réglisse, est presque inévitablement suivie de mort.

Une expectoration brune, ensanglantée, d'odeur gangréneuse, est presque toujours suivie de mort.

L'expectoration purulente, épaisse, sale, abondante, annonce une mort prochaine.

Dans les maladies aiguës, le pouls développé, d'une fréquence médiocre, est le signe d'une solution favorable.

L'extrême fréquence ou l'extrême petitesse du pouls annoncent un grand danger.

L'irrégularité du pouls, chez une personne dont les pulsations artérielles sont habituellement régulières annonce souvent la diarrhée.

La soif fréquente, exagérée, chez un individu bien portant en apparence, est toujours l'indice d'une situation grave.

Dans les maladies aiguës, la langue blanche et humide annonce une solution favorable.

Une langue sèche, dure, noire et tremblante, indique un état adynamique très-grave.

La langue rouge, dépouillée, brûlante, dans les maladies chroniques et des cachexies, est le signe du muguet et de la mort.

Dans les maladies aiguës ou chroniques, la déglutition bruyante des liquides dans l'œsophage annonce une mort prochaine.

L'impossibilité d'avaler, dans les maladies aiguës, est un phénomène grave.

L'hydrophobie rabique est toujours suivie de mort.

Des nausées et des vomissements opiniâtres dans une maladie aiguë annoncent un grand danger.

Quelquefois une régurgitation continue remplace les vomissements des maladies aiguës; c'est un signe de mort.

Le vomissement de matières stercorales annonce un grand danger, et même la mort, si la nature ou l'art ne rétablit pas le cours des matières fécales.

Le vomissement noir chez les cachectiques est un signe de mort.

Le hoquet, à la fin des maladies aiguës graves, est un signe précurseur de la mort.

Une constipation prolongée amène le catarrhe chronique des intestins.

A la diarrhée chronique succèdent l'anémie, la dyspepsie, l'hypocondrie et la mort.

Le mélaena annonce un grand danger.

Des urines claires, tenant un nuage en suspension et succédant à des urines sédimenteuses, indiquent une guérison prochaine.

Dans les maladies aiguës, la rétention d'urine est un phénomène très-grave, souvent suivi de la mort.

Des urines très-rares ou entièrement supprimées annoncent un grand danger.

Les urines claires, extrêmement abondantes, avec une soif excessive, doivent faire craindre la mort.

L'urine albumineuse, accompagnée d'anasarque fébrile, sans autre maladie, annonce une mort prochaine.

Lorsque, dans le choléra, l'urine cesse d'être albumineuse, la guérison est proche.

L'urine sirupeuse est généralement une cause de consomption, de phthisie tuberculeuse et de mort.

La sueur froide de la tête, de la poitrine et des bras dans une maladie aiguë est un signe de mort.

Dans les maladies aiguës et dans les fièvres, le ballonnement du ventre est le signe presque certain d'une mort prochaine.

Le ballonnement du ventre, dans les maladies chroniques, indique un obstacle au cours des matières.

Un sommeil profond et prolongé, dans les maladies fébriles, est toujours grave.

La somnolence, le coma et le carus, devenus permanents après quelques jours de délire et de convulsion, sont des phénomènes qui indiquent la mort.

Au début des maladies le délire est beaucoup moins dangereux que celui qui se montre au milieu de leur évolution.

Chez les vieillards le délire est toujours beaucoup plus grave que chez les enfants.

La douleur intermittente, périodique. régulière, indique toujours la possibilité d'une guérison rapide par le quinquina.

De fortes douleurs dans la profondeur des membres, au commencement d'une maladie aiguë fébrile, indiquent toujours un état de malignité et d'ataxie fort grave.

L'espérance et la gaieté, dans les maladies aiguës, sont des signes favorables.

L'abattement, la tristesse, le chagrin, la nostalgie et les passions dépressives, compliquent toujours les maladies d'une manière très-fâcheuse.

Je pourrais multiplier à l'infini ces propositions particulières, si je faisais un traité du pronostic; mais je n'ai eu ici d'autre intention que de montrer l'importance de quelques symptômes spéciaux pour le pronostic individuel, sans prétendre limiter le nombre de ces propositions, ni faire une énumération complète de tous les symptômes pronostiques. Solitaires ou réunis par groupes de deux ou trois, les symptômes pronostiques donnent lieu à des combinaisons variées d'où ressortent autant de conséquences spéciales. C'est au médecin de suivre avec ardeur cette voie si largement frayée par Hippocrate, pour l'orner de quelque proposition nouvelle si l'observation lui permet de le faire.

Quand une maladie débute avec une violence extrême ou avec de grandes irrégularités d'évolution, c'est qu'elle doit être très-grave et peut-être même mortelle. La variole qui commence par un grand appareil fébrile, de vives douleurs rénales, du délire, des vomissements et une grande agitation, sera très-grave, si elle ne fait pas périr l'individu. Il en est de même pour les autres fièvres éruptives, et particulièrement pour la fièvre typhoïde. J'en dirai autant de la péritonite suraiguë accompagnée de douleurs atroces, de la pneumonie qui débute par un violent délire, et d'un certain nombre d'autres phlegmasies. En général, lorsque chez l'adulte il n'y a pas de transition entre la santé et des accidents morbides très-intenses, il faut considérer le fait comme une irrégularité de développement qui ajoute à la gravité du pronostic. Dans l'enfance, les choses n'ont plus la même signification. Par l'excitabilité du système nerveux et la violence de la réaction fébrile, les enfants sortent assez souvent de la santé, sous l'influence de causes légères, et offrent tout à coup des phénomènes assez redoutables, qui seraient de nature à inspirer les plus vives inquiétudes si l'on n'était prévenu par expérience de ce qui doit arriver. Une indigestion, une angine, une maladie aiguë inflammatoire ou éruptive, produisent souvent, chez les enfants, des convulsions initiales fébriles, une fièvre des plus violentes, de la suffocation subite; puis, au bout de quelques heures, les accidents se calment et la maladie suit son cours sans offrir d'irrégularités.

Une fois le mal déclaré, la *régularité* ou l'*irrégularité* de ses symptômes fait généralement prévoir son issue. L'irrégularité est principalement une circonstance dont il faut tenir compte, et elle a mille fois plus d'importance pronostique que l'évolution régulière des accidents morbides. Quand une fièvre éruptive tarde très-longtemps à se manifester sur la peau, il y a tout à craindre pour sa terminaison malheureuse. J'ai vu ainsi périr bon nombre de varioleux et de personnes atteintes de rougeole ou de scarlatine. Il en est de même lorsque les phases de l'éruption variolique ne sont pas régulières, et lorsque la suppuration n'est pas complète ou ne vient pas à son heure. De même encore dans la pneumonie, dans la pleurésie, dans les phlegmasies des organes ou des séreuses, dans la goutte articulaire et viscérale, dans le rhumatisme, etc. — Toutes les maladies *anomales* ou *irrégulières*, fébriles ou inflammatoires, diathésiques ou autres, sont, toutes choses égales d'ailleurs, infiniment plus compromettantes pour la vie que les maladies dont l'évolution ressemble à ce que l'on a coutume d'observer.

Le *pronostic général* d'une maladie est, comme je l'ai fait pressentir, le résultat des connaissances théoriques acquises sur ses causes et sur ce qu'on appelle sa nature. Il a pour base la nosographie et le diagnostic.

Chaque espèce morbide offre, relativement à son produit pathologique, un *pronostic général* particulier, indépendant du *pronostic individuel*, qui résulte des circonstances propres à l'individu. Les maladies *inflammatoires* ont plus de chances de guérison que les maladies *gangréneuses* ou que les transformations du tissu des organes *en graisse, tissu fibro-plastique, tubercule*, etc. Le *cancer* rend le pronostic général très-grave, indépendamment de toute observation faite sur le malade, et il en est de même de tous les produits morbides.

Le siége d'une maladie inflammatoire à l'extérieur, sur la peau, ou dans un organe peu important, comme l'amygdale, rend le pronostic infiniment moins grave que si la lésion s'établit dans le cerveau, les poumons, ou un viscère intérieur. C'est pour ce motif que l'exanthème d'une fièvre éruptive, celui de la rougeole, par exemple, n'est rien et n'entraine pas d'accident, si, du même coup, il n'occupe la muqueuse de la trachée ou des petites bronches.

Pronostic général d'après les causes. — Les maladies sont généralement plus graves aux périodes extrêmes de la vie, dans le premier âge ou dans la vieillesse avancée, que dans les âges intermédiaires; ainsi l'érysipèle des nouveaux-nés est presque toujours suivi de la mort, tandis qu'il n'en est pas ainsi chez l'adulte. — Dans la pneumonie des vieillards, la mort est en quelque sorte la règle, et la guérison un fait exceptionnel. C'est tout le contraire chez l'adulte. Le sclérème, l'entérite, le coryza, la bronchite capillaire, etc., sont très-graves chez les nouveaux-nés et chez les enfants à la mamelle, tandis qu'au contraire leur danger est infiniment moindre chez l'homme dans la vigueur de l'âge.

D'une manière générale, les enfants résistent moins aux actions morbifiques; ils offrent une réaction fébrile quelquefois très-vive, qui les abat, les fatigue et les épuise d'une manière notable. Leur corps en voie de développement s'affaiblit par l'effet de la fièvre et de l'abstinence. Les complications s'ajoutent à la maladie principale, et la mortalité chez eux est très-grande.

Chez le vieillard, les maladies ont une acuité moins grande et offrent une réaction moindre que dans le premier âge. Sauf de rares exceptions, elles ont une tendance manifeste à l'adynamie et à la chronicité. Les fonctions des organes, troublées par le mal, se rétablissent bien plus lentement, quand il y a lieu, qu'à toute autre époque de la vie, à cause de la lenteur du mouvement de composition et de décomposition des tissus. — Les convalescences sont bien plus longues, infiniment plus pénibles, et souvent traversées par des accidents qui empêchent la guérison définitive.

Le *sexe* ne modifie pas le pronostic général des maladies; cependant il y a des cas où son influence, sous ce rapport, est incontestable. — Les hémoptysies chez les femmes sont moins graves que chez l'homme, car elles résultent quelquefois d'une déviation de l'hémorrhagie menstruelle. La dyspepsie, la gastrorrhée, les contractures, le spasme et les convulsions de la jeune fille n'ont généralement rien de dangereux et doivent être traités comme de simples névroses. — La plupart des femmes, surtout dans les grandes villes, offrent un état latent ou apparent de chlorose, qui modifie la marche et le développement de leurs maladies, et il serait très-imprudent de leur appliquer le traitement énergique qu'on pourrait employer chez l'homme.

Chez les femmes, la marche des maladies aiguës n'est pas sensiblement influencée par l'apparition des règles. Si, dans quelques circonstances, leur arrivée emporte des incommodités passagères, ordinairement elle ne produit aucun effet. Cette hémorrhagie se montre, tantôt à son époque ordinaire, ou bien elle la devance; plus rarement elle retarde son apparition de quelques jours. Le sang a tous ses caractères ordinaires, mais il s'échappe en moins grande abondance.

Les maladies chroniques n'ont d'abord aucun effet sur la menstruation; mais, à une époque avancée de leur développement, elles diminuent la quantité du sang, amènent des retards, des irrégularités, et enfin une suppression dont l'effet, généralement fâcheux, s'ajoute aux accidents principaux et précipite la mort des malades.

Au contraire, si, dans le cours d'une maladie chronique, les règles supprimées reparaissent avec régularité, il y a tout lieu de croire à une amélioration momentanée et à une guérison prochaine. On ne saurait trouver de signe pronostique plus favorable.

La *grossesse* est un état qui change tellement la santé de quelques femmes, soit en mal, soit en bien, qu'il donne lieu à des erreurs de pronostic très-fâcheuses. J'ai vu des femmes, atteintes de dyspepsie chlorotique, n'avoir de santé que dans la grossesse et pendant l'allaitement. On sait d'ailleurs que, chez un certain nombre de femmes, la conception arrête la marche de la phthisie pulmonaire, diminue la toux et l'expectoration, ramène l'embonpoint jusqu'au jour de la déli-vrance, où les accidents reparaissent de nouveau pour entraîner la mort. J'ai vu, au contraire, des femmes, douées d'une excellente con-stitution, tomber malades dès qu'elles devenaient enceintes, et offrir des accidents nerveux ou gastriques qui auraient pu faire supposer des désordres matériels graves dans l'estomac ou le cerveau, tandis que ce n'étaient que des phénomènes sympathiques.

Les maladies aiguës qui se développent dans le cours de la gros-sesse sont généralement plus graves que dans l'état de vacuité. Si elles sont intenses, elles déterminent toujours l'expulsion prématurée du fœtus, sa mort, et quelquefois aussi celle de la mère.

Dans l'*état puerpéral*, toute phlegmasie devient très-grave, surtout s'il règne une épidémie sur les femmes en couche. Elle a pour résul-tat de produire une suppuration très-rapide dans les organes affectés, et produit quelquefois, dans l'organisme, un empoisonnement par le pus, ou une fièvre purulente qui occasionne la mort. C'est une dia-thèse accidentelle, généralement fort grave, engendrée par la plaie utérine qui résulte de l'accouchement. Parmi ces maladies puerpé-rales, toutes n'ont pas le même danger, et il en est même quelques-unes dont la terminaison est moins fâcheuse que lorsqu'elle se déve-loppe en d'autres circonstances. Ainsi la manie puerpérale aiguë est infiniment moins grave que la manie aiguë ordinaire; c'est une espèce de folie dont on guérit complétement; tandis que l'autre est à peu près incurable.

Je pourrais multiplier les exemples : qu'il me suffise de dire que le sexe n'a une influence sur le pronostic que par les changements qu'il imprime à la nature des maladies par la différence du support. L'état chlorotique et la diathèse nerveuse existent chez un très-grand nombre de femmes; les alternatives de grossesse, d'allaitement, l'état puerpéral et la ménopause changent profondément la crase du sang; comment les ferments morbifiques pourraient-ils lever sur un sol aussi différent et rester toujours semblables à eux-mêmes dans leur développement et dans les effets qu'ils produisent? Non, cela n'est pas possible *a priori*, et l'expérience démontre la justesse des pressenti-ments de l'esprit.

Le pronostic général d'une maladie dépend quelquefois de la *con-stitution* et du *tempérament* de celui chez qui elle se développe. Il est généralement plus incertain et plus fâcheux chez les sujets faibles, débiles, et offrant les attributs du tempérament lymphatique, que chez les personnes fortes, sanguines et nerveuses. J'en dirai autant du pronostic des maladies aiguës qui s'attaquent à des *constitutions* délabrées par des *évacuations excessives*, telles que l'allaitement prolongé, la polyurie, la spermatorrhée; par des *excès* de plaisir, ou une *fatigue* surhumaine; par des *veilles continues*, consacrées au plaisir et aux *travaux de l'esprit*; par de longs et de *sérieux chagrins*, par l'*alimentation insuffisante* et la disette; par l'*intempérance*, et en particulier par l'abus de boissons alcooliques ou fermentées. Dans ce cas, les maladies aiguës sont quelquefois compliquées de folie ébrieuse ou d'accidents adynamiques et ataxiques mortels. La pneumonie des buveurs se termine quelquefois très-rapidement par la mort; j'en ai vu des exemples, principalement chez les hommes forts et vigoureux. Une seule saignée les avait jetés dans un état de prostration dont il fut impossible de les tirer.

La plupart des médecins accordent également au *mauvais état habituel de la santé* une influence sur le pronostic général des maladies. Cela est vrai et ne saurait être contesté. Cependant un professeur de la Faculté de Paris, Fouquier, qui admettait ce principe, s'est cru en droit de faire valoir des exceptions à cette règle, et il a publié une dissertation fort curieuse intitulée: *Des avantages d'une santé délicate*. Cela veut dire que beaucoup d'êtres cacochymes soignent leur personne pour échapper aux maux qui nous environnent, de façon à vivre plus longtemps que beaucoup d'hommes bien constitués qui ne se ménagent guère, et chez lesquels la lutte contre les semences morbifiques est très-violente et en rapport avec la force de leur santé.

Parmi les causes qui modifient le pronostic général des maladies et qui l'aggravent singulièrement, il faut mentionner l'*hérédité*. De l'impression générative dépendent la forme et la constitution du corps, ses aptitudes physiques et morales, ses prédispositions morbifiques. Comme je l'ai établi, l'hérédité joue un rôle très-important dans la production d'un grand nombre de maladies. Il en est peu qui, de près ou de loin, ne tiennent à son influence. Une maladie héréditaire est toujours très-rebelle à la thérapeutique. Je connais une famille dans laquelle existe, depuis quatre générations au moins, et peut-être davantage, un eczéma de la peau compliqué de blépharite ciliaire chronique très-intense. Que peut la médecine contre une pareille diathèse? Rien. Le croisement seul avec une race de sang pur pourra, après une ou deux générations, faire disparaître cette infirmité.

L'aliénation mentale, le podagrisme, le scrofulisme, l'hémorrhaphilie, le cancérisme, et toutes les diathèses, sont, d'après leur nature plus ou moins redoutable, autant de circonstances qui, *a priori*, ajoutent à la gravité du pronostic des maladies. Quand l'impression générative morbifique, au lieu d'être une, est double et provient par exemple d'un père et d'une mère atteints de scrofulisme, il est rare que l'enfant vive bien longtemps, et qu'il n'éprouve pas de très-bonne heure des accidents de la même nature et infiniment plus graves que ceux de ses parents. Des faits de ce genre se présentent journellement à l'hôpital et en ville sur des enfants confiés à mes soins. Si la maladie a été mortelle chez les parents, il en sera inévitablement de même chez les enfants.

Les maladies sont comme certaines plantes, plus fortes, plus actives et plus terribles dans leurs effets, selon les *climats* où elles se développent. Les lésions sont les mêmes ou à peu près, mais leur nature n'est certainement pas la même. Il n'est pas indifférent d'avoir la dysenterie, la syphilis, la fièvre intermittente, une hépatite ou des tubercules pulmonaires, au centre de l'Asie, de l'Afrique, ou dans les parties septentrionales de l'Europe. Les ulcérations du côlon atteint de dysenterie, le chancre syphilitique, l'inflammation du foie et la matière tuberculeuse se ressemblent partout; cependant, selon qu'elles apparaissent sur l'homme des pays intertropicaux ou sur l'habitant des pays froids, leur pronostic est essentiellement différent. L'hématurie, l'hépatite, la syphilis, la fièvre intermittente et la dysenterie des pays chauds, sont des maladies très-graves, ordinairement mortelles, tandis que, dans les climats froids ou tempérés, ces différentes maladies guérissent bien plus souvent qu'elles ne font mourir. Au contraire, les tubercules pulmonaires, très-rares dans les pays chauds, n'entraînent pas toujours après eux les accidents de consomption et de phthisie qu'on observe si souvent dans les pays du Nord.

La température élevée des contrées intertropicales, le régime qu'elles imposent, modifient la constitution de l'homme à tel point, qu'il en résulte des aptitudes morbifiques particulières, et que les maladies s'y présentent avec une gravité exceptionnelle qui ne s'observe pas ailleurs. Chose curieuse, à mesure qu'on s'élève vers les pôles, ces maladies perdent une partie de leur intensité et de leur danger; elles s'atténuent en même temps que se modifie la constitution de l'homme, par la température et l'alimentation nouvelle à laquelle il est soumis. En revanche, il prend les maladies du climat nouveau où il arrive, et il les subit d'une manière plus fâcheuse que les indigènes. Il n'était pas exposé à la phthisie pulmonaire, et, pendant son acclimatement, c'est la maladie dont il est le plus fortement menacé.

Réciproquement, les maladies de l'homme du Nord qui ont pour siége les voies respiratoires deviennent de moins en moins graves à mesure qu'on approche de l'équateur, et le meilleur moyen d'arrêter les maladies chroniques du larynx, du poumon et des bronches, lorsqu'elles ne sont pas encore trop avancées, c'est de les porter dans un climat chaud, là où elles peuvent guérir.

Ainsi le pronostic général d'une maladie n'a rien d'absolu, et il varie tellement du quinzième au soixantième degré de latitude, qu'il n'est plus le même. Fort grave et mortel même dans la première région du globe, il est presque insignifiant dans l'autre; c'est un résultat qui atteste une fois de plus encore que la maladie est moins un état organo-pathique qu'une réaction de l'organisme, en tant qu'individu, contre une impression morbifique variable, selon les temps, les lieux et les climats.

Ce que je viens de dire des variétés du pronostic général des maladies par l'influence des climats s'applique à l'influence des *localités*, des *saisons* et des *épidémies*. Si le fait n'est pas évident pour chacun, en ce qui touche les saisons, il n'en est pas moins certain, à mes yeux; et, pour ne citer qu'un exemple, je dirai que le pronostic de la bronchite aiguë, de la pneumonie et du rhumatisme, sont plus graves en hiver qu'en été, chez quelques personnes âgées ou déjà atteintes de rhumatisme chronique et d'une affection chronique des bronches. Non-seulement alors la maladie nouvelle est plus grave que dans toute autre circonstance, parce que sa durée sera plus longue, mais elle est plus grave parce qu'elle est de nature à occasionner la mort.

Les *localités*, dans un même climat, donnent à plusieurs maladies, dites endémiques, une gravité exceptionnelle. La fièvre intermittente de la Bresse, de la Sologne ou des marais pontins, la pellagre de la Lombardie, l'hématurie de l'île de France, la calvitie des îles de l'Archipel, le scorbut de certaines localités, etc., sont plus difficiles à guérir dans ces pays que dans une localité différente. Cela se comprend; car, tant que les malades restent dans le milieu où ils ont subi et où ils subissent encore l'impression morbifique qui a détruit leur santé, la thérapeutique ne peut rien en leur faveur. Une *maladie endémique* doit être traitée par le changement d'air et de lieu. Sa gravité, toute locale, est extérieure à l'individu. Supprimez les conditions extérieures, et souvent la guérison s'accomplit sans aucune intervention pharmaceutique.

Les *constitutions médicales* et l'influence *épidémique* ne sont que des endémies temporaires, qui donnent temporairement une physionomie spéciale et aussi une gravité particulière aux maladies développées sous leur influence. Sans que personne puisse préciser en quoi l'impression *saisonnière* ou *épidémique* modifie la marche et la terminaison des maladies, le fait est incontestable, parce qu'il est séculaire et attesté par tous les bons observateurs, depuis les temps les plus reculés de la médecinc. Qu'est-ce que le *génie épidémique?* Un mot heureux qui sert à exprimer l'idée inscrite dans toutes les relations d'épidémie, et qui montre ce que chaque maladie *épidémique* a offert de particulier dans son origine, dans sa forme, dans sa marche, dans ses fluctuations et dans ses terminaisons différentes. C'est par lui que, sans périphrase, on exprime les innombrables variétés qu'on observe dans les épidémies de même nature. Il exprime le fait en nous laissant toute liberté pour en découvrir les lois.

Certaines constitutions médicales donnent aux maladies une physionomie particulière caractérisée par la présence de phénomènes névralgiques muqueux, bilieux, etc., et, selon Sydenham, par une aptitude spéciale pour subir l'influence avantageuse d'un médicament ou d'une médication de préférence à un autre. Si ce dernier point n'est pas suffisamment établi, le premier est incontestable. La même influence qui donne le cachet aux maladies du moment domine leur marche, leur durée, leur terminaison et leur mortalité. On a remarqué, après chaque grande épidémie, une diminution réelle du nombre des malades, de l'intensité des maladies et de la mortalité dans la population. En 1834, 1851 et 1856, après les trois grandes épidémies de choléra qui ont ravagé la capitale, les hôpitaux ont reçu moins de malades, et la mortalité est descendue bien au-dessous de la moyenne ordinaire. C'est un fait que chacun peut vérifier. Ainsi se comblent rapidement, et par une sorte de compensation, les vides faits dans la société par la mort sous l'influence d'une épidémie.

C'est principalement au milieu des véritables épidémies qu'on peut arriver à la notion curieuse de ce fait, qu'une maladie épidémique étant donnée, son pronostic général varie, moins en raison de ses effets anatomiques, ou de l'âge et de la constitution des individus, que d'une influence extérieure aussi inconnue que la cause épidémique elle-même, influence heureuse ou terrible qui épargne les uns ou frappe les autres sans aucune résistance possible.

Pourquoi le choléra de 1832 a-t-il fait périr tout le monde dans les vingt premiers jours de son invasion à Paris? Pourquoi ensuite a-t-on obtenu des guérisons dans la proportion de moitié? Pourquoi enfin a-t-on réussi à guérir la plupart des malades au déclin de l'épidémie? Il est aussi impossible de le dire que de révéler la cause du choléra. Ce qui s'est passé en 1832 s'est montré sous une autre forme en 1849. Nous étions au 10 du mois de juin, et j'étais médecin à l'Hôtel-Dieu. Un choléra assez faible régnait depuis plusieurs mois. La chaleur était excessive et un orage venait d'éclater sur Paris. En divers points, dans les jardins publics, quelques personnes furent frappées de cho-

léra et apportées à l'hôpital dans un tel état, que toutes avaient succombé dans la nuit. Pendant deux jours, autant de personnes atteintes,
autant de décès, puis la maladie s'affaiblit et ne se manifesta plus que
par des attaques moins terribles.

Dans les épidémies de fièvre typhoïde, de rougeole, de scarlatine, etc., etc., que nous avons chaque jour occasion d'observer, les
choses se passent de même. Certaines années, toutes les fièvres typhoïdes que l'on traite se terminent bien, malgré des apparences
redoutables ; on a des séries de vingt ou trente malades guéris les
uns après les autres, et, l'année suivante, ou plus tard, l'*influence* ou
le *génie épidémique* a changé ; la forme du typhus est différente ; il
est plus souvent mortel. J'ai vu des épidémies de rougeole régulière,
sans complication thoracique, et tous les enfants guérissaient, tandis
que, dans d'autres circonstances, la pneumonie venait compliquer
l'éruption et faire périr les malades. On en pourrait dire autant de la
scarlatine et de ses complications. Il n'est pas une épidémie dans laquelle on n'ait occasion une fois ou une autre de constater l'influence
de la cause inconnue du mal sur sa malignité, sur ses complications
et sur la mortalité qui en est la conséquence.

A l'endémie temporaire qui constitue la grande épidémie je réuni-
rai cette autre endémie née de l'*encombrement* qui fait éclore dans
les prisons, dans les collèges, dans les camps, la fièvre typhoïde, le
typhus, le scorbut, etc., etc., qui donne à ces maladies un pronostic général qui n'est pas le même que celui de l'épidémie précédente, ou des
épidémies de même nature observées dans des lieux différents. Telle
de ces épidémies est très-grave et fait périr un grand nombre de personnes, tandis qu'une autre laisse guérir la plupart de ceux qu'elle
atteint.

Si l'*encombrement* peut agir sur les agglomérations humaines, d'une
manière assez forte pour y déterminer des épidémies, ce qui n'a pas
toujours lieu, elle a aussi pour effet d'aggraver les maladies de toute
nature chez ceux qui sont réunis dans le même endroit, dans un hôpital, par exemple.

Il arrive souvent que l'administration des hôpitaux, dans le but de
secourir plus d'indigents, augmente le nombre des lits d'une salle,
malgré les avis de la science. Aussitôt la mortalité augmente par
suite de l'aggravation des cas particuliers. Les malades sont plus disposés à contracter les maladies du voisin, et des varioles, des fièvres
éruptives, des érysipèles, des fièvres typhoïdes, ou des diarrhées, prennent naissance. Dans les hôpitaux des enfants, le fait est bien plus
palpable. Rien n'est commun, après la coqueluche, la pneumonie ou

le typhus, comme la rougeole, la scarlatine, la diarrhée, les ophthalmies, les stomatites ulcéro-membraneuses, les gangrènes de la bouche
ou des parties génitales, et la mort. Si on ne renvoie pas très-vite chez
ses parents l'enfant qui vient d'être guéri d'une maladie aiguë, sans
attendre la fin de sa convalescence, il prend dans les salles quelqu'une
des maladies que je viens d'indiquer; faible encore, cette nouvelle
maladie l'accable et trop souvent le fait périr. Le pronostic d'une maladie aiguë chez un enfant d'hôpital est, toutes choses égales d'ailleurs,
infiniment plus grave chez lui que chez un enfant de la ville, à cause
de l'*encombrement* et de l'influence méphitique de l'*air nosocomial*.
L'enfant est à ce point susceptible de contracter les maladies d'autrui et de subir leur influence d'une manière générale, au point de vue
de la mortalité, qu'il faudrait avoir pour l'enfance des hôpitaux formés de petites salles isolées n'ayant chacune qu'un très-petit nombre
de lits. Là où l'on met quarante lits d'adultes, il ne faudrait mettre que
vingt lits d'enfants.

Ce qui arrive par le fait de l'encombrement des salles de médecine
arrive également dans les salles de chirurgie. Si le nombre des malades s'élève trop, les opérations ne réussissent plus, elles se compliquent d'érysipèle ou d'infection purulente; on tente des réunions
immédiates qui ne peuvent s'accomplir, les plaies se couvrent de pourriture d'hôpital, et la plupart des opérés succombent. Plusieurs fois
ce fait s'est produit à Paris, dans nos discordes civiles, lorsque, par
suite des émeutes, un grand nombre de blessés s'est trouvé réuni à
Saint-Louis et à l'Hôtel-Dieu. Il vient de se produire cette année 1855,
à Constantinople, au grand hôpital de cette ville encombré par les va-
leureux soldats blessés au siége de Sébastopol. La population de l'hôpital fut doublée. Aussitôt, là où l'on voyait toutes les opérations chirurgicales réussir à merveille, où les réunions immédiates étaient
nombreuses, et l'infection purulente très-rare, chaque coup de bistouri
était suivi d'érysipèle; il n'y avait plus de réunions immédiates, la
pourriture d'hôpital couvrait les plaies, et des résorptions purulentes
faisaient périr la plupart des opérés. Voilà l'effet d'encombrement sur
le pronostic général des maladies et du succès des opérations.

CHAPITRE XXIII

DE LA THÉRAPEUTIQUE EN GÉNÉRAL.

Je ne dirai pas comme Pinel[1] : *Une maladie étant donnée, déterminer sa place dans le cadre nosologique.* Cette manière de considérer la médecine n'est bonne que pour les gens en parfaite santé, qui veulent se distraire, ou pour des naturalistes, qui étudient les maladies comme on ferait d'une plante ou d'un minéral. Si la médecine cesse de prétendre à la guérison des maux de l'humanité pour les étudier tout simplement au moyen de la loupe, de la balance et du scalpel, elle cesse d'être la médecine; c'est de l'équarrissage, et elle ne mérite qu'un profond dédain.

Toutes les recherches étiologiques, anatomiques et diagnostiques du médecin doivent avoir pour but de fournir une base solide à l'application de moyens thérapeutiques rationnels ou empiriques. Les expériences et les observations qui ne conduisent pas à ce résultat, ou qui ne l'ont pas en vue, sont chose inutile.

Qu'est-ce donc que la thérapeutique?

C'est l'*art de soigner les maladies*. On pourrait aussi la définir, avec Barthez, la *science des indications*. En effet, le médecin cherche dans l'étude du malade, des phénomènes morbides qu'il présente et des circonstances extérieures, le motif raisonné de prescrire le régime ou le remède qui lui paraît applicable. Supprimez cette opération intellectuelle, et vous n'avez plus qu'un empirisme grossier qui abaisse la médecine au niveau d'une simple expérience de chimie ou de physique.

La thérapeutique est le but et la fin de toutes les connaissances médicales. La physique, la chimie, la botanique et la zoologie, l'anatomie normale et pathologique, la physiologie, la pathologie et la clinique, lui servent de base et lui fournissent tout ce dont elle a besoin pour s'établir. Il s'en est peu fallu que les accessoires n'emportent le principal, et il en est encore ainsi dans l'esprit d'un certain nombre de médecins; mais ceux qui souffrent ne peuvent se contenter de spéculations, et la thérapeutique a repris faveur depuis quelques années, malgré les railleries dont le scepticisme l'accable.

---

[1] *Nosographie philosophique*, Paris, 1818, 1, p. 7.

Art. Iᵉʳ. — De la nature médicatrice.

L'homme n'est pas un être corporel régi par les propriétés de la matière. Sa triple nature le sépare des corps inanimés en le rapprochant du monde des esprits. Doué, en tant que vivant, de forces spéciales à tous les êtres animés, il en a de particulières à son espèce, pour lui donner la pensée, pour maintenir la forme extérieure de son corps et celle de ses organes, pour régler les métamorphoses de ses tissus, l'exercice et la durée de ses fonctions, etc., etc. Cette force, qui le fait vivre de la vie ordinaire et naturelle, l'assiste dans la souffrance lorsque, troublé par des impressions morbifiques, il lui arrive d'être malade. Conservatrice de la forme et des fonctions normales, elle lutte pour rétablir la structure organique altérée par la maladie. Sa présence se révèle à chaque instant par le travail dynamique et organique qu'elle réalise au sein de l'organisation, pour éliminer un poison, un venin, ou un corps étranger, pour séparer un produit morbide des parties saines qui l'entourent, pour réunir des os fracturés, pour oblitérer une artère largement ouverte, pour absorber les matériaux solides ou liquides d'une inflammation des parenchymes ou des séreuses, pour limiter, par la pétrification, l'accroissement de certains produits morbides, etc., etc., etc. Il n'est pas un fait pathologique dans lequel on ne trouve la preuve de son existence, soit par des résultats curatifs complets, soit, au contraire, par une simple ébauche, lorsqu'une action intempestive l'arrête et l'empêche de réaliser complétement son œuvre de réparation. Hippocrate donnait à cette puissance le nom de *nature*, et la doctrine qui a consacré son intervention dans les actes pathologiques est connue sous le nom de *naturisme*. C'est ce que d'autres ont appelé *force vitale*, *puissance intérieure*, *force* ou *nature médicatrice*.

Νουσῶν φύσις ἰητήρ. « La nature (*Traité de l'aliment*) suffit seule aux animaux pour toutes les choses, elle sait elle-même ce qui leur est nécessaire, sans avoir besoin qu'on le lui enseigne et sans l'avoir appris de personne... Elle est le premier médecin des maladies, et ce n'est qu'en favorisant ses efforts que l'on obtient quelques succès. » Tel est, en quelques mots, le principe de toute la médecine pratique. C'est ce qu'Ambroise Paré a dit plus tard en d'autres termes non moins mémorables : « *Je le pansay, Dieu le guarit.* »

En effet, *Dieu*, la *nature*, sont les principes de toute guérison, et notre art n'a d'autre but que de favoriser, d'imiter et de provoquer les opérations curatives naturelles.

La plupart des maladies sont susceptibles de guérir sans traitement actif et par la seule influence de la *nature*. Voilà ce que le médecin doit savoir dès le début de sa carrière, afin de ne pas se faire d'illusions sur la portée de son art et s'il veut en apprécier exactement les limites. Il évitera de cette manière le double écueil de la crédulité et du scepticisme, si préjudiciable aux perfectionnements de la science, si compromettant pour la dignité du médecin et si fâcheux pour la santé des malades.

Comme l'a dit Bordeu : « La médecine a pour principe une vérité de fait bien constante pour la plupart des malades, et qui est aussi fort utile aux médecins : c'est qu'il est incontestable que, sur dix maladies, il y en a les deux tiers au moins qui guérissent d'elles-mêmes et rentrent, par leurs progrès naturels, dans la classe des simples incommodités qui s'usent et se dissipent par les mouvements de la vie. »

Si l'homœopathie a ses partisans dans le monde, c'est que la plupart des maladies, guérissant par l'influence des efforts de la nature, le malade, qui s'imagine prendre un remède, lorsqu'il ne boit que de l'eau claire frauduleusement décorée d'un nom pharmaceutique, attribue à ce remède illusoire et à la méthode elle-même une guérison dont l'honneur revient à la *nature*. Si des médecins enthousiastes, et que je crois sincères, adoptent ce système, c'est que, trompés par le résultat et subjugués par le fait accompli, ils se hâtent de conclure de la guérison à l'efficacité du remède, sans connaître la marche naturelle du mal et sans se douter qu'un semblable succès eût couronné l'*expectation*. On l'a vu tout récemment. Un homœopathe annonça très-pompeusement la guérison de la pneumonie aiguë en quatre et six jours par l'emploi de son système ; immédiatement le docteur Marotte soumit plusieurs cas de pneumonie aiguë à l'expectation déguisée par l'usage de potion d'eau de réglisse, et il obtint autant de guérisons tout aussi rapides et aussi concluantes en faveur de sa médication. Mieux vaut s'abstenir que d'employer, hors de propos, des remèdes actifs et dangereux. Il est préférable d'abandonner une maladie régulière à sa terminaison naturelle, si elle doit être heureuse, que de la compliquer par l'action de remèdes intempestifs. L'homœopathie n'a de succès dans le monde que par sa substitution aux médecins malavisés qui n'entendent pas l'*indication* et qui ne savent pas s'abstenir à propos. Elle échouera, au contraire, là où il faut agir, et quand elle fait perdre ce moment opportun, désigné par Hippocrate sous le nom d'*occasion*. J'ai connu un homme, mort de hernie étranglée, avec coliques atroces, vomissements de matières bilieuses, pendant qu'on le traitait par l'homœopathie ; il n'eût pas succombé si, au lieu d'avaler un remède imaginaire, il avait eu près de lui un chirurgien assez instruit pour faire rentrer les viscères à leur place dans l'abdomen. L'homœopathie, qui n'est qu'une *expectation systématique déguisée*, est aussi absurde comme système que les méthodes thérapeutiques qui empoisonnent l'humanité de remèdes trop réellement dangereux. Tout cela n'est pas la médecine ni la thérapeutique. Agir selon l'occasion, s'abstenir à propos et volontairement, d'une manière raisonnée, voilà le fait du médecin expérimenté qui connaît la marche naturelle des maladies.

Connaître la marche naturelle des maladies, savoir comment un mal doit finir lorsqu'il est abandonné aux seuls efforts de la nature, en considération de son espèce, de la forme, de l'âge du sujet et des circonstances qui l'entourent : tout est là en médecine. Supposez cette connaissance dans l'esprit du médecin, et sa conduite est toute réglée ; et il sait agir ou s'abstenir, selon l'indication, agir pour diriger le mal et le conduire dans une voie convenable, ou s'abstenir, au contraire, avec la certitude d'une guérison spontanée prochaine. De cette manière, l'art n'est pas compromis par des tentatives absurdes ou hasardeuses, et, s'il intervient, c'est qu'il a des chances de succès. La thérapeutique est vraiment la *science des indications*, pour s'abstenir, ou agir et provoquer des réactions salutaires au moyen d'impressions curatives.

C'est qu'en effet *Dieu*, la *nature*, sont les principes de toute guérison, et notre art ne consiste qu'à favoriser, à imiter ou à provoquer les opérations curatives naturelles.

Il ne faut cependant rien exagérer : ce serait une erreur de croire que cette *action providentielle* et réparatrice des désordres survenus dans le corps humain soit *d'une puissance* à contre-balancer l'effet des impressions morbifiques et à rétablir l'ordre dans les fonctions troublées. Il n'en est pas ainsi. Trop confiants dans la force du principe et de la puissance médicatrice, ceux qui exagèrent son influence commettent une faute aussi grave que les sceptiques qui en rejettent l'existence. Ils en arrivent, comme Stahl, à rester dans une inaction dangereuse ou funeste, lorsque la gravité du mal et l'insuffisance des efforts médicamenteux nécessitent une intervention immédiate et active. Si l'admission de cette doctrine devait conduire à ce résultat, ce ne serait, comme l'a dit Asclépiade, qu'une *méditation sur la mort*. Mais ce n'est pas ainsi qu'il faut entendre l'action de la puissance médicatrice ; la conception de cette idée n'implique pas le moins du monde celle de la guérison spontanée des maladies sans l'intervention de l'art.

De ce que rien ne guérit sans l'influence bienfaisante de la nature, il ne s'ensuit pas qu'elle ait pour mission de rétablir toujours et partout l'ordre troublé par une maladie, ni qu'elle ait la force de se suffire à elle-même pour arriver à ce résultat. Non, c'est là une exagération condamnable de la doctrine. Assez puissante dans un grand nombre de cas pour amener, seule, la transition de la maladie à la santé, elle a souvent besoin d'aide et de direction dans ses *efforts*, et c'est à les découvrir que doit s'appliquer tout l'art du médecin. *Quo natura vergit, eo ducendum.* Ailleurs enfin son travail commence, les nécropsies permettent toujours de le constater; mais il a été insuffisant et trop faible pour lutter contre les effets de la cause morbifique. Jusque dans l'insuccès éclate sa puissance. La mort l'annonce aux vivants, et il est aussi impossible d'en méconnaître l'action que de nier la puissance qui modèle les contours de l'homme dans le sein maternel, les maintient dans l'accroissement ultérieur, malgré les difformités congénitales et les déformations acquises sous l'influence des forces supérieures.

Rien n'est mieux établi, à mon sens, que l'action providentielle ordinairement heureuse de la nature médicatrice, et ce que je viens de dire sur ses insuccès ne détruit point le fait principal.

La plupart des maladies guérissent seules, en vertu des lois primordiales qui ramènent la substance corporelle et les forces qui l'animent dans leur état d'équilibre naturel, lorsqu'elles ont été dérangées par une impression morbifique. Rien, dans cette guérison, ne se rapporte à une propriété de la matière brute ; tout, au contraire, résulte de l'action du corps vivant, en tant que vivant, et cette action a le caractère de prévoyance qu'on trouve dans toutes les œuvres du Créateur. Sa préexistence comme loi en divinise l'effet. Une impression morbide a produit une phlegmasie obstruant les vaisseaux des tissus ; aussitôt dans l'exsudat s'organise une vascularité nouvelle qui doit en faciliter la résorption dans le torrent circulatoire jusqu'à la guérison.

Un exsudat inflammatoire est tellement abondant, qu'il ne peut être absorbé par le petit nombre des vaisseaux capillaires de nouvelle formation ; d'après les lois de la nature, il se liquéfie, se change en pus, et un travail nouveau le dirige à travers la profondeur des tissus, jusqu'à la peau ou vers une cavité séreuse.

Les impressions morbifiques ont engorgé le système circulatoire général ou local ; et des hémorrhagies supplémentaires rétablissent l'équilibre.

Lorsque des obstacles se produisent à l'orifice des viscères creux, il se forme, dans les parois de ces viscères, une augmentation de force qui lutte avantageusement contre l'obstacle et favorise l'issue des excrétions ou des expuitions.

Des vaisseaux s'oblitèrent; et tout autour s'organise une circulation collatérale qui rétablit, avec le temps, les fonctions circulatoires troublées.

Existe-t-il un corps étranger dans les tissus, de deux choses l'une : ou un travail naturel l'enveloppe de capillaires nouveaux qui s'oblitèrent, forment une membrane d'enveloppe ou kyste, destiné à l'isoler et à protéger les tissus contre lui; jusque dans les parties les plus délicates, ou bien il provoque une phlegmasie aiguë qui le chasse au dehors au moyen de la suppuration.

Dans les plaies que réunit d'une *manière immédiate* la lymphe plastique, et dans les réunions secondaires, où le travail de cicatrisation, pour être moins rapide, n'en est pas moins curieux, quel est l'agent, curatif: de la *nature* ou de l'emplâtre adhésif placé par le chirurgien ?

Une fracture vient d'avoir lieu, et voilà qu'un suc spécial, gangue d'un nouvel os, déposé entre les extrémités osseuses pour les réunir, les consolide à jamais, avec ou sans l'assistance du chirurgien, heureux si l'art intervient pour diriger le travail de la nature, mais il ne peut prétendre à autre chose.

Dans les produits morbides déposés au sein des tissus, malgré la violence de la cause diathésique, la nature entreprend encore, au pourtour de ces produits, un travail de vascularisation destiné à leur enkystement et à leur pétrification. M. Natalis Guillot en a démontré l'existence dans le poumon des individus atteints de phthisie tuberculeuse. Je l'ai constaté bien des fois, et, chez les malades qui guérissent, c'est toujours ainsi que le travail de guérison s'accomplit. Il en est de même des tumeurs du foie formées d'entozoaires. Elles s'enkystent, et, si la pression qui résulte du développement des hydatides à l'intérieur n'est pas trop forte, la paroi se pétrifie, et il n'y a plus à raindre d'accidents pour l'avenir.

Qui n'a vu les tumeurs fibreuses de l'utérus se remplir de concrétions calcaires et s'arrêter ainsi dans leur développement pour rendre tolérable une existence qu'elles avaient troublée?

Tous les phlegmons aigus de l'ovaire et des annexes de l'utérus cheminent à l'extérieur, vers la peau, dans la vessie ou dans l'intestin, et c'est ainsi qu'ils guérissent sans l'intervention du chirurgien, qui ne peut souvent aller y porter la main.

Les tissus divisés se réparent par la reproduction de tissus semblables, et il n'est pas jusqu'au tissu nerveux divisé qui ne se reproduise, car, dans certains cas de paralysie occasionnée par une section de nerf, la guérison a eu lieu, et dans la cicatrice du nerf divisé on a pu retrouver des éléments nerveux de nouvelle formation.

Je n'en finirais pas, si, pour indiquer toutes les opérations curatives des forces de la vie, je prétendais les faire connaître par une simple énumération. Cela n'est pas mon but. J'ai voulu montrer que, dans tous les désordres pris en exemple, il y a eu intervention d'une *influence conservatrice* de la nature des tissus, de la forme des organes, de la régularité des fonctions, et cela par des actes naturels ayant pour but de détruire, de chasser et d'isoler les effets matériels produits chez l'homme par les différentes impressions morbifiques. Tout, dans ces actes, représente la contre-partie des effets morbides, c'est une lutte de la conservation contre la destruction, et il est impossible de ne pas placer à côté de la nature créatrice de l'homme une faculté *médicatrice*, susceptible de concourir au but des lois premières de la création, en remédiant aux maux qui affligent le corps humain. Cette action de la nature contre les effets de chaque impression morbifique est aussi évidente que ces effets eux-mêmes, et c'est presque une ingratitude que de la vouloir contester. Il n'est personne qui n'ait des grâces à lui rendre, et à qui elle n'ait rendu quelque bon office.

Ceux qui nient l'existence d'une influence providentielle de la nature sur la terminaison des maladies disent : Mais tout ne guérit pas par la nature médicatrice ; intelligente comme vous la supposez, elle ne devrait pas laisser mourir autant de malades, elle ne devrait pas consolider une fracture de travers, faire ouvrir un abcès dans le péritoine et amener la mort, produire l'étranglement d'une hernie, etc., etc.; j'en passe, et des meilleures. D'abord, parmi les philosophes qui ont admis le dogme de la *nature médicatrice*, personne n'a jamais dit ou insinué que l'influence de la nature fût de force à empêcher de mourir un individu soumis à une impression morbifique violente et profonde. La destinée humaine est fixée d'avance, et les lois de conservation de l'espèce n'ont d'autre pouvoir que de la préserver ou de la conserver un temps défini. Cette action n'a rien de particulier à l'individu; il ne faut pas se flatter à cet égard; elle n'est pas relative à la maladie en général, telle que nous la comprenons, formée par une association de phénomènes morbides; elle est spéciale à un désordre corporel, contre lequel elle lutte, et, à ce titre, elle se révèle partout autour des lésions organiques. Un homme a un abcès de la fosse iliaque, que le travail de la nature pousse à la fois vers l'extérieur et vers le péritoine, où il s'ouvre en déterminant une péritonite mortelle. Une femme est affectée d'anévrisme de l'aorte, avec une poche énorme qui use les côtes, s'ouvre à l'extérieur et la fait périr en quelques secondes. Quelle a été dans ce cas la puissance de la nature médicatrice qui a laissé périr ces deux malades? Je l'ai dit tout à l'heure, cette action de la nature n'est pas spéciale à l'individu, mais à la cause morbifique et à son effet matériel. Non, sans doute, la nature n'a pas préservé de la mort X.... avec un abcès de la fosse iliaque, et Y.... avec son anévrisme; elle a échoué; mais qu'on examine le cadavre, et on verra si elle n'a pas fait preuve de prévoyance et d'intelligence dans ses opérations. Ici elle avait établi des adhérences avec l'intestin, pour faire cheminer le pus sans danger, de la fosse iliaque dans le cœcum, et là elle avait fait une poche, formée de couches sanguines concentriques, qui s'opposaient depuis plusieurs années à la rupture de l'anévrisme, en faisant tout ce qu'il fallait pour le guérir. De ce qu'elle n'a pas sauvé les malades, il ne s'ensuit pas qu'elle n'ait rien entrepris pour faciliter la terminaison favorable de leur mal; au contraire, je viens d'établir les traces de son action bienfaisante. Il en est ainsi partout. Toute impression morbifique entraîne une réaction dynamique ou organique, destinée à en détruire les effets. Dans les cas ordinaires, la guérison a lieu ainsi tout naturellement; mais, si l'impression morbifique est trop violente, comme peut l'être celle d'une épidémie, ou si les effets organiques sont très-graves, la réaction n'a pas le temps de se produire, et le travail de la nature, à peine commencé, se trouve interrompu par la force destructive opposée.

Au reste, en admettant l'influence de la nature sur la guérison des maladies, nous ne voyons là qu'un fait expérimental démontré par l'observation. La *nature médicatrice* n'est pas une chose concrète, ou un être particulier, indépendant de l'organisme. Ce n'est pas davantage un être imaginaire. C'est l'ensemble des forces de la nature vivante, opposée dans sa résistance à ce qu'on appelle la maladie, c'est-à-dire aux désordres corporels produits par les impressions morbifiques.

Il était important d'établir ce fait avant de parler thérapeutique, car il en est la base, et qui l'ignore ne peut faire qu'une bien mauvaise médecine.

Art. II. — Des indications en général.

Si la plupart des maladies guérissent par les seuls efforts de la nature, il en est d'autres qui réclament les secours de l'art, soit pour en neutraliser le germe avant son éclosion ou à ses débuts, soit pour remettre des parties dans leurs rapports naturels, soit enfin pour aider à l'évolution des phénomènes morbides. Dans ces cas, le méde-

cin vient au secours de la nature (*medicus naturæ minister et interpres*),
et il lui arrive quelquefois de la suppléer entièrement; comme le dit
Lordat, dans les maladies qui dépendent d'une altération du mécanisme, « l'art vaut mieux que les forces médicatrices [1]. »

Une fois que la nécessité d'agir est reconnue, et que l'intervention
de l'art contre une maladie est décidée en principe, le médecin qui a
examiné le malade, scruté la nature du mal et les circonstances accessoires extérieures qui l'entourent, trouve dans cette recherche le motif d'adopter la médication, le remède, ou l'opération qu'il croit convenables. L'ensemble de ces phénomènes indicateurs du remède à
employer constitue l'*indication thérapeutique*. C'est, dit M. Rostan, ce
qu'il y a de plus utile en médecine [2].

Hippocrate ne fait que mentionner les indications thérapeutiques, et
c'est Galien qui en a le premier traité très-longuement dans ses ouvrages [3]. Pour lui, l'indication est l'*insinuation de ce qu'il faut faire pour traiter une maladie*. C'est une excellente définition à laquelle il ne faut rien
changer, car elle exprime nettement l'impulsion secrète communiquée
au médecin par les phénomènes morbides observés chez un malade.

Les indications thérapeutiques sont de deux espèces, selon qu'elles
invitent à prévenir le mal et selon qu'elles indiquent les moyens de le
combattre lorsqu'il est déclaré. La première classe constitue les indications *prophylactiques* ou la *prophylaxie;* la seconde forme les *indications
curatives* ou *thérapeutiques*.

1° Des indications prophylactiques.

La *prophylaxie* (προφυλακτική de προ-φυλάσσω, je veille devant, je préserve) a pour objet de prévenir le développement de maladies éven-
tuelles prochaines ou éloignées. Exemple : la vaccine est le moyen
prophylactique de la variole, et, chez toute personne non vaccinée, il
y a indication d'employer ce prophylactique.

La prophylaxie a pour base générale l'observance des lois de l'hygiène, mais elle a un caractère tout particulier, quand elle sort de
l'application des moyens hygiéniques pour arriver à l'usage d'opérations ou de substances médicamenteuses particulières.

Hippocrate n'a pas dédaigné la prophylaxie hygiénique, puisqu'il
lui a consacré un de ses aphorismes : « Dans toute agitation du
corps, lors d'un malaise qui commence, se reposer est le remède [4]. »

---

[1] *Perpétuité de la médecine*, p. 242.
[2] Rostan, *Méd. clin.*, t. III, p. 213.
[3] *Methodus medendi*, lib. II, cap. v; lib. IX, cap. vi.
[4] Hippocrate, *OEuvres*, trad. par Littré, t. IV, *Aphorismes*. — Sect. ii, n° 48.

En effet, la pratique des malades montre souvent des sujets atteints d'accidents éphémères dont la nature est impossible à préciser, et qui guérissent par le repos et l'abstinence. En restant debout et se livrant à leurs occupations, ils fussent peut-être tombés malades. Quand, par sa profession, par ses habitudes et pour son plaisir, on s'expose à l'ardeur du soleil, à l'influence du froid et du vent, à la fraîcheur des nuits, à l'humidité du sol, aux variations subites de la température, aux émanations insalubres, il faut se garantir de ces différentes impressions morbifiques par les moyens que l'hygiène et l'industrie mettent à la disposition de l'homme. Les couvre-chefs et les ombrelles, les vêtements chauds et imperméables, les masques protecteurs du visage, une bonne nourriture, etc., etc., sont les moyens prophylactiques d'une foule de maladies, telles que le coup de sang, l'angine, la bronchite, la pneumonie et le rhumatisme, la colique saturnine, les fièvres, la dysenterie, etc., etc. Ce sont là des exemples bien connus de tous les médecins. On pourrait les multiplier à l'infini.

Des individus menacés de maladies héréditaires, telles que la goutte, l'apoplexie, la scrofule et la phthisie pulmonaire, la folie, et une foule d'autres que je ne puis indiquer, peuvent trouver dans les ressources de l'art des moyens hygiéniques prophylactiques capables d'éloigner pour eux les chances de mort qui résultent de la viciation de leur race. Si, de bonne heure, par le régime végétal et lacté, les goutteux et les apoplectiques modifient la crase de leurs humeurs, ils échapperont au podagrisme et à la paralysie. Les enfants issus de scrofuleux et de phthisiques doivent être élevés au soleil et au grand air des champs, avec une nourriture animale excitante et fortement réparatrice, pour échapper au sort qui les menace. Quant à la folie, on ne peut espérer la prévenir que par une éducation morale particulière éloignée des grandes passions humaines et des funestes effets d'un romantisme ou d'un mysticisme exagéré.

Certaines maladies antérieures inspirent au médecin des indications prophylactiques. Une personne sujette aux bronchites, à la diarrhée, au rhumatisme, aux maladies de peau, etc., etc., trouve avec raison qu'il est prudent à elle d'éviter le froid, l'humidité, les écarts de régime et les aliments qui peuvent la rendre malade. C'est de la prophylaxie hygiénique.

Il en est de même dans les maladies épidémiques et contagieuses, contre lesquelles on cherche à se prémunir par l'application des moyens ordinaires de l'hygiène. Leur prophylaxie soulève d'immenses questions sanitaires, d'une difficulté extrême, et qui sont loin d'être résolues, malgré les discussions dont elles ont été l'objet. Est-on contagioniste, vite il faut des cordons sanitaires ; ne l'est-on pas, on supprime les lazarets, les quarantaines et toutes les autres mesures préventives.

Dans les maladies épidémiques et vraiment contagieuses, tous les moyens préventifs sont inutiles, car, si la contagion directe existe, elle est toujours liée à la contagion indirecte par l'air, c'est-à-dire à l'infection, et, bien qu'on évite tout rapport direct avec les malades, par cela même qu'on vit dans l'air qu'ils respirent, on est exposé à contracter la maladie. Ces épidémies sortent des lazarets et sautent par-dessus les cordons sanitaires sans qu'on puisse les en empêcher. Si la nature du mal est violente, elle dévaste tout sur son passage, et il n'y a contre elle qu'un seul moyen prophylactique général de quelque valeur, c'est la dispersion du foyer épidémique. Cela ne se peut faire partout, et il est évident qu'on ne peut songer à disperser la population de Paris occupé par le choléra; mais, en général, là où une épidémie fait des ravages, la dispersion des habitants dans la campagne, sous des tentes, ou ailleurs, est un excellent moyen de faire disparaître ce fléau. Cela est si vrai, que, lorsque, dans une prison, dans un couvent, dans un collége, règnent la rougeole, la fièvre typhoïde, le typhus, l'autorité, instruite par l'expérience, disperse tous ses pensionnaires, et le mal disparaît. Dans le choléra de 1849, l'hospice de la Salpêtrière fut tellement ravagé, que l'administration des hôpitaux fut obligée de renvoyer ses vieillards dans la ville pour y vivre de la pension qui leur était allouée. Un peu plus tard, dans le midi de la France, également ravagé par le fléau, les habitants d'Arles, décimés et effrayés, se dispersaient dans les campagnes voisines, pour ne pas rester dans le foyer épidémique, qui s'éteignit dès lors très-rapidement. Partout ce fait se reproduit de la même manière dans des circonstances semblables, et il pourra trouver d'utiles applications dans l'avenir.

Il y a une autre prophylaxie que celle dont je viens de parler et qui fait presque exclusivement partie de l'hygiène, c'est la prophylaxie qui appelle à son aide les moyens thérapeutiques proprement dits. Ainsi l'inoculation du cow-pox est le moyen prophylactique certain de la variole; l'usage de la belladone préserve de la scarlatine; on dit que le soufre a les mêmes propriétés contre la rougeole; on a essayé les ceintures métalliques contre le choléra : l'inoculation du venin de vipère contre la fièvre jaune, etc., etc. Mais toute cette partie de l'art est dans l'enfance. Heureux soit le génie qui pourra l'agrandir et en étendre les limites !

2° Des indications curatives ou thérapeutiques.

Lorsque la maladie est déclarée, sa nature et ses phénomènes principaux, l'état du malade et les circonstances qui l'entourent, inspirent tout naturellement au médecin la conduite qu'il doit suivre. Ce sont pour lui autant de sources d'indications thérapeutiques.

1° La maladie ; 2° le malade ; 3° les objets ou agents extérieurs au milieu desquels il se trouve : voilà l'ordre dans lequel il faut étudier les indications thérapeutiques.

Il y a des *indications rationnelles* fournies par la raison, et que l'on remplit dans la plupart des lésions physiques et chimiques, lorsque le raisonnement précède l'expérience. Extraire un corps étranger irritant pour les tissus, remettre un os luxé à sa place, sont des indications rationnelles. Au contraire, l'*indication est empirique* lorsque, uniquement conseillés par l'expérience, les médecins emploient la saignée, les vomitifs, et surtout les spécifiques, tels que l'iode, le mercure, la quinine, etc. La meilleure manière de classer les indications en particulier, c'est de les ranger selon leur importance et d'après la nature des moyens qu'elles mettent en œuvre. Ainsi, selon qu'on s'attaque à la nature et à la cause prochaine du mal, aux phénomènes morbides secondaires ou aux symptômes, on obéit à une indication *fondamentale, accessoire* ou *symptomatique*.

L'*indication fondamentale, principale, essentielle*, est remplie quand on a dirigé ses moyens thérapeutiques contre la nature ou la cause prochaine du mal. Exemple : la saignée du pied ou les sangsues aux cuisses chez une femme dont les règles viennent d'être brusquement supprimées et qui se plaint d'étouffements, de palpitations, d'étourdissements, de spasmes, etc. Un vomitif chez un sujet qui souffre d'une indigestion; le quinquina, le mercure, chez des individus affectés de fièvre intermittente ou de syphilis, etc., remplissent des indications fondamentales ou essentielles.

Indication accessoire. On obéit à une indication accessoire en calmant la céphalalgie d'une fièvre typhoïde par des compresses d'eau glacée, les crampes du choléra par des armatures, métalliques ou en donnant de l'éther contre les spasmes de l'hystérie. Le nombre de ces indications est considérable.

Indication symptomatique. Il est une foule de maladies chroniques incurables dans lesquelles existent des symptômes incommodes plus douloureux que le mal. Les névralgies du cancer, la toux et la diarrhée des phthisiques, les sueurs des cachectiques, la pneumatose des hystériques ou des hypocondriaques, etc., etc., sont des accidents que l'on cherche à faire disparaître avant de prétendre à la guérison de l'état général qui les produit. On remplit alors une indication symptomatique.

1° *Indications fournies par la maladie.* — L'idée qu'on se fait de la nature d'une maladie entraîne toujours après elle l'application d'une méthode thérapeutique particulière. Thémison, qui séparait toutes les maladies en trois classes, produites, les unes par le resserrement des tissus, *strictum*, les autres par leur relâchement, *laxum*, et les dernières, mixtes, par le mélange du *strictum* et du *laxum*, n'avait que trois indications à remplir, à l'aide de moyens relâchants ou émollients, par des topiques, des réfrigérants et des substances astringentes. Tous ceux qui, à son exemple, depuis Sylvius et Paracelse, jusqu'à Brown, Rasori et Broussais, ont élevé des systèmes nosologiques reposant sur une dichotomie chimique, humorale ou nerveuse, ont fait comme lui et ont singulièrement simplifié la médecine, en la ramenant à deux indications opposées, que le moins habile pouvait aisément remplir. Mais toutes ces doctrines exclusives se sont évanouies devant l'observation attentive des faits. Les maladies, si complexes par leurs causes, par leur nature et par leurs principaux phénomènes, présentent un grand nombre d'*indications fondamentales* qu'il est impossible de restreindre à une dichotomie quelconque. Il faut les chercher dans la nature des éléments qui la composent; dans le siége, dans les symptômes, dans la période du mal, etc., etc.

La *nature* scrofuleuse, syphilitique, charbonneuse, rhumatismale, goutteuse, paludéenne, morveuse, inflammatoire ou cancéreuse des maladies; la présence de corps étrangers dans les tissus ou dans les cavités naturelles, telles que tumeurs hydatides, calculs biliaires ou vésicaux; les projectiles isolés dans les chairs; le dépôt de venin dans une plaie, etc., etc., forment, quant à la *nature du mal,* des indications thérapeutiques fondamentales dont le médecin ne saurait se passer, pour favoriser le travail naturel de la guérison. Il n'est pas une de ces circonstances de la maladie qui n'implique un traitement spécial; ici le mercure, là de l'iode, ailleurs du quinquina, de la vératrine, une opération ou un pansement particuliers. L'indication fournie par la nature des maladies est la plus importante de toutes, car elle permet de négliger une foule de circonstances locales accessoires, le remède choisi devant suffire à tout.

Les *éléments d'une maladie*, tels que l'état inflammatoire, qui commande les émissions sanguines et les émollients, l'état muqueux ou bilieux, auquel on oppose généralement des vomitifs et des purgatifs;

l'état catarrhal, qui guérit aisément par les révulsifs cutanés et par la vésication ; l'état adynamique, qui exige l'usage des toniques et du vin ; l'état ataxique, périodique, etc., etc., sont autant d'indications principales qui modifient plus ou moins profondément la thérapeutique des maladies, en obligeant le médecin à employer des remèdes appropriés à l'une ou à l'autre des manifestations que je viens de signaler. Ainsi, par exemple, une fièvre typhoïde de forme inflammatoire exige un traitement tout différent de celle qui se présente avec la forme adynamique. Ici, la diète, la saignée, les bains ; là, au contraire, une alimentation prématurée et des boissons aromatiques et vineuses. Une névralgie intermittente, périodique, régulière, guérira par le quinquina, tandis que la même affection, également intermittente, mais sans périodicité régulière, ne sera pas modifiée par ce remède, et guérira, au contraire, par l'usage du fer et des opiacés.

Une maladie subite, singulière, qui se passe au bout de quelques heures, et qui revient d'une manière intermittente le lendemain, ou le jour d'après, est une maladie mortelle au troisième ou au quatrième accès, si, d'après *son type*, on ne reconnaît pas l'indication de laisser tout traitement symptomatique pour recourir aussitôt à l'emploi du sulfate de quinine. Chacun doit reconnaître là une fièvre pernicieuse.

Des convulsions provoquées par un tænia ne guérissent pas par les mêmes remèdes qu'on administre dans les convulsions hystériques, ou dans les convulsions symptomatiques d'une maladie du cerveau. Il en est de même de toutes les maladies dont l'élément principal a été déterminé par le médecin. Chacune d'elles a son traitement particulier, qui diffère du traitement de la même maladie, entretenue par une autre cause ou associée à un élément morbide de nature différente.

Les *causes occasionnelles* fournissent souvent des indications fondamentales à la thérapeutique. Un homme vient d'être mordu par une vipère ou par un chien enragé ; sa blessure réclame un traitement spécial, imposé en quelque sorte par la nature de la cause morbifique. Dans le premier cas, la ligature du membre au-dessus de la blessure et la cautérisation avec l'ammoniaque pourront suffire ; dans le second, ce ne sera pas trop que de recourir aussitôt à la cautérisation par le fer rouge. Un garçon boucher se présente avec un petit engorgement rougeâtre de la peau, surmonté d'une phlyctène brune, et le mal paraît sans gravité : si on ne le cautérise vigoureusement, il fera périr l'individu, car c'est le commencement d'une maladie charbonneuse.

L'asphyxie par défaut d'air, les divers empoisonnements, les corps étrangers des tissus ou des cavités naturelles, etc., etc., exigent des soins particuliers exclusivement en rapport avec la nature de la cause morbifique. De sa connaissance exacte et précise résulte donc l'indication d'agir d'une certaine manière de préférence à toute autre.

Du *siége des maladies* découlent plusieurs indications thérapeutiques très-importantes. Ainsi le silence absolu dans les maladies du larynx, le repos des membres affectés de blessures ou de plaies, le régime le plus sévère dans les maladies de l'intestin, l'absence de travail dans les maladies du cerveau, sont des nécessités thérapeutiques indispensables. Dans la pleurésie, la douleur de côté appelle des émissions sanguines locales sur le point douloureux. Dans les hémorrhagies, la thérapeutique varie, selon leur siége extérieur ou intérieur, et d'après leur situation dans un parenchyme, plutôt que sur une surface muqueuse ou cutanée. La bronchite des grosses bronches se traite d'une manière toute différente que la bronchite capillaire. On guérit de l'œdème sus-glottique, par une déchirure habilement faite des replis arythéno-épiglottiques infiltrés, tandis que l'œdème sous-glottique est inévitablement mortel, si on ne pratique pas la trachéotomie. La pustule variolique des paupières doit être cautérisée, pour arrêter une ophthalmie susceptible d'amener la perte d'un œil, tandis que les pustules du visage peuvent être abandonnées à leur marche naturelle. L'entérite de la partie moyenne de l'intestin se guérit par les astringents administrés par la bouche, tandis que c'est par le rectum qu'il faut combattre la colite et l'entéro-colite. L'emphysème du poumon entraîne d'autres indications que l'emphysème du tissu cellulaire, et ainsi de suite pour toutes les altérations somatiques semblables qui peuvent se développer sur des parties différentes.

Les *symptômes* ne sont qu'une manifestation secondaire des maladies, et cependant, chez quelques malades, ils exigent, de la part du médecin, une attention très-sérieuse, soit à cause de leur intensité, soit à cause des désordres particuliers dont ils peuvent être l'expression. La dyspnée, l'asphyxie causées par l'engouement des poumons dans la pneumonie ; la douleur des cachexies cancéreuse et syphilitique, dont la vivacité nuit au repos ; la toux nerveuse des hystériques; les sueurs et la diarrhée colliquative de la phthisie; l'épistaxis dans la fièvre typhoïde; les palpitations dans les maladies du cœur; la dyspepsie, la constipation, etc., etc., sont des phénomènes qui exigent souvent une médication particulière, en attendant que l'on ait pu triompher de la maladie principale. Ainsi les douleurs ostéocopes nocturnes, quelquefois si vives, de la syphilis doivent être calmées par l'opium, sans attendre l'action curative ultérieure de l'iode ou du mercure. Arrêter la diarrhée chez un homme phthisique, ou atteint de cachexie cancéreuse, est toujours une chose utile, car c'est le moyen de prolonger une existence impossible à conserver.

L'intensité de la maladie, sa violence, obligent à une intervention plus active, plus vigoureuse que dans les cas simples et ordinaires, et les moyens qu'on emploie sont généralement très-énergiques. De violents phénomènes inflammatoires, ataxiques ou adynamiques, par exemple, ne peuvent être abandonnés à eux-mêmes, et il faut recourir à de fortes saignées, aux antispasmodiques et aux toniques employés à haute dose.

Une maladie ne saurait être traitée de la même manière dans les différentes phases de son évolution, et le médecin doit s'inspirer, pour l'emploi de ses remèdes, de la *période du mal*. Il est évident que les moyens qu'on emploie au début ne conviennent pas à la période d'état ou à la période de déclin.

Souvent, au début, l'indication est obscure, la maladie se dessine mal, et les symptômes sont peu caractérisés ; ils ne suggèrent aucune idée thérapeutique : il faut alors, d'après le précepte de Stoll, se contenter de la diète, du repos et des boissons délayantes. *Indicatione incerta, maneas in generalibus*.

Dans la période d'état, les indications sont positives, rationnelles ou empiriques ; il n'y a plus d'embarras dans l'esprit du médecin. C'est le moment d'abattre les phlegmasies aiguës par la saignée et les remèdes spoliatifs ; le rhumatisme, par le sulfate de quinine ou par la vératrine ; les hémorrhagies, par la saignée dérivative et les médicaments plastiques, acidules ou spécifiques ; les maladies catarrhales, par les vomitifs ou les purgatifs, etc., etc.

Plus tard, enfin, dans la période de décroissance, de nouvelles indications se présentent, soit pour interrompre la médication mise en pratique, soit pour diriger les tendances de la nature vers une bonne crise, soit pour récorporer l'organisation affaiblie par la diète ou l'action débilitante des remèdes, soit enfin pour ménager une transition entre la maladie et la santé, par un régime convenable.

La *convalescence* a ses indications, tant pour écarter les causes de rechutes par les émotions morales, la préoccupation intellectuelle ou la fatigue physique, que pour l'institution d'un régime alimentaire varié, aidé dans son action par les toniques, afin de faire disparaître l'anémie qui résulte toujours des maladies aiguës et chroniques.

2° Indications fournies par le malade. — La seconde source des indications thérapeutiques, non moins féconde que la première pour les inspirations qu'elle donne au médecin, vient de l'étude du malade, de son âge et de son sexe, de sa constitution et de son tempérament, de sa généalogie morbide, de sa santé antérieure, et enfin de l'*état* des forces dans le moment présent. L'étude de la maladie est complétement stérile si elle ne marche de pair avec la juste appréciation de l'état du malade. *Il n'y a pas de pleurésie*, a dit Récamier, *il n'y a que des pleurétiques;* mot profondément vrai et qui peut être appliqué à toutes nos espèces morbides. Aussi quelle pitié n'est-ce pas de voir la statistique s'emparer des maladies soumises à un traitement quelconque, pour en déduire d'une manière absolue l'efficacité du remède, et dire : Sur tant de fièvres typhoïdes, tant de pneumonies, tant de pleurésies, etc., etc., traitées de cette manière, nous avons réussi dans la proportion des deux tiers ou des trois quarts; donc cette médication est la meilleure.

Cette conclusion est fausse, car dans ces relevés il n'y a pas deux individus semblables par leur âge, par le tempérament, le sang et la constitution, par l'hérédité, par les maladies antérieures, par l'étendue du mal et par son siége, par la nature intime des produits morbides, par la réaction dynamique, etc., etc. On a donc compté des maladies différentes, comme des *unités de même nature,* ce qui est une faute de raison et d'arithmétique à la fois. Jamais un médecin ne rencontre deux maladies semblables, parfaitement identiques, pour dire une pleurésie et une pleurésie font deux pleurésies. S'il veut être sincère, il n'y verra que des choses dissemblables impossibles à additionner.

Sauf un très-petit nombre de cas, relatifs à l'application de *remèdes spécifiques*, la statistique thérapeutique est fausse, mensongère et dangereuse, car elle substitue, au moyen de l'autorité des chiffres, une formule thérapeutique brute à la détermination raisonnée, essentiellement variable du médecin, dirigé par des indications variables et mobiles. La statistique appliquée à la médecine est une excellente chose, mais il ne faut s'en servir que pour la détermination hiérarchique des symptômes, et l'établissement du dignostic. Alors elle peut rendre de véritables services.

Il faut donc, vis-à-vis d'une maladie quelconque, s'occuper de ce qu'on appelait jadis le *support,* c'est-à-dire le *malade.* Si le support est vermoulu, ce qui repose sur lui risque fort de se briser. Quand la constitution ne vaut rien pour un motif ou pour un autre, il n'y a pas de résistance vitale; les maladies ont une gravité toute particulière, et il y a, vis-à-vis d'elles, des indications à remplir qu'on ne saurait impunément négliger.

L'*âge* des malades, principalement le premier âge et la vieillesse, commandent une réserve très-grande dans la thérapeutique, lorsqu'il existe une maladie aiguë contre laquelle il faut recourir à des moyens énergiques. Dans les maladies aiguës inflammatoires des jeunes enfants, la saignée est impraticable, et les émissions sanguines par les sangsues sont très-dangereuses, à cause de l'épuisement et de l'anémie qu'elles amènent trop souvent à leur suite. Il ne faut les employer qu'avec circonspection dans les cas graves, afin de ne pas courir les chances d'accidents plus sérieux que ceux de l'état morbide à détruire.

Dans la pneumonie et dans la bronchite principalement, après la rougeole, les vomitifs répétés remplissent une indication qui n'existe pas chez l'adulte, celle de faciliter l'expulsion des mucosités bronchiques. et d'évacuer la desquamation épithéliale des bronches, qui, selon moi, sert de point de départ aux tubercules pulmonaires.

A cet âge encore il importe de nourrir légèrement les enfants dans leurs maladies et d'augmenter l'alimentation le plus tôt possible dans la convalescence, car l'organisme, en voie d'accroissement, supporte moins bien la diète que l'organisme d'un être adulte.

Chez les vieillards, dont les maladies aiguës prennent très-rapidement le caractère adynamique, il faut de même être très-réservé dans l'emploi des médications antiphlogistique ou débilitante, et ne pas prescrire une diète trop rigoureuse. Le bouillon coupé, l'eau rougie et les toniques, trouvent chez eux leur application rationnelle et motivée par une indication fondamentale.

Le *sexe* n'est pas, d'une manière absolue, la source d'indications thérapeutiques particulières; cependant l'homme, en raison de sa force généralement plus grande, peut être soumis à une médication plus énergique que la femme. Chez celle-ci, au contraire, il faut toujours compter avec l'utérus et ses fonctions, avec la susceptibilité nerveuse, avec la faiblesse, etc. Ainsi les femmes présentent moins souvent que l'homme l'indication de la saignée, en raison de la fausse pléthore, qui leur est si commune. La saignée est même contre-indiquée chez plusieurs d'entre elles, à cause des accidents nerveux momentanés qu'elle entraîne à sa suite. Je citerai à cette occasion l'exemple d'une dame qui ne peut être saignée sans tomber en faiblesse et sans offrir, pendant plus ou moins longtemps, une toux nerveuse hystérique qui ne cède qu'aux petits vésicatoires morphinés.

La plus importante de toutes les questions que soulève la participation du sexe aux indications thérapeutiques est celle-ci : une femme qui a ses règles et qui tombe malade doit-elle être soumise à un traitement semblable à celui d'une autre femme de même force et de même constitution, affectée d'une maladie semblable? L'indication est-elle d'agir, ou, au contraire, d'attendre la cessation du flux menstruel pour commencer le traitement? L'expérience de tous a prononcé. Dans les cas ordinaires, et lorsque la maladie, quelle que soit sa nature, est peu intense, s'il n'y a pas indication formelle d'agir, il faut attendre, en prescrivant l'usage de moyens peu actifs, que la fin des règles soit arrivée. Souvent, lorsque la maladie aiguë est modérée, ce flux de sang suffit pour la faire disparaître ou pour donner le temps à la nature de l'enlever avant l'intervention de l'art. Quand, au contraire, il s'agit d'une phlegmasie aiguë grave, intense comme une pneumonie, un rhumatisme, ou d'une fièvre continue, typhoïde ou autre, il ne faut pas se préoccuper de la fonction menstruelle, et rester inactif si l'on croit devoir employer la saignée, l'émétique ou tout autre remède un peu énergique. Ce n'est pas quand la maison brûle qu'il faut élever des questions de préséance, pour savoir dans quel ordre on en doit sortir. Que le plus rapproché de la porte s'échappe le premier. Il doit en être de même en médecine, lorsque la vie est compromise par une maladie survenant avec l'apparition des règles. Si l'indication formelle est de saigner, il faut la remplir en courant le risque d'une suppression menstruelle. Le médecin doit courir au plus pressé et ne prendre conseil que de la nécessité présente.

J'en dirai autant de l'état de grossesse, qui doit être l'indication de différer l'usage de moyens énergiques dans les cas ordinaires et sans gravité, mais qui ne doit pas arrêter la détermination du médecin lorsque le mal est, de sa nature et dans son expression, assez violent pour compromettre la vie.

La *constitution* forte ou faible du malade est, pour le médecin, une indication d'être résolu ou réservé dans l'emploi des remèdes thérapeutiques, de manière à proportionner son intervention à la force des sujets. Il en est de même du *tempérament*. Cependant ici on trouve des indications plus particulières à remplir. Chez les personnes d'un tempérament sanguin prononcé, qui donne toujours à leurs maladies une forme inflammatoire évidente, l'indication est de recourir soit à la saignée, soit à des émissions sanguines locales. Au contraire, chez des sujets nerveux ou bilieux qui offrent, à l'occasion de toutes leurs incommodités ou maladies, un état d'éréthisme spécial, ou un embarras gastrique plus ou moins prononcé, l'indication est de les calmer par des bains, des sédatifs, des antispasmodiques, ou par des vomitifs et des purgatifs.

L'*influence morbide héréditaire* est assez peu en honneur au temps où nous sommes. On mêle son *sang* à un autre, aussi facilement qu'on donne une poignée de main, par intérêt ou par amitié. Qu'en résulte-t-il? Une génération nouvelle, ayant en fait le sang paternel ou maternel, et en puissance les maladies de ses procréateurs. Il en résulte, pour le médecin, la nécessité rigoureuse de connaître la filiation de ceux auxquels il donne des soins; car, dans cette recherche, il trouve des indications importantes pour ses déterminations ultérieures.

L'étude généalogique du *sang*, c'est-à-dire de l'influence morbide héréditaire, est impossible dans les hôpitaux, et la balance ou le creuset ne peuvent rien pour la faire connaître. Les renseignements qu'on y ramasse sont trop indirects et viennent d'intelligences trop peu éclairées pour avoir une importance réelle. Jamais on n'y fera un travail sérieux sur les maladies héréditaires. C'est dans la ville, et lorsqu'on est depuis longtemps l'ami et le médecin d'une famille, que, sans enquête officielle et par la fréquentation quotidienne, dans les confidences spontanées, par l'observation des maladies ou des infirmités de ceux qui meurent et de ceux qui naissent, que l'on arrive à découvrir par soi-même, sous le voile dont chacun couvre sa pauvre nature, les vices transmis par le sang et les misères physiques ou morales qui s'y rattachent. Alors on trouve dans le passé des familles une lumière pour le présent et pour l'avenir. Dès le début d'une maladie dont chacun ignore la nature, on sait à quoi s'en tenir sur ce point, et il n'y a plus qu'à remplir l'indication qui en résulte.— L'existence de la syphilis chez le père ou chez la mère est une indication pour administrer aux enfants atteints de maladies cutanées douteuses une préparation mercurielle ou iodurée. Le scrofulisme des parents est une indication de combattre avec plus de soin, par les moyens locaux ou généraux, les affections aiguës des bronches ou de l'intestin, afin d'y éviter la formation des tubercules. Le rhumatisme, le podagrisme et toutes les maladies héréditaires, sont autant d'indications thérapeutiques importantes pour éclairer la nature d'une maladie chez les descendants, et pour fixer l'emploi de la thérapeutique.

Non-seulement la généalogie morbide est utile pour conduire à l'indication thérapeutique, mais elle a encore l'avantage de faire connaître ce qu'on peut attendre de l'efficacité des remèdes qu'on emploie. Si l'on doit espérer un résultat favorable des moyens généraux toniques ou spécifiques contre une maladie dont le germe n'existe qu'à un faible degré chez les parents, que sera-ce si ce germe existe, au contraire, chez les deux ascendants directs et dans les générations précédentes? Ainsi je donne des soins à un monsieur, affecté d'eczéma et de blépharite ciliaire chronique très-intense, dont le fils a les yeux rouges par suite d'une blépharite ciliaire, et dont le père et le grand-père ont eu la même affection sur la peau et au bord des paupières. Que peut la médecine contre de pareilles infirmités, datant de quatre générations connues et probablement aussi des générations antérieures ? Évidemment rien autre chose que d'adoucir le sort des malades, car toute guérison radicale est impossible. Les croisements successifs avec une race différente pourraient seuls enlever ce que des unions fâcheuses ont fait venir.

Les *maladies antérieures* du malade constituent souvent des indications essentielles à la thérapeutique; elles peuvent avoir un rapport direct avec la maladie actuelle, soit comme répétition du même acte morbide, soit comme transformation et métamorphose du mal, soit enfin comme indice de la santé générale de l'individu.

Il faut donc étudier avec soin le passé des personnes auxquelles on est appelé à donner des soins. De cette connaissance résultent des indications très-importantes.

La régularité, l'abondance ou la suppression des règles chez une femme malade, indiquent au médecin soit la saignée, soit les toniques et les préparations ferrugineuses ; la saignée si, par suite d'une brusque cessation, il y a congestion cérébrale, lourdeur de tête, pesanteur à l'hypogastre, etc.; les martiaux et les toniques, au contraire, si, avec la suppression, les femmes sont pâles, chlorotiques, atteintes de gastralgie, etc. Il en est de même si les règles sont excessives et formées de sang clair, peu coloré.

Une ancienne syphilis indique la méthode à suivre dans une névralgie rebelle, dans une éruption chronique mal déterminée ou dans les cas de tumeur indolente des parties molles ou des os.

Une ancienne attaque de rhumatisme est une indication de traiter comme affection rhumatismale des douleurs vagues, de siége variable, si l'on n'a pas de raison péremptoire pour les rapporter à une maladie particulière.

On voit si souvent des individus ayant eu, dans leur jeunesse, des maladies de peau, telles qu'eczéma, impétigo, ptyriasis, etc., avoir ultérieurement des migraines, des angines, des bronchites et des affections chroniques des voies digestives, qu'il y a lieu de rapporter à la métamorphose du principe *herpétique* ou *dartreux* la manifestation de ces maladies nouvelles. Cette opinion, jadis en faveur, a été submergée par le flot des idées anatomiques aux prises avec ce qui est palpable et visible, et n'a plus que de rares partisans. Son importance pratique est immense, et, comme l'a fort bien dit M. Chomel[1],

---

[1] *Loc. cit.* page 612.

c'est une indication qui montre l'origine du mal et les moyens d'en triompher.

Dans ces cas, le soufre, les antiscrofuleux, les exutoires à demeure, etc., rendent de véritables services, et permettent de guérir des maladies jusque-là demeurées incurables.

De même que les maladies antérieures, l'*assuétude* aux remèdes doit être étudiée par le médecin, dans le but d'y trouver une indication. N'y aurait-il que celle d'abandonner l'idée d'un remède éprouvé par le malade comme nuisible, ce serait déjà quelque chose, mais il y en a d'autres. Quelques sujets ne peuvent supporter les bains et y perdent connaissance. L'opium, chez d'autres, ne procure pas de sommeil et agite, ou bien l'assuétude les porte, comme j'en ai vu l'exemple, à en prendre un et deux grammes par jour. — Il y a des personnes que l'éther fait vomir, etc., etc.

On trouve aussi des individus que la maladie a éprouvés, et qui ont pour la seconde fois, dans le présent, une bronchite, une pneumonie, un rhumatisme, etc., etc., jadis guéris par une méthode thérapeutique spéciale, les saignées par exemple. — Ce fait est une indication pour employer le même moyen de traitement. Il vaut mieux en effet, dans cette circonstance, s'il n'y a pas de motifs contraires, revenir à une médication déjà éprouvée par le succès que d'en appliquer une nouvelle.

Il y a enfin ce que l'on appelle l'*état des forces* du malade, qui fournit au moment même une indication fondamentale pour la méthode thérapeutique à suivre, pour la dose des médicaments et pour l'énergie de l'action médicale. C'est là un des points les plus délicats et les plus controversés de l'histoire des indications, car il est une foule de circonstances dans lesquelles cette appréciation exacte est très-difficile.

En effet, plus d'une fois déjà, à différentes époques de la science, on a essayé de classer d'une manière systématique les maladies en deux groupes distincts, d'après le seul caractère de l'*exaltation* ou de la *diminution des forces*. On en a fait des maladies sthéniques et asthéniques, des maladies actives et passives. Thémison d'abord, et, presque de nos jours, Brown, Rasori, Broussais, ont élevé des systèmes de ce genre, qui sont réciproquement la critique les uns des autres et donnent la mesure de leur faiblesse. En effet, les mêmes maladies se trouvent rangées par l'un dans la classe des maladies avec excès de forces, tandis que par l'autre elles sont placées dans la catégorie de celles où les forces sont en défaut. — Il ne fallait rien moins que cette circonstance curieuse pour montrer combien l'évaluation de cette condition particulière du malade est une chose difficile, et combien il faut y apporter d'attention pour ne pas juger légèrement.

Les forces! qu'est-ce encore que cette abstraction qui fait rire tant de médecins écrasés par l'absolutisme de l'anatomie pathologique? Est-ce que, dans une maladie, il y a autre chose que des organes malades que l'on traite par des moyens rationnels ou empiriques? Hélas! oui, et ce quelque chose, c'est l'ensemble de l'organisation, qui réagit à sa façon propre et individuelle contre les impressions morbifiques, de manière à donner aux phénomènes morbides leur caractère particulier. C'est la cause des phénomènes sympathiques produits au loin de l'organe affecté. C'est ce qui fait qu'on résiste à un désordre corporel, identique par sa nature, par l'étendue et par son siége, à celui du voisin, qui succombe en quelques heures. Comme la vie, les forces diffèrent selon les individus, et, si elles ne sont pas indépendantes des organes, puisqu'elles en représentent l'exercice régulier par leur ensemble, elles sont au moins distinctes des organes malades. Pourquoi le plus petit accès de fièvre enlève-t-il à l'instant l'usage des membres, tandis qu'une diète absolue de trois jours ne pourrait produire ce résultat? Est-ce à cause du furoncle ou de l'indigestion qui l'a précédé? Assurément non. La force de l'homme n'est pas tout entière dans l'estomac surchargé d'aliments ou dans la surface cutanée couverte d'un furoncle. Elle est, dans l'ensemble de l'économie, une véritable résultante de toutes les forces organiques isolées, et, si quelque part un point souffre, sans qu'il y ait *assuétude*, aussitôt, d'une manière sympathique, tout conspire, et, sympathiquement, les forces se troublent en même temps que parait le mal. Ce qui démontre qu'elle est dans l'économie, et non dans l'organe malade, c'est qu'elle peut être augmentée ou diminuée, pervertie ou opprimée, sans que l'état de l'organe ait changé, comme nous le verrons dans un instant. Ces modifications sont des plus curieuses et attestent toute l'importance méconnue du dynamisme humain. Pourquoi la même maladie, en tant que lésion corporelle, sera-t-elle accompagnée de l'un ou de l'autre de ces *états des forces?* L'organe malade n'y est pour rien; c'est évident, et tout s'explique par la *sympathie* qui le rattache à l'ensemble de l'organisation. Seulement, qui dit sympathie dit *individualité*, et, si l'état des forces peut varier chez les malades, c'est qu'il y a, en dehors des organes matériellement lésés, des individualités que la sympathie affecte d'une manière spéciale et dont il faut savoir tenir compte en médecine. C'est la sympathie qui élève ou abaisse les forces, qui les pervertit, c'est-à-dire qui les fait vibrer comme une corde en les poussant du plus au moins avec une rapidité qui déroute l'observation médicale, et qui, enfin, les abaisse momentanément, pour les laisser ensuite à un état de tension considérable.

Les forces peuvent être *normales*, comme dans les névroses et quelques maladies chroniques, *augmentées*, *diminuées*, *opprimées* ou *perverties*.

Si les forces restent à leur état normal, comme dans les névroses, la chorée, elles ne fournissent aucune indication, et il n'y a pas à s'en occuper.

L'*augmentation des forces* est caractérisée par la coloration des chairs, leur fermeté, leur chaleur souple et douce; par l'excitation modérée de l'esprit; par la vigueur et la liberté des mouvements; par la facilité du décubitus, par l'ampleur de la respiration; par la force, la plénitude et la régularité du pouls en rapport avec le rhythme des battements du cœur. Le sang est alors riche en fibrine et en globules. C'est cet état que l'on trouve ordinairement chez les individus de bonne et solide constitution, et de tempérament sanguin ou bilieux et affectés de maladies aiguës où domine l'élément inflammatoire. Il est plus commun chez l'adulte que chez l'enfant et le vieillard, et il est plus marqué au début qu'à la fin des maladies. C'est l'indication fondamentale de la diète, des émissions sanguines, générales ou locales, et des remèdes relâchants et débilitants.

La *diminution des forces* est caractérisée par une certaine pâleur de la peau et des tissus, par l'abattement du visage et du regard, par l'anéantissement de la force musculaire des membres, par la résolution du corps, l'inclinaison de la tête, le décubitus dorsal ou latéral permanent, l'incertitude ou la lâcheté d'esprit, la chaleur humide de la peau, la fréquence de la respiration, la force du pouls qui diffère de la force d'impulsion du cœur. Le sang est encore riche en globules et en fibrine, mais celle-ci est peu coagulable, quelquefois diffluente.

Cette diminution des forces s'observe ordinairement chez les sujets faibles et débiles, de constitution délicate, chez les enfants et chez les vieillards: mais on la rencontre aussi, dans les cas de pyrexie adynamique, chez des individus forts et vigoureux. Ce n'est jamais un obstacle absolu à la médication énergique des émissions sanguines, des évacuants, ou de toute autre méthode thérapeutique, mais il faut que la nature du mal en exige impérieusement l'emploi. En outre, ces moyens doivent être employés avec prudence, à petite dose, pour en mesurer l'effet et pour y revenir si le résultat a été satisfaisant. Dans ce cas, la thérapeutique du médecin, en rapport avec la nature et le siége du mal, doit être prudente, à cause de l'état particulier du malade, et les moyens énergiques devront être interrompus le plus tôt possible, pour être remplacés par des remèdes adoucissants associés à une faible alimentation.

La *perversion des forces*, qu'on observe dans quelques maladies aiguës, telles que la pneumonie, la méningite, etc., dans les hémorrhagies, dans les pyrexies de forme adynamique, etc., est un accident très-grave. Une fièvre puerpérale ou typhoïde, une variole ou une fièvre éruptive dont l'éruption ne se fait pas, une fièvre pernicieuse accompagnée de perversion des forces, sont des maladies infiniment plus dangereuses que si l'état des forces se trouvait seulement augmenté. Alors les malades sont généralement pâles, et leur visage terreux exprime l'abattement. Les mouvements sont saccadés, violents, quelquefois tumultueux. L'intelligence est anéantie ou troublée par le délire, il y a des soubresauts dans les muscles, et le pouls fréquent, fort ou faible, est quelquefois très-irrégulier, les battements du cœur conservent leur rhythme normal. La perversion des forces est la compagne ordinaire de l'adynamie, de l'ataxie et de la malignité qui arrête le développement régulier des maladies et brusque toujours leur terminaison. Dans ce cas, l'indication est de suivre le traitement de la maladie selon sa nature et d'après son siége, par des moyens semblables à ceux que l'on emploierait dans le cas de diminution des forces. L'alimentation précoce est un des meilleurs moyens à employer dans cette circonstance.

L'*oppression des forces* est un des plus singuliers phénomènes de l'organisme vivant. On comprend aisément leur augmentation, leur diminution et leur perversion; mais cet affaissement momentané qui couvre un excès de forces dépasse les bornes de la pensée. Rien n'est plus certain cependant. Chaque jour, des individus affectés de maladie offrent, en apparence, une diminution de l'état des forces; on les saigne avec précaution, et le pouls s'emplit, s'élève et durcit; la peau décolorée s'anime; la sécheresse fait place à la moiteur et l'abattement est remplacé par de la vivacité d'esprit et par une certaine vigueur de mouvements.

Cet état d'oppression des forces se rencontre chez des sujets forts et vigoureux, dès le début du mal, au commencement de la pneumonie aiguë, par exemple, dans la péritonite, dans le premier stade d'une fièvre intermittente, etc. Il ne fournit qu'une indication obscure. En effet, il simule la diminution des forces, et il est d'abord traité comme tel. Mais, lorsque, sous l'influence du traitement, le médecin voit s'opérer sous ses yeux le changement d'état, l'indication change, et c'est pour lui un devoir de se conduire comme dans les cas de maladies accompagnées d'augmentation des forces.

5° Indications fournies par les circonstances extérieures au malade. — Si la maladie, d'après sa nature et ses caractères, ou le malade, d'après sa résistance vitale, fournissent de précieuses indications thérapeutiques au médecin, les circonstances extérieures au malade ne l'éclairent pas moins dans ses résolutions. L'étude des saisons, des climats, de certaines conditions de l'atmosphère, des influences épidémiques, la connaissance du régime et de la profession des individus, etc., peuvent le conduire à l'emploi de moyens de traitements particuliers. Cela se comprend : il n'est pas une de ces circonstances différentes qui ne soit l'occasion d'impressions morbifiques suivies de désordres plus ou moins graves dont la disparition coïncide toujours avec l'interruption de la cause.

Dans son *Traité des airs, des eaux et des lieux*, Hippocrate a établi, sans contestation possible, l'influence des températures extrêmes et des températures intermédiaires sur la constitution et la santé des peuples. Nous avons fait connaître, à propos de l'étiologie, tout ce qui est relatif à ce sujet, et nous ne pouvons que rappeler : 1° l'influence des saisons froides et des climats froids sur la production des maladies aiguës inflammatoires, particulièrement dans les organes de la respiration ; 2° l'influence des climats chauds sur les affections des muqueuses et des organes du ventre ; 3° l'influence des constitutions saisonnières et des épidémies sur la forme, la terminaison et le traitement des maladies. Dans un certain nombre de cas l'indication thérapeutique est de déplacer les malades, pour les changer d'air, soit qu'on veuille simplement modifier les conditions générales de l'hématose et ranimer une constitution affaiblie, ce qui est le cas de beaucoup de névroses et d'affections chroniques ; soit, au contraire, qu'on veuille faire descendre du nord au midi, dans une douce température, des affections catàrrhales de la gorge, des bronches ou des poumons, des maladies tuberculeuses pulmonaires, etc., etc., qui n'ont de chances d'amélioration ou de guérison que par ce déplacement. Il en est de même de certaines maladies des pays chauds, qui s'aggravent si on reste dans le lieu de leur développement, et qui se dissipent à mesure qu'on approche des régions tempérées ou froides de la surface du globe. Ainsi voit-on s'aggraver ou s'améliorer certaines maladies de peau et du foie, certaines dysenteries chroniques, certaines hématuries contractées dans les pays chauds, etc. L'indication du déplacement des malades d'un pays froid dans un pays chaud, et réciproquement, de la terre ferme sur la mer pour faire plusieurs mois de navigation, de la vallée pour la montagne, etc., est une ressource thérapeutique considérable; mais, pour l'employer à propos et d'une manière satisfaisante, il faut bien connaître l'influence réelle de ces conditions saisonnières et climatériques sur la constitution de l'homme et sur la production des maladies. Nous renvoyons, pour ce sujet, au chapitre consacré à l'influence des impressions morbifiques[1].

Il y a aussi, dans l'étude des *maladies régnantes* et des *épidémies*, une appréciation qu'il est très-utile de faire pour arriver à l'institution d'une thérapeutique avantageuse aux malades. On sait, d'après l'expérience de Stoll et de Sydenham, que, dans quelques maladies épidémiques de même nature, telles que la variole, la dysenterie, les fièvres continues, un remède comme la saignée, ou comme les vomitifs, utile dans une épidémie, ne réussit pas également bien dans l'épidémie suivante, d'où il résulte que, dans ces cas, les indications sont variables, que les idées rationnelles ne sont pas les meilleures, et qu'ici, comme en beaucoup de circonstances, il faut savoir tâtonner pour arriver au but.

Le *régime ordinaire* des malades fournit d'utiles indications au traitement. Condamner à une diète rigoureuse un homme gros mangeur et habitué au vin, parce qu'il est atteint de maladie aiguë, est toujours une faute grave. Les forces disparaissent rapidement, la maladie s'aggrave et les malades succombent très-vite. De pareils sujets ont besoin d'être soutenus, pendant la durée de leurs maladies, par une alimentation modérée et par des boissons vineuses. J'ai vu périr très-rapidement des ivrognes atteints de pneumonie aiguë parce qu'on les avait soumis à un traitement trop débilitant et à une diète trop rigoureuse; et j'en ai vu d'autres, au contraire, chez lesquels la maladie s'est dissipée très-rapidement sous l'influence de l'eau rougie employée comme tisane. J'ai connu un buveur affecté de maladie du foie et qui eut intercurremment une hépatite aiguë avec ictère. Il avait la diarrhée, et son pouls était d'une irrégularité extraordinaire. Des sangsues à la région du foie le rendirent infiniment plus malade, et il eût succombé sans le recours à une alimentation modérée composée de potages, de poulet et d'eau rougie. Sous cette influence, l'état aigu a cessé, et le bien-être est revenu d'une façon inespérée. Ces faits sont dans l'esprit et dans les livres de tous les médecins, et il n'y a que l'embarras du choix pour raconter les plus remarquables.

Non-seulement il faut tenir compte, dans la recherche des indica-

---

[1] Voir *Étiologie*, p. 21 et suivantes.

tions curatives tirées de l'étude du régime ordinaire des malades, de ce qu'on appelle l'œnomanie et la boulimie, qui constituent des indications spéciales, mais il y a encore, dans le régime, des sources d'indication différente. Quelques personnes mangent d'une façon irrégulière, à des heures indéterminées; d'autres prennent leurs repas principaux à un intervalle trop rapproché, et l'estomac n'a pas eu le temps de se reposer de sa digestion, qu'il faut se remettre à l'œuvre; il en est d'autres qui se mettent au travail dans le cabinet après avoir mangé, et il en résulte de la dyspepsie, de la constipation, une maladie chronique des voies digestives, de l'anémie, de l'hypocondrie, accidents qui disparaissent souvent dès qu'on en découvre la cause et qu'on en tire l'indication curative d'un régime régulier bien compris.

Ce qu'on sait de l'action si redoutable de certaines *professions* sur le développement des maladies établit suffisamment toute l'importance de cette connaissance pour le diagnostic et pour les indications curatives. Depuis Ramazzini, l'étude des maladies des artisans a fait des progrès considérables, et il n'en est guère aujourd'hui dont la science n'ait révélé ou amoindri les dangers. Lorsque, chez un malade, le fait d'une profession insalubre est pour quelque chose dans la production des accidents morbides qu'il éprouve, l'indication est fondamentale, il faut guérir le mal par des moyens appropriés, mais avant tout il faut en éloigner la cause et ordonner le changement de profession. Le médecin peut guérir un individu de la colique ou de l'épilepsie et de la paralysie saturnines, du tremblement mercuriel, de la crampe des écrivains; mais, si, après la guérison, les malades recommencent à écrire, à travailler le mercure et le plomb, la maladie reviendra et se montrera plus grave, peut-être incurable. Il en est de même pour les ulcères aux jambes chez les débardeurs, qui restent pendant longtemps les membres inférieurs dans l'eau; pour les bronchites chroniques, l'emphysème pulmonaire et la tuberculisation commençante des professions à poussière, telles que les boulangers, caillouteurs, amidonniers, cotonnières, etc. Dans ces différentes conditions et dans les circonstances analogues, l'indication fondamentale est la suppression de la profession insalubre.

Des contre-indications. — Il n'y a pas qu'une indication à remplir chez un malade, il y en a ordinairement plusieurs, mais le mérite du médecin est précisément de savoir les associer pour les faire concourir au même but. Les indications accessoires viennent se ranger autour de l'indication principale, et elles se prêtent un mutuel appui; mais, dans quelques circonstances, la maladie est mal dessinée, le diagnostic est incertain, il n'y a pas de phénomènes généraux graves, et, partant, pas d'*indication essentielle*. Il faut savoir se contenter de remplir les indications accessoires par la diète, le repos et les boissons délayantes, plutôt que d'intervenir énergiquement, sans savoir pourquoi l'on agit et quel but on se propose de remplir. C'est alors qu'en suivant avec attention l'influence des efforts naturels, on ne tarde pas à voir la maladie s'améliorer et guérir, ou présenter enfin quelque indication curative importante. Savoir s'abstenir, en médecine, est à la fois la plus difficile et la plus sage des conduites.

Mais, dans cet assemblage d'indications différentes, il en existe souvent de *contraires*, et c'est une des plus grandes difficultés de la thérapeutique.

Les contre-indications sont *personnelles* ou *indirectes* : personnelles quand elles sont tirées de la nature des malades, indirectes lorsqu'elles résultent de considérations qui lui sont extérieures.

Souvent, par le fait d'une maladie extérieure qui a troublé les fonctions d'un appareil, la constitution est dans un état tel, qu'elle supportera difficilement le remède nécessaire à la guérison d'une maladie nouvelle et différente. Une affection chronique ancienne des intestins empêche de recourir aux purgatifs, aux toniques dissous dans le vin ou dans l'alcool, aux excitants divers, etc., dont on peut avoir besoin pour combattre une maladie nouvelle, et il faut tâcher de suppléer à cet embarras par l'application de moyens différents. Certains individus ont la peau tellement irritable, que, dans les cas d'affection cutanée, les pommades y déterminent des érysipèles, et nuisent à la maladie au lieu de la guérir. On est alors obligé de recourir aux topiques pulvérulents ou dissous dans l'eau et les alcools. Un homme, anciennement affecté de catarrhe chronique de la vessie, se trouve atteint d'une maladie aiguë pour laquelle une révulsion cutanée est nécessaire, il y a contre-indication d'employer les cantharides, et il faut employer les vésicatoires ammoniacaux ou avec la moutarde, etc., etc.

Dans une maladie existant actuellement, il se trouve aussi des indications contraires. Une pneumonie adynamique ne saurait être traitée par les émissions sanguines comme une pneumonie aiguë ordinaire. Il y a contre-indication à l'usage des antiphlogistiques chez les sujets débiles atteints de palpitations nerveuses du cœur, car elles guérissent au contraire par les excitants, les toniques et les préparations ferrugineuses.

Une fille chlorotique ne doit pas être saignée ni couverte de sangsues sans nécessité incontestable, sous peine d'aggraver sa maladie. — Les scorbutiques ne doivent jamais, en aucun cas et pour aucune raison, être traités par la saignée ou les sangsues, si on ne veut les voir périr d'hémorrhagie. A ce sujet, je rapporterai en quelques mots l'histoire d'un scorbutique traité à l'hôpital de la Pitié, et que j'ai vu, trois jours après une saignée, avoir encore une hémorrhagie considérable, que nul bandage compressif ne pouvait arrêter, qui traversait tous les linges, et qui finit enfin par s'arrêter après la suture.

Tous ces exemples sont des contre-indications personnelles, et j'en pourrais grossir le nombre, si je n'avais pour but de faire le cadre plutôt que de le remplir.

Parmi les *contre-indications indirectes* fournies par les circonstances extérieures au malade, je citerai celles qui résultent de l'existence d'une épidémie. Lorsqu'il règne beaucoup d'érysipèles, il y a contre-indication à faire des opérations qu'on peut retarder, et, lorsqu'il y a un encombrement dans les salles d'un hôpital, le chirurgien n'y doit pas faire de grande chirurgie, sous peine de voir mourir la plupart de ses opérés, etc., etc.

Au moment du choléra, il est imprudent de purger sans nécessité des personnes qui ne sont pas très-malades, et que cette thérapeutique peut mettre dans une situation telle, qu'elles soient disposées à contracter l'épidémie régnante, etc.

Il y a plus encore : certaines maladies sont compatibles avec la santé et ne déterminent que peu d'inconvénients chez les personnes affectées : ainsi l'antéversion de la matrice. Elle n'a jamais fait mourir personne. Cependant d'audacieux novateurs ont essayé de redresser l'utérus à l'aide de pessaires intra-utérins, et, en outre des tentatives inutiles, pour quelques succès ils ont eu à déplorer des phlegmons de la matrice et de ses annexes, des hémorrhagies utérines et des péritonites suivies de mort. — Quelques indispositions, telles que la migraine, l'éphidrose générale ou locale, des éruptions dartreuses cachées, etc., etc., ne compromettent pas la vie, et, si on les fait disparaître, il en résulte des accidents plus ou moins graves, quelquefois mortels. Le nombre de ces maladies est plus considérable qu'on ne pense, et il importe au médecin de les connaître. Elles constituent de véritables contre-indications, et, comme l'a dit Raymond, ce sont des maladies qu'il est dangereux de guérir.

Il y a aussi des tumeurs et des difformités sans conséquence qu'il ne faut pas songer à faire disparaître, si on ne veut exposer les malades aux dangers d'une *opération de complaisance*, tout aussi grave que ceux d'une opération urgente. Un chirurgien célèbre causait un jour dans le monde avec une dame dont les belles épaules étaient déparées par une petite verrue ; assez familier pour lui proposer l'ablation de cette tumeur, la dame consentit et prit jour; l'opération fut faite, puis survint un érysipèle et la mort. Plusieurs fois j'ai vu, dans les hôpitaux, des faits analogues et des opérations de complaisance inspirées par le chirurgien au malade et suivies du même résultat. Tantôt c'était l'amputation d'un petit doigt recourbé nuisant à l'élégance de la main, tantôt celle des deux membres inférieurs pour une double ankylose du genou, tantôt l'ablation de tumeurs blanches chez un être complétement scrofuleux, etc. Toutes ces opérations de complaisance doivent être bannies de la pratique, et les maladies pour lesquelles on les réclame considérées comme des difformités incurables.

Il est de la plus haute importance d'étudier et de connaître ces différentes contre-indications médico-chirurgicales, si l'on veut donner à la médecine pratique la sûreté qu'elle réclame et dont elle a besoin pour augmenter sa considération et justifier sa mission providentielle.

Art. III. — Des moyens thérapeutiques.

L'étude de la *nature médicatrice*, en montrant au médecin la part qui lui est faite dans les soins qu'il peut donner à un malade, le laisse, vis-à-vis de la maladie, maître de choisir ses moyens thérapeutiques, selon les *indications* qui se présentent. — D'après la nature de l'*indicant* varie l'*indiqué*, c'est-à-dire le remède ou les remèdes dont il faut faire usage.

Impression et réaction, ai-je dit en parlant du mode d'action des causes morbifiques, voilà la clef de la pathogénie : c'est également celle de la thérapeutique. En effet, tous les moyens qu'on emploie n'ont d'autre but que de favoriser la réaction de la nature, soit en écartant ce qui peut nuire, soit en provoquant des impressions curatives. — L'ablation d'une tumeur maligne enlève l'effet d'une impression morbifique devenue cause à son tour, et de la réaction produite dans les tissus divisés résulte une cicatrisation plus ou moins rapide. — Un appareil de fracture, rapprochant les deux extrémités de l'os, produit sur elles une impression de calme, de repos et d'immobilité, qui permet à la réaction naturelle de s'accomplir et d'amener la consolidation des fragments osseux. Un emplâtre vésicant produit à la fois une impression locale et une impression générale réflexe qui se transforment en réaction salutaire propre à la disparition des maladies. Chacun sait les effets de l'iode, du mercure, de la quinine, dans l'économie, dont l'impression transformée amène des réactions salutaires incontestées. Je citerai enfin l'action des collyres de nitrate d'argent dans les ophthalmies, qui substitue les résultats de son impression curative aux effets antérieurs d'une impression morbifique, et qui guérit rapidement un mal menaçant par sa durée et sa gravité peut-être, dans les cas d'ophthalmie purulente. — Tous ces exemples, et bien d'autres, justifient ce que je viens de dire : que la thérapeutique et ses moyens n'ont d'autre but que de détruire les effets des impressions morbifiques par des impressions curatives, *directes* ou *réflexes*, de nature opposée.

Les moyens thérapeutiques se composent de tout ce qui peut servir au soulagement et à la guérison des maladies.

Ils sont très-variés et leur nombre est très-considérable. Tout, dans le monde, a été, est ou deviendra un moyen thérapeutique. Les influences morales, les influences physiques de toute provenance, ont été mises à contribution, et il n'est pas de chose abjecte qui n'ait été conseillée comme pouvant être utile.

Ces moyens, comme l'a dit Celse, sont de trois ordres : *hygiéniques* ou *diététiques*, *chirurgicaux* et *pharmaceutiques*. Les premiers se composent de toute la matière de l'hygiène appliquée cette fois au rétablissement des maladies. Les autres sont constitués par l'intervention de la *main* et des choses manuelles. Les moyens pharmaceutiques enfin comprennent tous les objets de la matière médicale, la manière de les employer, et les principes qui doivent diriger le médecin dans leur usage.

Ces différents moyens ont une action rendue très-variable par l'*impressibilité* humaine, et très-variée suivant leur nature et ce qu'on se propose dans leur emploi.

Il y en a dont l'action est *locale*, limitée au point même du corps où ils ont été appliqués, exemples : un sinapisme, une ventouse, un emplâtre stibié, l'urtication, etc. D'autres, au contraire, agissent d'une manière *générale*, exemple : les alcalis, qui diminuent la plasticité du sang. Les uns, essentiellement doux, ne déterminent que des impressions latentes ou agréables, comme peut-être celle de l'air pur ou du régime bien organisé; les autres, violents, actifs et perturbateurs, agissent d'une manière douloureuse, exemples : les purgatifs drastiques, les vomitifs, les poisons, etc. Il en est dont l'impression est toute physique, comme on le voit avec l'eau froide ou l'air comprimé; chimique, ce qui est démontré par l'action des cautères, des alcalis à l'intérieur, etc.; dynamique enfin, lorsque, sans action apparente, il en résulte des effets réflexes appréciables, exemples : les convulsions produites par la strychnine, la paralysie occasionnée par le chloroforme, etc., etc. Le plus grand nombre laisse le corps dans son état d'intégrité, mais quelques-uns en altèrent la structure ou en détruisent une partie; c'est la conséquence ordinaire des moyens chirurgicaux.

Leur action physique et chimique est assez constante; il n'en est pas de même de leur action dynamique, *curative*, et des phénomènes réflexes qu'ils produisent. Tel moyen ordinairement employé chez l'adulte, à une dose moyenne et suffisante pour produire l'anesthésie, le délire, la rétention d'urine, le vomissement ou l'expurgation, ne produit rien de semblable chez un autre. Ou ces moyens ne produisent aucun effet, ou bien, ce qui est plus terrible, ils dépassent le but et amènent des accidents formidables. Ainsi on a vu le chloroforme produire instantanément la mort à une dose si minime, qu'elle n'eût rien produit chez une autre personne. J'ai observé une femme que cinq centigrammes d'extrait de belladone ont rendue folle pendant vingt-quatre heures; et, par opposition, je puis citer l'exemple d'une jeune fille, affectée d'incontinence nocturne des urines, qui en prit un gramme cinquante centigrammes tous les jours, sans éprouver aucun autre phénomène que la dilatation des pupilles et la sécheresse de la gorge. — Les cantharides amènent sur l'un une rétention d'urine qu'elles ne produisent pas chez un autre. Le tartre stibié, qu'on peut prendre à des doses considérables, quelquefois sans danger ni évacuation, provoque chez quelques personnes des déjections si abondantes, que la mort en est la conséquence. Tout cela dépend de la susceptibilité des individus, de leur idiosyncrasie et de leur *impressibilité*. Chacun ressent à sa manière l'action des médicaments, et qui oublie ce principe s'expose aux plus graves dangers. On doit toujours débuter dans l'emploi des remèdes par des doses inférieures à la moyenne de la tolérance organique, pour s'élever graduellement à la quantité qu'on veut faire prendre aux malades.

Quant à l'action des moyens thérapeutiques d'après leur nature propre, traduite par un effet physiologique ou curatif, c'est là l'étude la plus intéressante et la plus utile aux progrès de la médecine pratique. Elle permet de classer d'une manière générale tous les agents de la nature employés par le médecin, et chacun, selon ses besoins, trouve aussitôt dans cette classification ce qui est nécessaire à l'accomplissement des *indications* fournies par le malade. Elle conduit tout naturellement à ce qu'on appelle une *médication*.

Chacun le sait, l'emploi des moyens thérapeutiques ne se fait pas au hasard; c'est l'*indication* qui ordonne d'y recourir. On veut remplir un but qui sera, par exemple, de corroborer ou de spolier le sang; de purger ou de resserrer l'intestin, etc., et on donne en conséquence des remèdes doués d'une propriété tonique, antiphlogistique, purgative, astringente, etc. Obéir ainsi à une indication formelle, par la mise en œuvre d'un ou plusieurs moyens thérapeutiques, c'est instituer une médication.

Autant d'effets physiologiques ou curatifs principaux produits par les agents hygiéniques ou pharmaceutiques, autant de *médications* spéciales importantes à connaître. Elles sont plus ou moins nombreuses, selon les différents auteurs, selon les systèmes et les théories du moment; mais, à part quelques contestations, il en est un grand nombre sur l'existence desquelles on est parfaitement d'accord. J'y reviendrai avec détails à l'occasion des moyens pharmaceutiques.

§ 1. MOYENS HYGIÉNIQUES OU DIÉTÉTIQUES.

Ce qui conserve la santé peut la rétablir, et l'observance rigoureuse des préceptes de l'hygiène, déjà si utile à l'homme bien portant, l'est encore bien davantage lorsqu'il vient à être frappé par la maladie. Il y a tant d'exemples de personnes malades par leur faute et à la suite d'écarts de régime, de veilles, d'excès de travail, d'abus de forces en tout genre, ou d'impressions morbifiques produites par les choses qui nous entament, que, dans beaucoup de cas, il suffit d'éloigner ces impressions morbifiques pour faire disparaître une maladie développée sous leur influence. — Un homme est constamment malade dans un appartement exposé au nord; il le quitte pour habiter au midi, et sa bronchite disparaît; voilà l'effet d'un moyen hygiénique.

De toute antiquité, ces moyens ont été appréciés à leur juste valeur et considérés par tous les médecins comme étant de la plus haute importance. Hippocrate, Galien et leurs successeurs les ont toujours placés en première ligne dans le traitement des maladies, et il n'en pouvait être différemment. Ceux qui ont jeté les bases de la science et qui ont institué le principe de la *nature médicatrice* devaient, par cela même, attendre ses ordres avant d'agir d'une manière active, et placer leurs malades dans les conditions les plus avantageuses. Après avoir vu que la plupart des maladies guérissaient par le repos, le régime et les bains, ces moyens sont devenus la base de leur traitement, et on n'en sortait qu'en présence d'une indication formelle. Nature médicatrice et diététique, indication et pharmaceutique, tout cela se tient et s'enchaîne dans un ordre logique admirable. En effet, connaissant la marche naturelle heureuse d'une maladie, on ne lui opposait que des moyens hygiéniques; au contraire, lorsqu'on avait à redouter quelque chose, et quand le travail de la nature avait besoin d'assistance, c'est aux moyens chirurgicaux et pharmaceutiques qu'on s'adressait de préférence. Dans ce cas même, cela va sans dire, les moyens hygiéniques venaient encore prendre place à côté d'eux à titre d'auxiliaire indispensable.

1° De la diététique des maladies aiguës.

La diététique des maladies aiguës proprement dites diffère notablement de la diététique des maladies chroniques. Les préceptes d'hygiène nécessaires et applicables dans un cas ne le sont pas toujours dans l'autre, et il est indispensable de savoir les varier suivant la forme aiguë ou chronique des maladies. — C'est encore dans les ouvrages d'Hippocrate que se trouvent les principes les plus complets qui aient jamais été formulés sur cette matière, et ce qui nous reste de lui est certainement ce qu'il y a de plus utile à connaître. Il suffit de lire le *Traité du régime dans les maladies aiguës* et son *Appendice.* pour apprécier l'importance qu'Hippocrate accordait à l'hygiène dans le traitement des maladies aiguës. Il ne voulait pas qu'on fît aucune thérapeutique active au début des maladies, à cause de l'*humeur intempérée* dont il fallait attendre le mouvement, et il n'agissait qu'à certains jours, considérés par lui comme *indicateurs* en raison du développement des *phénomènes critiques.* C'est en cherchant à deviner la crise, qu'il s'appliquait à en diriger l'explosion. *Quo natura vergit, eo ducendum.* Tout l'esprit de la médecine d'Hippocrate est dans ce précepte.

Après avoir établi en divers endroits que la privation de nourriture est aussi nuisible que son excès, et que la rigueur du médecin ne réussit qu'à compromettre sa réputation et l'avenir des malades, il ajoute : « *Si un autre médecin, ou même un homme étranger à la médecine, venant auprès du malade et apprenant ce qui s'est passé, recommande de boire et de manger ce que le médecin ordinaire aura défendu, il paraîtra avoir procuré un soulagement manifeste. Ce sont surtout ces cas qui, dans le public, font honte aux praticiens; car il semble que le nouveau venu, médecin ou étranger à la médecine, a, pour ainsi dire, ressuscité un mort*[1]. » Comme cela est vrai! Ne dirait-on pas que ces paroles sont écrites d'hier, tant les applications en sont nombreuses? Chaque jour, l'abstinence et une médecine trop active réduisent au marasme des malades qui se raniment et guérissent quelquefois sous l'influence de moyens contraires. C'est là, pour le

---

[1] Hippocrate, *OEuvres*, trad. par Littré, t. II, p. 51.

dire en passant, la raison du succès des homœopathes ou des charlatans, dont le système consiste à simuler l'emploi de drogues mensongères ou à nourrir les malades confiés à leurs soins après avoir été exténués par d'autres médecins.

Voici maintenant quelques aphorismes d'Hippocrate sur ce sujet :

4. Une diète tenue et stricte est dangereuse dans les maladies longues toujours, et, parmi les maladies aiguës, dans celles qui ne s'en accommodent pas. D'un autre côté, la diète, poussée jusqu'à la dernière limite de l'atténuation, est pénible, car les réparations à l'extrême limite sont pénibles.

5. Dans une diète tenue, les malades commettent des écarts, et ils en souffrent davantage; car tout écart, quel qu'il soit, est proportionnellement plus grand que dans les diètes un peu plus nourrissantes. Aussi, même en état de santé, les diètes très-tenues, réglées et strictes, sont peu sûres, parce qu'on supporte les écarts avec plus de peine. Donc, en général, les diètes tenues et strictes sont moins sûres que les diètes un peu plus nourrissantes.

7. Quand la maladie est très-aiguë, aussitôt elle offre les souffrances extrêmes et aussitôt il est urgent de prescrire l'extrême diète; s'il n'en est pas ainsi, mais qu'il soit loisible d'alimenter plus copieusement, on se relâchera de la sévérité du régime, d'autant plus que la maladie s'éloignera davantage de l'extrémité.

8. Quand la maladie est dans toute sa force, la diète la plus sévère est alors de rigueur.

9. Il faut examiner le malade pour estimer s'il supportera le régime jusqu'au plus haut période de la maladie, et laquelle des deux alternatives arrivera, ou que le malade s'affaiblisse le premier et ne supporte pas le régime, ou que la maladie cède la première et s'amortisse.

10. Quand donc la maladie arrive tout d'abord à son *summum*, on prescrira tout d'abord aussi un régime tenu; quand ce moment tarde davantage, il faut, à l'époque du *summum*, et un peu avant cette époque, retrancher de la nourriture; auparavant, l'alimentation sera plus abondante, afin que le malade puisse résister.

11. Il faut suspendre les aliments pendant les redoublements, car en donner est nuisible : en général, pendant les accès de toutes les affections qui ont des retours périodiques, il faut suspendre les aliments.

13. Les vieillards supportent le plus aisément le jeûne, puis les hommes faits, et ensuite les jeunes gens; les enfants le supportent le plus difficilement, surtout ceux qui ont le plus de vivacité.

16. Les régimes humides conviennent à tous les fébricitants, surtout aux enfants et à ceux qui sont habitués à un tel genre d'alimentation.

17. Il faut considérer à qui il convient de donner de la nourriture une ou deux fois par jour, en plus grande quantité, en moins grande quantité et par petites portions : on doit accorder quelque chose à l'habitude, à la saison, au pays et à l'âge.

Ce qu'Hippocrate donnait aux malades, dans le cours des maladies aiguës, c'était une boisson et une bouillie féculentes désignées sous le nom de *ptisane* et distinctes de ce qu'on désigne aujourd'hui sous le nom semblable de *tisane*.

La *ptisane* était une préparation faite avec de l'orge gonflée dans l'eau, séchée au soleil, battue pour en chasser l'écorce et réduite en farine. On en fabriquait aussi avec du froment, du riz, des lentilles; mais le mot ptisane, sans épithète, s'appliquait à la ptisane d'orge.

Après avoir fait bouillir une partie de cette farine avec douze à quinze parties d'eau, l'on y ajoutait un peu de vinaigre, d'huile et de sel. Cette décoction pouvait être plus ou moins épaisse, mais on la faisait prendre d'autant plus claire que la maladie était à sa période la plus élevée. Alors même, lorsque les accidents étaient très-intenses, on supprimait complétement la ptisane pour ne donner que de la *ptisane passée* au filtre, c'est-à-dire de l'eau d'orge.

On ne donnait de ptisane que deux à trois fois par jour, selon l'habitude antérieure du malade de faire deux ou trois repas, et, dans l'intervalle, de l'eau miellée ou *hydromel* servait de boisson. Souvent il faisait ajouter quelques gouttes de vinaigre à l'eau miellée, et ce qu'il désignait sous le nom d'oxymel.

Tous ces préceptes sont excellents à mettre en pratique aujourd'hui, et, sauf la période la plus grave des maladies aiguës, il est toujours bon de donner aux malades des boissons féculentes, de l'eau panée, des bouillons légers, des gelées de viande, etc. Vient un moment, au commencement de la période de déclin, où ce régime est indispensable, car pour les malades dont le pouls reste fréquent malgré l'amélioration de l'état général et local, c'est le seul moyen de les guérir. En vingt-quatre heures, sous l'influence de l'alimentation, le pouls revient quelquefois à son état naturel. Soutenir les forces dans le cours des maladies aiguës et nourrir promptement les malades à la convalescence, voilà le principe thérapeutique à l'aide duquel on peut avoir beaucoup de succès et peu de revers.

Les boissons doivent être abondantes, en cas de réaction fébrile, intense, pour atténuer la sécheresse de la peau, faciliter la température cutanée et la sécrétion urinaire. Autrefois on donnait principalement l'hydromel, c'est-à-dire l'eau miellée, de l'oxymel, formé d'eau miellée additionnée de vinaigre, de l'eau d'orge ; mais aujourd'hui le nombre des boissons est infiniment plus considérable. Selon le goût des malades et d'après la nécessité, on fait dissoudre dans l'eau différents principes mucilagineux, gommeux, sucrés, doués de qualités nutritives très-réelles, des principes amers, astringents, aromatiques, calmants, etc., qui remplissent des indications réelles, infiniment utiles.

Il faut quelquefois donner aux malades du vin étendu d'eau, principalement à ceux qui en ont l'habitude et dans toutes les maladies aiguës adynamiques. J'ai vu bien souvent des pneumonies hypostatiques, c'est-à-dire des congestions pulmonaires, disparaître plus vite sous l'influence du bouillon et du vin qu'elles n'eussent fait par les saignées ou d'autres moyens énergiques. C'est là un fait consacré par l'expérience et sur lequel on trouve, dans Hippocrate, différentes considérations qui ne manquent pas d'intérêt.

« Le vin doux cause moins de pesanteur de tête et porte moins au cerveau que le vin fort, et il dispose un peu plus aux évacuations alvines..... Il est moins diurétique que le vin blanc fort, mais il facilite davantage l'expectoration. Le vin blanc fort passe plus facilement dans la vessie ; étant diurétique et apéritif, il pourra toujours être utile dans les maladies aiguës..... Quant aux vins rouges et paillets, astringents, les maladies aiguës en permettent l'usage dans les circonstances suivantes : s'il n'y a ni pesanteur de tête, ni transport au cerveau, ni arrêt de l'expectoration, ni suppression de l'urine, et que les selles soient trop fluides, trop abondantes et qu'elles contiennent comme des lavures de chair; c'est dans ce cas et dans les cas analogues qu'il conviendrait surtout d'abandonner le vin blanc pour celui dont il est ici question. Il faut savoir, au reste, que les vins astringents nuiront d'autant moins à toutes les parties supérieures et aux voies urinaires qu'ils seront plus coupés d'eau, et qu'ils feront d'autant plus de bien à l'intestin qu'ils sont plus purs [1]. »

Quelques personnes pensent que les boissons agissent surtout par l'eau qu'elles renferment. Cela n'est pas exact. L'eau a moins d'action que tous les autres breuvages, du moment qu'on en use uniquement, et ce serait un mauvais système que d'en faire usage sans lui communiquer des propriétés nutritives ou médicamenteuses utiles.

---

[1] Hippocrate, *OEuvres*, t. II, p. 557.

Dans les maladies chroniques, les boissons sont moins nécessaires que dans les maladies aiguës. Alors, comme l'a déjà signalé Hippocrate, on n'a qu'à se louer de l'usage du lait, et surtout du petit-lait.

Les malades doivent être placés dans un local assez vaste pour jouir d'un air pur suffisamment renouvelé, sans être exposés à une ventilation directe ou indirecte dangereuse. Cependant il vaudrait encore mieux subir ce dernier inconvénient que celui d'un séjour dans une chambre trop rétrécie. L'absence d'air, l'atmosphère viciée par la respiration humaine et par des miasmes, sont les causes les plus certaines de la terminaison fâcheuse des maladies. Si la mortalité des hôpitaux et des camps est plus grande que celle des villes, si celle de la ville est plus grande que celle des campagnes, cela tient uniquement à l'influence de l'insalubrité de l'air et à son altération par des miasmes, qui ajoutent beaucoup à la fréquence et à la gravité des maladies. Les appartements des malades, comme les salles d'un hôpital, doivent être vastes, percés de nombreuses ouvertures et garnis d'appareils de chauffage et de ventilation suffisants pour y entretenir la température et la pureté convenables. En été, des moyens d'abri doivent être préparés pour empêcher la chaleur de devenir incommode, et on peut arroser le sol pour répandre de la fraîcheur dans l'atmosphère.

Le *lit* est une chose importante pour le malade, mais, à part des circonstances particulières, notre lit habituel doit suffire. Dans certains cas, pour les blessés qu'on ne peut remuer facilement, pour les malades affaiblis qui ont des évacuations fréquentes ou des escarres sur les parties saillantes, il est utile d'avoir un lit mécanique dont le plan supérieur, formé de sangles écartées attachées à un châssis, repose sur le drap, peut s'élever par un mécanisme facile, de manière à soulever le malade et à passer au-dessous de lui les linges ou les vases nécessaires.

Les malades atteints de maladies aiguës n'ont guère besoin de *mouvement et d'exercice*, mais, cependant, s'ils ont l'envie de se lever un instant, il faut les y encourager. Tant que les forces le permettent, il n'y a pas d'inconvénient. Sydenham le recommandait d'une manière spéciale pour le traitement de la variole, mais ses conseils n'ont pas été suivis. Dans les maladies adynamiques, on ne peut lever les malades, mais il faut les changer souvent de place et les placer tantôt sur un côté tantôt sur l'autre. C'est le moyen d'éviter les congestions passives. Chez les enfants, il n'est aucune maladie qui empêche de les sortir du lit pour les prendre dans les bras et pour les promener dans la chambre, en les tenant bien enveloppés. Dans les maladies chroniques fébriles, on peut permettre la promenade en voiture, en litière ou à pied, selon la mesure des forces. Il est toujours nuisible de condamner ces malades au repos.

Le *sommeil* des maladies aiguës est une chose tellement rare, et par conséquent si précieuse, qu'il faut le respecter avec scrupule. Il n'y a pas à l'interrompre sous aucun prétexte, pas même pour faire prendre les remèdes opposés à la maladie; à moins que, par sa durée, il n'offre un caractère inquiétant et ne soit l'indication de recourir à des moyens particuliers. Dans ce cas, ce n'est plus du sommeil, c'est un état comateux qui doit être interrompu par des moyens stimulants révulsifs.

La liberté du ventre doit être entretenue avec le plus grand soin dans toute la durée des maladies, et, s'il y a de la constipation, il faut recourir à l'emploi de lavements émollients ou purgatifs.

On s'effraye quelquefois à tort des soins de *propreté* à donner aux malades. Il ne devrait cependant exister aucune crainte à cet égard. La barbe, les cheveux, la bouche, les mains, doivent être entretenus chez un malade comme chez une personne en bonne santé, à moins que l'affaiblissement des forces ne s'y oppose, et que les malades s'y refusent. Mais c'est une permission qu'on peut accorder à qui la demande. Il en est de même du linge de corps, qu'il ne faut pas laisser trop longtemps sur les malades, et qu'on peut changer avec précaution en ayant soin de le chauffer et de le pétrir sous les mains pour en faire disparaître la dureté. Un malade affecté de fièvre éruptive et un malade qui transpire peuvent ainsi changer de linge sans inconvénient, lorsqu'on s'y prend de façon à éviter l'impression du froid. Les bains ne doivent pas être défendus, au contraire, chez les personnes qui en ont l'habitude; ce moyen affaiblit la fièvre et pousse la maladie vers une terminaison favorable. Tous ceux qui ont la force de les supporter s'en trouvent bien.

Les malades doivent enfin être maintenus à l'abri des impressions désagréables ou douloureuses qui agissent profondément sur les sens. Autour d'eux, point de bruit, point de vive lumière, point d'odeurs fortes de nature à agir sympathiquement sur le cerveau. Point de longues conversations, de préoccupations d'affaires ni de travail intellectuel susceptible de fatiguer la pensée; aucune forte émotion de nature à bouleverser la sensibilité, sous peine de voir se produire un redoublement fébrile, l'aggravation des symptômes locaux et peut-être la mort.

En abordant un malade, le médecin, toujours plein d'affabilité, doit déterminer avec exactitude l'étendue des désordres locaux, sans négliger d'approfondir les troubles de l'état général et moral. La bienveillance et la bonté ne lui sont pas moins nécessaires que la science. Il doit écouter les malades avec attention, afin de pouvoir profiter de tous leurs renseignements, et, lors même qu'il y a dans ces commémoratifs des choses évidemment erronées, son devoir est de discuter sérieusement, avec patience et sans raillerie.

Une fois l'examen terminé et le diagnostic établi, le médecin doit annoncer, en termes un peu vagues, la nature du mal dont il a reconnu l'existence, afin de ne pas impressionner le malade d'une manière fâcheuse. Cette précaution est indispensable lorsqu'on a affaire à une de ces maladies graves dont le danger est bien connu des gens du monde et dont le nom est un effroi pour la société. Le choléra, la fièvre typhoïde, etc., sont des affections dont le nom ne doit jamais être prononcé devant ceux qui en sont pris. On ne doit cette confidence qu'aux plus proches parents, et encore lorsqu'ils sont en état de l'entendre.

Sans déguiser complétement la vérité sur l'issue probable des maladies, le médecin ne doit jamais attrister un malade par l'expression trop peu mesurée d'un pronostic défavorable. — Ceux mêmes qui sollicitent le plus pour savoir la vérité se trompent souvent eux-mêmes sur leur force d'âme et s'irritent de ce qu'on leur a dit. Ou ils n'y croient pas, et le médecin perd leur confiance, ou ils sont moralement anéantis par ce qu'on leur a fait connaître. Dans l'un et l'autre cas, cet excès de franchise est nuisible. Il y a peu d'hommes capables d'entendre les vérités de cette espèce. Cependant il y a des circonstances dans lesquelles on ne peut se dispenser de répondre; c'est lorsque celui qui interroge veut connaître la gravité de son état pour accomplir des devoirs religieux ou certaines dispositions temporelles. Alors, ma réponse au malade est invariable : « Oui, votre état est « grave et toute espérance n'est pas perdue; mais, à votre place, et « bien qu'il n'y ait pas lieu de craindre pour votre vie, je ferais ce qu'un « homme sage et un chrétien doivent faire de sang-froid, en parfaite « santé et sans y être contraint par la maladie; je réglerais ma fortune « et ma conscience selon mes affections et d'après ma foi. Ce sont des « choses qu'il faut faire souvent, dans la crainte d'être surpris par la « mort. »

De cette façon, le médecin forcé de répondre au malade lui laisse entrevoir le danger qu'il y a de retarder ce dont il parle, sans l'accabler d'une condamnation anticipée qu'un apôtre du catholicisme a seul mission de faire connaître.

Mais, si le médecin doit écarter de ses malades toute impression morale susceptible d'aggraver leur état, c'est un devoir pour lui d'employer celles dont l'influence est salutaire. Il y a des impressions morales curatives comme il y a des impressions morales morbifiques, et ce qu'on appelle le traitement moral est, à mes yeux, une des plus grandes ressources de la médecine. C'est là que brille et réussit le médecin enthousiaste, vraiment amoureux de son art, lorsqu'il a *foi* dans les remèdes qu'il ordonne. Combien de maladies morales ou physiques que des influences morales ont fait disparaître! — Heureux, mille fois heureux le médecin doué de cette puissance. Un mot de lui, un regard, le moindre attouchement, suffisent quelquefois pour opérer des prodiges. Il sait inspirer la confiance, et, pour l'homme qui souffre, il n'est pas de disposition plus favorable. La foi se communique aux malades, et c'est ainsi que des maux réputés incurables guérissent à son ordre, par l'accomplissement de pratiques vénérées ou par le contact de quelque objet surnaturel. — Née d'un vif sentiment de confiance inspiré par le médecin, ou de l'exaltation religieuse, la *foi*, chez les malades, décuple la puissance des moyens thérapeutiques, et il n'est pas d'effet qu'elle ne puisse produire. Des pilules de gluten ou de mie de pain données comme purgatives ont produit, chez certains malades, des évacuations abondantes. — La seule présence du médecin peut calmer des douleurs très-vives, comme l'arrivée chez un dentiste fait souvent disparaître l'odontalgie.

La foi, la terreur, la colère, le fanatisme, excités à propos chez les malades par le médecin, ou par des personnes étrangères à la médecine, disposent l'organisme aux réactions curatives les plus extraordinaires et démontrent bien toute l'influence que peut avoir le moral sur le physique. Le médecin néglige un peu trop cette phase de la science, et, en ne s'occupant que des phénomènes matériels, il se prive volontairement de ressources importantes pour les cas difficiles. — Je ne puis citer avec détails tous les cas particuliers dans lesquels on doit avoir recours à cette espèce de moyens, car mon but est seulement de démontrer leur puissance. Quelques exemples doivent suffire.

J'ai cité, à propos de l'étiologie, le fait d'une enfant devenue sourde, muette et paralytique, à la suite d'une tentative de viol, et qu'on amena de province *à l'Hôtel-Dieu de Paris*, seul endroit où l'on devait rencontrer un médecin d'assez grand talent pour la guérir. Le voyage s'accomplit sans difficulté, et elle entra à l'hôpital. Dès le lendemain, elle put parler et marcher; au bout de trente-six heures, elle était guérie : *sa foi l'avait sauvée.*

Une femme de soixante-douze ans, paralysée depuis quarante ans du bras droit, eut, devant le docteur Plubing, de Berlin, un si violent accès de colère, qu'elle voulut donner un soufflet à son fils, qui l'insultait, et elle se mit à remuer le bras depuis longtemps immobile. La liberté des mouvements a persisté jusqu'à la mort.

Que de paralytiques ont été guéris par la frayeur d'un incendie développé dans leur voisinage, assez près d'eux pour leur faire craindre la mort, et donner à leurs jambes le mouvement nécessaire à une fuite rapide!

Dans une circonstance mémorable, à l'une des ambulances de l'armée de Crimée, le choléra sévissant sur les troupes, des soldats malades, affectés de coliques et de diarrhée, vinrent demander place à l'hôpital. Malgré leur état de souffrance et d'accablement, le major les rudoie et les brutalise en les traitant de lâches, désertant le danger. Étourdis de l'apostrophe, ils se réveillent, se raniment, leur organisation prend le dessus et ils retournent au camp.

Un médecin anglais donnait des soins à un homme atteint depuis longtemps d'une paralysie de la langue, et que nul traitement n'avait pu guérir. Il voulut essayer sur ce malade un traitement de son invention, dont il se promettait un résultat excellent. Avant de procéder à l'opération, il lui introduit dans la bouche un thermomètre de poche. Le malade s'imagine que c'est là l'instrument sauveur ; au bout de quelques minutes il s'écrie, plein de joie, qu'il peut remuer librement la langue[1].

Tout le monde connaît l'histoire de Boerhaave, à l'hôpital de Harlem, qui, pour calmer des attaques d'hystérie développées par imitation sur la population féminine de la salle, fit chauffer des fers dans un brasier et promit de brûler au fer rouge la première personne qui tomberait sans connaissance. La menace produisit son effet, et, sous l'influence morale de cette terreur salutaire, l'épidémie de convulsions cessa pour ne plus revenir.

Ces exemples et tant d'autres que je pourrais reproduire montrent toute l'influence que le moral peut avoir sur le physique et le parti qu'un médecin habile peut tirer de cette disposition pour la thérapeutique. Inspirer la confiance dans l'avenir, et soutenir un courage abattu ; ranimer l'espérance prête à s'éteindre, et provoquer le sourire au milieu des larmes, en voilà plus qu'il n'en faut à un homme de cœur pour le pénétrer de la mission ingrate et charitable qu'il est appelé à remplir auprès de ses semblables ; mais ce n'est pas tout, son rôle s'élève au sublime lorsque, par la force de sa volonté et sans le

____

[1] *Hygiène de l'âme*, p. 33.

secours d'aucun agent de la nature, il donne par ses conseils, à l'âme abattue d'un corps mourant, l'énergie morale dont elle a besoin pour se relever et ranimer son enveloppe corporelle.

Le médecin est la personnification de deux idées appartenant, l'une à l'ordre abstrait et moral, et l'autre à l'ordre matériel. Partout où il se présente, ces deux idées sont en présence, parce que devant lui se trouve la nature corporelle, dynamique et morale de l'homme. Comme philosophe et comme médecin, il les oppose constamment l'une à l'autre dans l'intérêt de l'humanité, et celui qui ne songe qu'aux effets matériels supprime l'âme de son œuvre et ce qui l'élève au-dessus de toutes les sciences rivales.

2° De la diététique des maladies chroniques.

Dans les maladies chroniques, l'emploi des moyens généraux hygiéniques constituant la *diététique* ne rend pas moins de services que dans les maladies aiguës. — Partout la puissance de la nature se révèle par le bien-être dont elle entoure celui qui souffre. Le changement d'air et le séjour à la campagne, le déplacement vers un climat doux et agréable, l'alimentation végétale et lactée, le séjour au bord de la mer et les bains qu'on y prend, les bains de rivière, la promenade à cheval et en voiture, l'exercice à pied, la gymnastique, le repos de l'esprit, le calme de la pensée, raniment les forces, rendent l'appétit plus vif, l'hématose plus complète, et tout le corps se ressent bientôt de ce changement. *Quales autem spiritus, talis sanguis*, dit Hippocrate. En effet, sous l'influence des forces et du sang régénéré, l'embonpoint reparaît même chez les personnes assez gravement malades.

Toutes les maladies chroniques de l'appareil vocal et respiratoire se trouvent parfaitement bien des climats chauds de l'Algérie, de l'Italie et de la Sicile, et il y a des malades ainsi affectés qui ne vivent qu'à la condition de cet exil de tous les hivers.

Les dyspepsies et toutes les affections chroniques des voies digestives, indépendantes de lésions somatiques, cèdent comme par enchantement à la vie de campagne, l'appétit et l'embonpoint reviennent avec une étonnante rapidité.

Il en est de même des névroses, et particulièrement de l'hystérie et de l'hypocondrie, qui s'améliorent par la satisfaction qu'éprouvent généralement les malades lorsqu'ils sont excités par la distraction des voyages.

La nature guérit les blessures qu'elle fait, et c'est dans son sein qu'il faut chercher les remèdes des maux qu'elle a produits. Cependant, si les influences hygiéniques et morales l'emportent sur la thérapeutique, qui ne vient qu'en seconde ligne, celle-ci se manifeste d'une façon assez brillante pour se faire estimer après d'incontestables succès.

§ 2. DES MOYENS CHIRURGICAUX.

Dans un grand nombre de circonstances l'intervention thérapeutique du médecin ne consiste plus à entourer le malade d'influences hygiéniques favorables, ou à le soumettre à l'usage des moyens pharmaceutiques; elle est toute physique ou mécanique, et elle s'accomplit à l'aide de la main. C'est ce qu'on appelle la *chirurgie*. Comme ces opérations exigent souvent une habitude et une dextérité particulières que tout le monde ne peut avoir, il y a des gens qui en font une spécialité, de manière à prêter leur concours au médecin lorsque cela est nécessaire. Heureux celui qui peut se suffire à lui-même et connaître également bien les principes généraux de la médecine et les procédés manuels de la pratique journalière. Malheureusement cet assemblage est rare, et le temps consacré au perfectionnement de la main est perdu pour l'étude de l'étiologie, du diagnostic et du traitement des maladies internes ou réflexes. Le chirurgien ne connaît généralement pas plus la médecine que le médecin n'entend les choses de la chirurgie. A mesure que s'étend la science, il devient impossible de la connaître dans son entier, et l'esprit humain, qui a ses bornes, est obligé, après une étude générale nécessairement superficielle, de l'envisager par une de ses faces, afin d'en approfondir une partie. C'est ainsi que se créent les véritables supériorités. Qui trop embrasse mal étreint, dit le proverbe; cela est vrai, et ceux qui, en médecine, s'appliquent à tout savoir, finissent par connaître un peu de tout, sans avoir de fonds sur rien. Il faut savoir se borner. Ainsi se forment les vrais chirurgiens, obligés d'abandonner l'étude des lois de l'organisation et de leurs effets dans les réactions morbides, pour s'appliquer à la perfection des manœuvres de la main, afin de leur donner la sûreté et la dextérité qu'elles doivent avoir.

Les moyens chirurgicaux sont tous physiques ou mécaniques, et le but qu'on se propose dans leur emploi est d'extraire, de redresser, de maintenir où de détruire ce qui peut faire obstacle à l'exercice de la vie normale des tissus.

On a partagé ces moyens en plusieurs classes, selon le but qu'ils remplissent, et chacune d'elles a reçu un nom particulier. Les moyens destinés à réunir les parties divisées ou à remettre en place des organes déplacés sont désignés sous le nom générique de *synthèse*. Tels

sont les bandelettes agglutinatives des plaies, la suture, les bandages
de hernie, de luxation, etc., etc. On donne le nom de *diérèse*, au contraire, à ceux qui séparent des parties réunies naturellement ou d'une
façon accidentelle ; exemples : l'incision d'un abcès, la séparation de
deux doigts réunis par une brûlure, etc. Ceux que l'on met en usage
pour extraire quelque chose, solide ou liquide, placé dans la profondeur des tissus, sont compris sous la dénomination d'*exérèse*. Ainsi
l'extraction d'un projectile, l'évacuation d'une hydrocèle ou d'une ascite, l'ablation d'une tumeur, sont des procédés appartenant à l'exérèse. Il y a enfin une dernière classe de moyens chirurgicaux, dans laquelle se trouvent les procédés divers à l'aide desquels on restaure
des parties mal faites ou absentes. C'est ce qu'on appelle la *prothèse* ;
exemples : poser une dent artificielle, faire un râtelier, pratiquer l'au-
toplastie, etc.

Toutes ces divisions, bonnes au point de vue de la méthode, sont
abandonnées aujourd'hui, car elles ne conduisent à aucun résultat
pratique. En effet, on combine souvent dans une même opération des
procédés appartenant à chacune de ces classes. On ouvre un abcès et
on en rapproche les parois. Dans une ablation de tumeur, on divise,
on extrait et on réunit, selon l'indication, sans se préoccuper de savoir si l'on agit par diérèse, exérèse et synthèse. Ce ne sont plus que
des mots dont l'importance est singulièrement tombée.

A côté de cette chirurgie qui réclame une étude particulière, il y en
a une autre plus inférieure et qu'on désigne sous le nom de chirurgie
ministrante ou de petite chirurgie. Chacun peut la faire, mais cependant il y a encore ici des personnes qui s'y consacrent d'une manière
particulière et en qui font une spécialité.

Cette petite chirurgie, fort utile et d'un usage journalier dans la
pratique de la médecine, consiste dans l'emploi des moyens suivants :

1° La *saignée* des artères, tombée en désuétude ; celle des veines au
bras, au pied, à la base de la langue, connue sous le nom de *phléboto-
mie* ; celle des capillaires de la peau au moyen de *ventouses scarifiées*,
et pour laquelle, à Paris, par exemple, on trouve des *ventouseurs*,
profession assez lucrative ;

2° Le *calorique* en excès accumulé dans l'eau bouillante, le fer
chaud, le moxa, etc.

3° Le *froid*, provoqué par l'eau froide, par la glace, le mélange de
glace et de sel, etc.

4° L'*électricité* appliquée au moyen de l'ancienne machine électrique
et de la bouteille de Leyde, la pile voltaïque aujourd'hui abandonnée,

et les appareils électro-magnétiques de toute sorte, si répandus maintenant par les soins très-intéressés des *électriseurs.*

5° L'*électro-puncture*, assez rarement mise en usage ;

6° L'*acupuncture*, trop peu connue, malgré ses avantages, très-complétement exposés dans le travail de J. Cloquet ;

7° Le *perkinisme* ;

8° La *compression* permanente sur un organe, comme la mamelle, sur un vaisseau affecté d'anévrisme ou sur un membre variqueux ;

9° La *soustraction du poids atmosphérique* sur une grande partie du corps, à l'aide des grandes ventouses imaginées par M. Junod.

10° La *compression de l'atmosphère* appliquée aux maladies de l'appareil respiratoire, et principalement à la phthisie, au moyen d'appareils particuliers et de machines spéciales inventées par MM. Pravaz, Bertin, etc.

§ 3. DES MOYENS PHARMACEUTIQUES.

Les moyens pharmaceutiques sont tirés de la *matière médicale* et constituent la *pharmacologie*, ce sont des *médicaments*. Leur emploi est réglé, comme nature et comme doses, par une foule de conditions particulières, telles que l'âge, le sexe, le tempérament, l'habitude, et ce qu'on appelle l'action physiologique. Il n'y a pas d'étude plus importante pour le médecin, et elle doit marcher de pair avec celle des autres branches de la science, car c'est en définitive au choix et au mode d'administration des médicaments qu'aboutissent les études médicales. Il n'y a pas de bonne pratique sans une connaissance approfondie de la matière médicale et de la pharmacologie. La première fait connaître l'histoire naturelle des médicaments, traite de leurs propriétés physiques et chimiques et de leurs diverses préparations ou compositions. La seconde en indique les doses et les propriétés physiologiques.

Les médicaments sont des substances solides, liquides ou gazeuses que l'on administre dans l'intention de produire une impression curative.

Les premiers sont en *poudre* obtenue par la porphyrisation ou la vapeur : c'est le moyen de faire prendre les substances insolubles, exemple : le calomélas à la vapeur, le fer réduit par l'hydrogène, les racines pulvérisées, etc.; ou bien ils sont en consistance molle : tels sont les pulpes de fruits, les sucs végétaux épaissis, les extraits aqueux ou gommeux, alcooliques ou résineux, de plantes actives; les mélanges de divers extraits connus sous le nom d'électuaires, les pâtes, les cataplasmes, les pommades et les onguents, les emplâtres, etc.; ou bien, enfin, ils sont à l'état solide dans des pilules, des bols, des dragées et des pastilles.

Les médicaments liquides sont le résultat de l'expression des sucs d'une plante, ou de la solution des agents pharmaceutiques dans l'eau, l'huile, l'éther, le vin, etc. etc. ; selon que la solution est faite à froid, par *macération*, à la température ordinaire, ou par *digestion* à une température de soixante degrés, ou par *infusion* dans l'eau bouillante qu'on laisse refroidir, ou enfin par *décoction* lorsqu'on entretient l'ébullition de l'eau, ou à des produits connus sous les noms des *macérés*, des *digestés*, des *infusés* et des *décoctés*. Lorsqu'on recueille la vapeur qui s'élève du liquide renfermant le corps à dissoudre et que cette vapeur condensée forme un médicament, on dit qu'il a été obtenu par *distillation*.

Les médicaments liquides sont formés par des solutions *aqueuses* obtenues par les moyens que je viens d'indiquer, par des solutions *alcooliques*, *vineuses*, *acétiques*, *éthérées*, *huileuses* ou *ammoniacales*.

Les médicaments gazeux se préparent sous forme de gaz ou de vapeurs. On a employé le gaz oxygène et le chlore, on emploie journellement les fumigations mercurielles, soufrées, les bains de vapeur, etc., etc.

C'est à tort que l'on cherche à séparer le médicament des aliments et du poison, car les différents objets de la nature, quelle que soit leur destination ordinaire, deviennent des médicaments dès qu'on y découvre une propriété dynamique curative. Le lait est un aliment qui devient un remède dès qu'on le donne d'une manière exclusive, à des doses considérables et à un âge où il a ordinairement disparu de l'alimentation. Il en est de même quand on l'emploie en topique pour guérir l'impétigo et certaines maladies cutanées. Le vin, administré dans le cours d'une fièvre grave adynamique ou à la surface d'une plaie atonique, est un médicament. C'est un poison, au contraire, quand on le prend à hautes doses. Le raisin en grande quantité dans quelques maladies chroniques, les épinards à dose laxative, la fécule comme topique, etc., etc., sont à volonté des aliments ou des remèdes.

Il en est de même des poisons. L'émétique, l'iode, la morphine, la strychnine, etc., etc., sont de violents poisons qui deviennent des remèdes dès que, par une étude attentive, on a pu déterminer la dose à employer pour en faire des agents curatifs au lieu de substances toxiques. Une erreur de posologie transforme donc un remède en poison, ce qui prouve qu'en fait de médicament il faut tenir compte de l'intention curative, de l'effet produit et de la dose employée.

Les médicaments, ai-je dit, sont des substances solides, liquides ou gazeuses, employées dans l'intention de produire une impression organique qui se transforme en action curative. *Medicamentum non agit in cadaver :* cela est vrai ; car, si, après la mort, quelques substances peuvent encore agir sur la peau, elle n'exercent qu'une action mécanique ou chimique, mais l'impression vitale et sa transformation curative ont disparu. On peut, avec un fer chaud, décoller l'épiderme d'un cadavre et faire une ampoule séreuse semblable à celle d'un vésicatoire, cela est facile ; mais peut-on comparer les effets de cette ampoule cadavérique à ceux des ampoules qu'on observe sur un malade? Sans doute il y a eu production du même phénomène physique, mais on cherche vainement les traces de l'action stimulante ou révulsive qui précède l'effet curatif. L'action des médicaments est moins une chose locale qu'une impression organique, véritable *action réflexe*, dont le résultat est une réaction curative. Toute la thérapeutique est dans cette étude. Le médicament, voilà le moyen, et l'herboriste ou le pharmacien, naturalistes, commerçants, en connaissent la couleur, le goût, la préparation et la valeur vénale; mais le but et l'action physiologique ou curative, la nature des impressions qu'il produit, c'est là le domaine du médecin et celui que nous allons rapidement parcourir.

Les médicaments n'agissent sur l'organisme malade que d'une manière réflexe, en y déterminant des impressions suivies de réactions curatives. Simples modificateurs de l'*impressibilité des muqueuses et de la peau*, ou, au contraire, pénétrant par absorption dans le sang, qui les dirige sur les centres intérieurs de l'*impressibilité organique*, ils produisent toujours une réaction qui se traduit dans un tissu, dans un organe ou dans un appareil d'organes, par certains phénomènes physiologiques ou par la guérison d'une maladie ancienne. En cas d'absorption, ils pénètrent par des voies très-différentes, indispensables à connaître. Ce sont :

1° *Veines*. Peu encouragés par l'insuccès des premières tentatives de transfusion faites au dix-septième siècle, les médecins restèrent longtemps sans y revenir. C'est de nos jours qu'on a de nouveau essayé cette voie d'introduction de substances médicamenteuses. Percy et Laurent sauvèrent trois tétaniques sur sept, en injectant de l'opium dans leurs veines [1]; Magendie essaya d'y injecter de l'eau dans l'hydrophobie; mais toutes ces tentatives sont restées stériles, et la porte d'entrée des médicaments par les veines est aujourd'hui abandonnée.

2° *Membranes muqueuses*. C'est la voie ordinairement usitée pour l'introduction des médicaments dans l'organisme. L'absorption se fait dans les voies digestives, par la bouche, à la surface de la muqueuse, dans le pharynx, dans l'estomac, dans l'intestin grêle et dans le gros intestin ; dans les voies respiratoires, au moyen de la respiration buc-

[1] *Dict. des sciences médic.*, t. XXV.

cale ou de l'aspiration par les narines ; dans les organes génitaux, à la surface du vagin et du col de l'utérus ; sur toutes les autres muqueuses, enfin, lorsqu'on juge nécessaire de les mettre au contact des médicaments.

3° *Peau.* C'est par exception qu'on fait pénétrer les médicaments dans l'organisme par la peau ; cependant il y a un grand nombre de circonstances dans lesquelles on se sert de cette voie d'introduction. — Les bains et les fumigations médicamenteuses, les lotions minérales, les frictions avec des pommades mercurielles ou autres en sont la preuve.

Quand on veut faire absorber un médicament par la peau, il faut choisir une région du corps où l'épiderme est très-mince, comme à l'aisselle, dans la partie interne des cuisses, au creux du jarret, dans l'intervalle des orteils, etc., etc.

Un procédé qui facilite beaucoup l'absorption cutanée, c'est la destruction rapide de l'épiderme par l'eau bouillante ou l'ammoniaque. Une fois que le derme est mis à nu, les médicaments sont absorbés avec une rapidité merveilleuse, et c'est là ce qu'on appelle la *méthode endermique*, imaginée par Bally et reproduite un peu plus tard par Guérin, de Bordeaux, Lembert et Lesieur. — Malheureusement la surface dépouillée d'épiderme se ferme promptement par une fausse membrane, qui empêche l'absorption de se faire, et il faut tous les jours dépouiller une nouvelle surface cutanée si l'on tient à faire pénétrer des médicaments par cette voie. Malgré cet inconvénient, la méthode est bonne, et il y a des circonstances où elle est très-utile pour calmer rapidement par la morphine des douleurs devenues intolérables.

4° *Tissu cellulaire sous-cutané.* — On a proposé d'inoculer dans la peau, à la manière de la vaccination, des préparations narcotiques du tartre stibié, etc. Il en est d'autres qui ont imaginé d'inciser la peau pour y mettre le médicament à faire absorber. Quelques-uns enfin ont fait des injections dans le tissu cellulaire à l'aide d'un petit appareil ; mais toutes ces méthodes sont à peu près abandonnées, et il n'en est plus question que dans l'histoire.

La nature et la forme des impressions physiologiques et curatives produites par les médicaments conduit instinctivement à en faire une classification naturelle où le médecin doit puiser lorsqu'il cherche les moyens d'obéir à l'indication qui se présente.

Ces impressions sont en effet d'un ordre différent, suivant la nature et le mode d'action de l'agent mis en usage. Elles sont *matérielles*, c'est-à-dire d'ordre physique ou mécanique, — ou *vitales*, directes et réflexes.

L'action des poudres absorbantes, comme l'amidon et le lycopode, qui prennent l'humidité de la peau, celle de la poudre dentifrice acide contre le tartre déposé sur les dents, celle des injections vésicales alcalines contre la pierre, celle des caustiques, qui détruisent les tissus en se combinant avec eux, sont la mise en œuvre des propriétés de la matière brute ; ce sont des actions chimiques et physiques toutes différentes de l'action dynamique des remèdes, qui provoquent dans les fonctions des tissus ou des organes des modifications toutes vitales.

Les impressions médicamenteuses sont *directes* quand elles provoquent la réaction physiologique ou curative à l'endroit directement soumis à l'action du médicament, comme on le voit dans l'action émolliente d'un cataplasme, d'un emplâtre résolutif ou vésicant, d'une onction, ou d'une lotion irritante ou astringente, etc., etc. Elles sont, au contraire, *réflexes* quand la réaction curative se produit loin de l'organe ou du tissu mis en contact avec le remède. Ainsi les convulsions et la guérison d'une paralysie par la strychnine sont des réactions physiologiques ou curatives réflexes. Il en est de même de l'angine produite par les solanées, de la stomatite mercurielle, de la congestion rectale occasionnée par l'aloès, de la résolution d'une pneumonie par le tartre stibié, de la guérison des fièvres par le quinquina, de la guérison des ophthalmies par la vésication mastoïdienne, etc., etc. Dans ce cas, l'action réflexe du médicament peut être le résultat de l'*absorption* de la substance, comme on le voit pour l'opium, la strychnine, le mercure, etc., etc.; ou bien elle est l'effet de la *sympathie*, ce qu'on observe dans la cautérisation du lobule de l'oreille pour la guérison de la sciatique, dans la réfrigération des mamelles contre la métrorrhagie, dans l'impression des odeurs ammoniacales sur l'état de syncope, etc., etc.

Généralement les effets physiologiques sont *immédiats* et suivent de près l'impression des remèdes; exemples : le vomissement après le tartre stibié, la diarrhée après un purgatif, le soulèvement de l'épiderme par un vésicatoire, etc.; mais l'action curative se fait plus longtemps attendre, et c'est presque toujours un effet *consécutif*. Un collyre au nitrate d'argent irrite violemment la conjonctive au moment où on l'emploie, c'est l'effet immédiat; mais, le lendemain, l'ophthalmie est guérie par suite de l'effet consécutif.

Dans quelques cas, les impressions médicamenteuses sont *latentes*, et la réaction curative se produit sans être précédée d'effets immédiats bien manifestes, à moins qu'on n'ait fait prendre une dose trop considérable. C'est le fait du mercure, de la quinine, du fer et des spécifiques, qui guérissent une maladie par des procédés insensibles et inconnus.

Ces impressions varient beaucoup d'ailleurs suivant l'idiosyncrasie ou l'assuétude, et selon la dose ou le mode d'administration du médicament. Les substances les plus violentes, prises d'abord à faible dose, puis à des doses graduellement plus élevées, ne produisent pas d'effet comparable à ceux qui résulteraient de l'emploi immédiat d'une même forte dose chez un individu non accoutumé au remède. Une petite quantité de vin produit aujourd'hui l'ivresse chez une personne qui, deux ans plus tard, pourra en prendre impunément dix fois plus, si elle en a continué l'usage. — La morphine, la belladone, la noix vomique, l'émétique, etc., déterminent, à la même dose, des effets très-différents chez des personnes de même âge et de sexe semblable, et, chez toutes, l'*assuétude* permet d'élever la dose à des chiffres extraordinaires. J'ai connu un médecin fort distingué, gastralgique, qui ne vivait tranquille, et sans éprouver d'accidents, que par le moyen de laudanum bu à la cuiller, comme d'autres feraient avec du sirop de gomme. Il en prenait des quantités énormes. M. Trousseau a longtemps soigné un goutteux qui buvait un demi-litre de teinture de Rousseau par jour. J'ai vu enfin une fille de douze ans, affectée d'incontinence nocturne des urines, et qui était arrivée à prendre, sans aucun effet physiologique, un gramme et demi d'extrait de belladone dans les vingt-quatre heures.

Tous ces faits, et bien d'autres encore, établissent d'une façon positive l'influence de l'idiosyncrasie et de l'assuétude sur l'action différente des remèdes employés.

La dose et le mode d'administration produisent des effets analogues parfaitement connus, et qu'il suffit de rappeler. — Une petite quantité de noix vomique ou d'arsenic métallique facilite la digestion sans produire d'autre effet appréciable, tandis qu'à plus haute dose il en peut résulter des accidents graves et même un empoisonnement. A la même dose de cinq centigrammes, le tartre stibié, dans une petite tasse d'eau, fait vomir; au contraire, donné en *lavage* dans un litre d'eau, il a des propriétés purgatives, etc., etc.

La nature des impressions physiologiques et curatives produites par les médicaments est la base de leur classification. On trouve alors, à côté des antiphlogistiques, des fébrifuges, etc., les évacuants, les diurétiques, les sialagogues, les stimulants, etc. Il vaudrait mieux sans doute, pour l'honneur de la médecine et l'avantage de l'humanité, une classification exclusive basée sur les réactions curatives, de manière à compléter le tableau des antiphlogistiques, des anthelmenthiques, des fébrifuges, des antisyphilitiques, etc. Mais ce résultat, purement idéal, est impossible. La science n'est pas assez avancée pour y prétendre. Dans un essai de ce genre, pour quelques classes bien faites, il y en aurait un plus grand nombre établi sur des bases chimériques inacceptables. — Il n'y a qu'une manière d'y réussir artificiellement, c'est de dichotomiser la thérapeutique, comme cela s'est fait au moment du triomphe des systèmes de Thémison, de Brown, de Broussais, etc. On avait alors deux classes de malades, exigeant deux classes de remèdes sthéniques ou asthéniques, toniques ou débilitants, etc. Cette manière de faire la médecine a paru trop simple pour être vraie, et elle n'a pu prévaloir.

Dans l'impossibilité où l'on s'est trouvé pour classer exclusivement les remèdes par leur réaction curative, on a eu recours à un système mixte, et on a eu raison. Après avoir établi certaines classes de médicaments d'après l'effet curatif, on a rangé les autres d'après leurs effets physiologiques; on ne pouvait mieux faire pour graver dans l'esprit du médecin les moyens de satisfaire aux indications fournies par le malade.

Les classifications des remèdes et des médications sont assez nombreuses et laissent toutes à désirer. Elles comprennent des classes dont le nombre est différent, parce que l'un réunit ce qu'un autre sépare, et qu'un troisième rapproche ce que son prédécesseur avait séparé. — Le fond de la thérapeutique ne change pas plus que les propriétés des médicaments. Ceux-ci sont ce qu'ils ont toujours été, il n'y a que la manière de raconter leur action qui soit différente.

Pour M. Chomel, il y a sept classes de médicaments : les *toniques*, les *débilitants*, les *calmants*, les *stimulants*, les *évacuants*, les *astringents* et les *spécifiques*. — Pour Giacomini, il y en a quatre : les *hypersthénisants* et les *hyposthénisants*, dont il a étudié l'action dans chaque appareil organique; les médicaments *spécifiques* et les moyens *mécaniques*. Cette division est très-séduisante, mais elle a l'inconvénient de résoudre d'emblée un grand nombre de problèmes thérapeutiques qui ne peuvent l'être dans l'état actuel de la science. — D'après MM. Trousseau et Pidoux, dont l'enseignement a eu un si légitime succès, il y aurait, au contraire, treize classes de médicaments et autant de médications : 1° médication *tonique*; 2° médication astringente; 3° médication altérante; 4° médication irritante; 5° médication antiphlogistique; 6° médication évacuante; 7° médication excitatrice; 8° médication stupéfiante; 9° médication antispasmodique; 10° médication névrosthénique, 11° médication excitante; 12° médication contre-stimulante; 13° médication anthelminthique. — MM. Hardy et Behier n'en admettent que cinq, qui comprennent tout ce que les autres auteurs ont indiqué. Ce sont les médications *tonique, atonique, calmante, évacuante* et *spécifique*.

Je ne pousserai pas plus loin cette énumération, suffisante pour établir la manière dont on envisage la thérapeutique à notre époque. Pour moi, tous les médicaments peuvent, d'après les impressions qu'ils produisent, être rangés en neuf classes, formant un nombre égal de médications particulières. Ce sont les *antiphlogistiques*, les *toniques*, les *stimulants*, les *contro-stimulants*, les *astringents*, les *stupéfiants*, les *antispasmodiques*, les *évacuants* et les *spécifiques*.

1° Médication antiphlogistique.

La médication antiphlogistique a pour but de diminuer les forces, dont l'augmentation générale et locale produit l'inflammation. Elle détermine une impression dont le résultat est l'affaiblissement universel des mouvements organiques. Elle emploie dans ce but : la diète ou le régime végétal, albumineux et lacté; les viandes blanches, gélatineuses; le repos: l'air humide; les bains chauds; les eaux thermales salines de Plombières, d'Ussat, de Bagnères-de-Bigorre, etc.; les boissons délayantes ou acidules; les tisanes; les injections; les fomentations et les cataplasmes avec l'amidon, l'orge, la graine de lin, la mauve et la guimauve, les amandes douces, l'huile, la gélatine, l'axonge, etc., etc.; les ventouses sèches et scarifiées; les sangsues : les saignées, etc.

Les effets de cette médication, employée avec vigueur, sont très-marqués et souvent immédiats; mais la réaction curative provoquée par elle peut se faire attendre. Au moment même, elle diminue l'état inflammatoire général, que caractérisent la rougeur de la peau, sa chaleur, la force du pouls, etc. Elle amoindrit la congestion et le travail inflammatoire des tissus; mais ce n'est qu'un peu plus tard, lorsque l'organisme, privé de l'excès de forces qui le surchargeait, peut réagir, que la guérison s'accomplit.

Les impressions de la médication émolliente, antiphlogistique ou débilitante, sont utiles à provoquer dans l'hypersthénie franche, dans le cas d'oppression des forces et dans la pléthore. Elles conviennent dans les phlegmasies aiguës franches et dans le rhumatisme, au début de quelques pyrexies, dans les hémorrhagies actives, dans l'anasarque produite par un obstacle à la circulation, dans toutes les inflammations locales, et enfin toutes les fois que la maladie est accompagnée d'une altération du sang, caractérisée par son abondance ou par l'augmentation de la fibrine et des globules.

Cette médication est contre-indiquée dans les maladies adynamiques, asthéniques, dans les maladies chroniques en général, à moins de complications phlegmasiques dangereuses. — Il faut bien peser ce qu'on fait avant d'y soumettre les enfants, les femmes, et tous les sujets lymphatiques ou atteints de maladies diathésiques. Les impressions débilitantes produites par elle sont alors plus dangereuses qu'utiles.

2° Médication tonique.

La médication tonique a pour but de produire, au sein du corps vivant, des impressions de nature à provoquer, dans les tissus et dans l'ensemble de la constitution, une force plus grande, permanente et durable. On la désigne aussi sous le nom de *médication corroborante*.

Il est aussi impossible d'expliquer le pourquoi de cette réaction curative que de rendre compte de tous les effets physiologiques obtenus par les médicaments. L'action réflexe du fer et du quinquina, comme celle de l'opium et de la noix vomique, sont des faits d'observation qu'il est possible d'utiliser dans des circonstances spéciales, mais dont le mécanisme nous échappe entièrement. — Le résultat de l'impression des toniques est d'augmenter la somme des forces qui préside à la nutrition des tissus, de manière à leur communiquer une vigueur, une tension, une fermeté, une couleur, une contractilité organique plus grandes. — Chez un individu sain, ces impressions répétées conduisent à la pléthore; chez un convalescent, ou chez un sujet lymphatique, au contraire, leur effet curatif est de rétablir la santé et de guérir le lymphatisme.

Les agents de la médication tonique sont très-variés, de nature très-différente, et ils convergent tous au même but par divers moyens. — Chacun, dans son action matérielle, produit un effet particulier, et tous rendent l'effet spécial. — Les impressions du fer, du quinquina, du vin et de la viande grillée, ne sont pas les mêmes; mais, lentement transformées par les forces de la vie, elles produisent un effet semblable, qui est la *tonicité*. — Ces agents ont une double origine, et on les prend dans la matière de l'hygiène ou dans la matière médicale. Le *vin*, l'*alimentation abondante* et *succulente*, l'*insolation*, l'*air pur*, l'*exercice*, les *frictions*, la *gymnastique*, le *massage*, les *bains d'air* et *de rivière*, les *bains de mer*, etc., sont fournis par l'hygiène. — De la matière médicale viennent le *fer* et tous ses composés, les eaux minérales ferrugineuses de *Spa*, de *Forges*, de *Passy*, de *Contrexeville*, de *Pyrmont*, etc.; le *manganèse*, le *quinquina* et ses dérivés, la *gentiane*, le *colombo*, le *quassia-amara*, le *lichen*, le *houblon*, la *patience*, la *saponaire*, la *fumeterre*, la *pensée sauvage*, la *chicorée*, le *pissenlit*, l'*aunée*, la *petite centaurée*, la *rhubarbe*, etc., etc.

Les agents toniques n'ont généralement pas d'action immédiate
apparente; ils agissent lentement, graduellement, à la suite d'un
usage quotidien régulier, et leur emploi peut être prolongé sans inconvénient.

On les emploie, non pas indistinctement, mais les uns de préférence
aux autres, d'après des règles que la clinique a établies, dans la convalescence des maladies aiguës, dans l'anémie hémorrhagique et dans
la chlorose, dans les cachexies, dans les flux atoniques, tels que la
diarrhée, la leucorrhée, etc.; dans les dyspepsies nerveuses et dans les
névralgies, dans le lymphatisme et dans le scrofulisme ; généralement
enfin dans tous les cas où il y a pâleur et mollesse des tissus, atonie
des fonctions et diminution de l'élément globulaire du sang.

Une chose qu'il faut connaître, et sur laquelle j'aurai occasion de revenir, c'est que les toniques, à part leur effet matériel, immédiat, n'ont
pas nécessairement l'action tonique qu'on leur suppose. En effet, les
propriétés des médicaments ne sont pas dans les médicaments ce que
nous croyons les voir; elles sont la mise en œuvre de leurs propriétés
spéciales aux prises avec la nature vivante de chaque individu. Or,
bien que cette nature soit semblable au général, elle diffère au particulier, d'où il suit qu'un médicament, toujours un dans sa nature, se
rencontre fréquemment avec des organismes de réaction différente,
et fournit une réaction curative différente, d'où il suit encore que les
médicaments n'ont pas toujours les mêmes effets, et ce qui est tonique
chez un individu peut bien ne pas être tonique chez un autre.

D'une autre part, un remède que nous considérons comme doué de
propriétés toniques parce qu'il relève la force et le ton d'organes affaiblis peut cesser d'être tonique en très-peu de temps et devenir, au
contraire, un débilitant, par suite de l'excès d'action imprimé à l'activité vitale. — Après un déploiement de force exagéré survient une fatigue réelle qui peut faire comprendre ce qui arrive après l'emploi trop
prolongé des toniques. Après l'ivresse et sa force, l'abattement. Comme
l'a dit Giacomini, qui range le quinquina dans les hypothénisants, les
toniques prolongés produisent l'inertie des tissus et des organes. Cela
est très-vrai, et il faut savoir exciter les organes d'une façon modérée,
si on ne veut dépasser le but qu'on se propose d'atteindre.

3° Médication astringente.

La médication astringente se rapproche un peu de la médication tonique par ses effets secondaires et indirects, mais les impressions
qu'elle fait naître sont suivies d'une réaction différente. Ici l'action

est momentanée, passagère, appréciable et caractérisée par le ressèr-
rement du calibre des vaisseaux, la diminution des sécrétions et la
dureté plus grande de la fibre vivante. On ne peut rien déterminer de
semblable dans l'action des toniques.

Beaucoup d'astringents agissent d'une manière chimique par les
acides et le tannin qu'ils renferment, mais il faut que cette action soit
bien faible pour ne pas empêcher la réaction vitale de se produire, et
pour ne pas déterminer la crispation et la destruction des tissus.

Certains flux de la peau ou de la muqueuse digestive, les écoulements muqueux, quelques hémorrhagies, tiennent à la faiblesse de la
constitution et à la mollesse ou laxité des tissus. C'est alors que les
astringents administrés à l'extérieur ou à l'intérieur, concurremment
avec les toniques, sont infiniment utiles au soulagement et à la guérison des malades.

Les astringents le plus en usage sont : l'eau froide et la glace, les
fruits acides et ceux qui contiennent du tannin, tels que citrons, gro-
seilles, coings, sorbes, nèfles, etc.; les acides minéraux étendus, l'eau
de Rabel, la limonade hydrochlorique, citrique, etc.; l'alun, le sulfate
de fer, le sulfate de cuivre et le sulfate de zinc; l'acétate de plomb;
le borax, l'eau de chaux, le tannin, le cachou, la monésia, la ratan-
hia, le sang-dragon, l'écorce de chêne, l'écorce de grenade, les roses
rouges, la bistorte, la tormentille, la consoude, la noix de galle, l'eau
distillée de pin gemmé, etc., etc.

4° Médication stimulante.

La médication stimulante a pour but de produire des impressions
suivies d'une augmentation de l'activité vitale de certains tissus, de
certains organes et quelquefois même de l'économie entière. Elle a
pour moyens ce qu'on appelle les stimulants, les excitants et les irritants. Elle comprend enfin la doctrine de la révulsion et de la substitution thérapeutiques.

Les impressions stimulantes sont *extérieures* ou *intérieures*, *générales*, *localisées* ou *spéciales*. Ainsi les frictions, la vésication et le massage sont des impressions stimulantes extérieures, différentes de
l'impression intérieure produite par l'alcool et les boissons aromatiques. L'action de ces dernières ne ressemble en rien à la stimulation
spéciale de l'utérus par le seigle ergoté, de la vessie par les cantharides, des nerfs par la strychnine, des reins par le vin blanc et le nitrate de potasse, etc., etc.

Les impressions stimulantes générales, violentes, sont dangereuses et produisent la fièvre; aussi MM. Trousseau et Pidoux ont-ils pu appeler la médication stimulante une médication *pyrétogénétique*. En effet, sous leur influence, la circulation est accélérée, la chaleur accrue, la coloration animée, la sensibilité plus vive, et il se produit une sorte de mouvement fébrile local et général. Par le fait des impressions stimulantes partielles et spéciales, la réaction physiologique est plus bornée, et il se fait, dans les tissus ou dans l'appareil stimulé, une congestion inflammatoire qui peut aller jusqu'à la phlegmasie et à la gangrène, exemple : la stimulation des vésicants, des caustiques, etc., etc.

D'après la durée de la réaction produite par les impressions des stimulants, on a distingué ces remèdes en permanents et en diffusibles. L'ammoniaque, l'alcool, les boissons aromatiques, sont des stimulants diffusibles, tandis que l'or, le phosphore, l'iode, etc., sont rangés dans la classe des stimulants permanents.

Les *stimulants généraux de l'organisme* sont tirés de la matière de l'hygiène ou de la pharmacie. Les premiers sont : le *calorique*, la *lumière*, *l'air chaud et sec*, le *galvanisme*, les *frictions* sèches ou aromatiques, les *bains chauds*, *l'alimentation succulente*, les *vins généreux*, le *thé*, le *café*, les *passions expansives*, etc. Dans la matière médicale on trouve, les *boissons aromatiques et fermentées*, le vin, l'alcool, etc.; les *huiles volatiles* tirées de l'orange, du citron, de la vanille, de la cannelle, de la muscade, du raifort, du cresson, du cochléaria; les *balsamiques*, tels que la térébenthine, le copahu, le storax, le benjoin, le baume du Pérou, le baume de Tolu, etc.; le *soufre* et ses composés dans les eaux minérales; certaines préparations d'*antimoine*, etc.

Parmi les *stimulants locaux* partiels, qui produisent dans les tissus une impression locale suivie de douleur, de congestion, de tuméfaction et de chaleur, de papules, de vésicules et de bulles, je citerai le *calorique* accumulé dans le marteau chauffé à l'eau bouillante; le *chlore*, l'*ammoniaque*, la *chaux*, le *nitrate d'argent* à haute dose; l'*huile de croton* en frictions; la *moutarde* en sinapismes prolongés, le *garou*, les *renoncules*, l'*ortie piquante*, la *clématite*, les *cantharides* en vésicatoires, la *processionnaire*, etc.

A ces stimulants, dont l'action est bornée à une surface circonscrite, il faut ajouter les *stimulants corrosifs*, dont l'impression est si profonde, qu'elle dépasse l'épiderme et qu'elle atteint la peau pour la désorganiser chimiquement. Ce ne sont plus là des irritants, ni des stimulants, ce sont des corrosifs qui détruisent la vie dans un tissu, et la stimulation ne commence, à vrai dire, que plus tard, lorsque le travail de réparation s'accomplit, pour éliminer les parties corrodées. Ces stimulants indirects ont une puissance très-grande et sont fréquemment employés comme *méthode révulsive*. Ce sont les caustiques ; le *nitrate d'argent*, la *potasse* à l'alcool, la *poudre de Vienne*, le *chlorure de zinc*, le *chlorure d'antimoine*, l'*acide sulfurique*, l'*acide nitrique*, le *nitrate acide de mercure*, le *cautère actuel*, les *moxas*, etc.

Parmi les stimulants intérieurs, il y en a un certain nombre dont l'impression se traduit par un effet réflexe très-marqué sur les fonctions d'un tissu ou d'un appareil organique. Ce sont les *stimulants spéciaux* des organes, infiniment utiles à connaître, et dont l'action merveilleuse aide puissamment la thérapeutique.

Stimulants du cerveau : le café, le vin, l'alcool, le thé, l'arnica, le haschich, le phosphore, l'ammoniaque, etc., excitent les fonctions de l'encéphale de la manière la plus active.

Stimulants de la moelle épinière : la noix vomique, la fève de Saint-Ignace, la strychnine, la brucine, etc., exercent sur la moelle une impression toute spéciale, dont l'effet réflexe est caractérisé par les convulsions les plus violentes.

Stimulants sudorifiques : la grande chaleur, les boissons chaudes, les bains de vapeur, le bain russe, l'ammoniaque, le gayac, la salsepareille, la squine, le sassafras, la douce-amère, le sureau, etc., déterminent souvent une perspiration cutanée abondante.

Stimulants sternutatoires : la poudre de tabac, d'hellébore, d'iris, les fleurs de marjolaine, de lavande, le sucre en poudre, sont employés comme sternutatoires et rendent quelquefois de réels services à la médecine.

Stimulants sialagogues : le cresson de para, la racine de pyrèthre, l'acide acétique, le mercure, exercent sur les glandes salivaires une action spéciale incontestable et indépendante de l'action irritante produite par ces médicaments. C'est une propriété dont on peut tirer profit en bien des circonstances.

Stimulant du rectum : l'aloès a une action réflexe toute particulière sur l'extrémité inférieure de l'intestin. Il y fait naître la congestion et la fluxion hémorrhoïdaires.

Stimulants diurétiques : le nitrate et l'acétate de potasse, la scille, les asperges, la pariétaire, la digitale, le vin blanc, les eaux minérales acidules, exercent sur le rein une stimulation spéciale, d'où résulte une sécrétion abondante d'urine, souvent utilisée dans un effet curatif.

Stimulants emménagogues et utérins : la sabine, la rue odorante, le safran, l'armoise, l'absinthe, le fer, le sulfure de carbone et le seigle ergoté sont des stimulants spéciaux dont l'effet s'adresse particulièrement à l'utérus et qu'on utilise dans l'aménorrhée, dans l'hémorrhagie utérine et dans l'accouchement.

Stimulants aphrodisiaques : la vanille, le phosphore, les cantharides, se trouvent dans cette catégorie.

Comme on a pu le voir par ce tableau général des différentes espèces de stimulants, la médication stimulante générale ou localisée est une de celles qui offrent le plus de ressources à la thérapeutique. La spécialité d'action des substances qu'elle met en œuvre la rend extrêmement précieuse, car elle fournit un assez grand nombre de moyens spécifiques, les plus utiles de tous les médicaments.

Cette médication doit être employée, 1° dans toutes les maladies où, les forces étant déprimées ou diminuées, il y a lieu de produire une impression intérieure suivie d'une réaction du mouvement vital de tous les appareils organiques, exemples : les phlegmasies et les fièvres de forme adynamique, le choléra, les maladies gangréneuses, scorbutiques, et certaines maladies chroniques, produisant l'anémie et le relâchement des tissus ; alors ce sont les *stimulants intérieurs* qui sont mis en usage ; 2° dans les maladies aiguës et chroniques des appareils fonctionnels, lorsqu'on veut les guérir au moyen d'une révulsion sur une partie éloignée de l'économie, mais dans ce cas, c'est aux stimulants locaux qu'il faut avoir recours, exemples : les sinapismes et les vésicatoires aux jambes dans la congestion cérébrale ; le cautère au cou dans les maladies de l'œil et du cerveau ; le cautère actuel et les moxas dans les maladies de la colonne vertébrale, etc. ; 3° dans les maladies atoniques d'un organe ou d'un appareil, lorsqu'on peut en relever les forces au moyen d'impressions produites par un stimulant spécial, exemples : les cantharides dans certaines incontinences nocturnes de l'urine ; l'aloès dans la constipation par atonie du gros intestin ; la strychnine dans la paralysie, etc., etc.

Mais il ne faudrait pas croire qu'on peut employer indéfiniment les stimulants réflexes chez l'homme : la capacité des organes pour la stimulation a un terme qu'on ne peut dépasser sans produire un effet différent et opposé. A l'action vitale exagérée qui résulte des impressions stimulantes intérieures succède une débilité d'autant plus grande que la stimulation a été plus vive. Ainsi les boissons aromatiques et alcooliques, qui produisent une assez grande excitation du système nerveux, finissent par en amener la sédation et quelquefois la paralysie. A la stimulation prolongée du calorique succède un affaiblissement considérable ; la strychnine, qui excite si facilement la moelle épinière, en épuise rapidement l'action, et, donnée à haute dose, peut faire périr par suite de l'épuisement nerveux, etc., etc.

Dans son action réflexe, la médication stimulante intérieure substitue à un état adynamique général ou local un autre état momentanément différent qui forme une réaction curative. On n'en saisit pas plus le mécanisme qu'on ne sait pourquoi la substitution d'une phlegmasie oculaire causée par le collyre au nitrate d'argent fait disparaître une phlegmasie antérieure de nature différente. Mais tel est le fait comme il se montre à l'observation clinique ; c'est encore d'une façon analogue, sinon semblable, qu'une stimulation corrosive extérieure substitue quelquefois, au point où on la fait naître, une maladie de nature connue à une maladie éloignée de nature différente, ou ayant pour siége un organe important. Ainsi fait-on à volonté, ou selon l'indication curative, par la médication stimulante, une révulsion et une substitution thérapeutiques. Ce sont deux opérations importantes à connaître dans leur mécanisme et dans la manière de les utiliser.

5° De la révulsion.

Dès les premiers temps de la médecine on avait constaté, dans l'évolution des maladies et de leurs complications, des phénomènes singuliers formant des antagonismes physiologiques ou morbides, produits par l'augmentation de l'activité vitale d'une partie au détriment de celle d'une région plus ou moins éloignée. C'est ce qui a permis à l'immortel législateur de la pathologie, à Hippocrate enfin, de dire dans un aphorisme célèbre : Δύο πόνων ἅμα γινομένων μὴ κατὰ τὸν αὐτὸν τόπον ὁ σφοδρότερος ἀμαυροῖ τὸν ἕτερον[1], que je traduirai librement par ces mots : Lorsque deux élaborations morbides s'accomplissent simultanément sur des parties éloignées, la plus considérable étouffe l'autre. Il considère ce travail comme *révulsif*, ἀντισπασις, lorsqu'il a lieu dans des parties éloignées du corps, et *dérivatif*, παροχετευσις, au contraire, lorsqu'il se produit dans une région voisine du siége du premier mal : Αντισπασις επι τοισιν ανω, κατω, ανω, επι τοισιν κατω. La *révulsion* a lieu dans les affections du haut vers le bas, et dans les affections du bas vers le haut[2]. Παροχετευσις η ες την κεφαλην, η ες τα πλαγια, η μαλιστα ρεπει. La *dérivation*, ou sur la tête ou sur les côtés, là où les humeurs tendent le plus.

Sur ces aphorismes repose la doctrine de la révulsion d'Hippocrate vivifiée par le génie de Galien, et venue jusqu'à nous malgré les modifications dont elle a été l'objet.

On pourra discuter sur l'importance du fait, mais il est impossible

---

[1] Hippocrate, *OEuvres*, édition Littré, t. IV, p. 483.
[2] *Loco citato*, t. V, p. 477.

d'en nier l'existence. La révulsion et la dérivation nous viennent d'Hippocrate, comme des choses dont il suffit de faire l'énoncé pour être compris de ceux à qui on s'adresse.— C'est Galien qui a développé la doctrine, telle qu'elle est arrivée jusqu'à nous, dans ses œuvres et dans les livres d'Oribase, de Fernel, de Sennert, de Barthez, de Sabatier, etc., etc.

Aujourd'hui la révulsion et la dérivation sont deux mots qui sont presque synonymes. En effet, on n'établit pas de différence entre les agents révulsifs et les agents dérivatifs. De plus, *révulser* une maladie ou la *dériver*, c'est toujours la même chose relativement à l'organe engagé que l'on veut guérir, et il n'y a pas lieu de faire une différence entre ces mots, à moins d'en revenir aux idées d'Hippocrate.

Ce qui établit d'une manière péremptoire la possibilité d'une révulsion curative provoquée par le médecin, c'est l'observation journalière de la révulsion spontanée. — L'existence de l'une est une première preuve de la réalité de l'autre.—Les phénomènes sympathiques des organes entre eux, les crises des maladies, les antagonismes morbides, sont autant de motifs qui plaident en faveur de l'idée du déplacement des maladies d'un organe important sur un organe qui l'est moins. Quand on voit l'acte physiologique de la grossesse, et l'afflux de sang qu'il amène dans l'utérus suspendre momentanément la marche de la phthisie pulmonaire, qui reprend son cours après la délivrance, on doit croire aux effets de la révulsion. Le fait n'est pas constant, mais il existe; je l'ai observé plusieurs fois, et cela suffit comme preuve de ce que j'avance. — Une maladie aiguë, développée chez un individu qui porte une suppuration d'ulcère ou de vésication, arrête momentanément la suppuration, qui revient dès que la phlegmasie tend à disparaître. Un grand écoulement d'urine a quelquefois guéri l'ascite. Il en est de même de la diarrhée. Un érysipèle fait souvent disparaître une bronchite, etc., etc.

Chez les animaux, le fait de la révulsion est plus facile à démontrer, car on peut multiplier les expériences d'une façon qu'il serait impossible d'imiter chez l'homme. — Des sétons de cinquante centimètres, appliqués à des chevaux, peuvent donner, d'après M. Bouley, quarante-huit grammes de pus en vingt-quatre heures. On en met, suivant les cas, cinq ou six à la fois pendant six jours, ce qui fait une spoliation de près de deux mille grammes de liquide en un assez court espace de temps. — De pareils moyens ne peuvent être sans énergie, et en réalité leur puissance curative est très-grande.

La révulsion a été, de la part des médecins modernes, l'objet de recherches sérieuses. Baglivi, Fouquet, Barthez, Goupil, Hufeland, Sabatier, Cazenave, Trousseau et Pidoux, Gintrac, Bouvier, se sont particulièrement distingués sous ce rapport, et, parmi eux, je signalerai surtout les considérations élevées de MM. Trousseau et Pidoux, dans leur article intitulé *Médecine transpositive*, et de M. Gintrac (de Bordeaux), dans sa *Pathologie interne*.

Les agents révulsifs sont des moyens susceptibles de développer dans les parties une activité fonctionnelle plus grande ou une fluxion sanguine et humorale très-considérables. — Ces agents sont hygiéniques, chirurgicaux et pharmaceutiques.

Le calorique extérieur, les frictions de toute nature, les bains chauds et froids, l'hydrothérapie, de petites saignées du pied et du bras, suivant la circonstance, les sangsues en petit nombre, les ventouses sèches et scarifiées, le séton, le cautère actuel, le moxa, les irritants de la peau, tels que les sinapismes, les vésicants, les cautères, etc.; les sudorifiques, les stimulants de la muqueuse gastro-intestinale et les stimulants spéciaux de quelques organes, tels que les vomitifs, les purgatifs, les diurétiques, les sialogogues, etc., sont des agents de révulsion très-communément employés.

Les uns attirent, détournent ou enlèvent une certaine quantité de sang; les autres opèrent des congestions plus ou moins étendues, des phlegmasies cutanées plus ou moins profondes, depuis l'érythème jusqu'à la vésication; des corrosions du derme, suivies de suppuration ; des hypersécrétions cutanées, rénales ou gastriques. Mais ces procédés divers, tous évidemment dans la mesure de leur activité propre et de leur dose, stimulent les tissus de manière à y déterminer une réaction vitale, vasculaire ou nerveuse, plus ou moins intense, et c'est cette réaction qui doit produire l'effet révulsif. — Malheureusement cela ne réussit pas toujours , la médication n'a point d'effets constants; mais il suffit de les avoir observés plusieurs fois pour être autorisé à les considérer comme vrais.

Leur action est immédiate ou lente. Le sinapisme, le vésicatoire ammoniacal, le vésicatoire aux cantharides, agissent rapidement, et quelques heures ou un jour suffisent pour qu'on puisse en apprécier l'effet. Il est d'autant plus important de le connaître, disent MM. Trousseau et Pidoux, « que l'on aggrave ordinairement l'état du malade, si l'on insiste sur les révulsifs douloureux, alors qu'au bout de douze ou vingt-quatre heures ils n'ont amené aucun bon résultat ; dans ce cas, ils excitent au lieu de transposer. » La révulsion lente, faite au moyen des cautères et de la stibiation , s'emploie de préférence dans les maladies chroniques, et principalement dans les maladies qui sont l'expression d'une diathèse, comme la scrofule.

Les agents révulsifs ont une action différente plus ou moins favorable, d'après un certain nombre de circonstances que M. Gintrac, en médecin expérimenté, rapporte à l'organe malade, à l'état général de l'organisme, au révulsif employé et au lieu d'application du révulsif. Les propositions qui suivent sont empruntées à cet auteur.

Conditions relatives à l'organe malade. « Quand un organe est très-vivement irrité, les révulsifs employés seuls risquent d'agir sympathiquement et d'augmenter la maladie. » C'est ce que M. Guérin, de Mamers, a formulé en disant : Toute révulsion dont se ressent l'organe malade est mauvaise.

« Une irritation commençante, ou encore faible, peut être arrêtée ou détruite par les révulsifs.

« Quand une affection a perdu de son intensité, mais paraît résister encore ou est devenue chronique, les révulsifs sont d'une grande utilité. »

Conditions relatives à l'état général de l'organisme. « Un état général de vive excitation dénoté par la force, la dureté, la fréquence du pouls, une haute température et une coloration animée de la peau, exclut l'emploi des révulsifs énergiques.

« Plus les forces paraissent amoindries dans l'ensemble de l'économie, plus la révulsion doit être active.

« Une vive sensibilité, une grande irritabilité organique, réclament des ménagements dans l'emploi des révulsifs. »

Conditions relatives aux agents révulsifs eux-mêmes. « Il faut préférer l'agent révulsif dont l'effet immédiat a le plus de rapport avec le mode pathologique qu'il s'agit de combattre. La congestion sera traitée par les révulsifs qui soustraient ce sang, et un flux par l'augmentation des sécrétions antagonistes.

« Il faut proportionner l'activité des révulsifs à l'intensité de la maladie.

« Si l'action du révulsif doit être assez énergique pour dominer l'irritation qu'il s'agit de détruire, il ne faut pas cependant qu'elle soit assez forte pour provoquer dans l'économie une réaction nuisible ou de dangereuses sympathies.

« Un révulsif n'a pas toujours besoin de faire, sur la partie qui en reçoit le contact, une altération aussi grande que celle à laquelle on l'oppose.

« La persistance de l'action des révulsifs est une condition de leur efficacité.

« Les révulsifs destinés à produire une hypersécrétion ou une sécrétion anomale doivent, pour être efficaces, donner des produits suffisants et de qualité convenable. »

Conditions relatives aux surfaces sur lesquelles on applique les révulsifs. « Il faut que la partie qui reçoit l'application d'un révulsif jouisse d'une vitalité suffisante.

« Les révulsifs ne doivent être appliqués que sur des parties saines et exemptes d'irritation antérieure.

« Quand on a le choix des parties sur lesquelles doivent être appliqués les révulsifs, on doit en général préférer celles qui remplissent les fonctions les moins importantes.

« Plus la vitalité d'une partie est élevée, plus la révulsion que son excitement détermine est puissante.

« Quand on veut rappeler une maladie extérieure dont la suppression donne lieu à des accidents graves, c'est sur le siége primitif de l'affection que le révulsif doit être appliqué.

« Quand une affection est récente, très-intense, étendue et disposée à se propager, à provoquer des réactions ou à se reproduire, les révulsifs doivent être appliqués à une grande distance du lieu malade. » C'est aussi l'opinion de Baglivi, et de Barthez dans son *Traité des fluxions.*

« Lorsqu'une affection est légère, circonscrite, sans réaction générale, ou qu'elle est chronique, opiniâtre, fixe; qu'elle menace de désorganiser les tissus, et qu'elle a résisté aux révulsifs éloignés, c'est près du siége même de l'affection locale qu'il faut agir. »

Toutes ces propositions expriment des vérités cliniques générales, basées sur l'observation des faits ordinaires, et elles constituent, si l'on peut ainsi dire, les lois de la révulsion. — Depuis Barthez, Sabatier et Guérin, on ne les avait jamais formulées d'une manière aussi complétement satisfaisante pour ceux qui ont la connaissance des malades. Il reste encore beaucoup à faire sur ce point, ne serait-ce que de reprendre la question et les différents problèmes qu'elle soulève au point de vue de la science moderne, afin de déterminer les cas où la révulsion est applicable et ceux où il ne faut pas l'employer. Comme l'a fait comprendre M. Malgaigne dans une discussion récente[1], il serait important de faire cette détermination d'une manière rigoureuse, afin que le médecin sache ce qu'il fait, pourquoi il le fait, et comment il le doit faire. Malheureusement le problème des impressions révulsives, dans leur rapport avec l'acte curatif, est aussi obscur que tous les autres problèmes thérapeutiques relatifs aux impressions curatives. Entre les moyens et l'effet, bon ou mauvais, qu'ils déterminent, il y a pour intermédiaire l'économie vivante, c'est-à-dire la vie, qui engen-

---

[1] *Bulletin de l'Académie de médecine,* t. XXI, pages 66 et suiv.

dre des effets individuels différents pour chaque personne, ce qui rend impossible leur comparaison absolue dans le rapprochement qu'on veut en faire.

En pareil sujet, quelques faits concluants bien observés peuvent servir de base à un principe, malgré les exceptions réelles tirées de faits contraires.

La révulsion, opérée spontanément ou provoquée par l'art sur une partie saine, a guéri ou modifié une maladie antérieure, c'est là une chose incontestable pour tous les cliniciens; mais, chacun le déclare, ce fait n'a rien de constant, et il peut ne pas se produire. C'est ce qui arrive dans l'emploi de tous les moyens thérapeutiques.

Nier la révulsion, parce que des agents dits révulsifs ne révulsent pas toujours la maladie qu'on voulait détourner, n'est pas une chose rigoureuse. Autant vaudrait nier les propriétés sédatives de l'opium et les propriétés stimulantes de l'alcool, parce qu'il arrive souvent au premier d'exciter et au second d'endormir. Ce ne sont là que des objections de fantaisie. La révulsion est un fait dynamique supérieur à toutes ces contestations, et c'est parce qu'il relève de la force individuelle, si difficile à déterminer, qu'il offre tant de différences dans ses manifestations et tant d'incertitude dans ses lois. Un jour peut-être serons-nous plus heureux, et saurons-nous pourquoi la révulsion s'opère, et dans quelles circonstances précises il faut l'employer.

6° De la substitution thérapeutique ou médication substitutive.

L'action des stimulants sur un organe malade produit quelquefois une augmentation temporaire du mal, suivie d'une rapide amélioration et souvent même de la guérison. Il semble qu'une modification se soit accomplie dans sa nature, et que, devenant tout à coup très-aiguë, elle ait une marche différente de celle qu'elle devait avoir. A l'état morbide ancien viennent se substituer les résultats de l'impression stimulante nouvelle nécessaire à la guérison. C'est véritablement substituer un mal à un autre. MM. Trousseau et Pidoux ont très-ingénieusement qualifié cette application des stimulants du nom de *médication substitutive*.

En effet, de toute évidence, les phlegmasies locales guérissent souvent par l'application directe des irritants, qui causent une inflammation analogue, inflammation thérapeutique qui se substitue à l'irritation primitive. Phlegmasies cutanées, phlegmasies muqueuses, toutes cèdent facilement à une phlegmasie nouvelle provoquée par l'impression d'un stimulant spécial.

Le nitrate d'argent dans les ophthalmies, sur les ulcérations chro-

niques de la peau, dans la dysenterie chronique, dans l'angine couenneuse, etc.; les pommades antiophthalmiques, les vomitifs dans la
gastrorrhée, les purgatifs dans certaines entérites, le vésicatoire sur
l'érysipèle et sur les articulations enflammées, les bains très-chauds,
les bains alcalins et les bains sulfureux dans quelques maladies de la
peau; les lotions d'eau vinaigrée contre la cuisson du prurigo; les cautérisations d'acide chlorhydrique dans l'angine gangréneuse et dans la
diphthérite buccale, etc., etc., sont des moyens de subtituer à des maladies anciennes un état aigu spécial qui change la vitalité des tissus
et les dispose à une guérison rapide. Les faits de ce genre sont aujourd'hui si nombreux, qu'ils sont reconnus de tout le monde, bien
qu'on ne puisse constamment réussir à les provoquer. Malgré les exceptions, le fait général n'en subsiste pas moins et ne saurait être mis
en doute.

La substitution thérapeutique est la conséquence de la mise en œuvre
de la sensibilité des tissus malades, et son action est en quelque sorte
locale ; l'impression produite par le stimulant provoque une réaction
qui est moins la conséquence d'une absorption des stimulants que de
leur action réflexe sur la sensibilité. Cette action ne doit jamais dépasser certaines limites appréciées d'avance par le médecin. En effet, il
faut que la maladie substituée ne soit pas plus grave que celle qu'on a
voulu remplacer. C'est là une affaire d'expérience. La marche, la nature et la gravité de la maladie à guérir doivent être déterminées avec
soin, afin de pouvoir choisir un moyen substitutif dont l'action ne reste
pas en deçà ni au delà de l'effet curatif. On n'emploiera pas, sur un
œil atteint de kératite ulcéreuse simple, le nitrate d'argent à la même
dose et de la même manière que dans une ophthalmie purulente des
nouveaux-nés. On ne cautérisera pas une pustule variolique aussi
vigoureusement qu'on ferait pour une pustule maligne, etc., etc. Les
agents stimulants qu'on emploie dans la médication substitutive doivent donc être proportionnés, dans la nature de leurs effets, à la nature et à la gravité du mal à faire disparaître.

Un second précepte de la médication substitutive est d'entretenir
la stimulation autant qu'il est nécessaire pour modifier la vitalité des
tissus, et, comme le disent MM. Trousseau et Pidoux, « il faut renouveler l'action substitutive avant que l'effet topique précédent soit
entièrement passé. » C'est ainsi qu'on met plusieurs fois par jour une
goutte de collyre au nitrate d'argent dans l'œil atteint d'ophthalmie.
Dans quelques cas, il faut prolonger l'action substitutive jusqu'au
moment de la guérison, de manière à faire perdre au tissu malade
l'habitude de l'inflammation première, et c'est à cette condition

qu'on peut espérer un succès de quelque durée. Il faut quelquefois continuer le stimulant pendant plusieurs semaines.

7° Médication contro-stimulante.

On a donné le nom de médication contro-stimulante à une méthode dans laquelle on produit, à l'aide de médicaments particuliers, des impressions de nature à combattre les progrès d'une phlegmasie aiguë. C'est le reste de la doctrine abandonnée du *stimulisme*, qui ne mérite pas d'être conservée. En effet, la médication contro-stimulante n'a plus sa raison d'être, du moment où l'on abandonne les principes de Rasori sur le *stimulus* et le *contre-stimulus*, puissances dont l'équilibre constitue la santé, et dont les dérangements, excès ou défauts, amènent la maladie. Ce qu'on appelle encore par hypothèse des contro-stimulants pourrait aussi bien être considéré comme appartenant à la médication antiphlogistique, purgative ou diurétique, révulsive ou substitutive. Le premier de tous les prétendus contro-stimulants est, au contraire, un irritant très-énergique, qui agit par purgation révulsive, ou par irritation substitutive, et il en est de même de tous les autres.

A moins de revenir aux hypothèses de Rasori, de Tommasini, et aux idées plus séduisantes qu'exactes de Giacomini sur les hyposthénisants, il n'y a pas de contro-stimulants ni de médication contro-stimulante. Ce que je vais dire est donc moins une étude rétrospective qu'un jugement critique.

Dans les maladies causées par un excès du stimulus, et particulièrement dans les affections aiguës phlegmasiques, Rasori employait des irritants de nature très-différente, destinés, pensait-il, à exalter le stimulus et à l'épuiser pour devenir indirectement cause de faiblesse générale. C'étaient là des contro-stimulants. La digitale, le bismuth, l'acide cyanhydrique, l'acide carbonique, les cantharides, la moutarde, l'iode, le colchique, la vératrine, le tartre stibié, l'oxyde blanc d'antimoine, etc., etc., ont été compris dans cette classe. Tous ces médicaments ont une action locale, physique ou chimique, irritante, quelquefois très-grave, et une action dynamique qui serait l'action contro-stimulante. On en pourrait dire autant de la saignée et des antiphlogistiques, des astringents et de tous les stimulants, des narcotiques, etc. Si toute la thérapeutique est faite à ce point de vue, rien de mieux; mais, si le système est abandonné et qu'on veuille maintenir cette catégorie de contro-stimulants au milieu d'une classification nouvelle qui les comprend déjà tous dans ses autres parties, alors ce n'est qu'un motif fâcheux de confusion.

Tous les prétendus contro-stimulants doivent être placés dans la classe des antiphlogistiques, des astringents, des narcotiques ou des stimulants; quelques-uns appartiennent aux spécifiques.

Leur efficacité est réelle, et l'explication seule de leur effet est en défaut. Que le bismuth guérisse certaines entérites, et le tartre stibié la pneumonie aiguë, rien n'est plus exact; mais il ne s'ensuit pas que le tartre stibié et le bismuth soient des contro-stimulants; car, dans beaucoup d'autres cas où le stimulus est en excès, ces remèdes ne servent plus à rien, leur action est à la fois irritante et spécifique : irritante par les évacuations qu'ils produisent, et spécifique parce que s'ils sont utiles, l'un dans la pneumonie, l'autre dans l'entérite, ils ne le sont point dans une foule de maladies différentes, telles que phlegmasie, pleurésie, péritonite, etc., où il y a augmentation de stimulus.

Rasori a voulu établir sa doctine en disant que les contro-stimulants n'agissaient point par révulsion vomitive ou purgative, mais d'une manière spéciale, parce que, dans beaucoup de cas, ils ne produisent aucune évacuation sensible. C'est ce qu'il désigne sous le nom de *tolérance*. A cette occasion il rappelle que le plus puissant des contro-stimulants, le tartre stibié, à haute dose, ne provoque pas toujours d'évacuations et qu'il arrête rapidement les phlegmasies. Cela peut être, mais c'est une exception, car la tolérance absolue est rare; dans la moitié des cas, il y a intolérance, et des évacuations signalent les effets du tartre stibié; chez un certain nombre de malades, enfin, il y a tolérance incomplète et alternatives d'évacuations et de repos. On ne peut donc citer les faits de tolérance incomplète ou d'intolérance du tartre stibié comme des preuves de son action contro-stimulante, car on pourrait à plus juste titre les considérer comme des preuves en faveur de la médication révulsive. Restent donc les faits de tolérance absolue, qui ne prouvent pas davantage; car, sans produire d'évacuations, le tartre stibié n'agit point comme stimulant de la muqueuse digestive, ainsi qu'on peut en juger par ses effets sur les follicules du pharynx.

Rien ne prouve donc l'action contro-stimulante spéciale des remèdes que je viens d'indiquer. Ils guérissent, cela est vrai, mais au moyen d'une substitution et d'une révulsion thérapeutiques. S'ils ont un caractère particulier, c'est un caractère spécifique qui les rend de préférence applicables à une maladie plutôt qu'à l'autre.

8° Médication stupéfiante.

Le nom de *médication stupéfiante*, donné par MM. Trousseau et Pidoux à l'ensemble des moyens qu'on emploie comme narcotiques et comme sédatifs dans le traitement des maladies, exprimant bien le fait général de la méthode, mérite d'être conservé. Cette médication a pour but de déterminer des impressions organiques d'où résultent le calme, le bien-être, le repos et l'apathie de certains organes ou de l'économie tout entière.

Les moyens qu'elle utilise dans ce but sont très-nombreux et tirés du règne minéral, végétal ou animal. Je les indiquerai tout à l'heure. Leur mode d'action est inconnu; ce sont pour la plupart des agents qui ont, sur les tissus ou sur les organes, une action particulière, spéciale et spécifique, déterminée par l'expérience. Les uns s'adressent à la douleur, qu'ils apaisent; d'autres agissent sur le mouvement, qu'ils modèrent ou qu'ils suspendent; il en est qui détruisent à la fois le mouvement et la sensibilité, qui exercent leur empire sur certains organes dont ils troublent les fonctions avant de les abattre; ce sont autant de particularités curieuses et importantes à connaître.

Il y a des stupéfiants *narcotiques*, dont l'effet est le *narcotisme;* des stupéfiants *vireux* qui produisent l'apathie délirante, et des stupéfiants *anesthésiques*, dont l'action récemment découverte porte à la fois sur la sensibilité et sur le mouvement.

La *médication stupéfiante narcotique* produit l'assoupissement, le bien-être, le sommeil avec ou sans cauchemar, la stupeur, l'ivresse, la courbature, la contraction des pupilles, la sueur, la sécheresse de la bouche, les nausées, les vomissements, la constipation. Quelquefois, au lieu de calmer, elle excite à un très-haut degré et empêche tout sommeil. C'est un fait qu'on observe encore assez souvent. L'opium et ses préparations, le laudanum de Sydenham, le laudanum de Rousseau, la morphine, la codéine, le cyanogène et ses composés, le lactucarium, etc., sont les principaux agents qu'elle met en usage et qu'elle fait pénétrer dans l'économie par la peau ou par les voies digestives.

La *médication stupéfiante vireuse* détermine l'abattement, la stupeur, l'étonnement intellectuel, quelquefois du délire et des hallucinations, la dilatation des pupilles et la cécité, la sécheresse de la bouche, la sueur, les vomissements, la diarrhée, la somnolence et le coma. Elle emploie, à l'intérieur des voies digestives et sur la peau, la plupart des solanées vireuses : la belladone, la jusquiame, la ciguë, le datura stramonium, l'aconit, l'atropine, etc.

La *médication stupéfiante anesthésique*, constituée par le chloroforme, l'éther sulfurique, l'éther chlorhydrique chloré etc., a un tout autre effet que les médications précédentes. Ses agents, dits anesthésiques, pénètrent dans l'organisme par une autre voie. Sous la forme de liquides volatils, ils ne produisent leur effet que par pénétration et dans les voies aériennes et par absorption à la surface de la muqueuse pulmonaire. Ils suspendent momentanément l'action des sens et du mouvement volontaire, de sorte que la chirurgie a pu s'emparer d'eux pour faire ses opérations sans douleur, à la grande satisfaction de l'humanité. Quelquefois on les applique directement sur la peau, et on réussit à calmer des douleurs pour lesquelles il est inutile de recourir à l'anesthésie générale.

Comme on le voit, les effets des médicaments stupéfiants ne sont pas toujours les mêmes : à côté de ceux qui produisent ordinairement le repos et le sommeil, il y en a qui déterminent l'agitation et le délire ou qui réduisent l'homme à un état d'insensibilité tel, qu'on peut le tailler en morceaux sans qu'il s'en aperçoive.

Les maladies, l'habitude et l'idiosyncrasie modifient beaucoup l'action des stupéfiants, et la rendent très-différente d'elle-même. A dose égale, certaines personnes bien portantes n'éprouvent rien de la belladone, tandis que d'autres ont un violent délire. Dans les maladies aiguës, l'opium peut être donné à des doses énormes sans produire de narcotisme, et une personne qui fait habituellement usage de cette substance arrive facilement à prendre, sans danger pour elle, des doses dont la simple fraction produirait ailleurs un empoisonnement.

La médication narcotique est une des plus utiles ; sans elle la médecine perdrait une bonne partie de sa puissance, car, dans les cas où on ne peut guérir des maladies incurables et douloureuses, en attendant la guérison de maladies aiguës accompagnées de vives douleurs, le pouvoir d'enlever à l'homme le sentiment de la souffrance est le plus éminent des services à lui rendre, celui qui satisfait le plus au besoin de son être. Or, c'est là l'effet de la médication stupéfiante. Elle endort celui qu'on ne peut guérir ou qu'on va mutiler ; elle fait prendre patience à celui que des efforts de la nature vont prochainement sauver. Dans les cancers, dans les maladies des os, dans le tétanos, dans le delirium tremens, dans le rhumatisme aigu, dans les névralgies et dans toutes les affections douloureuses, son emploi est commandé et varié d'après les indications à remplir. Elle peut encore être employée avec infiniment d'avantage dans les sécrétions abondantes qui tiennent à une maladie accompagnée d'éréthisme des organes sécréteurs. C'est ce qui a lieu dans la diarrhée, dans la dysenterie, dans la polyurie, etc., etc.

9° Médication antispasmodique.

La *médication antispasmodique* a pour objet de produire, au moyen des remèdes, une impression intérieure susceptible de contre-balancer l'éréthisme, l'agitation, le spasme et les différents désordres nerveux idiopathiques.

Les moyens qu'elle emploie ne produisent point le sommeil et calment rarement la douleur, car ils n'ont pas de vertu narcotique ni d'effet bien constant chez tous les individus. Leur impression sur le système nerveux est cependant incontestable, car ils en apaisent souvent les désordres. Rapide et passagère, cette action est variable, d'autant plus énergique que les personnes sont plus irritables et plus faibles à la fois. On a besoin de chercher pour savoir l'antispasmodique dont il faut se servir, et à quelle dose il convient de l'administrer. Ainsi l'éther et la valériane, qui impressionnent très-agréablement une personne, produisent ailleurs une vive excitation et des vomissements. Il en est de même des autres antispasmodiques, et c'est à ce point, que leur vertu sédative a été souvent contestée, non sans une apparence de raison.

La médication antispasmodique doit être mise en usage dans la plupart des névroses et des névralgies. Elle produit d'excellents effets dans l'hystérie et dans les névroses bizarres qu'elle traîne à sa suite; dans la migraine, dans les convulsions idiopathiques, dans l'épilepsie, dans la chorée, dans les spasmes, tels que le hoquet, la toux nerveuse, l'œsophagisme, etc., etc. Quelquefois certaines maladies aiguës graves ont, à titre de complication, des spasmes, des convulsions ou du délire sympathique, qu'il faut traiter isolément, et, dans cette circonstance encore, la médication antispasmodique doit être employée. C'est ainsi qu'on traite quelquefois le délire aigu de la pneumonie par du musc à haute dose, ou l'éclampsie puerpérale par l'assa fœtida, la valériane, etc.

Les principaux médicaments antispasmodiques sont : les fleurs de tilleul, les fleurs et les feuilles d'oranger, l'éther sulfurique, nitrique ou acétique, l'oxyde de zinc, le cyanate et le valérianate de zinc, le camphre et l'eau sédative, la valériane, le musc, le castoréum, l'ambre gris, le succin, l'assa fœtida, la gomme ammoniaque, le galbanum, sagapenum et opoponax, l'huile de Cajeput et l'huile animale de Dippel.

10° Médication évacuante.

La médication évacuante a pour but de stimuler les voies digestives par des moyens spéciaux, afin de les débarrasser des matières muqueuses, organiques, salines ou toxiques qu'elles renferment. Sous l'influence des impressions qu'elle fait naître, les sécrétions et les contractions gastro-intestinales sont fort augmentées, et, suivant la spécificité d'action du remède, la sécrétion des matières est muqueuse, stercorale, bilieuse jaune, verte ou noire, et l'expulsion a lieu par la bouche ou par l'anus, en vomissement ou en diarrhée, entraînant avec elle tout ce qui se trouve dans l'intestin, calculs biliaires, pierres stercorales, entozoaires, etc.

Cette médication est une des plus importantes et constitue, avec les antiphlogistiques et les stupéfiants et les spécifiques, la base de toute bonne thérapeutique. En effet, les voies digestives sont toujours primitivement ou secondairement, comme cause ou comme effet, quelque chose de sérieux dans la production des maladies. C'est par elles que pénètrent dans l'organisme une foule d'agents dont l'impression directe est si fâcheuse, dont l'action sur le cerveau, sur le foie, sur les reins, est si redoutable, et c'est aussi sur elles que retombent sympathiquement les impressions morbifiques de la peau, de l'encéphale et des organes voisins.

L'indigestion, l'embarras gastrique, le catarrhe chronique intestinal, les matières stercorales épaissies, les corps étrangers de l'intestin, l'acidité des sécrétions, leur diminution, etc., sont autant de causes nombreuses de malaises et de maladies dangereuses qu'une évacuation faite à propos emporte souvent pour toujours.

Cette médication a donc, non-seulement un effet mécanique, qui est l'expulsion de ce qui se trouve dans les voies digestives, mais encore une action dynamique réflexe, due à l'hypersécrétion intestinale et biliaire, qui dépouille le sang des matières muqueuses, bilieuses ou putrides prêtes à s'y introduire, et qui débarrasse l'économie de substances nuisibles lorsqu'elles se produisent en excès. Si la médication évacuante appartient par un côté à la médication stimulante, elle appartient par l'autre aux antiphlogistiques, puisqu'elle dépouille quelquefois le sang d'une grande quantité de sérum. Elle relève de l'une et de l'autre sans pouvoir être confondue avec elles. Son caractère spécial l'en distingue physiologiquement, et sous ce rapport elle mérite bien l'honneur d'une désignation spéciale.

La médication évacuante provoque, selon la nécessité et au gré de celui qui l'emploie, des évacuations gastriques, c'est-à-dire des *vomissements*, ou de la diarrhée, ce qui constitue la *purgation*. De là deux médications secondaires d'un égal intérêt, la médication *vomitive* et la médication *purgative*.

Médication vomitive. — Nul organe, plus que l'estomac, ne montre des affinités plus intimes ou une sympathie plus importante avec le principe de la vie. Les impressions morales, l'incitation, le vertige, les lésions du cerveau, du poumon, de l'utérus, du péritoine, etc., ont une telle action réflexe sur ce viscère, que sous leur influence des vomissements se produisent avec une grande facilité. A-t-on besoin de faire vomir, rien n'est plus facile : le chatouillement de la luette détermine aussitôt des contractions réflexes vomitives, ou bien l'on fait prendre une substance spéciale, comme l'ipécacuanha et le tartre stibié, qui ont, entre autres propriétés, celles de produire l'impression qui sollicite des efforts de vomissement. L'action des vomitifs est assurément l'une des plus curieuses, quant à la spécialité d'action du remède, et au *sensitisme* qu'elle met en jeu. En effet, le vomissement ne vient pas de l'estomac qui l'exécute, il vient du cerveau qui l'ordonne, et, à ce titre, je ferai remarquer que l'action d'un vomitif n'est pas exclusivement locale, et qu'il faut absolument tenir compte de l'impression produite par lui sur les centres nerveux. Le vomissement n'est pas une simple évacuation mécanique de l'estomac, c'est un acte plus complexe, dans lequel il y a, au-dessus de ce qu'on voit, des effets d'une haute importance, qui méritent d'être appréciés et qui constituent la *médication* vomitive.

Des malaises, du frisson, de l'anxiété épigastrique et des nausées indiquent le commencement de l'action ; la sécrétion gastrique s'effectue, puis arrivent les contractions du diaphragme et du ventre, qui expulsent les matières renfermées dans l'estomac. A ce vomissement succède presque toujours un petit mouvement de sueur et un sentiment de bien-être fort agréable.

La médication vomitive est indiquée dans un but mécanique contre les empoisonnements et les indigestions, pour chasser de l'estomac les matières toxiques et nuisibles qui s'y trouvent.

Dans les embarras gastriques, au début des fièvres typhoïdes, elle arrête très-souvent une maladie fort grave. On doit l'employer dans les fièvres intermittentes, dans les angines tonsillaires, dans la coqueluche, dans le croup, dans les maladies aiguës ou chroniques des bronches, et dans toute maladie où il existe ce qu'on appelle l'*état saburral*.

La médication vomitive ne convient pas dans les maladies du cerveau, dans les maladies organiques de l'intestin, et lorsqu'il existe une hernie que les efforts de vomissement pourraient étrangler, un anévrisme qu'ils pourraient rompre, ou une grossesse qui pourrait se détruire.

Les moyens que la médication vomitive met en usage, sont : la titillation de la luette ; l'émétique ou tartrate de potasse et d'antimoine ; le kermès, l'ipécacuanha, le sulfate de cuivre, le sulfate de zinc, l'hellébore noir et blanc, etc., etc.

La plupart de ces moyens s'administrent à l'intérieur, dans l'estomac ; mais la preuve que le vomissement est dû, moins à leur action irritante sur la muqueuse gastrique qu'à leur impression sur les centres nerveux, c'est que plusieurs d'entre eux, mis sur la peau dépouillée d'épiderme, ou injectés dans les veines, produisent le vomissement. C'est une expérience qu'il est facile de faire avec le tartre stibié.

Médication purgative. — Les évacuants dont la propriété est de provoquer l'expulsion des matières intestinales, sont des purgatifs. La médication qui les emploie est des plus utiles, et son action réflexe se traduit par des effets mécaniques secondaires de la plus haute importance. Elle stimule plus ou moins énergiquement l'irritabilité de la muqueuse, augmente la rapidité des contractions péristaltiques et active la sécrétion des glandes de Peyer et de Brunner, de manière à enlever une quantité plus ou moins considérable de sérum à la masse du sang. A ce titre elle agit comme révulsive et comme antiphlogistique. Si l'on joint à cela l'immense avantage qu'elle a d'entraîner des fragments alimentaires nuisibles, des calculs biliaires, des matières muqueuses épaisses, des concrétions stercorales ou des entozoaires qui troublent les fonctions de l'intestin, on verra que l'évacuation purgative rend d'incontestables services.

La médication purgative provoque un peu de malaise, de la faiblesse, du refroidissement, la petitesse et l'irrégularité du pouls, quelquefois des vomissements, des coliques, des borborygmes, et enfin une diarrhée dont l'abondance et les caractères physiques sont en rapport avec la nature du purgatif, sa dose et la nature de la maladie.

Les purgatifs sont rangés, d'après leurs effets, en trois classes : 1° ceux qui purgent doucement, de manière à évacuer les matières stercorales : ce sont les *laxatifs* ; 2° ceux qui purgent plus fortement et font en outre rendre des matières bilieuses : on les désigne sous le nom de *minoratifs* ou cathartiques ; et 3° enfin les *drastiques*, ceux dont l'action est très-énergique et rend très-malade, qui agissent surtout sur le gros intestin et font rendre à la fois de la bile, du mucus, des glaires, et tout ce qui se trouve dans l'intestin grêle.

Les *purgatifs* ordinaires sont la manne, le miel, les huiles d'olive, d'amandes douces, de ricin, la casse, le tamarin, etc.

Parmi les *cathartiques* se trouvent les purgatifs salins, le tartre stibié en lavage (cinq centigrammes pour un litre d'eau), le sulfate de soude, la crème de tartre, le sulfate de magnésie, les eaux minérales purgatives de Sedlitz, de Pulna, de Cransac, etc., la magnésie calcinée, le calomel, la rhubarbe, le séné, etc., etc.

Les *drastiques* comprennent le nerprun, l'aloès, qui agit surtout sur le gros intestin, et qui forme la base de toutes les pilules purgatives dont la formule est tenue secrète, le jalap, la gomme-gutte, la scammonée, la coloquinte, le colchique, l'huile de croton tiglium, l'huile d'épurge, etc.

Tous ces agents de la médication évacuante s'administrent généralement par la bouche; mais dans quelques circonstances, lorsqu'une purgation rend très-malade, on peut essayer de la remplacer par des lavements purgatifs, avec le sel gris, le séné, etc. Ce moyen ne remplace l'autre que pour évacuer l'intestin, car il est évident qu'il ne saurait avoir sur l'économie l'action d'une énergique purgation.

La médication purgative est très-usitée, trop peut-être, car on l'emploie sans discernement et souvent sans aucune nécessité. C'est un tort. Elle ne doit être conseillée que d'après une indication précise, dans la constipation, dans les embarras gastriques et intestinaux, dans les obstacles au cours des matières, dans les cas d'entozoaires, dans la fièvre typhoïde, dans les hydropisies à titre de révulsif, dans les maladies de la peau, etc., etc.

11° Médication spécifique.

La médication spécifique est ainsi nommée parce qu'elle met en œuvre des médicaments doués de la faculté de guérir spécialement une maladie. La raison n'est pas son guide, et elle ne relève que de l'empirisme. On apprend qu'une substance possède des qualités occultes neutralisantes de tel ou tel état morbide, et on la met en usage en suivant des règles que l'expérience a consacrées. De même que la spécificité morbide représente la nature propre et les qualités occultes des maladies, de même aussi la spécificité d'un médicament indique ses vertus spéciales. C'est un effet direct et mystérieux qu'il nous faut admirer sans pouvoir le comprendre.

Il y a, comme je l'ai dit dans le chapitre consacré à la spécificité en général, des *spécifiques d'organes* qui montrent par leurs effets la possibilité des *spécifiques curatifs*. L'action de l'alcool sur le cerveau, du mercure sur les gencives et sur les glandes salivaires, du plomb sur les muscles extenseurs des doigts, du phosphore sur les os maxillaires, de l'iode sur les glandes et sur la muqueuse pituitaire, de l'aloès sur le rectum, de la belladone sur la pupille, de la strychnine sur les mouvements volontaires, de la digitale sur le cœur, du seigle ergoté sur l'utérus, etc., etc., sert de preuves à l'existence d'une spécificité d'action des remèdes sur un organe de préférence à un autre. Mais, si un médicament peut exalter ou abolir, en totalité ou en partie, les fonctions d'un organe, comment lui refuser une vertu spécifique contre certaines de ses altérations morbides? Cela est impossible. De la spécificité organique à la spécificité curative il n'y a qu'un pas, et, bien que l'une ne conduise pas inévitablement l'autre, elles sont difficiles à séparer et s'éclairent réciproquement.

La médication spécifique a donc pour but d'appliquer à une maladie le remède occulte que l'expérience a démontré prévaloir sur elle. Ses moyens sont les *spécifiques* tirés de tous les règnes de la nature. Elle oppose le quinquina et ses préparations à la fièvre intermittente et pernicieuse, aux fièvres rémittentes effluviques et aux fièvres larvées, aux névralgies périodiques et à toutes les maladies dont le principal caractère est l'*intermittence*. Elle adresse l'ammoniaque à l'ivresse, c'est-à-dire à l'alcoolisme aigu ; la belladone aux impressions morbifiques émanées d'un foyer de scarlatine épidémique afin de préserver ceux qui n'ont pas encore été atteints, le soufre comme prophylactique de la rougeole, etc. Elle utilise la vératrine et le sulfate de quinine à haute dose dans le rhumatisme articulaire aigu, qui guérit très-rapidement sous leur influence. C'est enfin à elle qu'il faut rapporter l'emploi, à titre de *spécifiques*, de l'iode dans la scrofule et les scrofulides, du mercure et de l'iodure de potassium dans le syphilisme et ses manifestations, du fer dans la chlorose, du tartrate d'antimoine et de potasse dans la pneumonie aiguë, de l'ergot de seigle dans les hémorrhagies de l'utérus, du vaccin contre la prédisposition à la variole, du semen-contra contre les ascarides; de l'écorce de grenadier, de la fougère mâle et du kousso contre le tœnia, etc., etc.

Je voudrais pouvoir dire que chaque maladie a son spécifique ; malheureusement il n'en est pas ainsi, et le jour de la réalisation de mes désirs est encore bien éloigné. Cependant ce que la science a su conquérir jusqu'ici permet de penser qu'elle pourra dérober de nouveaux secrets à la nature. Déjà il est question d'un spécifique de la fièvre jaune trouvé dans le venin de la vipère préparé par M. de Humboldt neveu; puisse cette espérance ne pas être déçue et de nouveaux spécifiques accroître encore la considération et l'honneur de la science la plus utile aux besoins de l'humanité !

CHAPITRE XXIV

DE LA NOMENCLATURE.

La nomenclature est le vocabulaire des sciences. C'est la réunion de tous les mots techniques qui leur servent de base. Il y a une nomenclature de chimie, de botanique, d'anatomie, etc.; toutes les branches des connaissances humaines en ont une plus ou moins parfaite, selon la nature de leur objet et leurs rapports avec les choses usuelles de l'esprit humain.

On a dit que le dictionnaire était le génie d'une langue : le mot est juste; mais il est encore plus vrai lorsqu'on l'applique à la nomenclature dans son rapport avec les sciences. En effet, sans elle ces dernières ne sont très-souvent que confusion. Il ne faudrait pas dire, comme Condillac, qu'une science se réduit à une langue bien faite, puisque, au contraire, c'est la bonne science qui fait le bon langage; mais on est dans le vrai en attribuant une grande importance à la formation des mots qui servent de communication à nos idées. Si l'on donne des noms particuliers aux choses qu'on a abstraites des autres, dit Sauvages, les abstractions deviennent plus claires et plus distinctes et les choses abstraites se retiennent et se gravent plus aisément dans la mémoire... Oter les noms, c'est ôter la connaissance des choses, car il n'y a rien sur quoi on puisse discourir sans le secours des noms.

La médecine a sa nomenclature comme toutes les autres branches des connaissances humaines; mais quel assemblage de noms! quel chaos! vingt appellations différentes plus ou moins barbares pour une même maladie; non-seulement elle varie dans chaque pays, mais elle diffère dans la même langue, selon les temps, au gré des systèmes et des hommes. Il n'y a pas de science dont la nomenclature soit plus vicieuse et cependant plus difficile à corriger. Faite lentement et par degré, au hasard, d'une façon irrégulière, elle n'offre rien de scientifique, et les noms qui la composent sont tirés des sources les plus diverses et les plus bizarres. Cependant, comme elle représente l'incertitude qui a régné, qui règne et qui régnera toujours sur la véritable nature des maladies, elle sera très-difficile à changer d'une manière complète, et, si l'on y arrive, ce ne sera que par degrés, lorsque de nouvelles découvertes auront changé la face de la science. Qu'on parvienne à indiquer la nature et le siége exact de toutes les maladies, il ne faudra pas longtemps pour réformer la langue médicale. Après les idées viennent les mots; mais sans l'idée pourquoi faire une nomenclature nouvelle? ne vaut-il pas mieux garder ce qu'on a que de le remplacer par une langue aussi obscure que la première?

Les vices de la nomenclature médicale actuelle ont frappé tous les nosographes modernes; Sauvages, Cullen, Selle, Pinel, Salva, Alibert, Baumes, MM. Andral, Bouillaud, et surtout M. Piorry, se sont appliqués à les corriger.

Rien n'est plus curieux à connaître que les motifs sur lesquels repose la dénomination des maladies. Ainsi les unes ont été nommées :

1° D'après le nom du médecin qui les a décrites ou traitées avec le plus de succès. Telles étaient chez les anciens les ulcères chironiens, téléphiens, etc., ainsi nommés parce que Chiron et Télèphe avaient une grande réputation dans le traitement de ces maladies; mais ces noms sont aujourd'hui à peu près oubliés; la maladie de Bright, le mal de Pott, etc.;

2° D'après la couleur que présente le malade, exemples : la jaunisse, la cyanose, la rougeole, la fièvre pourpre, la peste noire, etc., et cependant ces colorations différentes peuvent se rencontrer dans des maladies de nature opposée;

3° D'après la nature d'un flux observé, exemples : le catarrhe, l'hémoptysie, l'hématémèse, la diarrhée, la suette, la vérole, si faussement rapprochée de la petite vérole à cause des pustules qu'elle offre quelquefois, la miliaire, etc.;

4° D'après la température, exemples : l'inflammation, la fièvre, la fièvre algide, etc.;

5° D'après les apparences du sujet, exemple : la phthisie;

6° D'après un symptôme prédominant, exemples : la dyspepsie, l'angine, le typhus, la fièvre typhoïde, la constipation, l'apoplexie, etc.;

7° D'après des analogies plus ou moins exactes, exemples : le cancer, le tubercule, l'ascite, la tympanite, le carreau, la coqueluche;

8° D'après leur type, exemples : les fièvres continues, intermittentes, rémittentes, etc.;

9° D'après la gravité du mal, exemples : les fièvres pernicieuses, les fièvres malignes, etc.;

10° D'après leur origine, exemples : le typhus des camps, le typhus d'Amérique, le mal anglais, napolitain, etc.;

11° D'après leurs causes, exemple : les fraîcheurs;

12° D'après leur siége, exemples : la pleurésie, l'hypocondrie, etc.;

13° D'après la saison où elles se développent, exemples : les fièvres vernales, automnales, etc.;

14° D'après le siége du mal; exemples : la pleurésie, l'hypocondrie.

15° D'après la nature et le siége réunis, exemples : la pneumonie, la péritonite, l'amygdalite, etc., mots où l'on voit figurer à côté des particules *pneumo*, *périto*, exprimant l'organe malade, la terminaison *ie* ou *ite*, généralement consacrée pour désigner l'inflammation.

Comme on le voit par ce petit nombre d'exemples, la nomenclature médicale actuelle ne repose sur aucun principe scientifique, et le hasard, l'hypothèse et l'ignorance, ont eu la grande part dans sa formation lente et successive. Elle est donc très-imparfaite, mais cela pourrait-il être autrement? Tout en reconnaissant ses défauts, on se demande s'il est possible de les corriger, et si l'on peut supprimer l'ancien langage pour le remplacer par une langue meilleure acceptée de tous. Les tentatives de Salva, de Baumes, de Pinel et d'Alibert, prouvent combien cela est difficile: toutes ont échoué, et quelques mots épars seuls sont restés dans la science. Cê sera le sort de toutes les nomenclatures faites d'après des idées personnelles qui ne sont pas généralement acceptées. Différents mots sont utiles et s'appliquent réellement bien à des faits pathologiques jusqu'alors indéterminés; d'accord sur la chose, on laisse passer le mot qui la représente et qui reste au vocabulaire. Une nomenclature pourra très-difficilement être l'œuvre d'une seule personne, parce que, devant exprimer la vérité sur toutes les parties d'une science, il faudrait d'une part que tout fût connu dans cette science, ce qui n'est pas ; et, de l'autre, que cette personne possédât la vérité sur tout ce qu'on sait et n'ait pas une manière de voir différente de l'opinion générale, sans quoi c'est la nomenclature de ce qu'elle pense et non de ce que pensent les autres. C'est par la réforme des idées qu'il faut procéder à celle du langage. Il faudrait, pour qu'une œuvre de ce genre réussît complétement, qu'un congrès universel déterminât d'abord la nature et le siége de toutes les maladies ; ce travail accompli, on trouverait facilement des mots formés selon les règles, et leur acceptation ne souffrirait aucune difficulté dans le monde médical. Tout le problème est là. Connaît-on la nature et le siége exact des maladies? En cas d'affirmative, une nomenclature est facile à faire, et il faut la faire à l'instant ; mais si, comme on doit l'avouer, ce siége et cette nature sont le plus souvent vagues et incertains, il n'y a pas de bonne nomenclature possible, et tous les essais destinés à remplacer les termes insignifiants de la science par des mots qui préjugent ce qu'on ignore sont des efforts impuissants et stériles.

Il était réservé à notre époque de voir une nouvelle tentative de ce genre. M. Piorry, défenseur opiniâtre de la localisation des maladies, et à qui l'on doit un grand nombre de travaux remarquables, après avoir renversé l'idée abstraite et philosophique de la maladie pour la remplacer par la doctrine des états organo-pathiques, devait tout naturellement arriver à une nomenclature en rapport avec ce qu'il croit être la vérité. Il n'y a rien là que de très-naturèl et surtout de très-logique. En détruisant la maladie pour n'y voir que des états organo-pathiques solitaires ou agglomérés, faciles à reconnaître, il ne doit plus y avoir de noms de maladies, et, il n'y a que des appellations organo-pathiques. Cela est simple, et, si l'on admet le point de départ, je ne sais pas pourquoi on en repousserait les conséquences. C'est là le tort des adversaires de M. Piorry. Partis du même point et des mêmes idées, imbus des mêmes doctrines, ils n'ont pas le droit de s'arrêter en chemin, ni de se fâcher si on les conduit là où mène la route commencée. M. Piorry est d'une logique irréprochable. Apôtre de la localisation des maladies, il les localise toutes; et dénomme chacune d'elles par son siége anatomique et par l'apparence des altérations matérielles; il va au fond de tout, et ce qu'on avait fait pour les maladies facilement localisables, il le réalise pour toutes les maladies sans exception. Si le résultat est mauvais, c'est que la doctrine est mauvaise, mais alors c'est la doctrine qu'il faut combattre et non pas la nomenclature qui la représente. S'attaquer aux mots en pareille occurrence ne conduit à rien, et ce n'est pas ainsi qu'on doit lutter contre les promoteurs de la nouvelle nomenclature.

Quoi qu'il en soit, M. Piorry, localisant toutes les maladies, a fait, d'après les règles de la grammaire, une nomenclature médicale complète, analogue à la nomenclature anatomique de Chaussier. Il s'est servi du nom de l'organe ou du liquide altéré pour faire le corps du mot, puis il ajoute les désinences spéciales exprimant la manière dont l'organe et le liquide sont malades. Mais, comme les désinences ne lui suffisaient pas toujours pour désigner le caractère, le degré ou la généralisation de certains états organo-pathiques, il a eu recours à des particules antécédentes, afin de remplir cet office. De cette façon tous les mauvais mots du vocabulaire médical ont pu être réformés et remplacés par de nouvelles appellations en rapport avec la doctrine de l'auteur.

Quel sera le sort de cette nomenclature? Je n'en sais rien, car ce n'est pas elle qu'il faut mettre en question, c'est la doctrine qu'elle représente. S'il n'y a pas de maladie, s'il n'y a que des états organiques, et si on peut ainsi matérialiser la médecine, la nomenclature de M. Piorry est bonne, et je n'ai pas d'objection à lui adresser. Mais, si la doctrine est mauvaise, si les états organiques ne sont que des effets réflexes de causes morbifiques transformées, si ces états sont variables, inconstants, et font défaut dans un certain nombre de maladies, alors le vent qui emportera la doctrine emportera aussi la nomenclature.

Nous sommes à un moment de transition, et l'astre des localisateurs semble pâlir. La connaissance de l'état dynamique, des idiosyncrasies et des diathèses, l'emporte de beaucoup sur l'importance des notions matérielles organiques. Pour celui qui sait tenir compte à la fois de l'état matériel et de l'élément vital, il est évident que la localisation systématique des maladies et leur conversion en états organo-pathiques n'est qu'une vaste hypothèse qui ne satisfait pas aux exigences de l'observation. Si l'on peut dénommer une partie des maladies par leur siége anatomique, il en est un grand nombre pour lesquelles cela est impossible, et alors toute nomenclature organique conduit nécessairement à l'erreur.

La science médicale ne me paraît pas encore assez avancée pour arrêter, dans un langage formel et précis, les connaissances si imparfaites que nous avons sur la véritable nature et sur le siége des maladies. Comme Bayle, je préfère les dénominations qui ne préjugent rien. Un jour peut-être, mieux édifiés sur le mystère qui couvre les actes physiologiques et morbides dont nous sommes les témoins, pourra-t-on appeler les choses par leur véritable nom ; mais aujourd'hui cette prétention est irréalisable. On ne peut nommer que ce qu'on connaît bien. Qui se flatte de pénétrer la nature et les causes premières des maladies se trompe étrangement, et il est impossible de fonder sur une pareille base n'importe quelle nomenclature complète et satisfaisante. Toutes les causes premières nous échappent, et nous ne pouvons connaître que les causes expérimentales, c'est-à-dire celles dont l'action dynamique ou mécanique engendre les différents phénomènes morbides. Ce sont là toujours des causes d'un ordre secondaire, et, bien qu'on puisse les utiliser comme base de dénominations générales, il serait impossible de s'en servir pour désigner tous les cas particuliers de la science médicale. Pour le moment, une nomenclature complète est impossible, parce que la science n'est pas complète, et il n'y a qu'à réformer les noms essentiellement mauvais, parce qu'ils expriment une idée fausse, si on peut leur substituer des noms exprimant des idées universellement admises. Quant aux mots insignifiants, il vaut mieux les garder. Dans les dénominations nouvelles de faits anciens ou récents, il faut choisir des mots construits avec soin et indiquant autant que possible la cause, le siége organique ou la nature présumée des maladies. Ce sont là les principes fondamentaux de tout changement à la nomenclature.

CHAPITRE XXV

DE LA CLASSIFICATION DES MALADIES.

En nosographie, une classification a pour but la distribution méthodique des maladies en un certain nombre de classes, d'ordres, de
genres et d'espèces, d'après les caractères généraux et particuliers
qu'elles présentent.

Au milieu des faits et des matériaux qui l'encombrent, la médecine
a plusieurs fois essayé de secouer cette poussière de détails pour mettre un peu d'ordre dans les éléments qui la constituent. Elle a compris que le moyen de s'élever au rang des sciences exactes, c'était de
construire une classification raisonnée qui mît chaque chose à sa place
et permît à quiconque le voudrait de l'y trouver facilement.

Les anciens médecins, préoccupés de leurs idées générales sur les
maladies, ne songeaient guère à les grouper d'après leurs caractères
principaux. Ils les décrivaient comme des peintres pour en laisser des
images à la postérité, et ils s'occupaient davantage des questions de
nosogénie et de thérapeutique. Quelques divisions nosographiques
datent de ces temps éloignés; la plus importante est sans contredit
celle des *maladies aiguës* et des *maladies chroniques*. D'autres tentatives ont été faites, mais sans donner de résultat, et il faut arriver jusqu'au seizième siècle pour rencontrer des essais de classification dignes d'être cités malgré leur insuffisance. Ceux de Fernel d'abord, de
Félix Plater et de J. Jonston ensuite, ouvrirent la voie que devait parcourir un peu plus tard si glorieusement Boissier de Sauvages, un des
plus grands nosologistes connus.

C'est un spectacle bien curieux que celui d'une science aussi avancée que la médecine par les travaux de ses fondateurs, et qui passe
ainsi quinze siècles avant de songer à la coordination complète de ses
éléments. Mais tout s'enchaîne et marche d'un pas égal dans les connaissances humaines : la médecine ne pouvait aller plus vite que les
autres sciences naturelles, elle n'avait comme elles que des classifications incomplètes, et, lorsqu'un homme de génie eut fait une bonne
classification de botanique, peu après, sous l'inspiration des mêmes
principes, parut une classification de médecine. Telle est l'histoire de
la nosographie de Sauvages. Il mit trente ans à la former. C'est la
mieux faite, sinon la plus exacte, et c'est la plus conforme aux préceptes fondamentaux d'une œuvre de ce genre. Elle est très-rigoureuse-

ment déduite du principe qui lui sert de base. J'y reviendrai plus loin en parlant des autres classifications nosographiques.

C'est un fait général dans l'histoire des sciences d'observation : leur progrès, en rapport avec la découverte de faits nouveaux dont le nombre va chaque jour croissant, a pour résultat de multiplier les détails à l'infini et de surcharger la mémoire des savants. Il faut alors, pour remédier à cet inconvénient, recourir à des procédés artificiels de méthode destinés à rechercher les ressemblances, les analogies et les différences des objets, afin de les séparer, de les grouper et de les réunir en les coordonnant d'après des caractères essentiels sûrs et faciles à retrouver. C'est ce qu'on appelle faire une classification. La zoologie, la minéralogie et la botanique ont dû recourir à ce procédé pour rassembler toutes leurs connaissances, et le succès obtenu laisse peu de chose à désirer. Il est vrai que, dans ces branches de l'histoire naturelle, on n'a sous les yeux que des choses et des individus ayant leur existence particulière distincte que l'on peut observer, analyser et comparer, dont l'origine et l'ensemble extérieur sont saisissables et dont les différents caractères établissent nettement les analogies ou les différences. Le minéralogiste qui tient compte des formes cristallines, du clivage, des phénomènes de réfraction simple ou double, de la polarisation par réflexion, de l'état élastique, de la dureté, du poids spécifique, de la composition des corps bruts qu'il veut classer, opère sur des propriétés constantes et d'une appréciation possible. Le zoologiste ne s'occupe que de l'ensemble de l'organisation des êtres, et les rapproche ou les éloigne d'après les degrés de ressemblance qu'ils ont entre eux, d'après leurs *affinités respectives*, et, secondairement, d'après le principe de la *subordination des caractères* qu'il lui est toujours facile de retrouver. Il en est de même en phytologie, où les caractères essentiels d'une plante isolée se représentent toujours, à peu de chose près, les mêmes, et permettent au botaniste de faire le plus souvent un classement facile et régulier. Tout homme systématise, volontairement ou involontairement, bien ou mal, les diverses parties de ses connaissances. « L'espèce humaine, dit Cabanis, ne peut se passer, pour le rappel et l'emploi facile de ses connaissances, d'un lien qui les unisse, les coordonne et fasse un tout complet de ces parties, insignifiantes tant qu'elles restent éparses. On finit bientôt par se perdre dans la multitude des faits recueillis, si l'esprit philosophique ne vient les ranger dans un ordre convenable. »

La classification des maladies est, en raison de leur nombre, de leurs variétés, des analogies et des différences qu'elles présentent, une chose extrêmement difficile. Tous ceux qui ont essayé savent à quoi s'en tenir, et je ne sais trop pour mon compte si, *une maladie étant donnée*, on ne ferait pas mieux d'en chercher le remède, comme le voulait Pitcairn, que de s'occuper à en déterminer la place dans un cadre nosologique, d'après la recommandation de Pinel.

Une classification en médecine n'a rien de comparable aux classifications des sciences naturelles. L'idée est la même, mais c'est tout; car les choses à classer diffèrent complétement. En effet, ce qu'on appelle une maladie ne constitue pas un être à part, ayant son existence distincte et ses caractères de race, comme l'animal ou la plante, qui ont leurs caractères essentiels fixes, permanents et définis. Or, comparer ces deux choses pour les classer d'après les mêmes principes, c'est tenter l'impossible. Leur classification doit être faite d'une autre manière et par une autre méthode. Une maladie ne forme pas une individualité matérielle, saisissable autrement que par contagion. Telle que nous l'entendons généralement, c'est une abstraction faite dans notre esprit d'après certains phénomènes morbides *matériels* ou *dynamiques*, observés par nous. Dans cette manière de voir, les maladies n'ont pas toujours des caractères fixes, permanents, qu'on soit toujours sûr de retrouver chez tous les individus atteints de la même affection; elles ont, au contraire, des caractères transitoires, variables du début à la fin des accidents, par guérison ou par la mort. Il n'y a qu'un très-petit nombre de maladies qui présentent ainsi des caractères essentiels susceptibles de conduire directement à la détermination de l'espèce. En outre, il y a beaucoup de maladies compliquées qui offrent, au même moment ou d'une manière successive, des phénomènes appartenant à une affection d'une classe différente, ce qui nuira toujours à une bonne classification. La maladie, enfin, n'est pas une *chose naturelle*, comparable aux êtres du monde organique ou inorganique ; c'est une anomalie, une aberration de la nature et une sorte de monstruosité.

Ce sont là de véritables embarras pour un nosographe qui considère une classification comme une œuvre utile et honorable à tenter. Je ne crois pas qu'il faille désespérer de l'avenir et de l'influence des classifications sur les progrès de la médecine. Je pense, au contraire, que les tentatives faites dans cette direction sont heureuses et pourront devenir fécondes ; en tout cas, elles apprennent au médecin la méthode de rassembler les maladies par leurs causes, leur nature, leurs symptômes, leurs lésions, de manière à en déduire rapidement la thérapeutique générale. Si les classifications n'ont pas eu en médecine tous les avantages qu'elles ont eus dans les sciences naturelles, c'est peut-être la faute des classificateurs plutôt que celle de la méthode.

Si elles offrent des inconvénients, entre autres celui de disperser des affections qui devraient se trouver réunies dans la même classe, ou celui de ne pas comprendre toutes les maladies dans le cadre nosologique adopté, c'est qu'elles sont insuffisantes ou mal établies. Une bonne classification ne peut avoir que des avantages.

Principes des méthodes de classification.—Les qualités d'une classification médicale dépendent essentiellement de l'excellence de la méthode et des principes qui lui servent de base. Or ces principes sont nombreux; ils sont fournis par les caractères tirés de l'observation des maladies, caractères dont la nature, l'importance, la précision, la fixité, demandent la plus grande sévérité d'appréciation. Il importe de se montrer rigoureux dans leur choix, afin de n'établir d'analogies et de différences entre les affections morbides que sur des considérations solides et réellement importantes. Celles que fournit l'exploration directe au moyen des sens sont en tous cas préférables aux déductions de l'hypothèse : or, dans les maladies, les phénomènes principaux qui peuvent servir de caractère et de base à leur division méthodique sont fournis par la nature réelle ou probable de leurs causes morbides, par leurs symptômes, leur marche, leur durée, par le siége qu'elles occupent, par leurs altérations matérielles, leur traitement, etc., et il convient de n'utiliser que ceux dont on découvre facilement l'existence, et nullement ceux qui résultent de conjectures plus ou moins bien établies.

Dans la nosologie générale, comme l'a dit Boissier de Sauvages, la méthode est *synoptique* et *systématique*.

La méthode synoptique comprend toutes les méthodes particulières de classification à l'aide desquelles on divise les maladies en parties opposées, qui sont, à leur tour, divisées successivement en différentes branches, comme si l'on partageait les maladies en intérieures et en extérieures ; les unes et les autres générales et particulières; les extérieures et intérieures particulières en maladies de la tête, de l'abdomen, des membres, etc. Dans cette méthode, ou *dichotomie*, on procède par livres, par chapitres, par articles et par paragraphes. L'expérience, dit Sauvages, a appris que cette méthode n'est ni aussi claire, ni aussi aisée que la systématique.

Dans la méthode systématique de nosographie, on réunit dans le même groupe et dans la même classe les maladies semblables, d'après un ou plusieurs de leurs principaux phénomènes essentiels, de façon à les différencier des classes voisines établies sur des caractères différents. On réduit ainsi toutes les maladies individuelles à leurs espèces, à leurs genres, à leurs ordres, et ceux-ci à un petit nombre de classes.

De cette méthode dérivent d'autres méthodes particulières, formant les divers systèmes et les classifications connues dans la science. Il y a des classifications qui reposent sur une idée toute théorique dépourvue du contrôle des faits et de la sanction de l'expérience ; ce sont les *systèmes hypothétiques*. D'autres classifications sont établies d'après l'examen d'un seul caractère essentiel, ou d'un seul ordre des caractères essentiels arbitrairement choisi entre ceux que nous offrent les maladies : telle est, par exemple, la nosographie symptomatique de Sauvages ; telle est la nosographie organique de M. Piorry. Ce sont là des *systèmes artificiels*. Une classification faite d'après l'examen rigoureux et attentif de tous les principaux caractères des objets à classer, convenablement utilisés d'ailleurs pour chaque division, constitue un *système naturel* ou une *méthode naturelle*. Telle est la classification que Laurent de Jussieu a instituée pour la botanique ; mais nous n'avons rien d'absolument semblable en médecine. La classification de Pinel, qui s'en rapproche le plus, ne saurait cependant lui être comparée, quant au principe fondamental du choix des caractères ; elle est faite d'après les principes de la méthode mixte, comme je le démontrerai plus loin. Enfin les classifications *mixtes* sont faites d'après les principes d'une méthode, que j'appellerai *syncrétique*, parce qu'elle rassemble comme base et choisit pour point de départ de sa première division des classes plusieurs ordres de phénomènes morbides, au lieu de n'en prendre qu'un seul, comme l'ont fait Sauvages, de Jussieu, Piorry, etc. Ces phénomènes sont tous du premier choix, et l'on y trouve l'hémorrhagie, la phlegmasie, l'empoisonnement, etc., comme la caractéristique d'autant de classes morbides. C'est à cette méthode que nous devons les classifications modernes de MM. Gendrin, Requin, Grisolle, Bouillaud, Hardy et Behier, Tardieu, etc.

Tout système de classification qui prétend réussir doit être complet et comprendre dans ses cadres les maladies externes ou internes ; car il n'existe entre elles aucune ligne de démarcation bien tranchée ; et l'on ne comprend pas que plusieurs nosographes aient supprimé certains groupes de maladies, par ce motif qu'elles reçoivent ordinairement les soins d'un *chirurgien*. Les classifications sont le seul endroit où la médecine et la chirurgie peuvent être confondues avec avantage pour la science et pour les malades. Chaque système ou méthode renferme un certain nombre d'ordres, de classes, de genres, d'espèces, etc., suivant les besoins du nosographe et les exigences du sujet, de manière à faciliter la dénomination particulière des maladies. Ce sont autant d'abstractions utiles et qui aident singulièrement, à condition qu'on ne les multipliera pas trop. En clinique, il n'y a en effet ni classes, ni ordres, ni genres, ni espèces, il n'y a que des malades.

La méthode *mixte* ou *syncrétique* a cela d'avantageux, que, s'affranchissant des règles absolues de toutes les autres méthodes qui ont rendu défectueuses certaines classifications médicales, elle fait la fusion de tous les ordres d'éléments nosographiques, pour former, soit des classes, soit des ordres ou des genres, etc., et permet enfin d'arriver à des résultats, imparfaits sans doute, mais plus satisfaisants que par tous les autres systèmes. Bien que cette méthode n'offre rien de très-entraînant aux esprits réfléchis, rigoureux et sévères, elle paraît cependant remplir mieux que toute autre le but d'une classification médicale. En prenant ainsi pour base de la première série principale des grandes divisions nosographiques, et pour point de départ des autres groupes, quelques-uns des principaux ordres de phénomènes fournis par l'observation attentive des maladies, elle permet de réunir d'une façon assez naturelle des affections semblables, quant à leur nature présumée, quant à leur symptôme dominant, quant à leur lésion matérielle, quant à leur siége, leur traitement, etc. Les fièvres, les hémorrhagies, les flux, les névroses, les lésions organiques, les empoisonnements, etc., sont des groupes très-bien formés par ces *caractères fondamentaux* de nature différente, et ils forment la première série des divisions nosographiques. Tout le monde les accepte, et chacun peut vite apprendre à les connaître.

Les divisions secondaires, soit des ordres, des genres et des espèces, et autres encore, car on peut les multiplier à l'infini, sont fondées sur le même principe de *syncrèse* ou de fusion entre tous les ordres de caractères principaux des maladies comprises dans chaque classe. On prend alors en considération, soit le type de la fièvre, soit le siége anatomique par régions ou par tissus, soit le genre de fonction troublée, comme, par exemple, pour les divisions des névroses, ou enfin tout autre caractère important consacré par l'observation. Ainsi les genres de la classe des fièvres peuvent être établis d'après le type de l'état fébrile, d'où résultent les fièvres continues et les fièvres intermittentes; au contraire, les genres de la classe des phlegmasies sont formés d'après la nature du tissu affecté, et constituent les groupes suivants de Pinel : phlegmasie des muqueuses, phlegmasie des séreuses, phlegmasies viscérales, etc. Il en est différemment encore dans la classe des lésions de nutrition et des lésions organiques; là les genres sont établis d'après une autre circonstance, qui est la nature de la lésion : d'où les hypertrophies, l'atrophie, le ramollissement, le cancer, le tubercule, etc. Pour la distinction des espèces, les difficultés sont les mêmes et sont résolues de la même manière : on les établit dans chaque genre, tantôt d'après les caractères tirés du siége anatomique, tantôt par d'autres caractères empruntés à la forme *aiguë* ou *chronique* de la maladie, ce qui est très-important ; tantôt à sa *forme extérieure*, à sa *cause probable*, etc. Ainsi, pour prendre un exemple, dans le genre hypertrophie, ramollissement, cancer, etc., appartenant à la classe des lésions de nutrition, les espèces se distinguent d'après le siége de l'altération organique : d'où les hypertrophies du foie, du cœur, de la rate ; les ramollissements du cerveau, de l'estomac, des os ; le cancer du poumon, de la vessie, des lèvres, etc. L'écueil, dans ces classifications nosographiques, c'est la multiplication des espèces à l'infini, ce qui embarrasse la science. On ne saurait trop s'en garantir, et il n'y a d'autre moyen que celui qui consiste à ne jamais prendre pour base de ces distinctions d'espèces que des caractères d'une certaine importance et tirés principalement du siége, de la forme, de la cause ou de la nature des maladies.

Division des méthodes de classification. — Les principales méthodes de diviser particulièrement les maladies sont assez nombreuses, mais toutes n'offrent pas le même intérêt, et il en est même quelques-unes qui ne méritent pas d'être citées, soit à cause de leur peu d'importance, soit parce qu'elles n'offrent rien de scientifique et digne de l'école. Ces méthodes particulières sont : la méthode *alphabétique*, la méthode *synoptique* ou *dichotomique*, la méthode *étiologique*, la méthode *symptomatique*, la méthode *anatomo-topographique*, la méthode *anatomo-physiologique*, la méthode *organique*, et la méthode *mixte* ou *syncrétique*. A mon avis, dans l'état actuel de la science, et quelle que soit l'importance de la méthode organique, qui deviendra peut-être un jour la méthode de tous les nosographes, c'est la méthode *mixte* ou *syncrétique*, tout insuffisante qu'elle soit, qui me paraît devoir être préférée.

Dans la nosographie spéciale d'un organe ou d'un tissu, les classifications sont aussi utiles que dans la grande nosologie pour coordonner des matériaux que l'étude minutieuse des spécialités multiplie toujours à l'infini. Toutefois ces classifications changent un peu de caractère et se rétrécissent comme le champ de leur observation. Elles ont moins de difficultés à vaincre pour rassembler en groupes les états morbides de leur compétence, puisque déjà ces états morbides sont réunis dans un même tissu, comme la peau, ou dans un même appareil, celui de la vision, par exemple. Il paraît cependant que la tâche n'est pas facile, car elles se multiplient avec une sorte d'acharnement. Chaque spécialiste veut avoir la sienne. Toutes ces classifications ont pour base les mêmes principes que ceux de la nosologie générale. Le spécialiste fait sur un embranchement de la médecine la même œuvre que le nosographe sur l'ensemble des connaissances médicales.

Méthode alphabétique.—Des médecins nombreux et recommandables ont adopté l'ordre alphabétique dans la description de nos différentes maladies. La polyalthée de Manget, le Dictionnaire de James, les diverses encyclopédies, les répertoires, les compendiums et les dictionnaires de médecine, ont consacré cette manière, très-vivement critiquée par quelques nosographes, par cette raison que la disposition alphabétique n'est pas une méthode. En effet, la disposition que règle la lettre initiale d'un mot n'a rien qui se rapproche des principes élevés qui doivent servir de base aux systèmes et aux méthodes de nosologie. C'est un rapprochement extraordinaire, théoriquement parlant, que celui de l'apoplexie et de l'ascite, du choléra et de la chlorose, de la méningite et de la ménorrhagie; et cette manière est bien, en effet, comme on l'a dit, la négation de toute classification méthodique. Mais les médecins qui adoptent l'ordre alphabétique n'ont jamais prétendu que ce fût là une méthode; c'est pour eux un *ordre* de classification dépourvu de toute idée théorique ou systématique. Il est évident qu'on ne peut se faire d'illusions à cet égard, et, quand on prend pour ordre de description la lettre initiale du nom des maladies, ce qui peut varier selon les médecins, d'après les nomenclatures et jusque dans les pays où l'on observe, on décline tacitement le périlleux honneur d'un succès de systématisation. C'est peut-être une manière de dire qu'il vaut mieux n'avoir pas de méthode nosologique que d'en avoir une qui soit incomplète ou mauvaise, et dont les conditions soient une gêne plutôt qu'un secours utile. Ce sont des maladies qu'on range, mais qu'on ne se charge pas de classer et de catégoriser.

Méthode synoptique. — A l'époque où la médecine était encore incertaine dans sa marche et très-pauvre de détails; lorsqu'on s'occupait plus de l'étiologie, de la nature et des formes extérieures générales des différentes affections morbides que du diagnostic anatomique, les médecins divisaient grossièrement les maladies d'après leurs principaux phénomènes. Ils ne cherchaient pas à les classer, dans la véritable acception de ce mot, et ils se bornaient souvent à de simples divisions dichotomiques. Le groupe des maladies aiguës et chroniques d'Arétée et de Cœlius Aurelianus, établi d'après la durée du mal; la division des maladies en intérieures et extérieures; les unes et les autres en générales et particulières, disposées à la tête, sur le corps et sur les membres, n'est pas autre chose qu'une analyse assez grossière de quelques-uns des caractères et de quelques formes de nos maladies.

Cette méthode, que Sauvages appelle *temporaire* lorsqu'elle s'applique à la division de Cœlius, est au contraire désignée dans l'autre cas sous le nom de *synoptique* ou dichotomique, par Requin. Elle me paraît être aujourd'hui sans application. Elle a pu rendre quelques services au début de la science, mais en aucun cas elle ne doit à elle seule servir de base à une classification nosologique.

Comment, en effet, pouvoir séparer en deux classes les maladies, selon qu'elles se présentent à l'état aigu ou à l'état chronique, caractère qu'une même affection peut offrir successivement? Une pneumonie aiguë ou chronique n'en est pas moins une pneumonie, et ce serait un véritable non-sens aujourd'hui que de placer dans deux classes différentes ces deux formes de la phlegmasie pulmonaire. Il n'est d'ailleurs pas toujours facile de déterminer le moment précis où une affection aiguë se change en maladie chronique, et, comme les préceptes d'Hippocrate sur la détermination des maladies aiguës n'ont plus cours à présent, ce principe de la durée des maladies a perdu toute importance nosologique.

Méthode étiologique. — Le principe de la méthode étiologique, adopté en nosologie, est peut-être le plus séduisant et le plus élevé de tous les principes connus de classification médicale. Il est malheureusement d'une application embarrassante. Il oblige à rassembler et à grouper dans la même classe les maladies, d'après la nature de leurs causes *premières*, ce qui est toujours impossible à savoir, ou de leurs causes dites *secondaires*, dont il est déjà fort difficile de préciser l'influence. Les causes des maladies sont des choses sur lesquelles on discutera éternellement sans jamais s'entendre ; c'est la voie de l'hypothèse et le chemin des plus extravagants systèmes. Quelques nosographes n'ont pas reculé devant les difficultés et les dangers de cette tâche, et, soit audace ou illusion de leur esprit, la recherche des causes et la classification des maladies d'après cette considération est restée l'objet constant de leur étude. Puisse le succès couronner leurs efforts! Rien ne serait plus heureux pour la médecine que la réalisation de cet admirable problème, et, si loin que nous puissions être de sa solution, je puis dire que, le jour où il sera résolu d'une manière satisfaisante, notre science ne laissera plus rien à désirer.

Dans les premiers temps de la médecine, quand on ne songeait guère à classer les affections morbides, et qu'on se bornait à établir de simples divisions entre elles, pour l'intelligence générale de la pathogénie, les circonstances étiologiques avaient la plus grande importance. Hippocrate, sans avoir fait nulle part de classement régulier des maladies, laisse cependant entrevoir la division qu'il y établirait d'après la nature humorale de leurs causes premières. Pour lui, le sang, la pituite, la bile et l'atrabile, forment quatre humeurs dont le mélange exact et le parfait équilibre constituaient la santé. Ces humeurs pouvaient circuler dans toutes les parties du corps, communiquant les unes avec les autres, comme les aréoles d'un tissu celluleux. Les maladies étaient le résultat des modifications de nature et de distribution de ces humeurs. Quand l'équilibre ou le mélange cessait, et qu'une d'entre elles venait à se porter sur un tissu ou sur un organe, il en résultait une maladie que la coction et la crise devaient entraîner d'après des lois toutes particulières et dans un espace de temps déterminé. La première idée de la méthode de nosographie étiologique me semble donc devoir être rapportée au père de la médecine. C'est une théorie et un système plus qu'une méthode, mais c'est déjà une tendance de classification qu'il est nécessaire d'indiquer. Cette méthode, d'ailleurs, fut, à peu de chose près, celle de Galien. Longtemps après Hippocrate parut à Rome Asclépiade, fondateur du méthodisme et de la dichotomie étiologique des maladies, que Thémison de Laodicée, son disciple, a mise au jour après l'avoir développée autant qu'elle était susceptible de l'être. Dans ce système, il y avait deux classes de maladies : les unes engendrées par une modification particulière de la propriété contractile des solides du corps vivant, par un resserrement des tissus, ou *strictum;* les autres, par un relâchement de ces mêmes tissus, ou *laxum;* quant à la classe tout exceptionnelle due au mélange de ces deux états combinés ou succédant l'un à l'autre, on la désignait alors par le nom de *mixtum.* Thémison fit de grands efforts pour trouver des signes capables de séparer ces divers états les uns des autres, mais il n'y réussit que fort mal, comme ceux qui, depuis lors, ont renouvelé ce système avec plus ou moins d'éclat et de bruit, en l'affublant d'un nom différent mieux en rapport avec les idées régnantes.

Ce système fut celui de Baglivi; un peu plus tard celui de F. Hoffmann, qui l'ajusta aux idées de son temps et inventa le mot de *spasme;* afin de l'opposer à l'ancien mot d'*atonie;* de Brown, qui fanatisa une époque en divisant toutes les maladies en *sthéniques* et *asthéniques;* de Tommasini; de Broussais enfin, qui, attribuant toute maladie à l'*action organique* augmentée ou diminuée, créa le mot d'*irritation* pour les affections de la première classe, et qualifia d'*asthénie* celles de la seconde. Je n'ai pas besoin de rappeler l'immense succès obtenu par cette doctrine, aujourd'hui presque entièrement oubliée.

Avec des idées différentes, mais sous l'influence du même principe, qui tend à rassembler les maladies d'après la nature de leurs causes productrices, nous voyons les paracelsistes admettre des maladies sulfureuses, salines, terreuses, mercurielles et astrales, en raison de l'influence hypothétique accordée de ce temps au soufre, à la terre, au sel, au mercure et à l'influence des astres.

Tachenius admettait des maladies acides, alcalines et neutres, en raison de l'hypothèse nosologique qu'il avait créée, pour expliquer les phénomènes morbides par l'excès ou la prédominance d'acides et d'alcalis dans les humeurs.

Le célèbre Sauvages, auquel on doit cette nosographie symptomatique dont je parlerai plus loin, a aussi essayé de faire une classification fondée sur l'étiologie et qu'il a mise à la fin de son grand ouvrage comme une chose qu'on laisse dans l'ombre, crainte d'avoir à en rougir. Cette classification comprend vingt-cinq classes : les maladies vénéneuses, virulentes, exanthémateuses, métastatiques, fébriles, miasmatiques, phlogistiques, sanguines, bilieuses, saburrales, pituiteuses, catarrhales, lactées, séreuses, flatulentes, purulentes, acrimonieuses, organiques, traumatiques, emphractiques, vermineuses, calculeuses, spasmodiques, atoniques et morales.

Selle, dans ses *Rudimenta pyretologiæ methodicæ*, publiés en 1789, termine par une iconographie curieuse des différentes maladies, dont la base est presque uniquement étiologique. Il les rapporte à dix-huit classes : 1° les inflammations, 2° les putrides, 3° les bilieuses, 4° les pituiteuses, 5° les vermineuses, 6° les laiteuses, 7° les nerveuses, 8° les périodiques, 9° les emphractiques ou maladies d'obstructions, 10° les arthritiques, 11° les rachitiques, 12° les scrofuleuses, 13° les cancéreuses, 14° les vénériennes, 15° les psoriques, 16° les scorbutiques, 17° les vénéneuses, et 18° les organiques.

Vers la même époque, en 1793, parut une autre classification qui fit plus de bruit qu'elle n'eut de succès.

Entraîné par le désir d'éclairer la nature intime des maladies, non moins que par sa brillante imagination, Darwin, disciple de Brown, emprunte à ce maître une partie de son système pour le combiner à ses propres idées. Considérant les maladies comme le résultat du trouble survenu dans les quatre phénomènes suivants de l'organisme : l'irritation, la sensation, la volition et l'association, il établit sa classification comprenant quatre classes principales, onze ordres dichotomiquement formés selon le système de Brown, et quarante et un genres distribués en espèces.

PREMIÈRE CLASSE. — MALADIES D'IRRITATION (3 ordres, 13 genres).

1ᵉʳ *ordre*. Irritation avec augmentation d'action : 1° du système sanguin ; 2° du système sécrétoire; 3° du système absorbant; 4° des viscères et des membranes; 5° des sens.

2° *ordre*. Irritation avec diminution d'action : 1° du système sanguin; 2° du système sécrétoire; 3° du système absorbant; 4° des viscères et des membranes; 5° des sens.

3° *ordre*. Irritation avec mouvements rétrogrades : 1° dans le canal alimentaire; 2° dans le système absorbant; 3° dans le système sanguin.

DEUXIÈME CLASSE. — MALADIES DE SENSATION (3 ordres, 12 genres).

1ᵉʳ *ordre*. Augmentation de sensation : 1° avec accroissement d'action musculaire ; 2° avec fièvre et formation de vaisseaux pour les membranes internes ou les glandes; 3° *idem* par les membranes externes ou les glandes; 4° *idem*, mais sans fièvre, par les membranes internes; 5° *idem*, par les membranes externes; 6° avec fièvre consécutive à la formation des vaisseaux ou de fluides ; 7° avec augmentation de l'action des sens.

2° *ordre*. Diminution de sensation : 1° avec diminution d'action de tout le système ; 2° avec diminution d'action de quelque organe seulement.

3° *ordre*. Rétroversion des mouvements sensitifs : 1° du système artériel; 2° du système absorbant ; 3° des canaux excréteurs.

TROISIÈME CLASSE. — MALADIES DE VOLITION (2 ordres, 4 genres).

1ᵉʳ *ordre*. Volition augmentée : 1° avec accroissement d'action musculaire; 2° avec accroissement de l'action des sens.

2ᵉ *ordre*. Volition diminuée : 1° avec diminution de l'action musculaire; 2° avec diminution de l'action des sens.

QUATRIÈME CLASSE. — MALADIES D'ASSOCIATION (3 ordres, 12 genres).

1ᵉʳ *ordre*. Augmentation des mouvements d'association qui existe : 1° avec les mouvements d'irritation ; 2° avec les mouvements sensitifs; 3° avec les mouvements volontaires; 4° avec les influences externes.

2ᵉ *ordre*. Diminution des mouvements d'association qui existe : 1° avec les mouvements d'irritation; 2° avec les mouvements sensitifs; 3° avec les mouvements volontaires; 4° avec les influences externes.

3ᵉ *ordre*. Perversion ou rétroversion des mouvements d'association qui existe : 1° avec les mouvements d'irritation ; 2° avec les mouvements sensitifs; 3° avec les mouvements volontaires ; 4° avec les influences externes.

Ces exemples suffisent pour faire comprendre comment on a employé la méthode étiologique dans la nosologie. Son principe est juste, et elle n'en restera pas moins d'une application très-difficile et presque impossible. En effet, nous ignorons et nous ignorerons encore longtemps la plupart des causes des maladies; leur action est souvent très-problématique, et il n'y en a qu'un petit nombre dont l'influence soit réellement acceptée de tous les médecins. — Comment dès lors utiliser de tels éléments pour en faire la base unique et absolue d'une classification? En supposant la tentative facile pour quelques groupes morbides, tels que les maladies *virulentes*, les *empoisonnements*, les *maladies vermineuses*, etc., elle sera complétement impossible pour les autres classes de maladies, à moins que, laissant là l'observation des faits pour recourir à l'hypothèse, on ne veuille parcourir le domaine de la fantaisie scientifique, et créer de toutes pièces des classes morbides, d'après l'influence conjecturale de causes imaginaires.

A cette occasion, je citerai les efforts théoriques et malheureux de Baumes, dont la classification étiologique des maladies est restée comme un triste exemple des dangers de l'hypothèse.

Baumes[1] divise les maladies d'après leurs causes, et subsidiairement d'après leurs symptômes. Dans cette classification, l'auteur rapporte à l'action en excès ou en défaut, de cinq substances primitives ou agissant comme telles, et qui sont le *calorique*, l'*oxygène*, l'*hydrogène*, l'*azote* et le *phosphore* ou les *substances phosphatées*, toutes les maladies spontanées qui frappent la machine humaine. Ce sont : 1° les *calorinèses* et les sous-divisions en *surcalorinèses* et en *descalorinèses*; 2° les *oxygénèses*, sous-divisées en *suroxygénèses* et en *désoxygénèses*; 3° les *hydrogénèses*; 4° les *azoténèses*; 5° les *phosphorénèses*, sous-divisées en *surphosphorénèses* et *desphosphorénèses*, selon que la substance phosphatée manque ou prédomine dans les corps vivants.

Mais, comme toutes les maladies ne pouvaient pas rentrer dans cette classification, Baumes, voulant être complet, imagina de faire un appendice ou classe supplémentaire pour placer les différents états morbides « qui n'avaient pu entrer dans les cinq classes fondamentales de sa nosologie. » On le voit, il est impossible de mieux s'arranger avec les difficultés inhérentes aux classifications médicales. Au reste, il serait peu généreux de critiquer vivement un système mort-né dont on ne parle plus aujourd'hui qu'en souriant; et la chimie, sur laquelle il s'appuie, n'oserait certainement pas de nos jours, malgré ses progrès, autoriser une tentative semblable à celle de Baumes.

Méthode symptomatique. — La méthode symptomatique, essayée au seizième siècle par Félix Plater, professeur à Bâle, plus tard dignement inaugurée par Sauvages et Linné, s'appuie sur ce fait que les maladies se traduisant au dehors par un certain nombre de symptômes, on doit pouvoir remonter de ces symptômes au nom des maladies. C'est là une idée clinique très-exacte; mais, si juste que soit le principe, dans l'application il a conduit Sauvages à une nosographie impossible.

En effet, il n'est pas suffisant de considérer un symptôme impor-

---

[1] *Fondements de la science méthodique des maladies.* Montpellier, 1801, 4 vol. in-8.

tant, et de l'isoler en le dégageant de toute autre considération de cause et de nature, pour caractériser nettement une classe de maladies. La plupart des symptômes que Sauvages a pris pour base de ses divisions sont communes à des affections de nature très-différente, ce qui entraîne des rapprochements malheureux que repousse une bonne observation. Cette nosologie est composée de dix classes renfermant quarante-quatre ordres, trois cent quinze genres et plus de deux mille espèces. Les dix classes sont : 1° les *vices* ou affections superficielles; 2° les *fièvres;* 3° les *phlegmasies;* 4° les *spasmes;* 5° les *essoufflements;* 6° les *débilités;* 7° les *douleurs;* 8° les *folies;* 9° les *flux;* 10° les *cachexies*. On trouve dans la classe des *vices* le leucoma près de l'ecchymose et de l'acné; l'érysipèle auprès du squirrhe, de la parotide, du cancer et du charbon; les anévrismes à côté des loupes et du staphylôme de la cornée; la chute de la luette à côté des luxations, etc. Je n'étendrai pas plus loin cette critique, qui, sauf les classes des fièvres, des phlegmasies et des spasmes, très-bien établies, pourrait s'appliquer à chacune des classes créées par Sauvages en raison de l'existence d'un seul symptôme comme caractère nosologique.

Vingt-cinq ans plus tard, Linné donnait à Upsal une classification nosologique à peu près semblable à celle de Sauvages : elle se compose de onze classes comprenant trente-sept ordres et trois cent vingt-cinq genres. Les classes établies par Linné sont : 1° les *maladies exanthématiques;* 2° les *maladies critiques;* 3° les *maladies phlogistiques;* 4° les *maladies douloureuses;* 5° les *maladies mentales;* 6° les *maladies quiétales;* 7° les *maladies motoires;* 8° les *maladies suppressoires;* 9° les *maladies évacuatoires;* 10° les *difformes,* et 11° les *vices.*

La classification nosologique de Vogel, professeur de Gœttingue, promulguée en 1764, a la même base que la précédente. Elle est composée de onze classes renfermant cinq cent soixante genres. Ces classes sont : 1° les *fièvres;* 2° les *flux;* 3° les *épichèses;* 4° les *douleurs;* 5° les *spasmes;* 6° les *adynamies;* 7° les *hyperesthésies;* 8° les *cachexies;* 9° les *paronoïes* ou aberrations de l'esprit; 10° les *vices,* et 11° les *difformités.*

Sagar, médecin à Iglaw, en Moravie, dont le nom est assez peu connu aujourd'hui, a voulu rectifier le travail de Sauvages, et, sans changer de méthode, il a réuni dans une classification nouvelle toutes les maladies de l'homme sous treize classes, qui ne sont autres que celles déjà indiquées par Sauvages, plus les deux suivantes : les plaies et les suppressions. Ces treize classes sont : 1° les *vices;* 2° les *cachexies;* 3° les *douleurs;* 4° les *flux;* 5° les *spasmes;* 6° les *essoufflements;* 7° les *débilités;* 8° les *exanthèmes;* 9° les *phlegmasies;* 10° les *fièvres;* 11° les *folies;* 12° les *plaies,* et 13° les *suppressions.*

Cullen, en 1775, dans son *Synopsis nosologiæ methodicæ*, fut plus heureux que Vogel dans les modifications qu'il fit subir à la classification de Sauvages. Sans dénaturer son principe philosophique, il opéra une réduction considérable dans le nombre des classes, et les réduisit à quatre seulement : 1° les *pyrexies;* 2° les *névroses;* 3° les *cachexies*, et 4° les *maladies locales.*

Ces quatre classes contiennent dix-neuf ordres et cent trente-trois genres.

Vitet, en 1770, dans son *Tableau des classes, des genres et des es-pèces de maladies*[1], s'est appuyé sur le même principe que les précé-dents auteurs pour établir sa classification nosographique. Les mala-dies s'y trouvent divisées en neuf classes : 1° les *fièvres;* 2° les *inflammations;* 3° les *douleurs;* 4° les *convulsions;* 5° les *maladies de l'esprit;* 6° les *débilités;* 7° les *évacuations;* 8° les *maladies par dépla-cement des parties organiques;* 9° les *maladies par rétention des matiè-res fluides ou solides.*

On peut adresser à tous ces essais de classification nosologique, re-posant sur le principe de la considération d'un seul ordre de caractères choisi parmi les symptômes importants, le même reproche que j'ai adressé à la nosographie de Sauvages. C'est une manière systématique, artificielle et tout à fait erronée de grouper les maladies, car elle rap-proche ou éloigne des affections de nature différente, selon le hasard de la présence ou de l'absence d'un symptôme. Ainsi, d'après cette méthode, un vice organique évident non douloureux sera classé parmi les affections superficielles ou organiques; que ce vice soit caché, mais le siége des douleurs lancinantes très-vives, et il faudra le ran-ger dans la classe des *douleurs :* c'est là ce qui arrive dans certains cas de cancers. Il en est de même d'une foule d'autres états morbides. La méthode symptomatique, destinée à l'édification d'un système exclusif de nosographie, n'est pas d'une application aussi heureuse qu'elle semble devoir l'être au premier abord; elle sert à caractériser certains groupes, mais elle ne saurait, sans efforts et sans rappro-chements forcés, les comprendre tous dans ses divisions.

Méthode anatomique. — La méthode anatomo-topographique, qui préside au classement des maladies en prenant pour bases les organes affectés, région par région, ne mérite pas le nom de méthode. C'est un ordre de classement qui ne saurait prétendre à la considération du système que la raison et l'expérience ont mûri. Autant vaudrait pres-que l'ordre alphabétique. Qu'est-ce, en effet, que cette réunion des ma-

---

[1] *Matière médicale réformée.* Lyon, 1770, in-8.

ladies de la tête, du cou, de la poitrine, du ventre, des membres, etc., où les affections les plus dissemblables par leurs causes, leur nature, leurs symptômes, se trouvent rapprochées, et où des maladies de même nature sont dispersées par le hasard de la situation aux deux extrémités du corps? Ainsi procéda Fernel, qui divisait les maladies en affections générales (*morbi incertæ sedis*) et affections spéciales siégeant : 1° dans une partie située au-dessus du diaphragme ; 2° dans une partie située au-dessous de cette cloison ; 3° dans les parties externes et formant les maladies chirurgicales. C'est aussi l'ordre que Lieutaud a suivi dans son traité de médecine, et que propose Sauvages dans sa classification anatomique, ainsi constituée : 1° maladies cutanées universelles; 2° maladies cutanées partielles ; 3° maladies des membres ; 4° maladies des sexes ; 5° maladies des sens ; 6° maladies de la tête; 7° maladies de poitrine; 8° maladies de l'abdomen; 9° maladies des âges. Cette méthode est enfin la base de la classification de M. J. Tourdes.

Au reste, les médecins qui ont adopté ce mode de nosographie n'ont pu l'appliquer rigoureusement à toute l'étendue de la médecine, et presque tous ils se sont vus forcés de modifier souvent l'ordre de leurs descriptions, en faisant intervenir, par exemple, la considération de la nature anatomique des tissus affectés, ou même en quelques cas la nature présumée des maladies. C'est là ce qu'a fait Joseph Franck, qui, après avoir décrit les fièvres, s'occupe des autres affections morbides en les suivant de la tête aux pieds. C'est ce que Boyer a fait également dans son excellent *Traité des maladies chirurgicales*, où, après avoir débuté par les inflammations, la brûlure, les tumeurs, les maladies des os, etc., il arrive à décrire les affections chirurgicales proprement dites, en commençant par celles de la tête pour arriver à celles du ventre, après avoir suivi tout simplement l'ordre topographique.

C'est l'ordre que j'ai adopté moi-même dans mon *Traité des maladies des enfants nouveau-nés*, par cette raison que, ne visant pas aux honneurs de la nosographie générale, et voulant faire un ouvrage de pratique, j'ai suivi le mode de classement qui me paraissait le plus commode, sinon le plus rationnel, pour exposer le résultat de mes observations. Mais, à l'exemple des auteurs que je viens de citer, je me suis bientôt vu dans l'impossibilité d'achever la classification des maladies de l'enfance d'après l'ordre topographique simple ; il m'a fallu l'abandonner un instant pour traiter du rachitisme, des fièvres, de la syphilis, etc., affections générales que ne saurait comprendre une division anatomique.

La considération tirée du siége des organes et de la région affectée par les maladies ne peut donc servir de base à leur classification méthodique. Ce n'est là qu'une circonstance presque insignifiante dans le fait des maladies, dont il est peut-être bon de savoir tenir compte, car elle peut quelquefois modifier les symptômes, mais on ne saurait en faire un principe de division nosographique.

Méthode anatomo-physiologique. — La méthode anatomo-physiologique, qui sert de base à la classification des maladies, mérite bien plus le nom de système que celui de méthode. Elle a pour principe de rapprocher les maladies qui se développent dans cerains appareils fonctionnels et dans les tissus de même nature. Or, comme les maladies d'un appareil physiologique entraînent nécessairement des troubles fonctionnels analogues, quelquefois semblables ou même communs, il en résulte qu'on a l'avantage de rassembler naturellement des maladies ayant le même siége dans un appareil organique, souvent la même cause, et peut-être aussi les mêmes symptômes. Dans les affections de l'appareil respiratoire, que de caractères pour former une classe complète et bien définie, depuis la gêne de la respiration, la toux, l'expectoration, les modifications du bruit respiratoire, jusqu'aux mêmes influences pathogéniques à l'origine, desquelles on peut souvent remonter! Dans l'appareil digestif, certains phénomènes toujours les mêmes, au nombre et à l'intensité près, trahissent le trouble de la nutrition et les altérations du tube intestinal. Dans l'appareil hépatique urinaire, n'en est-il pas de même? J'en dirai tout autant de l'appareil cérébro-spinal, où les affections les plus diverses par leur nature amènent cependant des troubles fonctionnels à peu près semblables, aussi nombreux que variés, et très-suffisants pour caractériser une classe nosographique. Les appareils des sens, troublés par les affections les plus différentes, réagissent d'abord en cessant de fonctionner ou en n'agissant plus que d'une façon incomplète et irrégulière, ce qui donne encore ici un certain nombre de caractères communs à différentes maladies, uniquement à cause du siége anatomique, qui entraîne nécessairement avec lui la modification de fonction.

C'est la méthode que suivait jadis M. le professeur Andral, et qu'à son exemple je mets depuis plusieurs années en pratique dans mes cours de médecine. C'est celle que propose M. Dubois, d'Amiens[1]. Elle est très-utile pour l'enseignement oral, parce qu'elle permet, à propos de certains phénomènes organiques ou dynamiques, tels que les inflammations, les hémorrhagies, les lésions de nutrition, d'inner-

---

[1] *Traité de pathologie générale.*

vation, de revenir souvent sur les mêmes objets en traitant des maladies de chaque appareil. Elle fournit ainsi l'occasion de parler à plusieurs reprises, et à des distances assez grandes, dans la durée d'un cours, des hémorrhagies et des inflammations, par exemple, tantôt avec les maladies du poumon, tantôt avec celles de l'estomac, du cerveau, du rectum, etc. Sous ce rapport, elle est donc très-utile, car c'est un service à rendre à de jeunes auditeurs que de ramener souvent leur attention sur le même sujet et sur les mêmes idées. Elle est moins bonne à suivre dans un ouvrage dogmatique de médecine, où il vaut mieux condenser les faits et les rapprocher d'après leur nature et leur analogie.

Quoique cette division des maladies d'après leur siége dans chaque appareil ne soit pas très-philosophique, le caractère essentiel se trouvant pris en dehors de la chose à classer, elle présente néanmoins quelque avantage, et elle conduit à des résultats satisfaisants pour la pratique. Malheureusement, de même que toutes les autres méthodes nosographiques et systématiques, elle ne comprend pas dans ses divers groupes tous les états morbides observés chez l'homme, et elle laisse en dehors des classes fort imposantes, telles que les fièvres, les asphyxies, les empoisonnements, etc., qu'on ne peut localiser dans aucun appareil. Il en résulte qu'après avoir établi avec plus ou moins de peine la plus grande partie de l'édifice nosologique d'après un principe exclusif et absolu, il faut le terminer sur un plan différent et d'après des principes qui appartiennent à une autre école et à d'autres méthodes. La nosographie anatomo-physiologique est donc, quant à présent, une chose absolument impossible.

Méthode organo-pathique. — Dans l'impossibilité où l'on se trouve de faire de la maladie, telle qu'elle est constituée par les nosographes, une individualité simple, comparable de tous points à d'autres individualités de même nature, pour en faire une espèce bien définie, analogue à une plante, la tige de blé, par exemple, que l'on compare à sa voisine, un auteur éminent, M. Piorry, a ramené le problème nosographique à son élément le plus simple. Déclarant impossible la nosographie systématique, il rejette tous les systèmes antérieurs, conserve pour la pathologie générale, comme chose utile à consulter, quelques groupes de symptômes bien définis, tels que les flux, les névroses, les hémorrhagies, les hydropisies, etc., et n'admet plus enfin comme base de nosographie que les états pathologiques matériels simples ou composés des organes, c'est-à-dire les états organo-pathiques et les synorgano-pathies. J'ai dit que c'était ramener le problème nosographique à son élément le plus simple; en effet, ce système fait table rase des phénomènes ordinairement pris en considération pour les édifices de nosologie et les réduit à un seul, qui est l'état organo-pathique. Cette méthode a cela de remarquable, qu'elle remplace par une base solide le terrain mouvant des classifications médicales antérieures et actuelles. Cependant, par cela même qu'elle rejette certains éléments de la maladie pour ne tenir compte que d'un seul, elle rentre dans la classe des méthodes artificielles et ne constitue plus qu'un système très-habilement défendu et plus ardemment attaqué; car tel est le sort de tous les systèmes : ils sont incessamment ballottés par le flot des passions envieuses ou ennemies.

Pour M. Piorry, point de nosographie ou de classification des maladies; il ne peut y avoir que des descriptions ou classifications de souffrances dont les organes forment les bases.

Peu lui importe qu'on les étudie en commençant par un appareil fonctionnel ou par un autre. Il faut seulement débuter par les souffrances de l'appareil le plus important, et, dans son esprit, ce sont les troubles de la circulation et du sang qui occupent la première place. La circulation est indispensable à la vie; elle existe dans presque toutes les parties des mammifères; elle est troublée dans presque toutes les maladies; enfin les organes, d'abord liquides avant d'être solides, se nourrissent par des matériaux liquides ou tenus en suspension dans les liquides. En conséquence, M. Piorry débute par l'étude des altérations du sang. Vient ensuite l'étude des états organo-pathiques du cœur, des artères, des veines, des lymphatiques et des capillaires; celle des affections des organes respiratoires et digestifs ; celle des glandes annexées au tube alimentaire ; celle des organes génito-urinaires; celles du péritoine; celles enfin qui ont trait aux affections des organes des sens, du cerveau, de la moelle et des nerfs, des os, des articulations et des mucles.

Dans ce système, d'après M. Piorry, les maladies générales ne sont autre chose, si tant est qu'elles existent, qu'une collection nombreuse d'états organo-pathologiques qui se développent sous l'influence d'une cause unique. Elles ne peuvent guère consister primitivement que dans deux sortes d'altérations ou de troubles, c'est-à-dire dans des changements morbides survenus dans le sang, ou dans des modifications pathologiques dont le système nerveux aura été généralement le siége.

J'ai cité complétement les détails de cette méthode nosographique, qui remplace entièrement les classifications modernes, et que je range sous le nom de *méthode organique*, en raison du principe qui lui sert de base. M. Piorry lui donne avec raison le nom de *méthode des organo-pathographies*.

Il est difficile de trouver une base plus solide pour étayer une doctrine médicale, et il serait à désirer que, dans l'application, elle fût aussi sûre qu'en théorie. La méthode organique de nosographie appartient, dit son auteur, à la sphère des saines doctrines ; car elle comprend dans ses développements l'immense quantité des maladies dont les lésions ont été éclairées par les progrès récents de l'anatomie pathologique ; et elle s'applique merveilleusement à tout ce qui est du diagnostic local. Malheureusement ce n'est pas là toute la médecine. En dehors des changements de forme, de volume, de situation des organes, des lésions organiques et des productions accidentelles de nos tissus, il y a des états morbides incontestables et non contestés, dans lesquels les recherches les plus minutieuses et les plus précises n'ont pas fait découvrir de lésion anatomique constante et caractéristique, sur lesquels le tranchant du scalpel et l'œil de l'anatomiste n'ont encore rien découvert, et qui échappent par conséquent aux chaînes de la pathographie organique. Telles sont les névroses. Sans doute il n'en sera pas toujours ainsi, et, dociles à la voix du maître, elles viendront peut-être quelque jour se ranger sous les principes de l'organopathie, si quelque savant micrologue vient leur imposer la loi générale et féconde qui explique chaque trouble dynamique par une altération matérielle des organes ou des tissus.

Tous les états morbides observés chez l'homme ne peuvent donc aujourd'hui, dans l'état imparfait de notre science, se rapporter à une lésion organique appréciable. J'en viens de citer un grand nombre, et j'en pourrais indiquer bien d'autres. Cependant ce sont là des exceptions qui deviennent chaque jour moins nombreuses, et qui finiront, je n'en doute pas, par disparaître entièrement. Jusque-là toute généralisation absolue de la nosographie organique sera impossible et me semblera dépasser les bornes de l'observation exacte pour s'élancer dans le terrain des hypothèses. Le jour où, de l'aveu de tous les observateurs, chaque phénomène morbide aura son explication assise sur la présence d'une lésion matérielle appréciable, ce jour-là, « beau rêve d'une réalisation impossible, » dit Requin, la nosographie organique sera pour jamais fondée, et je m'en déclarerai moi-même le plus ardent défenseur. Si tard qu'on vienne au foyer de la vérité, l'on y trouve toujours sa place, quand on s'y présente avec les intentions d'un esprit droit et sincère.

Méthode mixte ou *syncrétique.* — Les systèmes exclusifs de nosographie sont tous incomplets et ne peuvent mener qu'à l'erreur. Il est impossible, quant à présent, de faire une nosologie exclusivement étiologique, ou entièrement symptomatique, ou entièrement organique. La nosographie doit, au contraire, revêtir ce triple aspect; elle doit s'appuyer sur une méthode *mixte* ou *syncrétique*, qui permette de prendre pour base les principaux phénomènes de la maladie, choisis d'une manière convenable et destinés à établir les grandes coupes de la classification. C'est vraiment la fusion des systèmes, ou, pour mieux dire, c'est la *méthode naturelle* appliquée à la classification des maladies, si toutefois il peut y avoir une méthode de ce nom pour classer des choses aussi peu naturelles que les maladies, c'est-à-dire des monstruosités ou des anomalies de la nature.

La méthode syncrétique, qui ordonne, choisit, sépare et rassemble toutes les maladies en divers groupes établis chacun d'après leur caractère essentiel, devait être le refuge de tous les nosologistes mécontents des classifications produites par les méthodes artificielles; seulement, comme il ne saurait y avoir rien de fixe en ce genre, chaque nosographe restant libre de choisir et de multiplier les éléments morbides qu'il veut employer pour en faire la base d'une classification, et comme ces éléments sont de nature très-différente, il en résulte nécessairement une sorte d'arbitraire dans l'application du principe nosographique. Tel veut utiliser la considération des causes, de la nature, de la lésion, des symptômes, du siége, de la marche des maladies; tel autre la considération de l'âge et du sexe des individus; tel autre quelques-uns de ces phénomènes seulement; nulle règle précise ne peut être formulée d'avance d'une manière absolue : la méthode mixte a cela d'avantageux qu'elle permet au nosographe de prendre là où il les découvre les éléments d'une bonne classification. Il paraît que ces éléments sont très-difficiles à rencontrer, car, jusqu'à ce jour, aucun nosographe n'a encore pu les découvrir.

Parmi les essais de classification tentés d'après cette *méthode mixte*, il en est quelques-uns que je vais citer, autant pour montrer les difficultés de l'entreprise que pour rendre justice à plusieurs travaux dignes de l'attention des médecins.

Macbride, en 1772[1], a pris le point de départ de sa classification dans l'âge des sujets ou l'étendue du corps affecté par le mal, et il a divisé ces maladies en 4 classes : les *maladies universelles*, les *maladies locales*, les *maladies sexuelles* et les *maladies infantiles*. Cet auteur n'a donné de développement qu'à sa première classe, sous-divisée, d'après les symptômes principaux, en 9 ordres : les *fièvres*, les *inflammations*,

---

[1] *Introduction à la théorie et à la pratique de la médecine*, trad. par Petit Radel. Paris. R. 1787, 2 vol. in-8°.

les *flux*, les *douleurs*, les *spasmes*, les *adynamies*, les *essouflements*, les *affections mentales* et les *cachexies*.

Vachier et Webster ont aussi promulgué des nosologies engendrées par la fusion des classes établies sur quelques phénomènes morbides importants, mais ces classifications ont toutes été renversées et jetées dans l'oubli par celle de Pinel, publiée en 1798. C'est une des plus importantes, et le retentissement du bruit qu'elle a fait dans le monde est arrivé presque jusqu'à nous.

Dans cette nosographie philosophique, on admet 6 classes, 21 ordres et 76 genres. Elle ne s'applique malheureusement qu'aux maladies dites *internes*, et laisse en oubli les maladies externes. C'est un défaut capital, commun d'ailleurs à beaucoup d'autres systèmes de nosographie.

La division des classes ne repose pas sur le même caractère essentiel. Elles sont établies d'après la nature, d'après les symptômes et d'après la lésion organique. Il y en a même une dernière qui ne repose sur rien. Ainsi : 1re classe, les *fièvres*; 2e, les *phlegmasies;* 3e, les *hémorrhagies*; 4e, les *névroses*; 5e, les *lésions organiques*; 6e classe, *non déterminée*.

Chaque classe renferme des ordres plus ou moins nombreux, dont la distribution ne repose pas davantage sur un phénomène ou caractère constant. Ainsi, tandis que les ordres de la 1re classe sont distribués d'après la nature présumée du mal, les ordres des autres classes le sont, au contraire, d'après le siége de l'affection morbide.

La 1re CLASSE comprend 6 ordres : 1° les *fièvres inflammatoires*, 2° les *fièvres bilieuses*, 3° les *fièvres muqueuses*, 4° les *fièvres adynamiques*, 5° les *fièvres ataxiques*, 6° les *fièvres adéno-nerveuses* ou pestilentielles. Les genres et les espèces y sont très-mal établis.

La 2e CLASSE comprend 5 ordres : 1° les *phlegmasies cutanées*, 2° les *phlegmasies des membranes muqueuses*, 3° les *phlegmasies des membranes séreuses*, 4° les *phlegmasies du tissu cellulaire*, 5° les *phlegmasies du tissu fibreux*, et les genres se confondent avec les espèces.

La 3e CLASSE comprend 4 ordres établis sur le même principe du siége de l'altération : *hémorrhagies du système muqueux, séreux, cellulaire* et *cutané*. Ici encore les espèces ne reposent sur rien de précis et devraient plutôt former des variétés.

La 4e CLASSE est partagée en 5 ordres, divisés eux-mêmes en sous-ordres comprenant un grand nombre de genres et d'espèces.

1er *ordre*. Névroses des sens. — 1er *sous-ordre*. Névroses de l'ouïe. 2e *sous-ordre*. Névroses de la vue, etc.

2e *ordre*. Névroses des fonctions cérébrales. — 1er *sous-ordre*. Comata. 2e *sous-ordre*. Vésanies

5ᵉ *ordre*. Névroses de la locomotion et de la voix. — 1ᵉʳ *sous-ordre*. Névroses de la locomotion. 2ᵉ *sous-ordre*. Névroses de la voix.

4ᵉ *ordre*. Névroses des fonctions nutritives. —1ᵉʳ *sous-ordre*. Névroses de la digestion. 2ᵉ *sous-ordre*. Névroses de la respiration. 5ᵉ *sous-ordre*. Névroses de la circulation.

5ᵉ *ordre*. Névroses de la génération.—1ᵉʳ *sous-ordre*. Névroses génitales de l'homme. 2ᵉ *sous-ordre*. Névroses génitales de la femme.

5ᵉ CLASSE. — LÉSIONS ORGANIQUES. — 1ᵉʳ *ordre*. Lésions organiques générales. — 1ᵉʳ *sous-ordre*. Lésions organiques affectant en même temps la plupart des tissus. 2ᵉ *sous-ordre*. Lésions organiques affectant indifféremment tel ou tel tissu.

2ᵉ *ordre*. Lésions organiques particulières. — 1ᵉʳ *sous-ordre*. Lésions organiques du cœur et des vaisseaux. 2ᵉ *sous-ordre*. Lésions organiques du système lymphatique, ou hydropisies. 5ᵉ *sous-ordre*. Lésions organiques du tissu cellulaire. 4ᵉ *sous-ordre*. Lésions organiques du système pileux. 5ᵉ *sous-ordre*. Lésions organiques du cerveau. 6ᵉ *sous-ordre*. Lésions organiques du poumon. 7ᵉ *sous-ordre*. Lésions organiques du foie. 8ᵉ *sous-ordre*. Lésions organiques de la rate. 9ᵉ *sous-ordre*. Lésions organiques des voies urinaires. 10ᵉ *sous-ordre*. Lésions organiques du canal alimentaire.

Cette nosographie est certainement une des plus remarquables qui aient été publiées. Son succès a été immense. Cependant que de défauts n'offre-t-elle pas, et combien de maladies sont passées sous silence et laissées en dehors, même de la 6ᵉ classe, consacrée aux maladies indéterminées! Elle renferme des groupes bien formés, encore inattaquables aujourd'hui; mais elle renferme aussi cette malheureuse classe des fièvres fort mal établie, et dont le naufrage a fait sombrer tout le reste. La division des ordres de la 2ᵉ, 5ᵉ et 4ᵉ classe, d'après la nature des tissus affectés, hémorrhagies et inflammations du tissu muqueux, séreux, cellulaire, fibreux ou cutané, me paraît fort digne d'attention, car elle montre dans Pinel le précurseur de Bichat, dans le médecin le guide du physiologiste, chose rare et d'autant plus remarquable qu'on observe plus ordinairement le contraire. Il est en effet curieux de voir un médecin fonder, par la pratique, une division de nosographie sur la considération de la nature des tissus affectés, lorsque la physiologie expérimentale n'a pas encore nettement fait connaître ces mêmes tissus par leurs propriétés différentes. A une époque plus rapprochée de nous, et de la part des contemporains, un certain nombre de classifications nosographiques, appuyées sur les principes de fusion des classes qui constituent la *méthode mixte* ou *syncrétique*, ont été publiées par MM. Gendrin, Requin, Grisolle, Hardy et Behier, Bouillaud, Tardieu, etc. Celle de M. Gendrin offre pour base la considération des appareils fonctionnels, et secondairement la nature, les symptômes et les alternations des maladies. Il y a, pour cet auteur, deux divisions fondamentales à introduire dans

l'étude des maladies : les maladies consistant en une altération des
fonctions de la vie organique, et les maladies consistant dans une altération des fonctions de la vie de relation. Ces deux divisions com-
prennent ensemble 9 classes : 1re, les *hémorrhagies*; 2e les *diacrises*,
ou altération de sécrétion ; 3e, les *phlegmasies*; 4e, les *fièvres*, ou pyrexies ; 5e, les *anomalotrophies*, ou vices de nutrition ; 6e, les *hétéro-
sarcoses*, ou production de tissus accidentels ; 7e, les *cachexies*; 8e, les
névroses; et 9e, les *vésanies.*

Une autre classification, établie d'après le même principe, est celle
que Requin a suivie dans ses *Éléments de pathologie médicale.* Elle
repose sur la triple considération des causes, des lésions organiques
et des symptômes. Mais le mode de distribution des groupes est ici
tout différent de ce qu'il est habituellement dans les classifications
médicales. La fusion des classes n'est pas complète, et sous la même
couverture, au lieu d'une nosographie divisée par classes, se trouvent
trois nosographies distinctes, dont voici l'énumération :

1° *Nosographie organique*, comprenant les maladies groupées à cause de l'existence
d'un vice matériel, par lequel s'explique toute la phénoménalité morbide ;

2° *Nosographie étiologique*, comprenant quelques maladies rapprochées par la nature
de leurs causes ;

3° *Nosographie symptomatique*, comprenant les maladies caractérisées par un symptôme important, et ne pouvant être comprises dans les catégories précédentes ;

4° *Affections superficielles*, où la chirurgie n'a rien à voir, et qui n'ont affaire qu'à la
pathologie médicale proprement dite ;

La *nosographie organique* est divisée en 13 chapitres : 1° les vices de
proportion du sang ; 2° les hypérémies ; 3° les hémorrhagies ; 4° les
inflammations ; 5° les hypertrophies ; 6° les atrophies ; 7° les gangrènes; 8° les tuberculisations; 9° les cancers; 10° les hydropisies; 11° les
flux; 12° les pneumatoses ; 13° les vices organiques divers (qui sont la
cause de véritables maladies dans toute la rigueur de ce dernier mot,
et ne rentrent dans aucune des douze catégories précédentes).

La *nosographie étiologique* comprend 11 chapitres : 1° les empoisonnements proprement dits; 2° les maladies calculeuses; 3° les maladies
cutanées par présence d'êtres parasites; 4° les maladies vermineuses ;
5° les anéantissements de la vie par causes négatives ; 6° les maladies
par inoculation d'un venin; 7° les maladies d'intoxication paludéenne;
8° les maladies virulentes ; 9° les maladies puerpérales ; 10° les endémies singulières; 11° les épidémies particulièrement mémorables.

La *nosographie symptomatique* comprend : la fièvre inflammatoire,
l'embarras gastrique, l'hystérie, l'hypocondrie, la manie, etc.

Les *affections superficielles* comprennent : les taches de rousseur, les verrues, l'alopécie, la canitie, etc.

La même pensée de fusion entre les principes des méthodes anciennes de nosographie, a inspiré M. Grisolle dans le choix qu'il avait à faire[1]. « Pour ne pas tronquer la science et l'aventurer dans les hypothèses les plus aventureuses, » il a pris les principes de la méthode mixte ou syncrétique, et il a divisé les maladies en 10 classes, ce sont : 1° les *fièvres* ; 2° les *vices de proportion du sang* ; 3° les *inflammations* ; 4° les *hémorrhagies* ; 5° les *sécrétions morbides* ; 6° les *empoisonnements* ; 7° les *lésions de nutrition* ; 8° les *transformations organiques et les produits accidentels* ; 9° les *névroses* ; 10° les *maladies propres à certains organes ou à certains tissus*.

C'est la méthode mixte qui est aussi la base de la classification nosographique adoptée par M. Tardieu[2]. Les maladies, rapprochées d'après leurs caractères les plus apparents, c'est-à-dire d'après l'ensemble de leurs phénomènes communs, d'après leurs causes, leur marche, le siége qu'elles occupent et les altérations qui les accompagnent, y sont divisées en dix classes séparées en divers ordres plus ou moins nombreux, comprenant les genres et les espèces. Ce sont :

1° Les FIÈVRES, maladies caractérisées essentiellement par un mouvement fébrile qui commence et cesse avec la maladie, et accompagnées, pour la plupart, de lésions anatomiques spéciales qui, lors même qu'elles sont constantes, n'ont qu'une importance secondaire, eu égard à la marche et aux caractères généraux de la maladie.

2° Les MALADIES PESTILENTIELLES, maladies en général propres à certains climats, le plus souvent épidémiques, caractérisées par un ensemble de symptômes généraux très-graves, sans lésions anatomiques constantes, et qui, par leur terminaison, ordinairement funeste, sont les fléaux des populations.

3° Les PHLEGMASIES, maladies ordinairement fébriles, aiguës ou chroniques, que caractérise, comme lésion, l'inflammation d'un organe ou d'un tissu, et dans lesquelles les symptômes dominants ont pour siége l'organe ou le tissu lésé.

4° Les HÉMORRHAGIES, essentiellement caractérisées par l'écoulement du sang hors des vaisseaux qui le contiennent.

5° Les FLUX, caractérisés par l'accroissement morbide et l'écoulement immodéré des liquides produits par l'une des sécrétions naturelles, sans lésion apparente de l'organe sécréteur, ni altération notable du liquide sécrété.

6° Les HYDROPISIES, caractérisées par l'exhalation morbide et l'accumulation d'un liquide d'apparence aqueuse, épanché dans une ou plusieurs des cavités séreuses naturelles, ou infiltré dans le tissu cellulaire en l'absence de tout travail inflammatoire.

7° Les NÉVROSES, maladies apyrétiques ordinairement intermittentes, ayant leur siége dans quelque point du système nerveux, et s'étendant facilement, à la fois ou successivement, à plusieurs de ses parties ; caractérisées essentiellement par le trouble de l'une

[1] *Traité de pathologie interne*, 7° édition.
[2] *Manuel de pathologie et de clinique médicales*, 2° édition, Paris, 1857.

ou de plusieurs des fonctions de ce système, et pouvant exister sans lésion appréciable des solides ou des liquides.

8° Les MALADIES CONSTITUTIONNELLES, affections presque toujours de longue durée et non essentiellement fébriles, liées à un état particulier souvent originel ou héréditaire de l'organisme, et caractérisées le plus ordinairement par des troubles complexes des principales fonctions de la vie organique et des lésions multiples, soit des solides, soit des liquides de l'économie.

9° Les MALADIES ORGANIQUES, affections de siége et de nature très-divers, qui sont essentiellement constituées par une lésion dans la forme, le volume, les dimensions ou la consistance d'un organe isolé et dont les caractères symptomatiques sont subordonnés aux effets locaux de la lésion organique particulière et au trouble des fonctions de la partie lésée.

10° Les MALADIES ACCIDENTELLES, affections accidentellement produites par l'influence directe de certains agents extérieurs, dont le mode d'action invariable est, sauf quelques exceptions, complétement indépendant de l'état de l'organisme.

Toutes ces classifications ont le défaut d'être exclusivement médicales, et, à part quelques objections de fond qu'on pourrait leur adresser, et dont les auteurs eux-mêmes ne dissimulent pas l'importance, elles ont le tort, à mes yeux, de ne pas comprendre dans leur ensemble ce qu'on appelle les affections chirurgicales. Pourquoi cette exclusion? Est-ce qu'une bonne philosophie médicale consacre la séparation de la médecine et de la chirurgie introduite par la pratique? Est-ce que la nosologie peut être divisée en deux fragments par le fait de l'intervention d'un coup de scalpel dans la thérapeutique? Assurément non, et je crois qu'il serait avantageux, ne fût-ce que pour rendre hommage aux principes et faire honneur à notre philosophie, de ne jamais faire que des classifications complètes, où les médecins et les chirurgiens puissent trouver la place et la dénomination de toutes les maladies.

Sous ce rapport, la classification de la *nosographie médicale* de M. Bouillaud mérite d'être indiquée. Entièrement faite d'après les principes de la méthode mixte ou syncrétique, elle comprend toutes les affections dites médicales et chirurgicales, divisées en 12 classes :

1° Les fièvres et inflammations, ou pyrexies;
2° Les affections consistant en un défaut d'excitation, d'action vitale;
3° Ataxies des centres nerveux;
4° Maladies miasmatiques et virulentes;
5° Hétérotrophies, hétérocrinies et hétérogénies d'origine non inflammatoire;
6° Épanchements en général et épanchements de sang, ou hémorrhagies en particulier;
7° Solutions de continuité et communications anomales :
8° Changements de position et de direction, ou déplacements et déviations;
9° Adhésions, connexions et infections anomales;
10° Changements d'étendue, de volume et de capacité;
11° Corps étrangers et rétenta;

12° Changements relatifs à la configuration, au nombre et à l'existence même des organes et de leurs parties constituantes.

La classification qui me sert dans l'enseignement est construite sur cette base, et les maladies s'y trouvent rangées par ce qui les rapproche le plus dans leurs causes, dans leur nature et dans les altérations qu'elles amènent à leur suite. En voici l'énoncé :

1° Les fièvres.
2° Les fluxions.
3° Les phlegmasies.
4° Les hétérotrophies.
5° Les gangrènes.
6° Les flux.
7° Les pneumatoses.
8° Les nosohémies.
9° Les hydropisies.
10° Les hémorrhagies.

11° Les nosorganies
{
scrofuleuse ou tuberculeuse.
cancéreuse.
épithéliale.
fibro-plastique.
chondroïde.
adipeuse.
vasculaire.
mélanique.
osseuse.
}

12° Les lithiasies.
13° les zoogénies.
14° Les phytorganies.
15° Les névroses.
16° Les toxémies.
17° Les ectopies.
18° Les traumaties.

Dans cette classification, qui représente la pathologie entière, les différentes classes comprennent tous les produits morbides et tous les phénomènes dynamiques nés sous l'influence des différentes impressions morbifiques. Instituées d'après la connaissance des causes, exemple : les *toxémies*, les *traumaties*; de leur nature : les *névroses* ou les *phlegmasies*; de leur siége : les *nosohémies*; de leur produit anatomique : les *hétérotrophies*, les *pneumatoses*, les *flux*, les *nosorganies*, etc.; elles sont conformément établies d'après les principes de la méthode que j'ai adoptée. C'est, quant à présent, la seule manière raisonnable d'envisager les objets de la science médicale.

En résumé : la multiplicité des faits et des détails entraîne, pour la médecine, la nécessité d'une distribution régulière, systématique, d'après l'identité de leur nature, d'après la ressemblance et l'analogie de leurs principaux caractères.

Ce rapprochement d'objets à peu près semblables, leur coordination réfléchie, leur arrangement méthodique d'après une base solide, telle que la présence d'un ou de plusieurs phénomènes constants, forme une classification.

Les classifications de nosographie datent du seizième siècle et sont nombreuses. Presque toutes ont encore aujourd'hui des partisans et des défenseurs, mais elles laissent beaucoup à désirer.

Les méthodes principales sont : la méthode alphabétique, la méthode synoptique, la méthode étiologique, la méthode symptomatique, la méthode anatomo-topographique, la méthode anatomo-physiologique, la méthode organique et la méthode mixte ou syncrétique. Ces mots indiquent les principes qui leur servent de bases.

Parmi ces méthodes, l'étiologique et l'organique sont celles qui, théoriquement parlant, offrent le plus d'attrait, et deviendront, avec le temps peut-être et quelques nouveaux progrès de la science, les méthodes exclusives de nosographie.

Dans l'état actuel de nos connaissances en médecine, il semble difficile de distribuer toutes les maladies en classes distinctes et bien assises, d'après les principes exclusifs de la méthode étiologique, symptomatique, anatomique et organique.

La méthode mixte ou syncrétique de nosographie me paraît en ce moment préférable à toutes les autres, car elle permet de prendre plusieurs ordres de caractères essentiels au lieu d'un seul, pour établir d'une manière assez heureuse la division de la plupart des maladies en classes bien définies et assez naturelles.

DEUXIÈME PARTIE

DES MALADIES EN GÉNÉRAL

Lorsque, sous l'influence des différentes impressions morbifiques, un trouble dynamique ou matériel se produit, il en résulte des maladies aussi variées dans leur siége que par leurs symptômes, mais qu'on peut réunir, d'après leur nature probable ou leur caractère principal, en un certain nombre de classes distinctes les unes des autres. Chacune de ces classes renferme un très-grand nombre de groupes secondaires formant des ordres, des genres ou des espèces. C'est une division des maladies en familles naturelles, dont les parties variables et diverses, par suite des circonstances spéciales, peuvent être réunies par un lien commun, très-général, supérieur aux phénomènes de détail, qui en établit la consanguinité. Ainsi, à part le siége et la forme anatomique du mal sur la peau et dans l'intestin, dans le typhus, la variole, la scarlatine, la fièvre typhoïde, la rougeole, la peste, etc., etc., qui sont des maladies en apparence bien distinctes, il y a un fait supérieur qui les rapproche, c'est la fièvre continue et la putridité du sang, la diffluence de la fibrine et sa tendance à la diminution quantitative : on en a fait avec raison une famille morbide naturelle désignée sous le nom de *fièvres* ou de *pyrexies*. D'autres maladies, caractérisées par des symptômes très-différents, selon l'organe affecté, offrent cependant, comme fait supérieur, général, une grande chaleur, une infiltration locale de fibrine dans les tissus malades et une augmentation de fibrine dans le sang : ce sont les *inflammations* ou *phlegmasies*. Ailleurs, le fait principal est une mortification des tissus, ou *gangrène*, une hémorrhagie extérieure ou profonde qui, selon son abondance et la structure des tissus affectés, présente des phénomènes différents : ce sont les *hémorrhagies*. Chez d'autres, sous l'influence des causes les plus opposées, la sérosité du sang s'échappe des capillaires et infiltre le tissu cellulaire, ou se rassemble dans les cavités séreuses de manière à former des *hydropisies*; ou bien le sang tout entier s'altère dans sa composition par le changement des pro-

portions et de la nature de ses éléments : ce sont les *nosohémies*.
La sécrétion anomale des gaz, quels qu'en soient la cause et le
siége, constitue des maladies formant une famille particulière, celle
des *pneumatoses*. Souvent des sécrétions séreuses excessives se font
à la surface de la peau et du tissu muqueux, et la sérosité s'é-
coule en assez grande abondance : ce sont les *flux*. Des altérations
chroniques, plus ou moins profondes et permanentes, se font dans les
tissus, entravent l'exercice des fonctions et produisent des accidents
de forme différente et variée, suivant l'importance des parties malades :
c'est ce que l'on appelle des *maladies organiques* ou des *nosorganies*.
Les unes sont caractérisées par un simple trouble de la nutrition laissant la texture organique élémentaire intacte, semblable à ce qu'elle
est dans l'état normal ; exemples : l'atrophie, l'hypertrophie, l'épithélioma, etc. : ce sont les *hétérotrophies* on *nosorganies homœomorphes*.
Les autres, au contraire, déterminent la formation de productions accidentelles ou éléments organiques de forme nouvelle, s'ajoutant aux
éléments normaux des tissus, de manière à les transformer en un
tissu presque nouveau; ce sont les *nosorganies hétéromorphes*, comprenant les tubercules, le cancer, la mélanose, etc. On connaît aussi
des *lithiasies* ou formation de pierres, de calculs et d'ostéophytes; des
zoogénies dans lesquelles il y a production d'entozoaires ou d'épizoaires; des *phytorganies*, caractérisées par la génération d'épiphytes;
des *toxémies* ou empoisonnements, des *ectopies* ou difformités, et des
traumaties ou maladies traumatiques. Il y a enfin des maladies de
forme et de cause très-différentes, caractérisées essentiellement par des
troubles dynamiques du système nerveux, sans altération matérielle
appréciable, troubles de sensibilité, d'intelligence et de mouvement,
qui constituent la famille des *névroses*.

La division des maladies en familles ou classes distinctes a pour la
nosographie l'immense avantage de permettre au médecin d'indiquer
d'une manière générale les principaux caractères de chaque espèce
morbide, indépendamment des phénomènes secondaires produits par
le siége anatomique du mal, par l'influence des âges, du climat, des
idiosyncrasies, etc. C'est la seule manière de commencer les études
médicales d'une manière fructueuse, et la pathologie générale serait
incomplète si elle ne renfermait pas l'exposé général des connaissances
les plus importantes sur ces différentes classes de maladies.

Celles dont je vais m'occuper d'une manière générale sont : 1° la
fièvre et les *fièvres*; 2° les *inflammations*; 3° les *gangrènes*; 4° les *hémorrhagies*; 5° les *hydropisies*; 6° les *flux*; 7° les *pneumatoses*; 8° les *nosorganies homœomorphes* et *hétéromorphes*; 9° les *zoogénies*; 10° les *lithia-*

lies; 11° les *phytorganies;* 12° les *névroses;* auxquelles il faudrait
joindre les vices de conformation et les difformités, les maladies traumatiques, telles que plaies, fractures, luxations, etc., ce que je me
propose de faire un peu plus tard.

CHAPITRE PREMIER
DE LA FIÈVRE.

I

Depuis le commencement de la médecine, à la période d'Hippocrate
et de Galien comme de nos jours, la fièvre a été l'objet de discussions
et de controverses toujours les mêmes. Il suffit de lire Galien pour y
trouver à peu près dans les mêmes termes les éléments du problème
tel qu'on le comprend aujourd'hui. Considérée dans sa nature ou dans
ses phénomènes principaux, la fièvre est encore pour nous ce qu'elle
était pour les anciens; en effet, sa nature est restée impénétrable, et
on n'est embarrassé que par les hypothèses jetées dans la science par
les médecins célèbres qui ont régné sur l'opinion. D'une autre part,
ses phénomènes principaux ne sont pas beaucoup mieux connus aujourd'hui qu'ils ne l'étaient autrefois.

Toujours la fièvre a été envisagée de la même façon, comme un feu
intérieur animé ou entretenu par une altération somatique à détruire
ou à éliminer. Son nom vient du latin *febris,* dérivé de *fervere,* bouillir,
de *fervor,* effervescence, ou de *februare,* qui signifie l'action de purifier. Les mots grecs πῦρ, πυρετὸς, servaient à exprimer le fait de la
chaleur fébrile observée dans la plupart des maladies, et on y a peu à
peu substitué le mot πύρεξις, *pyrexie,* pour exprimer les maladies dont
la fièvre est le phénomène principal.

De tout temps aussi, la fièvre a été considérée comme maladie primitive ou comme maladie secondaire, c'est-à-dire comme un symptôme complexe et compliqué, formé par la réunion d'un certain
nombre de troubles particuliers distincts les uns des autres, constituant eux-mêmes des symptômes. La fièvre n'est donc qu'une agglomération de symptômes n'ayant d'importance que par cette aggloimé-
ration même. Séparés les uns des autres, ces phénomènes ne sont pas
plus la fièvre que les différentes parties du visage isolées ne font le
portrait d'une personne.

II

C'est à tort que différents médecins trop exclusifs ont fait de la fièvre un symptôme toujours lié à des altérations somatiques appréciables. Cela n'est pas exact expérimentalement. Le fait est impossible à démontrer, et, chose curieuse! cette doctrine, qui est celle des anatomistes, des organiciens, des positivistes, etc., repose justement sur la foi aveugle qu'il faut avoir pour des faits qu'on ne peut connaître que par raisonnement et qu'on ne peut ni voir ni toucher.

Il n'est pas moins déraisonnable de considérer exclusivement la fièvre comme un acte morbide primitif toujours indépendant des lésions corporelles qui se développent dans sa durée. C'est là une erreur causée par un abus de raisonnement; mais, à l'exemple de Galien, qui est fort explicite à cet égard, il faut étudier la fièvre à un double point de vue, selon qu'elle constitue le désordre principal dans la maladie qu'on observe, ou, au contraire, selon qu'elle se développe sous la dépendance d'une lésion somatique constante et invariable, comme on en voit un exemple dans l'inflammation franche des organes et des principaux tissus.

III

La fièvre est une réaction de l'organisme contre certaines impressions morbifiques. C'est un spasme du cœur et des vaisseaux qui imprime à la masse du sang une course plus rapide et produit dans les tissus une décomposition moléculaire générale d'où résultent une augmentation de la température du corps, et des malaises.

IV

Comme l'a dit Hippocrate, la fièvre est une maladie très-commune qui accompagne ordinairement toutes les autres et particulièrement l'inflammation. C'est une augmentation de la chaleur générale du corps.

Galien, plus explicite, la définit de plusieurs manières : ici c'est un accroissement de la chaleur naturelle née dans le cœur et propagée au reste du corps en même temps qu'il survient des malaises et un trouble général des fonctions. Ailleurs, la fièvre est le passage de la chaleur innée à un état contre nature, les pulsations étant devenues plus fortes et plus fréquentes[1].

[1] *Traduction de Borsieri*, par E. Chauffard, p. 163.

Toutes les définitions de la fièvre reposent sur les mêmes faits et représentent plus ou moins celles de Galien. Le seul moyen de s'en rendre un compte satisfaisant, c'est de les grouper d'une manière philosophique autour de l'idée d'où elles sortent. Ainsi, pour les anciens humoristes, la fièvre était une *effervescence du sang* produite par l'action des sels acides sur les alcalis. D'après Willis, c'était une *fermentation du sang* comparable aux phénomènes du moût de raisin qui fermente. Pour Bellini, c'était une altération du sang qui portait sur le mouvement de ce liquide, sur la quantité ou sur la qualité, sur quelques unes de ces choses ou sur elles toutes au même moment.

Les vitalistes ont donné de la fièvre des définitions un peu différentes. Stahl considérait cet état morbide comme une opération de la nature pour une fin salutaire dont le but est l'expulsion de matières nuisibles. La définition de Sydenham est à peu de chose près la même : la fièvre est un mouvement salutaire imprimé au sang par la nature, dont les efforts tendent à débarrasser ce liquide des matières morbifiques qui l'altèrent et à lui rendre sa pureté primitive. D'après Stoll, c'est une affection de la vie qui s'efforce d'écarter la mort. Cullen, Tode, Hoffmann, ont ajouté à ces manières de comprendre la fièvre un point de vue nouveau relatif à la nature de cette maladie.

La fièvre, dit Tode, est une irritation du sensorium commun transmise du cerveau aux différentes parties du corps.

Dans la théorie de Cullen, c'est un spasme de l'extrémité des petits vaisseaux produit par une cause quelconque qui irrite le cœur et les artères.

D'après Frédéric Hoffmann, c'est une affection spasmodique du système nerveux et vasculaire accompagnée de malaises et de troubles des fonctions.

Lassée de leurs tentatives inutiles pour découvrir et formuler d'une façon inattaquable la nature de la fièvre, l'école descriptive se borne à définir ce phénomène par l'énumération des éléments qui le constituent. Borsieri, qui a reproduit et discuté avec soin toutes les définitions précédentes, s'arrête à ce moyen, déclarant que, dans l'impossibilité où il se trouve de donner une définition générique embrassant tous les cas, il ne lui reste qu'à donner une description des principaux phénomènes de la fièvre. C'est le parti auquel se sont arrêtés Boerhaave, Sauvages, Selle, Vogel, et la plupart des auteurs modernes, Andral, Bouillaud, Grisolle, Gintrac, etc.

Il n'est cependant pas impossible d'allier dans une certaine mesure l'idée d'une maladie avec les phénomènes qui la caractérisent, de façon à montrer dans le développement et la succession de ces phénomènes les rapports de la cause et de l'effet produit, ce qui est le plus sûr acheminement vers la découverte de sa nature intime. Si tout n'est pas connu dans le mécanisme de la fièvre, l'histoire de ses causes et de ses caractères est assez avancée pour qu'on en puisse tracer du phénomène une relation satisfaisante.

V

Nous disons que la fièvre est une réaction de l'organisme contre les impressions morbifiques. Personne ne saurait mettre ce fait en doute. En effet, la fièvre est un phénomène sympathique. C'est une action réflexe évidente. De même que toutes les actions réflexes et sympathiques, elle se produit dans des circonstances déterminées, mais elle peut ne pas se produire. Ainsi dans plusieurs cas, en apparence les mêmes, on ne la rencontre pas toujours. Elle succède immédiatement ou secondairement à certaines impressions morbifiques particulières qui agissent directement sur l'*impressibilité organique* ou indirectement par le sang. Elle annonce le mal, et plût à Dieu qu'il en fût toujours ainsi, car on ne connaîtrait pas de *maladies latentes*. Malheureusement, il y a des affections qui n'ont pas le pouvoir d'éveiller les phénomènes sympathiques de la fièvre, et c'est ce qui a poussé les nosographes à diviser les maladies en deux grandes classes : les maladies fébriles et les maladies apyrétiques, ou non fébriles. Dans les maladies fébriles, où l'impression morbifique et son effet matériel sont le plus souvent accompagnés de fièvre, il y a des exceptions : telle maladie, ordinairement accompagnée de fièvre, comme la pleurésie aiguë, peut être apyrétique ; il en est de même de la méningite tuberculeuse, de l'entérite, etc. Cela dépend de la tolérance organique des individus.

Les sympathies entre les organes et les appareils ne sont pas constantes, et l'action réflexe s'épuise par l'excitation. En effet, des impressions morbifiques et des produits morbides existent sans fièvre. La sympathie s'éveille à un moment qu'il est impossible de prévoir, tantôt à l'époque de l'impression morbifique primitive, et au début des accidents, tantôt, au contraire, dans le cours ou à la fin des maladies et de l'évolution des produits morbides déposés au sein des organes.

La preuve que la fièvre n'est qu'un acte sympathique, c'est qu'il est impossible de s'en rendre compte par une altération quelconque des organes et des tissus intéressés par elle, et que, d'ailleurs, la lésion qui en provoque l'apparition n'a aucun rapport direct avec eux. En effet, quel lien y a-t-il entre un furoncle ou une pleurésie et la courbature, l'inappétence, la céphalalgie, l'abattement, la vélocité du cœur et du pouls, l'accroissement de la combustion moléculaire et de la calorification? Aucun, si ce n'est le *consensus* de tous les organes dont parle Hippocrate, ce qui est le résultat de la vie et de l'action sympathique des appareils fonctionnels les uns sur les autres. En m'exprimant ainsi, je n'ignore pas qu'on pourrait dire, avec M. Bouillaud, que la fièvre est le résultat d'une inflammation de la membrane interne des vaisseaux; mais ce n'est là qu'une opinion encore à démontrer.

Outre que la fièvre est une sympathie de certains appareils pour les souffrances d'un tissu, c'est une réaction de l'organisme contre l'impression morbifique et son produit. En effet, toute maladie aiguë a une marche rapide dans laquelle les produits morbides sécrétés se transforment et disparaissent par élimination dans le but de favoriser le retour à l'état normal. Si la fièvre tombe avant cette élimination complète, c'est-à-dire si l'acte sympathique ou la réaction de l'organisme cesse prématurément, la maladie se prolonge, les produits morbides s'immobilisent, et il y a ce qu'on appelle l'état chronique, qui dure autant que les altérations matérielles de l'organe. L'absence de réaction fébrile aura donc été, dans ce cas, une chose fâcheuse. Il en est partout de même. C'est ce qui donne aux maladies aiguës des vieillards une gravité particulière, car, à cet âge, la réaction fébrile est faible, et elle disparaît souvent avant l'élimination des produits morbides, ce qui favorise le passage des maladies aiguës à l'état chronique.

La fièvre des maladies aiguës, en rapport avec la force de constitution des individus, est, à mes yeux, l'indice d'une réaction avantageuse de l'organisme contre les produits des impressions morbifiques. Là où cette réaction n'existe pas et lorsqu'elle tombe prématurément, il y a tout à craindre pour une maladie chronique et pour une terminaison fâcheuse.

VI

La fièvre est caractérisée par un ensemble de symptômes très-nombreux qui ne sont pas toujours les mêmes, ni toujours très-évidents, et qu'il faut une grande habitude pour reconnaître. Elle n'est jamais la même dans son intensité ni dans sa durée aux différents âges, chez les sujets vigoureux ou débiles, chez l'homme ou chez la femme, au début ou à la fin des maladies, etc., etc. Tantôt *passagère* et de quelques heures, tantôt *éphémère* ou *continue* pendant plusieurs jours, elle offre des variations si grandes, qu'une description très-détaillée ne pourrait en retracer le tableau si on ne prenait un type qui la représente dans ce qu'elle offre de plus ordinaire.

VII

Les causes de la fièvre sont très-variées. Ce sont d'abord les impressions morbifiques directes qui l'engendrent sans lésion matérielle appréciable, et ensuite les causes de toutes les maladies dans le cours desquelles la fièvre se développe par le fait de la sympathie.

Les impressions morales très-vives, telles que le chagrin, la tristesse, l'ardeur au travail, les transports de l'amour non satisfait, etc., etc., impriment au cœur et aux artères une vélocité remarquable; elles augmentent la chaleur du corps et principalement de la tête; elles troublent la sécrétion de la salive, du suc gastrique et de la bile; elles amènent la dyspepsie et la fièvre immédiate, ou ultérieurement une fièvre lente moins bien caractérisée.

Bien que ces faits soient contestés par quelques personnes, ils reposent sur de nombreuses observations.

On dit qu'un homme est consumé par la jalousie, par l'ambition et par l'amour, qu'il est dévoré par de brûlants désirs : ce ne sont pas de vaines métaphores, ce sont des expressions qui expriment des faits que la médecine aurait tort de négliger. Les transports d'un jeune homme aux pieds de sa première maîtresse, les mouvements accélérés de son cœur, la rougeur et le feu de son visage, la chaleur de tout son être et l'éclat de son regard, la soif qui le dévore, sont de la fièvre autant que ces mêmes phénomènes lorsqu'ils sont produits par une altération organique. Mais ici ce n'est qu'une fièvre éphémère qui tombe par le repos ou disparaît par le contentement du désir satisfait. Les ardeurs du génie qui compose son œuvre, la retourne et la corrige pour l'embellir avant de la produire au grand jour; l'émotion des luttes du concours entre des jeunes gens réunis pour improviser une question écrite, sont autant d'accès de fièvre aiguë qu'on ne peut méconnaître. Il en est de même de l'excitation qui s'empare des natures enthousiastes, avides de ce qui est beau et de ce qui est bien, qui s'animent, s'échauffent et s'exaltent à la lecture ou à l'audition d'un chef-d'œuvre musical, oratoire ou dramatique. Tous ces faits sont des exemples de fièvre aiguë, et, chez ceux qui vivent sans cesse au milieu de ces impressions énervantes, il en résulte la fièvre chronique avec dyspepsie, chlorose, et tout ce qui résulte de digestions mauvaises ou incomplètes.

Beaucoup plus souvent la fièvre résulte d'impressions morbifiques indirectes, accompagnées d'altérations éphémères ou prolongées du sang. Les boissons excitantes et alcooliques, les aliments excitants pendant leur digestion et avant l'élimination de leurs parties nuisibles, les miasmes, les effluves, les venins, les virus, etc., portés dans le sang, y déterminent primitivement ou secondairement des altérations d'où résulte sympathiquement la fièvre.

L'ivresse produit une fièvre aiguë passagère comme les repas trop copieux, et il en est de même de tous les stimulants qui augmentent passagèrement l'action des forces vitales.

Les miasmes de l'érysipèle, de la suette, du choléra, de la fièvre typhoïde, du typhus, de la peste, de la dysenterie, de la rougeole, de la scarlatine, de la variole, déterminent la fièvre, bientôt compliquée d'une autre fièvre, de nature différente et appelée *secondaire*, parce qu'elle est en rapport avec les altérations locales propres à chacune de ces maladies.

Ainsi le poison de la variole détermine une fièvre primitive suivie de l'éruption de papules bientôt transformées en vésicules et en pustules ombiliquées. La fièvre tombe et le malade entre dans un état de calme souvent trompeur. La suppuration des pustules commence, et, à leur suite, une fièvre *secondaire* s'allume, qui n'est plus la fièvre de la variole; et elle est souvent si forte, qu'elle fait périr les malades.

Les effluves produisent la fièvre intermittente, la fièvre pernicieuse et la fièvre larvée dans leurs formes les plus diverses.

Les virus de la morve, de la variole, de la scarlatine, du claveau, etc., provoquent une réaction fébrile bientôt suivie du développement de la scarlatine, de la variole, de la morve, etc.

Tous les produits étrangers qui pénètrent dans le sang, le pus, les matières septiques, concourent au même résultat.

Ailleurs enfin la fièvre naît sympathiquement du travail intérieur qui préside aux sécrétions exagérées, telles que le flux de salive ou le flux de ventre; à l'établissement d'une fonction, exemples : la sécrétion lactée ou la menstruation; au développement des maladies aiguës dites inflammatoires, comme l'angine, la pneumonie, la méningite, la pleurésie, la péritonite, la néphrite aiguë, etc., etc.; à l'évolution de maladies organiques graves, telles que les tubercules, le cancer de certains organes, et à la réparation des lésions traumatiques et des blessures de toute espèce.

VIII

Rien n'est variable comme la fièvre dans ses caractères extérieurs. Son intensité, sa forme, sa durée, sont en rapport avec la nature de l'impression morbifique, avec l'âge des sujets, avec la nature et l'époque de la maladie dans laquelle on l'observe. Elle est *fugitive* et dure à peine quelques heures; *éphémère*, lorsqu'elle se prolonge un ou deux jours; *continue*, *intermittente* ou *rémittente*, selon qu'elle persiste d'une manière soutenue pendant une ou plusieurs semaines, ou qu'elle cesse ou reparaît à des époques intermittentes, ou qu'elle offre dans sa durée continue des rémittences et des paroxysmes marqués sous forme d'accès périodiques.

IX

Dans toute fièvre, on observe, à des degrés divers et selon sa période, du malaise, du frisson, de la chaleur et de la fréquence du pouls.

Chez les sujets dont s'empare la fièvre, il y a une première période, plus ou moins marquée, dans laquelle il y a de la pâleur du tégument externe, de l'horripilation, un faible sentiment de froid ou du frisson, avec petitesse du pouls, malaise général, courbature et perte subite des forces musculaires; c'est la *période de concentration des forces*, suivie d'une période dite d'*expansion des forces*, parce qu'alors le pouls se dilate, la peau perd sa pâleur et se colore, les frissonnements et le froid disparaissent, pour être remplacés par une chaleur générale, superficielle et profonde. Vient enfin une troisième période de *détente* ou de *crise*, dans laquelle les symptômes diminuent si la fièvre doit disparaître entièrement; il y a de la moiteur et les fonctions rentrent peu à peu dans leur ordre naturel.

X

Au début de la fièvre, et au moment de la *concentration des forces*, il se produit une sorte de spasme cutané, caractérisé par la pâleur de la peau et la contraction du derme, formant la *chair de poule*. Il semble que les fluides se retirent de la périphérie vers le centre, et un faible sentiment de froid, ou un faible refroidisse ment, avec ou sans frisson, se fait sentir. Lorsque le frisson est violent, les muscles cessent d'être soumis à l'empire de la volonté; ils tressaillent malgré la résistance des malades; les membres ne peuvent rester immobiles, et les dents claquent, rapprochées les unes sur les autres par le spasme intermittent des mâchoires. Ce sont de véritables convulsions. Le froid et le frisson durent plus ou moins longtemps; ils sont très-marqués dans la fièvre intermittente de l'adulte, dans la fièvre des maladies aiguës inflammatoires, dans quelques fièvres éruptives, etc.; ils manquent quelquefois et sont remplacés par le retrait du sang, qui produit la pâleur de la peau.

Ces premiers phénomènes sont accompagnés de malaise indéfinis-

sable, d'une faiblesse plus ou moins grande, d'une véritable et d'une
grande difficulté de se mouvoir. C'est à ce point qu'on se demande
comment tant de forces et de vigueur peuvent si subitement disparaître, et comment il faut comprendre le mécanisme de la force musculaire, qu'un simple accès de fièvre détruit plus complétement que plusieurs jours d'inanition ou de maladie. Quelle est l'altération si subite
des muscles qui empêche la fonction musculaire? pourquoi la force
revient-elle au bout de quelques heures, lorsque l'accès de fièvre est
terminé? Il est impossible de le dire; mais, à coup sûr, ce n'est pas
une altération du muscle, et c'est la force même du mouvement qui
cesse d'arriver à l'organe chargé de la recevoir et de la mettre à
profit.

Le pouls est alors fréquent, régulier, petit, dur, resserré, réduit à
la moitié de son volume par suite du spasme des artères. Il bondit
sous le doigt et reste ainsi pendant un temps variable; tout le temps
que dure la période de concentration des forces. Dès que la chaleur
arrive, sa fréquence restant la même, ainsi que je le dirai un peu plus
loin, il se dilate et offre une plénitude particulière.

L'intelligence n'est ordinairement pas troublée, mais l'esprit est
incapable d'attention; le bruit cause de la fatigue; la tête est lourde;
il y a de l'insomnie, de l'agitation, de la céphalalgie, de la soif, de la
sécheresse de la bouche, de l'inappétence, quelquefois des nausées ou
des vomissements, une diminution de la sécrétion urinaire, qui est
formée d'un liquide pâle, transparent, peu chargé de sels ou de mucus. Toutes les fonctions sont modifiées et troublées dans leur exercice, les unes d'une manière facilement appréciable, et les autres à
un plus faible degré, que l'observation permet néanmoins de découvrir. C'est le propre de la fièvre de troubler ainsi l'unité de la vie et de
rendre tous les appareils fonctionnels solidaires les uns des autres.

<h2 style="text-align:center">XI</h2>

La première période de la fièvre, plus ou moins bien caractérisée,
dure de quelques minutes à quelques heures. A un faible degré, elle
peut passer inaperçue; mais, lorsque le froid ou le frisson existent
d'une manière très-appréciable, ce qui a lieu dans les maladies aiguës
inflammatoires, dans la fièvre intermittente, dans les fièvres pernicieuses et dans le choléra, ce phénomène de la concentration des forces
ne saurait échapper à aucun observateur.

A cette première période succèdent des phénomènes un peu différents, qui contrastent beaucoup avec les premiers. Tandis qu'au début
de la fièvre la petitesse du pouls, le refoulement du sang de la péri-

phérie du corps vers le centre, et le froid, annonçaient la *concentration des forces*, viennent, à la seconde période, la rougeur et la turgescence de la peau, l'ampliation du pouls et une calorification plus vive. C'est la période d'*expansion des forces*.

La peau cesse d'être pâle ou livide, et la chair de poule disparaît; elle s'anime, se colore, se gonfle et s'échauffe, au point d'être brûlante à la main. La face rougit, les yeux brillent d'un éclat inaccoutumé, l'intelligence s'exalte et traduit ses volontés d'une voix brève toute particulière. Les mouvements du cœur, très-fréquents, sont moins nerveux, les contractions portent sur une plus grande masse de sang, et les grosses ou petites artères, très-dilatées, reçoivent une colonne sanguine plus considérable ; il y a évidemment là un mouvement d'expansion de la vie au dehors, qui se traduit par une plénitude plus grande des vaisseaux de tous les tissus, et spécialement des vaisseaux de la périphérie du corps. Le pouls est large, dur et résistant sous le doigt.

Le refroidissement, le froid, les frissons et les claquements de dents cessent pour être remplacés par une chaleur inégalement distribuée à la surface du corps. Cette chaleur est quelquefois très-vive et dépasse de quatre à six degrés la température normale.

La bouche reste sèche, faute de salive et de mucus; la langue se couvre d'un enduit blanchâtre, et les papilles linguales se hérissent, surtout chez les enfants. Il y a de l'inappétence, de la soif, et les urines commencent à être sécrétées en grande abondance. Elles sont alors rouges, épaisses, sédimenteuses, et laissent déposer des sels en grande quantité. La miction en est quelquefois douloureuse, principalement chez les sujets du premier âge.

XII

La seconde période de la fièvre, toujours très-appréciable, se prolonge plus ou moins longtemps. Tantôt de courte durée, à peine de quelques heures, comme dans la fièvre intermittente, elle peut persister un ou plusieurs jours, comme dans les fièvres continues graves et dans les fièvres rémittentes. Elle cesse pour être remplacée par une troisième période de *détente* ou de sueur, que l'on considérait autrefois comme le résultat d'une *crise*.

La chaleur de la peau tend à diminuer, et elle est moins désagréable pour le malade. Elle diminue en effet, ainsi que le démontre l'usage du thermomètre, qui annonce une température normale. Elle est moins sèche, et la peau s'humecte, devient moite ou se couvre d'une sueur plus ou moins abondante. Dans quelques cas, la transpiration est véritablement excessive.

La salive reparait dans la bouche, qui est moins sèche, ce qui rend la soif moins fréquente ; les urines augmentent de quantité, restent un instant encore rouges, sédimenteuses, puis deviennent claires, jaunâtres, tenant en suspension un nuage de mucus opalin, connu sous le nom d'énéorème.

L'excitation se calme par degrés, le bien-être et l'appétit reviennent, et, à moins de complication ou d'un nouvel accès, tout rentre à l'état normal.

XIII

Les trois périodes de la fièvre, caractérisées par le froid, la chaleur et la sueur, ne sont bien dessinées que dans la fièvre intermittente de l'adulte, dans la pneumonie et dans les phlegmasies, dans quelques fièvres éruptives, principalement dans la variole. Elles sont, au contraire, incomplètes et mal caractérisées dans la fièvre intermittente des petits enfants, et dans une foule d'états morbides et de maladies fébriles. La première et la troisième sont celles qui offrent le plus d'irrégularités dans l'intensité, dans la forme et la durée ; la seconde, au contraire, est toujours la même, et ne diffère, d'un cas à l'autre, que par la violence de ses symptômes. Ce ne sont pas là des différences assez importantes pour autoriser la division de la fièvre en espèces distinctes. Ce sont tout au plus là des variétés à signaler en décrivant les différentes fièvres.

XIV

Le froid et la chaleur de la fièvre ont été l'objet de bien des controverses et ont donné lieu à des recherches d'une grande importance. Dans ces alternatives de frisson et de chaleur, ou même dans l'existence simultanée d'une chaleur dévorante, profonde, avec un froid intérieur très-vif qu'on observe chez quelques malades, on s'est demandé si les sensations éprouvées par eux sont bien réelles et si elles sont confirmées ou infirmées par l'examen du thermomètre. Les réponses ont été contradictoires; quelques médecins ont soutenu que la température était toujours augmentée par la fièvre même, au moment du frisson et du froid les plus intenses, tandis que d'autres ont, au contraire, avancé qu'il y avait diminution de la température dans la période de froid et augmentation au moment de la chaleur. Ces opinions différentes peuvent être conciliées, car elles sont également vraies. Tout dépend de la manière de s'en assurer. Dehaen, Bouillaud, Gavarret, Andral, ont eu raison de dire que, dans les fièvres, la température animale est augmentée. M. Gavarret a même fait de cette élévation de température une loi, parce que, ne s'occupant que de la température profonde pour la mesurer dans l'aisselle pendant la fièvre, même à sa période de froid, il a trouvé que le thermomètre accusait constamment une élévation de un à plusieurs degrés au-dessus du chiffre normal fixé par la moyenne à trente-six. Dans les fièvres, la température profonde est donc augmentée. En est-il de même de la température superficielle de la peau? Non. Borsieri l'a déjà dit et démontré, le thermomètre à la main. Partout où, dans le froid de la fièvre, il a appliqué le thermomètre à la surface du corps, il a constaté un notable abaissement de température. Ce fait est vrai, et, dans les expériences que j'ai faites, j'ai trouvé, comme Borsieri, un abaissement notable de la température cutanée dans le froid de la fièvre. Chez des sujets atteints de fièvre intermittente, au moment du frisson, l'haleine est froide et le souffle des malades glace les mains; le nez, les mains et les pieds sont froids, la peau est froide, et le thermomètre, mis sur la peau des membres, indique de vingt-quatre à trente-deux degrés, alors que dans l'aisselle il dépasse la température de l'état normal, et que dans la période de chaleur il reviendra sur les membres à un chiffre de quatre à six degrés supérieur à celui qu'il était dans le frisson. Il en est de même dans le choléra pendant la période algide et au moment de la réaction. — Si donc la température, prise chez un malade sur la cuisse ou entre les genoux durant le froid de la fièvre, indique un chiffre inférieur au chiffre normal et au chiffre obtenu dans la période de chaleur, c'est que la température superficielle se sera abaissée dans la première période de la fièvre. C'est là un résultat important et incontestable contre lequel il n'y a pas d'objection possible, et il oblige désormais le médecin qui voudrait apprécier la chaleur fébrile à étudier en même temps la température superficielle et la température profonde du corps. On peut donc concilier les opinions contraires des médecins qui ont soutenu que, dans la fièvre, la température animale s'élevait de quelques degrés, tandis que pour d'autres elle était notablement diminuée. La différence des résultats tient uniquement à la différence du mode de recherche. Appréciée dans l'aisselle, qui est le lieu du corps où la température, à son chiffre le plus élevé, représente bien la chaleur profonde, cette température s'élève constamment dans la fièvre, même dans le frisson et le froid fébriles. L'accroissement est de un à six degrés. Au contraire, lorsqu'on étudie comparativement la température à la surface du corps, aux pieds, aux mains et aux genoux, dans la période de froid et au moment de la chaleur, il y a diminution de plusieurs degrés dans la première période et augmentation dans la seconde, ce qui est conforme à l'impression subie par la main et aux sensations éprouvées par le malade.

Chez des malades qui avaient trente-six degrés dans l'aisselle à l'état normal, M. Gavarret a trouvé, dans la période de froid et de frisson de la fièvre, quarante degrés, et un peu plus tard quarante et un ou quarante-deux degrés durant le stade de chaleur. C'est un fait général confirmé par tous les observateurs; il se produit de même dans la période algide et dans la période réactionnelle du choléra.

A la surface du corps, dans les mains, la température étant normalement de trente-quatre degrés chez un malade, elle tombait à trente pendant les frissons, et se relevait à trente-six dans la période de chaleur. — J'ai même trouvé dans le choléra un abaissement de température des mains exprimé par les chiffres de vingt-six, vingt-quatre et vingt-deux degrés.

La température animale n'a pas de foyer unique d'où elle se répande dans l'économie. Elle s'engendre sur tous les points du corps où s'accomplit un travail actif de nutrition moléculaire et de combustion des tissus. Elle n'a pas sa source exclusive dans le poumon, et elle se développe dans la profondeur des membres avec plus ou moins d'activité, selon l'état de la force nerveuse et de la nutrition. Claude Bernard a démontré que l'arrachement du grand symphatique du cou d'un animal développait dans ce côté de la face et de l'oreille une température supérieure de un ou deux degrés à la chaleur normale. — Dans l'agonie, d'après M. Doyère, lorsque les phénomènes chimiques de la respiration sont suspendus et que, d'après l'analyse faite, l'air atmosphérique sort des poumons comme il y est entré, il y a une augmentation considérable de la température animale, qui cesse brusquement au moment de la mort. Si la température n'a pas son foyer dans le poumon, et si des causes locales de décomposition dans les tissus peuvent la produire, elle peut varier dans les diverses parties du corps sous l'influence de causes particulières. On cite comme telles l'état nerveux, la paralysie, et il n'y a rien d'étonnant à ce que, dans une certaine période de la fièvre, il y ait abaissement de la chaleur sur un point et accroissement sur un autre.

XV

L'appareil circulatoire est un des plus fortement troublés par la fièvre, ou du moins les troubles qu'il subit sont-ils facilement appréciables.

Au début, dans ce frisson, le cœur et les artères sont le siége d'un spasme contractile évident, les artères se contractent, les capillaires superficiels se vident de leur matière colorante, et la systole de ces différents réservoirs est incomparablement plus petite que de coutume. Les battements du cœur sont réguliers, sourds et quelquefois ont un timbre métallique qui disparaît avec l'apparition de la chaleur fébrile. Le pouls est petit, dur, serré, ordinairement très-fréquent, à moins de spécificité dans la nature de la fièvre, et il s'élève et s'emplit en même temps que la chaleur se produit.

Bien que la fréquence du pouls puisse se produire en d'autres circonstances, c'est le phénomène le plus constant de l'état fébrile. Signalée dans ses variations de la manière la plus complète et la plus explicite par Galien, elle a été indiquée depuis ainsi que tous les autres caractères du pouls par Rufus d'Éphèse, Solano, Nihell, Bordeu, Fouquet et par tous les observateurs; ce caractère a une telle importance, qu'on le retrouve dans presque toutes les définitions qui ont été données de la fièvre.—La fréquence du pouls n'a rien d'absolu; quant à l'existence de la fièvre, elle est relative à la vitesse normale du pouls chez les individus. ce qui varie beaucoup suivant les âges et selon les idiosyncrasies.

Au-dessus de cent pulsations par minute, chez les enfants à la mamelle endormis, il y a fièvre ; il en est de même lorsque, chez un enfant éveillé de même âge, le pouls dépasse cent dix et cent vingt. — On sait, en effet, que le passage du sommeil à l'état de veille produit une différence de quinze à vingt pulsations par minute au profit de la veille.

Chez les enfants plus âgés, dans la seconde enfance, le pouls d'un sujet endormi qui s'élève au-dessus de quatre-vingt-quatre ou quatrevingt-huit, est un pouls fébrile, tandis que, lorsqu'ils sont éveillés, il n'y a vraiment fièvre qu'au delà de cent pulsations. Au reste, c'est dans l'enfance que la signification de la fréquence du pouls offre le plus d'incertitude ; le moindre mouvement, la réplétion de l'estomac, la plus petite émotion, la présence du médecin, augmentent sa fréquence et peuvent facilement faire croire à un état fébrile qui n'existe pas. Les mêmes circonstances agissent bien aussi chez l'adulte, mais à un degré moindre ; néanmoins, chez quelques femmes, chez les sujets très-nerveux et chez les hypocondriaques, le pouls acquiert une fréquence qui peut induire en erreur si on le considère comme un pouls fébrile.

Chez l'adulte, la moyenne de fréquence du pouls à l'état normal est de soixante-douze ou quatre-vingts. — Au delà de ce chiffre, une accélération permanente des battements, si elle est accompagnée de chaleur, est un indice de fièvre.

Des difficultés analogues d'interprétation se présentent dans la vieillesse. L'état normal du vieillard est caractérisé par une lenteur assez grande du pouls, variant de soixante à soixante-douze pulsations, d'où résulte qu'au-dessus de ce chiffre la fréquence du pouls est une présomption en faveur de l'état fébrile.

L'accélération du pouls, quand elle n'est pas excessive et portée de cent vingt à cent quarante pulsations par minute, ne saurait donc avoir toute seule une importance absolue relativement au diagnostic de la fièvre. Malgré les moyennes de la fréquence normale du pouls, qui ont été publiées pour l'enfance, l'adulte et la vieillesse, afin de servir de base à l'exploration du pouls, toute déduction rigoureuse et absolue tirée du chiffre des pulsations est mensongère, car les moyennes sont faites d'après des *maxima* ou des *minima* physiologiques qui peuvent jeter le doute dans l'esprit du médecin placé devant ce cas particulier. Une moyenne n'est donc pas individuellement applicable; en médecine surtout, cela est impossible, car il n'y a que des faits particuliers vis-à-vis desquels il faut avoir une opinion et prendre un parti, indépendamment des résultats précis de moyennes fournies par la statistique. Le chiffre du pouls, s'il n'est pas très-élevé, ne peut donc avoir de signification précise et irrécusable dans le diagnostic de la fièvre; il faut ajouter à ce premier renseignement ceux qui résultent de la calorification et des autres troubles fonctionnels.

En même temps que le pouls acquiert de la fréquence, il change souvent de caractère sous l'influence de l'état fébrile. Il est vite, lorsque la contraction artérielle est rapide, et s'éteint rapidement; il est ordinairement régulier, faible ou fort, quelquefois dicrote, inégal ou intermittent, selon l'âge des sujets et la nature du mal qui engendre la fièvre. Si l'on en croyait les assertions de Bordeu, ce qui est impossible, car la vérification les infirme, chaque organe malade, en produisant sympathiquement la fièvre, produirait aussi une modification sympathique correspondante du pouls, appréciable pour les adeptes. Il y aurait un pouls capital, thoracique, abdominal, et dans chacun de ces pouls une modification pour les maladies de l'estomac, de l'intestin, de la matrice, etc. Mais ce sont là des observations plus ingénieuses que vraies, et d'ailleurs l'expérience, souverain juge en pareille matière, les a condamnées.

XVI

La respiration, dans ses mouvements extérieurs, n'est que peu troublée par la fièvre. Si, pendant la période de concentration des forces, les mouvements respiratoires sont un peu plus fréquents que de coutume, et s'il y a quelque chose de pénible dans leur accomplissement, c'est tout ce qu'on y observe. Dès que la chaleur s'élève, la respiration devient plus ample, moins laborieuse et plus facile. Ce qu'il serait très-curieux de connaître d'une manière précise, ce sont les modifications apportées aux phénomènes chimiques de la respiration par la fièvre. Malheureusement on n'a sur ce point que des résultats incomplets et insuffisants.

Dans la fièvre provoquée par une action musculaire exagérée et par un exercice poussé jusqu'à la fatigue, il y a, d'après Collard de Martigny, beaucoup plus d'acide exhalé par la respiration que dans l'état normal. Il en est de même dans l'état fébrile ordinaire, d'après Nysten. Au reste, ces résultats doivent varier avec la période de la fièvre. Il est évident que l'absorption de l'oxygène et l'exhalation de l'acide carbonique ne peuvent être les mêmes dans le frisson de la fièvre et dans la période réactionnelle. On l'a vu ailleurs pour le choléra, et Doyère, en signalant les cas algides où l'air sortait à peine altéré de la poitrine, malgré une température de quarante degrés dans l'aisselle, a montré du même coup les effets variables de la fièvre sur l'acte chimique de la respiration, et l'impossibilité de rattacher exclusivement la température animale à la combustion pulmonaire. En effet, dans la période algide du choléra, la proportion d'acide carbonique exhalé diminue comme la quantité d'oxygène exhalé, et ce n'est que plus tard, dans la période de réaction, que les phénomènes chimiques de la respiration se rétablissent, et que la quantité d'acide carbonique rejeté dépasse le chiffre normal. Ces résultats sont intéressants, mais il n'y a rien à en déduire, quant à présent ; il faudrait un plus grand nombre d'analyses, faites dans des conditions différentes et variées.

XVII

Il est rare que les fonctions digestives ne soient pas altérées par la fièvre. La diminution de toutes les sécrétions, qui amène la sécheresse de la bouche par l'absence de mucus buccal et de salive, prive également l'estomac d'une partie des sucs sécrétés à sa surface. Il en résulte du dégoût des aliments, de la dyspepsie ou une indigestion, si, voulant passer outre le dégoût, les malades introduisent dans l'estomac des matières alimentaires qui font l'office de corps étrangers et provoquent la nausée ou le vomissement.

La fièvre, quelle que soit sa nature, lors même qu'elle ne résulte pas d'une maladie des voies digestives, produit donc toujours la dyspepsie. Cependant, dans les maladies chroniques, lorsque l'organisme s'est habitué à l'état fébrile, la dyspepsie diminue, et les malades, autant par idée que par besoin, peuvent manger. Toutefois l'appétence est médiocre, les aliments ingérés ne profitent guère, et souvent même ils fatiguent ceux qui les prennent.

XVIII

La fièvre a une immense influence sur les produits de sécrétion. Chacun sait qu'elle diminue la quantité de salive, à moins qu'elle ne soit entretenue par une maladie des gencives ou des glandes salivaires. Le lait des nourrices se tarit et change de caractère : outre ses altérations vitales, il perd sa partie aqueuse ; le poids des parties solides, sels, beurre et caséum, augmente, tandis que le sucre diminue dans la même proportion ; il se concentre, et quelquefois, si la fièvre est très-forte, la sécrétion cesse entièrement. Le suc pancréatique, d'abord abondant et naturel chez les animaux que l'on opère dans le but d'expérimenter sur ce fluide, diminue et perd ses qualités dès que l'inflammation et l'état fébrile consécutifs à l'expérience sont allumés. La sécrétion du suc gastrique, chez les chiens qui ont une fistule stomacale, cesse à peu près entièrement dès qu'on les rend malades par une opération grave. Chez l'homme, les plaies et les vésicatoires qui suppurent abondamment se sèchent dès qu'une maladie entièrement fébrile se déclare. Les urines enfin, comme je l'ai déjà dit, se suspendent momentanément au début de la fièvre ; elles perdent une partie de leur eau et sortent un peu plus tard très-chargées de sels. Cependant, à la fin des maladies aiguës fébriles, ou lorsque la fièvre est devenue en quelque sorte une habitude pour l'économie, les urines ne sont pas sensiblement diminuées dans leur quantité, et elles sortent toujours chargées d'une plus ou moins grande quantité de matières salines.

XIX

La fièvre annonce toujours un état morbide éphémère ou permanent développé chez un individu ; phénomène sympathique produit par l'excitation nerveuse, par les altérations du sang et par les troubles matériels survenus dans la structure des organes ; il faut chercher son point de départ dans les solides, dans les liquides et dans les impressions nerveuses. Sa marche et sa durée sont très-variables. Elles dépendent, comme ses principaux phénomènes, de la cause qui lui a donné naissance ; mais, avec un peu d'habitude des malades, on parvient assez ordinairement à prévoir ce qu'elle deviendra, par les caractères de son début et de son développement. Elle a, comme on sait, des périodes d'invasion, d'état et de déclin, qui sont plus ou moins marquées, et de leur durée respective ressort tout naturellement la nature de la fièvre.

Un frisson violent avec fièvre, chez un opéré ou chez une femme nouvellement accouchée, annonce une maladie du sang, ordinairement mortelle.

Un frisson brusque, suivi de fièvre, chez un adulte, indique très-communément une maladie interne, et plus souvent une pneumonie.

La fièvre commençant par des frissons, avec claquement de dents, suivis de chaleur et de sueur, revenant par accès, indique une fièvre paludéenne, etc.

Dans toute fièvre il faut donc chercher à établir, d'après la marche des phénomènes, sa continuité, son intermittence ou sa rémittence, d'où résultent différents groupes morbides assez naturels, qu'on nomme fièvres intermittentes, fièvres continues et fièvres rémittentes.

La fièvre intermittente revient par accès, et elle a ses trois périodes ordinairement bien caractérisées, depuis le frisson avec tremblement, jusqu'à la chaleur et à la sueur finale. Il n'y a d'exception que pour la première enfance. La fièvre continue est éphémère quand elle résulte d'impressions morbifiques sans importance, ou permanente quand elle est un effet sympathique d'une altération du sang, comme les typhus, ou de phlegmasies, comme la méningite, la pneumonie, etc. Dans ce cas, les périodes sont moins tranchées que précédemment, et la première peut échapper à un examen superficiel. Ce genre de fièvre a une durée qu'on ne peut déterminer d'une manière générale, et qui est tout à fait en rapport avec la violence du poison morbide introduit dans le sang ou avec la nature et l'étendue de la lésion locale.

La fièvre est ordinairement très-vive chez les enfants et hors de proportion avec sa cause occasionnelle; chez l'adulte, au contraire, elle marche de pair avec cette cause, sauf des circonstances individuelles particulières, et chez les vieillards la fièvre est généralement faible, relativement aux causes graves qui en sont le point de départ. Cela veut dire que les sympathies organiques sont très-vives chez les jeunes sujets, modérées chez l'adulte, et presque nulles chez les vieillards. La vieillesse est en effet l'âge de la tolérance organique et des maladies latentes.

La durée probable et le traitement qu'exige la fièvre ne sauraient être indiqués d'une manière générale. En effet, la science ayant pu rattacher son développement à des troubles nombreux et variés, de manière à en faire un phénomène sympathique, c'est à la connaissance de ces troubles qu'il faut arriver pour estimer sa durée et prescrire le traitement qu'elle réclame. Or cette recherche est entièrement du domaine de la pathologie spéciale, et l'étude de la fièvre doit être limitée à la connaissance des phénomènes qui la font reconnaître.

CHAPITRE II

DES FIÈVRES. — OU PYREXIES.

I

L'ancienne médecine a posé la question des fièvres de la même façon que la médecine moderne, et, sauf des modifications de langage amenées par une connaissance plus approfondie des faits, les principes généraux de la question sont les mêmes. S'il n'y a pas de classification des maladies dans Hippocrate, il y a, comme l'a dit M. Andral dans son *Cours d'histoire de la médecine*, des matériaux suffisants pour refaire la nosologie de cette époque. Le mot de fièvre, πυρετός, représentait alors cette classe de maladies aiguës où il n'y a pas d'organe spécialement atteint, tandis qu'on appelait phlegmon les maladies locales fébriles. Hippocrate a divisé les fièvres en continues et en intermittentes; il parle même de ces fièvres continues qui rappellent un peu la fièvre intermittente, et que, plus tard, on a désigné sous le nom de rémittentes. Dans les fièvres continues, il a admis des éphémères, des synoques, et des fièvres ardentes désignées par le nom de καῦσος, aujourd'hui abandonné, fièvres qui ne sont autres qu'une des formes de la fièvre typhoïde. Les fièvres intermittentes lui étaient parfaitement connues, et il les désigne par leur type sous les noms actuels, qu'il a évidemment reçus de ceux qui l'ont précédé. Il parle de leurs caractères bénins ou dangereux, et, s'il ne leur applique pas le nom de fièvre pernicieuse, dénomination moderne, il désigne parfaitement bien la chose à laquelle ce mot s'applique.

Celse, non moins explicite, admet ce groupe de maladies qui résident dans le corps entier, distinctes de celles qui naissent dans une partie, et il les appelle des *fièvres*. Ce sont l'éphémère, la quotidienne, la tierce, la quarte, l'hémitritée, la fièvre lente, les pestilentielles et les intermittentes complexes.

Galien établit les mêmes différences. Après avoir esquissé les principaux caractères de la fièvre éphémère, il ajoute : « Pour les autres fièvres, les unes dérivent des phlegmasies, les autres des humeurs; celles qui dérivent des phlegmasies ne sont que comme des symptômes tenant aux parties enflammées, et la maladie reçoit son nom de l'organe souffrant, exemple : la péripneumonie, la pleurésie, etc. Celles qui proviennent des humeurs sont appelées fièvres par cela même, et elles ne sont pas des symptômes, mais des maladies. » Quoi de plus net et de plus clair et quelle autre différence fondamentale peut-on établir encore aujourd'hui entre la fièvre et les fièvres? Aucune. Nous avons changé la forme, mais le fond de la réponse est resté le même. Les théories de Galien sur la fièvre sont incontestablement mauvaises, mais ses principes nosographiques restent tout à fait irréprochables. Après deux mille ans, il faut encore, à son exemple, dire que la fièvre est un symptôme des altérations du solide, tandis que les fièvres sont des maladies générales, avec altération du sang et des humeurs. Depuis ces temps reculés jusqu'à nous, la manière de comprendre les fièvres n'a pas beaucoup varié, et cette classe de maladies, pour ceux qui en admettent l'existence, a reçu le nom de pyrexies.

Au milieu de cet acquiescement général des esprits à l'antique doctrine des fièvres, il faut cependant citer des dissidences ou plutôt des contradictions formelles soulevées par des médecins qui n'admettaient la fièvre que comme symptôme d'une altération des solides et jamais comme une maladie générale primitive indépendante de lésions déterminées. Broussais fut un des plus ardents et des plus acharnés contre la doctrine des fièvres. Il les a voulu rayer entièrement du cadre nosologique, en les attribuant toutes à une maladie organique évidente ou à une affection des voies digestives, la gastro-entérite. La variole, la rougeole, la scarlatine, la suette, étaient pour lui des maladies de la peau; la fièvre jaune, les typhus, des gastro-entérites; de cette façon, les altérations humorales étaient complétement passées sous silence, et toute fièvre était localisée dans les solides du corps humain. Dire que tant d'ignorance en a imposé à une génération médicale entière et que, durant vingt années, cet absurde système a régné dans l'école de Paris, c'est à n'y pas croire; mais le jour de la réaction est venu, et, après avoir cessé d'admettre les pyrexies, on les a replacées dans la nosographie à la place qu'elles n'auraient jamais dû quitter.

II

Les pyrexies, c'est-à-dire les fièvres, sont des maladies générales fébriles, suivies d'une altération du sang avec ou sans lésion matérielle consécutive.

L'état fébrile en est le principal symptôme, et, pendant plusieurs jours, il n'y a pas d'autre trouble appréciable. Tout le corps est brisé et l'intelligence est abasourdie. On attend, et, un peu plus tard, apparaissent des altérations de quantité ou de qualité du sang qui transportent le germe du mal dans tous les tissus, et des lésions fonctionnelles nombreuses qui annoncent la participation de plusieurs appareils organiques à l'état morbide. La fièvre est le premier phénomène offert par le malade, et, pendant un moment qui dure quelquefois plusieurs jours, il est le seul qu'on puisse constater. Comment concilier ce fait avec l'idée des médecins qui veulent voir dans la fièvre un symptôme de lésion organique ? Cela n'est pas possible. Si la fièvre est un symptôme, elle doit succéder à sa cause matérielle, et non paraître avant elle; si, au contraire, c'est une maladie qui traduit la réaction de l'organisme contre une impression morbifique, elle doit être le phénomène primitif, né avant toute lésion secondaire et indépendant de cette lésion. L'expérience prouve qu'il en est ainsi. La fièvre précède l'éruption de la rougeole, de la suette et de la variole de trois à six jours; elle n'est donc pas le symptôme de la maladie cutanée. Il en est de même dans la fièvre typhoïde, où l'état fébrile se montre bien avant le développement des ulcérations intestinales, et n'a aucun rapport avec leur nombre et avec leur étendue. Par cela même que la fièvre précède ainsi de longtemps les altérations anatomiques, ou existe sans lésion matérielle appréciable, comme dans le typhus et le choléra, on peut dire qu'elle est indépendante des lésions de structure et qu'elle est la maladie primitive ou *essentielle*. En effet, dans le groupe des pyrexies, comprenant la fièvre éphémère, la synoque, la fièvre typhoïde, le choléra, le typhus, la suette, la fièvre jaune, dans les fièvres éruptives, dans les intermittentes, etc.; etc., la fièvre précède partout les altérations anatomiques des solides, et elle existe souvent sans altération appréciable.

Ce qui doit concourir encore à la démonstration du principe qui considère les pyrexies comme des maladies primitives, c'est la variabilité et l'inconstance des lésions anatomiques. Le typhus des armées et le typhus fever ne peuvent être localisés dans aucun organe, et ils ne laissent après eux dans les tissus aucune trace de leur passage. Il en est de même de la fièvre jaune. Les altérations intestinales de la fièvre typhoïde sont tantôt considérables et tantôt presque nulles. Elles ne sont qu'un effet de la pyrexie, et quelques malades succombent lorsqu'elles sont à peine développées, sans qu'il y ait d'ulcération de l'intestin. Dans quelques cas, enfin, chez des sujets morts après avoir présenté tous les phénomènes de la fièvre typhoïde, la nécropsie n'a fait découvrir aucune altération de l'intestin. On considère généralement ces faits comme des erreurs de diagnostic; mais, cependant, que peuvent être des fièvres à symptômes typhoïdes assez graves pour occasionner la mort, sans laisser traces de leur passage dans les organes, sinon des pyrexies appartenant à la classe des typhus? Il y a, dans les épidémies de variole et de scarlatine, des maladies ayant tous les symptômes de l'empoisonnement variolique et scarlatineux moins l'exanthème, et c'est ce qu'on a appelé des varioles et des scarlatines sans éruption. La variole est tellement modifiée par la vaccine, qu'on ne voit plus d'épidémies varioliques, et les faits de variole sans éruption sont très-rares. Il n'en est pas de même pour la scarlatine, qui existe quelquefois sans exanthème; j'en ai vu des exemples chez des enfants atteints de fièvre et d'angine ulcéro-membraneuse avec dépouillement de la langue, lorsque, au même moment, dans les salles de mon hôpital régnait une épidémie de scarlatine. Ces exemples doivent suffire. Ils démontrent que, dans les pyrexies, la fièvre précède les lésions matérielles et paraît primitivement indépendante de ces lésions; que les lésions sont variables, inconstantes, tantôt fortes, tantôt peu caractérisées, et, enfin, qu'elles peuvent manquer, ce qui établit leur importance secondaire.

III

Les fièvres sont quelquefois, mais non toujours, précédées de malaises, d'un peu de faiblesse, de dégoût des aliments, de douleurs musculaires ou de céphalalgie et de pesanteur vers la tête, prodromes alliés au travail morbide qui se prépare et qui révèlent déjà la part que doit y prendre l'organisation entière. Dans cette germination de la semence morbifique, l'état des sujets passe encore pour être celui de la santé, et, en effet, les symptômes éprouvés sont souvent si peu de chose, qu'ils passent quelquefois inaperçus. L'invasion de la fièvre annonce ordinairement le début du mal.

Alors il se produit un phénomène très-curieux et très-important, c'est la rapide généralisation des troubles fonctionnels toujours antérieurs à l'apparition des lésions de structure, quand il doit s'en produire. L'appareil locomoteur presque impuissant, sans lésion appréciable; l'intelligence abattue, troublée par le délire; les sens de l'odorat, de l'ouïe, de la vue et du goût, fortement émoussés ou abolis; l'hématose modifiée; la dyspepsie avec nausées ou vomissements; les sécrétions en partie suspendues; des congestions dans le poumon, dans le foie, dans la rate, dans les reins et sur plusieurs muqueuses; des hémorrhagies nasales ou cutanées interstitielles; l'altération du sang, etc., etc., démontrent bien la participation de l'économie entière au mal qui se développe.

C'est ici qu'on retrouve dans toute sa force le *consensus* des organes vis-à-vis les uns des autres dont parle Hippocrate, et il n'est jamais mieux marqué que dans cette classe de maladies.

Dans le typhus et dans la fièvre typhoïde, dans la grippe, dans les fièvres éruptives et particulièrement dans la variole, etc., ces désordres fonctionnels généralisés dans tous les appareils sont très-remarquables, et il est impossible de ne pas y voir des effets secondaires d'une cause plus générale, primitive, et dont on ne trouve pas les analogies dans les maladies inflammatoires locales. Sous ce rapport, les fièvres peuvent être considérées comme une sorte de diathèse aiguë, car un sujet atteint de typhus, de variole, de scarlatine ou de fièvre typhoïde, etc., est en proie à une maladie générale qui occupe tout le corps et les principales humeurs, absolument comme dans les diathèses proprement dites il y a affection générale de l'économie se déroulant d'une manière chronique. C'est donc l'affection générale qui constitue le principal caractère des pyrexies.

Galien disait : « Les fièvres dépendent des humeurs, » et nous disons qu'elles proviennent d'une altération du sang. Quelle différence sensible y a-t-il entre ces deux manières de voir, surtout quand il faut confesser que cette altération du sang est variable, indéterminée dans sa nature première et démontrée par la raison plutôt encore que par l'expérience? C'est là évidemment une dissemblance de langage plus qu'une différence de principe. Aujourd'hui, comme dans le passé, nous admettons que les fièvres sont des maladies humorales, ce qui rend compte de la généralisation de leurs troubles fonctionnels, et il ne reste plus qu'à rechercher, par les moyens nouveaux d'analyse, ce que c'est que cette altération du sang et des humeurs émanées du sang.

Avant toute altération de quantité et de qualité du sang ou de ses éléments, simples effets des pyrexies, il y a une modification préalable plus importante dont l'observation atteste la présence, que l'inoculation démontre quelquefois, c'est la *spécificité nosohémique*. En effet, toutes les pyrexies se communiquent par infection et par contagion; quelques-unes sont inoculables, donc les humeurs et les miasmes émanés du corps sont chargés d'un germe capable de transmettre par rayonnement le mal qui leur a donné naissance, donc il y a dans ces émanations un agent spécifique qui se révèle par les plus redoutables effets. Ici c'est un virus fixe, là un miasme volatil; les uns se mêlent dans l'air expiré par les malades, les autres dans leur sueur ou dans les matières grasses qui couvrent la peau; il y en a qu'on inocule avec le sang, exemples : la rougeole avec la lymphe, la vaccine avec le pus, la variole, etc., etc. Chaque fièvre a son principe spécifique inoculable ou non inoculable, mais assez volatil pour empoisonner l'atmosphère et donner naissance à des épidémies plus ou moins meurtrières, selon l'activité du poison morbide.

La spécificité nosohémique est le point de départ de toutes les fièvres, car il n'est pas possible de croire à la présence d'un agent spécifique dans une humeur émanée du sang si ce poison n'existait pas dans le sang. Par cela même que les humeurs sortent du sang, il faut nécessairement admettre qu'elles représentent ses qualités spécifiques. L'histoire des diathèses héréditaires et de l'altération reconnue du sang qui les propage est là pour en fournir la preuve. Or, les fièvres n'étant que des diathèses aiguës se reproduisant par une semence échappée des corps malades, il est évident que cette semence vient du sang, source de toutes les humeurs fixes et volatiles qui en sortent par sécrétion.

Personne ne met en doute la spécificité de la rougeole, de la variole, de la scarlatine, de la suette, de la fièvre jaune, de la peste, du typhus et de la fièvre typhoïde, de la fièvre pernicieuse, etc., etc. C'est qu'en effet dans ces cas le sang est infecté d'un poison morbide, agent spécifique toujours le même, qui reproduit partout où il se trouve des effets identiques. Dans les fièvres éruptives c'est un virus, c'est au contraire un miasme dans les fièvres continues, et une effluve dans les intermittentes.

Le sang est en outre altéré dans la quantité ou dans la qualité de ses éléments. Sa masse est plus abondante dans la fièvre inflammatoire. La fibrine subit des modifications diverses dans les typhus et les maladies typhoïdes. Sa quantité diminue quelquefois, et, comme l'ont fait connaître MM. Andral et Gavarret, si elle ne diminue pas d'une manière constante, du moins elle n'augmente jamais, ce qui a lieu dans les phlegmasies, et elle a une tendance très-marquée à descendre au-dessous du chiffre normal. Elle perd une partie de sa résistance et devient presque diffluente, ce que Huxham appelait la *putridité du sang*. Le fait incontestable qui d'ailleurs n'a échappé à personne, d'après la seule inspection des saignées et sans qu'il ait été besoin de faire l'analyse du sang, c'est le ramollissement de la fibrine signalé par MM. Bouillaud, Piorry, Andral, etc., etc. Il est facile d'en juger par l'examen du caillot, qui est large, mou, et recouvert d'une pellicule demi-transparente de fibrine très-facile à déchirer par le moindre effort.

Dans quelques cas particuliers le sang renferme des principes nouveaux en rapport avec la nature des fièvres. Ainsi le sang des femmes récemment accouchées, au moment de la fièvre de lait, renferme, d'après M. Natalis Guillot, une notable quantité de *caséine*. Il en est de même chez les femmes atteintes de fièvre puerpérale; alors le pus épanché dans le péritoine est rempli de matière grasse, il est formé de fragments épais blanchâtres, semblables à des grumeaux de lait caillé, et dans aucune autre variété de péritonite il n'offre les mêmes caractères. Dans la fièvre urineuse, il y a de l'urée dans le sang, et la sueur des malades a une odeur d'urine très-fortement prononcée; on sait aussi que dans une des variétés de la fièvre continue des pays chauds, qui est désignée sous le nom de fièvre bilieuse, le sang renferme une partie de la matière colorante de la bile, qui s'en échappe par les sueurs, assez fortement colorées en jaune pour tacher le linge mis en contact avec la peau.

V

Tantôt les pyrexies engendrent des altérations de structure caractéristiques de leur passage, et tantôt elles laissent les organes dans un état d'intégrité en apparence complet.

La fièvre jaune, le typhus des armées, le typhus fever, etc., ne sont suivis d'aucune altération anatomique constante, spéciale. La fièvre typhoïde amène ordinairement après elle le gonflement et l'ulcération des plaques de Peyer et des follicules de Brunner, mais c'est là un effet secondaire de la pyrexie, qui n'a rien de spécial, car ces altérations peuvent être peu apparentes ou manquer exceptionnellement, quoique la maladie ait été assez grave pour occasionner la mort. D'une autre part, elles existent dans certains cas d'entérite de l'enfance, dans la scarlatine, dans la tuberculisation générale, etc. Dans la suette, l'éruption, signalée comme manifestation de la maladie, n'est, au contraire, qu'un effet des sueurs, et manque très-souvent si les sueurs sont peu abondantes ou si la maladie a été assez intense pour tuer rapidement les malades. Il en est de même dans le choléra, que nulle altération spéciale ne révèle, car on ne peut considérer la psorentérie, ou hypertrophie des follicules, isolés de l'intestin par suite de l'hypersécrétion dont ils sont l'objet, comme une altération caractéristique. D'abord cette altération manque si la mort est très-rapide ou au contraire très-tardive; dans le premier cas, elle n'a pas eu le temps de se produire, et dans le second elle a eu celui de disparaître; en outre, on l'observe dans toutes les maladies de l'intestin accompagnées de diarrhée; c'est un effet de l'hypersécrétion intestinale, et non pas une conséquence de la cause cholérique.

Longtemps on a considéré l'exanthème des différentes fièvres éruptives comme une maladie de la peau, et l'idée qu'il pouvait exister une fièvre avait été abandonnée. L'éruption était la chose principale dans cette espèce de maladie; mais cette erreur a fait son temps. Les fièvres éruptives ont repris la place qu'elles doivent occuper. L'altération anatomique qui les accompagne est justement considérée comme un effet important, quoique secondaire, l'élément fébrile occupant la première place. En effet, ces altérations sont très-variables, elles peuvent faire défaut ou n'apparaître qu'à un faible degré, la maladie ayant encore une intensité considérable et pouvant être suivie de complications très-graves.

En dehors des altérations spéciales et caractéristiques développées dans le cours de certaines pyrexies, il est d'autres lésions qui sont communes à toutes les fièvres, bien qu'elles soient de nature différente; elles semblent se rattacher à la diffluence du sang. Ce sont les congestions viscérales, quelle que soit la nature de la fièvre, mais principalement lorsqu'elle revêt le caractère adynamique et ataxique; le sang séjourne dans le cerveau, dans les poumons, dans le foie, dans les reins, dans la rate, s'arrête dans les parties déclives, et forme des congestions qui deviennent cause de troubles à leur tour. En effet, sous l'influence de la stase sanguine, une sorte de réaction s'opère dans les tissus irrités, l'inflammation se joint à la congestion, les produits déposés se transforment; surtout dans les poumons, et il en résulte des pneumonies bâtardes, dites *hypostatiques*, des encéphalites superficielles, des ramollissements de la rate, du foie, etc., qui compliquent la pyrexie et empêchent le prompt rétablissement des malades.

VI

Partout dans les fièvres, l'état général domine la situation et doit être mis en première ligne. L'intensité de l'état fébrile, sa forme ou sa malignité, l'emportent de beaucoup en importance sur l'état anatomique local, qui n'est généralement pas dangereux et qui n'intervient que comme effet secondaire dans la maladie. L'état inflammatoire typhoïde, ataxique ou adynamique, la fréquence excessive et les irrégularités du pouls, constituent le danger des fièvres plus que les lésions matérielles, qui peuvent être insignifiantes ou faire défaut. Ce n'est pas l'éruption cutanée de la rougeole ou de la scarlatine qui rend la maladie grave, c'est la malignité de l'affection humorale qui produit l'ataxie, les complications du côté de la poitrine ou les angines gangréneuses et couenneuses, etc. Le danger de la variole n'est pas dans une éruption qui sort bien, mais au contraire dans une éruption qui se flétrit et n'excite aucune réaction inflammatoire de la peau, la vitalité du sujet étant profondément affaiblie par la lésion humorale. Il en est de même dans la fièvre typhoïde, sauf quelques cas où l'altération matérielle devient cause à son tour et engendre de graves accidents; c'est l'état général ataxique ou adynamique, dont la cause nous est inconnue, qui en constitue le danger.

VII

La succession et l'enchaînement des phénomènes observés dans les fièvres a singulièrement éclairé leur nature. C'est d'après l'état fébrile primitif suivi ou non par des altérations de structure variables, d'après l'altération du sang et des humeurs, d'après la généralisation des troubles fonctionnels, et d'après la spécificité de la cause, que leur existence, comme classe morbide distincte, a été établie. En séparant, sous le nom de *pyrexies*, les fièvres de la fièvre observée comme symptôme dans les autres classes morbides, et particulièrement dans l'inflammation, les médecins, à l'exemple d'Hippocrate et de Galien, ont consacré une distinction naturelle, fondée sur l'observation, et contre laquelle personne ne s'élève plus de nos jours. Seulement, dans le but de séparer davantage les fièvres de la fièvre et de toutes les autres maladies fébriles, autant que pour obéir aux entraînements d'une théorie exagérée, quelques médecins ont qualifié d'*essentielles* les fièvres ainsi nées de l'altération spécifique des humeurs, et indépendantes des lésions matérielles de l'organisme. Ils n'ont voulu y voir que des maladies *sine materia*, développées sous l'influence d'une altération du principe vital, et restant ainsi en dehors de toutes les conditions ordinaires de la maladie. C'est ainsi que s'est développée la doctrine de l'essentialité des fièvres, qui a fait tant de bruit et qui a passionné plusieurs générations médicales.

Ces deux mots, *fièvre essentielle*, appliqués aux pyrexies, ont été l'occasion de luttes d'une violence extraordinaire les unes; pour maintenir que des fièvres sans altération des parties solides du corps étaient de véritables maladies primitives, distinctes comme classe de la fièvre symptomatique, des inflammations, et par cela même des maladies essentielles; les autres, pour démontrer qu'il n'y avait pas de fièvre indépendante des lésions organiques, et qu'il y avait toujours une altération de tissu dans les fièvres. Ainsi posée, la question ne pouvait être résolue que par les faits et par l'observation attentive des malades. Qu'en est-il résulté? C'est qu'on ne parle pas plus aujourd'hui de fièvres essentielles que de fièvres symptomatiques. Les doctrines rivales se sont écroulées; il est impossible de localiser toutes les fièvres, car on ignore les altérations qu'elles déterminent, et, d'autre part, il n'est personne qui croie à leur existence comme *maladies essentielles* indépendantes de certaines modifications nerveuses, humorales et organiques.

Les pyrexies sont encore à connaître dans leur nature comme dans leur siége réel. La lutte de l'*essentialité* contre la *localisation* aura eu pour résultat de les mieux faire connaître, et de substituer l'unité typhoïde à la multiplicité des fièvres précédemment admises comme distinctes, quoique semblables, ce qui est énorme; mais il reste encore beaucoup à faire pour éclairer les points obscurs de leur histoire. Ce ne sont pas des maladies essentielles, car elles ont une cause spécifique incontestable, et elles développent des altérations humorales plus ou moins caractérisées, ou des altérations de tissu assez souvent semblables dans leur nature pour être rattachées à la maladie. On ne peut en faire des maladies symptomatiques localisées dans un organe, comme la pneumonie et les transformations organiques fébriles; mais, en les considérant comme des diathèses aiguës à manifestations multiples dans les tissus et dans les humeurs, on s'approche beaucoup de la vérité.

VIII

Les fièvres, dit Borsieri, constituent un genre de maladies, non-seulement très-commun, mais encore multiple. Elles diffèrent beaucoup les unes des autres par leur cause et par leur nature, par leurs caractères extérieurs, et, lors même que la nature en est la même, elles peuvent offrir des symptômes absolument différents. Divisées à l'infini d'après des considérations tirées de leur marche, de leur durée, de leur intensité, de leurs symptômes, de leur nature, etc., les fièvres ont été l'objet d'une foule de classifications dont il faut extraire, avant tout, l'ancienne division hippocratique de fièvres continues, intermittentes et rémittentes. Une fois cette division naturelle et fondamentale acceptée comme base de recherches, rien ne s'oppose à l'admission de qualifications secondaires pour exprimer sommairement ce que les fièvres présentent de plus important dans leur nature, dans leurs formes, dans leurs causes, dans leur durée, etc., etc.

Il fut une époque où l'on divisait les fièvres en fièvres *essentielles* ou *primitives*, et en fièvres *symptomatiques* ou *secondaires*, afin d'établir que dans ces maladies les unes étaient primitives et indépendantes de lésions organiques, et les autres placées sous la dépendance immédiate de lésions constantes et bien caractérisées. Il n'y a pas lieu de maintenir cette division, car toutes les fièvres doivent être considérées comme sympathiques ou symptomatiques d'un désordre nerveux, humoral ou organique. Le mot de fièvre, synonyme de pyrexie, est reservé aux seules maladies générales, avec ou sans altération organique secondaire; tandis que, lorsqu'il s'agit d'une fièvre réellement symptomatique liée à une lésion de structure constante, ce n'est plus une fièvre, *pyrexie*, c'est une inflammation, une pneumonie, une entérite, etc., etc.

La cause et la nature des fièvres ont été prises comme bases de quelques divisions nosographiques, et on a admis des fièvres ou pyrexies *sporadiques*, développées isolément sur une personne au milieu de beaucoup d'autres; des fièvres *épidémiques*, frappant au même instant sur un grand nombre de personnes; des fièvres *endémiques*, sévissant dans une localité; des fièvres *contagieuses*, transmises par contagion; des fièvres *infectieuses*, propagées par infection de l'atmosphère; des fièvres *hiémales*, *vernales*, *estivales*, *automnales*, ainsi nommées à cause de la saison où elles se montrent, etc., etc.

Il y a des pyrexies dont l'épithète générique vient de leur apparence extérieure et de la prédominance de quelques-uns de leurs symptômes. Ainsi la fièvre *typhoïde* et le *typhus*, à cause de la stupeur; la fièvre *jaune*, à cause de l'ictère; la fièvre *adynamique*, à cause de la perte des forces; *ataxique*, à cause du délire; *comateuse*, à cause du coma; *algide*, à cause du froid; *épiale*, avec frissons et tremblement; *lypirienne*, avec froid extérieur et sensation intérieure de chaleur dévorante; *pétéchiale*, *miliaire*, à cause de l'éruption de pétéchies et de miliaire, etc., etc.

Quelques fièvres ont été désignées d'après leur nature présumée: on a admis des fièvres ou pyrexies *inflammatoire*, *bilieuse*, *muqueuse*, *putride*, *vermineuse*, etc.; d'après leur durée, exemple: les fièvres *aiguës* et *chroniques*; les fièvres *éphémères*, *hectiques*; d'après la gravité, exemple: les fièvres *bénignes*, *malignes*, *pernicieuses*, etc., etc. Ce sont là des subdivisions et des qualifications importantes, car elles représentent chacune un ordre d'idées qu'il faudrait de longs discours pour faire connaître.

IX

Les fièvres continues sont très-nombreuses et varient selon les contrées où l'on observe. Il en est qui sont endémiques dans une localité, et n'existent pas ailleurs, exemple: la fièvre jaune. Par leurs caractères particuliers, elles constituent plusieurs ordres parfaitement distincts les uns des autres; ainsi il y a des fièvres continues *éruptives*, telles que la variole, la rougeole, la scarlatine, etc.; des fièvres continues *pestilentielles*, exemple: le typhus, la suette, le choléra, la fièvre jaune, etc.; des fièvres *continues* proprement dites, exemple: l'éphémère, la synoque et la fièvre typhoïde. On admettait jadis, parmi les fièvres continues, à titre de pyrexies particulières, les fièvres inflammatoire, muqueuse, bilieuse, putride, maligne et adéno-nerveuse de Pinel; mais les travaux de Petit et Serres, Broussais, Louis, etc., ont démontré que toutes ces fièvres, considérées comme distinctes, n'étaient que les variétés d'une même forme fébrile et devaient être réunies sous la seule dénomination de fièvre typhoïde, généralement acceptée aujourd'hui.

Les fièvres éruptives sont celles qui sont produites par un virus inoculable ou par un miasme qui séjourne dans l'économie, sans donner signe de sa présence, et produit, au bout d'un temps variable, la fièvre, l'intoxication du sang et des humeurs, et l'éruption cutanée pustuleuse, exanthématique ou vésiculeuse. Elles ont une période d'incubation, d'invasion, d'éruption et de desquamation, et sont accompagnées de complications viscérales variées, en rapport avec la nature de l'impression morbifique. Ce sont des fièvres qu'on n'a généralement qu'une fois, car il semble que l'organisme, saturé par le poison morbide, devienne insensible à une seconde impression morbifique. L'assuétude virulente est une condition d'immunité pour l'avenir.

Dans les fièvres pestilentielles, la nature de la cause spécifique est moins facilement appréciable, mais on en juge par les effets qu'elle produit. C'est une cause expérimentale dont l'existence ne peut être contestée. Les pyrexies règnent souvent à l'état épidémique et se propagent, tantôt par infection, tantôt par contagion. Il est rare de les rencontrer à l'état sporadique. Les altérations matérielles qu'elles engendrent quelquefois n'ont rien de spécial ni de constant, et, dans le plus grand nombre des cas, il n'en existe point. Ce sont des congestions viscérales, des hémorrhagies, des gangrènes, etc. Dans cette catégorie se trouvent la fièvre jaune, le typhus, le choléra, le typhus fever, la grippe, la suette, la peste, etc.

Les fièvres continues proprement dites reconnaissent également pour cause une altération humorale, forte ou faible, avec ou sans altération organique secondaire, et elles sont assez ordinairement épidémiques dans notre pays. Ce sont la fièvre éphémère, la synoque ou fièvre muqueuse, et que l'on appelle aussi très-improprement l'embarras gastrique, la fièvre typhoïde dans toutes ses formes différentes, inflammatoire, bilieuse, adynamique, ataxique, etc. Quelques-unes n'ont pas d'altération matérielle connue, c'est le cas de la fièvre éphémère, de la synoque, et, quant à la fièvre typhoïde, le gonflement et l'ulcération des follicules isolés ou agminés de l'intestin est moins une cause qu'un effet de la maladie.

X

Les fièvres intermittentes sont, par leurs caractères extérieurs, tellement différentes les unes des autres, qu'elles constituent presque des espèces différentes. On ne comprend même pas qu'une maladie de même nature puisse se traduire au dehors par des effets sympathiques si variés. L'état fébrile semble être la chose principale, car il constitue toute la maladie apparente, indépendamment des lésions secondaires, et c'est pendant l'accès de fièvre que la mort arrive, lorsque la maladie est très-grave.

Les fièvres intermittentes ont été, de tout temps, rangées dans la classe des pyrexies, comme maladies humorales produites par l'impression effluvique, avec ou sans altération viscérale secondaire constante. Pinel les a rangées dans ses fièvres essentielles ; Mongellas, au contraire, pour obéir aux idées de Broussais, en a voulu faire une variété de gastro-entérite, qualifiée d'intermittente, mais cette explication n'a eu aucun succès, et elles ont repris leur ancienne place au milieu des fièvres dans les cadres nosologiques.

Toutes sont caractérisées par des accès de fièvre revenant à des époques variables, par l'altération spécifique du sang, et par la congestion de quelques viscères, principalement du foie et de la rate. Aux altérations du sang par les effluves des marais il faut réunir la tendance à la diminution de la fibrine, sa mollesse et la diminution des globules lorsque la fièvre est ancienne.

L'hypertrophie du foie et de la rate, quoique très-commune, ainsi que M. Piorry l'a démontré, n'est pas constante ni cause de la fièvre, et, s'il est vrai que l'hypertrophie accidentelle de la rate puisse occasionner la fièvre, il y a une foule d'exemples de tumeurs de la rate sans fièvre intermittente.

Les accès de fièvre de la fièvre intermittente reviennent à des époques variables, mais constantes dans chaque espèce de fièvre, et c'est ce retour qui en constitue le *type*.

Le type est *quotidien*, et il y a fièvre *quotidienne* lorsque les accès ont lieu tous les jours et sont tous semblables entre eux pour la durée, la violence et les principaux symptômes qui les accompagnent. Dans le type *tierce*, les accès se renouvellent tous les deux jours, à la même heure, et dans le type *quarte*, les accès ont lieu de trois en trois jours, séparés les uns des autres par deux jours d'apyrexie.

Il y a aussi des fièvres *quintanes, septanes, octanes, nonanes, mensuelles, annuelles*, qui reviennent tous les cinq, sept ou huit jours, tous les mois et tous les ans; mais ce sont des faits excessivement rares.

Les types *quotidien*, *tierce* et *quarte*, offrent plusieurs variétés. Il y a une fièvre *double quotidienne* quand les accès reviennent régulièrement deux fois par jour; dans la *double tierce*, les accès reviennent tous les jours, avec cette particularité que les accès des jours pairs, c'est-à-dire des deuxième et quatrième, se correspondent pour la durée et l'intensité, qu'il en est de même pour les accès des jours impairs, c'est-à-dire pour le premier et pour le troisième. Dans la fièvre *double quarte*, il y a un accès deux jours de suite, suivi d'un jour d'apyrexie, et les accès s'enchaînent de façon que le quatrième corresponde au premier, le cinquième au second, et l'apyrexie du sixième jour à l'apyrexie du troisième.

Il y a des fièvres *tierce-doublée*, parce qu'il y a tous les deux jours deux accès dans les vingt-quatre heures; *quarte-doublée*, avec deux accès en un jour, après deux jours d'apyrexie, et enfin des fièvres *quinte-doublée*, lorsqu'il y a trois accès les premier, septième et dixième jours, avec apyrexie dans les jours intermédiaires. Ce sont encore là de ces faits qu'il est très-rare de rencontrer.

Chaque accès est formé de plusieurs stades; 1° le froid, ou période de concentration des forces; 2° la chaleur, ou période d'expansion des forces, et 3° la sueur au moment de la détente et du déclin, ou de la crise.

Il y a des fièvres intermittentes *simples*, *pernicieuses* et *anomales*.

Les intermittentes simples offrent tous les types que je viens d'indiquer, principalement les types quotidien, tierce, quarte et double-quotidien, double-tierce et double-quarte, les autres types étant fort exceptionnels.

La fièvre pernicieuse se montre ordinairement sous le type tierce et double-tierce. Elle est excessivement grave et tue au second ou au troisième accès, si la nature du mal n'a pas été devinée par le médecin et combattue par les moyens convenables. Ses formes sont très-variées, et on les qualifie d'après le symptôme dominant. Il y a des fièvres pernicieuses algides, diaphorétiques, syncopales, convulsives, délirantes, comateuses, cardialgiques, pneumoniques, cholériques, dysentériques, etc., selon qu'il y a dans les accès des phénomènes exagérés de froid, de sueur, de syncope, de convulsions, de délire, de coma, de douleur épigastrique, de pneumonie intermittente, etc., etc.

Dans les fièvres intermittentes *anomales*, les accès ne sont pas complets comme dans la fièvre intermittente régulière. Tantôt le stade de froid manque, ce qui est très-commun chez les jeunes enfants, et il n'y a que de la chaleur et de la sueur; tantôt il y a accès de froid, sans chaleur ni sueur consécutives, et tantôt enfin les différents stades des accès sont renversés, comme on l'a vu dans l'épidémie de 1700 qui a régné à Varsovie, où la chaleur, signalant le début de l'accès, se trouvait être suivie de la période de froid. Il y a enfin des maladies intermittentes sans fièvre, caractérisées par un symptôme : la douleur, par exemple, revenant par accès réguliers quotidiens, tierces, quartes, etc., et que l'on a considérées comme des fièvres sans accès fébriles. Elles reconnaissent aussi pour cause l'impression de l'effluve des marais. On les désigne sous le nom de fièvres larvées.

XI

Les fièvres rémittentes joignent à un mouvement fébrile continu des accès ou paroxysmes intermittents fort distincts.

Elles offrent de grandes analogies avec les fièvres intermittentes, car, nées dans les mêmes conditions, sous l'influence de la même impression effluvique, elles se succèdent chez le même individu, offrent des accès semblables, et elles guérissent par le même agent spécifique, qui est le quinquina.

Ce sont des maladies humorales avec ou sans lésion anatomique consécutive, car on ne trouve pas après la mort d'altérations matérielles constantes. Il y a souvent congestion et augmentation de volume du foie et de la rate; mais, dans la double épidémie décrite par François Home, ces altérations n'existaient même pas.

Ce sont des maladies déjà décrites par Hippocrate et fort communes dans le climat de la Grèce et des pays chauds. On ne les observe que très-rarement dans nos contrées, et il ne faut pas prendre comme telles une multitude d'affections fébriles indigènes qui n'appartiennent pas aux fièvres périodiques ou paludéennes, et dans lesquelles on observe une diminution plus ou moins régulière de la fièvre, à certaines époques de la journée. Toutes les maladies aiguës sont accompagnées d'un état fébrile qui varie d'un moment du jour à l'autre, et elles offrent ordinairement un paroxysme marqué vers le soir. Ce ne sont pas là les accès intermittents d'une fièvre rémittente, mais bien de simples exacerbations fébriles.

CHAPITRE III

DE L'INFLAMMATION.

I

Le mot *inflammation*, ainsi que les mots *phlegmasie* et *phlogose*, dérivés de *inflammatio*, enflammer, et de φλέγω, j'enflamme, ou de φλόξ, flamme, sont des expressions métaphoriques désignant un état morbide qu'on retrouve à chaque instant dans l'étude de la pathologie interne et externe.

L'inflammation, parfaitement connue dans sa forme extérieure au temps d'Hippocrate, était considérée comme le second temps de la fluxion des organes. C'est même à la médecine grecque qu'il faut emprunter la définition la plus vraie de ce mot, dont Celse a pu dire : *Notæ vero inflammationis sunt quatuor, rubor et tumor cum calore et dolore*[1]. Si toute inflammation ne présente pas ces caractères, on peut dire au moins qu'ils rendent incontestable le fait de l'inflammation.

La médecine a longtemps vécu sur ces idées, sans faire autre chose que des théories sur la cause prochaine de l'inflammation : ici l'effervescence des sels organiques par les acides, ailleurs l'épine enfoncée dans les chairs, contre laquelle lutte l'organisme, plus tard la congestion et l'engorgement des vaisseaux, la stase sanguine produite par le spasme, l'obstruction des conduits vasculaires, etc. Il faut arriver à Hunter, et à ceux qui, comme Thomson, Wilson Philips, Ch. Hastings, Gruithuisen, Kaltenbrunner, etc., ont appliqué le microscope à l'étude de l'inflammation, pour connaître d'une manière exacte les phénomènes locaux intimes de cet état morbide. On a vérifié depuis l'exactitude des faits annoncés par ces auteurs, mais c'est à eux qu'il faut rapporter l'honneur des découvertes anatomiques relatives au début de l'inflammation, à la constriction et à la dilatation des capillaires, à la stase sanguine, à la déformation des globules du sang, à la production du pus, à la formation de vaisseaux nouveaux, etc., phénomènes d'une extrême importance pour expliquer le mécanisme de l'acte inflammatoire. En ajoutant à ces faits nouveaux la connaissance des altérations du sang révélées par MM. Andral et Gavarret, on voit l'histoire de l'inflammation apparaître sous une face toute nouvelle, et c'est ainsi que nous allons la présenter.

---

[1] *De re medica*, lib. III, cap. XI, sect. VI.

II

L'inflammation est une maladie fébrile ou apyrétique, caractérisée par l'augmentation générale de la fibrine, et par la présence d'une exsudation séro-fibrineuse dans les tissus, où existent une chaleur, un gonflement, une rougeur et une douleur quelquefois intenses.

Elle existe à l'état aigu et à l'état chronique.

C'est une maladie réflexe qui porte son action sur le sang et qui détermine localement, ou dans tout le système vasculaire, l'exagération de la quantité normale de la fibrine. Dépôt séro-fibrineux dans les tissus, excès dans le sang, voilà ses caractères anatomiques primordiaux, autour desquels il faut grouper les autres phénomènes dynamiques susceptibles de révéler la présence du mal. Après l'impression morbifique qui engendre l'inflammation, le sang est la première partie dont la quantité locale dans le parcours et la composition, modifiées, indiquent la réaction contre le nouvel état morbide. Cet état du sang domine l'acte inflammatoire, commande son développement ultérieur et la terminaison heureuse ou malheureuse. Suivant le sol où l'inflammation prend naissance, paraissent des produits inflammatoires variés, dont la nature est en rapport avec la bonne ou mauvaise qualité du sang. De là de nombreuses variétés d'inflammations, réputées spéciales et spécifiques.

III

Les phénomènes et les effets de l'inflammation sont si variés, qu'il est quelquefois difficile de les rapporter à leur véritable cause. Différents d'après la quantité de vaisseaux renfermés dans les tissus, d'après la nature de l'impression morbifique, d'après l'époque de la maladie, d'après l'âge et la constitution des individus, etc., ils représentent l'influence de ces conditions spéciales.

Tantôt l'inflammation réunit, et tantôt elle sépare divers tissus ou organes; ici elle répare une perte de substance, ailleurs elle forme des tissus nouveaux, ou elle les détruit pour toujours; elle produit l'induration et le ramollissement ; elle engendre des flux, des hémorrhagies, des résorptions de liquides épanchés ; elle accompagne la formation de tous les produits morbides, et il n'en est aucun dont on ne lui ait attribué l'origine.

C'est cette apparente diversité des phénomènes et des effets de l'inflammation qui a porté plusieurs pathologistes à nier l'existence de cet état morbide, et les a engagés à rayer le mot de la langue médicalc, afin de le remplacer par la désignation anatomique des éléments réputés inflammatoires, qui ne préjugent rien sur la nature du mal. L'hyperémie, l'induration, le ramollissement, la suppuration, l'adhérence, la rupture, etc., etc., remplacent dans cette théorie l'ensemble des phénomènes inflammatoires. Nous n'adoptons pas cette manière de voir, car les éléments isolés de l'inflammation ne constituent pas plus cette maladie que les os du squelette ne font un homme.

Le mot inflammation, consacré par l'usage, représente une série de phénomènes bien définis, ordinairement les mêmes, remarquables par la variété dans l'unité, et, comme le mot de fièvre, il mérite de rester dans la science.

IV

Les causes de l'inflammation sont très-nombreuses. Prédisposantes comme le sont celles qui résultent des professions, de l'âge et de la structure des organes, ou occasionnelles, comme peuvent l'être l'action des irritants, elles agissent souvent sans l'intermédiaire de la conscience, d'une façon réflexe, et produisent des réactions morbides spéciales dans les organes impressionnés par elles.

Quand une inflammation naît sans cause appréciable, on dit qu'elle est *spontanée*. Ce terme impropre, bon à témoigner de notre ignorance, signifie que l'impression morbifique, sans conscience, n'a pas été ressentie, car il n'y a rien de spontané dans les actes morbides, qui sont tous des réactions contre les influences délétères capables d'agir sur l'organisme. Quelquefois même ces inflammations, dites spontanées, sont fort graves et plus redoutables dans leur marche et par leur terminaison que des maladies inflammatoires produites par des irritants mécaniques et par des instruments tranchants, qui guérissent avec grande facilité.

Les causes de l'inflammation sont donc prédisposantes et occasionnelles. Les premières comprennent l'influence de l'âge, du sexe, de la constitution, de l'hérédité, de la structure locale, des professions, tandis qu'aux autres se rapportent les impressions morbifiques produites par l'action des irritants chimiques et mécaniques, des corps étrangers, de l'atmosphère, des agents spécifiques, etc.

Il y a très-certainement, dans beaucoup de familles, une disposition *héréditaire* à contracter telle ou telle maladie inflammatoire, de préférence à une autre. Chaque *âge* a ses phlegmasies particulières : l'enfance est exposée aux méningites, aux angines graves, au croup, à une forme spéciale de la pneumonie, à la pleurésie, à la péritonite ; l'adolescence et l'âge adulte aux congestions, aux phlegmasies viscérales ;

la vieillesse à un manque de réaction inflammatoire très-remarquable, ou bien, si l'inflammation a beaucoup d'acuité, elle désorganise rapiment les organes et entraîne la mort.

Le *sexe* masculin prédispose aux phlegmasies, parce que, dans les pénibles travaux de leurs rudes professions, les hommes sont plus exposés que les femmes aux influences morbifiques du froid, de l'humide. etc. Les phlegmasies des organes génitaux sont beaucoup plus fréquentes chez les femmes que chez l'homme.

Les individus forts, robustes, sont très-sujets aux inflammations, mais il ne faudrait pas croire que les personnes affaiblies en soient exemptes. Il est même probable qu'elles sont au moins aussi sujettes à contracter des inflammations que les individus pléthoriques, par cela même que leur état de faiblesse les rend plus impressionnables, et moins en état de résister aux causes morbifiques. L'état pléthorique donne une grande énergie aux symptômes de réaction; l'état de faiblesse, le manque de résistance vitale, au contraire, aggravent l'état inflammatoire, en le laissant persister au delà des limites ordinaires.

Tous les organes n'offrent pas une égale aptitude à l'inflammation. Une grande richesse de nerfs, un haut degré de sensibilité, paraissent agir autant qu'une grande richesse vasculaire. Les organes qui fonctionnent le plus dans l'économie, tels que les poumons, sont aussi ceux qui sont le plus souvent malades. Enfin, les tissus qui reçoivent peu de nerfs ou point de nerfs ont une inflammation obscure ou se détruisent sans exciter de réaction organique, exemple : les cartilages.

L'impression du froid a toujours été reconnue propre à développer les phlegmasies. Si le froid est fixe, il agit moins que s'il est accompagné d'alternations de chaleur. Le froid sec prédispose aux phlegmasies viscérales, le froid humide aux phlegmasies des muqueuses, aux flux, au catarrhe.

Les *aliments* malsains provoquent, non-seulement des phlegmasies du tube digestif, mais quelques-uns ont une action spécifique. Les mollusques marins donnent une *urticaire*, etc.

Les *exercices* violents sont une cause d'inflammation. La bronchite, la laryngite, résultent souvent de l'action de crier, de chanter trop prolongée.

Les causes directes de l'inflammation sont les violences extérieures, produites par un corps qui froisse ou déchire les tissus, l'action des substances caustiques qui les détruit. Un agent mécanique peut, malgré son petit volume, être une occasion puissante d'irritation inflammatoire, et chaque jour on voit la pointe d'une aiguille, une épine perdue dans les chairs, engendrer des suppurations aiguës fort dangereuses. Un corps étranger placé au milieu de nos organes est une cause active d'irritation, mais il ne produit pas toujours une inflammation permanente, malgré sa présence continuelle, exemple : les calculs biliaires et les calculs de la vessie.

Le calorique et la foudre agissent d'une manière spéciale en désorganisant les tissus; l'insolation cause l'érysipèle, la congestion cérébrale et la méningite.

Un froid vif agit à peu près, par sa réaction, comme la chaleur intense, et il peut amener la gangrène. Souvent même son action reste inexplicable, et il est difficile par exemple de dire pourquoi le refroidissement des pieds occasionne l'angine, le coryza, le rhumatisme une pneumonie, ou toute autre maladie aiguë inflammatoire.

Les poisons et les virus de nature diverse, et surtout animale, déterminent des inflammations spéciales, et quelques-uns ont une action élective sur certains organes, exemple : les cantharides, le virus varioleux, le virus syphilitique, les miasmes scarlatineux, etc.

Le pus qui se résorbe, l'urine qui ne peut s'écouler, donnent également lieu à des phlegmasies spéciales.

Enfin, il faut ne point omettre ce point capital entre toutes les causes de phlegmasies, c'est que les diathèses déterminent, modifient ou compliquent cet état morbide d'une manière tout à fait caractéristique.

V

Lorsque, sous l'influence de l'une ou de l'autre des impressions morbifiques qui précèdent, la réaction est accompagnée de phénomènes inflammatoires, il se produit, au sein des organes et dans les tissus, un certain nombre de troubles dynamiques et matériels à peu près constants qui caractérisent l'inflammation. Difficiles à apprécier sur l'homme, autrement que d'une façon générale, d'après la rougeur, le gonflement, la chaleur et la rougeur des tissus, on les a étudiées avec soin et d'une manière très-complète sur les animaux qui offrent des parties transparentes, où l'on a pu suivre au microscope tous les changements de circulation occasionnés par l'application des substances irritantes. Ce qui se passe dans le mésentère irrité d'un mulot ou d'une grenouille, sur la queue d'une salamandre, etc., indique, par analogie au moins, les phénomènes semblables de l'inflammation dans les tissus et dans les organes de l'homme. Il suffit, en effet, de reporter de l'un à l'autre les effets microscopiques locaux de l'inflammation, pour connaître les altérations matérielles de cet état morbide, auquel il ne manque plus, pour être complet, que l'étude des phénomènes dynamiques qu'il produit.

Le premier phénomène matériel observé dans un tissu qui commence à s'enflammer est une grande accumulation de sang dans les vaisseaux capillaires, désignée sous le nom de congestion, de fluxion et d'hypérhémie.

Il se fait, dans la partie irritée où va avoir lieu la réaction inflammatoire un resserrement ou contraction des capillaires, dont le diamètre diminue sous les yeux de l'observateur. Cette action est incontestable. Elle est encore visible à l'œil nu, par la teinte momentanément plus pâle de la partie excitée. En même temps qu'il y a resserrement des capillaires, on remarque l'augmentation de vitesse des globules sanguins qui les parcourent en moindre quantité. Au bout d'un temps variable, quelquefois très-court, un phénomène inverse a lieu, les vaisseaux se dilatent, et les globules ralentissent leur course. Ils oscillent, avancent et reculent, et finissent par s'arrêter au centre des capillaires, ou sur les côtés, laissant encore une petite place au passage de quelques globules rouges et des globules blancs.

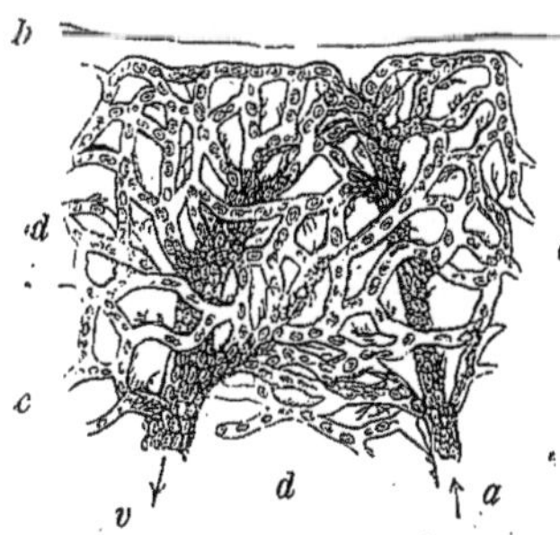

Fig. 1. Resserrement des artérioles et des veinules dans l'inflammation. —*a*, *v*, artérioles resserrées; *c*, *d*, *c*, capillaires intermédiaires ; *b*, superficie du tissu au moment de la résolution de l'inflammation, alors que les globules rouges sont moins pressés dans les capillaires.

Leur couleur reste la même, ou bien passe au brun par suite de l'altération qu'ils subissent. En effet, ils se dissocient, crèvent leur enveloppe en répandant leur contenu, qui s'échappe dans le voisinage, mais ils ne sortent jamais entiers des vaisseaux sans qu'une rupture vasculaire se soit produite.

Ces phénomènes, très-visibles dans les capillaires de premier ordre, ne le sont pas au même degré dans les vaisseaux plus petits, là où les globules ne peuvent s'engager qu'en se déformant, un par un, à la file les uns des autres, puisqu'ils n'y pénètrent pas dans l'état normal.

Après la transsudation du sérum sanguin *enflammé*, que beaucoup d'auteurs désignent sous le nom de *plasma* ou de *lymphe plastique*, on voit ce liquide prendre quelquefois la forme de membranes ou de masses solides qui persistent ou se détruisent; mais ordinairement il s'y forme des granules, des noyaux et des cellules spéciales, dont l'ensemble constitue le *pus*, liquide que je ferai connaître un peu plus loin.

Dans l'inflammation, lorsque tant de vaisseaux capillaires s'oblitèrent, par suite de la stase sanguine et de l'épanchement de lymphe plastique à l'intérieur, la mortification aurait lieu si des vaisseaux de nouvelle formation ne se produisaient rapidement, pour suppléer à l'arrêt momentané de la circulation. Gruithuisen et Kaltenbrunner, qui ont fait connaître ce phénomène, expliquent la formation de ces vaisseaux d'une manière différente; le premier les fait naître des globules développés dans la partie malade, et l'autre les considère comme le résultat de globules égarés dans la lymphe plastique, arrivant à un ancien vaisseau capillaire, en frayant un passage qui se transforme en canal. Ces vaisseaux se forment surtout dans les fausses membranes qui persistent. Ils sont, d'après M. Lebert, le résultat de l'expansion centrifuge de vaisseaux existant déjà, et formant de nouveaux cercles vasculaires toujours agrandis par des anastomoses nouvelles, de manière à constituer un réseau.

Quand l'inflammation est très-vive, et que tous les capillaires s'oblitèrent à la fois, sans qu'un nombre suffisant de vaisseaux nouveaux ait eu le temps de se former, la nutrition du tissu est impossible, et sa mortification a lieu. Il est frappé de gangrène.

Au contraire, si l'inflammation n'est pas très-forte, les capillaires engorgés suivent, pour revenir à l'état normal, une marche inverse de la précédente. La stase sanguine disparaît, et la circulation se rétablit, ou bien, si la dissolution des globules a lieu avec épanchement de lymphe plastique, la réparation est plus lente, beaucoup de vaisseaux restent oblitérés, et, s'il y a eu formation de pus, un travail d'élimination devient nécessaire pour chasser ce produit au dehors

VI

Les phénomènes microscopiques de l'inflammation, étudiés sur les animaux à sang froid et sur de jeunes mammifères, permettent de comprendre ce qui se passe chez l'homme dans l'inflammation de ses organes profonds et superficiels. Toute obscurité sur ce point a disparu, et, si l'on joint à ces importants résultats ceux de l'inspection ordinaire et de l'analyse chimique, on aura complété l'anatomie pathologique de cet état morbide.

Dès que s'accomplit l'hypérhémie phlegmasique, une exsudation de sérum et de fibrine a lieu dans les parties enflammées; c'est le plasma ou la lymphe plastique de quelques auteurs. Localisée, cette accumulation de la fibrine dans les tissus caractérise leur inflammation, et elle précède toujours l'accumulation de ce principe immédiat dans le sang, qui n'a lieu que d'une façon tardive lorsque l'inflammation est assez forte. Un peu plus tard, l'altération générale du sang se prononce, et, comme l'ont établi MM. Andral et Gavarret, elle est surtout caractérisée par l'accroissement de la quantité générale de fibrine. De deux à trois millièmes, ce principe immédiat s'élève à quatre, cinq, six, huit et dix millièmes dans les maladies inflammatoires, et cela dans le sang artériel aussi bien que dans le sang veineux. Avec l'accroissement de la fibrine existent, d'après Becquerel et Rodier, la diminution de l'albumine et l'augmentation des sels et matières grasses, ou extractives du sang.

En dehors de ces faits, tirés de l'analyse optique et chimique, l'inflammation est encore caractérisée par des changements considérables dans la couleur, le volume et la consistance des organes affectés.

La *coloration* varie d'un rose tendre au rouge le plus foncé. Les tissus transparents, comme l'arachnoïde, le péricarde, sont opaques, épaissis, à peine rouges; mais la plupart acquièrent une rougeur plus vive qu'à l'état normal, et parfois très-foncée, sous forme de piqueté, de plaques, et de taches plus ou moins étendues. Cette coloration s'efface vite et disparaît souvent peu après la mort, quand les phlegmasies sont récentes. Elle est le résultat de la congestion vasculaire et de l'imbibition, et le lavage ne peut la faire disparaître. On a voulu distinguer, d'après ce caractère, la coloration inflammatoire des colorations rouges cadavériques, formées par imbibition après la mort, au milieu de tissus non malades, et qu'un fort lavage peut quelquefois enlever; mais c'est une distinction plus théorique que pratique. En effet, ces deux espèces de coloration peuvent résister à tous les lavages, et leur nature est souvent impossible à préciser. D'une manière générale, on peut dire que la coloration rouge des tissus, prise à part, est un très-mauvais caractère anatomique de l'inflammation.

Le volume et le poids des parties sont très-ordinairement augmentés. Les tissus transparents acquièrent une plus grande épaisseur, et les organes vasculaires, comme les membranes muqueuses et les poumons, se tuméfient d'une manière générale ou partielle, selon la quantité de l'exsudation séro-fibrineuse.

La consistance est toujours modifiée d'une façon notable. Ordinairement accrue au début de l'inflammation, elle diminue à une époque plus avancée, et s'accroît de nouveau dans l'état chronique. La diminution de consistance constitue le *ramollissement*, état anatomique qui s'observe dans tous les tissus, même les plus denses, comme les os, les cartilages, les tendons, etc., et qui est plus commun dans le cerveau, les muqueuses et les parenchymes. Ce ramollissement existe souvent avec une cohésion plus grande des tissus, qui sont plus consistants, mais plus friables. Le poumon hépatisé est plus lourd, plus dur, mais en même temps facile à déchirer, comme le tissu du foie; il en est de même des membranes enflammées, qui sont plus épaisses, plus denses, et, malgré cela, d'une faible résistance à la pression ou à la déchirure. D'une manière générale, on peut dire que l'inflammation aiguë diminue la cohésion des organes, tandis que la phlegmasie chronique l'augmente.

Ce qui modifie la consistance et la texture des tissus enflammés, c'est la présence des fluides infiltrés dans leur épaisseur. Le sang, le sérum, la lymphe, en augmentent le poids et la dureté, tandis que le travail inflammatoire les ramollit et les rend plus friables. Plus tard, dans l'état chronique, leur résistance et leur cohésion réelles dépendent de l'organisation de la lymphe et de la présence d'une quantité plus considérable de tissu fibreux et fibro-plastique dans leur épaisseur.

Tout le réseau vasculaire des organes enflammés est le siége d'une congestion assez vive, et les grosses artères, ou veines du voisinage, sont ordinairement dilatées. Les nerfs ne subissent aucun changement appréciable, et leur part dans l'acte inflammatoire est matériellement insaisissable.

VII

Quel que soit le siége de l'inflammation, à l'extérieur du corps ou dans la profondeur des organes, dans les différents tissus, ses effets anatomiques, appréciables au microscope et à l'œil nu, sont, à peu de chose près, les mêmes. Ils n'offrent de différences que celles qui résultent de la contexture organique. Vascularité plus grande avec rougeur, dilatation des capillaires ; stase sanguine, avec augmentation de consistance et de poids ; exsudation séro-fibrineuse, ramollissement et friabilité des tissus ; formation de globules pyoïdes et purulents ; induration fibreuse et fibro-plastique ; voilà ce qu'on trouve à divers degrés dans toutes les parties affectées d'inflammation aiguë et chronique.

VIII

En même temps que s'accomplissent les désordres matériels de l'inflammation, des phénomènes dynamiques, locaux et généraux, annoncent la souffrance de l'organisme. De la douleur, du gonflement, de la rougeur et de la chaleur, différents troubles fonctionnels dans l'organe enflammé, de la fièvre et quelques phénomènes sympathiques, apparaissent aux yeux du médecin.

La *douleur* varie depuis la plus légère exaltation de sensibilité jusqu'aux plus atroces souffrances. Elle est ordinairement très-aiguë dans l'inflammation des séreuses ; sourde, gravative, dans celle des viscères intérieurs. Des parties peu sensibles ou insensibles dans l'état de santé, comme les tendons et les ligaments, possèdent, dans l'état phlegmasique, une sensibilité fort vive. Il est rare que la douleur manque dans les phlegmasies, excepté dans les parties du corps paralysées.

La douleur n'est pas en rapport avec le nombre ou le volume des nerfs de la partie phlogosée. Elle ne s'explique qu'imparfaitement par la pression, la distension des filets nerveux qui accompagnent les vaisseaux sanguins; il existe probablement un changement encore inconnu dans la substance nerveuse, en un mot, un désordre de l'innervation.

La douleur n'est tantôt qu'une simple oppression, et ailleurs un picotement, une cuisson, ou une sensation de piqûre et de fourmillement. Parfois elle est aiguë, lancinante, déchirante, et térébrante.

La sensibilité propre des organes enflammés diminue ou s'abolit. On sait que la muqueuse nasale ne perçoit plus les odeurs, dans le coryza. En outre, la douleur s'aggrave lorsque les organes entrent en fonction, les mouvements sont douloureux dans le rhumatisme; les inspirations qui font entrer l'air dans les bronches enflammées provoquent la toux; la déglutition est pénible dans l'angine, la miction dans l'inflammation vésicale, etc., etc.

La souffrance des principaux viscères se traduit par des signes assez distincts et dignes d'être signalés.

Le plissement du front, l'abattement des traits, la tristesse du regard, témoignent souvent de la souffrance de l'encéphale; les yeux saillants, les narines dilatées, le visage coloré, font redouter celle des organes thoraciques; les traits étirés, crispés, les ailes du nez serrées, accompagnent les vives anxiétés produites par l'inflammation du péritoine et des viscères de l'abdomen.

La *chaleur* se développe constamment dans les parties enflammées et jusque dans la profondeur du corps, si l'inflammation est très-violente.

Appréciable à l'aide de la main, sèche et quelquefois très-élevée, elle diminue quand la sueur arrive, ce qui lui a fait donner les noms de chaleur *forte*, *âcre*, *mordicante*, ou bien de chaleur douce ou halitueuse. Hunter, et, à son exemple, Tweedie, Becquerel, Andral et Gavarret, etc., ont vérifié ces faits à l'aide du thermomètre, et ont établi que, localement, si la température des parties enflammées ne s'élevait que de un à trois degrés, la température profonde pouvait, au contraire, s'accroître de quatre à six degrés centigrades.

C'est avec raison que Robert-Latour a considéré l'augmentation de chaleur comme le phénomène essentiel de l'inflammation, et, en effet, c'est le caractère constant de toutes les inflammations aiguës superficielles et profondes.

Une *rougeur* anomale se montre dans tous les tissus enflammés ;
elle est d'autant plus apparente que l'organe est plus vasculaire, et
qu'il est habituellement moins foncé en couleur. La couleur rouge
varie depuis le rose jusqu'au rouge violacé, et chaque organe a une
rougeur inflammatoire particulière. La rougeur du panaris n'est pas
celle de la stomatite, ni celle de la conjonctivite, ni celle de la scarlatine, ni celle des bronches phlogosées, etc. Parfois uniforme, cette
coloration est souvent plus foncée sur quelques points du corps ; elle
forme des arborisations, du piqueté, des marbrures ou des zones rougeâtres. Elle diminue ou s'efface momentanément sous la pression du
doigt, mais revient aussitôt. On s'accorde à la rapporter à la distension des capillaires par les globules sanguins. Les vaisseaux se vident
sous la pression du doigt, pour se remplir aussitôt. C'est un des symptômes de l'inflammation qui persistent le plus longtemps après la
disparition des autres.

Il existe de la *tuméfaction* avec *changement de consistance* dans les
organes enflammés. Ce phénomène est surtout apparent dans les organes superficiels, et il tient à la vascularisation augmentée, à l'exsudation séro-fibrineuse, et plus tard à la production d'un produit nouveau, le pus. Les parties enflammées présentent, avec cette tuméfaction, un aspect luisant, et elles sont plus résistantes qu'à l'état normal,
tout en étant le siége d'un ramollissement assez prononcé. Dans les
parties profondes, ce gonflement a également lieu, mais il est plus
difficile à reconnaître, et on ne le pourrait faire sans le secours de la
percussion.

Il s'accompagne toujours, dans les parties superficielles, de pulsations incommodes, quelquefois douloureuses pour les malades, dues à
la contraction plus énergique des artères, et que l'on peut considérer
comme une sorte de *fièvre locale.*

Différents *troubles de sécrétion* se manifestent dans les organes enflammés. Au début de l'acte inflammatoire, il y a souvent diminution
des liquides secrétés, comme on le voit par la sécheresse des narines
et de la gorge dans l'angine et le coryza, par la suppression de l'u-
rine, etc.; les sécrétions peuvent, au contraire, être augmentées, et
il arrive parfois qu'il s'en forme de nouvelles. Le mucus, les larmes, la bile, la salive, etc., coulent avec abondance dans la phlegmasie
des muqueuses, dans l'ophthalmie, dans la stomatite, et ces liquides
sont alors plus irritants que d'habitude. Ailleurs, c'est au pourtour
et à l'intérieur des parties enflammées qu'il se fait une exsudation de
sérum avec ou sans globules, de plasma ou de lymphe plastique, véritable fibrine spontanément coagulable, qui établit les adhérences, forme

les fausses membranes, les productions fibreuses et fibro-plastiques. Enfin, un liquide entièrement nouveau se produit et s'infiltre, ou se rassemble en foyer; c'est le *pus*, à la présence duquel se rattachent de nouveaux accidents morbides d'inflammation et d'ulcération.

IX

Il ne s'établit pas d'inflammation un peu étendue, sans que des *phénomènes généraux, sympathiques* et *réflexes*, en indiquent la présence.

La fièvre, avec ou sans frissons, continue ou rémittente, caractérisée par des malaises, de la courbature, de l'anorexie, la fréquence, la force ou la petitesse du pouls, et par l'augmentation de la température profonde du corps, se montre presque toujours avec cet état morbide. D'autant plus violente que les individus sont plus jeunes et hors de proportion avec les lésions locales, elle est assez en rapport avec ces lésions chez l'adulte; mais, chez le vieillard, la force de réaction diminue, et des désordres inflammatoires graves peuvent se produire sans fièvre. On en voit un exemple dans la pneumonie latente des personnes avancées en âge.

La syncope, le délire, les convulsions dans l'enfance, les vomissements, l'agitation, le tremblement, etc., signalent souvent, avant tout autre phénomène, l'apparition des inflammations viscérales. Les forces de l'organisme, gravement compromis, traduisent ainsi par cette action réflexe et sympathique le désordre dont elles sont l'objet. Les fièvres éruptives de l'enfance débutent souvent par des convulsions; la pneumonie de l'adulte commence quelquefois par du délire, par un tremblement, par une syncope; des vomissements annoncent une méningite, etc.

Enfin le sang s'altère, et l'état inflammatoire, qui produit à l'instant un excès de fibrine dans les tissus malades, engendre aussi un excès de fibrine dans le sang, appréciable par la *couenne* du caillot, et plus exactement par l'analyse chimique. La *couenne* résulte de la coagulation de la fibrine à la partie supérieure du caillot et de la précipitation des globules à la partie inférieure, à cause de leur poids spécifique plus considérable. Elle n'apparaît pas dans toutes les inflammations. Indépendamment de la forme étroite ou large du vase qui reçoit le sang, et de la rapidité du jet, ce qui modifie l'épaisseur de la couenne, elle est épaisse, dure, à bords relevés dans la pneumonie, le rhumatisme, la pleurésie et les inflammations franches. Elle est, au contraire, plus mince et moins dure dans les inflammations mal caractérisées, dites catarrhales. Ordinairement peu épaisse au début des phlegmasies, elle s'accroît avec l'état inflammatoire, et le sang d'une seconde saignée est plus couenneux et plus riche en fibrine que celui de la première.

D'après l'apparence de la couenne, on a prétendu reconnaître la quantité de fibrine du sang, et, en conséquence, l'intensité de l'inflammation. Quelques médecins ont admis un sang *très-inflammatoire*, un sang *inflammatoire*, et *subinflammatoire*. Ce sont des observations que l'expérience n'a pas confirmées. Il n'y a qu'un seul moyen d'apprécier d'une manière exacte la quantité de fibrine du sang, c'est l'analyse chimique, et chacun sait les résultats qu'elle a fournis dans l'étude de l'inflammation. Le chiffre normal de deux à trois millièmes s'élève rapidement à mesure que s'accroît la maladie, et parvient successivement à cinq et six millièmes. Dans quelques maladies, et particulièrement dans la pneumonie et dans le rhumatisme articulaire aigu, MM. Andral et Gavarret l'ont vu arriver à sept, neuf et même dix millièmes. Ce dernier chiffre n'a jamais été dépassé.

X

Les symptômes de l'inflammation se succèdent en général d'une façon régulière. Locaux ou généraux, *leur marche* est à peu près la même dans tous les cas, et, sauf de rares exceptions, elle peut être prévue et indiquée d'avance.

L'effort et l'acte inflammatoires sont l'effet réflexe d'impressions morbifiques déterminées, et se montrent après un intervalle de temps qui varie de quelques heures à un ou plusieurs jours. Il semble qu'il y ait ici, comme pour les maladies virulentes, une période d'incubation de courte durée, dans laquelle l'organisme prépare ses moyens de réaction contre le mal près d'éclater, et que signalent déjà quelques prodromes, tels que des malaises, un peu de lassitude, d'inappétence, etc.

Ordinairement l'inflammation éclate par une sensation plus ou moins marquée de froid, accompagnée de tremblement musculaire caractéristique des frissons. Alors commence dans la partie enflammée, à l'extérieur ou intérieurement, une hypérhémie avec douleur plus ou moins vive, et gêne des fonctions de l'organe malade, avec chaleur et gonflement du tissu, avec fièvre et les troubles généraux qui en résultent. L'exsudation séreuse et séro-fibrineuse s'opère, puis le ramollissement, la suppuration, l'ulcération ou la gangrène, et enfin la disparition du mal. Chez certains malades, il y a prédominance des troubles généraux qui ouvrent la marche de l'effort inflammatoire, tandis qu'ailleurs, au contraire, ces accidents viennent un peu plus tard, accompagnent ou suivent seulement les accidents locaux. La pneumonie aiguë et les phlegmasies internes débutent très-souvent par un frisson, des malaises, une indigestion, etc.; et les panaris, les ophthalmies, les inflammations traumatiques et autres phlegmasies superficielles, primitivement dépourvus de phénomènes généraux graves, n'offrent ces accidents que plus tard, lorsque les désordres matériels sont assez étendus.

L'inflammation, une fois développée, reste ordinairement circonscrite ou diffuse dans le tissu primitivement occupé, sans envahir les parties voisines ou intermédiaires, et ce n'est que très-rarement qu'on la voit s'étendre, de proche en proche, aux organes voisins. Ainsi la pneumonie reste limitée dans un point du poumon, le phlegmon dans une partie du tissu cellulaire, et sur ce point il y a des lois que l'observation a dictées. En général, comme l'a dit Bichat, la phlegmasie se borne aisément, quand les tissus voisins ne sont pas de même nature que le tissu affecté. Les maladies de la muqueuse bronchique et oculaire ne gagnent point l'œil ni l'extérieur des bronches; l'inflammation du péritoine ne s'étend point à la muqueuse de l'intestin, et ainsi des autres.

Ailleurs l'inflammation s'étend et se propage avec une rapidité surprenante, soit à des parties semblables, soit à des parties différentes, le tissu cellulaire ou connectif, renfermé dans la trame organique, servant, comme l'a dit Bichat, de moyen de transport à l'inflammation. Ainsi marchent l'érysipèle, dit *ambulant*, le phlegmon et les abcès qui fusent dans les interstices musculaires et dans les gaînes tendineuses, la carie vertébrale, qui jette ses produits le long du psoas; certaines ophthalmies, qui pénètrent dans le crâne; l'eczéma, qui produit l'entérite; le coryza, qui passe dans le larynx; la phlegmasie gastrique, qui se communique au foie; les tubercules pulmonaires, qui produisent la pleurésie; les abcès qui s'ouvrent à l'extérieur en perforant les tissus, etc., etc.

Dans quelques cas, la propagation des phlegmasies s'effectue par un procédé tout différent, et en quelque sorte dynamique. Le même effet réflexe qui a produit sur un point la réaction contre l'impression morbifique se produit sur d'autres; ainsi la réaction rhumatismale accomplie sur une articulation peut se produire sur d'autres et sur le cœur, l'ophthalmie d'un seul œil passe aisément à l'autre, les abcès métastiques se forment à la fois dans les viscères et dans les muscles, les phlegmasies muqueuses intérieures résultent souvent d'une affection cutanée trop rapidement disparue, etc.

Chez quelques malades, les phlegmasies se succèdent les unes aux autres à titre d'effets secondaires, ternaires ou quaternaires. Ainsi la pneumonie résulte de la rougeole des bronches ; la variole produit des furoncles, ceux-ci l'érysipèle et le phlegmon, etc., etc.

L'inflammation est un état morbide dont la marche est ordinairement *continue*, n'offrant d'intermittence et de rémittence que dans ses phénomènes généraux, essentiellement dynamiques et mobiles, comme tout ce qui dépend de la sensibilité. Une fois établie, elle parcourt nécessairement quelques-unes de ses périodes, en s'arrêtant plus ou moins tôt, suivant l'énergie et l'efficacité de la médication. Quant aux inflammations *intermittentes* se reproduisant à intervalles réguliers et rapprochés, elles sont très-rares.

Il n'y a d'inflammations *intermittentes* que celles qui s'arrêtent à la première période, dite d'hypérhémie, pour revenir le lendemain ou le surlendemain sous l'influence des causes ordinaires de l'intermittence, car, à une période plus avancée, lorsque l'inflammation a déterminé l'exsudation séro-fibrineuse et purulente, avec ramollissement des tissus, son cours ne peut être arrêté par aucun agent naturel ou dynamique. Elle ne saurait cesser en quelques heures.

XI

Les terminaisons de l'inflammation sont très-variées. Quand l'effort et l'acte inflammatoires ont produit les désordres matériels si connus de l'hypérhémie, du ramollissement et de l'exsudation séro-fibrineuse locale, avec troubles dynamiques intenses et altération du sang, le retour à l'état normal ne se fait pas à la minute, et il s'opère par des procédés différents, suivant les individus et selon la nature des phlegmasies. Ces procédés sont la délitescence, la résolution, la suppuration, l'ulcération, la gangrène, l'induration, le passage à l'état chronique et la mort.

La *délitescence* est la disparition rapide des phénomènes généraux et locaux de l'inflammation, soit lorsque après ce résultat le malade revient à la santé, soit, au contraire, ce qui est plus fréquent, lorsque la phlegmasie se reproduit ailleurs par métastase.

La délitescence résulte toujours d'une violente impression morale ou physique de froid, de vide opéré sur un point du corps, de soustraction de sang, etc. Une forte saignée arrête quelquefois une phlegmasie à son début, et il en est de même d'une grande ventouse Junod appliquée sur un membre, ou de l'aspersion méthodique d'eau froide sur une partie. Malheureusement, quand ces moyens ne réussissent pas, ils augmentent souvent le mal qu'ils devaient enlever, et le rendent infiniment plus dangereux qu'il n'eût été sans leur emploi. Il y a très-rarement lieu d'y recourir.

La *résolution* entraîne par degrés, d'une façon naturelle et toujours heureuse, les produits séro-fibrineux de l'exsudation inflammatoire. En même temps que décroissent les phénomènes généraux, la rougeur, la chaleur, le gonflement et la douleur des tissus disparaissent; un travail de résorption enlève lentement la sérosité et la fibrine épanchées, et tout rentre dans l'état normal, sauf un léger empâtement des parties où a eu lieu l'exsudation. Cet état résulte d'une hypérhémie, qui persiste encore quelque temps après la guérison.

La *suppuration* est une terminaison ordinaire, mais non pas constante de l'inflammation. Plus fréquente dans les tissus vasculaires, tels que la peau, les séreuses, les muqueuses et les parenchymes, que dans les tissus fibreux, musculaire et osseux, elle dépend en grande partie de l'acuité et de la nature intime de l'effort inflammatoire. — L'inflammation aiguë donne lieu à la formation rapide d'abcès dans la profondeur des organes, tout comme les phlegmasies diathésiques puerpérales, morveuses, catarrhales, etc. Il en résulte des abcès *aigus* ou abcès *chauds*, des *flux* ou des catarrhes, et des abcès *froids*, chroniques, parce que l'inflammation qui les a précédés n'a rien d'appréciable et a persisté, sous *forme latente*, pendant un plus ou moins grand nombre de mois.

C'est aux dépens de l'exsudation séreuse et séro-fibrineuse inflammatoire que se forme le pus, par suite d'une transformation singulière de ses éléments, d'où résulte la production de cellules spéciales. — Sans pouvoir rien préciser sur les causes intimes ni sur le mécanisme de cette génération cellulaire, il faut se contenter de dire que dans le plasma inflammatoire se développent des corpuscules d'une extrême ténuité, qui se rapprochent pour former des noyaux, lesquels s'entourent rapidement d'une enveloppe plus ou moins granulée. — C'est du moins ainsi, *fig.* 3, que le microscope permet d'apprécier la formation du pus.

A mesure que se forme le pus, il s'infiltre dans la trame organique et y séjourne plus ou moins longtemps jusqu'à la réunion en foyer, en *abcès*, ou jusqu'à son rejet au dehors, s'il est formé sur la peau ou à la surface des membranes séreuses et muqueuses. — Dans un foyer ou sur des surfaces muqueuses et cutanées dépourvus d'épiderme et d'épithélium, le pus sort d'une membrane accidentelle rapidement formée, plus ou moins épaisse, mamelonnée, qui a reçu le nom de *membrane pyogénique*. On la trouve à l'intérieur des abcès, dans les trajets fistuleux et sur toutes les solutions de continuité de la peau et des muqueuses. C'est un moyen naturel d'isoler le pus des parties restées saines.. Couverte d'inégalités, de *bourgeons charnus*, essentiellement celluleuse et vasculaire, elle sécrète le pus avec plus ou moins d'abondance, et avec des qualités variables selon la nature du sujet et l'essence de la phlegmasie. — Elle est douée d'une grande faculté d'absorption et laisse passer l'iode, l'arsenic, la quinine, l'opium qu'on dépose à sa surface. Elle peut absorber la partie la plus liquide du pus de manière à faire disparaître entièrement des abcès. Enfin, très-sensible aux irritants, elle sécrète davantage, sous leur influence, soit du pus, soit une lymphe coagulable qui s'organise et rapproche les parois d'un foyer. — On utilise cette dernière propriété en médecine, lorsque après avoir évacué par ponction le liquide d'un kyste, d'un épanchement séreux ou d'un abcès froid, on injecte sur toutes les parties du foyer de l'eau bromée, de la teinture d'iode, de l'alcool, etc., pour amener leur rapprochement au moyen d'une inflammation *adhésive*.

Mais, si cette membrane, organisée à la surface des plaies, des vésicatoires, etc., fournit la suppuration, elle l'arrête lorsque les bourgeons charnus moins vasculaires se recouvrent d'épithélium. Dans ce dernier cas, la suppuration se tarit au pourtour de la plaie et dans la profondeur des tissus, qui reviennent graduellement à léur état normal. Les parois du foyer s'agglutinent de la profondeur à la surface, une cicatrice muqueuse ou cutanée se fait de la circonférence au centre, et bientôt il ne reste plus rien de l'ancien état phlegmasique qu'une cicatrice plus ou moins apparente.

Le pus formé dans la profondeur et à la superficie des tissus enflammés varie singulièrement d'aspect et de composition, d'après la texture des organes et d'après la nature de l'état inflammatoire. Ainsi le pus et le mucus, si longtemps séparés, sont des produits inflammatoires semblables, provenant l'un des muqueuses, et l'autre de n'importe quel tissu enflammé. Le pus d'une phlegmasie franche, blanchâtre, épais et crémeux, diffère du pus grisâtre, séreux, des phlegmasies cachectiques, et cependant ces deux produits ont une même origine, qui est l'inflammation.

Il diffère également, dans les premières heures, de ce qu'il sera plus tard, lorsqu'il aura acquis une maturité complète. Ses éléments sont mal formés et difficiles à reconnaître, comme on peut s'en assurer dans ce qui est représenté par la *fig.* 3.

Le pus des parties atteintes de phlegmasie aiguë franche est liquide, blanc, jaunâtre, opaque, crémeux et consistant. D'une saveur douce, son odeur est nulle, à moins qu'il ne soit putréfié. Il a une pesanteur spécifique de 1,030 à 1,055. C'est une émulsion formée de sérum tenant en dissolution et en suspension un très-grand nombre de matières solides. — Il renferme huit à neuf parties d'eau, et le reste est constitué par de l'albumine, une petite quantité de fibrine, de l'osmazome, de la cholestérine, une matière particulière découverte, et nommée *pyine* par Guéterbock, du lactate, du phosphate et du chlorure de soude, enfin du phosphate de chaux et des traces d'oxyde de fer.

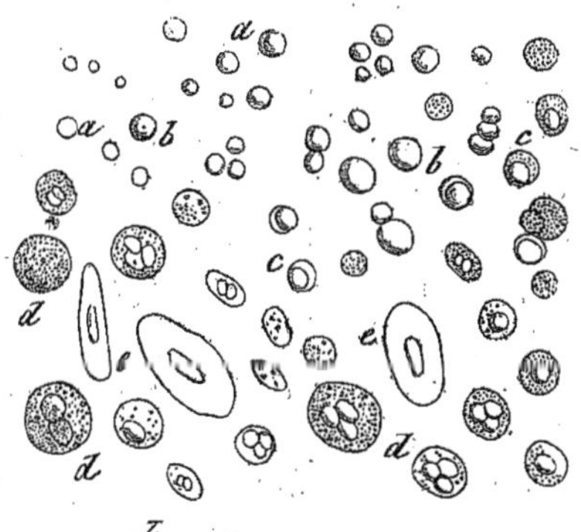

Fig. 2. Éléments du pus au premier et au deuxième jour.—*a, a, a*, petits noyaux ; *b, b, b*, noyaux plus développés; *c, c, c*, jeunes cellules autour de plusieurs noyaux; *d, d, d*, grandes cellules avec noyaux dont quelques-unes renferment un nucléole; *e, e, e*, globules de sang. (D'après LEBERT).

Abandonné à lui-même et au repos, il se divise en deux parties : l'une solide, formée de *globules* qui se déposent, et l'autre liquide, constituée par le sérum qui surnage. En général, les *globules* ou cellules de pus (*fig.* 2, 3 et 4) sont arrondis, frangés sur les bords, ondulés à la surface et d'un diamètre de 1/80e à 1/120e de millimètre. Formés d'une enveloppe transparente, ils contiennent un à trois *noyaux* de 1/200e à 1/400e de millimètre rendus plus transparents par l'acide acétique (*fig.* 4), et rarement ces noyaux renferment des *nucléoles*. Autour des noyaux existent un certain nombre de granulations moléculaires.

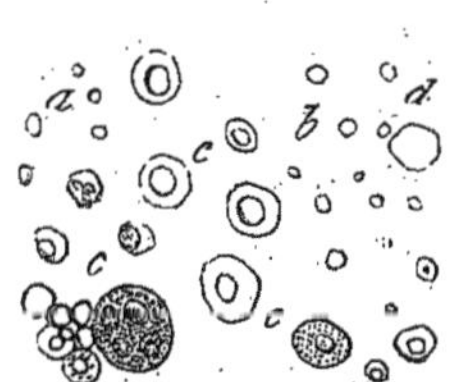

·Fig. 3. Pus des premières douze heures. Petits globulins qui offrent en *a, a, a* des contours foncés et un aspect nucléaire *b, b, b* et *c, c, c,* noyaux entourés d'un limbe pâle qui devient leur enveloppe. (LEBERT.)

A côté des cellules bien formées du pus, il y a souvent d'autres cellules analogues, également arrondies, frangées comme elles, mais ne renfermant pas de noyaux dans l'intérieur (*fig.* 5). Ce sont les corps granuleux d'inflammation appelés *cellules pyoïdes* par M. Lebert.

Toutes ces cellules, solubles dans l'acide acétique, résistent à l'action de l'eau, de l'ammoniaque, de l'urine, et ne disparaissent qu'avec difficulté. On les a considérées, mais à tort, comme caractéristiques du pus. Outre la ressemblance de certaines jeunes cellules épithéliales avec le pus, d'après M. Lebert, il y a encore impossibilité absolue, d'après Ch. Robin, de les distinguer de certains *globules blancs* du sang, si variables, comme on le sait, dans leur forme et dans leur volume. En effet, il n'est pas de sang normal qui ne contienne quelques globules blancs absolument semblables, par leur dimension, par leur apparence extérieure, par les noyaux et par les différentes réactions chimiques, aux cellules de pus. Ici, comme partout ailleurs en médecine, il ne faut accorder qu'une importance secondaire aux données du microscope, qui doivent toujours être subordonnées aux résultats de l'analyse clinique.

Avec les cellules de pus il y a toujours une plus ou moins grande quantité de graisse sous forme de gouttelettes d'huile, et quelquefois de cristaux de cholestérine. On y a également trouvé des vibrions

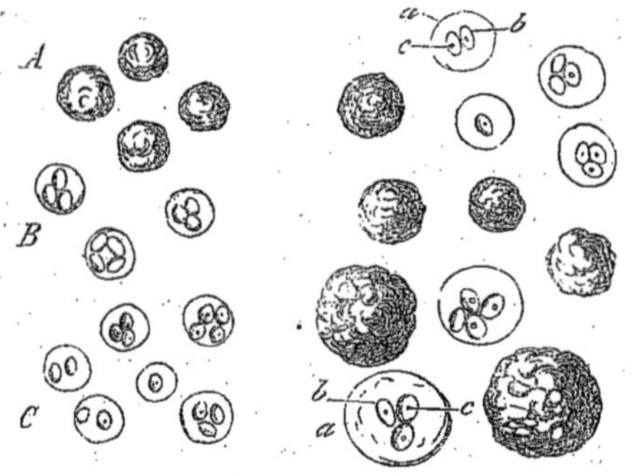

Fig. 4 Cellules de pus à divers grossissements de 3 à 500 diamètres. A, B, leur aspect naturel; C, cellules rendues transparentes par l'acide acétique ; a, paroi cellulaire ; b, noyau; c, nucléole. (Lebert.)

de différentes espèces (fig. 6), mais cela est assez rare.

Le pus offre de nombreuses variétés. Il y a un pus normal, *louable*, qui est blanchâtre, épais et crémeux; un pus *séreux*, ou sanie purulente, grisâtre, claire, dont les cellules sont rares et mal conformées; un pus *infect*, corrompu par son mélange avec de l'air dans l'intérieur du corps; un pus *sanguinolent*; un pus *tuberculeux* mêlé à de la matière tuberculeuse, et un pus *muqueux* ou *mucus* exclusivement sécrété par les membranes muqueuses. Longtemps on a cru que le mucus était un produit particulier distinct du pus, parce que, d'une part, le mucus mêlé à l'eau surnage, tandis que le pus se précipite au fond du vase, et, de l'autre, parce que les cellules du mucus sont beaucoup moins bien formées que celles du pus. Malgré ces différences, il y a complète identité de nature entre

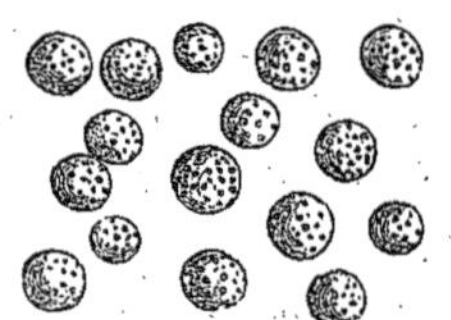

Fig. 5. Globules pyoïdes. (Lebert.)

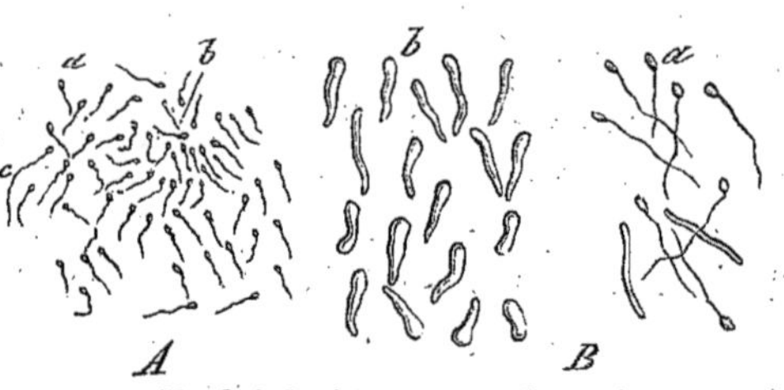

Fig. 6. Infusoires du pus. (Lebert.)

les deux produits, et la dissemblance résulte de la texture du tissu chargé de la sécrétion.

Le pus s'altère d'une façon notable lorsqu'il reste enfermé dans la profondeur du corps à l'abri du contact de l'air. Les cellules peuvent disparaître, et il ne reste qu'un liquide granuleux, ou elles se remplissent de granules moléculaires de nature graisseuse, et, la partie liquide étant résorbée, il ne reste plus qu'une masse caséeuse plus ou moins compacte. C'est ce que j'ai observé dans quelques abcès froids et dans les abcès tuberculeux des ganglions ou de la colonne vertébrale.

Le retour des parties à l'état normal, après la suppuration, est toujours plus difficile et plus lent que dans la terminaison par résolution, à cause du travail secondaire accompli dans la trame organique sur la quantité d'exsudation séro-fibrineuse qui s'y trouve. Il faut un temps, en général, très-long aux organes suppurés pour reprendre leurs fonctions avec toute leur activité naturelle; mais, avec cet inconvénient, cette terminaison de l'acte inflammatoire est encore une des meilleures pour entraîner hors des tissus ce qu'ils renferment de nuisible.

Si l'inflammation est très-violente ou causée par une impression morbifique spéciale, la *gangrène* peut en être la conséquence. Des portions de tissus et d'organes infiltrées de lymphe plastique n'admettent plus une suffisante quantité de sang dans leur intérieur pour suffire aux besoins de la nutrition, et il se produit une mortification lente ou rapide, suivant les cas, et qui produit des escharres plus ou moins étendues. Une fois cette gangrène établie et limitée, il y a dans les tissus un corps étranger organique dont l'élimination est indispensable au rétablissement de la santé, et un travail inflammatoire commence pour séparer ce qui est mort des parties restées vivantes. Autour de l'escharre l'inflammation sécrète du pus, et une ulcération suivie de cicatrice se fait peu à peu autour et au-dessous d'elle. La gangrène entraîne donc à sa suite l'ulcération et une suppuration très-prolongée. C'est une des plus mauvaises terminaisons de l'effort et de l'acte inflammatoires.

L'*ulcération* résulte souvent de l'inflammation lorsqu'à la surface des membranes enflammées l'épiderme ou l'épithélium, ramollis par l'acte inflammatoire, se détachent et laissent à nu la surface muqueuse ou cutanée sur laquelle transsudent le sérum, la fibrine et le pus; lorsqu'il se fait un travail semblable dans les follicules muqueux et cutanés; lorsque, enfin, une phlegmasie profonde s'étend à la surface du corps pour y verser le pus qu'elle a formé. Alors des solutions de continuité superficielles plus ou moins larges, avec ou sans bords apparents, sont le siége de l'exsudation fibrineuse et purulente jusqu'à ce que la cicatrisation se soit opérée. L'ulcération, fort avan-

tageuse au malade lorsqu'elle donne passage à des produits inflammatoires renfermés dans la profondeur des tissus, est quelquefois
nuisible et devient la source d'accidents graves lorsqu'elle ne veut
pas se fermer, ou qu'elle creuse les tissus au point d'amener leur
perforation. Cela dépend de sa nature et de sa cause déterminante.
En cas d'ulcération inflammatoire franche chez un sujet bien constitué,
sa guérison est rapide; mais, chez les individus cachectiques, dans les
grands hôpitaux et avec les diathèses syphilitique, scrofuleuse, scorbutique, etc., qui modifient si profondément la crase des humeurs,
les ulcérations sont difficiles à guérir et constituent l'un des accidents
les plus fâcheux de l'acte inflammatoire.

L'*induration*, caractérisée par la dureté permanente des tissus atteints d'inflammation, indique, soit l'accroissement des molécules normales d'un tissu, ce qui constitue l'hypertrophie, soit la présence
d'une exsudation de lymphe plastique, qui ne peut être absorbée et au
milieu de laquelle se forme du tissu fibreux et fibro-plastique. C'est
l'indice du passage de l'inflammation à l'état chronique, et alors,
quoi qu'on en ait dit, une foule de produits morbides nouveaux peuvent prendre naissance. Dans ces tissus atteints d'induration, de la
graisse, des éléments cartilagineux, osseux, calcaires, des concrétions
de toute sorte se développent d'une façon plus ou moins évidente. Ces
productions ne sont pas nécessairement le résultat d'une inflammation antérieure, mais il est certain que l'inflammation peut les produire, et chaque jour l'étude clinique en fournit la preuve.

Le *passage à l'état chronique* est une terminaison très-fréquente de
l'acte inflammatoire à ses différentes phases. Il y a des hypérhémies
inflammatoires qui durent très-longtemps à un degré d'intensité variable. La suppuration chronique est très-commune sur les muqueuses et constitue le catarrhe chronique ; elle existe également sur la
peau recouverte d'ulcères, dans les organes profonds ouverts à l'extérieur par suite d'abcès ou de productions morbides suivies de
suppuration. C'est l'induration dont la présence caractérise surtout
la phlegmasie chronique d'un organe, et, en effet, c'est elle qui
survit le plus longtemps à tous les autres phénomènes inflammatoires.

Au reste, le passage à l'état chronique n'est pas seulement caractérisé par la prolongation exagérée des phénomènes anatomiques locaux
de l'acte inflammatoire, il se traduit encore au dehors par l'absence
ou la diminution des phénomènes de chaleur, de douleur et de fièvre
qui accompagnent ordinairement l'inflammation aiguë. C'est la persistance des phénomènes locaux, jointe à la disparition des troubles

dynamiques, qui spécifie le passage de l'inflammation à l'état chro-nique.

La *mort* est enfin la conséquence possible de l'inflammation, lorsque, par la malignité de sa nature, son étendue et son siége dans un organe important, elle s'attaque aux sources de la vitalité, qu'elle opprime ou dont elle suspend l'exercice.

XII

C'est à propos des terminaisons de l'inflammation qu'on a soulevé la question de savoir quel est le degré d'influence de cet état parti-culier dans la génération ultérieure des nosorganies hypertrophiques, fibreuses, fibro-plastiques, tuberculeuses, épithéliales, cancéreuses, chondroïdes, osseuses, etc. Les uns soutiennent, avec Broussais, que l'inflammation est la cause des maladies organiques, tandis que les autres rejettent cette influence dans le domaine des hypothèses.

A ne juger la question que d'après les apparences, il est évident que l'inflammation ne précède pas toujours la production des tuber-cules, des hypertrophies, des cancers et des autres maladies organi-ques, car un grand nombre des malades affirment n'avoir jamais rien éprouvé qui ressemble à des symptômes d'inflammation; mais, il faut le dire, les renseignements de cette nature ne sont pas toujours fort explicites, et ce n'est pas sur eux qu'on doit s'appuyer pour éta-blir une doctrine nosologique.

L'inflammation offre tant de degrés et de variétés, depuis la simple hypérhémie, avec ou sans exsudation séro-fibrineuse, jusqu'à l'indu-ration, de l'état aigu à l'état chronique; de l'évidence à la forme la tente insaisissable, qu'il faut être très-réservé pour se prononcer sur les transformations dont elle peut être l'origine. Dire, comme tant de médecins, que l'inflammation n'engendre pas ultérieurement de dégé-nérescences organiques, parce qu'on n'a pas assisté au début du mal, parce que nul phénomène morbide n'a été signalé, ou parce qu'on trouve tous les jours des nosorganies exemptes d'inflammation, cela n'est pas concluant, car d'autres peuvent soutenir, avec non moins de raison, que des inflammations aiguës passent à l'état chronique, et se transforment en nosorganies hypertrophiques, tuberculeuses, cancé-reuses, osseuses, etc. Personne, en effet, n'est en droit de considérer comme chimérique l'influence de l'inflammation sur les transforma-tions organiques, et l'on peut citer un très-grand nombre de faits qui établissent, au contraire, la réalité de cette influence. L'exsudation fibrineuse de la pleurésie aiguë, qui tapisse les parois des côtes, se transforme quelquefois en cartilage et en tissu osseux ou calcaire. Il

en est de même de l'exsudation inflammatoire du péricarde, du péritoine, de l'arachnoïde, du périoste, etc. L'hypérhémie permanente des
tissus amène leur hypertrophie, c'est ce qu'on voit dans les muscles,
dans la peau, dans le foie, dans les amygdales, etc. Les oblitérations
capillaires consécutives à l'inflammation produisent l'atrophie et la
transformation graisseuse ; l'inflammation superficielle d'un point de
la peau, ou d'une verrue, est souvent suivie d'épithélioma ou de cancer, ce qu'on voit sur les lèvres des fumeurs atteints de cancroïde,
dans le cancer du scrotum, dans les verrues cancéreuses. L'hypérhémie
inflammatoire latente du poumon et la bronchite occasionnées par les
poussières, etc., produisent souvent les tubercules, et il en est de
même dans les ganglions lymphatiques des scrofuleux enflammés à la
suite d'une irritation des parties voisines. Il n'est pas de produit morbide, hypertrophie ou atrophie, épithélioma ou enchondrome, ostéophyte, tubercule ou cancer, etc., qui ne puisse être la conséquence
d'une phlegmasie antérieure, et dont le développement n'ait pu être
attribué d'une manière positive à l'état phlegmasique. En est-il toujours ainsi? On ne saurait le dire, puisque très-souvent le début de
ces maladies organiques reste ignoré; mais il suffit d'un certain nombre de faits bien avérés pour établir la part de l'inflammation dans les
dégénérescences organiques: et il est infiniment probable que, dans
tous les cas où son intervention n'a pu être constatée, elle n'en a pas
moins joué un rôle important.

En effet, outre les phlegmasies aiguës, qui sont impossibles à méconnaître, il y a des phlegmasies chroniques et des phlegmasies *latentes*, qui passent inaperçues, et dont l'influence sur le développement des maladies organiques est immense. Cela dépend surtout de
la constitution et de l'idiosyncrasie des individus sur lesquels elles se
développent. L'hypérhémie et l'exsudation fibrineuse ont des conséquences différentes et des transformations spéciales chez les pléthoriques, chez les scrofuleux, chez les syphilitiques, chez les dartreux, etc.
Ici, elles engendrent l'hypertrophie, là les tubercules, ailleurs le cancer, l'épithélioma, le fibroïde, l'enchondrome, etc., selon la nature du
support et de la diathèse qu'elles viennent féconder. Quoique *latentes*, leur existence est rendue incontestable par l'analyse cadavérique,
et il y a certainement beaucoup moins de motifs pour nier que pour
affirmer leur influence.

Au reste, si l'inflammation n'engendre pas les productions morbides, elle est souvent un des effets de leur développement. C'est un
effet qui s'ajoute à sa cause et qui s'augmente en l'aggravant. Le tubercule produit par l'inflammation dans les poumons ou dans une

glande y détermine à son tour une phlegmasie plus violente, qui est la source d'accidents plus ou moins graves. C'est la loi commune des productions morbides. Quelle que soit leur origine, elles provoquent tôt ou tard, dans leur voisinage, une hypérhémie et une inflammation plus ou moins vives, qui troublent les fonctions de l'organe affecté, et engendrent quelquefois de nouveaux produits morbides de la même espèce.

<h1 style="text-align:center">XIII</h1>

Bien que les caractères essentiels de l'inflammation soient, à peu de chose près, toujours les mêmes, il y a une foule de circonstances qui les font varier, et qui donnent à cet état morbide une physionomie toute différente de son apparence habituelle. Ces différences tiennent à l'intensité et à la durée du mal, à la nature des tissus qu'il affecte, et à l'action spécifique des causes morbides.

L'inflammation se présente à l'état *aigû* et à l'état *chronique*, d'une façon *apparente* et *latente*.

Les inflammations aiguës sont celles qui ne durent pas au delà de quarante jours, et qui sont accompagnées de phénomènes locaux et généraux bien évidents. La fièvre, la douleur, le gonflement, la chaleur et la rougeur des tissus malades, s'y trouvent à un degré variable, mais impossible à méconnaître. Elles sont plus ou moins violentes, et, d'après leur degré, forment des inflammations *aiguës*, *suraiguës* et *subaiguës*. Les inflammations chroniques, au contraire, sont celles qui se prolongent au delà de plusieurs septaines, et dont les phénomènes locaux ou généraux offrent peu d'intensité. Elles succèdent à une inflammation aiguë ou elles débutent d'emblée par l'état chronique, mais dans leur cours il y a souvent des symptômes plus ou moins fréquents de réaction aiguë, alternant avec l'état chronique.

L'hypérhémie, l'exsudation séro-fibrineuse, la suppuration, l'ulcération et l'induration, sont les formes matérielles ordinaires de l'inflammation chronique, et il faut en retrancher les tubercules, le cancer et une foule d'autres productions morbides n'ayant, avec cet état, que des rapports éloignés, rendus presque méconnaissables par la métamorphose du produit. Il y a en outre du gonflement, peu de chaleur, si ce n'est dans les recrudescences aiguës, quelquefois de la douleur, lorsqu'un nerf est comprimé ou enveloppé par les tissus malades, peu ou point de fièvre, à moins de désordres matériels très-étendus, et alors la réaction fébrile est intermittente ; enfin, il n'y a pas d'excès de fibrine dans le sang, mais un état d'*hydrhémie* et d'*aglobulie* plus ou moins caractérisé.

Outre ces phénomènes matériels et dynamiques de l'inflammation chronique, il y a, chez les malades, des troubles qui varient, selon les fonctions de l'organe affecté ; ici l'amaurose, dans les phlegmasies de l'œil ; ailleurs la surdité, dans les phlegmasies de l'oreille ; chez d'autres, la dyspepsie, la constipation, la diarrhée, l'ictère, etc., dans les maladies chroniques des voies digestives et du foie ; les vomissements, les convulsions, la paralysie, dans les affections cérébrales chroniques, etc., etc. Ce sont des choses qu'il suffit d'indiquer pour les faire comprendre.

Les inflammations chroniques durent plus ou moins longtemps, suivant leur nature et l'idiosyncrasie des sujets affectés. Dans l'état le plus simple, elles cessent au bout de quelques mois par les soins bien entendus de l'hygiène et du régime ; mais, liées à la scrofule, au syphilisme, à l'herpétisme et aux différentes diathèses, elles se prolongent indéfiniment, sans qu'il soit possible de les arrêter. Un état perpétuel d'hypérhémie, qui entretient des ulcérations et des suppurations de mauvaise nature dans les organes s'y oppose ; la fièvre détruit les forces et l'embonpoint ; le sang s'altère, et il en résulte, avec le temps, un état cachectique grave, pouvant aller jusqu'au marasme et à la mort.

Il y a, dans les inflammations aiguës et chroniques, de nombreux degrés, depuis l'état inflammatoire très-aigu, jusqu'à l'inflammation *subaiguë*, dont les caractères peu tranchés établissent en quelque sorte la transition à l'état chronique. Quelques-unes, par leur intensité, sont intermédiaires à l'état aigu et à l'état chronique, et elles n'offrent que des symptômes locaux ou généraux peu appréciables, ce qui arrive souvent dans certaines ophthalmies, dans quelques cas de rhumatisme, etc. Leur courte durée seule permet de les classer dans les inflammations aiguës ; mais, avec des phénomènes semblables, quand elles se prolongent, il faut les considérer comme des phlegmasies chroniques. C'est à cette variété qu'on a donné le nom de *subinflammation*.

Dans quelques cas enfin, l'inflammation ne détermine point de phénomènes dynamiques appréciables, et, si elle est profonde, elle parcourt la plupart de ses périodes sans donner lieu à aucun symptôme. C'est un fait rare que j'ai déjà signalé dans la première partie de cet ouvrage, à propos des *maladies latentes*, et qu'il est très-important de connaître. Il existe des *inflammations latentes* ; c'est là ce qui a autorisé la plupart des systématiques à soutenir que l'inflammation était la cause de toutes les nosorganies cancéreuses, fibro-plastiques, tuberculeuses, etc. Quoi qu'il en soit de cette question, précédemment traitée, l'hypérhémie, l'exsudation séro-fibrineuse, la suppuration et l'induration peuvent se produire dans la profondeur des tissus, sans se révéler au dehors par des symptômes très-appréciables. La pleurésie suppurée existe à l'état latent. Il en est de même de la pneumonie et de l'hépatisation grise purulente chez quelques vieillards, de l'hépatite, de l'inflammation gastro-intestinale, du ramollissement cérébral, des hypérhémies et des tumeurs viscérales, etc., etc. Sans être très-multipliés, ces faits sont assez nombreux pour établir l'existence des inflammations *latentes*, et personne aujourd'hui ne pourrait les contester.

XIV

L'inflammation revêt des apparences anatomiques spéciales, qui lui donnent des caractères secondaires assez nettement tranchés pour servir de base à des classifications de détail. Elle se présente sous la forme *érythémateuse*, caractérisée par la rougeur, le gonflement des surfaces cutanées et muqueuses, avec peu de douleur et peu de phénomènes généraux; sous la forme *papuleuse* et *granuleuse*, avec saillies papillaires comparables aux rugosités de la peau de chagrin; sous forme de *vésicules*, de *bulles* et de *phlyctènes*, lorsque l'épiderme est soulevé par de la sérosité; sous la forme *pustuleuse*, quand il y a du pus renfermé dans les saillies de la peau, et enfin sous la forme *tuberculeuse*, lorsque des tumeurs non purulentes, plus ou moins grosses, se développent à l'extérieur.

XV

La structure des tissus modifie toujours, plus ou moins, les phénomènes locaux et généraux de l'inflammation. La rougeur, le gonflement, la douleur, la chaleur, la fièvre, etc., diffèrent dans la peau enflammée, dans les muqueuses, dans les séreuses et les synoviales, dans les tissus fibreux, osseux, dans le tissu cellulaire, etc.

Malgré leur analogie, les phlegmasies des muqueuses s'éloignent des phlegmasies de la peau par la fréquence de l'exsudation fibrineuse pelliculaire ou pseudo-membraneuse, par la fréquence de l'ulcération, et par les flux muqueux et purulents dont elles sont le siége. Comme les maladies de la peau, elles traduisent l'influence des impressions miasmatiques, virulentes et contagieuses; mais les maladies épidémiques frappent plus souvent sur le tissu muqueux que sur le tissu cutané.

L'inflammation des séreuses est remarquable par l'exsudation séreuse, séro-purulente qui se fait dans leur cavité, et par l'exsudation,

à leur surface, d'une lymphe coagulable, dont l'organisation produit
des adhérences et des plaques cartilagineuses et calcaires. Cette inflammation est essentiellement adhésive, plus ou moins rapide dans
sa marche et rarement suivie d'ulcération ou de gangrène.

Dans le tissu fibro-séreux des articulations, l'inflammation est très-
mobile et la suppuration extrêmement rare. Les os enflammés ne suppurent jamais et ne se gonflent guère, ils se nécrosent ou se carient, et
tombent par séquestre ou en poussière. Les parenchymes seuls présentent tous les caractères locaux de l'inflammation, à peu près de la
même manière, à cause des éléments anatomiques semblables dont
ils sont composés en proportions différentes.

XVI

L'inflammation varie dans ses actes, dans sa marche et dans sa terminaison d'après les causes qui la déterminent. Celle qui résulte
d'une action *traumatique simple* donne souvent lieu à des phénomènes
particuliers, différents des phénomènes de l'inflammation *spontanée*,
de cause intérieure. Hunter a fait connaître les différences qui séparent ces deux variétés d'inflammation, en indiquant les propriétés
adhésives de l'une, par opposition aux propriétés *suppuratives* de l'autre.
Une plaie simple, dont les bords sont lavés et rapprochés avec soin,
se cicatrise souvent après une légère hypérhémie, accompagnée d'exsudation de lymphe plastique adhésive, qui s'organise en quelques jours
et rétablit la continuité des tissus sans suppuration, sans douleur,
sans gonflement, sans chaleur et sans fièvre. Cette *réunion par première intention* de la nature est le plus merveilleux résultat qu'on
puisse voir à la suite des plaies, et elle sera toujours un objet d'ambition pour les chirurgiens qui s'appliquent à l'obtenir après les ablations de tumeurs et dans les amputations. Difficile à réaliser, elle n'a
pas toujours lieu d'une manière complète, et elle peut même échouer
entièrement. Alors la plaie change d'apparence, les bords rougissent,
gonflent, suppurent et deviennent douloureux, des bourgeons charnus
se forment, et la réunion s'accomplit par *seconde intention*, comme on
le dit, au bout de plusieurs septaines, selon l'étendue et la profondeur
de la solution de continuité. Cette différence résulte de l'action nuisible de l'air. La précaution de réunir avec soin les bords d'une plaie,
qui se couvrent de fibrine, les soustrait à l'influence de cet agent, et
la guérison est immédiate, sans suppuration, tandis que, en dehors de
ce procédé, la plaie, irritée par le contact de l'air atmosphérique,
suppure inévitablement et ne guérit jamais qu'après suppuration

Dans l'*exposition* et la *non-exposition* des plaies à l'air, il y a toute une méthode thérapeutique, facile à mettre en usage. Son auteur, M. J. Guérin, lui a donné le nom de *méthode sous-cutanée*, et il a pu mille fois pratiquer des ponctions dans les séreuses, dans les articulations, dans le tissu cellulaire, pour couper des muscles et des tendons, sans produire d'inflammation appréciable ni de suppuration. Il suffit de faire un pli à la peau, de pénétrer avec un instrument spécial très-étroit dans le lieu où l'on veut opérer, et, après avoir fini, d'abandonner la peau à elle-même, en pressant vivement sur la petite ouverture extérieure avant de la fermer avec du taffetas gommé. De cette manière, l'ouverture de la peau ne communique pas avec l'endroit opéré, et s'en éloigne de quelques centimètres par un trajet très-étroit, où l'air ne peut s'introduire. On a ainsi une plaie profonde, ne communiquant pas avec l'atmosphère, soustraite à son influence et guérissant toujours très-vite, sans phénomènes inflammatoires et sans suppuration, si l'opération a été convenablement faite. C'est à cette méthode que se rattachent les succès de l'orthopédie, dans le redressement des pieds bots, de l'œil affecté de strabisme, de la déviation du rachis, etc. On l'a employée pour le traitement des hernies, des corps étrangers articulaires, de l'hydarthrose, etc.

XVII

La spécificité est la cause qui produit le plus grand nombre des variétés de l'inflammation. En effet, cet état morbide, comme la fièvre, précède ou suit une foule d'autres maladies. Quand elle naît sous l'influence de causes traumatiques et irritantes simples, elle varie dans ses phénomènes extérieurs, d'après l'âge, la constitution, le tempérament ou l'idiosyncrasie des personnes, et elle se termine d'une façon différente dans ces différentes circonstances, car elle peut engendrer des maladies secondaires plus ou moins graves. Dans les cas où elle résulte d'une cause spécifique virulente ou autre, et quand elle se développe chez un sujet atteint de diathèse goutteuse, syphilitique, scrofuleuse, herpétique, etc., les variations de sa forme extérieure ne sont pas moins grandes.

Les inflammations *rhumatismales* produisent de la rougeur, de la douleur, du gonflement, de la chaleur, mais sécrètent rarement du pus et produisent beaucoup de fibrine dans le sang. Elles sont mobiles et disparaissent avec une grande rapidité.

Les inflammations *puerpérales* engendrent peu de fibrine dans le sang, mais elles sécrètent, en quelques heures, un pus de mauvaise nature, qui empoisonne ordinairement les malades.

Les inflammations *scrofuleuses* produisent peu de chaleur, et arrivent lentement à suppuration; mais, en revanche, la suppuration ne tarit pas, et les ulcérations qui lui donnent passage durent indéfiniment. La chronicité est leur caractère habituel.

Les inflammations *syphilitiques* ont une rougeur différente de l'hypérhémie habituelle; elles suppurent vite et longtemps, par suite d'ulcérations destructives difficiles à guérir, et elles produisent aisément l'induration.

Les inflammations *diphthéritiques* occupent de préférence les muqueuses, et quelquefois la peau dégarnie de son épiderme. C'est à elles que se rapporte cette production de fausses membranes fibrineuses dont la présence dans le larynx constitue le croup. Elles ne produisent ni ulcération ni gangrène, et on ne les observe jamais à l'état chronique.

Les inflammations *catarrhales* n'affectent que les membranes muqueuses et les tissus subjacents; elles n'y produisent qu'une exsudation séro-fibrineuse peu coagulable, suivie d'une sécrétion muqueuse, purulente ou séreuse plus ou moins abondante. Épidémiques, quelquefois contagieuses, ce sont des maladies souvent meurtrières, dont la gravité relative résulte un peu de l'organe affecté. La muqueuse de l'œil, celle du larynx, des grosses et des petites bronches, de l'intestin, etc., sont le siége très-fréquent d'inflammations catarrhales.

Les inflammations *charbonneuses* ont un caractère tout particulier très-grave, c'est celui d'arriver, en quelques heures, à une gangrène considérable, susceptible de détruire une grande étendue de parties molles. On peut le voir chez les individus atteints de charbon et de pustule maligne.

On en pourrait dire autant de toutes les inflammations spécifiques : celles qui accompagnent la variole, la scarlatine, la rougeole, la morve, le farcin, etc., ont toutes leurs caractères particuliers, plus ou moins distincts, dans leur forme anatomique, dans la rapidité de leur marche, dans leur durée, dans la nature des produits sécrétés, dans la terminaison des caractères généraux et locaux de l'inflammation. C'est là une loi qu'on peut vérifier par l'étude des faits de détail, et que démontrent les exemples précédemment cités, sans qu'il soit nécessaire d'en augmenter le nombre.

XVIII

L'inflammation n'est pas toujours d'un diagnostic facile. Très-appréciable quand elle existe à l'extérieur du corps, ses caractères sont infiniment plus obscurs lorsqu'elle se développe au milieu d'organes profonds. Ce n'est point avec un seul d'entre eux que l'inflammation peut se reconnaître, mais bien avec leur ensemble. Ainsi la chaleur, la rougeur, peuvent manquer; il en est de même de la douleur qui accompagne également les névroses; la fièvre n'existe pas toujours, l'exsudation fibrineuse locale est souvent peu appréciable; la suppuration n'a pas toujours lieu, et l'augmentation de la fibrine du sang, variable, n'existe point dans les phlegmasies légères, de courte durée, ni dans les phlegmasies chroniques. On ne saurait mettre trop de soin à leur recherche, si l'on veut donner au diagnostic toute la précision désirable.

Différentes circonstances secondaires, telles que la connaissance des causes irritantes et traumatiques, les troubles généraux fébriles, la débilité qui s'observe concurremment avec le développement d'états morbides graves, peuvent mettre le médecin sur la voie et l'aider dans ses recherches. Malgré cela, dans un certain nombre de cas, tout diagnostic est impossible, et la nécropsie ne fournit même aucune lumière. On sait, en effet, que la plupart des signes locaux de l'inflammation disparaissent sur le cadavre. Il ne faut regarder, comme atteints de phlogose, que les tissus où la rougeur persiste après le lavage, et lorsqu'il s'y trouve une certaine quantité d'exsudation plastique et purulente.

<h2 style="text-align:center">XIX</h2>

L'inflammation est un acte organique que la nature et l'art emploient souvent pour amener la guérison de maladies antérieures plus ou moins graves. Véritable action providentielle, qui dirige l'élimination des corps étrangers et des produits morbides intérieurs, elle sert encore à la cicatrisation immédiate ou consécutive des plaies, et elle est souvent très-utile. C'est au médecin de la provoquer lorsqu'elle est nécessaire pour un résultat avantageux au malade, et de la diriger ou de la combattre s'il en est besoin.

Malheureusement l'inflammation n'est pas toujours un acte salutaire, et, lorsqu'elle naît sous l'influence de causes intérieures peu connues, ou lorsqu'elle se développe avec une trop grande intensité, elle produit des désordres locaux et généraux fort graves, qui peuvent être suivis de désorganisation et de mort. Sa gravité dépend à la fois de son degré, de son étendue, de la nature des causes et de l'importance des organes frappés. Les phlegmasies suppurées, et les phlegmasies chroniques, sont infiniment plus sérieuses que les autres. Il en est de même de celles qui sont très-étendues et qui occupent des organes très-importants, comme le cerveau, le foie ou les poumons; de celles

qui reconnaissent pour cause un agent spécifique ou épidémique, etc.;
circonstances que fait connaître l'étude de la pathologie spéciale.

XX

L'inflammation, mise au service de la nature, s'efforçant de guérir
un mal profond, par l'élimination d'un corps étranger susceptible
d'exciter les tissus; l'inflammation provoquée par le médecin, pour
faire disparaître certains états morbides antérieurs, comme l'hydrocèle, l'ophthalmie, etc., doit être surveillée et dirigée avec soin, si l'on
veut en obtenir de bons résultats. C'est vraiment alors que le chirurgien mérite de s'appeler *ministre de la nature.* Dans un cas, il applique
un collyre irritant sur une cornée malade, pour provoquer une phlegmasie de bonne nature, destinée à remplacer celle qui existe, et dont
le résultat sera la perte de l'œil; ailleurs, il produit, par des injections irritantes, l'inflammation de l'arachnoïde, de la plèvre, de la
tunique vaginale, des parois d'un abcès froid, pour guérir l'hydrocéphale, la pleurésie chronique, l'hydrocèle, etc.; chez d'autres malades, il tranche les tissus pour en extraire des produits morbides, sachant bien qu'après son intervention la phlegmasie va s'emparer de
la plaie pour en réunir les bords par une cicatrice résistante; plus
loin, il brûle la peau par un moxa, soulève l'épiderme par la vésication, produit des flux gastriques et intestinaux au moyen de purgatifs,
afin de révulser ou de dériver une phlegmasie portée sur une partie
plus importante. L'art de provoquer des inflammations *dérivatives, ré-*
vulsives, traumatiques, substitutives, est une des parties les plus importantes de la thérapeutique, et il faut l'apprendre, afin de s'en servir
sans jamais dépasser le but, et pour arriver, dans le plus grand nombre des cas, à la guérison des malades.

En dehors de l'inflammation, considérée comme acte thérapeutique,
il y a l'état morbide inflammatoire, qui, selon son étendue, et d'après
son siége dans tel ou tel organe, amène des troubles généraux graves,
et des troubles fonctionnels variables, auxquels il est nécessaire de remédier pour empêcher de graves désorganisations et même la mort.

Les moyens de combattre l'inflammation sont très-nombreux, et
généralement connus sous le nom d'*antiphlogistiques.* Ils s'emploient
avec les moyens hygiéniques, spécifiques, etc.

La diète absolue, végétale ou lactée; les boissons émollientes, gom-
meuses, acidules, féculentes; un air pur; le repos physique et moral;
les applications froides extérieures, dans les phlegmasies superficielles
et traumatiques; les applications émollientes et mucilagineuses; les

bains tièdes, sont les premiers moyens à mettre en usage. Viennent ensuite les émissions sanguines générales ou locales, proportionnées, dans leur fréquence et dans leur quantité, à l'âge et à la constitution des sujets, à l'état du pouls et à l'intensité de la phlegmasie; l'application des grandes ventouses de Junod, et les différents moyens destinés à opérer, soit la *dérivation* ou la *révulsion*, soit la dissolution de la fibrine, soit enfin une action *spécifique* sur les phlegmasies.

Le bicarbonate de soude, le nitrate et le chlorate de potasse, l'hydrochlorate d'ammoniaque, et tous les sels alcalins, le calomélas et les préparations mercurielles, ont été conseillés comme antiplastiques et dissolvant la fibrine.

Ailleurs, on a mis en usage les diurétiques, les purgatifs, les diaphorétiques et les vésicants, à cause de leur action dérivative et révulsive: on administre enfin les spécifiques, tels que : l'opium, la digitale, l'aconit, la vératrine, l'antimoine, le sulfate de quinine, etc., dont l'action variable est différente pour chaque phlegmasie, et qui agissent, l'un contre les maladies du cœur, l'autre contre les phlegmasies purulentes infectieuses, le rhumatisme, la pneumonie, etc. Ce sont des remèdes d'un maniement difficile, et dont l'emploi exige une très-grande expérience.

En général, l'inflammation peut être combattue par des moyens semblables, presque toujours les mêmes ; ses variétés, la nature des tissus qu'elle a pour siége, ses complications, obligent quelquefois à recourir à des moyens différents. Le traitement antiphlogistique par les émissions sanguines ne convient que dans les phlegmasies aiguës, et nullement dans les phlegmasies chroniques ou dans les inflammations latentes. Encore utile dans les phlegmasies *séro-fibrineuses* des parenchymes, et des membranes séreuses, muqueuses, etc., il réussit moins dans les phlegmasies dites *catarrhales* et dans les maladies chroniques de la peau. Il en est de même dans les phlegmasies qui accompagnent les *fièvres*, et particulièrement dans celles qui se développent avec la fièvre pernicieuse, dans les phlegmasies compliquées d'*asthénie* ou de diathèse goutteuse, syphilitique, scrofuleuse, etc.; c'est alors que les moyens spéciaux, dits *spécifiques*, doivent être mis en usage, et ils triomphent plus rapidement d'une inflammation que toutes les émissions sanguines auxquelles on pourrait recourir.

CHAPITRE IV

DES GANGRÈNES.

I

On peut définir la *gangrène* : la mort partielle d'un organe ou d'un tissu, ou bien l'extinction de la vie dans une partie du corps. Quelques auteurs n'attribuent à ce mot que l'idée plus restreinte d'une diminution de l'action vitale; mais c'est une erreur, car la gangrène n'existe que lorsqu'il y a mortification. Le mot de *sphacèle*, ordinairement employé pour indiquer le dernier degré de la gangrène, n'est pour nous qu'un synonyme. Toutefois on s'accorde à désigner ainsi une gangrène très-étendue, celle d'un membre, par exemple, lorsque tous les tissus sont mortifiés. La *nécrose* est la gangrène du tissu osseux. On désigne enfin sous le nom d'*escharre* la masse des parties molles privées de vie, qui rentrent sous l'empire des lois physiques et chimiques; elles perdent leur température naturelle et ne tardent pas à éprouver un mouvement intérieur de décomposition, qui change leur couleur, leur consistance, leur structure, véritable putréfaction comparable à la décomposition cadavérique.

La gangrène affecte tous les tissus, et se montre dans tous les organes, à la peau, dans le tissu cellulaire, dans les os à l'état de nécrose, dans la bouche, sur les amygdales, aux organes génitaux, dans les poumons, dans le cerveau, dans les membres supérieurs et inférieurs, etc., et elle mérite une attention toute particulière, si l'on veut bien connaître les phénomènes qui la caractérisent.

II

La gangrène résulte de causes *locales* ou *générales*, *directes* ou *indirectes*. Les premières renferment tous les agents mécaniques ou chimiques, délétères ou autres, qui désorganisent immédiatement les tissus, ou qui les privent d'éléments indispensables à la nutrition moléculaire. On y trouve :

Les corps dont le poids et le volume écrasent et broient une partie de l'organisme, de façon à réduire les tissus en masse où le sang, extravasé, n'a plus sa liberté de circulation;

Les agents chimiques et le feu, qui produisent le même résultat, quand leur action a une suffisante énergie;

L'action prolongée d'un froid intense, produisant l'arrêt des liquides par congélation;

L'interruption accidentelle de la circulation sanguine, son arrêt définitif, ou même une gêne excessive apportée au cours du sang. C'est ce qu'on voit dans les maladies du cœur et des artères, lorsque naturellement, par ligature, par compression sur le trajet des artères, par une tumeur quelconque, par artérite, suivie de production pseudo-membraneuse et de caillots, par embolies ou concrétions polypiformes détachées du cœur et poussées dans les artères, par concrétions ossiformes des parois artérielles, etc., il y a obstacle temporaire ou permanent à la circulation sanguine dans les tissus;

La faiblesse de la circulation dans les organes et dans les tissus paralysés ou affectés d'œdème, exemples : la perte de l'œil après la section du trifacial; les escharres des parties molles dans les membres paralysés; les gangrènes spontanées des membres sans oblitération artérielle chez les aliénés; les gangrènes de la verge et du scrotum œdématiés, etc.;

L'inflammation aiguë; lorsque l'exsudation fibrineuse qui en résulte remplit ou comprime un assez grand nombre de capillaires pour suspendre le cours du sang et entraver le mouvement nutritif. C'est ce qu'on observe dans les furoncles, dans l'angine gangréneuse, dans la gangrène de la bouche et de la vulve, dans la gangrène du poumon, etc. Il faut alors que l'obstruction des capillaires soit complète, et que des vaisseaux capillaires de nouvelle formation, ceux qui se développent toujours dans les tissus atteints de phlegmasie, n'aient pas eu le temps de se former;

L'inflammation subaiguë, ayant pour siége des tissus frappés d'asthénie, ou des parties paralysées, œdématiées, atteintes d'engelures ou d'infiltration sanguine, enfin, l'inflammation produite par des principes délétères ou par des venins, exemple : les gangrènes produites dans la pustule maligne, et après l'inoculation de matières septiques empruntées à des cadavres, ou à la suite d'infiltration d'urine, de matières fécales, etc.

Les *causes générales* de la gangrène sont infiniment plus obscures que les précédentes dans leur manière d'agir. C'est le sang altéré dans son essence, par des causes inconnues, infectieuses ou autres, par des poisons, par une diathèse qui semble être la cause principale de la mortification des tissus. L'intoxication lente et chronique produite par le phosphore détermine la nécrose des os maxillaires; celle du mercure se révèle par la gangrène des gencives, et on connaît les terribles effets de l'*ergotisme*, lorsque des gangrènes multiples sur les membres succèdent à l'alimentation par un pain renfermant une quantité très-grande de seigle ergoté.

Il en est de même de l'action du sang altéré par les poisons miasmatiques de la fièvre typhoïde et du typhus, de la fièvre puerpérale, du scorbut, de la peste, de la fièvre jaune, de l'empoisonnement nosocomial, etc., maladies trop souvent compliquées de gangrène sur divers points du corps. La pourriture d'hôpital chez les blessés, la gangrène de la bouche et de la vulve dans les hôpitaux de l'enfance, au moment de la convalescence des fièvres éruptives et des maladies aiguës, relèvent de cette influence morbifique et se développent sous forme épidémique, comme la plupart des maladies infectieuses.

Les poisons virulents ou *virus*, et quelques *venins*, agissent de la même manière par corruption du sang, et c'est ainsi qu'il faut expliquer les gangrènes observées dans la morve aiguë, dans le charbon et dans quelques autres maladies véritablement virulentes.

Dans certains cas, la cause de la gangrène échappe à toutes les recherches, et elle semble être le résultat d'une idiosyncrasie particulière, constituant une véritable diathèse gangréneuse, dont on connaît déjà quelques exemples. Chez quelques personnes, en apparence bien portantes, des gangrènes multiples, assez étendues, ont été observées au même moment sur diverses parties du corps. Ce sont des faits qu'on trouvera dans le chapitre consacré à l'histoire générale des diathèses.

Au reste, si quelquefois la gangrène résulte d'une cause simple, comme l'action des caustiques ou de l'écrasement, il y a plus souvent, dans les cas de gangrène spontanée, intervention de plusieurs des causes susindiquées. L'inflammation, après un étranglement, avec inoculation d'un virus, avec infiltration d'urine, avec asthénie des tissus, avec nosohémie, etc., se réunit à l'une ou à l'autre de ces funestes influences pour déterminer la mortification des tissus. Partout, en définitive, le résultat est le même, et ce résultat, c'est l'arrêt définitif de la circulation dans une plus ou moins grande étendue de capillaires ou de gros vaisseaux artériels.

III

Il y a deux espèces de gangrène. L'une s'attaque aux molécules des tissus, les détruit atome par atome, d'une façon insensible, et forme ou creuse des ulcérations d'étendue variable : c'est la *gangrène moléculaire*. Elle porte le nom de *carie* quand elle a les os pour siége, et d'*ulcération* quand elle ronge ou détruit les parties molles. L'autre détruit les tissus d'une façon plus apparente, en produisant des escharres superficielles érodant la surface des plaies, ou des escharres profondes détruisant les organes dans une plus ou moins grande étendue. C'est la *gangrène proprement dite*, celle qui produit la mort partielle des tissus et des organes dans une étendue appréciable.

Cette dernière, la seule dont il doive être question dans ce chapitre, se présente sous deux formes extérieures assez distinctes, et qui dépendent uniquement de la quantité de liquide contenu dans les tissus mortifiés. Ces deux formes sont : la gangrène *humide* et la gangrène *sèche*. Il y a gangrène humide lorsque l'escharre est molle, infecte, infiltrée de liquide, et tombe facilement en putréfaction; au contraire, elle est sèche quand, renfermant peu de liquide et sans odeur, elle offre une grande consistance et résiste à la décomposition putride.

Son siége et son étendue varient beaucoup. Dans les membres ou dans les viscères les résultats sont semblables. Partout il se produit une destruction moléculaire ou en masse des tissus vivants. Quelquefois une escharre se forme, et, devenue corps étranger, elle se détache des tissus vivants, à l'aide d'un travail inflammatoire secondaire, connu sous le nom d'*élimination*. Les symptômes seuls diffèrent d'après l'importance des parties affectées, et selon que la gangrène se fait au contact ou à l'abri de l'air atmosphérique. On sait, en effet, que, dans le cas où cette altération organique s'effectue au contact de l'air, et au milieu de tissus gorgés de liquides, il se développe toujours une odeur particulière caractéristique, impossible à méconnaître ; tandis qu'au contraire, la gangrène sèche, et celles qui se produisent à l'abri du contact de l'air, n'ont que peu ou point d'odeur. La gangrène sénile du cerveau, si fréquente chez les vieillards, et celle qui succède à la ligature des carotides, chez l'adulte, sont absolument inodores.

Dans les gangrènes extérieures, il y a toujours diminution, et ensuite perte de sensibilité des tissus, abolition du mouvement et diminution de chaleur ; changement de couleur, de consistance, et dégagement de gaz putrides. Les parties molles prennent la température du milieu ambiant, et la couleur, ordinairement rouge, livide, devient brunâtre ou noire. On a signalé des gangrènes blanches, mais le fait est très-rare, à l'extérieur du corps, et il ne s'observe que sous la peau, dans le tissu cellulaire, dans le cerveau, sur les muqueuses, etc. Il y a en outre accroissement de volume des parties malades, ramollissement et friabilité des tissus, si ce n'est dans la gangrène sèche, où l'on observe, au contraire, un racornissement et une momification plus ou moins considérables.

Dans les viscères et à l'intérieur du corps, la gangrène, toujours humide, est caractérisée par la perte de sensibilité, par l'abolition des fonctions, et par la formation d'une escharre brune, noirâtre, avec ou sans odeur. La gangrène du cerveau est inodore, tandis que celle du poumon donne lieu à des exhalaisons infectes qui se répandent autour du malade, et ne laissent aucun doute sur l'existence de la maladie.

Rarement il y a de la douleur dans les gangrènes viscérales, et elle ne s'y développe que d'une façon accidentelle, lorsqu'elle existe au voisinage de nerfs et de tissus très-sensibles. On la trouve aussi dans quelques gangrènes extérieures résultant de l'inflammation ou de l'oblitération sénile des artères; mais cette douleur est intérieure, profonde, et a pour siége principal les parties molles externes voisines de la partie gangrénée, les tissus mortifiés étant complétement insensibles.

Quel que soit le siége de la gangrène, il se fait autour des escharres produites un travail d'élimination destiné à les séparer des parties vivantes et à les rejeter au dehors. La suppuration qui s'établit à la circonférence et au-dessous des parties mortifiées, les rend mobiles, et les détache au bout de quelques jours ou de quelques semaines. Il en résulte une plaie qui se recouvre de bourgeons charnus, et dont la cicatrisation se fait plus ou moins longtemps attendre, suivant l'âge et l'idiosyncrasie des individus.

Lorsque la gangrène occupe une très-grande étendue, ou lorsqu'elle affecte des organes importants, elle s'accompagne toujours de phénomènes généraux assez graves. Une fièvre vive, avec petitesse du pouls; une faiblesse générale, des lypothymies ou des syncopes, une adynamie profonde, accompagnée de sueurs froides et visqueuses, des nausées ou des vomissements, de la diarrhée, l'altération des traits, qui sont grippés, la coloration ictérique de la peau, annoncent un état morbide dangereux, souvent suivi de mort.

IV

Les changements moléculaires produits par la gangrène sont très-variés selon les tissus; le sang qui les pénètre est poisseux, diffluent, brunâtre, fétide; les globules sont profondément altérés, la plupart détruits, et la matière colorante libre se répand dans les tissus, qui prennent une teinte brunâtre ou noire caractéristique.

Le tissu cellulaire est, de tous les tissus, celui qui s'altère le plus rapidement; ses fibres se brisent, et autour d'elles existe une matière granuleuse abondante, dans laquelle M. Lebert a signalé une quantité considérable de graisse, de cristaux de cholestérine et de phosphates triples [1]. Les fibres élastiques résistent davantage, ce qui explique pourquoi, dans la gangrène pulmonaire, on rencontre presque intacte la trame fibreuse du poumon, pourquoi aussi les artères,

---

[1] Lebert. *Anatomie pathologique générale*, page 60.

les cartilages, les ligaments et les tendons, conservent leur apparence, au milieu des parties mortifiées. Dans les viscères, la désorganisation est complète, et, malgré les plus grandes précautions, il est impossible de retrouver leurs éléments, devenus méconnaissables.

V

Parmi les nombreuses variétés de la gangrène, il en est quelques-unes qui méritent une attention toute particulière, à cause de la forme spéciale sous laquelle elles se présentent à l'observateur.

La *pourriture d'hôpital* s'annonce, tantôt par des vésicules sanguinolentes, au-dessous desquelles les plaies deviennent noirâtres, ecchymosées grisâtres, tantôt par une sécheresse très-grande, avec production de bourgeons charnus de mauvaise nature, qui se mortifient rapidement, et tantôt par la fonte gélatineuse, grisâtre, des tissus, qui se détruisent avec une rapidité extrême.

La *gangrène sénile des membres* est remarquable par la douleur aiguë, profonde, qui précède l'apparition du mal et qui cesse lorsque la mortification des parties molles est arrêtée. Comme les autres, elle présente une escharre, que détache l'inflammation éliminatoire, et dont la cicatrisation répare les désordres.

La *gangrène sénile du cerveau*, ou ramollissement cérébral sénile, est toujours précédée d'un certain nombre de troubles de sensibilité et de mouvement dans les parties correspondantes aux circonvolutions cérébrales affectées, et, quand la maladie se déclare, on la reconnaît moins à des phénomènes spéciaux de gangrène qu'à l'hémiplégie qui en est la conséquence. Chose curieuse, le tissu mortifié est grisâtre, ramolli, sans odeur, ce qui tient à ce que le cerveau est à l'abri du contact de l'air sous la voûte crânienne.

La *gangrène du poumon* se reconnaît à l'odeur fétide qu'elle imprime à la colonne d'air expiré, et aux matières noirâtres infectes de l'expectoration. C'est un caractère qui ne manque presque jamais, et qu'on retrouve dans cette variété de gangrène plus que dans aucune autre.

D'une manière générale, on peut dire que les caractères extérieurs et les symptômes de la gangrène n'ont rien de fixe, car ils varient selon les tissus et d'après les organes affectés. Sauf l'escharre et l'odeur, qui ont quelque chose de spécial, tous les autres phénomènes manquent souvent, et il n'y a quelquefois d'autres symptômes de la gangrène que les troubles fonctionnels variables fournis par chaque organe malade.

VI

La gangrène offre des périodes ordinairement bien marquées, surtout lorsqu'elle affecte les parties molles. Il se forme une escharre ; après, le travail d'élimination commence, et, à moins d'extension de la gangrène, la suppuration qui se fait autour et au-dessous sépare les parties mortes des tissus vivants, et les rejette au bout de quelques jours ou de plusieurs semaines. Alors commence la réparation de la plaie, au moyen de la cicatrisation. Malheureusement la gangrène ne marche pas toujours aussi régulièrement, et quelquefois, plusieurs jours après la formation d'une escharre étendue, la gangrène s'étend de nouveau én largeur et en profondeur, s'arrête encore pour repartir un peu plus tard, de façon à détruire une grande quantité de parties molles. La gangrène de la bouche, qui envahit peu à peu tout un côté du visage chez les enfants, la gangrène sénile des membres, qui du pied gagne la cuisse, sont des exemples fréquents de cette forme particulière et redoutable de gangrène. Pour que le travail d'élimination se fasse régulièrement, sans production d'escharres nouvelles, il faut que la gangrène borne ses ravages, se *limite*, et que les vaisseaux du voisinage restent perméables au sang. C'est ce qui arrive dans le plus grand nombre des cas, et il est malheureusement aussi impossible de prévoir que de favoriser cette heureuse disposition.

Si grave que soit la gangrène, puisqu'elle détermine la mort partielle des organes, et quelquefois aussi la mort des individus, quand elle résulte d'une diathèse ou d'une cause générale, elle a quelquefois d'heureuses conséquences. Dans quelques cas, elle a fait tomber des polypes, des verrues cancéreuses, des tumeurs de la mamelle, qu'il aurait fallu extirper, et dont elle a réussi à opérer la guérison. Ces faits sont malheureusement trop rares. A la suite des gangrènes extérieures ou profondes, il y a, selon l'importance de l'organe affecté, des désordres fonctionnels plus ou moins graves ; ici, l'hémiplégie avec la gangrène du cerveau ; là, une formation de cavernes pulmonaires, après la gangrène du poumon ; ailleurs, l'entérite ou la péritonite, si la gangrène occupe l'intestin ; partout, des suppurations prolongées nécessaires à l'élimination des escharres ; quelquefois des hémorrhagies abondantes, et enfin la mort, par épuisement ou par l'intoxication qui résulte des causes générales de la gangrène.

VII

Le traitement de la gangrène est à la fois *prophylactique* et *curatif* : prophylactique, quand il s'agit d'en prévenir le développement, et curatif, lorsqu'on veut en arrêter les progrès, ou favoriser l'éliminàtion des escharres. Il est bien difficile d'exposer d'une manière générale ce qui est relatif à ces deux indications particulières, car les causes de la gangrène diffèrent tellement, et sont à ce point opposées, que ce qui pourrait convenir à l'une ne convient pas à l'autre. Néanmoins, parmi ces détails, on trouve encore quelques faits généraux qu'il est important de connaître.

Il y a des gangrènes de cause générale, qui résultent de l'encombrement des hôpitaux; ce sont les gangrènes de la bouche, chez les convalescents, les gangrènes du typhus, les gangrènes scorbutiques, la pourriture d'hôpital, etc. On les prévient et elles guérissent par la dissémination des malades plus encore que par les soins de la thérapeutique. Celles qui résultent d'un empoisonnement, par le seigle ergoté ou par toute autre substance, réclament des moyens préventifs différents qu'il est à peine besoin de signaler, puisqu'il s'agit d'un poison à ne pas laisser pénétrer dans l'organisme. Il en est d'autres qui sont la conséquence de l'état inflammatoire aigu, et dont on peut empêcher le développement par l'usage approprié des antiphlogistiques, et principalement de la saignée générale. Tel est le cas de la pneumonie, du phlegmon, de l'érysipèle, de l'anthrax, etc. Quant à celles qui résultent de l'inoculation d'un venin, dans la pustule maligne, par exemple, il n'y a qu'un moyen de les arrêter dans leur marche envahissante et rapide, c'est la cautérisation énergique et profonde des parties malades, par les caustiques ou par le fer rouge. Comme on le voit, chaque espèce de gangrène réclame l'usage de moyens préventifs différents, impossibles à développer ici, et dont l'indication se trouve dans tous les livres de pathologie spéciale.

Lorsque la gangrène est accompagnée de phénomènes inflammatoires évidents, la saignée est en général le meilleur moyen à mettre en usage pour arrêter son développement et limiter son action. Elle réussit toujours bien dans les gangrènes inflammatoires spontanées, ou provenant de piqûres, de contusions, de brûlures, sans influence délétère intérieure; et, s'il y a étranglement des parties, ou un corps étranger dans les tissus, il faut les faire disparaître à l'aide de moyens convenables. Au contraire, dans les tissus frappés d'asthénie et menacés de gangrène, comme dans les inflammations des parties paralysées ou œdématiées et dans les phlegmasies des fièvres continues, la saignée est un assez mauvais moyen et doit être remplacée, à l'intérieur par des boissons aromatiques excitantes, par l'eau rougie, par les préparations de quinquina, et, à l'extérieur, par des lotions astringentes ou toniques, par la compression, etc.

Il n'y a, malheureusement, aucun spécifique de la gangrène, et les moyens auxquels on peut avoir recours pour en arrêter les progrès sont les mêmes que ceux qu'on emploie pour la prévenir. La saignée, dans quelques circonstances; ailleurs, la cautérisation énergique pour les gangrènes superficielles et peu étendues des parties molles, dans la bouche, sur les amygdales, à la vulve, sur la peau, etc.; souvent des toniques et des applications acides, astringentes ou antiseptiques de camphre, de quinquina et de charbon pulvérisé, tels sont les moyens généralement usités contre la gangrène. C'est à titre de désinfectant et pour en neutraliser l'odeur que les dissolutions de chlorure de chaux ou de chlorure de soude, qui réussissent toujours très-bien dans ces circonstances, sont employées en lotions sur les parties mortifiées.

Quand l'escharre est en voie de séparation, le médecin doit en faciliter la chute par des applications émollientes, par des cataplasmes et par des pansements répétés ayant pour but d'entretenir la plaie en bon état. Si la suppuration est trop abondante et si l'on craint une hémorrhagie, il faut remplacer les émollients par des poudres absorbantes d'alun de charbon et de quinquina, etc., dont l'effet est de dessécher les escharres et d'en retarder la séparation. On ne peut malheureusement pas toujours confier à la nature le soin d'éliminer les parties atteintes de gangrène, et, en raison du temps nécessaire à la séparation, ou à cause de la suppuration qui pourrait épuiser les malades, comme dans la gangrène des membres, l'art est obligé d'intervenir, et il faut avoir recours à l'amputation. Dans ce cas, et sans prétendre indiquer ici les motifs de cette décision, il convient d'attendre que la gangrène soit bornée, et l'opération doit se faire assez loin des parties mortifiées pour ne pas courir le risque de voir la gangrène s'emparer du moignon.

CHAPITRE V

DES HÉMORRHAGIES

I

On donne le nom d'hémorrhagie à la sortie du sang hors des vaisseaux qui le renferment.

C'est un mot qui vient de αἶμα, sang; ῥήγνυμι, je romps, je brise; ou ῥέω, je coule, et le phénomène qu'il représente a de tout temps été observé et signalé par les médecins.

II

Il est souvent question des hémorrhagies dans les livres d'Hippocrate; mais nulle part le mécanisme ou la théorie de leur production n'est indiqué. C'est un peu plus tard que Thémison, Arétée, Érasistrate et Cœlius Aurelianus, moins réservés dans leur langage, commencent à dogmatiser sur ce point, et l'on voit dans le dernier de ces auteurs une division des hémorrhagies par blessure, par rupture et par ulcération, qui est très-satisfaisante.

Cette classification n'eut pas l'assentiment de Galien. Il admettait, dans les hémorrhagies, la triple division suivante : hémorrhagies par *anastomose*, par *diapédèse* et par *diabrose*, selon que le flux sanguin avait lieu par ouverture de l'extrémité des vaisseaux, par rupture ou par ulcération.

Cette division, aujourd'hui fort oubliée, régna très-longtemps dans la science. Van Helmont et Paracelse furent les premiers à la contredire; mais leur tentative n'eut qu'un succès de courte durée. Leur théorie de l'hémorrhagie, due à l'altération des vaisseaux par le sang chargé de sels corrosifs, fausse à son origine, l'est encore aujourd'hui et n'a plus qu'un intérêt historique.

Frédéric Hoffmann, dans le premier grand travail qui ait été fait sur les hémorrhagies en général et sur les hémorrhagies en particulier, les a rattachées à un obstacle des capillaires, accompagné d'un *spasme* assez fort pour en amener la rupture.

Cette idée du spasme, précurseur des hémorrhagies, jetée dans la science par Hoffmann, a été recueillie par Stahl, et transformée d'après ses principes en théorie nouvelle, où l'activité plus ou moins grande du principe de la vie est considérée, dans ses rapports avec les *crises*, comme cause de la plupart des hémorrhagies. C'est à lui qu'appartient la division des hémorrhagies actives et des hémorrhagies passives, qui est venue jusqu'à nous. Les premières sont le résultat du spasme, qui pousse le sang vers l'orifice des vaisseaux, et les autres, au contraire, sont dues à des causes externes, attaquant les vaisseaux et rendant leurs parois impropres à retenir le sang. Cette théorie, qui est venue jusqu'à nous, a eu un succès mérité. Sauf quelques modifications, elle a été adoptée par Juncker, Bordeu, Cullen, Pinel, Bichat, et par un grand nombre de médecins modernes.

Dans une théorie différente, qui contraste avec cette théorie dynamique, on laisse de côté l'activité de la cause, pour ne s'occuper que de l'altération matérielle qui produit l'écoulement du sang. C'est, en effet, à une lésion constante des solides que Morgagni, Marandel, Broussais et son école, ont attribué la production des hémorrhagies.

Sans avoir étudié les hémorrhagies d'une manière toute particulière, il est cependant un médecin, Huxham, dont les recherches sur la *dissolution et la putridité du sang* ont éclairé le mode de production de

certaines hémorrhagies. Le fait a été confirmé par les découvertes
plus précises de **MM**. Andral et Gavarret, dans leur hématologie pathologique, et on sait aujourd'hui, à n'en plus douter, que certaines
nosohémies, principalement la diminution et le ramollissement de la
fibrine, favorisent beaucoup la sortie du sang hors des vaisseaux qui
le renferment.

Aucune de ces théories exclusives n'est exacte, mais chacune d'elles
renferme une part de vérité qui restera dans la science, et il a suffi
d'en opérer la fusion pour donner à la doctrine des hémorrhagies une
face toute nouvelle. Lordat[1], Latour[2], Andral, Bouillaud, Grisolle,
Monneret, etc., ont savamment établi la part de chacune des causes
accidentelles de l'hémorrhagie, et, si leur manière de voir n'est pas
identique, du moins la division nosographique des hémorrhagies
qu'ils ont proposée s'appuie-t-elle sur la considération exacte de tous
les éléments étiologiques connus.

III

Toutes les hémorrhagies résultent de l'action de causes extérieures
ou intérieures. Les premières comprennent les *hémorrhagies traumatiques*, et les autres les *hémorrhagies spontanées*, produites par le spasme
du cœur et des vaisseaux, par l'abondance ou l'excès de richesse du
sang, par son mélange avec des matières septiques, miasmes, virus,
effluves, vapeurs toxiques, etc., par des changements survenus dans
la texture des parois vasculaires. De là plusieurs classes d'hémorrhagies, les hémorrhagies *essentielles* et *pléthoriques*, constituant ce qu'on
appelle quelquefois des hémorrhagies *actives* ; les hémorrhagies *septiques* et *organiques*, également désignées sous le nom d'hémorrhagies *passives* ; et enfin les hémorrhagies *traumatiques*. Ainsi :

1° Hémorrhagies essentielles.
2° Hémorrhagies pléthoriques.
3° Hémorrhagies septiques.
4° Hémorrhagies organiques.
5° Hémorrhagies traumatiques.

telle est la division à introduire dans l'étude de ce phénomène pathologique.

IV

Il y a des hémorrhagies *essentielles*, dont la cause et la nature ne
peuvent encore être appréciées dans l'état actuel de la science ; et, bien
qu'il répugne à une bonne philosophie scientifique d'admettre des

[1] *Traité des hémorrhagies en général*, 1808.
[2] *Traité des hémorrhagies*, 1818.

phénomènes essentiels produits par le spasme, ou des modifications dynamiques difficiles à démontrer, il est encore plus fâcheux de placer, par hypothèse, ces faits au milieu de ceux dont la cause est matériellement appréciable.

Les hémorrhagies essentielles, produites en dehors de toute blessure, de toute altération du sang ou des solides, sont très-rares, et, cependant, que sont celles qui sont occasionnées par l'insolation, par un froid très-rigoureux, par les crises, par suite d'une suppression menstruelle, etc., sinon des écoulements sanguins résultant d'un acte dynamique préalable?

Les hémorrhagies *pléthoriques* sont celles qui résultent d'une surabondance de la masse du sang, et d'un excès de proportion dans les globules rouges.

Les hémorrhagies *septiques*, ou constitutionnelles, s'observent dans les fièvres, dans les maladies pestilentielles, dans certains empoisonnements, et dans toutes les diathèses aiguës ou chroniques où il y a diminution ou ramollissement de la fibrine du sang, intoxication de ce fluide par des miasmes pestilentiels, par des effluves marécageuses, par des virus et par des vapeurs toxiques.

Les hémorrhagies *organiques* résultent de la transformation des organes en tissus différents, doués de peu de résistance, et amenant par ulcération l'ouverture des parois vasculaires, exemples : le cancer, les anévrismes, le tubercule, etc. Quant aux hémorrhagies *traumatiques*, leur désignation indique leur origine, et elles sont le résultat de blessures ou de violences extérieures.

V

Quelques divisions secondaires, utiles à conserver, par les idées ou par les faits qu'elles représentent, expriment le siège ou la nature des hémorrhagies. Elles sont commodes pour le langage, et s'appliquent à des faits tout particuliers. Il y a les hémorrhagies *artérielles* et les hémorrhagies *veineuses*, les hémorrhagies *extérieures* et les hémorrhagies *internes*, celles des gros vaisseaux, et celles des vaisseaux capillaires, les hémorrhagies *supplémentaires*, *critiques*, *constitutionnelles*, etc. Tous ces mots indiquent, sans explication, des faits importants sur lesquels j'aurai à m'expliquer plus loin, lorsque j'aurai terminé ce qui est relatif aux hémorrhagies en général.

VI

Il se rattache, au mécanisme de la production des hémorrhagies, une question importante qui a fort passionné les médecins, parce qu'elle soulève une question de doctrine. Longtemps on a cru, d'après Galien, que le sang des hémorrhagies s'échappait des vaisseaux, ici par exhalation, là, au contraire, par rupture. Ce fut encore de nos jours l'opinion motivée de Bichat. C'est là une erreur, car les vaisseaux capillaires, fermés de toute part, et n'offrant que des porosités imperceptibles, suffisantes à l'exosmose, ne peuvent laisser sortir de leur intérieur tous les éléments du sang à la fois. Les globules rouges ne trouvent pas, dans les parois vasculaires, d'ouverture pour leur passage, et, à moins de rupture, ils ne peuvent s'échapper. Par cela même qu'une hémorrhagie est formée de tous les éléments du sang, sortis de leur réservoir vasculaire, il faut donc que sur un point il y ait eu grande ou petite rupture. On ne peut toujours la découvrir, mais on ne saurait conclure de l'insuccès des recherches à la non-existence du fait que je viens d'indiquer. Il suffit d'une rupture de sept à huit millièmes de millimètre pour faciliter l'écoulement du sang : comment espérer, après coup, découvrir une pareille altération? Outre que la cicatrisation a eu le temps de se faire, ce qui rend toute recherche inutile, elle devient illusoire par le fait même du peu d'étendue de la déchirure.

Qu'importe, après tout, que le sang ne puisse sortir des vaisseaux que par rupture des capillaires, au lieu d'en sortir à la fois par rupture et par exhalation? En quoi ce mécanisme peut-il nuire, comme on l'a dit, à la théorie vitaliste des hémorrhagies? Je ne le vois guère. De ce qu'il n'y a pas d'exhalation du sang à travers les parois des capillaires, l'activité humaine est-elle détruite? Non, assurément. Les conditions mécaniques exigées aujourd'hui pour la production de certaines hémorrhagies n'empêchent pas qu'il faille reconnaître, comme cause première de l'écoulement du sang, l'impulsion plus grande du cœur, la tonicité plus forte des vaisseaux, la vigueur de la constitution et la richesse du sang, conditions des hémorrhagies pléthoriques ou actives. On a soulevé là, mal à propos, une question de doctrine, et ici, comme ailleurs, les lois de la physique s'associent aux lois de la vie, et elles leur obéissent dans les limites de leur action naturelle. L'activité organique, générale ou locale, tend à produire une hémorrhagie, voilà le fait vital ; maintenant, que l'écoulement du sang se fasse par exhalation, ou plus mécaniquement par rupture, il n'y a pas là motif à infirmer le principe auquel l'hémorrhagie est attribuée.

VII

Les hémorrhagies *essentielles* et *pléthoriques* sont celles que Stahl a désignées sous le nom d'hémorrhagies *actives*. Elles se montrent, dans l'enfance, sous forme d'épistaxis ; à l'âge adulte, comme héma-témèse, ou hémoptysies, ce qui est rare, et, plus tard, sous forme d'hémorrhoïdes ou d'apoplexie cérébrale. Plus fréquentes chez la femme que chez l'homme, chez les individus doués d'un tempérament sanguin, d'une constitution forte, elles résultent aussi d'un excès de la masse du sang, de la surabondance de ses globules, estimés à cent quarante ou cent soixante millièmes, et de la suppression de l'évacuation sanguine mensuelle des femmes, pendant la jeunesse ou à la ménopause. Ces dernières ont reçu le nom d'hémorrhagies *supplémentaires*.

L'hérédité a une grande influence sur la production des hémorrhagies, et, de même que l'épistaxis, les hémoptysies pléthoriques, les hémorrhoïdes, elles se transmettent très-ordinairement des parents à leurs enfants. Il en est de même de la diathèse hémorrhagique, plus connue sous le nom d'hémorrhaphilie, et dont les exemples, déjà très-nombreux, ne souffrent pas discussion.

La chaleur, en activant le cours du sang, et par l'excitation qu'elle communique à certains organes, favorise la production des hémorrhagies, exemples : l'apoplexie cérébrale des moissonneurs, le coup de sang qui frappe les soldats chargés de leurs armes et bagages, au milieu de longues étapes faites en plein soleil, certaines hémorrhagies des pays chauds, telles que la menstruation abondante, l'hématurie de l'Ile de France, etc. Chose curieuse, le froid détermine des effets analogues, mais sans doute par un mécanisme différent ; ainsi tout le monde sait que, dans la désastreuse retraite de Russie en 1812, les soldats, par l'impression très-prolongée du froid, tombaient sur les routes avec des hémorrhagies par le nez, les yeux, la bouche, etc.

Il y a des hémorrhagies que détermine la diminution de pression atmosphérique ; c'est ce qu'on observe chez des personnes de la plaine s'élevant sur de hautes montagnes ou en ballon. On a vu des animaux même, attachés à la nacelle des aérostats, rendre le sang par la bouche et les narines. L'usage de vêtements trop étroits, le sommeil prolongé, de fortes émotions morales amenant la mort subite, l'acte vénérien, concourent au même résultat.

La cause prédisposante la plus active est, sans contredit, l'usage d'une nourriture trop copieuse, composée d'aliments excitants, de spiritueux à haute dose, et de quelques médicaments, en particulier du fer, qui amènent par degrés l'altération du sang caractéristique de la pléthore.

Dans les hémorrhagies essentielles et pléthoriques, il y a souvent des prodromes caractérisés par l'exaltation de la vitalité, la turgescence sanguine générale ou locale, avec pesanteur, prurit et chaleur dans plusieurs points de l'organisme. Le pouls est fort, plein, et les veines dilatées, puis, au moment de la rupture vasculaire et de l'écoulement du sang, il y a des horripilations, de la chair de poule, des malaises, de l'anxiété, avec concentration du pouls; c'est ce qu'on appelle le *molimen hemorrhagicum*, ou effort hémorrhagique. Ces phénomènes viennent par degrés ou subitement, et, dans quelques circonstances, ils peuvent ne point se produire. L'hémorrhagie s'annonce alors par une douleur et une tension locales.

Une fois l'hémorrhagie produite, les phénomènes varient suivant l'abondance du sang, le siége extérieur ou intérieur de l'écoulement, la nature et les fonctions de l'organe affecté, circonstances communes aux autres classes d'hémorrhagie, et sur lesquelles je reviendrai plus loin.

En général, le sang qui s'échappe des vaisseaux est rouge écarlate, plastique, facilement coagulable. Ce n'est que plus tard, si l'hémorrhagie s'est fréquemment reproduite, que le sang pâlit, devient aqueux et d'une coagulation moins prompte. Comme l'a indiqué M. Andral, la quantité de fibrine ne change pas, mais les globules rouges diminuent, et l'eau agmente dans une proportion notable.

Ces hémorrhagies ont lieu par les fosses nasales, par la muqueuse pulmonaire, par l'estomac, par les veines hémorrhoïdes, par les reins, ce qui est rare, dans le parenchyme des poumons, du cerveau, etc, etc.

Les hémorrhagies essentielles et actives sont rarement prolongées, et on les arrête assez facilement. Elles se reproduisent de même. Il y a des cas où elles sont très-courtes et suivies d'une mort foudroyante. Elles peuvent être périodiques, quotidiennes, tierces, mensuelles ou annuelles, et guérissent bien par le sulfate de quinine. Ordinairement leur cessation est suivie d'une guérison complète, quand tout le sang a pu s'écouler ; mais, s'il en reste à l'intérieur des viscères ou des cavités séreuses, il faut un travail particulier de résorption pour le faire disparaître, et, si ce travail ne s'accomplit pas, il en résulte des tumeurs fibrineuses, qui sont plus tard l'occasion d'accidents redoutables.

VIII

Les hémorrhagies *septiques* ou constitutionnelles de quelques auteurs ont été appelées très-justement des hémorrhagies passives, parce qu'il est évident qu'une hyposthénie vasculaire les accompagne et qu'elles s'observent dans la plupart des maladies adynamiques.

Elles sont toujours accompagnées d'une diminution plus ou moins considérable de la fibrine du sang, relativement au chiffre de ses globules. C'est là, comme l'a dit M. Andral, le fait général de cette espèce d'hémorrhagie, non pas qu'il faille le regarder comme une cause absolue de l'écoulement du sang, mais du moins c'est une coïncidence qui mérite d'être signalée. Quand la diminution de fibrine est seulement relative, c'est-à-dire lorsqu'elle reste à l'état normal, le nombre des globules étant fort augmenté, les hémorrhagies ne sont pas très-fréquentes. Au contraire, si la diminution de fibrine est absolue, et s'il y en a moins d'un millième dans le sang, des hémorrhagies ont lieu de toutes parts, dans tous les tissus, et se reproduisent très-fréquemment. C'est ce qu'on observe dans le scorbut, dans le purpura, dans les typhus et dans les fièvres de mauvais caractère, dans quelques fièvres éruptives, etc.

A côté de cette altération de quantité de la fibrine, qui n'est pas la plus importante, puisqu'elle n'existe pas d'une façon constante, il faut placer celle qui porte sur les qualités de cet élément du sang, le ramollissement de la fibrine, déjà signalé par Huxham, Bouillaud, Piorry, etc., et enfin le mélange du sang avec les miasmes, effluves, virus et autres poisons morbifiques. A ce titre, les hémorrhagies septiques sont toujours secondaires. On les observe dans la fièvre typhoïde, le typhus, la fièvre jaune, la peste, le scorbut, quelques varioles, quelques rougeoles, dans le purpura des maladies chroniques, dans la diathèse hémorrhagique ou hémorrhaphilie, etc., etc. Et elles se produisent naturellement sous l'influence de causes occasionnelles très-légères, telles que la chaleur, les bains chauds, la moindre contusion ou blessure, les variations de pression atmosphérique, etc. Leurs causes premières sont celles des maladies dans le cours desquelles elles se montrent; c'est dire qu'on les observe à l'état sporadique, épidémique et endémique.

Les hémorrhagies septiques sont plus rarement accompagnées de prodromes que les hémorrhagies pléthoriques; leur apparition est presque toujours subite, et, s'il y a des phénomènes précurseurs, ce ne sont pas ceux du *molimen hemorrhagicum*, mais, au contraire, ceux d'une légère tension avec chaleur locale.

L'hémorrhagie est, dans la grande majorité des cas, le premier phénomène apparent. Les symptômes diffèrent, selon que l'hémorrhagie est extérieure ou intérieure, parenchymateuse ou extra-viscérale, forte ou faible; si l'écoulement du sang est peu considérable, il n'y a pas d'autre phénomène morbide; mais, s'il est très-abondant, des frissons, le froid, la pâleur, la petitesse du pouls, les défaillances et la syncope, annoncent une situation des plus graves, qui peut se terminer par la mort.

Les hémorrhagies ont ordinairement lieu par les narines, par la muqueuse pituitaire, par la muqueuse de la bouche, des bronches, de l'estomac, de l'intestin, de la vessie et des bassinets du rein ; par les conjonctives ; par l'utérus ; dans le tissu des poumons, sous forme d'apoplexie pulmonaire ; dans le tissu cellulaire sous-muqueux, sous-cutané, et intermusculaire, à l'état de pétéchies, de taches ecchymotiques et de foyers sanguins ; à la surface de la peau, dit-on, par les conduits sudorifères ; enfin, par tous les points du corps, à l'occasion d'une écorchure, d'une saignée, de l'avulsion d'une dent, etc. Le sang coule ordinairement en nappe d'une manière continue ; il est noir, lentement coagulable et peu rétractile ; son aspect et sa couleur lui donnent tout à fait l'apparence de sang veineux.

D'abord peu abondantes, et de siége unique, les hémorrhagies septiques s'arrêtent assez facilement lorsque l'altération du sang n'est pas très-intense, mais elles se multiplient et deviennent souvent incoercibles lorsque la constitution est profondément altérée et qu'elles dépendent d'une diathèse bien établie. On arrête assez vite les hémorrhagies de la fièvre typhoïde, et elles sont rarement mortelles ; mais celles de la fièvre jaune, de la variole, du scorbut, etc., sont quelquefois si abondantes et si multipliées, elles s'opèrent par tant de surfaces à la fois, qu'elles affaiblissent rapidement les malades et qu'elles peuvent les faire périr.

IX

Les hémorrhagies organiques dépendent d'une lésion de structure des vaisseaux produite par une altération organique, inflammatoire, gangréneuse, cancéreuse, anévrismale, scrofuleuse, etc., etc. Le sang qu'elles fournissent n'a pas de caractères particuliers, et sa composition dépend de la constitution des sujets chez lesquels se produit l'écoulement sanguin. Rouge, coagulable et de bonne qualité dans le cas de rupture d'un anévrisme et d'inflammation d'un tissu, il est souvent noir, peu coagulable, dans le cas d'ulcération cancéreuse, scorbutique, etc., etc. Les causes de cette hémorrhagie sont la rupture des gros et des petits vaisseaux par l'érosion et l'ulcération de leurs tuniques, occasionnée par la maladie principale. Les mouvements exagérés, les efforts du malade, les variations barométriques, la trop grande chaleur, les vives émotions morales, les excitants locaux et généraux, favorisent singulièrement la production et le retour de ces hémorrhagies.

Les hémorrhagies organiques ont lieu dans la plupart des tissus et au sein de tous les organes. Les dégénérescences fibrineuses et graisseuses des artérioles et des vaisseaux capillaires du cerveau font obstacle au cours du sang, et l'impulsion du cœur produit une rupture qui amène l'apoplexie cérébrale. Les poches anévrismales s'ulcèrent, et laissent passer le sang qu'elles renferment; une varice, une tumeur érectile, se rompent, et voilà une hémorrhagie presque incoercible. Il en est de même des hémorrhagies intestinales, que produit l'oblitération de la veine porte, et l'exemple qu'on trouve dans mon Mémoire sur la fièvre puerpérale en est la preuve.

Il y a des hémorrhagies organiques qui succèdent à l'érosion des vaisseaux produite par l'évolution des tubercules et de la mélanose, exemples : l'hémoptysie, lorsque la matière tuberculeuse existe dans les poumons; par les progrès du cancer; et la gastrorrhagie, l'hématurie, l'hémorrhagie intestinale, la métrorrhagie, n'ont souvent pas d'autre origine que cette production anomale née dans l'estomac, les reins ou la vessie, l'intestin, l'utérus, etc., etc.

Partout où se trouve un produit morbide végétant et en voie d'accroissement, irritant les tissus ou amenant leur ulcération, le résultat est le même, et il peut se produire des hémorrhagies. C'est ce qu'on observe à la suite des kystes du foie ouverts dans les poumons, des entozoaires de l'intestin, des calculs du rein et de la vessie, des polypes de la muqueuse nasale et de l'utérus, des cancers superficiels ou profonds, etc., etc. Tantôt alors l'hémorrhagie vient des vaisseaux de l'organe affecté, par le fait de l'ulcération établie sur les limites de l'altération au voisinage des parties saines, et tantôt elle a lieu à la surface du produit morbide, à travers un polype vasculaire de l'utérus, à la surface d'une tumeur érectile, d'un cancer encéphaloïde ulcéré, etc. J'ai vu de ces hémorrhagies, sur un champignon cancéreux du sein, donner lieu à des jets artériels projetés à cinquante centimètres de la malade, ce qui est très-rare, car l'écoulement sanguin est ordinairement formé de sang veineux, noirâtre, bavant sur la tumeur.

A côté de ces hémorrhagies prennent tout naturellement place celles que produit l'inflammation, lorsqu'elle amène la destruction des capillaires d'une partie, ou des artères du voisinage; la gangrène, qui détruit les tissus et forme une escharre dont la chute peut occasionner l'ouverture des vaisseaux périphériques, etc.

Il y a d'autres hémorrhagies liées à des altérations organiques, et dont le mécanisme est tout à fait différent des précédentes. Ici, l'altération organique est encore le point de départ de l'écoulement sanguin, mais elle n'en est plus le siége. Ainsi les maladies du cœur, hypertrophie simple et obstacle aux orifices, par rétrécissement des valvules, sont le point de départ d'un grand nombre d'hémorrhagies.

Cela est bien connu, et les travaux de Corvisart, de Bouillaud, l'ont surabondamment démontré. Mais, dans ces cas, où a lieu l'hémorrhagie; dans le cœur? Non, ou du moins cela est très-rare. Elle se produit dans le cerveau, dans les poumons principalement, à la surface de la muqueuse pituitaire, dans l'estomac, dans la peau, etc., sous l'influence de la gêne au cours du sang et de la distension des capillaires par ce liquide. La rupture vasculaire se fait, comme on voit, loin du siége du mal; et, sans être entièrement l'effet mécanique de l'altération du cœur, puisque sa détermination est produite par le spasme, elle est en grande partie sous cette influence.

X

Les hémorrhagies *traumatiques*, produites par les coups, les chutes, les contusions, les violences et les blessures de toute espèce, sont extérieures ou intérieures, fortes ou faibles, suivant l'étendue de la blessure et le volume du vaisseau divisé. Superficielles, et n'intéressant pas de gros vaisseaux, elles s'arrêtent aisément; profondes, au contraire, elles sont plus graves, surtout si elles intéressent une artère volumineuse. Alors elles peuvent être rapidement mortelles. Il arrive quelquefois qu'elles sont favorisées dans leur apparition par la présence d'une diathèse; c'est un des cas les plus graves qu'on puisse imaginer. Une saignée, chez un scorbutique, peut donner lieu à un écoulement sanguin que nul moyen n'a la puissance d'arrêter. L'avulsion d'une dent, une piqûre de sangsue, sont quelquefois le point de départ d'une hémorrhagie mortelle.

XI

Tous les tissus vasculaires peuvent être le siége d'hémorrhagies plus ou moins considérables, formées à leur surface ou dans leur intérieur.

Il y a des hémorrhagies de la surface de la peau saine qui se font dans les parties les plus vasculaires, à travers les conduits sudorifères, par la pulpe des doigts ou dans une grande étendue. Ces faits sont très-rares; Andral, Forget, Gendrin, en ont cité des exemples. Les hémorrhagies de la peau malade, dépouillée d'épiderme ou siége d'ulcération, sont infiniment plus communes.

Toutes les muqueuses sont fréquemment le siége d'hémorrhagies. En première ligne, il faut placer la muqueuse de l'utérus, puis celles des narines, du rectum, des bronches, de l'estomac et de l'intestin, etc., etc.

Les membranes séreuses ne sont pas souvent le siége d'hémorrhagies, et elles ne renferment que de la matière colorante mêlée à du sérum. Cependant Baillarger, Legendre, ont observé des hémorrhagies de l'arachnoïde ; Bernutz en a vu dans le péritoine ; il y en a dans les plèvres, dans le péricarde, etc. Dans ces cas, l'épanchement sanguin est presque toujours la conséquence d'une rupture des gros vaisseaux plutôt que de l'érosion des capillaires sous-séreux.

Dans l'intérieur des tissus, il y a des hémorrhagies qui en écartent les éléments et y forment des pétéchies ou petites taches ecchymotiques ou de véritables foyers. Tout le monde connaît les pétéchies produites dans l'épaisseur du derme cutané et dans le tissu muqueux. Il y a des foyers sanguins dans le cerveau, dans la moelle, dans les poumons, dans le foie, dans les reins, etc. Tous ne sont pas atteints aussi fréquemment, et, sous ce rapport, le cerveau mérite d'être placé en première ligne. C'est là où elles sont plus ordinairement observées.

XII

Le sang, une fois sorti des vaisseaux, s'écoule sur des surfaces libres, ou se dépose au milieu des tissus et dans les cavités des séreuses.

Le sang qui s'échappe des vaisseaux et coule immédiatement au dehors est plus ou moins coloré, suivant la constitution et la santé des individus. Rouge chez les sujets pléthoriques, il est noirâtre ou noir chez les sujets atteints de maladies putrides, adynamiques, ou de diathèse hémorrhagique; il est rose, enfin, chez les anémiques et chez les personnes qui ont déjà perdu beaucoup de sang. Il sort pur ou mélangé à d'autres liquides, suivant son origine; ainsi le sang d'une hémoptysie est quelquefois mêlé à du pus ou à des lambeaux membraneux, lorsqu'il provient d'un kyste hydatique du foie ouvert dans les bronches, ou d'une caverne tuberculeuse.

Lorsque le sang fourni par une hémorrhagie n'est pas évacué au dehors, et séjourne dans l'économie au contact de l'air, il s'altère et se putréfie, devient noirâtre ; ses globules disparaissent, et il ne reste que des granules noirs amorphes, dont l'origine est impossible à reconnaître. Il se forme un liquide brunâtre, tenant en suspension des grumeaux noirs, plus foncés que le liquide lui-même. C'est ce qu'on observe dans l'hémorrhagie de l'estomac, dans les hématémèses du cancer, de la fièvre jaune, etc., dans quelques hémorrhagies de l'intestin, lorsque le sang rendu avec les matières constitue le méléna; c'est enfin ce qu'on voit d'une autre façon, au quatrième ou cinquième jour des hémoptysies, lorsque l'expectoration de matières brunes, noirâtres, est constituée par du sang décomposé. Il est inutile de dire que, si le sang versé à la surface d'une cavité profonde n'y séjourne pas et se trouve porté au dehors, il conserve sa couleur et les caractères que lui imprime la maladie.

Lorsque le sang déposé dans l'intérieur du corps se trouve hors du contact de l'air et des agents qui pourraient l'altérer, il reste quelquefois liquide, sans modification appréciable, conserve ses caractères microscopiques et chimiques, à ce point qu'il se prend en masse, si on l'extrait du corps pour le porter à l'action de l'air. Ordinairement il se coagule, la partie liquide se résorbe, et le caillot disparaît lentement. Dans quelques cas l'absorption n'a pas lieu, et le sang épanché forme des tumeurs fibrineuses qui se métamorphosent et deviennent le point de départ d'un certain nombre de produits accidentels. J'ai vu des tumeurs de la paroi utérine entièrement formées par des caillots et en train de subir la transformation crétacée. J'ai une fois rencontré une petite concrétion ovoïde blanchâtre, libre, dans le péritoine d'une femme adulte. Grosse comme un œuf de pigeon, elle était assez résistante, sans être dure, et formée d'une coque blanchâtre, épaisse de trois millimètres, renfermant une matière rouge-brun homogène formée de matière colorante du sang.

XIII

Les symptômes généraux des hémorrhagies diffèrent suivant les causes qui les ont produites. Tandis que les unes sont précédées de signes de pléthore locale dans l'organe qui va être le siége de l'écoulement sanguin, ou de phénomènes généraux de pléthore, tels que malaises, lourdeur de tête, bluettes, chaleur de la peau, force et fréquence du pouls, etc., ce qui est le fait des hémorrhagies essentielles et pléthoriques, les autres ne présentent rien de semblable, et la sortie du sang hors de ses vaisseaux est le premier phénomène appréciable. C'est ainsi que se passent les choses dans les hémorrhagies septiques et organiques.

Les phénomènes précurseurs dont je viens de parler se rapprochent un peu de la fièvre; ils ressemblent à un effort de l'organisme, qui veut produire un résultat, et cet effort, conduisant à l'hémorrhagie, est très-justement désigné sous le nom d'effort hémorrhagique ou *molimen hemorrhagicum*.

Les petites hémorrhagies n'ont généralement pas d'autre symptôme que l'écoulement du sang. On les reconnaît aisément quand elles sont

superficielles ; mais, lorsqu'elles sont profondes ou qu'elles se produisent dans l'intérieur du parenchyme des viscères, elles passent
souvent inaperçues.

Les hémorrhagies abondantes sont accompagnées, au moment de leur
apparition, par des horripilations et un sentiment de froid; les malades
pâlissent; leur peau se couvre d'une sueur froide, ils tombent en défaillance ou en syncope, le pouls tombe, devient petit, misérable, ou
disparaît; il peut y avoir des évacuations alvines involontaires, des
convulsions, et alors la mort a lieu très-rapidement. Superficielles ou
profondes, ces symptômes étant les mêmes, une hémorrhagie de cette
espèce, ayant, par exemple, l'intestin pour siége, peut toujours être
reconnue, malgré les difficultés qui environnent le diagnostic. Sans
doute, l'embarras est grand, mais l'invasion subite des accidents de
froid, de pâleur, de petitesse du pouls, de défaillance, allant ensuite
jusqu'à syncope, doit servir à le dissiper. Nul autre accident qu'une
forte hémorrhagie ne produit de phénomènes semblables.

Après l'hémorrhagie, qui a produit la dépression des forces, la défaillance ou la syncope, une réaction plus ou moins évidente se manifeste;
la température de la peau s'élève; elle s'anime et se colore; le pouls
grandit, acquiert de la force, et les grosses artères deviennent, d'après
Marshal-Hall, le siége de bruits artériels plus ou moins évidents.
M. Beau[1] considère avec raison ces bruits de souffle vasculaire comme
le résultat d'une polyémie séreuse, produite par la formation rapide
d'une nouvelle quantité de sang, dans laquelle prédomine le sérum.
En effet, de même qu'on rend chlorotiques ceux qu'on saigne trop souvent ou trop abondamment, de même voit-on les pertes considérables
du sang conduire à la chloro-anémie.

La nature de l'hémorrhagie modifie ces symptômes d'une façon très-
notable. Ainsi les hémorrhagies essentielles et pléthoriques abondantes sont toujours précédées de symptômes précurseurs liés à l'effort
hémorrhagique dont j'ai parlé. Au contraire, les hémorrhagies septiques des pyrexies, du scorbut, et les hémorrhagies symptomatiques
d'une altération des solides, n'offrent presque jamais de symptômes
généraux précurseurs, et souvent rien ne les annonce qu'un travail
local de la partie où va se faire la rupture vasculaire et l'écoulement
sanguin.

XIV

Les symptômes locaux des hémorrhagies dépendent absolument de
l'importance des organes et de la nature des tissus qui sont le siége

[1] *Traité expérimental et clinique d'auscultation*, Paris, 1856, page 374 et suiv.

de la rupture vasculaire. Dans le cerveau et dans les méninges, dans les poumons, ces symptômes sont ceux de l'apoplexie cérébrale ou méningée, de l'apoplexie pulmonaire, tandis que, dans l'intestin, dans l'estomac, dans la peau, dans la vessie, ce sont des symptômes tout différents, signalés dans les ouvrages de pathologie spéciale, et sur lesquels il n'y a pas lieu de s'arrêter ici.

XV

Les hémorrhagies se reproduisent plus ou moins souvent, selon leur nature, et quelques-unes de celles qu'on nomme essentielles reviennent assez souvent d'une manière régulière, avec une sorte de périodicité. Celles qui se rattachent à la diathèse scorbutique, cancéreuse, sont les plus fréquentes de toutes. Elles sont plus ou moins abondantes; mais, quand elles sont courtes et mortelles, on dit qu'elles sont *foudroyantes*.

Parmi les hémorrhagies, il en est qui s'arrêtent aisément, lorsqu'une certaine quantité de sang est sortie des vaisseaux; ce sont les hémorrhagies essentielles, pléthoriques; un caillot se forme naturellement, et l'écoulement cesse jusqu'à nouvelle rupture. La syncope favorise beaucoup cette heureuse terminaison. Il en est d'autres, au contraire, qui ne s'arrêtent qu'avec la plus grande difficulté; ce sont les hémorrhagies septiques, et surtout celles qui dépendent de l'hémorrhaphilie, du scorbut et de l'appauvrissement du sang par des hémorrhagies antérieures. On ne les arrête qu'avec la plus grande peine, et souvent rien ne peut réussir. Les malades s'épuisent et ils succombent. J'ai vu un homme atteint de scorbut, et qui avait été saigné; trois jours durant, malgré les poudres absorbantes, la cautérisation et la compression la plus énergique, le sang traversa les linges du pansement, et ce ne fut qu'au bout de ce temps que cessa l'hémorrhagie.

XVI

Les hémorrhagies fréquentes et abondantes épuisent rapidement les sujets et amènent de notables changements dans la composition du sang.

Le visage pâlit, et tous les tissus se décolorent; la peau prend une couleur de cire; les forces disparaissent, et le moindre exercice provoque la dyspnée, la fatigue et la sueur. Des palpitations se développent, et les grosses artères font entendre des bruits de souffle à double courant, comme dans la chlorose. On observe des névralgies en divers points du corps, et le sang, pâle, aqueux, peu coagulable, prend une teinte lie-de-vin caractérisée. Dans sa composition, il présente plus d'eau, moins de globules, moins d'albumine, et quelquefois aussi moins de fibrine.

A ce degré, les digestions sont mauvaises, lentes, difficiles, les extrémités s'infiltrent, et il se développe des hydropisies que guérissent très-bien le fer et les toniques, s'il n'y a pas de contre-indication à leur emploi.

CHAPITRE VI

DES HYDROPISIES.

I

Il y a toute une classe de maladies caractérisée par un épanchement de sérosité dans les cavités séreuses, synoviales, et dans le tissu cellulaire. Ce sont les hydropisies, de ὕδωρ, eau; ὤψ, apparence. Il faut que la quantité de liquide soit assez considérable; sans cela, aucun symptôme n'en révèle la présence, et il n'y a pas maladie. Les principales hydropisies sont : l'ascite, l'anasarque, l'hydarthrose, l'hydrocéphale, l'hydrothorax, l'hydropéricarde, etc.

II

Le mot d'hydropisie a été appliqué par extension aux collections de sérosité, dans des kystes accidentels, ou des organes creux tapissés d'une membrane muqueuse, comme l'estomac, l'utérus; mais M. Rayer a fait observer que ces épanchements avaient des causes et des symptômes différents des symptômes et des causes de l'hydropisie; et qu'ils devaient en être séparés. Ainsi a-t-il fait dans un chapitre du *Dictionnaire de médecine et de chirurgie pratiques*. Cependant, s'il est vrai de dire qu'il n'existe pas d'hydropisie de l'estomac ou de l'utérus, on ne peut enlever de la classe des hydropisies celles qui se font dans les *kystes*, et en particulier celles qui ont l'ovaire pour siége. Les causes de l'hydropisie enkystée de l'ovaire sont celles d'un certain nombre d'hydropisies, et les symptômes ressemblent si bien à ceux de l'ascite, qu'un médecin expérimenté peut s'y méprendre. L'épanchement de sérosité dans les kystes constitue donc une hydropisie, comme les autres collections de liquide dans des cavités closes.

III

Rien n'est fréquent comme l'hydropisie. Sa nature et ses causes ont été parfaitement appréciées des anciens, qui ne nous ont laissé à faire qu'une détermination plus exacte, plus précise et plus scientifique des conditions de développement du phénomène. Hippocrate distinguait des hydropisies par infusion ou épanchement, exemple : l'ascites; et des hydropisies par infiltration, exemple : l'anasarque. Il parle d'hydropisies qui viennent des maladies aiguës, des affections du foie et de la rate; il indique celles qui résultent de causes débilitantes, comme l'air des contrées humides et marécageuses; s'il avait parlé de celles que produisent les obstacles à la circulation veineuse, il aurait tout dit; mais l'ignorance où il était du mécanisme de la circulation du sang ne lui a pas permis de faire davantage.

Toute l'antiquité a vécu des idées d'Hippocrate, obscurcies par les uns, éclairées par la découverte des autres. Ainsi Asclépiades a le premier établi la division des hydropisies en rapides ou lentes, fébriles ou apyrétiques. Galien parle des maladies du foie, des intestins, du poumon, des reins, des pertes abondantes de sang, comme déterminant les hydropisies, soit d'une manière primitive par obstacle à la circulation, soit d'une façon secondaire par changement de la composition du sang. C'est au foie qu'il attribuait ce rôle principal dans la production des phénomènes. Sauf ce progrès réalisé par Cœlius Aurelianus, qui le premier a mis en usage la paracentèse, dont nous faisons journellement usage, l'histoire des hydropisies est restée stationnaire jusqu'au dix-septième siècle. Alors la découverte des lymphatiques et de la circulation changea tout. Un instant, avec Pecquet, Bartholin, Sœmmerring, on crut devoir rapporter les hydropisies à la rupture et aux maladies des lymphatiques; mais cette théorie s'écroula devant les applications de la découverte de Harvey, et par les résultats d'une connaissance plus exacte de la circulation du sang. Une expérience inattendue devait en faire sortir une théorie nouvelle de l'hydropisie. En 1622, Lower pratiqua la ligature de la veine cave et des jugulaires sur un animal, qui mourut presque aussitôt d'hydropisie. Il n'en fallait pas davantage. Frédéric Hoffmann et Boerhaave s'emparèrent de cette expérience, et sur elle ils établirent leur théorie par obstacle à la circulation du sang. Tous ces faits étaient oubliés, on n'en parlait plus au commencement de ce siècle, lorsque M. Bouillaud, par des faits curieux, démontra de nouveau que les oblitérations veineuses amenaient l'hydropisie dans les parties correspondantes. Cette théorie est maintenant généralement admise.

A un autre point de vue, l'étiologie des hydropisies par altération du sang, incertaine, comme tout ce qui n'est pas démontré, a reçu de nos jours le solide appui des découvertes de l'hématologie pathologique.

Bien que Vogel, Sauvages et Cullen, d'après les anciens, aient attribué certaines hydropisies à un état général de l'économie ou à une cachexie, on n'était pas très-avancé sur la nature de cette modification constitutionnelle. D'après cette idée, il y avait pour Cullen et Brown, des hydropisies sthéniques et asthéniques, c'est-à-dire par force et faiblesse de l'économie; pour d'autres, Breschet, Bouillaud, c'étaient des hydropisies actives ou passives; mais, si toutes ces dénominations représentent le fait général de l'hydropisie, elles laissent à désirer une connaissance précise de l'état du sang, dans ces conditions actives et passives déterminantes de l'hydropisie. MM. Bright, Andral et Gavarret, Becquerel et Rodier, ont l'honneur d'avoir comblé le vide de nos connaissances à cet égard, car c'est à eux qu'on doit la découverte de ce fait important, que la diminution de l'albumine du sang amène rapidement la cachexie hydropique.

IV

Les hydropisies sont *générales* ou *partielles*. Celles-ci annoncent presque toujours un obstacle à la circulation placé dans le voisinage. Il y en a qui se produisent d'une façon primitive, sans qu'on puisse découvrir dans les solides ou dans les liquides aucune altération de nature à expliquer leur développement, exemple : les hydropisies subites, que produit l'impression du froid. Ce sont les hydropisies *idiopathiques* ou *essentielles*. D'autres résultent d'une altération du sang, appauvri de son albumine, exemple : l'hydropisie de la maladie de Bright et des maladies chroniques. Je les appelle hydropisies *cachectiques*. Un grand nombre résultent de l'inflammation ou de la subinflammation des séreuses et des synoviales, et forme la classe des hydropisies *inflammatoires*, exemples : l'hydrothorax, l'hydrocèle, l'ascite, l'hydrocéphale aiguë, etc. Celles enfin qui dépendent d'un obstacle à la circulation dans le cœur, dans le foie ou dans les veines des membres, constituent des hydropisies *mécaniques*, exemples : l'anasarque des maladies du cœur, l'œdème de la *phlegmatia alba dolens*, etc.

Les hydropisies essentielles et inflammatoires peuvent également s'appeler *actives*, car elles ont généralement tous les symptômes attribués à cette classe; au contraire, les hydropisies cachectiques et mécaniques forment les hydropisies passives, quoique, d'après les auteurs, ce soient principalement celles que produisent les obstacles au cours du sang qui méritent ce nom.

Il y a donc quatre classes d'hydropisies : les hydropisies essentielles, les hydropisies inflammatoires, les hydropisies cachectiques, et les hydropisies mécaniques. Cette division, qui se rapproche assez de celle de MM. Andral, Monneret, Fleury, Grisolle, etc., comprend toutes les hydropisies sans exception.

V

Les hydropisies *essentielles*, que dans l'état actuel de la science on ne peut rattacher à une cause certaine et acceptée de tous, sont très-rares et fort exceptionnelles. Leur nombre a déjà beaucoup diminué par suite des progrès de nos connaissances, et il diminuera encore. On peut même affirmer que cette classe d'hydropisies cessera d'exister. Quant à présent, il faut accepter comme telles celles que nulle inflammation ou irritation sécrétoire, nulle altération du sang et nul obstacle mécanique n'ont produites.

Une fille infirmière, rapporte M. Rostan, passait un jour sous une porte intérieure de la Salpêtrière ; on lui jette de l'eau froide sur le corps, alors qu'elle avait ses règles. La frayeur et l'impression de froid qu'elle éprouve amènent une suppression et un anasarque immédiat sans albuminerie.

Un homme couché dans les salles de M. Andral, est inondé d'eau pendant son sommeil par ses camarades, et il devient momentanément et subitement hydropique par anasarque, sans qu'il y ait eu albuminerie.

Des soldats d'Afrique, dont l'histoire est consignée dans les annales de la médecine militaire, ont été pris subitement et passagèrement d'anasarque, sans albumine dans les urines, après une nuit de bivac un peu fraîche.

J'ai vu des adultes, atteints de bronchites et d'emphysème pulmonaire, offrir en même temps de l'œdème et de l'anasarque, sans aucune autre complication ; or, dans ces cas, il est impossible d'admettre, avec quelques médecins anglais, Abercrombie et Darwall, que l'hydropisie soit le résultat d'un obstacle à la circulation du sang dans les poumons. Hypothèse pour hypothèse, celle qui ne préjuge rien et qui ne fait pas d'erreur est préférable. Ce sont là des hydropisies essentielles.

Chez les enfants, au début des maladies aiguës, il se présente très-souvent de l'anasarque, qui ne tient à aucun obstacle mécanique, à aucune inflammation ou irritation du tissu cellulaire, ni à aucune altération connue du sang, car cet anasarque n'est pas accompagné d'albuminerie, et il dure à peine quelques jours. J'ai vu un très-grand nombre de faits de cette nature, sans pouvoir en découvrir la cause.

Chez d'autres enfants très-jeunes, sous l'influence du froid, il se fait ce qu'on appelle le sclérème œdémateux, maladie dont la nature est encore peu connue, et qui est caractérisée par un œdème très-étendu, joint à l'endurcissement de la peau. Quelle est la cause de cette hydropisie? Est-ce un obstacle à la circulation capillaire, comme je le crois? La question n'est pas résolue, et, pour beaucoup de médecins, cette hydropisie doit être considérée comme essentielle.

Hales rendait des animaux hydropiques en leur faisant boire une énorme quantité d'eau, et Broussais rapporte qu'au Val-de-Grâce un militaire, affecté d'urétrite, devint hydropique en vingt-quatre heures, après avoir bu, dans une nuit, la tisane destinée à douze de ses voisins. Il est difficile de trouver dans ces faits la preuve d'une maladie du sang, et on ne peut l'admettre que par hypothèse. Il vaut mieux attendre que des analyses concluantes permettent de se prononcer.

Rien n'est commun, chez des personnes bien portantes, mais faibles ou fatiguées par un fort exercice, chez les vieillards, comme l'œdème des membres inférieur s.

Les parties paralysées sont souvent le siége d'une infiltration séreuse considérable.

Plusieurs fois déjà, j'ai vu, chez des enfants affectés de maladies de la peau, telles que l'eczéma ou l'impétigo, le traitement mis en usage produire de l'anasarque. Des faits de ce genre ont été publiés. L'un d'eux, relatif à un jeune garçon couché dans mes salles, offre un grand intérêt. Dans un impétigo des jambes et du bras, à la suite de bains de sublimé, il s'est développé un mouvement fébrile intense, sans localisation possible, suivi, au bout de quinze jours, d'anasarque, d'œdème du poumon, et d'ascite, sans albuminerie. L'hydropisie a disparu sous l'influence de plusieurs purgations par l'huile de ricin. Dans tous ces cas, fort nombreux, il est impossible, sans hypothèse et sans dénaturer les faits, de rattacher les hydropisies observées à des causes évidentes, connues et démontrables. Jusqu'à nouvel ordre, ce sont des hydropisies essentielles.

Ces hydropisies se montrent ordinairement sous forme d'œdème des membres inférieurs, autour des malléoles et sur le pied. Quelquefois il y a en même temps bouffissure du visage, principalement sur les paupières; mais l'anasarque est très-rare. J'en ai vu quelques exemples. Une fois seulement, j'ai rencontré l'anasarque, l'ascite et l'œdème des poumons. Le gonflement et la pâleur des parties infiltrées, l'empreinte laissée par la pression du doigt, la fluctuation dans les cavités séreuses distendues par la sérosité, sont les signes de cette hydropisie. Son développement a lieu sans précurseurs, et le début,

quelquefois subit, comme dans les cas de MM. Andral et Rostan, est
ailleurs lent et progresif. L'infiltration se fait par degrés, à la suite de
la fatigue, d'une longue station debout, de l'influence du froid sec et
humide, etc., et elle disparaît par le repos et la chaleur du lit, par des
bains chauds et sous l'influence de quelques purgatifs.

VI

Les hydropisies inflammatoires sont très-communes, et elles ont
cela de particulier, qu'elles sont toujours partielles. L'hydrocèle, l'ascite, l'hydrotorax, l'hydrocéphalie, restent incluses dans les cavités
séreuses qui ont été le siége de l'irritation inflammatoire, et elles
ne déterminent jamais d'autres suffusions séreuses sur des points
éloignés.

Désignées par Brown comme *sthéniques*, par Breschet comme *actives*, par Stoll comme *pléthoriques*, par M. Rayer comme *hydrophleg-
masies*, par Vogel comme *hydropisies fibrineuses*, les hydropisies *inflammatoires* sont celles qui résultent, dans le présent et dans le passé,
d'une inflammation aiguë ou chronique, apparente, lorsqu'elle est accompagnée des symptômes ordinaires de l'inflammation; latente, lorsqu'elle succède à une irritation passagère dont la cause a disparu.

Une hydropisie inflammatoire peut être *aiguë* ou *chronique*, et par
conséquent sans symptômes actuels d'inflammation. Dans le premier
cas, la réaction locale et générale peut être intense, et la nécropsie
montre une infiltration de sérum fibrineux, avec beaucoup de pus,
de fausses membranes, d'adhérences, et une vascularité très-grande
de la séreuse. Dans le second cas, au contraire, la réaction est faible,
il n'y a souvent pas de fièvre ni de douleur locale, et on ne trouve
qu'une infiltration de sérum sans vascularité des parois, sans fausses
membranes, avec quelques globules de pus recueillis à grand'peine à
la surface du foyer. Malgré ce peu de développement des altérations
anatomiques, la nature inflammatoire n'en est pas moins évidente. Il
est bien certain qu'une personne affectée d'hydrocèle, d'hydarthrose,
pour s'être froissé longtemps auparavant le scrotum en montant à cheval ou le genou contre une chaise, sans avoir d'inflammation apparente, a une hydropisie inflammatoire produite par l'irritation inflammatoire et sécrétoire qui a succédé à la contusion. Dans ces cas,
d'ailleurs, la nécropsie, faite à une époque avancée, montre des adhérences ou des plaques laiteuses, qui prouvent la réalité de l'ancien
travail inflammatoire.

Les hydropisies inflammatoires aiguës ou chroniques peuvent être
primitives, quand elles dépendent de l'irritation primitive de la séreuse

affectée; mais elles sont *secondaires* quand elles succèdent à la maladie d'un organe recouvert par la séreuse, exemple : l'ascite des maladies du foie, l'hydrocéphale des maladies du cerveau, etc.

Toute irritation des parois ou des organes d'une cavité, tapissée par une membrane séreuse, amène une hypersécrétion plus ou moins considérable, dont la grande quantité forme une hydropisie. Que l'épanchement succède à une simple congestion vasculaire ou à une inflammation, peu importe : c'est un mécanisme impossible à démontrer, et d'ailleurs il n'y a là qu'une dispute de mots, car personne, jusqu'ici, n'a pu établir la différence anatomique de la congestion simple d'avec la congestion inflammatoire, surtout quand elles succèdent à une contusion.

Les hydropisies inflammatoires naissent de l'irritation primitive du tissu cellulaire ou des membranes séreuses, comme on le voit dans la suite d'un coup produisant l'hydrocèle et l'ascite, ou bien, au contraire, elles ne sont qu'un résultat secondaire de l'irritation des séreuses, par la maladie préalable d'un des organes qu'elles tapissent, exemple : l'ascite consécutive aux maladies du foie, de l'intestin, de l'utérus, la pleurésie concomitante de la pneumonie, etc.

Les causes de cette espèce d'hydropisie sont directes ou indirectes.

Une plaie, une contusion, la piqûre d'un insecte venimeux, la morsure d'une vipère, produisent de l'œdème; un coup sur le scrotum peut donner lieu à l'hydrocèle; le froid détermine la pleurésie; l'insolation sur la tête amène la méningite et l'hydrocéphale. Ce sont là des exemples de causes directes.

L'endocardite, suivie d'hydropéricarde, les inflammations et les différentes maladies du foie, de l'intestin, de l'utérus, des ovaires, de l'estomac, de la rate, amenant l'ascite; les tumeurs du testicule, suivies d'hydrocèle; les tubercules du cerveau occasionnant l'hydrocéphale; la nécrose des extrémités articulaires, qui précède le développement d'une hydarthrose, sont des causes indirectes à des hydropisies inflammatoires.

Les *hydropisies inflammatoires aiguës* sont accompagnées de malaises, de fièvre et de douleur, dans la partie qui est le siége de l'épanchement. Leurs autres symptômes sont en rapport avec les fonctions des organes infiltrés, submergés ou comprimés par la suffusion séreuse. Dans la peau, il n'y a que de la tension, de l'empâtement, avec ou sans rougeur, et l'impression du doigt y laisse momentanément son empreinte; si l'épanchement a lieu dans le péritoine, il distend les parois du ventre, qui acquiert un grand volume et devient fluctuant, il aplatit l'intestin et embarrasse la digestion; il comprime les vaisseaux de l'abdomen et amène l'infiltration des jambes ; enfin, il refoule le diaphragme et fait périr les malades. Si la suffusion se produit dans la plèvre ou dans le péricarde, le liquide comprime les poumons, étouffe le cœur et chasse ces organes de leur position, en attendant qu'il fasse périr les malades ; dans le cerveau, enfin, il détermine la compression de l'organe, et avec elle la perte de connaissance ou le délire, le coma, les convulsions, la paralysie et la mort.

Cette forme d'hydropisie a une marche rapide et ascendante. Elle aboutit à la résolution, c'est-à-dire à l'absorption du liquide épanché, au passage à l'état chronique ou à la mort. Sa guérison spontanée n'est pas rare. Cela dépend des séreuses qui sont affectées ; l'hydrothorax aigu, l'ascite, l'hydarthrose, guérissent, tandis qu'au contraire l'hydrocéphalie aiguë ne guérit presque jamais. Outre les différentes terminaisons dont je viens de parler, il se fait quelquefois une évacuation spontanée du liquide au dehors, de la pleurésie par les bronches, de l'ascite par la paroi du ventre, etc.; mais ces faits sont très-rares.

Sauf les phénomènes de douleur, de fièvre et de réaction générale, les hydropisies *inflammatoires chroniques* ou hydropisies dont la cause inflammatoire a disparu sont accompagnées des mêmes symptômes locaux. Quelle que soit la nature de l'épanchement, c'est un corps étranger nuisant, par compression, aux fonctions des organes avec lesquels il se trouve en rapport, et les symptômes de la compression d'un organe sont évidemment toujours les mêmes. Cette variété d'hydropisie a une très-longue durée. Elle guérit quelquefois d'une manière spontanée, par une hémorrhagie critique ou par une évacuation abondante. Des épistaxis, l'établissement d'hémorrhoïdes fluentes, une diarrhée considérable, ont guéri des ascites fort anciennes. Ce sont des succès sur lesquels il n'y a pas à compter. Ordinairement on ne guérit de ces hydropisies que par l'intervention de l'art, soit à l'aide de purgatifs drastiques répétés, soit plus sûrement par la ponction simple des cavités séreuses, pour évacuer le sérum ; soit par la ponction suivie d'injection irritante, destinée à enflammer les parois du foyer et à les rapprocher au moyen d'adhérences nouvelles.

VII

Les hydropisies *cachectiques* sont le résultat d'un certain nombre d'altérations du sang, encore incomplétement connues, mais parmi lesquelles il faut placer en première ligne la diminution de l'albumine.

Ces hydropisies ont été autrefois désignées sous le nom d'*asthéniques* par Brown, de *passives* par Breschet, et de *froides* ou *chroniques* par un grand nombre de médecins.

La diminution des globules rouges, l'augmentation des globules blancs, ou leucocythémie, l'hydrémie, sont les altérations du sang qui existent dans les hydropisies cachectiques.

La diminution de l'albumine du sang est le fait important à signaler. Ce serait même, d'après MM. Andral et Gavarret, Becquerel et Rodier, le seul qui méritât d'être indiqué, car il serait seul la cause de l'infiltration séreuse. La quantité normale de soixante-dix millièmes d'albumine tombe chez les hydropiques à soixante-cinq, soixante, ou cinquante millièmes, et la diminution coexistante des globules, et l'hydrémie, ne seraient pour rien dans le développement de l'hydropisie; car, lorsque ces modifications existent sans perte d'albumine, comme on le voit dans certaines chloroses, il n'y a pas de suffusion séreuse. Le fait est vrai pour la diminution des globules, mais il n'est pas aussi bien démontré pour l'hydrémie, et ce point d'hématologie demande de nouvelles recherches.

Chez quelques enfants atteints d'anasarque sans albumine, et dont l'hydropisie ne pouvait être attribuée à aucune cause appréciable, j'ai examiné le sang au microscope, et j'y ai trouvé des globules blancs, dans la proportion d'un vingtième ou d'un trentième. Sans affirmer qu'il existe un rapport entre cette altération et l'anasarque, puisqu'il aurait fallu connaître en même temps les changements de proportion de l'albumine et de l'eau renfermées dans le sang, je me contente de signaler le fait. Pour que cette altération ait une importance étiologique réelle, il faudrait que sa présence, isolée de toute autre, fût bien établie, et cela n'a pas été fait, les conditions dans lesquelles se trouvent de petits enfants malades ne permettant pas de faire ces expériences.

Les causes de cette variété d'hydropisie sont toutes celles qui amènent la diminution de l'albumine du sang, l'hydrémie et la leucocythémie, c'est-à-dire les conditions débilitantes de toute espèce, qui produisent les cachexies. Ce sont : la privation des aliments, et les aliments de mauvaise qualité, conséquences de la misère, de la famine, de la séquestration dans un camp ou dans une ville assiégée, et la mauvaise élaboration des aliments dans le cancer de l'estomac; l'affaiblissement produit par des lésions organiques, comme le cancer de l'utérus et de l'intestin, la dysenterie, la phthisie pulmonaire, etc.; l'action prolongée du mercure, dans le cas de syphilis; l'influence de l'intoxication paludéenne, avec ou sans fièvre intermittente; la grossesse à une époque assez avancée; les hémorrhoïdes, les pertes utérines, les saignées abondantes et trop répétées; certaines fièvres éruptives; la maladie de Bright, dont l'albuminerie entraîne à chaque instant une nouvelle déperdition d'albumine, etc., etc.

Il ne faudrait pas croire que la diminution de l'albumine du sang, qui favorise l'apparition des hydropisies, soit toujours le résultat de la perte d'albumine par les urines; car cela ne serait pas vrai. Il y a des œdèmes et des anasarques cachectiques dans lesquels il n'y a eu, dans le passé ni dans le présent, aucune déperdition d'albumine par les urines. La diminution de ce principe est alors *spontanée*, comme peut l'être celle des globules. Toutefois, dans la grande majorité des cas, comme l'a montré M. Andral, l'albumine du sang se perd évidemment par l'urine; car plus la quantité renfermée dans ce liquide est grande, moins il en reste dans le sang; et, réciproquement, si la quantité diminue dans l'urine, celle du sang augmente en proportion considérable.

Quel rapport y a-t-il entre l'hydrémie ou la diminution de l'albumine du sang et l'hydropisie? c'est ce qu'on ne saurait dire d'une manière précise; mais, s'il m'était permis de faire une hypothèse à cet égard, je dirais que le sang ainsi appauvri perd une partie de sa densité et devient plus aqueux, ce qui lui permet de sortir facilement à travers le feutrage celluleux des parois des capillaires. Soumis à une pression égale du côté du cœur, la diminution de densité favorise la sortie du sérum hors des vaisseaux, tout comme dans un tuyau de terre poreuse une même force déterminée fera sortir de l'eau sans pouvoir faire traverser du sirop. Il n'y a là qu'un effet de la pression du cœur et de la résistance des vaisseaux, comparée à la diminution de densité du liquide.

Les hydropisies cachectiques se présentent à tout âge, et elles sont caractérisées par la pâleur des tissus et par la coloration blanc mat de la peau. Elles sont plutôt froides que chaudes, parce que généralement elles sont sans fièvre. La pression du doigt laisse son empreinte à leur surface, et ceux qui les portent sont abattus, sans force et dans un état de prostration considérable.

Elles sont rarement locales; car, si elles commencent ainsi, leur généralisation est rapide, et elles s'étendent à différentes parties du corps. C'est un des caractères de ce genre d'hydropisies. Elles débutent souvent par l'affaiblissement de la vue, la bouffissure des paupières et l'œdème des membres inférieurs, auxquels succèdent l'anasarque, l'ascite, l'hydrothorax ou l'œdème du poumon, l'œdème du cerveau. Les chairs sont molles, flasques; il y a de la dyspnée, des palpitations au moindre mouvement, et le cœur ou les carotides sont le siége de souffles intermittents ou continus plus ou moins marqués. Quelquefois il y a des convulsions éclamptiques, mais alors l'œdème a gagné le cerveau et en a modifié les fonctions.

Chez ces malades, le pouls est rarement fébrile, si ce n'est quelquefois au début de l'hydropisie ou lorsqu'il existe une altération organique viscérale profonde, la phthisie pulmonaire, par exemple. Ordinairement la fièvre tombe et le pouls reste sans fréquence, petit et mou pendant presque toute la durée de la maladie. Il ne redevient fébrile qu'aux approches des complications qui entraînent la mort.

Les hydropisies cachectiques, dans lesquelles l'altération du sang est la seule qui existe, disparaissent assez rapidement par les efforts de la nature, aidée de l'influence d'un bon régime alimentaire. C'est ce qui arrive chez les enfants qui ont souffert de privations, chez les personnes convalescentes, chez celles qui ont naturellement perdu beaucoup de sang ou qui ont été trop saignées. Elles augmentent, au contraire, lorsque avec la diminution de l'albumine du sang il y a des causes organiques, comme la néphrite albumineuse ou la phthisie pulmonaire, qui en empêchent la disparition. Alors l'œdème est remplacé par l'anasarque, auquel succèdent des épanchements dans les cavités séreuses et des infiltrations dans le parenchyme des organes, qui rendent la vie impossible.

<h1 style="text-align:center">VIII</h1>

Les hydropisies *mécaniques* sont celles dont la production est favorisée par un obstacle au cours de la circulation, et principalement de la circulation veineuse.

Il ne faut pas croire que l'action physique et mécanique soit toute la cause de l'épanchement séreux, ce serait une erreur; cette action aide à la production du phénomène contre lequel luttent les forces de la vie et la tonicité des vaisseaux; la preuve, c'est que l'obstacle, au retour du sang, restant le même, on voit l'hydropisie disparaître pour revenir un peu plus tard, et il y a des malades chez lesquels existe un obstacle considérable, sans que la suffusion séreuse se produise.

Ces hydropisies ont été appelées à bon droit, par M. Bouillaud, des hydropisies *passives*. En effet, il est difficile de trouver un cas où l'activité de la vie soit plus complétement aux prises avec la force physique.

Elles se produisent de deux façons : ou par plénitude du système circulatoire, le cœur poussant par les artères une colonne sanguine qui distend les veines outre mesure et presse trop fortement sur leurs parois; ou parce qu'un obstacle, placé dans les veines et au cœur, empêche le sang de rentrer dans cet organe, ce qui favorise la sortie du sérum à travers les porosités du feutrage des parois vasculaires.

Les causes les plus évidentes de cette espèce d'hydropisie sont les oblitérations subites des veines, comme M. Bouillaud en a publié des exemples sur l'homme malade, et comme on le voit dans la *phlegmatia alba dolens;* la compression des veines par des tumeurs qui empêchent le retour du sang, exemple : les tumeurs de l'aisselle pour l'œdème du bras, l'utérus distendu par un produit de grossesse, et les tumeurs du voisinage de la veine cave inférieure pour l'ascite et l'œdème des membres pelviens ; celles qui avoisinent la veine cave supérieure et les veines du cou pour l'œdème de la face et du bras, etc.; la constriction de la partie moyenne des membres par une ligature ou par un bandage trop serré ; les maladies du foie, telles que la cirrhose, qui compriment les radicules hépatiques de la veine porte et déterminent l'ascite ; certaines maladies de poumon, la bronchite, l'emphysème pulmonaire, les anévrismes de l'aorte, et enfin les maladies du cœur, avec rétrécissement des orifices ventriculaires.

Parmi ces causes, il en est dont l'action est plus évidente que d'autres. Ainsi la compression et l'oblitération des veines manquent trèsrarement leur effet.

La clinique l'a démontré journellement, mais le fait peut encore être établi par des expériences sur les animaux. On n'a qu'à imiter Lower et pratiquer la ligature de la veine cave et des jugulaires sur un animal vivant, et on déterminera l'hydropisie des parties comprises entre la ligature et les capillaires.

La cirrhose a une action très-évidente sur la production de l'ascite, et les maladies du cœur, à leur dernière période, sont toujours accompagnées d'hydropisie. Quel que soit l'orifice malade, vient un moment où l'embarras de la circulation sanguine se transmet de proche en proche à des parties plus éloignées, de manière à produire la suffusion séreuse. Seulement il y a des maladies du cœur qui, plus que d'autres, amènent cette complication. Ce sont les rétrécissements de l'aorte et de l'orifice auriculo-ventriculaire gauche; puis viennent l'insuffisance auriculo-ventriculaire, l'insuffisance aortique, et à droite le rétrécissement de l'artère pulmonaire.

L'influence des maladies du poumon sur la production des hydropisies mécaniques est plus contestée. Elle est moins évidente. Il est difficile d'affirmer, avec Abercrombie, Darwal, Monneret, etc., que la bronchite chronique, l'emphysème pulmonaire et l'engouement des poumons, considérés comme obstacles au cours du sang, aient une influence réelle sur la production de l'hydropisie. Il doit exister, avec ces maladies, des auxiliaires puissants dont on ignore la nature; car ce sont des maladies très-communes dans lesquelles l'hydropisie est un fait absolument exceptionnel.

Les symptômes des hydropisies mécaniques sont ceux de toutes les infiltrations de sérosité dans le tissu cellulaire et dans les cavités séreuses. A part les phénomènes généraux qui sont produits par le siége de l'obstacle dans un organe important, phénomènes variables suivant la nature de l'organe affecté, les signes de l'hydropisie sont : le gonflement partiel ou général des tissus, leur mollesse, leur rénitence, la dépression que laisse l'empreinte du doigt, et, dans quelques circonstances, la fluctuation. Il faut, pour cela, que le liquide soit épanché dans l'intérieur d'une séreuse ou d'une membrane synoviale.

Parmi les autres symptômes des hydropisies mécaniques, les uns sont l'effet de la suffusion séreuse; ce sont : la faiblesse des membres et l'impossibilité des mouvements, la dyspepsie et la constipation, lorsque l'intestin est comprimé par un ascite; la dyspnée, si l'épanchement du ventre refoule le diaphragme, ou s'il y a de l'œdème pulmonaire et compression des poumons par hydrothorax; les convulsions et la paralysie, si l'œdème gagne le cerveau, etc.; les autres appartiennent aux maladies qui font obstacle à la circulation et engendrent l'hydropisie. Ce sont les symptômes des maladies du cœur, de l'anévrisme de l'aorte, de la cirrhose, de la grossesse, des tumeurs de la rate et du ventre, qui compriment la veine cave, de la phlébite adhésive et de la *phlegmatia alba dolens*, etc., etc.

Cette hydropisie a une marche croissante, tant que persiste l'obstacle à la circulation du sang. Partielle quand l'obstacle est éloigné du centre et siége sur des veines de second ordre, elle est générale, au contraire, quand la compression veineuse et l'embarras de la circulation occupent de grosses veines ou les orifices du cœur. Elle disparaît très-rapidement quand on peut enlever ou déplacer l'obstacle, ou lorsque, sans toucher aux solides, on diminue, par la saignée ou par des excrétions et des purgations très-abondantes, la masse du sang et du sérum renfermés dans les vaisseaux.

IX

Les effets matériels des différentes espèces d'hydropisie sont l'épanchement *partiel* ou *général* de sérum dans le tissu cellulaire ou dans les cavités tapissées par des membranes séreuses. De là l'*œdème*, l'*anasarque*, et, suivant le siége de l'épanchement dans les articulations, dans la tunique vaginale, dans la tête, dans les plèvres, dans le péritoine et dans le péricarde, l'hydarthrose, l'hydrocèle, l'hydrocéphale, l'hydrothorax, l'ascite et l'hydropéricarde.

La sérosité, infiltrée ou épanchée, offre des qualités et des proprié-

tés toutes différentes, suivant l'espèce de l'hydropisie, et d'après sa
nature inflammatoire ou cachectique. Malheureusement ces qualités
n'ont pas été appréciées par l'analyse, et on ne peut guère en parler
que d'après les apparences extérieures. En fait d'analyses chimiques, il
n'y a que celles de Marcet ; elles sont relatives à la composition du
liquide des hydropisies dans les différentes cavités séreuses, mais il n'a
pas été tenu compte de la nature inflammatoire ou cachectique du mal;
il faut y ajouter celles de MM. Andral et Gavarret, sur les proportions
d'albumine renfermées dans le liquide.

Voici les analyses de Marcet :

	Poids spécifique.	Parties solides.	Matière animale.	Matières salines.
Sérum du Sang. .	1029,5	100 grains	90,8	9,2
Hydrocèle	1026,3	80	71,5	8,5
Ascite.	1015,0	33,5	25,1	8,4
Hydropéricarde. .	1014,3	53	25,5	7,5
Hydrothorax . . .	1012,1	26,6	18,8	7,8
Hydrocéphale. . .	1006,7	9,2	1,12	8,08
Hydrorachis . . .	1064,0	14,4	2,2	9,2

D'après MM. Andral et Gavarret, l'eau varie de 906 à 986 millièmes,
et l'albumine de 4 à 76 millièmes, en offrant les chiffres intermédiaires de 12, 20, 40, 50 et 60 ; mais, pour que ces analyses aient une
signification importante, il faudrait qu'elles fussent classées par ordre
d'hydropisies, afin qu'on sache quelle est la composition du sérum
épanché dans chacune des classes d'hydropisies essentielles, inflammatoires, cachectiques et mécaniques.

La sérosité épanchée dans les hydropisies est généralement limpide, jaunâtre, transparente, alcaline, mêlée à une plus ou moins
grande quantité de fibrine, d'albumine, de sels, et quelquefois de globules sanguins et de globules de pus. Sa quantité est très-variable,
selon les sujets et selon le siége de l'hydropisie. Il est impossible d'apprécier la quantité qui se dépose dans le tissu cellulaire, par suite de
l'anasarque; mais, dans la plèvre et dans le péritoine, on en trouve
quelquefois plusieurs litres. Plus la cavité de la membrane séreuse est
grande, et plus aussi la quantité de sérum épanché peut être considérable.

Il y a des sérosités épanchées qui sont très-fibrineuses, spontanément
coagulables. Ainsi j'ai fait plusieurs thoracentèses pour des pleurésies
aiguës avec épanchement considérable, et tout le sérum retiré par la
ponction s'est pris en gelée demi-transparente, facile à couper au couteau. C'est ce qui arrive dans la plupart des hydropisies inflammatoires à la période suraiguë.

Il y a des sérosités qui renferment des fausses membranes, des globules de sang et quelques globules de pus. On les rencontre dans les hydropisies inflammatoires. Ordinairement, il n'y a pas de fibrine dans le liquide des hydropisies. C'est du sérum plus ou moins chargé d'albumine. Quelquefois il se coagule en masse, par la chaleur ou l'acide azotique, exemple : les hydropisies inflammatoires aiguës ; le précipité est moindre et la quantité d'albumine plus faible dans les hydropisies cachectiques et dans les hydropisies mécaniques.

Ailleurs, il n'y a, dans le sérum épanché, que de l'eau, des sels, et une faible quantité de matière animale ; c'est ce que j'ai vu dans l'hydrocéphalie chronique d'un jeune enfant.

Dans quelques circonstances, le sérum des hydropisies renferme de l'urée, exemple : l'hydropisie de la néphrite albumineuse chronique ; des matières grasses en émulsion, exemple : l'hydrocèle lactescente ; de la matière colorante de la bile dans l'ictère ; du caséum, dans l'ascite des fièvres puerpérales ; quelquefois du sang, ce qui lui donne une couleur rougeâtre plus ou moins prononcée.

Une chose curieuse, annoncée par M. Andral, c'est que, chez un individu qui a plusieurs épanchements de sérosité dans les différentes membranes séreuses, la composition de ces épanchements varie, et la quantité d'albumine qu'ils renferment n'est pas la même chez les uns et chez les autres. La nature de l'hydropisie étant identique, il semble que le produit doive l'être. Il n'en est rien. Les séreuses ont des éléments anatomiques communs, mais chacune d'elles a ses éléments particuliers en rapport avec des fonctions spéciales, de sorte qu'elles sécrétent dans le genou, dans les méninges et dans la plèvre, un liquide qui n'est pas identiquement le même, bien que sa cause générique soit semblable. Cela tend à prouver que, non-seulement chaque tissu, mais encore chaque variété de tissu, a ses propriétés spéciales en rapport avec la fonction qu'il est appelé à remplir ; en d'autres termes, l'organe n'est pas tout dans la fonction, et la spécificité vitale, qui le dirige, change son mode d'exercice sans altérer sa structure.

De même que varie dans sa composition le liquide épanché, dans chaque hydropisie, de même aussi les séreuses, qui le séparent du sang, changent-elles d'aspect d'après la nature du mal.

Dans les hydropisies essentielles, les séreuses ne présentent aucune altération matérielle appréciable ; mais, dans les hydropisies inflammatoires aiguës, elles sont le siége d'une injection vasculaire très-grande, accompagnée d'exsudation pseudo-membraneuse, assez souvent cause d'adhérences avec les parties voisines, et d'un dépôt sanguin et purulent plus ou moins considérable. Dans les hydropisies inflammatoires chroniques, la séreuse est souvent un peu épaissie, légèrement opaline, renfermant quelquefois des brides celluleuses ou d'anciens dépôts fibrineux altérés; quelquefois elle ne présente rien de semblable, et on peut la considérer comme étant revenue à l'état normal. L'inflammation a disparu et l'hydropisie est restée. Il en est de même dans les hydropisies cachectiques et mécaniques. Les séreuses sont ordinairement peu altérées, mais on y trouve quelquefois des adhérences et de petits flocons fibrineux libres, qui sont évidemment le résultat d'une inflammation légère concomitante.

Les organes situés dans les cavités des membranes séreuses affectées d'hydropisie sont toujours altérés en réalité ou en apparence. Quelquefois aplatis, comme le poumon, dans l'hydrothorax, ou l'intestin dans l'ascite; dilatés, au contraire, comme le cerveau, dans l'hydrocéphalie ventriculaire, ils ont un aspect blanchâtre, laiteux, formé par l'épaississement de la séreuse et du tissu sous-séreux; ils offrent souvent, à leur surface, des plaques blanches laiteuses, comme on en voit à la surface du cœur malade et du foie atteint de cirrhose, plaques qui sont le résultat d'anciennes phlegmasies partielles, terminées par résolution incomplète. Cela montre la part qu'une inflammation, même restreinte, peut prendre dans le développement des hydropisies.

X

Rien n'est variable comme la marche d'une hydropisie, et il serait puéril de prétendre l'indiquer d'une manière générale.

Les hydropisies n'étant pas toutes de même nature, et pouvant être occasionnées par des causes différentes et opposées, il en résulte que chaque espèce s'annonce, se développe et disparaît d'une manière qui lui est propre.

Il y a des hydropisies inflammatoires aiguës qui se terminent par résolution et par l'absorption spontanée du liquide infiltré dans le tissu cellulaire, ou épanché dans les cavités séreuses, exemples : l'hydrothorax, l'hydarthrose, l'hydrocèle, l'hydropéricarde, etc. C'est un fait qu'on observe aussi, mais plus rarement, dans quelques hydropisies inflammatoires chroniques, exemples : la pleurésie chronique, l'ascite, etc. Cette espèce d'hydropisie est plus souvent partielle que les hydropisies cachectiques ou mécaniques. Elle est aussi plus locale; en effet, quand l'état inflammatoire a complétement disparu, et qu'il ne reste plus qu'un épanchement dans une cavité séreuse, c'est une affection locale, et le sérum joue dans l'organisme le rôle d'un corps étranger. Il en résulte que sa marche est lente et sa guérison plus facile, car il y a moins à se préoccuper de l'état général, qui est satisfaisant, et de la cause cachée d'hydropisie à détruire. Ces hydropisies se guérissent quelquefois spontanément, non plus par résolution, à la manière des hydropisies inflammatoires suraiguës, mais par évacuation naturelle ou par révulsion. Tantôt les cavités remplies par l'hydropisie s'ouvrent au moyen d'une ulcération des tissus, à l'extérieur, sur la peau, ou à l'intérieur, dans les bronches, dans l'intestin, exemples : l'ascite, l'hydrothorax, etc. Tantôt une diarrhée abondante, une diurèse excessive, une sueur très-prononcée, se déclarent, et l'hydropisie disparaît. Quelque étrange que paraisse ce phénomène, il n'a rien qui doive surprendre, car, en voyant l'état d'émaciation si rapidement produit chez les cholériques des évacuations alvines nombreuses et abondantes, on comprend qu'un accident analogue, développé chez un hydropique, puisse amener l'absorption rapide du liquide épanché.

Notre art, qui cherche à imiter le plus souvent possible la nature, pour arriver au même résultat qu'elle, provoque, non sans succès, à l'aide de drastiques, des superpurgations ou des sueurs excessives, qui guérissent des hydropisies de cette espèce. Par des ponctions simples, il évacue habilement le liquide de certaines cavités séreuses, et, si cela ne réussit pas, il combine l'injection irritante de teinture d'iode à la ponction, dans le but de provoquer une phlegmasie aiguë, et consécutivement des adhérences entre les parois du foyer, ce qui fait disparaître à jamais l'hydropisie.

Les hydropisies cachectiques ont une marche lente, en rapport avec la difficulté de reconstituer le sang, pour lui donner rapidement la quantité d'albumine qui lui manque. Cependant, s'il n'y a pas de diathèse grave, ni d'altération organique profonde, et que le changement de composition du sang soit la cause primitive de l'hydropisie, le mal peut guérir très-facilement. Un bon régime alimentaire, les toniques et les préparations ferrugineuses, suffisent à faire disparaître ces hydropisies.

Les hydropisies mécaniques persistent tant que dure la cause qui gêne le cours du sang. C'est quelquefois l'affaire d'un moment ou de quelques mois, si l'œdème est produit par un bandage serré, ou par l'utérus en état de gestation. La maladie se prolonge beaucoup, lorsqu'il y a oblitération ou compression de grosses veines, à moins qu'une circulation veineuse collatérale, ce qui arrive souvent, ne vienne suppléer à l'absence des veines oblitérées. Elles ne guérissent que de cette manière, ou par la disparition de l'obstacle à la circulation.

Les hydropisies cachectiques ou mécaniques, dont la cause ne peut disparaître, et qui augmentent chaque jour, ne tardent pas à devenir *générales*. Elles amènent presque nécessairement la mort; ou bien, il y a suffocation et asphyxie, le poumon étant considérablement gêné par l'œdème de son tissu, par un double hydrothorax et par le refoulement du diaphragme en haut, par l'ascite; ou bien, il se développe des phénomènes cérébraux graves, comateux ou éclamptiques, provoqués par la suffusion séreuse de l'encéphale et de ses cavités intérieures.

CHAPITRE VII

DES FLUX

I

On a longtemps désigné, sous le nom de flux, toutes les évacuations abondantes ou insolites des humeurs naturelles ou morbides renfermées dans le corps. L'écoulement de sang au dehors, l'épanchement de sérosité dans une membrane séreuse, formant l'hémorrhagie ou l'hydropisie, étaient considérés par quelques médecins comme des flux. On dit : le flux hémorrhoïdal, et le flux séreux. C'est un tort, car l'hémorrhagie n'est pas plus une sécrétion augmentée que l'hydropisie. Nul organe ne sécrète le sang, et le sérum qui s'en échappe à travers les séreuses n'est pas un produit de sécrétion.

Le nom de flux doit être réservé aux sécrétions exagérées ou altérées des membranes glandulaires et des glandes sécrétoires. M. Andral a proposé de lui substituer le nom d'*hypercrinie* ou d'*hétérocrinie*, M. Gendrin celui de *diacrises*, et M. Gintrac celui de *nosocrinies* ou de *crinoses*.

C'est une maladie des membranes muqueuses et de toutes les glandes isolées ou agglomérées répandues dans les diverses parties de l'organisme. Ainsi tous les écoulements muqueux de l'estomac et de l'intestin proviennent des follicules et des glandes cachés dans l'épaisseur de la muqueuse digestive. Les écoulements de la peau viennent des follicules cutanés et des glandes sudoripares. Le flux bronchique vient des innombrables glandes mucipares de la muqueuse pulmonaire, etc., etc.

II

Les flux sont donc des sécrétions plus ou moins abondantes d'un liquide normal ou morbide séparé par ces glandes. Ils se divisent tout

naturellement en deux classes, d'après la nature du liquide sécrété.
Dans la première se trouvent les *flux glandulaires*, caractérisés par la
sécrétion exagérée du liquide glandulaire normal, exemples : la spermatorrhée, la polycholie, la galactorrhée, l'éphidrose, la polyurie, etc.,
formées par une sécrétion plus abondante de sperme, de bile, de lait,
de sueur, d'urine, etc. La seconde renferme les flux constitués par
une matière anomale, ordinairement muqueuse et puriforme, plus
ou moins abondante; ce sont les *flux muqueux*, exemples : la bronchorrhée, le catarrhe vésical, la diarrhée, la leucorrhée, etc. A cette dernière classe se rapporte ce qu'on a dit du catarrhe, lorsque la matière
sécrétée est remarquable par son extrême abondance.

III

Les flux sont quelquefois, comme l'a dit J. P. Frank, des maladies
primitives, essentielles, au delà desquelles on ne trouve aucun phénomène appréciable que la cause morbifique dont l'impression a produit la sécrétion glandulaire. Une grande frayeur produit la diarrhée,
le dégoût amène les vomissements, etc. Ordinairement ce sont des
maladies *symptomatiques* engendrées par une cause générale ou locale souvent très-difficile à distinguer.

IV

Les flux existent chez les enfants, comme chez les adultes et chez
les vieillards ; ils résultent souvent d'une disposition congéniale.
J. P. Frank a eu raison de faire remarquer qu'une certaine conformation héréditaire de la poitrine était une prédisposition à la bronchorrhée. La femme y est plus sujette que l'homme, mais il y a une circonstance qui explique la fréquence d'une espèce de flux chez elle, c'est
la menstruation et l'activité génitale qui favorise l'apparition de la
leucorrhée.

Les flux sont subordonnés aux divers degrés de l'hypersthénie nerveuse, et les impressions morales ont une grande influence sur
leur développement. On connaît l'effet de l'appétence sur la sécrétion salivaire ; de la tristesse et de l'hystérie sur la production des
larmes ; il en est de même de la préoccupation sur la polyurie, de la
frayeur sur la diarrhée, des contrariétés vives sur la leucorrhée, de
l'affliction sur le flux de bile, des névralgies de la cinquième paire sur
le ptyalisme et l'épiphora, de l'hystérie sur le ptyalisme, etc. Ils sont
produits par les congestions muqueuses glandulaires, et par les in-

flammations aiguës ou chroniques de ces parties. La bronchite, le coryza et l'entérite, sont souvent l'origine de la bronchorrhée, de la rhinorrhée et du flux de ventre. Les maladies de la prostate produisent la spermatorrhée; l'urétrite aiguë est, comme on le sait, fort souvent suivie d'une blennorrhée durable, et il en est de même de l'inflammation du vagin, du rectum, de l'oreille, etc., etc.

L'influence épidémique détermine quelquefois leur apparition, exemples : la suette et le choléra. Dans cette dernière maladie, les glandes isolées de l'intestin sécrètent le mucus en abondance, et elles acquièrent en quelques jours un volume tellement considérable, qu'on les a crues altérées dans leur structure. Elles ne le sont cependant pas plus que ne l'est la glande mammaire hypertrophiée des nourrices, alors trois fois plus volumineuse que dans l'état ordinaire.

Certaines maladies virulentes ou diathésiques provoquent souvent des flux; ainsi les fièvres éruptives, la morve, la syphilis, amènent de la diarrhée, le catarrhe bronchique, l'otorrhée, la leucorrhée et d'autres écoulements muqueux. Il en est de même de quelques substances douées d'une action spécifique toute particulière, exemples : le mercure sur le ptyalisme, le nitrate de potasse sur la polyurie, l'iodure de potassium sur la rhinorrhée, etc.

Les diathèses ont surtout une grande influence, et, à part les causes occasionnelles qui peuvent naturellement produire les flux, différentes altérations du sang, telles que l'hydrémie et la diminution d'albumine observées dans les cachexies, la diathèse dartreuse et scrofuleuse, la goutte, ont une action très-marquée sur le développement des flux. Rien n'est commun comme de rencontrer la diarrhée ou la bronchorrhée, les fleurs blanches, l'otorrhée, etc., dans les cas de podagrisme, de scrofulisme, et chez des personnes ayant eu ou offrant encore des maladies de la peau, telles qu'eczéma, impétigo, lichen, etc.

V

Les flux dépendent toujours d'un vice général ou local, d'une diathèse ou d'un empoisonnement, d'une irritation passagère ou permanente des glandes et glandules de la partie fluente. *Aigus* ou *chroniques*, leur apparition est *apyrétique* ou *fébrile*. Dans ce cas, la fièvre est continue ou intermittente. Chose curieuse, l'état fébrile n'est pas toujours le phénomène primitif, et souvent, comme on l'observe dans certaines diarrhées, la fièvre se présente dans le courant de la maladie comme élément secondaire. Ils n'existent pas toujours d'une façon permanente, habituelle, et ils apparaissent irrégulièrement à une saison ou à l'autre, quelquefois d'une façon périodique. Je connais une personne atteinte d'éphidrose périodique revenant depuis dix ans à la même époque, vers la fin de décembre et dans les premiers jours du mois de janvier, pour se prolonger environ trois semaines.

VI

Les symptômes des flux sont très-variables et tellement différents dans les deux classes des flux muqueux et des flux glandulaires, qu'il est difficile de les étudier d'une manière abstraite et générale. Ils ne se prêtent nullement à des considérations d'ensemble.

Les flux muqueux constituent, en grande partie, ce qu'on appelle des affections catarrhales; ordinairement provoquées par l'irritation ou l'inflammation des membranes muqueuses et des glandes qui s'y trouvent, elles sont, au début, accompagnées de fièvre, mais plus tard l'état fébrile cesse avec les phénomènes inflammatoires, et le flux n'en continue pas moins plus abondant que jamais. A la disparition de l'éréthisme vasculaire et nerveux succèdent la pâleur et l'atonie des tissus, circonstances non moins fâcheuses qui entretiennent l'abondance des sécrétions anomales. Malheur à la personne atteinte d'herpétisme ou de scrofulisme, qui contracte une phlegmasie muqueuse fluente! elle ne s'en débarrassera qu'avec les plus grandes difficultés et au bout d'un temps généralement fort long.

Le liquide des flux muqueux est variable dans sa consistance, dans sa couleur, dans sa composition et dans sa quantité. Aqueux et incolore au début, il épaissit plus ou moins vite, se mélange à des flocons blanchâtres, jaunes ou verts, plus ou moins compactes. Il reste moitié aqueux, moitié purulent, ou bien il prend tout à fait les caractères laiteux du pus.

Sa saveur est salée ou amère dans la rhinorrhée et quelquefois dans le catarrhe bronchique; elle est acide dans quelques cas de gastrorrhée.

Sa réaction est neutre, tantôt acide et tantôt alcaline.

Il renferme des sels en plus ou moins grande abondance, un peu d'albumine, des filets de sang, des cellules d'épithélium et des globules de mucus ou de pus. Dans certains cas, il est entièrement compacte, sous forme de la matière albumineuse de l'œuf ou de filaments blanchâtres ou de membranes jaunâtres très-minces, exemple : le catarrhe chronique de l'intestin alternant de la diarrhée. On y trouve quelquefois des vibrions, exemples : le choléra, la leucorrhée. Il est doué de propriétés irritantes plus ou moins prononcées, et, chez quelques personnes, il est tellement âcre, qu'il écorche les parties de la peau avec lesquelles il se trouve sans cesse en contact. Ainsi les larmes n'écorchent pas la joue, mais le fluide muqueux de l'ophthalmie détermine l'excoriation du derme. Il en est de même du fluide de l'otorrhée sur la peau du cou, de la leucorrhée et de la diarrhée sur le pourtour de l'anus et des parties génitales, etc., etc.

Enfin, son abondance dépasse quelquefois tout ce qu'il est possible d'imaginer. Tantôt le flux est modéré, tantôt, au contraire, il est excessif et mortel. On a vu, dans la rhinorrhée, le flux muqueux évalué par Morgagni à cinq ou six cents grammes par vingt-quatre heures, dans l'entérorrhée à vingt livres; c'est plus qu'il n'en faut pour faire périr les malades. Chacun sait l'état dans lequel tombent les cholériques après les abondantes évacuations dont ils sont l'objet. Leur sang perd son sérum et se coagule, faute de l'élément liquide qui tient les globules en suspension.

Les flux glandulaires sont plus rares que les flux muqueux, et l'élément inflammatoire prend moins de part à leur développement. Ils sont plus soumis que les autres à l'influence nerveuse, et on ignore presque entièrement les conditions premières de leur apparition. Ils sont généralement faciles à reconnaître, car, sauf le flux de bile, qui peut avoir lieu dans l'intestin sans fournir de signes évidents de son existence, les autres, tels que le ptyalisme, la spermatorrhée, l'éphidrose, la galactorrhée, la polyurie, s'annoncent par des phénomènes aisément appréciables. Une sécrétion exagérée de sperme, de salive, de lait, d'urine, etc., les caractérisent. Le liquide, très-abondant, conserve ses qualités normales; il sort par les voies ordinaires et les conduits excréteurs, et, dans les cas où il est trop chargé de sels, il forme quelquefois dans les conduits des dépôts de matières solides connues sous le nom de *concrétions* ou *calculs*. Il y a des calculs salivaires, des concrétions rénales, des pierres biliaires, pancréatiques, etc.

Les flux glandulaires épuisent les forces et appauvrissent le sang. Leur prolongation détermine l'anémie, la dyspepsie, l'amaigrissement, la fièvre et la mort par épuisement des forces, par hydropisie ou tuberculisation pulmonaire.

VII

Les flux peuvent être la cause ou le remède des maladies les plus graves. En effet, par leur intensité et leur prolongation, ils jettent les malades dans un état de faiblesse et d'épuisement dont il est souvent difficile de les guérir. Leur passage aux ouvertures cutanées provoque de l'érythème et des ulcérations fréquentes. La bronchorrée ulcère le larynx. Dans l'intestin, la diarrhée qui se prolonge y engendre des lésions organiques secondaires qui n'existaient pas au début de l'hypersécrétion. La spermatorrhée détermine l'hypocondrie, et souvent aussi l'aliénation mentale. D'une autre part, leur suppression brusque peut amener dans les viscères des métastases mortelles.

A côté de ces inconvénients, les flux ont quelquefois des avantages. Une diarrhée habituelle enlève une maladie de la peau fort désagréable à montrer, et ailleurs une angine et une bronchite anciennes. Que d'ascites et d'anasarqués guéries par une bronchorrée dans certains cas de goutte, ailleurs par un flux de ventre excessif et subit, comme s'il y avait rapport entre la sécrétion intestinale et l'absorption du liquide anciennement formé par l'hydropisie.

VIII

Le traitement des flux repose sur la connaissance de leur cause, de la nature du mal qui a précédé, de l'habitude et des symptômes actuels. On est souvent embarrassé pour reconnaître la cause; mais enfin, s'il existe un corps étranger ou une cause d'irritation appréciable qu'on puisse enlever, le flux disparaîtra promptement.

Quand les flux résultent d'une activité vitale très-grande des solides, les antiphlogistiques et les débilitants doivent être mis en usage. Malheureusement ce fait est des plus rares, et on observe, au contraire, bien plus souvent l'atonie des tissus, qu'il faut exciter par le froid, par les astringents et par les toniques de toute espèce. Dans ces cas, le fer est un adjuvant des plus utiles.

Si le flux dépend d'un état de faiblesse général avec diathèse scrofuleuse ou herpétique, comme cela est si commun, c'est encore aux remèdes fortifiants et aux moyens spécifiques qu'il faut recourir.

CHAPITRE VIII

DES PNEUMATOSES.

I

On a signalé dans les temps anciens de la médecine ce que nous appelons aujourd'hui des pneumatoses. Mais on ne s'est pas arrêté à les décrire. Hippocrate indique çà et là des accidents qui résultent des gaz développés par les aliments ; il parle du météorisme, de l'emphysème ; mais de ces vagues notions à la théorie et à la connaissance des maladies occasionnées par le développement et la rétention des gaz, la distance est immense. Quelques indications, tout aussi insuffisantes, se trouvent dans Galien, dans Paul d'Égine ; et il faut arriver jusqu'à une époque voisine de la nôtre, à la moitié du dix-septième siècle, pour rencontrer des recherches plus approfondies sur la production des gaz dans l'économie. En 1678, Faber, et plus tard Littré, Combalusier [1], essayèrent de démontrer la part que prend le développement des gaz à la production de certains phénomènes morbides. Combalusier est le premier qui ait écrit spécialement sur la matière ; il divise les flatulences en celles qui font irruption au dehors et celles qui sont retenues. Il décrit le météorisme avec soin, et, sauf les théories hasardées de l'auteur, son livre peut être très-utile à consulter. Depuis lors, J. P. Frank, Hallé, Nysten, Portal, Piorry, Baumès, Andral, Monneret et Fleury, ont ajouté à ce qu'on savait ; mais personne n'a encore pu fournir à la science ce qui lui manque et ce qu'il serait si important de savoir sur la composition des gaz retenus dans le corps, et sur leurs conditions pathologiques d'origine et de développement.

II

Les pneumatoses sont des productions anomales ou des rétentions de gaz dans les différentes parties du corps.

Quelques-unes d'entre elles ont été appelées *flatulences*, *flatuosités* ; on en parle sous le nom de *maladies venteuses*, mais la dénomination de *pneumatoses*, plus générale et plus scientifique, est aujourd'hui acceptée.

III

Ce qui se passe à la peau et sur les muqueuses dans l'état physiologique, sous le rapport de l'exhalation des gaz, montre qu'il y a une perspiration gazeuse normale, dont l'exercice est indispensable au maintien de la vie.

La peau et les muqueuses exhalent des gaz de différentes natures, en quantité variable et inconnue. Il en sort, d'après MM. Gaspard, Jurine, Collard de Martigny, Cl. Bernard, de l'azote et de l'acide carbonique, dont les proportions varient avec la température et l'alimenta-

[1] *Pneumato-pathologie*, 1747.

tion; c'est une fonction dont le trouble peut amener la maladie. Dans ses expériences, M. Collard de Martigny a démontré qu'il sortait plus d'acide carbonique de la peau dans les températures élevées et plus d'azote sous l'influence d'une alimentation animale abondante, en même temps qu'il s'échappait moins d'acide carbonique. Au contraire, avec une nourriture moins animale et peu abondante, il s'exhale moins d'azote et plus d'acide carbonique.

La muqueuse aérienne est également le siége d'une exhalation de gaz azote et d'acide carbonique, variable selon la température, l'alimentation, l'âge, le sexe, la maladie, etc. Les expériences de M. Edwards, les analyses de MM. Regnault et Reiset, celles de M. Coindet, de Genève, de M. Andral, sont très-explicites et fournissent sur quelques points des notions très-intéressantes.

M. Andral a établi que la quantité d'acide carbonique exhalée des voies respiratoires, dans un temps donné, variait suivant l'âge, le sexe, la constitution, etc.

La quantité d'acide carbonique expiré va croissant de l'enfance à trente ans, et en décroissant de cette époque à la fin de la vie; de sorte qu'à quatre-vingts ans, un vieillard n'exhale guère plus d'acide carbonique qu'un enfant de dix ans.

L'homme exhale un peu plus d'acide carbonique que la femme, surtout pendant sa vie menstruelle. Mais, après la ménopause chez la femme, la quantité d'acide carbonique exhalée augmente d'une manière très-notable.

Les hommes de forte constitution exhalent plus d'acide carbonique que les sujets faibles et débiles. Cette quantité augmente aussi dans une proportion notable à la suite de la nourriture très-animalisée, à la suite de l'exercice musculaire, dans l'état de veille comparé au sommeil. Elle est plus forte dans la fièvre et elle diminue au contraire dans la glycosurie, dans le choléra et dans les maladies de l'appareil respiratoire, etc., etc.

Dans les voies digestives, la quantité des gaz qui s'y trouvent est énorme : l'analyse y découvre de l'air, de l'azote, de l'acide carbonique, de l'hydrogène et de l'hydrogène sulfuré, qui viennent du dehors ou se dégagent des aliments, ou enfin sortent des parois de la muqueuse. — Tout le monde connaît la belle expérience de Girardin[1], dans laquelle une anse intestinale, sortie du ventre, comprimée, liée à quelques centimètres de distance et remise dans l'abdomen, fut bientôt après trouvée distendue par les gaz. C'était le meilleur moyen

---

[1] *Recherches physiologiques sur les gaz intestinaux*, 1814.

de démontrer l'existence de la perspiration des gaz par les muqueuses.

Le sang lui-même est rempli de gaz en dissolution, et les recherches de Magnus ont démontré qu'il y existe normalement de l'oxygène, de l'azote et de l'acide carbonique, qu'on peut séparer au moyen de procédés particuliers. Ce fait est de la plus haute importance, car il fait pressentir l'origine de certaines pneumatoses, dont on ne peut se rendre compte que par la mise en liberté de ces gaz dans les vaisseaux ou par leur perspiration dans une cavité intérieure sous l'influence de causes inconnues. Morgagni, Nysten, Ollivier, ont publié des faits de pneumatose vasculaire ou pneumocardie qui n'ont pas d'autre origine, et il en est de même des pneumatoses intestinales de l'hystérie.

I V

Puisque dans l'état de santé des gaz dissous dans le sang circulent enfermés dans les vaisseaux et s'échappent, d'après certaines lois physiologiques, par les différentes surfaces muqueuses ou cutanées, on comprend que ce travail puisse être modifié par les impressions morbifiques. La perspiration normale des gaz explique leur perspiration anomale, et la connaissance de l'une sert de base à l'histoire de l'autre.

La pénétration, l'accumulation et la rétention des gaz dans le corps est tantôt le résultat d'une altération de texture des tissus où se trouve le gaz, et tantôt le résultat d'une sorte de fermentation gazeuse de substances solides ou liquides, alimentaires ou autres, introduites dans le corps. Dans quelques circonstances, aucune matière étrangère, aucune altération de texture, n'existent, et la perspiration des gaz est le résultat d'un simple trouble fonctionnel; elle s'accomplit sous l'influence de l'action nerveuse, car c'est principalement chez les hystériques, les hypocondriaques, qu'on rencontre ces pneumatoses.

Il y a des *pneumatoses essentielles*, qui résultent d'un simple trouble fonctionnel des tissus d'où s'échappent les gaz, exemples : la pneumatose stomacale, la pneumatose de l'intestin, la pneumatose utérine, la pneumatose du sang, etc.; et il y a des pneumatoses *symptomatiques* déterminées par une cause matérielle, appréciable, étrangère ou inhérente à l'organisme. Ces dernières, distinguées d'après la nature de leur cause productrice, sont *traumatiques*, *mécaniques*, *inflammatoires*, *septicémiques* et *fermentiques*.

Les *pneumatoses traumatiques* sont formées par la pénétration de l'air extérieur dans les tissus, au moyen de plaies ou de rupture d'organes remplis de gaz, exemples : l'emphysème du tissu cellulaire, par blessure de la peau ; le pneumothorax, à la suite d'une plaie pénétrante du poumon ; la tympanite péritonéale, par rupture de l'intestin, etc.

Les *pneumatoses inflammatoires* sont déterminées par la phlegmasie des parois de certains organes, sans rupture ni perforation des tissus, exemples : le météorisme de l'inflammation du péritoine, de l'entérite, de la dysenterie, etc.

Les *pneumatoses septicémiques* sont dues à une altération toxique, miasmatique ou virulente du sang, exemples : le météorisme des fièvres sans ulcération de l'intestin, l'emphysème des maladies pestilentielles et charbonneuses, l'emphysème de la piqûre des insectes et des reptiles venimeux, etc.

Il y a des *pneumatoses mécaniques* déterminées par obstacle à la circulation ou à la sortie des gaz normalement formés dans le corps, exemples : l'emphysème du tissu cellulaire des nouvelles accouchées, la tympanite par invagination intestinale, l'emphysème pulmonaire, etc.

Il y a enfin des *pneumatoses fermentiques* causées par la fermentation de certains aliments usuels ou de matières animales en décomposition, exemples : la pneumatose produite par les haricots, les carottes, l'herbe mouillée chez les ruminants, etc., etc., la physométrie produite par des caillots ou des débris d'un fœtus enfermés dans la cavité utérine, etc.

V

Les causes de la production et de l'accumulation des gaz sont *dynamiques* ou *mécaniques*, et souvent il y a dans une pneumatose alliance des unes et des autres.

Lorsque chez les maniaques, les hystériques, les hypocondriaques et dans les fièvres graves, il se fait une pneumatose intestinale ou un emphysème du tissu cellulaire, ce n'est pas le tissu où se trouvent les gaz qui est malade, c'est le système nerveux modifié qui les met en liberté en les faisant sortir du sang où ils sont dissous.

Une hystérique, dans une attaque, est prise de pneumatose intestinale ; son ventre se météorise dans des proportions considérables, et en un instant tout disparaît sans sortie des gaz au dehors. Qu'y a-t-il de plus essentiellement dynamique que ce phénomène ? Il faut reconnaître au système nerveux une immense influence sur la direction et la régularité des phénomènes chimiques de la nutrition interstitielle, et là où, sans altération apparente, il est troublé, les fonctions s'altèrent plus ou moins rapidement. Il est difficile de ne pas voir un effet de son intervention dans cette production instantanée de gaz intérieurs qui disparaissent brusquement, peu après, par absorption. C'est là un effet dynamique incontestable.

Il en est de même des cas où la pneumatose est le résultat d'une altération du sang ou de la présence d'aliments gazéifiques, car ler apport de ces conditions différentes à la perspiration gazeuse n'a pas encore été déterminé. Le développement d'emphysème par altération du sang est une lésion vitale profonde liée à un trouble dynamique analogue à celui qui fait subitement descendre le chiffre des globules, ou amène le ramollissement graduel de la fibrine. C'est le résultat d'une disposition morbide générale; et la preuve, c'est qu'elle règne à l'état d'épidémie. En 1772 et 1789, on a vu, en Italie et en Allemagne, des fièvres épidémiques très-fréquemment accompagnées d'emphysème. Au dire de J. P. Frank, pareil accident se montre dans la dysenterie épidémique des bœufs. Il accompagne souvent la morsure des animaux venimeux, et particulièrement celle du serpent à sonnettes.

La pneumatose du sang, c'est-à-dire la production de gaz dans les vaisseaux, se rattache évidemment à la même influence générale.

Les flatulences causées par les aliments ne sont pas de simples phénomènes chimiques, car elles ne se produisent pas constamment et chez tous les individus; elles n'ont lieu que chez certaines personnes et dans certains cas de phlegmasie intestinale chronique, de sorte que si la nature de l'aliment est pour quelque chose dans le développement des gaz, il y a lieu de croire qu'il est aidé par une influence dynamique. Les choux, les haricots, les pois, certains légumes verts tels que les radis, la salade, produisent souvent la pneumatose intestinale. Le fourrage vert, humide, a le même effet chez les ruminants, et ce phénomène est quelquefois si prononcé, qu'il amènerait la rupture de l'intestin si on ne donnait issue à l'air par la ponction. Cette opération est souvent pratiquée par les vétérinaires.

Beaucoup plus souvent les causes de la pneumatose sont d'un ordre différent, et leur intervention est presque entièrement mécanique.

Certaines altérations de texture de la peau par une fracture comminutive, par des plaies, font pénétrer l'air dans le tissu cellulaire, car, la contraction musculaire aidant et faisant office de pompe aspirante, l'air atmosphérique s'étend à une plus ou moins grande étendue de la surface du corps. Les plaies du voisinage de l'aisselle présentent souvent cette complication, à cause du mouvement des muscles pectoral et trapèze.

Les ulcérations du larynx, de la trachée et du poumon, en communication avec les parois thoraciques, celles de l'intestin et des cavités naturellement remplies de gaz, déterminent souvent le passage de l'air inclus dans le tissu cellulaire voisin. J'ai vu l'emphysème de la poitrine produit par une caverne ouverte sous la peau de la poitrine. On cite des emphysèmes du cou produits par l'ulcération du larynx. La rupture de la plèvre est l'origine du pneumo-thorax, comme celle de l'intestin cause la tympanite péritonéale, etc.

De violents efforts de toux chez des petits enfants, chez des personnes atteintes de coqueluche, l'effort provoqué par une constipation opiniâtre, par le travail de l'accouchement, etc., déterminent la rupture du poumon dans le voisinage des grosses bronches, l'emphysème du tissu cellulaire qui les entoure, et de là l'air s'élance au dehors dans une étendue variable de la surface du corps. Des obstacles dans les voies digestives, un corps étranger, une invagination, la hernie, peuvent produire le météorisme et la rupture des tuniques intestinales. L'inflammation du péritoine paralyse les fibres musculaires de l'intestin et les jette dans un état d'inertie qui les met hors d'état de chasser les gaz inclus, de sorte que le viscère se distend moins par augmentation de sa perspiration gazeuse que par son atonie.

Certains mouvements chez les femmes qui ont eu des enfants font entrer de l'air dans le vagin, et il s'en échappe avec bruit lorsque la personne prend une position différente. C'est ce qu'on appelle le *rot vaginal*, phénomène essentiellement mécanique.

Des matières animales, des débris de placenta ou de fœtus enfermés dans l'utérus, du sang dans l'intestin, du pus dans la plèvre ou dans un foyer profond, peuvent être le siége d'une fermentation putride, dont les produits gazeux accumulés dans les cavités du corps donnent lieu aux symptômes de la pneumatose. Il faut pour cela que par une voie ouverte ou cachée l'air, en si petite quantité que ce soit, ait pu arriver dans le foyer et servir de point de départ à la décomposition des matières ou du liquide qui s'y trouvait. Ainsi se développent certaines physométries, quelques tympanites ou pneumo-thorax, dont la cause toute naturelle est quelquefois bien difficile à découvrir.

VI

Sous l'influence de ces causes, des gaz pénètrent, se développent et s'accumulent dans les cavités séreuses ou muqueuses, et dans le tissu cellulaire. Il en résulte, selon le siége du mal, des pneumatoses toutes différentes les unes des autres, tant par leurs caractères physiques que par leurs symptômes.

L'accumulation des gaz dans les voies digestives forme la *pneuma-*

tose gastro-intestinale, également connue sous le nom de *météorisme* ou de tympanite. Il y a aussi la *pneumatose utérine*, ou tympanite utérine, ou *physométrie;* la *pneumatose vaginale;* la *pneumatose péritonéale*, justement contestée par la plupart des auteurs; le *pneumo-thorax*, ou pneumatose de la plèvre; la *pneumatose du péricarde* et de l'*arachnoïde*, maladies excessivement rares; la pneumatose du poumon, plus connue sous le nom d'*emphysème vésiculaire* et *intervésiculaire;* la pneumatose du tissu cellulaire sous-cutané, qui est la plus anciennement décrite et qu'on désigne simplement sous le nom d'*emphysème;* la pneumatose de l'appareil circulatoire, ou *pneumocardie*, lorsque l'air entre dans le cœur par les veines dans les opérations ou se développe spontanément dans les vaisseaux; la pneumatose du scrotum ou *pneumatocèle*, etc.

Ces maladies sont tellement différentes par leur siége et par les troubles qu'elles font naître dans l'organisme, d'après l'importance de la fonction lésée, qu'il est impossible d'en faire une description générale. Cependant je vais indiquer leurs phénomènes communs, en signalant quelques particularités relatives à chacune d'elles.

VII

Les phénomènes communs à toutes les pneumatoses sont *locaux* et dépendent des modifications apportées aux organes et aux tissus par la présence des gaz.

S'ils sont accumulés dans des cavités closes, les tissus et les cavités distendues sont gonflés et tuméfiés, dans des proportions variables, exemples : le ventre météorisé peut acquérir le volume de la plus forte hydropisie; l'utérus rempli d'air simule la grossesse ; le poumon emphysémateux sort de la poitrine au-dessus des clavicules; l'emphysème du tissu cellulaire ressemble à un anasarque, etc. Tantôt le gonflement est uniforme, et tantôt, au contraire, il se présente sous forme de tumeurs rénitentes, sonores à la percussion comme un tambour, d'où le nom de *tympanite* qui leur a été donné. La tumeur n'existe guère que dans l'utérus, l'intestin et le tissu cellulaire.

M. Ozanam a signalé le cas fort curieux d'un jeune enfant atteint d'emphysème pulmonaire, et chez lequel la rupture d'une cellule du poumon a permis à l'air de se glisser dans la gaîne celluleuse des bronches et de remonter le long de la trachée jusqu'au cou derrière le larynx, le pharynx et dans les cavités maxillo-zygomatiques, pour former sur chaque joue une tumeur lisse, arrondie, transparente, pouvant s'affaisser et reparaître alternativement.

Il y a souvent de la douleur. Les gaz renfermés dans l'intestin occasionnent des coliques très-violentes, et la pression les augmente beaucoup. Il en est de même dans la physométrie, dans l'emphysème du tissu cellulaire, etc.

La palpation et la percussion fournissent les signes les plus importants au diagnostic des pneumatoses. Le premier de ces moyens d'exploration est, dans l'emphysème du tissu cellulaire sous-cutané, la source d'un phénomène caractéristique qui ne trompe jamais. Il produit une crépitation fine, plus ou moins multipliée, due au déplacement de l'air sous la peau comprimée par la main. L'autre, pour des cas différents, fournit des signes non moins évidents et non moins certains. Qu'il y ait tumeur, gonflement des parties, ou que l'accumulation des gaz se fasse dans une cavité presque inextensible, comme le thorax, la percussion fait entendre une résonnance toute spéciale, dite *tympanique*, avec ou sans addition de bruit *argentin* ou de bruit de *pot fêlé*. S'il y a des liquides mélangés au gaz, la percussion produit un son différent, désigné par M. Piorry sous le nom de bruit *humorique*, et dans ces cas la palpation et la succussion déterminent le gargouillement et le clapotement, phénomènes qu'on observe dans l'hydro-pneumothorax et dans la pneumatose gastro-intestinale.

Si les gaz sont formés et accumulés dans des cavités communiquant à l'extérieur, il se joint aux phénomènes précédents un signe particulier, qui est l'expulsion spontanée ou provoquée plus ou moins bruyante des gaz. Un foyer purulent rempli d'air donne passage à du pus mêlé de bulles d'air qui éclatent à l'orifice cutané. L'hydrothorax ouvert à l'extérieur en fait autant. Les gaz de l'intestin et de l'estomac s'échappent bruyamment par la bouche et par l'anus, ceux du vagin et de l'utérus par la vulve, etc.

VIII

L'effet des pneumatoses est de distendre les tissus et les organes affectés au point de les troubler dans leurs fonctions, et d'amener leur rupture ou de nuire aux fonctions des organes voisins. La pneumatose gastro-intestinale distend l'intestin outre mesure et le fait rompre. Elle refoule le diaphragme jusque sous la quatrième côte et occasionne l'asphyxie, fait assez commun dans les fièvres typhoïdes adynamiques. Le pneumothorax comprime le poumon, la pneumocardie détermine dans le cœur un état de dilatation tel, que le sang n'y peut arriver, ou, s'il y entre, c'est pour se mêler au gaz, faire de l'écume et arrêter la circulation et la vie. Ce sont là des effets mécani-

ques qui deviennent causes à leur tour et déterminent les plus graves
accidents.

L'influence de la pneumatose gastro-intestinale sur la rupture des
parois de l'intestin est si commune et si connue, que chez les animaux
il est d'usage de prévenir l'accident par une ponction de l'abdomen.

IX

Les phénomènes généraux des pneumatoses ne sont pas très-marqués et n'offrent rien qui soit susceptible de généralisation, car ils
dépendent du fait particulier de la cause du mal et de son siége
anatomique. La réaction de l'organisme contre ce désordre est essentiellement variable; elle appartient plus à la maladie principale
qu'à l'accumulation gazeuse. Ainsi la fièvre n'accompagne les pneumatoses que dans les cas où elles résultent de maladies organiques,
pestilentielles, charbonneuses ou épidémiques; mais, dans les pneumatoses traumatiques, simples, il n'y a pas d'état fébrile. Il y a souvent
des malaises, de la douleur, mais qui dépendent de l'état local plus
que du retentissement de la pneumatose sur l'état général de l'organisme. Il en est de même des défaillances et des syncopes de la pneumocardie, de l'adynamie et de l'ataxie, qui accompagnent les pneumatoses septicémiques des fièvres, de la peste, du charbon, etc.

X

Rien n'est variable comme la composition chimique des gaz des
pneumatoses. Dans beaucoup de cas il n'y a que de l'air atmosphérique, exemples : la pneumatose vaginale; l'emphysème du tissu cellulaire produit par la rupture du poumon dans l'effort; l'emphysème
traumatique des plaies.

Ces gaz offrent souvent quelque chose de particulier. Tantôt inodores, tantôt fétides, ils brûlent quelquefois à l'approche d'une bougie
allumée. Formés d'hydrogène, d'azote, d'oxygène et d'acide carbonique en quantité variable, ils renferment quelquefois de l'hydrogène
carboné inflammable, de l'hydrogène sulfuré facile à distinguer par
l'odeur, ou d'autres gaz indéterminés dont l'origine est cependant
impossible à méconnaître. Chacun sait que lorsqu'on a respiré assez
longtemps le mauvais air des salles de dissection les gaz qui s'échappent de l'intestin ont une odeur cadavérique d'une fétidité particulière.

La composition de ces gaz varie très-évidemment dans chaque espèce de pneumatose, et, pour une pneumatose en particulier, elle

diffère encore selon les individus et selon la nature du mal. L'emphysème du tissu cellulaire et les pneumatoses gastro-intestinales sont les seules dans lesquelles on ait fait quelques recherches particulières précises sur la composition des gaz accumulés. C'est à MM. Chevreul et Quevenne qu'on doit ces analyses. Dans la pneumatose gastro-intestinale, d'après M. Chevreul, l'estomac renferme de l'oxygène, de l'acide carbonique, de l'hydrogène et de l'azote. L'intestin grêle et le gros intestin ne renferment *jamais d'oxygène*, et ils ne contiennent que de l'azote, de l'hydrogène et de l'acide carbonique en proportion variable. On trouve avec eux, dans le gros intestin, une petite quantité d'hydrogène carboné et d'hydrogène sulfuré.

Dans un cas d'emphysème du tissu cellulaire, provoqué par une maladie charbonneuse, MM. Quevenne et Gubler ont isolé de l'acide carbonique et de l'hydrogène carboné facilement inflammable. Cette analyse est la seule que je connaisse; mais il est probable que, dans les cas analogues, lorsque le gaz accumulé a pu être allumé à la flamme d'une bougie, sa composition était identique. Toute cette question est à reprendre, et je souhaite qu'elle rencontre un observateur instruit, capable de donner à la science ce qui lui manque sur ce point.

XI

Le développement des pneumatoses n'a rien de régulier; tantôt rapide et accompagné de phénomènes graves, tantôt, au contraire, lent à parcourir ses périodes, il varie un peu suivant la cause et le siége de l'accumulation des gaz. Il y a des pneumatoses mortelles, foudroyantes; ainsi j'ai vu un homme se suicider d'un coup de couteau donné au hasard dans le golfe de la veine jugulaire, parce que l'air s'était introduit dans les veines et avait développé une pneumocardie. Ces faits s'observent assez souvent dans le cours des opérations pratiquées au cou, lorsque le chirurgien a le malheur de blesser une des grosses veines de cette région. Ils se produisent même tout naturellement, car l'on a vu des cas de mort subite par suite de pneumocardie spontanée, dont la cause est inconnue. Pœchlin, Ruysch, Morgagni, Nysten et Ollivier d'Angers en ont rapporté des exemples, qui heureusement sont excessivement rares.

D'autres pneumatoses, moins graves, se développent subitement et disparaissent de même, exemples: la tympanite de l'hystérie, qui dure à peine le temps de l'attaque convulsive; la tympanite des hypocondriaques, celle des animaux ruminants qui ont mangé des fourrages mouillés; quelques-unes se développent très-vite, mais se prolongent au lieu de disparaître ; témoin l'emphysème des morsures de serpent ou des reptiles venimeux, l'emphysème du tissu cellulaire qui succède à une rupture du poumon, etc.

Ailleurs les pneumatoses se font d'une manière lente et successive. C'est par degrés que s'effectue l'accumulation des gaz de l'intestin, après un obstacle au cours des matières, ou pendant une fièvre typhoïde adynamique, et c'est par degrés aussi que s'établit la physométrie. Au reste, les rétentions gazeuses ont cela de particulier, quand elles se prolongent, qu'elles offrent de fréquentes alternatives d'augmentation ou de diminution dans leur volume. Souvent même elles offrent une rémittence très-marquée.

Les pneumatoses durent plus ou moins longtemps, suivant la cause qui les provoque ou qui les entretient. Les unes, presque instantanées, ont une marche aiguë et disparaissent promptement, soit qu'elles déterminent la mort, soit, au contraire, qu'elles guérissent en se terminant par l'évacuation ou l'absorption des gaz exhalés. Les autres ont une durée plus longue et une marche chronique, elles se terminent également par la mort, si elles compriment des organes importants ou si elles provoquent leur rupture; mais ordinairement les gaz accumulés finissent par disparaître, absorbés à l'intérieur ou évacués au dehors par des ouvertures naturelles et accidentelles.

<h2 style="text-align:center">XII</h2>

On reconnaît aisément les accumulations de gaz dans le tissu cellulaire et dans les cavités séreuses. A l'exception de la pneumatose du cœur et des vaisseaux, qui n'a d'autres signes que ceux de la mort subite, les pneumatoses ne peuvent être méconnues. La percussion, la palpation et la succussion les font reconnaître partout où elles existent. La *crépitation* de la peau, la résonnance *tympanique* d'une partie, le *clapotement* dans la profondeur des tissus, sont des signes certains et infaillibles des pneumatoses, à quelque région que ce soit, lorsqu'elles sont simples ou associées à une suffusion séreuse abondante.

La seule difficulté que présente le diagnostic des pneumatoses est la connaissance des causes qui peuvent leur donner naissance. Reconnaître qu'une accumulation gazeuse est le résultat de la présence d'aliments flatulents, de la fermentation de substances putrides, de la pénétration de l'air extérieur au dedans, plutôt que la conséquence d'un trouble vital de la perspiration gazeuse des membranes , voilà le point embarrassant du diagnostic; si, dans quelques circonstances, cela est possible pour l'emphysème qui se développe dans le charbon, après la morsure d'un serpent, dans la tympanite d'un accès de névrose convulsive, il n'en est pas de même pour la tympanite des fièvres typhoïdes, pour quelques emphysèmes de la peau dont la nature reste inconnue, pour la physométrie non puerpérale, etc. Dans ces cas la cause première du phénomène échappe, et il est impossible, sans recourir à des hypothèses dangereuses, de remonter au delà de la lésion matérielle.

Malgré ces difficultés, on ne saurait apporter trop de soin dans la découverte des causes physiques qui peuvent occasionner les pneumatoses. Enlever un obstacle au cours des matières stercorales, faire disparaître des saburres gastriques ou un débris de fœtus, tels sont les résultats d'un diagnostic exact, et il suffit de mentionner ces faits pour en faire comprendre l'importance.

XIII

Le traitement des pneumatoses repose sur la double considération de la nature du mal et de ses effets. Il faut essayer d'obtenir l'absorption des gaz infiltrés ou accumulés par des applications froides, des toniques et la compression quand il est possible de la mettre en usage; mais dans la plupart des cas ces moyens sont insuffisants et ne remédient à rien. L'intervention du médecin doit être plus active, et il doit avoir pour but de favoriser l'évacuation des gaz accumulés par des canules mises par les ouvertures naturelles ou par des ponctions pratiquées selon les règles de l'art. Cela n'est pas toujours possible. Les pneumatoses spontanées du tissu cellulaire, dues à une altération septique du sang, sont généralement inguérissables, car la cause est, dans la plupart des cas, impossible à neutraliser; mais, dans les accumulations de gaz engendrées par une cause mécanique ou traumatique, l'emphysème du tissu cellulaire, par exemple, des mouchetures faites à la peau et suivies de la succion par la bouche ou d'une application de ventouses guérissent quelquefois les malades. De jeunes enfants, atteints d'emphysème général consécutif à la rupture d'un emphysème pulmonaire, ont été guéris de cette manière. Il en est de même des rétentions gazeuses de la plèvre qui compriment le poumon et que peut guérir la thoracentèse.

Dans les tympanites produites par des aliments flatulents, par des matières saburrales ou par des obstacles, tels qu'un amas de matières ou un étranglement, les vomitifs et les purgatifs, l'opération nécessitée par l'obstacle qui étrangle l'intestin, sont les conditions indispensables de la guérison. Celles qui résultent, au contraire, d'une atonie de l'intestin peuvent, en cas de danger, être traitées d'une manière différente, et l'introduction dans le côlon d'une grosse sonde flexible de cinquante ou soixante centimètres favorise souvent l'évacuation des gaz intestinaux qui forment le météorisme et disposent à l'asphyxie. En cas d'insuccès, si la mort paraît imminente, il n'y a pas à hésiter, il faut faire la ponction de l'abdomen, avec un trocart étroit, plongé dans la partie où l'on voit l'intestin faire saillie au-dessous de la paroi abdominale. Cette opération, si commune en vétérinaire, a été plusieurs fois pratiquée avec succès chez l'homme.

Certaines pneumatoses résultent de la présence de matières animales fermentescibles; c'est ce qu'on voit dans l'utérus après l'accouchement, lorsque du sang ou un débris de placenta s'y trouve renfermé. Le meilleur moyen de faire disparaître le gaz est évidemment d'enlever la cause de son développement, et il faut entreprendre le curage de l'utérus. Comme on le voit, de tous les moyens à opposer aux pneumatoses graves qui, par degrés, peuvent devenir le point de départ de désordres sérieux, les moyens mécaniques chirurgicaux sont les plus efficaces, et c'est à eux qu'il faut avoir recours.

CHAPITRE IX

DES MALADIES ORGANIQUES, OU NOSORGANIES.

Tous les nosographes comprennent dans une même classe les maladies caractérisées par un changement apparent et permanent de la forme et de la texture naturelles des tissus et des organes. En effet, bien que la plupart des maladies aient pour résultat de produire une altération matérielle dans un point de l'économie, comme cette altération transitoire et de courte durée disparaît avec l'épuisement de l'influence morbifique, elle n'occupe point sur la scène morbide une place aussi considérable qu'une altération permanente, d'abord inaperçue et qui bientôt devient le fait principal de la maladie. Ces altérations organiques, en effet, deviennent cause à leur tour et engendrent des accidents morbides qui tiennent à la fois de leur cause diathésique et de leur état de corps étranger. A côté des phlegmasies, des fièvres, des flux, des hémorrhagies, des pneumatoses, des hydropisies, etc., il faut donc conserver la classe des *maladies organiques,* pour y placer provisoirement encore certaines maladies que caractérise un changement permanent de la structure organique, dues à l'influence d'une diathèse particulière. Ce sont ces maladies auxquelles je donnerai, par abréviation, le nom de *nosorganies*.

Les anatomistes se révoltent à l'idée de conserver une classe morbide que l'analyse décompose en une multitude de classes différentes, et ils font tous leurs efforts pour y substituer une division des altérations organiques basée sur la nature des éléments anatomiques de chaque produit. Ils proposent d'établir autant de classes morbides qu'il y a de productions accidentelles, et on aurait les hypertrophies, les atrophies, les maladies adipeuses, épithéliales, tuberculeuses, fibro-plastiques, fibreuses, vasculaires érectiles, cancéreuses, chondroïdes, osseuses, etc., etc., dans lesquelles la présence d'éléments de graisse, d'épithélium, de cartilage, de tubercule, de cancer, d'os, etc., nouvellement produits et accumulés dans un tissu, caractériseraient autant de classes différentes. L'idée d'appuyer une classification sur la structure anatomique est bonne, sans doute, mais à la condition d'être acceptée par la clinique; or, ici, la classification des produits d'après leur texture entraîne à un tel morcellement des nosorganies, sans correspondre à une symptomatologie distincte, qu'il n'y a aucun avantage à l'accepter comme base nosographique. La texture ne peut servir qu'à étayer une division secondaire des tissus morbides. Ainsi ferons-nous, et, conservant la classe des nosorganies, nous décrirons successivement les éléments qui la composent, en nous guidant d'après leur configuration anatomique.

Les *nosorganies* sont caractérisées par la présence permanente d'un changement de texture des organes. Elles résultent évidemment d'une modification vitale des tissus, suivie d'un nouveau mode de nutrition moléculaire, changeant ce qui existe pour le remplacer par une nutrition plus active, moindre ou dénaturée dans les produits qu'elle engendre. Ainsi l'excès ou la diminution de nutrition d'un tissu, la perversion de cette fonction qui produit un tissu nouveau *homœomorphe* ou un tissu *hétéromorphe*, c'est-à-dire composé d'éléments anatomiques de formation nouvelle, sont des *nosorganies*. Au début, elles semblent limitées à l'organe qui en est le point de départ; en effet, bien que la prédisposition générale soit nécessaire à leur production, les tissus ont une vitalité propre distincte de la vitalité générale à cause des centres d'impression qu'ils renferment, et ils peuvent momentanément souffrir dans leur nutrition sans que l'organisme souffre avec eux. A cet égard, quelques nosorganies ressemblent d'assez loin aux maladies locales; mais, il faut le dire, outre la prédisposition nécessaire à leur développement, le plus grand nombre résultent d'une diathèse latente qui éclate d'abord sur un point circonscrit et souvent se traduit ailleurs par des manifestations multiples. Sans prétendre indiquer la nature de ces diathèses, qui est parfaitement inconnue, il est évident qu'elles existent, et leurs effets sont là pour attester leur présence. Quand on voit naître, sans causes connues ou sous l'influence d'impressions morbifiques inflammatoires ou autres, des nouveaux tissus qui apparaissent sur plusieurs points à la fois, qui augmentent sur place, envahissent les tissus voisins, se produisent dans les ganglions lymphatiques correspondants, à l'intérieur, dans les poumons, le cerveau, le foie, la rate, etc., et déterminent la mort au milieu d'une cachexie effroyable, on ne peut s'empêcher de voir au-dessus de ces effets matériels une cause supérieure, humorale ou dynamique, à laquelle tous les accidents doivent être attribués. Cette cause, on la désigne sous le nom de *diathèse* latente ou apparente, bénigne ou maligne; elle existe au fond de toutes les nosorganies.

Les nosorganies sont très-nombreuses et difficiles à classer. Dans ses recherches d'anatomie pathologique, Laennec les avait divisées comme il suit : 1° altérations de nutrition ; 2° altérations de forme et de position ; 3° altérations de texture, comprenant les tissus analogues ou sans analogues à ceux de l'économie ; 4° les corps étrangers animés. C'est à peu de chose près la division de Dupuytren, de M. Cruveilhier [1], et de tous ceux qui ont étudié les maladies organiques ; mais elle a peut-être l'inconvénient d'être trop générale. Dans son cours, M. Andral a suivi une marche toute différente, également adoptée par tous les anatomistes micrographes, par Vogel, par Lebert, Charles Robin, etc. Décomposant les tissus d'après les éléments qui s'y trouvent et qui ont une part dans la production des maladies, M. Andral passe d'abord en revue les altérations de quantité, de qualité et de situation des principes *médiats*, tels que l'azote, le carbone, le fer, le soufre, les sels, etc., que l'on trouve dans les tissus ; puis les altérations de quantité, de qualité et de situation des principes immédiats composant les liquides ou les solides, tels que l'albumine, la fibrine, la caséine, l'urée, la gélatine, la ptyaline, le sucre de lait, l'acide lactique, la cholestérine, etc.; et il s'occupe ensuite des altérations du sang et des liquides émanés du sang, des altérations des solides par la formation d'éléments nouveaux analogues ou sans analogues à ceux de l'économie. Dans ce cadre où rien ne manque, l'auteur place tous les faits récemment connus dans la science, en fai-

---

[1] *Traité d'anatomie pathologique générale.* Paris, 1849, t. I, pag. 62.

sant avec prudence la part des incertitudes qui règnent sur une foule de points à peine ébauchés. Malheureusement, pour remplir un pareil cadre, il faudrait que la science fût complète, et ce moment n'est pas encore arrivé.

Tout en profitant de ce magnifique travail, nous n'en suivrons pas les divisions. Il y a dans les nosorganies des phénomènes généraux qui peuvent servir de base à l'étude de tous les faits de détail, en les éclairant d'un jour particulier, et nous rangeons à leur suite toutes les altérations de structure révélées par l'anatomie, en tenant compte des découvertes de la micrologie moderne. Ainsi les nosorganies sont des altérations de nutrition caractérisées par l'*aberration*, l'*excès* ou la *diminution du pouvoir trophique* des tissus et des organes, exemples: les hypertrophies, les atrophies, l'ulcération, le ramollissement et la gangrène; par l'*hétérotopie trophique*, c'est-à-dire par le déplacement de l'acte nutritif qui forme accidentellement une masse de tissu morbide naturel ou homœomorphe dans un endroit où ce tissu n'existe qu'en petite quantité, exemples : la production de tissu connectif, fibreux, épithélial, vasculaire, cartilagineux, fibro-plastique, osseux, etc.; par l'*hétéromorphie trophique*, c'est-à-dire par la perversion de l'acte nutritif, qui engendre des tissus ou produits nouveaux, de forme nouvelle, sans analogue dans l'organisme; enfin, par le parasitisme animal ou végétal, qui désorganise les tissus. Ainsi, 1° aberration trophique; 2° hétérotopie trophique; 3° hétéromorphie trophique et parasitisme végétal ou animal : tels sont les faits généraux que l'on trouve dans les nosorganies pour en classer les formes d'après la structure qu'elles offrent à l'observation ordinaire et microscopique.

§ I. — Des nosorganies caractérisées par l'aberration trophique.

Ces nosorganies comprennent les altérations de structure produites par l'excès, la diminution ou la destruction du pouvoir trophique; ce sont l'hypertrophie, l'atrophie, le ramollissement, l'ulcération et la gangrène.

1° DE L'HYPERTROPHIE.

L'hypertrophie (de ὑπέρ, au-dessus; τροφή, nourriture), ou exagération du mouvement nutritif normal, est une disposition des tissus et des organes dans laquelle il y a une augmentation réelle de leur matière organique sans altération de la texture intime.

Elle dépend de l'activité plus grande du mouvement de nutrition moléculaire. Un plus grand nombre de molécules organiques se déposent dans les tissus, ce qui produit une notable augmentation de leur volume et de leur force.

Tous les tissus et tous les organes, indistinctement, peuvent offrir,

d'une manière générale ou partielle, cette modification du mouvement nutritif qui engendre l'hypertrophie, et ce n'est pas là le point le moins curieux de cette nosorganie. En effet, on comprend qu'un homme fort et robuste, de constitution vigoureuse, présente, avec un gros squelette, des muscles et des organes volumineux et résistants; l'Hercule est un type de la plus forte nature humaine; mais, ce qu'il est moins facile de comprendre, c'est la propriété isolée d'un tissu ou d'un organe de vivre autrement que les autres, en assimilant des matériaux qu'ils |n'assimilent

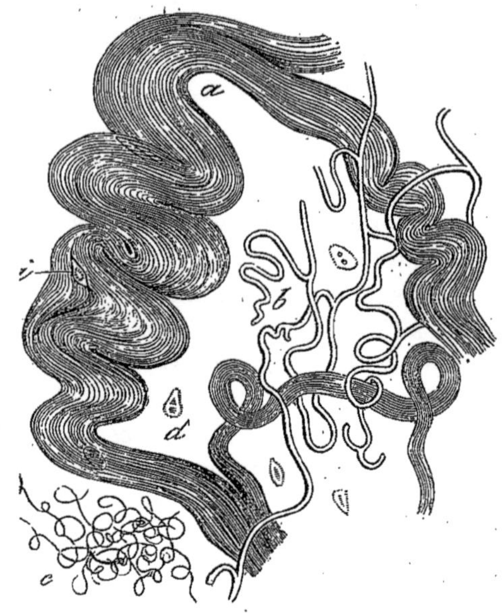

Fig. 7. Tissu cellulaire : *a*, *i*, filaments, mous, fasciculés non élastiques; *b*, *c*, fibres de tissu élastique accompagnant les fibres fasciculés; *a*, *d*, *i*, noyaux fibro-plastiques.

pas. Pourquoi la langue, le biceps, le jumeau, le cœur, sont-ils isolément affectés d'hypertrophie? personne ne saurait le dire, car ce n'est pas répondre que de rapporter l'hypertrophie à l'exercice ou à l'hypérhémie, conditions aussi favorables à la production de ce phénomène que du phénomène opposé,

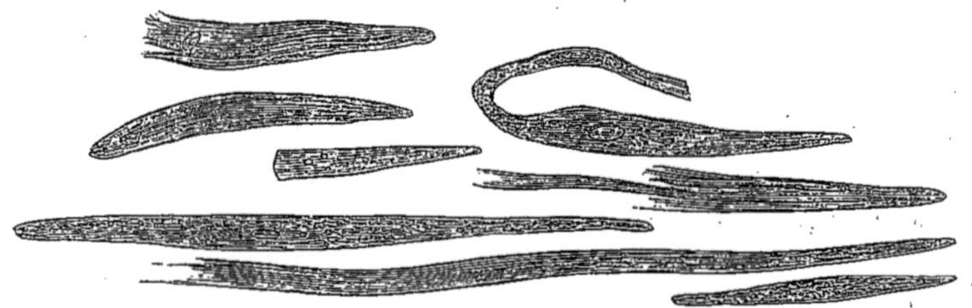

Fig. 8. Hypertrophie des fibro-cellules organiques isolées.

qui est l'atrophie. Jamais on ne dira que chez les athlètes la force musculaire est le résultat de l'hypérhémie générale des muscles, évidemment hypertrophiés chez le plus grand nombre. Chacun l'attribue à cette force première, qui fait les forts et les faibles, véritable force prémorphique qui modèle nos organes sur le même type, en faisant autant de variétés que d'individus. Il faut absolument faire de même pour les hypertrophies partielles. La même force qui modèle les tissus et les organes dans leur ensemble se distribue dans chacun d'eux et

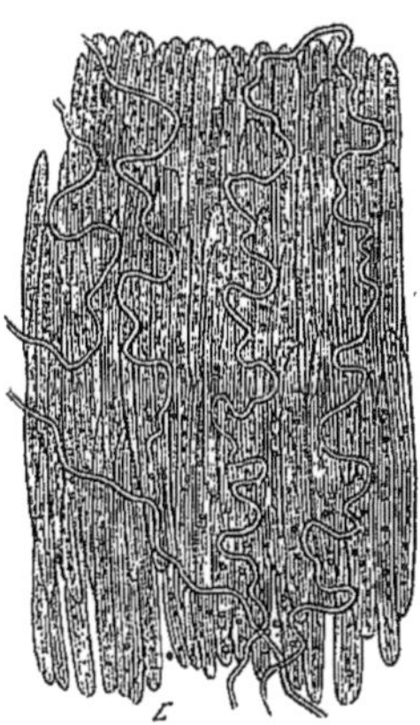

Fig. 9. Hypertrophie du tissu musculaire de l'estomac, avec des fibres de tissu élastiques. (LEBERT.)

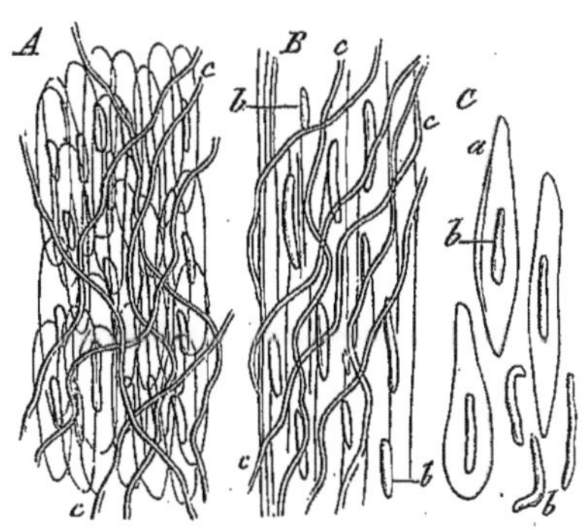

Fig. 10. Hypertrophie de la tunique musculaire de la vessie; A, ensemble des libro-cellules; B, ensemble des mêmes fibro-cellules rendues transparentes par l'acide acétique; C, fibro-cellules et noyaux isolés; a, a, parois des fibro-cellules; b, b, noyaux; c, c, fibres élastiques. (LEBERT.)

préside à leur nutrition, ou à leur réparation lorsqu'ils sont malades. C'est elle qui, troublée dans sa marche, réagit contre ce qui gêne son exercice naturel, et l'hypertrophie qui en résulte se trouve ainsi localisée à un ou plusieurs tissus voisins, à un système organique tout entier, selon l'étendue du trouble primitif.

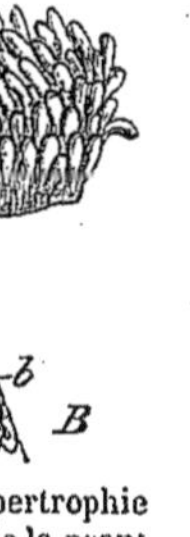

Fig. 11. Hypertrophie des papilles de la peau; A, condylome papillaire du gland grossi trois fois à la loupe; B, papille grossie cinquante fois; a, cellules épidermiques; b, b, vaisseaux sanguins.

Il est bien difficile, comme on le voit, de pénétrer l'obscurité qui couvre la cause première de l'hypertrophie. Mais, à la suite des influences dynamiques dont je viens de parler, il en est d'autres de même nature, ou à peu près, dont la réalité prouve en faveur des précédentes. Parmi elles, on peut citer l'influence héréditaire, l'influence de l'âge, celle des climats et des localités, les influences morales, l'influence de l'alimentation, etc. Il y a, dans certaines familles, une disposition très-marquée à l'hypertrophie des muscles, à l'hypertrophie du cœur, à l'obésité, à l'hypertrophie des amygdales, des glandes mammaires, etc. Tant que les organes s'accroissent, leur mouvement nutritif est régulier, sauf le cas de maladie, et on ne voit pas apparaître d'hypertrophie dans le jeune âge : c'est une maladie des adultes et des vieillards.

Dans les pays chauds s'observe l'hypertrophie du foie; dans les pays du Nord, celle du tissu adipeux et des amygdales ; dans certaines montagnes, celle de la glande thyroïde, etc.

Une alimentation substantielle, abondante, l'usage du vin, amènent ordinairement l'hypertrophie générale des muscles et du tissu adipeux.

Les influences morales produisent souvent l'hypertrophie du cœur, etc., etc.

Certaines diathèses engendrent l'hypertrophie des os : la syphilis

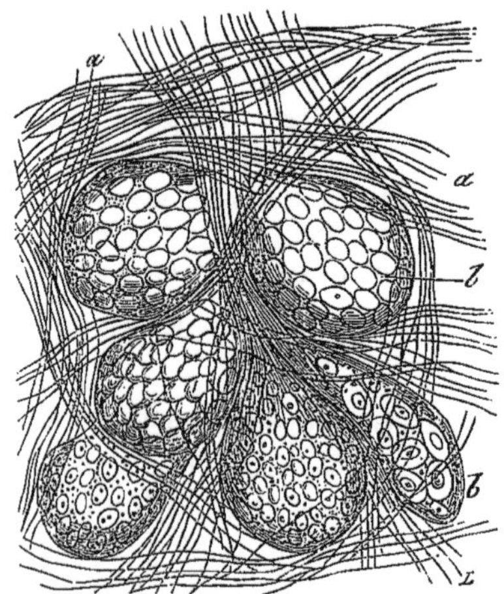

Fig. 12. Hypertrophie partielle dans la glande mammaire ; culs-de-sac glandulaires et cellules épithéliales de l'intérieur ; *a, a,* enveloppe fibreuse ; *b, b,* tissu glandulaire avec les culs-de-sac terminaux. (LEBERT.)

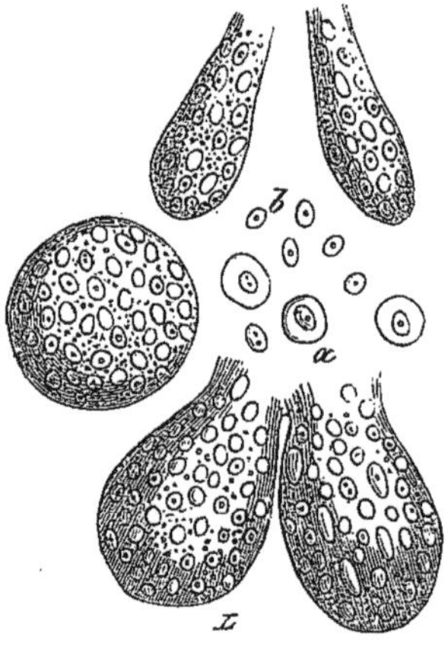

Fig. 13. Hypertrophie de la mamelle ; *L*, culs-de-sac glandulaires avec les cellules épithéliales dans l'intérieur ; *a,* parois des cellules ; *b,* noyaux avec leurs nucléoles. (LEBERT.)

et la scrofule sont de ce nombre ; mais, tandis que l'une accroît la subtance compacte, l'autre agit sur la substance spongieuse des extrémités des os longs.

A ces causes générales, on peut joindre celles qui résultent d'influences locales susceptibles de produire tout d'abord l'hypérhémie générale ou partielle. Ainsi la stimulation répétée d'un solide est fréquemment la cause de son hypertrophie, car ce qui produit un excès d'action amène l'afflux du sang et l'exagération de la nutrition moléculaire.

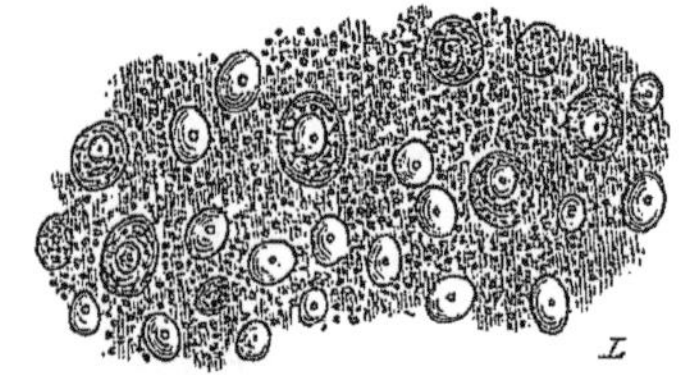

Fig. 14. Hypertrophie des glandes lymphatiques. Grossissement de six cents fois.

Les muscles qui sont plus exercés que d'autres se développent au delà de leur volume normal, exemples : les muscles du mollet chez les danseurs; le cœur affecté de palpitations nerveuses; le cœur luttant contre un obstacle à l'un de ses orifices; l'estomac dans le rétrécissement du pylore; la vessie lorsqu'il y a tumeur de la prostate, etc., etc. Il en est ainsi de tous les organes creux qui sont obligés de lutter constamment pour expulser les matières qu'ils renferment à travers un obstacle situé à leur orifice.

Les frictions, le massage, qui produisent l'hypérhémie, peuvent aussi déterminer l'hypertrophie de quelques organes.

La suppression des règles, chez les femmes, est assez souvent l'occasion d'une notable hypertrophie du tissu cellulaire et adipeux. C'est, en effet, à l'âge critique que les femmes prennent le plus d'embonpoint; et, dans la vie menstruelle, on a vu l'aménorrhée coïncider avec une polysarcie considérable. Gaultier de Claubry a rapporté l'observation d'une jeune fille dans cet état, qui eut un développement excessif et hideux de la peau du visage d'une partie du système musculaire et de tout le tissu adipeux. Un cas semblable, suivi de mort, a été observé à l'Hôtel-Dieu, dans le service

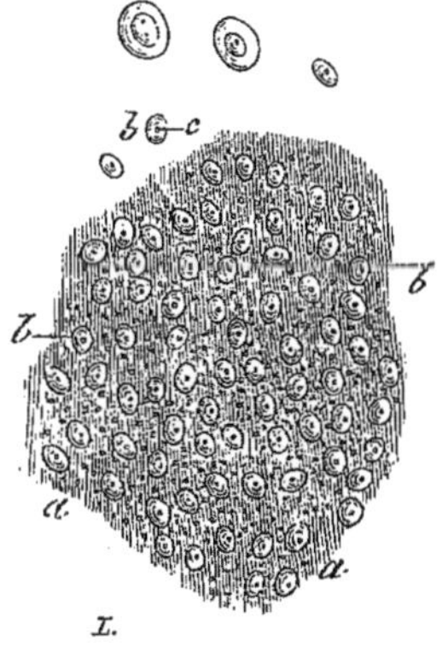

Fig. 15. Hypertrophie des glandes lymphatiques ; *a, a,* cellules des glandes; *b, b,* noyaux; *c,* nucléoles. Quarante diamètres. (LEBERT.)

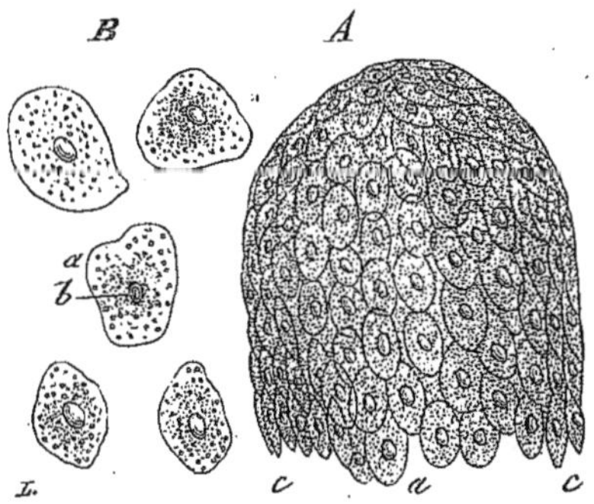

Fig. 16. Papille hypertrophiée, grossie trois cents fois; A, papille; *a, a,* cellules épidermiques arrondies; *c, c,* cellules épidermiques vues de profil, d'apparence fusiforme avec leurs noyaux; B, cellules épidermiques isolées; *a,* paroi de la cellule; *b,* noyau.

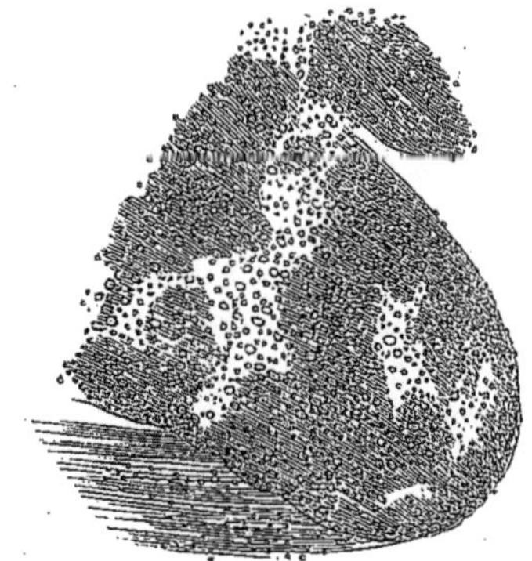

Fig. 17. Hypertrophie d'une villosité intestinale devenue fibro-granuleuse. (LEBERT.)

de M. Rostan, et l'observation a été publiée dans les journaux de médecine[1].

Il est une dernière cause locale d'hypertrophie dont l'influence a été mise en lumière par M. Bouillaud. Il s'agit de l'inflammation. En

[6] *Gazette des Hôpitaux,* 1850.

effet, les phlegmasies des différents tissus et des organes produisent dans leur trame un afflux sanguin qui persiste en partie après la guérison de l'inflammation primitive, et qui peut modifier en plus ou en moins l'action du mouvement nutritif. La péricardite et l'endocardite produisent très-souvent l'hypertrophie du cœur; les fréquents érysipèles de la tête ou des jambes déterminent l'hypertrophie de la peau, et, à la suite des phlegmasies chroniques de la muqueuse digestive, on voit apparaître l'hypertrophie des autres tuniques intestinales.

L'hypertrophie peut se produire dans tous les tissus et dans tous les organes, soit d'une manière locale, soit d'une manière générale.

Le tissu adipeux, que les anatomistes refusent de considérer comme un tissu, est un de ceux qui sont le plus exposés à se développer outre mesure à toute la surface du corps, ou seulement autour de quelques organes. L'obésité est une infirmité très-commune, et la polysarcie, exagération de l'obésité, peut être portée au point de déterminer la mort. Il se forme souvent des dépôts de graisse autour du cœur, dans le mésentère, autour des reins, etc., etc.

Certaines portions du tissu cellulaire (*fig.* 7 et 8) peuvent acquérir un développement considérable; le tissu sous-muqueux s'épaissit et des fibres nouvelles (*fig.* 9) s'y développent dans les phlegmasies de l'intestin, de l'estomac, du côlon et de la vessie (*fig.* 10). Il en est de même du tissu sous-séreux de la plèvre, du tissu sous-cutané dans les vieux ulcères des jambes, etc., etc.

La peau et les muqueuses offrent différents degrés d'hypertrophie, limitée à l'un ou à l'autre de leurs éléments anatomiques. Elle siége sur les muqueuses, soit dans les villosités (*fig.* 17), ce qui simule quelquefois le cancer, soit dans les follicules, ce qu'on observe communément dans la diarrhée chronique. Dans la peau, l'hypertrophie occupe toute son épaisseur et les différentes couches qui la composent, ou une d'entre elles. On a pu constater, ici, l'hypertrophie limitée au derme; là, l'hypertrophie de l'épiderme dans l'ichthyose; et, ailleurs, l'hypertrophie des couches situées entre le derme et l'épiderme. C'est ce que M. Andral a vu sur une femme phthisique, morte avec un éléphantiasis de la jambe et un ulcère cicatrisé. A la surface du derme épaissi, les papilles hypertrophiées se présentent sous forme de filaments nombreux semblables à ceux de la langue de quelques oiseaux (*fig.* 11 et 16); au-dessus se trouvait une couche blanche d'apparence fibreuse réticulée formée par l'hypertrophie de la couche épidermique des papilles; puis venait la couche de matière colorante, et au-dessus un tissu blanc dense résistant formé par l'hypertrophie de la couche cornée.

L'hypertrophie générale du tissu fibreux n'existe pas, mais localement ce tissu peut s'hypertrophier dans des proportions considérables. Ainsi les éléments fibreux qu'on rencontre dans les tumeurs anciennes et les tumeurs entièrement formées de tissu fibreux sont dus à l'exagération du mouvement nutritif de ce tissu dans les organes où l'on observe ces productions morbides. En s'hypertrophiant, il peut rester à l'état de tissu fibreux ou se transformer en tissu musculaire, si la vascularité du tissu est très-grande. Il y a dans toutes les tumeurs fibreuses quelques fibres musculeuses appréciables au microscope, et, dans l'utérus en gestation, tout le tissu fibreux de l'organe est métamorphosé en tissu musculaire.

Dans le tissu cartilagineux, l'hypertrophie est ordinairement locale et s'observe dans quelques affections articulaires ou dans les caries vertébrales. M. Gintrac a publié le fait d'une hypertrophie concentrique du cartilage cricoïde, ayant produit l'asphyxie et la mort [1].

Les os s'hypertrophient d'une manière locale dans les tumeurs blanches des articulations, dans le mal de Pott, dans certaines exostoses syphilitiques, ou d'une manière plus générale dans quelques diathèses, notamment dans la diathèse syphilitique, où ils peuvent acquérir une densité considérable voisine de l'éburnation. Un fait curieux d'hypertrophie osseuse localisée a été rapporté par M. Gintrac, et la pièce, déposée dans le musée de Bordeaux, est relative à une voûte de crâne ayant acquis trois centimètres et demi d'épaisseur sans que les os aient rien perdu de leur compacité.

Les différentes parties du système nerveux peuvent s'hypertrophier.

Le cerveau est fréquemment le siége de cette altération, qui existe souvent toute seule dans les névroses et chez les épileptiques. On l'a aussi rencontrée dans la moelle épinière et dans les nerfs de la vie animale et organique. M. Morel a montré à la Société de biologie un névrome énorme du plexus brachial, entouré de nerfs volumineux considérablement hypertrophiés. M. Charles Robin a fait une communication analogue relative à l'hypertrophie des ganglions du plexus solaire, devenu plus gros qu'une orange ; et on sait que Tiedemann, Snow-Beck et Robert Lee ont fait connaître, dans l'utérus en gestation avancée, au milieu des vaisseaux sanguins et lymphatiques passagèrement hypertrophiés, une énorme quantité de nerfs et de ganglions du grand sympathique, dont l'hypertrophie cesse après l'accouchement par le retour de la matière à l'état normal.

Le véritable type de l'hypertrophie est celui du tissu musculaire,

[1] *Mémoire de médecine*, Bordeaux, 1850, p. 87.

là où, sans aucune altération de texture, on voit très-nettement le volume plus considérable d'un muscle formé par l'addition d'un grand nombre de fibres nouvelles. C'est là où l'hypérhémie est le plus fréquente à l'état physiologique et sans complication inflammatoire. L'hypertrophie des muscles peut avoir lieu dans les différentes portions du système musculaire de la vie de la relation et de la vie organique. On l'observe très-communément dans le deltoïde, le biceps, et les pectoraux, chez les athlètes ; plus rarement dans les muscles du mollet, dans le cœur, l'estomac, les intestins, le rectum ; quelquefois dans la vessie, et jusque dans les muscles de la face postérieure des bronches. Il y a un organe dans lequel elle se montre très-souvent et avec des caractères particuliers : c'est l'utérus. Sous l'influence de la vascularité dont cet organe devient le siége dans l'état de gestation, et aussi de la force nouvelle qui l'anime, son tissu fibreux se transforme en tissu musculaire; des fibres se forment en grand nombre, dans une épaisseur considérable, et elles disparaissent après l'accouchement pour revenir à leur état fibreux primitif.

Les glandes sont fréquemment le siége d'un accroissement de volume qui résulte de l'hypertrophie et donne lieu à des désordres plus ou moins graves. Les parotides, la glande mammaire (*fig.* 12 et 13), le foie, le poumon, les reins, le corps thyroïde, les glandes sébacées, les amygdales, les glandes lymphatiques, hypertrophiés (*fig.* 14 et 15), forment des tumeurs qui font souffrir les malades, gênent les fonctions et peuvent amener la mort, si l'intervention efficace de la chirurgie et de la médecine n'a pas lieu à propos.

Les organes creux qui s'hypertrophient ne se dilatent pas toujours en proportion de l'épaisseur de leurs parois. Tantôt leur paroi s'épaissit aux dépens de la cavité qui se rétrécit; et tantôt, au contraire, celle-ci augmente en même temps que les parois augmentent d'étendue sans perdre de leur épaisseur. C'est ce qu'on observe dans les hypertrophies concentriques et excentriques du cœur, dans les hypertrophies des follicules sébacés qui forment des loupes, dans les hydropisies constituées par des kystes du cou ou des ovaires, etc. On sait quel volume peuvent atteindre les hydropisies enkystées de l'ovaire ; et il n'est pas rare de voir à leur surface la trompe ou les ligaments larges hypertrophiés avoir de vingt à quarante centimètres de longueur.

L'hypertrophie se reconnaît à l'augmentation de poids et de volume des organes, qui, d'ailleurs, conservent leur structure normale.

L'hypertrophie peut être aisément confondue avec l'augmentation de volume des organes produite par l'afflux du sang dans leur intérieur. C'est une erreur qui est surtout facile à commettre lorsqu'il s'agit des glandes, et principalement des amygdales, de la thyroïde du foie, des reins, etc. Ainsi, dans un cas de maladie du cœur avec cyanose, augmentation considérable du volume du foie et des reins, accompagnée d'albuminurie, j'ai vu la saignée faire rapidement disparaître la congestion de la peau, l'albuminurie, et remettre en place le foie, qui débordait les côtes de quatre centimètres. Les amygdales enflammées se gonflent aisément sans hypertrophie réelle. Dans l'hypérhémie comme dans l'hypertrophie, il y a augmentation de volume et de poids ; mais, tandis que la première est due à l'infiltration des tissus par des molécules liquides, l'autre résulte de l'addition de nouvelles molécules solides, éléments constitutifs normaux de la partie où s'accroît le mouvement de nutrition moléculaire.

Lorsque l'hypertrophie est peu considérable, elle est difficile à reconnaître; mais, en prenant soin de comparer le volume de l'organe réputé malade au volume, au poids et aux dimensions de l'organe sain, il y a tout lieu de penser qu'on évitera l'erreur.

Dans les organes hypertrophiés, tout s'hypertrophie, même les vaisseaux. Cela est très-marqué dans les glandes, dont la vascularité est plus considérable et où l'on trouve une dilatation marquée des vaisseaux avec épaississement de leurs parois. J'en ai vu un exemple sur une jeune fille, dont les amygdales hypertrophiées donnèrent lieu, après l'ablation, à une hémorrhagie artérielle considérable, qu'on eut beaucoup de peine à arrêter. Sur le fragment de glande enlevée, l'artériole béante aurait reçu l'extrémité d'une plume de corbeau.

Rien n'est aussi variable que les accidents produits par l'hypertrophie; cela se comprend. Cette nosorganie, occupant des tissus différents et des organes parenchymateux ou glandulaires chargés de fonctions spéciales, détermine des troubles en rapport avec la nature de l'obstacle qu'elle apporte aux fonctions. Il est impossible d'indiquer ces troubles d'une manière générale, car ils ne présentent rien que de très-particulier; et c'est à la pathologie spéciale qu'il appartient de les faire connaître.

Il est plus aisé de prévenir le développement des hypertrophies que de les arrêter, une fois que le mouvement de nutrition moléculaire des tissus ou des organes dépasse les limites ordinaires. Comme d'une manière générale l'hypérhémie précède souvent l'hypertrophie, l'appauvrissement et la soustraction du sang par une alimentation peu réparatrice, et par les déplétions sanguines, sont d'utiles moyens à employer contre cette espèce d'hypertrophie. Certaines hypertrophies glandulaires et musculaires cèdent à ce traitement.

Quelques hypertrophies locales ne peuvent être modifiées que par des subtances dont l'action spécifique arrête l'impulsion donnée à la force de nutrition moléculaire. Les exostoses guérissent rapidement par le mercure ou l'iodure de potassium. L'iode flétrit et diminue le volume des glandes mammaires et du corps thyroïde dans le goître. Certaines hypertrophies de la rate guérissent par le sulfate de quinine, etc., etc.

Le repos de certains organes hypertrophiés, en suspendant leur fonction, arrête en totalité ou en partie l'accroissement du mouvement nutritif moléculaire. Un muscle en repos pâlit et perd de son volume par la diminution de ses fibres constituantes. Le cœur, atteint d'hypertrophie active sans obstacle aux orifices, se trouve bien lorsqu'on en règle les mouvements par un exercice modéré, en évitant l'accélération des battements que donnent la marche, la course, les émotions vives, les excitants alcooliques, etc. Enfin, dans les cas où les moyens dynamiques restent sans effet, l'intervention de la main peut être utile si les organes ou les tissus hypertrophiés se trouvent à l'extérieur du corps, ou placés de façon à être saisis. Une longue compression peut être employée avec avantage dans l'hypertrophie partielle de la peau, dans l'hypertrophie de la glande mammaire, etc., etc. On va même souvent jusqu'à recourir à l'usage de l'instrument tranchant dans l'hypertrophie des parotides, des amygdales, des glandes mammaires, du col de l'utérus, etc., etc.

2° DE L'ATROPHIE.

L'atrophie (de ἀ privatif; τροφή, nourriture) est un affaiblissement de la force qui préside à la nutrition moléculaire des tissus et des organes. — C'est l'état inverse de l'hypertrophie.

Comme le professe M. Andral, il y a deux degrés dans l'atrophie. Le premier, caractérisé par la diminution du nombre des molécules constituantes d'un tissu ou d'un organe, forme l'*hypotrophie*; et l'autre, atrophie proprement dite, est formé par la disparition de ces molécules, l'organe se trouvant réduit à une sorte de trame vasculaire.

L'atrophie est tantôt générale comme dans la *consomption*, étendue à tous les tissus ou à tous les organes indistinctement, et tantôt elle est locale et limitée à une partie du corps. — L'affaiblissement des forces nutritives en est la cause, soit par la fièvre continue hectique, soit par un affaiblissement local incompréhensible ou produit par une lésion nerveuse.

L'atrophie est quelquefois la conséquence de l'action des forces prémorphiques qui veillent au maintien de la forme humaine et qui font disparaître en son temps certains organes transitoires de l'organisation. C'est une sorte d'atrophie physiologique. Ainsi la vésicule ombilicale, la membrane pupillaire du fœtus, s'atrophient et disparaissent dans le cours de la vie utérine ; le thymus, les capsules surrénales, s'effacent peu à peu après la naissance; l'artère et la veine ombilicale, le canal artériel, diminuent sensiblement, etc. Plus tard, d'autres organes s'atrophient par les progrès de l'âge. — Les glandes lymphatiques, si développées chez les enfants, sont à peine visibles chez le vieillard, et il en est souvent de même de l'utérus, de l'ovaire et des testicules; à cet âge, les poumons se raréfient, leur tissu devient plus spongieux, et les vésicules plus larges communiquent par la destruction de leurs cloisons. — Le cerveau subit la même loi, et, une fois son maximun de développement atteint dans l'âge adulte, il s'atrophie de manière à laisser entre le cerveau et le crâne un vide que remplit une petite quantité de sérosité ordinaire.

Hormis ces cas, l'atrophie est une nosorganie dont les causes variables peuvent être appréciées comme il suit :

La diminution du sang dans une partie ou dans un organe entraîne après elle l'affaiblissement du mouvement nutritif moléculaire et l'atrophie. Sur un homme auquel j'ai fait la ligature de l'artère humérale, l'avant-bras et la main perdirent, non-seulement leur force et leur volume, mais encore l'usage de leurs mouvements. Ce sont là des faits assez communs après la ligature des grandes artères. L'atrophie des tissus chez les vieillards, et principalement la diminution de volume de leur cerveau, est en grande partie sous l'influence des concrétions cartilagineuses et osseuses qui rétrécissent le calibre des plus petites artères. Enfin, toutes les fois qu'on trouve un organe atrophié, il y a simultanément dans l'artère ou les artères nourricières principales une atrophie correspondante.

Le repos prolongé des organes est souvent une cause d'atrophie. Ainsi les membres maintenus immobiles pour une ankylose perdent leur volume; les yeux longtemps soustraits à l'influence de la lumière, leur excitant naturel, deviennent irritables, s'amoindrissent et s'atrophient quelquefois d'une manière complète. J'en ai vu un exemple sur des poissons et des écrevisses venus d'Amérique et présentés à la Société de biologie par M. Ch. Robin. Pris dans l'eau de lacs souterrains au fond de grottes immenses, d'une étendue de plusieurs lieues, dans lesquelles règne une obscurité entière, leurs yeux avaient disparu et étaient remplacés par un tubercule solide blanchâtre opaque.

La compression des organes qui repousse le sang de leur intérieur diminue leur volume et favorise leur atrophie, exemples : la compression des glandes mammaires; la compression du membre inférieur par des jarretières ; celle d'un membre par un appareil de fracture trop serré ou trop longtemps maintenu en place, ce qu'on voit souvent chez des femmes et dans l'enfance ; la compression méthodique du pied chez les jeunes Chinois pour donner à cette partie du corps une forme exceptionnelle spéciale, considérée par la mode comme une beauté digne d'envie, etc.

L'inflammation chronique, qui produit assez ordinairement l'hypertrophie, amène quelquefois l'effet contraire , lorsque les vaisseaux atteints se rétrécissent et s'oblitèrent dans une petite étendue. Ainsi l'hépatite et la néphrite albumineuses chroniques, la cardite, produisent l'atrophie du foie, des reins et du cœur. Il en est de même de certains rhumatismes musculaires, celui du deltoïde, qui occasionne l'atrophie de ce muscle et la paralysie du bras. Les maladies du système nerveux entraînent presque toujours après elles une atrophie plus ou moins considérable des parties correspondantes. Cela est d'autant plus marqué que les sujets sont plus jeunes, à cause de l'accroissement incomplet des membres et des organes. A la suite des paralysies essentielles. de l'enfance, des contractures permanentes d'un muscle, il y a toujours, dans les parties paralysées ou contracturées, une atrophie qui devient d'autant plus évidente, que les parties semblables du côté non paralysé se développent avec leur activité naturelle. Chez l'adulte, l'atrophie se montre également dans les parties anciennement atteintes d'hémiplégie et dans les vieilles paralysies locales qui tiennent à une altération de structure des nerfs, soit une atrophie, soit un névrome, soit une tumeur du voisinage susceptible de les écraser fortement, soit enfin une tumeur blanche qui les enveloppe et intercepte le passage de l'influx nerveux dans les parties inférieures.

Certaines paralysies spéciales des muscles de la main produites par le plomb ont également le même effet, et, quand elles datent de loin, le mouvement nutritif de ces parties s'arrête et on voit l'atrophie se produire.

Il y a une espèce d'atrophie des muscles nouvellement connue par les travaux de MM. Cruveilhier, Aran, etc., dans laquelle les muscles des mains, des bras, du tronc et des membres inférieurs, perdent progressivement leur volume et leur force motrice. Pour les uns, cette maladie a pour siége le muscle même et sa nature en est inconnue ; pour M. Cruveilhier, au contraire, elle résulte d'une maladie primitive des racines antérieures spinales, ce que plusieurs nécropsies ont démontré.

Il est enfin des atrophies dont la cause a pu être rapportée à des influences générales telles que l'hérédité, l'usage prolongé de l'iode, les affections morales tristes et la dyspepsie, qui produisent avec la force nerveuse une sorte de consomption générale. La fatigue musculaire elle-même, qui épuise la force nerveuse sans lui donner le temps de se reproduire, peut occasionner la paralysie atrophique, et un grand nombre des cas d'atrophie musculaire progressive publiés jusqu'à ce jour peuvent être attribués à cette influence. L'exercice musculaire modéré, comme le travail intellectuel, stimulent et favorisent le développement des muscles et l'élévation de la pensée; mais, dès qu'on dépasse certaines limites, les organes s'épuisent et l'exercice devient alors une cause de paralysie atrophique et de folie.

L'atrophie peut être générale ou locale : la première porte sur tous les tissus et tous les organes indistinctement, comme on peut le voir dans certains cas de consomption produite par les maladies tuberculeuses et par les affections chroniques de l'appareil digestif; mais le système organique qui est le plus spécialement atteint est le système musculaire.

L'atrophie locale, au contraire, n'occupe qu'un espace circonscrit, dans un tissu ou dans un organe.

Tous les tissus peuvent être affectés d'atrophie. Les muscles de la vie de relation, le cœur, certains tissus membraneux, comme l'estomac et l'intestin ; les organes glandulaires, tels que le foie, les reins, la mamelle, le pancréas, les os, les cartilages, etc., le cerveau en masse ou dans une de ses parties, etc., etc. (fig. 18 et 19), peuvent offrir cette diminution d'activité de leur mouvement nutritif moléculaire. Le tissu où l'atrophie se présente avec des caractères fort tranchés est le tissu musculaire ; un homme ne maigrit que par la diminution du volume des muscles et par la disparition du tissu adipeux.

D'une manière générale, ce sont les organes les plus vasculaires et où le mouvement nutritif a le plus d'activité qui sont le plus ordinairement le siége de l'atrophie.

Les résultats de cette nosorganie sont : 1° la diminution de volume des organes, difficile à connaître lorsqu'elle est peu considérable, et, au contraire, très-apparente si la maladie est avancée; 2° la dureté des tissus ; ainsi le foie, la rate, les reins, le sommet des poumons atrophiés, sont durs, résistants, et ont en partie perdu leur structure normale ; 3° la diminution de poids, ce qu'il est facile de comprendre par suite de la diminution des molécules constituantes de la partie affectée; 4° la transformation graisseuse plus ou moins caractérisée selon les organes; ainsi la plupart des organes atrophiés sont généralement

altérés dans leur texture, et ils renferment un grand nombre de globules de graisse qu'on n'y découvre pas habituellement. Cela est surtout
marqué dans l'atrophie des muscles. Le cœur atrophié est générale-

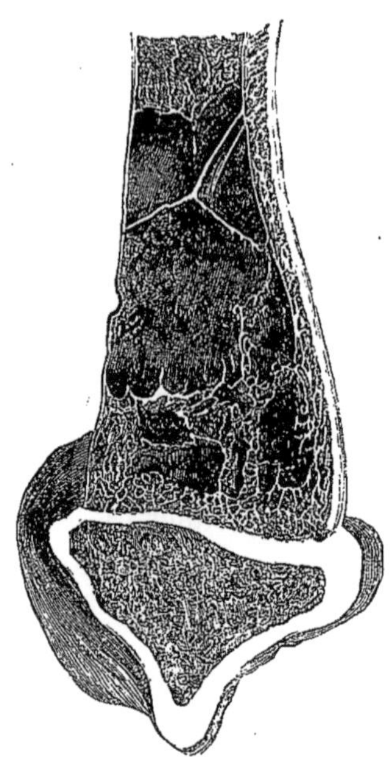

Fig. 18. Atrophie de l'extrémité inférieure
du fémur chez un enfant.

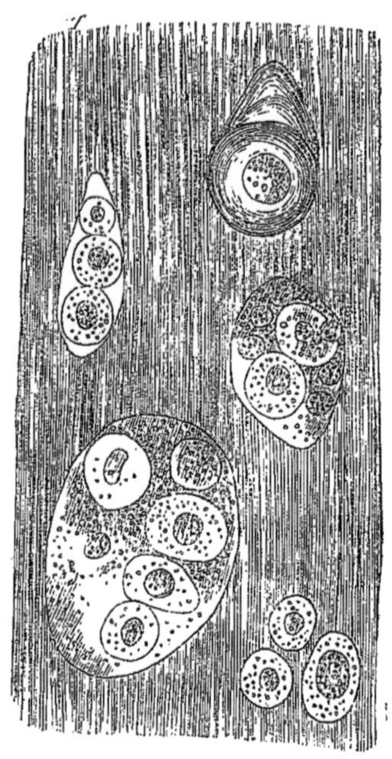

Fig. 19. Atrophie du cartilage, caractérisé
par l'agrandissement de ses cavités naturelles. (LEBERT.)

ment couvert de graisse, et les fibres des muscles anciennement paralysés pâlissent, perdent leurs stries horizontales, et s'infiltrent de
graisse en quantité tellement grande, que l'on finit par ne plus trouver
le muscle. C'est ce qu'on désigne sous le nom de dégénérescence graisseuse des muscles paralysés.

Il est bien difficile, pour ne pas dire impossible, d'arrêter ou de
guérir l'atrophie, quand elle a pour siége les glandes et les organes
intérieurs; mais, quand il s'agit de certaines atrophies générales ou locales, produites par une maladie qu'on peut guérir, alors on peut
recourir à l'emploi des moyens thérapeutiques suivants, qui ont une
grande utilité.

L'alimentation substantielle et réparatrice, le séjour à la campagne
et au soleil, l'exercice modéré, les bains froids, les bains d'eau minérale saline ou sulfureuse, les préparations de fer, les frictions sèches
sur le corps, le massage et l'électrisation cutanée, sont des excitants
généraux et locaux de la circulation périphérique qui peuvent ranimer

l'activité de la nutrition moléculaire. Ces moyens sont indiqués de préférence dans l'atrophie générale ou locale du système musculaire indépendante de toute lésion appréciable du système cérébro-nerveux.

3° DE L'INDURATION.

L'induration est caractérisée par l'augmentation de consistance des tissus, sans autre altération apparente de la texture.

Elle se produit dans les tissus membraneux et parenchymateux, mais elle est plus fréquente dans ceux-ci que dans les autres. On l'observe même dans les os. Les tissus sont durs, résistants, compactes, et ne paraissent pas altérés. Ainsi, dans le sclérème des enfants ou des adultes, la peau endurcie ne paraît pas modifiée dans sa structure. Il en est de même de l'utérus et des muscles indurés, dans la sclérose cérébrale, dans la rate petite et dure des maladies du cœur, etc., etc. Quelquefois la couleur des tissus reste naturelle ; le plus souvent elle est modifiée, et ils se présentent avec une coloration rouge, jaune, noirâtre, ardoisée, etc. Ils sont infiltrés de matière séro-albumineuse amorphe, et ont toujours une vascularité moindre que la vascularité normale.

L'induration superficielle se reconnaît avec la main, mais l'induration profonde échappe souvent à tous nos moyens d'exploration, si ce n'est dans le cas où elle occupe un organe accessible à la percussion, car alors une vitalité plus grande que de coutume peut en faire soupçonner l'existence.

L'induration est tantôt indolente, sans aucun phénomène dynamique de réaction, et tantôt elle est accompagnée d'une sensibilité exagérée ayant pour siége le tissu malade ou les organes voisins comprimés par la masse d'induration.

Quel que soit le tissu affecté, l'induration est ordinairement liée à une phlegmasie chronique, mais il y a de fréquentes exceptions à cette règle. Il arrive souvent à l'exagération du mouvement nutritif de produire l'induration des tissus sans intervention de l'état inflammatoire. L'induration du cerveau en est une preuve. Quelquefois aussi les tissus s'endurcissent par suite de l'hypérhémie dont ils ont été longtemps le siége; c'est ce qu'on voit dans les maladies du cœur, où la rate acquiert une dureté et une densité si remarquables.

L'induration est souvent confondue avec un certain nombre d'états anatomiques qui ont avec elle, pour caractère commun, la dureté des tissus. Ainsi les tumeurs épidermiques des glandes, les infiltrations tuberculeuses, fibro-plastiques et cancéreuses, la compression d'une partie molle, comme le poumon, par un épanchement de liquide, etc., sont assez souvent considérés par les médecins comme des exemples d'induration. C'est une erreur qu'il faut tâcher d'éviter, et, bien que le mot d'induration soit applicable à tous les états anatomiques dont nous venons de parler, il ne doit servir qu'à désigner l'état de dureté des organes dans lesquels il n'y a que de la matière consistante amorphe sans addition d'éléments anatomiques étrangers.

L'induration est un état morbide qui disparait très-lentement des tissus. Souvent même elle persiste toujours, soit en conservant sa forme primitive, soit, au contraire, en changeant de texture et s'infiltrant de matières salines, de pigment, d'éléments fibro-plastiques, etc., etc.

4° DU RAMOLLISSEMENT.

Le ramollissement est une nosorganie caractérisée par la diminution de consistance des tissus.

Il n'est pas de solide qui n'en puisse être le siége; mais on l'observe de préférence dans les os, le cerveau, la rate, et quelques organes d'une importance tout aussi grande. C'est ce qui donne à l'étude du ramollissement un intérêt tout particulier.

Le ramollissement des tissus et des organes se rattache à un grand nombre de causes assez opposées les unes aux autres. L'inflammation, la gangrène externe, les nosohémies, l'action chimique de certains liquides sécrétés, l'état physiologique, etc., le produisent avec grande facilité. Comme on le voit, ce sont des causes qu'il est impossible d'envisager d'une manière générale, et, si quelques-unes, par exemple, comme l'inflammation, la gangrène externe, les nosohémies, peuvent être englobées sous une influence plus générale, qui est la diminution du mouvement nutritif des tissus ramollis, véritable premier degré de sphacèle, il en est d'autres qui échappent à cette généralisation, l'ostéomalaxie, par exemple, le ramollissement de l'estomac par le suc gastrique, la perforation de la cornée par l'inanition, etc., etc.

Le ramollissement s'observe à tous les âges, et principalement aux deux extrémités de la vie. Le ramollissement des os est une maladie de l'enfance, et la cérébro-malaxie se rencontre surtout chez les vieillards.

L'inflammation est souvent une cause du ramollissement des organes. Les tissus sont d'abord le siége d'une rougeur intense, due à l'hypérhémie d'une infiltration séro-fibrineuse, et quelquefois de pus. Ce sont des blessures, des contusions, des substances toxiques irritantes qui ont amené ces phénomènes, car on les observe à la suite des contusions du cerveau, des plaies du poumon, des poisons introduits dans l'estomac, etc. S'il pouvait y avoir doute sur la nature inflammatoire de ces ramollissements, on pourrait encore invoquer les symptômes observés pendant la vie, qui sont en général ceux de l'état phlegmasique.

La gangrène extérieure, due à un obstacle au cours du sang dans les artères, incrustation cartilagineuse, ligature ou autre, entraîne toujours le ramollissement plus ou moins prononcé des tissus, suivant qu'il se fait une gangrène sèche ou une gangrène humide. Le ramollissement des parties molles sphacélées à la suite d'une ligature d'artère ou dans la gangrène sénile, le ramollissement blanc du cerveau chez les vieillards, dont les artérioles cérébrales sont incrustées de cartilage, en sont la preuve.

Les nosohémies si variables que l'on connaît produisent le ramollissement, tantôt dans un seul tissu, tantôt dans un tissu ou dans un organe différent, selon la nature des modifications de composition du sang. L'altération du sang de la fièvre typhoïde et des fièvres graves occasionne toujours le ramollissement de la rate, moins dans sa trame fibreuse que dans les glandules spléniques qui s'y trouvent attachées. Cela est très-marqué dans la fièvre intermittente pernicieuse. Le typhus produit quelquefois le ramollissement du système musculaire, et M. Gaultier de Claubry a rapporté, dans les *Archives de médecine*, l'observation d'un jeune élève de l'école polytechnique malade depuis quelques heures, mort avec un ramollissement de tous les muscles dont le tissu se trouvait réduit à l'état de pulpe rougeâtre et diffluente.

L'altération du sang des scorbutiques produit le ramollissement des gencives et le ramollissement de la peau, qui se couvre d'ulcérations d'un aspect particulier.

L'altération du sang produite par l'inanition détermine le ramollissement de la cornée, et l'altération du sang chez les rachitiques est le point de départ du ramollissement des os.

Une espèce de ramollissement qui a longtemps été considérée comme la conséquence d'un état morbide, bien qu'on doive l'attribuer à d'autres causes, c'est le ramollissement de l'estomac et des intestins. Jœger, en 1813, et M. Cruveilhier, en 1824 [1], ont, les premiers, fait connaître cette altération, en la considérant comme le résultat d'une inflammation spéciale. De nouvelles recherches, et des expériences faciles à vérifier, ont fait voir qu'il n'en était rien et que l'inflammation n'était pas nécessairement la cause de ce ramollissement, que d'autres influences pouvaient produire. En effet, le ramollissement de

---

[1] *Médecine éclairée par l'anatomie et la physiologie*, p. 30.

la muqueuse gastrique et intestinale observé dans les nécropsies est souvent le résultat d'une digestion artificielle des membranes opérée sur le cadavre par le suc gastrique et intestinal. Pour cela, il faut que des aliments aient été pris un peu avant la mort.

Les faits d'Adams et de Spallanzani comme les expériences de Camerer en Allemagne, de Carswell et de Carlisle en Angleterre, ne laissent aucun doute à cet égard. Ainsi Camerer tue un animal en pleine digestion, et, quelques heures après, l'estomac est ramolli dans le point déclive qui est en contact avec les aliments imprégnés de suc gastrique; ses parois sont molles ou perforées. Carswell et Carlisle obtinrent des résultats identiques. Chez nous, M. Andral a signalé le même phénomène chez des suppliciés de la guillotine, qui sont presque toujours frappés en état de digestion. On le voit journellement dans l'estomac des phthisiques, qui s'éteignent lentement, et quelquefois, comme on sait, au moment où ils viennent de manger.

Camerer a varié ses expériences. Ayant pris dans l'estomac de deux enfants ayant succombé à un ramollissement gélatiniforme le liquide qui s'y trouvait renfermé, il le porta dans l'estomac d'un homme récemment mort, et, au bout de douze heures, les membranes de l'estomac, ramollies, étaient digérées jusqu'au péritoine. Une autre portion du même liquide fut introduite dans l'estomac de lapins vivants, qu'on tua pour les examiner aussitôt après la mort, et ce viscère n'offrit aucune altération. Porté dans l'estomac d'un lapin mort, il en résulta quelque temps après un ramollissement pultacé considérable.

Il n'y a pas de doute à élever sur la signification des expériences qui précèdent. Le ramollissement et la perforation de l'estomac trouvés dans les nécropsies sont les résultats de la digestion artificielle opérée par le suc gastrique. Telle a été, dans beaucoup de cas, la nature de ramollissements d'estomac, considérés comme des maladies primitives, et, en particulier, du ramollissement pultacé de l'estomac chez les phthisiques, si longuement étudié par M. Louis[1].

Il y a enfin des ramollissements organiques qui sont le résultat de circonstances particulières toutes physiologiques. Ainsi, au temps de la grossesse, pour les besoins de la parturition, il y a une sorte de ramollissement du cartilage interpubien et des symphyses sacro-iliaques dû à l'infiltration de sérosité dans ces parties. Ce ramollissement temporaire cesse dès que les circonstances qui lui ont donné lieu ont disparu. Ni l'inflammation ni l'action chimique n'interviennent dans sa production. C'est un ramollissement qu'on pourrait appeler physiologique.

[1] *De la phthisie pulmonaire*, Paris, 1843, p. 30.

Il en est à peu près de même du ramollissement de certains organes dans le jeune âge. Le foie, la rate, les os, le cerveau, sont infiniment plus mous chez les enfants que chez l'adulte. On sait combien est grande la flexibilité du tissu osseux dans la première année de la vie, et alors le cerveau est si mou, comparativement à ce qu'il doit être, que, si on le trouvait en cet état chez l'adulte, on le considérerait comme véritablement ramolli.

Une dernière cause de ramollissement est la cessation de l'influx nerveux. On sait que la section de la cinquième paire amène promptement le ramollissement de la cornée et la perte de l'œil.

M. Andral distingue, avec raison, trois degrés dans le ramollissement :

1° Le tissu ramolli conserve un apparence presque normale; il est friable et cède à la pression des doigts.

2° Le tissu, ramolli est devenu méconnaisable, pulpeux et demi-liquide. On en voit un exemple dans la membrane muqueuse de l'estomac, et quelquefois dans le cerveau.

3° Le tissu, ayant entièrement perdu toute consistance, se détruit et disparaît pour laisser, à la place qu'occupait l'organe ou le tissu, une cavité comme dans le cerveau ramolli, ou les parties subjacentes dans l'estomac, dont les membranes sont détruites jusqu'au péritoine.

Tous les tissus, tous les organes, sans exception, quel que soit leur degré naturel de cohésion, de vascularité, sont susceptibles de se ramollir. Les membranes muqueuses, la peau, les séreuses, la tunique moyenne des artères, perdent leur consistance dès qu'ils sont enflammés. Tous les parenchymes, particulièrement le cerveau et la rate, les os, les cartilages, la cornée transparente, le cœur, les muscles, etc., etc., ont été signalés comme pouvant être le siége d'un ramollissement plus ou moins considérable.

Les ramollissements ont une étendue très-variable, suivant la cause et le degré de résistance des tissus. En général, les organes vasculaires sont beaucoup plus rapidement détruits que les autres. Quand un tissu est ramolli, il peut se faire qu'il soit rempli d'une grande quantité de sang, ce qui lui donne une coloration rouge plus ou moins intense, exemples : l'estomac, le cerveau, la rate, etc.; c'est le ramollissement rouge. Ailleurs, la coloration reste naturelle; mais, quand il y a dans les parties ramollies moins de sang que d'habitude, on a sous les yeux une bouillie blanche, jaune ou verdâtre, ce qu'on appelle un ramollissement blanc. La cérébro-malaxie et le ramollissement pultacé de l'estomac fournissent des exemples de cette altération anatomique.

Les tissus ramollis perdent en partie leur structure, et le microscope y fait découvrir, au milieu des éléments normaux du tissu, d'autres éléments déchirés, des fibres éparses, avec des globules de sang, de pus, de graisse, des granulations moléculaires, des cristaux et de la matière amorphe en quantité variable. Au reste, ces modifications intimes changent suivant l'espèce de ramollissement qu'on étudie. Elles ne sont pas les mêmes dans le ramollissement blanc du cerveau que dans le ramollissement d'un muscle ou dans l'ostéomalaxie, et on peut les indiquer d'une manière générale.

Le ramollissement s'accompagne de symptômes variables, en rapport avec l'organe affecté. Dans le cerveau, ce sont des hémiplégies ou des contractures; dans le cœur, c'est la mort par rupture de l'organe; dans les os, c'est l'impossibilité de se mouvoir et la déformation du squelette, etc., etc. Il suffit de mentionner ces faits pour faire comprendre l'impossibilité de pénétrer plus avant dans l'histoire de cette nosorganie, qui, pour chaque appareil, forme la matière d'un chapitre de pathologie spéciale.

5° DE L'ULCÉRATION.

L'ulcération est un trouble de nutrition qui produit ou entretient des plaies sans tendance à la cicatrisation, par suite de la destruction lente et progressive des molécules organiques d'un tissu.

C'est une mortification moléculaire de la surface et des bords d'une solution de continuité.

L'ulcération se montre souvent dans les plaies simples faites sur des chairs dont la vitalité est mauvaise, ou à la suite d'une inflammation qui se développe au milieu des tissus affaiblis, dont la nutrition est profondément altérée; en d'autres termes, l'ulcération est toujours l'effet d'un trouble de la vitalité générale ou locale des tissus.

On sait, après les belles expériences de Magendie, qu'il suffit de nourrir exclusivement des chiens avec de la gélatine pour les faire périr d'inanition, et, sous l'influence de l'alimentation insuffisante, ces animaux ont, avant de mourir, des ulcérations de la cornée qui n'offrent pas trace d'inflammation.

Toutes les diathèses et les maladies virulentes diathésiques amènent aisément des ulcérations spontanées, ou transforment toute plaie en ulcération. Ainsi le scorbutisme engendre les ulcères des gencives et des jambes; d'un abcès le scrofulisme forme un ulcère; la syphilis, la morve et le farcin font de même; et, quant aux troubles de la vitalité locale susceptibles de former des ulcérations, il faut citer les ulcères variqueux, indépendants de tout état diathésique et produits par la présence dans la peau d'un réseau capillaire veineux assez considérable pour troubler la nutrition moléculaire, les ulcères entretenus par des corps étrangers, par une répétition d'irritation, etc., etc.

L'ulcération a pour siége la peau et les membranes muqueuses. Elle est superficielle ou profonde, et, quand elle pénètre dans les tissus par un trajet sinueux plus ou moins étendu, on lui donne le nom d'ulcération fistuleuse. Les abcès de la marge de l'anus, les abcès symptomatiques d'une maladie des os, les infiltrations d'urine, donnent lieu à des ulcérations de ce genre.

A la peau l'inflammation simple, celle de l'érysipèle, par exemple, ne produit pas d'ulcération; mais, s'il existe une cause générale spécifique qui modifie la crase des humeurs, des ulcérations spéciales peuvent prendre naissance. Le scrofulisme, le syphilisme, l'herpétisme, le cancérisme, le scorbut, y déterminent l'apparition de pustules, de tumeurs et d'abcès dont l'ouverture est ordinairement suivie de plaies qui suppurent sans offrir de tendance à la cicatrisation. On y observe quelquefois des ulcères variqueux produits par le trouble persistant de la circulation veineuse et de la nutrition, des ulcères atoniques produits par une grande faiblesse de constitution. J'ai vu plusieurs fois à l'hôpital, chez des enfants lymphatiques, affaiblis par de longues maladies, les piqûres de sangsues donner lieu à des ulcères que l'on avait infiniment de peine à guérir.

Les muqueuses sont souvent ulcérées à la surface des cavités dont elles tapissent les parois.

Quelques-unes de ces ulcérations sont spécifiques. On en trouve avec ce caractère dans la bouche, sur les amygdales et dans le pharynx: elles dépendent de la scrofule, de la morve chronique ou de la syphilis. Il y en a d'autres qui se rattachent à la diphthérie ou à l'irritation permanente des gencives, par de mauvaises dents ou par la sortie de dents nouvelles, surtout si les enfants sont à l'hôpital sous l'influence des miasmes qui modifient si rapidement la crase des humeurs, exemples : les aphthes et la stomatite ulcéreuse de l'enfance.

Les ulcérations des membranes muqueuses sont plus ou moins fréquentes dans les différentes parties recouvertes par ces membranes, et elles ont des caractères particuliers, suivant la cause qui leur a donné naissance.

Dans l'estomac, les ulcérations sont rares après la gastrite aiguë; elles sont alors petites, arrondies, très-superficielles, tandis que dans les maladies chroniques elles sont infiniment plus communes. C'est ce qu'on voit dans l'ulcère chronique simple de l'estomac, parfaitement décrit pour la première fois par M. Cruveilhier, dans l'épithelioma gastrique et dans le cancer du pylore.

Les ulcérations de l'intestin sont également le résultat de maladies aiguës ou chroniques. Rares comme maladie primitive, elles sont plus ordinairement l'effet de l'entérite folliculeuse de la fièvre typhoïde, de l'entérite tuberculeuse, des cancers de l'intestin, de la dysenterie, etc., etc.; celles qu'on trouve dans l'intestin grêle occupent, soit les follicules isolés, soit les follicules agminés, comme dans la fièvre typhoïde, ou bien elles reposent sur des tubercules miliaires sous-muqueux et sur des masses cancéreuses. Dans tous ces cas elles ont une forme et une apparence particulières qu'il est facile de distinguer.

Dans le gros intestin, elles ont également les follicules pour siége et pour point de départ, mais elles peuvent s'étendre beaucoup en largeur et en profondeur. Les ulcérations de la dysenterie ont souvent vingt à trente centimètres, et occupent toute la longueur du côlon. Sauf les ulcérations cancéreuses et tuberculeuses, les autres peuvent se cicatriser, mais elles font courir aux malades les dangers d'une perforation et d'une péritonite aiguë mortelle. Cela se comprend. Comme les parois de l'intestin ne sont pas très-épaisses, si les ulcérations sont profondes, elles atteignent le péritoine extérieur et le déchirent facilement s'il n'a pas contracté d'adhérence avec les parties voisines.

La muqueuse des voies respiratoires peut être le siége de nombreuses ulcérations situées dans les différentes parties de son étendue. Dans la muqueuse des fosses nasales, il y a des ulcères scrofuleux, syphilitiques et morveux : il en est de même dans le pharynx et dans le larynx; mais ici les ulcérations inflammatoires simples sont rares, et on les observe principalement dans les maladies chroniques, dans le cours des laryngites chroniques simples, comme l'ont démontré MM. Trousseau et Belloc[1], dans la laryngite chronique qui accompagne la phthisie pulmonaire tuberculeuse. Ordinairement elles dépendent d'un vice humoral, et surtout de celui qui existe dans la diathèse scrofuleuse ou syphilitique.

Dans la trachée et dans les bronches, les ulcérations simples, idiopathiques, sont aussi rares que dans le larynx. La thèse de M. Fauvel[2] en renferme un exemple fort curieux; mais ordinairement ces ulcérations existent en même temps que les tubercules du poumon, surtout lorsqu'il y a des cavernes et que le muco-pus sécrété irrite constamment la muqueuse bronchique. Ces ulcérations se rattachent évidemment au scrofulisme qui engendre les tubercules.

Dans la muqueuse qui revêt l'intérieur de la vessie, et dans la mu-

[1] *Traité de la phthisie laryngée*, Paris, 1837, p. 28.
[2] *Thèse sur la bronchite capillaire*, p. 26.

queuse des uretères ou des reins, on a constaté des ulcérations inflammatoires simples, produites naturellement ou par des corps étrangers, et des ulcérations déterminées par des fongus, des cancers, etc.

La muqueuse de l'urètre, chez l'homme, celle du vagin et de l'utérus, sont également le siége d'ulcérations inflammatoires ou spécifiques, dans lesquelles la scrofule, et surtout la syphilis, jouent le principal rôle.

L'ulcération peut occuper d'autres membranes que la peau et les muqueuses. On l'observe quelquefois dans les séreuses. Hunter a vu une vive inflammation du péritoine produire l'ulcération de cette membrane[1]. C'est par l'ulcération de la plèvre que certains empyèmes se vident à l'extérieur en traversant la paroi thoracique, et c'est ainsi que se produisent un certain nombre de perforations de la plèvre pulmonaire, du péritoine hépatique, de la tunique vaginale, etc. On a signalé des ulcérations de l'endocarde, de la membrane interne des artères; mais celles-ci sont rarement primitives et elles dépendent ordinairement d'altérations subjacentes, et principalement de l'ouverture faite par les plaques calcaires et les dépôts athéromateux renfermés dans l'épaisseur des tuniques artérielles.

Les os et les organes parenchymateux eux-mêmes s'ulcèrent comme les surfaces membraneuses. Le poumon creusé par un abcès ouvert à l'extérieur ou dans les bronches, par des hydatides, par des tubercules, par la gangrène, renferme des ulcères plus ou moins étendus d'une cicatrisation lente et difficile. Il en est de même du foie ulcéré par les abcès et les hydatides ouverts à la peau. Le rein s'ulcère assez souvent à la suite de la pyélite, et il se détruit en entier, ne laissant rien autre chose de sa substance que la membrane fibreuse qui l'enveloppe. Dans les os, la carie représente le travail de l'ulcération dans les parties molles. C'est une mortification moléculaire lente qui détruit le tissu sans lui permettre de se réparer. Partout domine l'influence des causes générales, car ici encore c'est à l'affection scrofuleuse et syphilitique qu'il faut attribuer l'apparition de ces accidents.

Les ulcères ont un aspect, une forme et une étendue variables, suivant leur siége, la nature et l'activité de leur cause première. Chaque diathèse imprime un cachet spécial aux ulcérations qu'elle engendre, et il est souvent possible de pénétrer d'un seul coup d'œil la cause d'un mal qu'on ne pourra peut-être jamais détruire. Certains ulcères sont accompagnés de phénomènes inflammatoires évidents, tels que chaleur, hypérhémie et douleur; mais ordinairement leur surface est

---

[1] *OEuvres complètes,* trad. par G. Richelot, Paris, 1845, t. III, p. 530.

indolente et blafarde, grisâtre, leur vitalité est faible et la plaie ne
fait aucun progrès, soit en bien, soit en mal. C'est ce qu'on appelle
des *ulcères atoniques*. Au contraire, quelques ulcérations ont une tendance marquée à s'étendre, à creuser d'une façon irrégulière, avec
ou sans douleur, et leur surface inégale, bourgeonnée, livide et grisâtre, jette une suppuration de mauvaise nature plus ou moins abondante. On les désigne sous le nom d'*ulcères rongeants*.

La surface des ulcères jette du séro-pus, de la sanie purulente et du
pus de mauvaise qualité, avec ou sans odeur. Elle est en général couverte de granulations charnues, rougeâtres, grises, quelquefois tapissées d'une espèce de fausse membrane plus ou moins épaisse, générale
ou partielle. On y trouve des végétations cryptogamiques irrégulières.
Elle repose sur des parties saines, ou plus ordinairement sur des tissus blanchâtres indurés, ou sur des productions accidentelles, cancéreuses ou autres. Leurs bords sont tantôt saillants, épais, durs, taillés
à pic, d'un rouge noirâtre, et tantôt minces, assez régulièrement arrondis, d'une couleur semblable à celle du fond de l'ulcère. Ce sont là
des choses essentiellement variables et qu'on ne peut que signaler
d'une manière générale, sans faire d'application particulière.

Selon leur nature et l'état général des individus affectés, ces ulcères
restent en permanence sans faire beaucoup de progrès, et ils peuvent
exister indéfiniment. Mais, lorsque le vice constitutionnel et les causes
d'irritation locale qui entretiennent la suppuration ont disparu, la
réparation des tissus commence et la cicatrisation s'accomplit. Les
granulations charnues s'affaissent, perdent leur vascularité et acquièrent une densité plus grande ; elles séparent moins de liquide de la
masse du sang ; elles forment moins de pus et se couvrent d'un épithélium plus ou moins résistant, qui, du centre à la circonférence,
finit par couvrir la surface ulcérée. Alors le tissu au milieu duquel
s'est faite l'ulcération se reproduit lentement sous cette membrane protectrice ; des séreuses de la peau, une membrane muqueuse, se reproduisent. Il n'en est pas de même dans les ulcérations des parenchymes,
là où l'excavation produite se comble par rapprochement des parois
du foyer, en laissant au centre un noyau cellulo-fibreux plus ou moins
considérable, exemple : la cicatrisation des abcès du poumon. Dans
les os, le mode de réparation participe des deux autres. Lorsque la
carie est arrêtée, et que par l'ulcération fistuleuse les derniers débris de l'os dissocié ont été rejetés au dehors, un os nouveau, formé
à l'entour du premier aux dépens du périoste, s'organise plus complétement et remplace celui que la mortification moléculaire avait
détruit.

§ II. — Des nosorganies caractérisées par l'hétérotopie trophique.

Dans ce genre des nosorganies se trouvent les néoplasmes morbides caractérisés par les produits inorganiques, les infiltrations calcaires et les concrétions salines; les néoplasmes organiques, tels que la production anomale de tissu connectif, adipeux, vasculaire, cutané, musculaire nerveux, épidermique, fibreux, cartilagineux, fibro-plastique, osseux, pigmentaire, etc.

DES NÉOPLASMES MORBIDES.

Les phénomènes de la nutrition moléculaire dans les tissus organiques sont soumis à une série de troubles dont l'hypertrophie, l'atrophie, l'ulcération, etc., ne sont en quelque sorte que le premier degré. En outre de l'accroissement, de la diminution et de l'anéantissement du mouvement nutritif, il y a d'autres perturbations du pouvoir trophique qui ont pour effet la génération des tissus nouveaux, de *néoplasmes* ou tissus *homœomorphes* [1] ou *hétéromorphes* [2], dont la présence anomale au sein de l'organisme entraîne, une foule d'accidents morbides particuliers.

Ces altérations de la nutrition sont très-nombreuses, et elles semblent indiquer dans les organes une spécialité de réaction contre les impressions morbides infiniment digne d'intérêt. Ce ne sont pas en effet de simples propriétés de tissus qui sont la cause de ces générations morbides toujours liées à une modification de la manière de sentir des individus et susceptibles d'une extension ou d'une généralisation telles que tout l'organisme en peut être infecté, comme dans les diathèses virulentes ordinaires.

Les néoplasmes des différentes nosorganies sont formés d'éléments nouveaux *inorganiques* ou *organiques*, les uns composés de matières salines, les autres de matières organiques toutes séparées du sang.

A. Des néoplasmes inorganiques.

Les néoplasmes inorganiques dépendent du trouble survenu dans les phénomènes chimiques de la nutrition ; le sang et les liquides

---

[1] *Tissus homœomorphes.* On appelle ainsi des tissus dont les éléments ont une forme semblable à ceux qui existent normalement dans la situation du corps. — Ex.: une tumeur fibreuse ou une tumeur épithéliale sont des tumeurs homœomorphes, parce que la production anomale est composée du tissu fibreux ou épithélial semblable au tissu fibreux ordinaire.

[2] *Tissus hétéromorphes.* Composés d'éléments dont la forme est nouvelle et inconnue dans les éléments organiques ordinaires. — Ex. : le tubercule.

émanés du sang, modifiés dans leur composition, contiennent une grande quantité de matières salines qui se déposent dans la tranne des organes ou au milieu d'anciens néoplasmes organiques. Il en résulte des concrétions aussi nombreuses que variées dans leur nature.

On sait, d'après les recherches de Collard de Martigny, de Regnauld et Reiset, que la respiration des vieillards est moins active et qu'il y a moins de carbone brûlé que chez l'adulte; le carbone reste dans l'organisme et il se dépose dans les tissus, principalement dans les poumons, où il forme cette matière noire disséminée ou ces masses de charbon qu'on observe chez les personnes avancées en âge et dont M. Natalis Guillot a fait connaître la nature. Ce carbone se sépare dans un état de division excessive, et sa présence amène, avec l'oblitération des vaisseaux voisins, une diminution d'étendue dans la circulation capillaire et dans la surface des voies respiratoires. De semblables dépôts peuvent avoir lieu avant la vieillesse, dans certains cas de maladies des poumons et principalement dans la phthisie tuberculeuse.

Dans la diathèse urique qui caractérise la goutte, le sang et les sueurs, renferment d'après Berzélius, une quantité insolite de matières salines, et c'est là ce qui explique la formation des néoplasmes calcaires ou *tophus* qu'on rencontre souvent autour des articulations, dans les ligaments et sur les cartilages chez les goutteux. Ces néoplasmes calcaires sont formés d'urate de chaux, d'urate de soude et de phosphate de chaux mêlés à une quantité plus ou moins grande de matière animale.

Dans les liquides émanés du sang, tels que le mucus, l'urine, la bile, la salive, etc., des sels sécrétés en quantité trop grande peuvent se déposer et produire des concrétions qui deviennent souvent le point de départ d'accidents morbides. Il en est de même lorsque, dans ces liquides, la proportion de sels étant la même que dans l'état normal, c'est la quantité d'eau qui est sécrétée en moindre abondance ou lorsque l'eau est résorbée dans un liquide de sécrétion trop longtemps inclus dans son réservoir naturel. Ainsi se forment les calculs des reins, remarquables par leurs aspérités en rapport avec la disposition des calices, les calculs de la vessie, des uretères de la prostate et du canal de Warthon, les concrétions du foie et de la vésicule biliaire, etc.

Les concrétions se forment dans la trame de tous les tissus.

On trouve souvent dans le poumon, ordinairement chez les tuberculeux, des masses calcaires blanchâtres, dures, résistantes, ayant pour origine un tubercule qui s'est transformé en phosphate de chaux. Ces concrétions sont plus ou moins volumineuses, et j'en ai vu qui avaient jusqu'à un centimètre et demi de diamètre.

Dans la plèvre, des plaques calcaires se développent quelquefois à la suite d'anciennes pleurésies; M. Parise a rassemblé un grand nombre de ces faits, et j'en ai observé un exemple sur la plèvre costale sous-mammaire d'une femme ayant jadis subi l'amputation du sein. On en trouve dans les cartilages du larynx, dans les parois artérielles, dans les tendons, dans les ligaments chez les vieillards, dans le corps de l'utérus, au milieu d'anciens corps fibreux, etc. Les faits de ce genre sont très-nombreux, et j'en ai publié un dans lequel la concrétion calcaire utérine n'avait pas moins de 20 sur 15 centimètres de diamètre.

Les néoplasmes inorganiques se rapprochent beaucoup de certains néoplasmes organiques, avec lesquels il est facile de les confondre. Les dépôts de carbone du poumon ressemblent un peu aux dépôts de mélanose, et les concrétions calcaires se rapprochent jusqu'à un certain point des ossifications accidentelles, avec lesquelles on les a confondues jusqu'à ce jour, bien qu'il soit assez facile de les distinguer les unes des autres.

La nature de ces concrétions est très-variable suivant leur origine. Ce sont toujours des sels unis à une plus ou moins grande proportion de matière organique; et, dans les concrétions d'un même réservoir formées aux dépens du même liquide, la composition est encore souvent très-différente. Ainsi, d'après Vauquelin, il y a soixante-douze espèces de calculs urinaires; ceux que forme la bile sont également très-variés, et il en est de même des calculs salivaires.

Les concrétions calcaires sont plus ou moins dures, quelquefois très-poreuses et presque toujours formées de substance organique, de graisse, de cristaux, de cholestérine et des phosphates terreux. On n'y trouve point de corpuscules ni de canalicules osseux. Ce sont des pétrifications accidentelles.

B. Des néoplasmes organiques.

Exclusivement composés de matières organiques revêtant des formes différentes, suivant la structure des tissus et la nature de l'impression morbifique, les néoplasmes organiques résultent soit de la coagulation de la fibrine du sang hors des vaisseaux, soit d'un trouble de la nutrition moléculaire. Ils se présentent sans forme définie, comme la graisse dans l'obésité, le tissu fibro-plastique dans les indurations, l'épithélium dans l'ichthyose, etc., ou au contraire à l'état de masses circonscrites plus ou moins saillantes formant alors les tumeurs qu'on voit dans le lipôme, le cancroïde, etc. Constitués par des éléments smeblables à ceux qui entrent dans la structure normale du corps, comme l'épithélium, le tissu fibreux, etc., ou au contraire d'éléments de forme différente, comme ceux de la matière tuberculeuse, ils méritent d'être distingués sous ce rapport, et, avec Vogel, Andral, Forster, Ch. Robin, Lebert, etc., il faut admettre des néoplasmes *homœomorphes*, et des néoplasmes *hétéromorphes*. C'est une division importante sous le rapport anatomique, et elle doit être conservée, bien qu'elle n'ait pas une grande utilité clinique.

Les néoplasmes organiques vivent de la vie des organes où ils se trouvent, par un échange de matériaux résultant de l'imbibition, ou par leur vascularité, et par l'organisation dont ils peuvent devenir le siége. Ils changent d'état dans le cours de leur existence, et passent de l'état solide à l'état liquide, ou, plus ordinairement, de l'état liquide à l'état solide fibro-celluleux, et de celui-ci à l'état cartilagineux, osseux ou calcaire. C'est ce qu'on appelle des *transformations* et des *dégénérescences morbides*, expression que condamne M. Cruveilhier[1], et que les micrologues veulent remplacer par le mot de *substitution morbide*. Il est certain qu'en regardant les choses sous la lentille du microscope l'élément calcaire ou osseux d'une tumeur a remplacé l'élément fibreux, et celui-ci l'élément celluleux du blastème, ou liquide primitivement infiltré dans un tissu; il y a donc en réalité substitution d'un élément à un autre; mais, aux yeux de la raison, c'est la tumeur primitive qui s'est métamorphosée ou transformée par le changement de ses éléments, et le mot de transformation morbide a autant ses raisons d'être que celui qu'on lui oppose.

La formation des néoplasmes organiques offre des phénomènes analogues à ceux de la production des tissus normaux, tels que Schleiden, Schwann, Henle, J. Müller, Vogel, etc., les ont fait connaître.

Au sein d'une matière liquide, qui n'est ni le sang, ni la lymphe ordinaire, mais un fluide émané du sang, connu sous le nom de *blastème* (de βλαστός, germe) ou de lymphe plastique, se développent tous les nouveaux tissus morbides. Dans ce *blastème* il y a de la fibrine, matière spontanément coagulable, susceptible d'organisation rapide, de l'albumine et des sels en quantité variable. Sa nature n'est pas constamment la même, et l'analyse est insuffisante à nous en faire connaître les différences; il est évident qu'au-dessous de l'influence diathésique qui préside à sa formation une force locale inhérente à l'organe où le plasma le dépose imprime à ses métamorphoses une direction impossible à nier, puisque dans un muscle, dans un nerf, sur les muqueuses et dans la peau divisés, le plasma

---

[1] *Anatomie pathologique*, avec planches, t. I, in-folio, 5ᵉ et 9ᵉ livraisons.

s'organise en forme de tissu musculaire, de tissu nerveux et de tissu muqueux ou dermoïde.

Dans le blastème va se développer une cellule ou *cytoblaste*. Il se développe des granulations, des granules jouissant d'une certaine mobilité naturelle et qui se réunissent pour constituer des corps plus volumineux, arrondis, connus sous le nom de *nucléoles* et de *noyaux*, ayant 1/250ᵉ ou 1/450ᵉ de ligne de diamètre. Quand les noyaux sont formés, ils restent libres et nus, ou bien ils s'entourent d'une membrane qui leur est d'abord immédiatement appliquée, puis s'en éloigne, laissant entre elle et le noyau un espace rempli de liquide. Alors la cellule est constituée. Elle a 1/100ᵉ à 1/300ᵉ de ligne de diamètre, elle renferme un ou plusieurs noyaux garnis de nucléoles et de granules moléculaires. Sphérique, polygonale, ou irrégulière, selon les tissus qu'elle doit former, elle varie même sous les yeux de l'observateur. Elle éclate quelquefois par suite de segmentation du noyau, et il se reforme d'autres noyaux et de nouvelles cellules. L'acide acétique lui donne plus de transparence et la dissout, mais n'attaque pas les noyaux. L'ammoniaque et la potasse dissolvent tout à la fois noyaux et cellules. D'après Schwann, c'est cette cellule même dont la transformation ultérieure engendre tous les tissus indistinctement. Un instant cette genèse organique, connue sous le nom de *théorie cellulaire*, a été considérée comme exacte et applicable au développement de toutes les productions normales et pathologiques; mais, aujourd'hui que de nombreuses exceptions lui sont opposées, il n'est plus possible de l'admettre comme idée absolue. La théorie cellulaire, vraie dans le plus grand nombre de cas, ne les explique pas tous, et, par conséquent, ne saurait être admise.

a. NÉOPLASMES HOMŒOMORPHES.

Presque tous les tissus normaux de l'organisme peuvent se produire accidentellement sous l'influence pathologique, mais cette génération n'a lieu que d'après certaines lois formulées par Vogel et par Lombard.

Ainsi les productions morbides empruntent au tissu d'où elles émanent une partie de sa structure et de ses propriétés, exemples : entre les deux bouts d'un os fracturé, le blastème donne naissance à un tissu osseux cicatriciel; la peau ulcérée sécrète un blastème qui reproduit de la peau, etc.

Les tissus morbides nouveaux empruntent quelquefois leur structure de celle des organes voisins, bien qu'il n'y ait pas entre eux de contiguïté immédiate. Les tissus fibreux, cartilagineux et osseux, se développent ordinairement dans le tissu musculaire ou fibreux. Le tissu hétéradémique, décrit par Ch. Robin, se produit au voisinage des glandes isolées; et la mélanose se produit souvent près de l'œil ou dans les poumons, qui renferment normalement de la mélanose.

La nature du produit est toujours en rapport avec la nature de la cause qui a engendré le blastème. Ainsi des surfaces qui frottent les unes sur les autres produisent des blastèmes appelés à donner naissance au tissu cellulaire à forme séreuse. Un os luxé détermine, là où il se trouve, la formation d'une fausse articulation tapissée d'une membrane séreuse et entourée de tissus fibreux. Un organe malade rejette au dehors, par un trajet fistuleux, des matières putrides qui sont une cause d'irritation pour les tissus qu'elles traversent, et une pseudo-muqueuse comparable à celle de tous les conduits excréteurs se forme sur les parois de la fistule.

1° De la production du tissu cellulaire.

La génération du tissu cellulaire ou conjonctif est très-fréquente, et se fait aux dépens de la fibrine des blastèmes, car elle n'a pas lieu dans les exsudats séreux qui ne renferment pas de fibrine.

On y trouve des fibres de tissu cellulaire proprement dit, des fibres élastiques, des éléments fibro-plastiques, des vaisseaux capillaires, ce qui lui permet d'être le siége de l'inflammation, de l'hémorrhagie et de la gangrène. Il se présente sous différentes formes et à divers degrés de développement parfait ou imparfait, selon la vitalité des tissus au milieu desquels il prend naissance. Son développement est assez rapide. Dans les quatre ou cinq premiers jours, ce sont des cellules et des granulations moléculaires, et il faut attendre un peu plus longtemps pour que les fibres y soient apparentes et bien développées.

Le tissu cellulaire se rencontre dans tous les tissus qui ont été le siége d'une solution de continuité; dans les solides affectés d'atrophie; dans les parties où un frottement a lieu; dans les fausses articulations; dans les parties affectées d'agénésie, dans quelques parties où un liquide épanché doit être absorbé, exemples : les hémorrhagies du cerveau, à la surface interne des kystes; à la surface des organes couverts de fausses membranes, etc., etc.

2° De la production du tissu adipeux et de la graisse.

Le tissu adipeux se produit dans un grand nombre de circonstances particulières, soit comme hypertrophie du tissu adipeux normal, soit à l'état d'infiltration dans certains organes qui en sont habituellement privés.

La graisse se dépose en quantité plus ou moins considérable dans le foie chez les phthisiques, et constitue l'état gras du foie ; on en rencontre également dans les reins affectés de la maladie connue sous le nom de néphrite albumineuse, dans les muscles atrophiés à la suite de paralysies anciennes, dans le cœur et dans la plupart des tissus pathologiques, surtout dans les anciens tubercules. C'est principalement dans le tissu cellulaire sous-cutané, viscéral et intermusculaire, qu'on la voit apparaître, et c'est à sa présence que se rattache l'*obésité*.

Le tissu adipeux se présente aussi à l'état de tumeurs isolées, connues sous le nom de *lipômes*, de *steatomes* et de *cholesteatomes*.

Les *lipômes* sont arrondis, mobiles et de consistance assez molle ; ils sont formés de graisse jaune, séparée par des interstices celluleux formant de petits lobes et renfermée dans des vésicules transparentes ou *cellules adipeuses*, que l'éther dissout complétement (*fig.* 20 et 21).

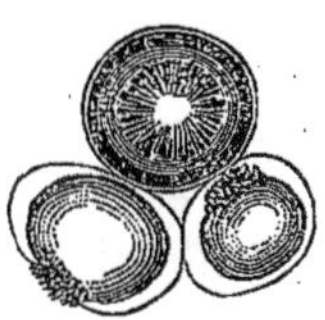

Fig. 20. Vésicules adipeuses isolées avec des cristaux de margarine à la surface. Deux d'entre elles renferment du liquide entre la paroi et le contour graisseux.

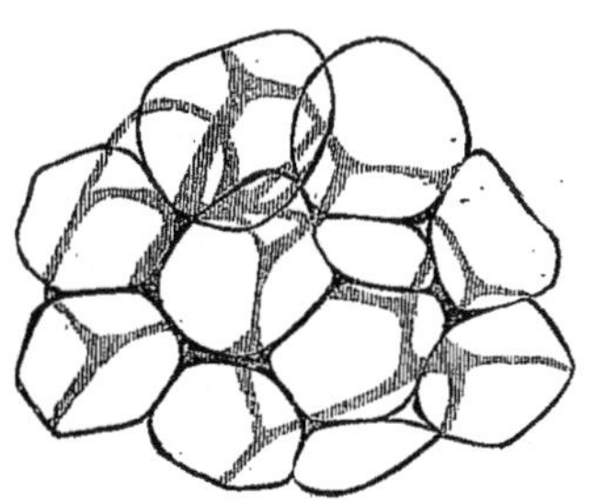

Fig. 21. Vésicules adipeuses polyédriques en raison de leur pression réciproque. (Todd et Bowman.)

Les *stéatomes* sont plus résistants, bosselés, renfermés dans une capsule cellulo-fibreuse lardacée, et formés de graisse dure, blanchâtre, semblable à du suif. Les *cholestcatomes*, enfin, sont également durs, résistants, bosselés ; mais leur intérieur blanc, nacré, brillant, est rempli de graisse mélangée à une énorme quantité de cristaux de cholestérine.

3° De la production du tissu vasculaire.

Il se développe très-souvent des vaisseaux sanguins de nouvelle formation, en même temps que de nouveaux tissus pathologiques, dont ils deviennent partie intégrante. On en rencontre dans les blastèmes inflammatoires, dans les fausses membranes, dans les cancers, dans les tumeurs érectiles, etc., etc. Ce sont des capillaires et de véritables vaisseaux veineux et artériels, qui commencent à paraître au bout de quatre à cinq jours, et se développent complétement ; ou, au contraire, disparaissent au bout d'un certain temps par l'oblitération.

Les plus curieux sont ceux qu'on observe dans le cancer encéphaloïde, et dans les fausses membranes de la plèvre ou du péritoine. Ces derniers ont surtout quelque chose de remarquable : attachés, d'une part, aux viscères, et, de l'autre, à la paroi des cavités splanchniques, ils forment des brides vasculaires, dans lesquelles on peut faire circuler le sang par la pression du doigt. J'ai même vu dans le péritoine, entre le foie et l'intestin, des vaisseaux de nouvelle formation qui n'avaient pas moins de quinze centimètres de longueur, et dans lesquels je faisais ainsi cheminer le sang avec le manche de mon scalpel.

On ne connaît pas encore d'une manière bien certaine le méca-nisme de la formation de ces vaisseaux, ni le procédé à l'aide duquel ils entrent en communication avec les vaisseaux de la circulation ordi-naire ; mais ce dont on ne pourrait douter, c'est l'échange du sang qu'ils renferment avec le sang des artères du corps. Les injections qui pénètrent dans tous ces vaisseaux en sont la preuve.

Les vaisseaux de formation nouvelle ne sont pas susceptibles de con-stituer à eux seuls les *tumeurs érectiles ;* il faut en même temps qu'il y ait dilatation des vaisseaux ordinaires de la partie affectée. J. L. Petit les a appelées *tumeurs variqueuses*, et John Bell *tumeurs par anas-tomose.* Ces tumeurs, ordinairement congéniales, peuvent rester sta-tionnaires ou se développer par suite d'une dilatation considérable de leurs vaisseaux artériels, ou veineux ; ce qui donne lieu à des diffé-rences de couleur et de nature fort importantes. Les unes forment des tumeurs érectiles *veineuses*, et les autres des tumeurs érectiles *arté-rielles.*

On les observe dans le foie, le poumon, le cerveau, dans les os, et, de préférence, dans la peau. Aplaties ou globuleuses, elles sont molles, demi-fluctuantes, rouges ; quelquefois pulsatiles, si elles ren-ferment beaucoup de capillaires artériels ; et noirâtres, au contraire, quand elles sont formées de capillaires veineux. La moindre écorchure les fait saigner abondamment, et elles peuvent s'accroître au point de compromettre les jours des malades. Souvent elles restent station-naires, ou disparaissent par suite de l'oblitération spontanée de leurs vaisseaux. Elles se transforment en tissu fibro-celluleux plus ou moins compacte.

4° De la production du tissu muqueux.

On voit souvent, dit-on, le tissu muqueux se produire, pour rem-placer une membrane muqueuse détruite par l'ulcération, ou dans la surface de parties molles baignées par le pus, dans les abcès anciens et sur les parois des conduits fistuleux, par exemple. Cependant le fait a été nié; et l'on a dit que les tissus produits dans ces conditions n'avaient point les caractères du tissu muqueux ; qu'ils n'avaient ni follicules ni villosités; et que, enfin, c'était du tissu fibro-cellulaire recouvert d'une couche mince d'épithélium. C'est une question à décider par des recherches ultérieures.

Le nouveau tissu muqueux a les caractères extérieurs des membranes muqueuses; il est recouvert d'épithélium qui se renouvelle constamment ; il suppure; et, quand on examine longtemps, après guérison, la cicatrice d'ulcères de l'intestin produits par la fièvre typhoïde, sauf une certaine coloration brunâtre qui indique la cicatrice, on ne voit pas de différence entre cette partie et les parties voisines. Ce tissu, très-vasculaire, s'enflamme comme les membranes muqueuses elles-mêmes; il est alors le siége d'un travail particulier qui a même des adhérences avec les parties voisines, et on utilise cette propriété pour déterminer le rapprochement des parois d'un foyer purulent ou d'un trajet fistuleux.

5° De la production du tissu musculaire.

On ne peut mettre en doute la production accidentelle du tissu musculaire. Ainsi, dans l'hypertrophie des muscles et dans l'hypertrophie du cœur, il est évident que le nombre des fibres musculaires de l'organe est considérablement augmenté, et il est impossible de distinguer celles qui sont de date récente. Toutes sont *striées*, comme dans les faisceaux des muscles de la vie de relation.

Il s'en produit également dans les muscles divisés pour remplacer les faisceaux musculaires détruits; mais, dans ce cas, la cicatrice est ordinairement constituée par du tissu fibreux.

Des fibres musculaires striées ont été quelquefois observées dans les tumeurs fibreuses, mais cela est rare ; et, dans tous les cas, ces fibres sont peu nombreuses.

Au contraire, le tissu musculaire organique, dont les fibres sont dépourvues de *stries transversales*, se produit avec grande facilité dans les hypertrophies des muscles de la vie organique, et dans les tumeurs fibreuses, fibro-plastiques et cancéreuses, développées à la surface ou dans la profondeur des organes.

6° De la production accidentelle du tissu nerveux.

On ignore presque complétement les conditions favorables à la reproduction du tissu nerveux. Selon toute apparence, sa formation est assez rare. Toutefois, après la destruction de la substance cérébrale

veuse, il se fait des cicatrices dans lesquelles du tissu nerveux se re-
et ne produit, en petite quantité, avec ses principaux caractères.

Les nerfs divisés se réunissent par du tissu nerveux de nouvelle
formation, et quelquefois la fonction se rétablit. Il en est de même,
mais d'une façon moins évidente, sur la moelle épinière d'animaux
mis en expérience. Ainsi j'ai vu, à la Société de biologie, M. Brown-
Séquard présenter des pigeons sur lesquels on avait, trois mois avant,
pratiqué la section complète de la moelle épinière, et chez lesquels la
paralysie avait en partie disparu. Les animaux étant sacrifiés, on a
pu voir, au milieu d'une cicatrice fibreuse, des tubes nerveux de nouvelle formation mettre en rapport la partie inférieure de la moelle
avec sa portion céphalique.

Dans le cerveau et dans les ganglions, cette reproduction de la substance nerveuse est plus rare; et je crois même qu'elle n'a encore jamais été observée.

7° De la production du tissu cutané.

Il en est du tissu cutané comme du tissu muqueux. Sa production
est rare, incomplète, et sujette à contestation. Cependant, au milieu
des parois de certains kystes, bien décrits par M. Lebert, on trouve
des endroits où il existe un chorion fibreux, de l'épiderme, des follicules pileux avec leurs poils, des glandes sébacées et même des
glandes sudoripares, des vaisseaux, mais pas de nerfs. L'épiderme est
formé d'épithélium pavimenteux, les poils sont petits, glabres, minces, ou très-longs et très-colorés, assez nombreux pour que, séparés
du bulbe, ils puissent former ces masses pileuses qu'on rencontre
quelquefois dans les tumeurs.

Le tissu cutané se produit pour remplacer une portion de peau détruite, pourvu que la perte de substance n'aille pas jusqu'au tissu
cellulaire sous-cutané. Toutefois, si la solution de continuité inté-
resse l'épaisseur de la peau, la réparation se fait par une cicatrice
fibreuse solide recouverte par une couche mince d'épithélium pavimenteux, mais ce nouveau tissu n'a aucun autre des caractères du tissu
cutané.

On a dit que les membranes muqueuses exposées à l'air se trans-
formaient en tissu cutané. Cela n'est pas exact. Elles durcissent et
deviennent plus foncées en couleur; leur épithélium s'épaissit et prend
quelques-uns des caractères de l'épiderme, mais il ne se fait pas
d'autre transformation.

Certains éléments du derme se développent dans des parties où il
n'y en a pas habituellement; ainsi, outre les poils contenus dans les

kystes de nouvelle formation, on rencontre aussi, mais très-rarement, des poils sortant de leur follicule, dans l'estomac, dans l'intestin, à la surface de la conjonctive et dans la vessie. Dans ce dernier organe, ils ont été l'objet d'un très-intéressant travail par M. Rayer.

L'épithélium pavimenteux se produit très-souvent sous forme de tumeurs ; à la surface intérieure de la membrane fibreuse des kystes à contenu liquide ou solide; sur les fausses membranes développées dans les séreuses, etc.

Des dents se produisent aussi d'une façon accidentelle, loin de leur siége ordinaire, au milieu de certains kystes particuliers, avec des poils, de la matière grasse dure comme le suif et des fragments osseux plus ou moins considérables. Le nombre de ces dents varie de 1 à 10 et même davantage ; on en a trouvé une fois jusqu'à 300. Ces productions dépendent ordinairement de monstruosités par inclusions; mais, dans quelques cas, elles sont le résultat d'une aberration du mouvement nutritif, ce que M. Lebert a caractérisé par l'épithète d'hétérotopie plastique.

8° De la production du tissu épidermique.

L'épiderme et l'épithélium se produisent avec la plus grande facilité à la surface des néoplasmes organiques, comme membrane de protection, ou à la surface et dans l'épaisseur des tissus, sous forme de granulations et de tumeurs plus ou moins considérables.

Cette production nouvelle peut être quelquefois la cause d'accidents très-graves et mortels dont la découverte toute récente est due à M. Lebert[1].

L'épiderme qui se produit en quantité surabondante à la surface de la peau, sur toute l'étendue du corps, lui donne un aspect écailleux, noirâtre, que l'on a comparé à une peau de poisson et qui a reçu le nom d'*ichthyose*. Sur un point circonscrit, qui est le siége d'un frottement habituel, son accumulation donne lieu à des durillons et à des cors ; il s'en dépose aussi à la surface de la cornée, au sommet de certaines verrues, et le développement peut être assez considérable pour former soit des tumeurs, soit des productions étranges semblables à des cornes d'animaux, que l'on observe de temps à autre sur la tête ou sur la peau du corps.

L'épithélium se produit dans l'intérieur, à la surface de toutes les solutions de continuité recouvertes d'une membrane fibro-celluleuse,

---

[1] *Traité d'anatomie pathologique générale et spéciale.* Paris, 1856, t. I, in-folio.

sur les parois des kystes et à la surface de toutes les cicatrices muqueuses.

Mais ce qu'il y a de plus curieux dans la génération nouvelle de l'épithélium et de l'épiderme, c'est la forme sous laquelle elle se présente à l'état de granulations et de tumeurs superficielles ou profondes, viscérales ou cutanées, avec ou sans ulcération de la peau.

Un grand nombre de tumeurs cutanées sont formées de matière fibro-celluleuse infiltrée d'une quantité considérable de cellules épidermiques entassées les unes sur les autres, et dont la présence donne à ces productions des caractères particuliers. Souvent confondues

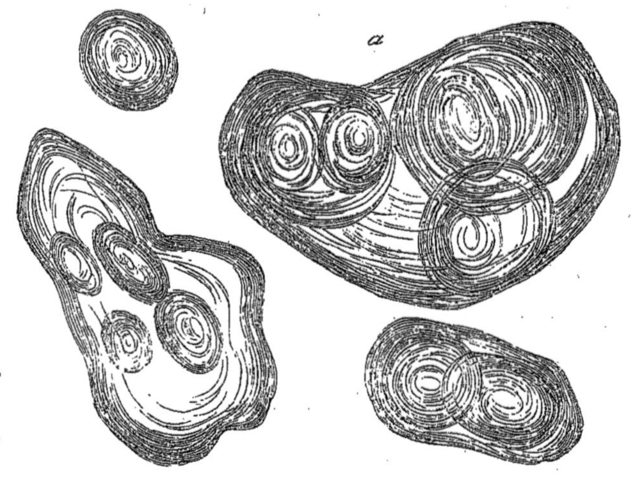

Fig. 22. Éléments d'une tumeur épidermique de la face dans les couches profondes du derme; *a*, globes épidermiques grossis cinquante fois; *b*, globes épidermiques grossis trois cents fois. (LEBERT.)

avec les tumeurs vraiment cancéreuses, elles méritent d'en être séparées, et M. Lebert, qui a fait connaître leur différence anatomique, a consacré leur séparation en leur donnant le nom de *tumeurs épithéliales* ou de *cancroïdes*. On les désigne également sous le nom d'*épithéliomas*.

D'après M. Lebert, les cancroïdes et les épithéliomas offrent plusieurs variétés : 1° le cancroïde papillaire, verruqueux, ayant pour origine les papilles de la peau ; 2° le cancroïde diffus, souvent ulcéré, produit par l'infiltration épidermique diffuse des mailles du derme ; 3° le cancroïde folliculaire débutant dans les glandules de la peau et des muqueuses ; 4° le cancroïde hétérotopique né dans une partie où il n'y a ni épiderme ni épithélium, comme dans les os.

Les cancroïdes se présentent à l'état de granulation, de tumeur avec ou sans ulcération de la peau. Tantôt les cellules épidermiques sont accumulées superficiellement à la surface des papilles, notablement hypertrophiées, tantôt elles pénètrent profondément à leur base jusque dans les couches profondes du derme et forment des masses d'un jaune pâle, granuleux, infiltrées d'une substance blanche opaque non miscible à l'eau comme le pus ou le suc cancéreux. On y trouve souvent de la graisse libre, des cellules épidermiques infiltrées de graisse et des corps particuliers, ovoïdes ou sphériques de 1/20 à 1/10 de millimètre formés par un tassement concentrique de cellules d'épiderme et qui sont connus sous le nom de *globes épidermiques* (fig. 20). Cette infiltration s'étend plus ou moins loin autour des parties malades, de sorte qu'après les opérations la récidive sur place est très-facile lorsqu'on n'a pas enlevé tout le mal.

Lorsque les cancroïdes sont ulcérés, leur surface est quelquefois recouverte de croûtes, formées d'un mélange d'épiderme, de pus et de matière sébacée, ayant plus ou moins l'apparence de cornes. Ordinairement cette surface, couverte d'un détritus de pus et d'épiderme, est couverte d'une couche grisâtre pseudo-membraneuse. M. Lebert y a plusieurs fois observé des vibrions de différentes espèces.

Le cancroïde a généralement pour siége primitif la peau ou les muqueuses (*fig.* 22, 23 et 24), mais il peut s'étendre aux muscles et aux os situés au-dessous.

On le rencontre aussi dans les glandes lymphatiques voisines, et quelquefois d'une façon exceptionnelle dans les viscères, le poumon, le foie, etc.; pour cela, il faut que la maladie soit devenue infectieuse et diathésique. D'une partie de la peau elle s'est étendue aux ganglions voisins, comme cela s'observe dans les affections virulentes ou putrides, et, de là, portée dans l'organisme, elle détermine çà et là dans les viscères des impressions morbifiques suivies de la génération nouvelle du tissu épithélial. Virchow, Paget, Velpeau, etc., ont publié un certain nombre de faits de ce genre.

Le cancroïde cutané débute souvent sur des verrues qui s'hypertrophient, ou au-dessus de fissures de la surface du derme. D'abord légèrement globuleux, il s'étend en largeur, devient inégal, résistant, et finit par s'ulcérer en donnant lieu à des solutions de continuité caractéristiques. Ce sont des ulcères douloureux, rongeants ou serpigineux à base indurée.

Il se développe à peu près aussi fréquemment chez l'homme que chez la femme, mais il est plus commun à l'âge adulte qu'aux deux extrémités de la vie. On l'observe à la face, sur les lèvres, à la verge, à l'anus, et quelquefois à la surface des membres.

Bien que cette nosorganie puisse borner ses ravages à un tissu sans envahir les organes voisins ni les viscères, c'est une maladie diathésique qui ne se développe pas sans une prédisposition spéciale. Son

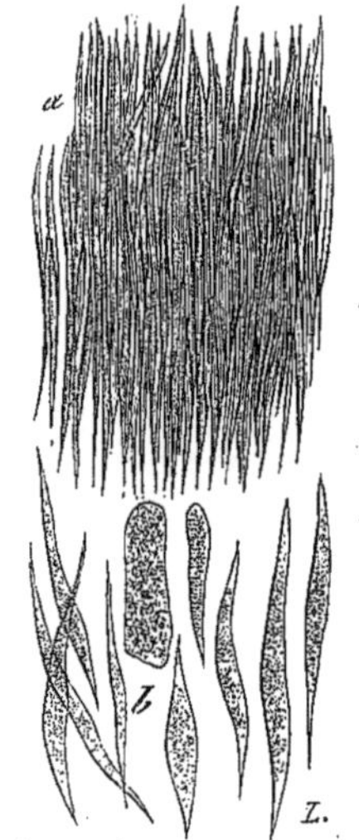

Fig. 25. Éléments d'une tumeur épidermique de la face.—Lamelles épidermiques vues de champ ressemblant à des fibres ou à des fuseaux fibro-plastiques.

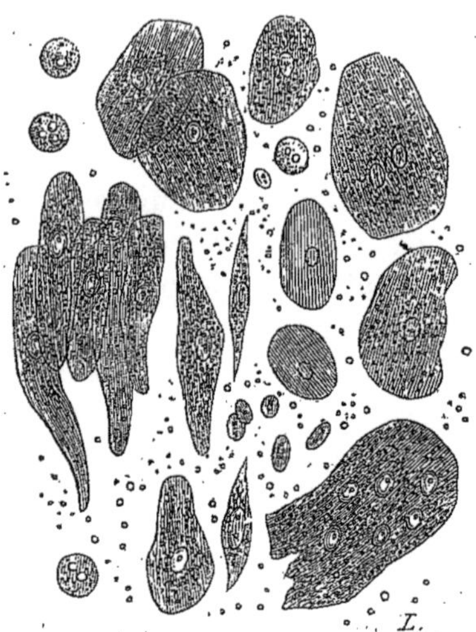

Fig. 24. Éléments d'une tumeur épidermique de la face. — Cellules épidermiques isolées vues de face ou de profil.

apparition est favorisée par un certain nombre de causes occasionnelles irritantes, telles que le frottement, les violences extérieures, l'irritation permanente des tissus, etc.

Les cancroïdes ou épithéliomas s'observent également sur les membranes muqueuses. M. Lebert a fait connaître ceux du col de l'utérus, qui se présentent tantôt sous forme de granulations végétantes grenues plus ou moins volumineuses, ayant quelquefois l'apparence de choux-fleurs et amenant un écoulement sanieux ou des hémorrhagies, comme le cancer, et tantôt sous forme d'infiltration épithéliale diffuse du col utérin. Il a également signalé ceux de la langue (*fig.* 25 et 26), des fosses nasales et de l'œsophage, etc. MM. Bauchet et Dufour en ont vu dans le larynx. J'en ai observé dans la muqueuse de l'estomac simulant le cancer gastrique. Il en existe à la surface de l'arachnoïde, de la plèvre, du péritoine, etc., et ce que l'on prend journellement dans la méningite ou dans la pleurésie pour des tubercules des séreuses n'est souvent pas autre chose qu'un petit amas de cellules épithéliales.

Il y a enfin un épithélioma viscéral primitif ou secondaire, encore peu connu, et qui détermine des accidents très-graves. A part les granulations et les tumeurs épithéliales qui succèdent à des cancroïdes cutanés suivis d'infection générale, on observe des cancroïdes intérieurs primitifs, sous forme de granulations multipliées, éparses dans

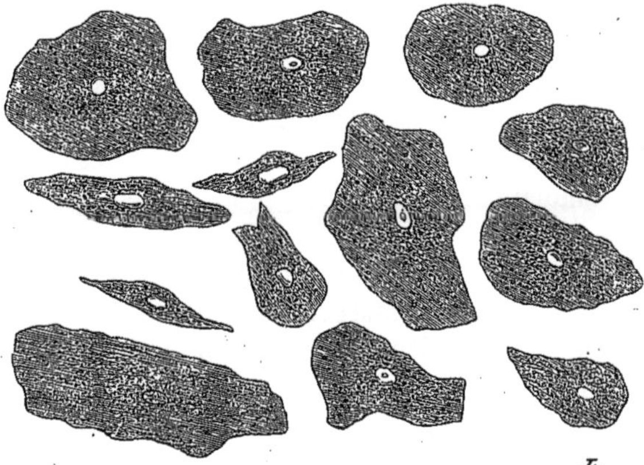

Fig. 25. Cellules épithéliales, d'une infiltration épidermique de la langue. (LEBERT.)

les viscères et à la surface des membranes séreuses et sous forme de végétations des muqueuses.

Les poumons sont quelquefois remplis de granulations miliaires,

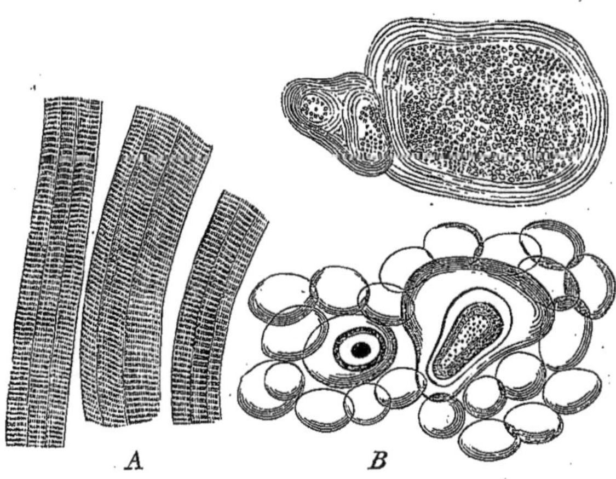

Fig. 26. Cancroïde épidermique de la langue; A, cylindres musculaires de l'infiltration; B, éléments épidermiques simples, infiltrés de graisse confluente ou granuleuse.

opalines, demi-transparentes, séparées avec raison par Bayle des tubercules, dont on les a rapprochées depuis Laennec, et qui ne sont autres que des productions épithéliales. Je les ai étudiées avec M. Ch. Robin, et nous en avons fait connaître la structure en détail dans mon

Traité des maladies des nouveaux-nés[1]. Il en existe également dans la pie-mère des enfants qui succombent à la méningite granuleuse. On les trouve aussi dans le foie, dans les reins, dans la rate, dans la plèvre et dans le péritoine.

Ces granulations épithéliales varient du volume d'une petite tête d'épingle au volume d'un pois; leur nombre est toujours très-considérable, et, dispersées ainsi dans les différents organes, il est évident que leur génération est le résultat d'une diathèse. Elles coexistent souvent avec les granulations tuberculeuses, dont elles ne sont que le premier degré, car on les trouve fréquemment en voie de transformation avec un point jaune opaque au centre formé d'éléments tuberculeux. Elles provoquent l'hypérhémie et l'inflammation des organes où elles se trouvent, de là des accidents aigus souvent mortels.

Le cancroïde ou épithélioma cutané est plus connu dans sa marche que l'épithélioma viscéral. On sait qu'il se développe lentement et qu'il peut rester longtemps stationnaire sans faire de grands progrès ni compromettre l'existence. Il tombe quelquefois naturellement et peut guérir tout seul; mais, dans quelques circonstances, lorsqu'il est très-volumineux, et qu'on l'irrite ou qu'on l'enlève incomplétement, il se reproduit sur place avec une rapidité très-grande, il se développe dans les ganglions lymphatiques du voisinage et dans les viscères, où sa présence amène des accidents mortels. Au contraire, l'épithélioma viscéral primitif se développe d'une manière lente et inappréciable; puis surviennent des accidents inflammatoires aigus, et, selon leur degré, la guérison ou la mort.

Le traitement des épithéliomas est purement chirurgical. Quand ils sont accessibles à la main et encore peu développés, sans participation des ganglions lymphatiques du voisinage, il faut les détruire par l'opération ou par les caustiques. La seule précaution importante à prendre, c'est d'enlever le mal bien au delà de ses limites apparentes, afin de ne pas lui laisser de racines qui favoriseraient sa reproduction.

9° De la production du tissu fibro-plastique accidentel et des tumeurs fibro-plastiques.

Le tissu fibro-plastique normal existant au milieu des tissus dont il sert à constituer la trame est, comme on sait, formé de cellules fibro-plastiques, de noyaux isolés et de fibres fusiformes. On en trouve dans le tissu cellulaire ou connectif, dans le tissu muqueux, dans les glandes lymphatiques, dans les viscères, dans les ganglions

---

[1] *De la phthisie pulmonaire*, p. 377.

du grand sympathique; mais il est toujours disséminé au milieu des autres éléments, et sa présence n'est appréciable qu'au microscope. Dans l'état pathologique, au contraire, il s'accumule dans les tissus et dans les organes à l'état d'infiltration ou de tumeur, de manière à en troubler les fonctions et à produire des accidents graves souvent mortels. C'est une nosorganie souvent confondue avec le cancer, auquel elle ressemble beaucoup dans sa marche, et dont elle ne diffère que par la structure anatomique.

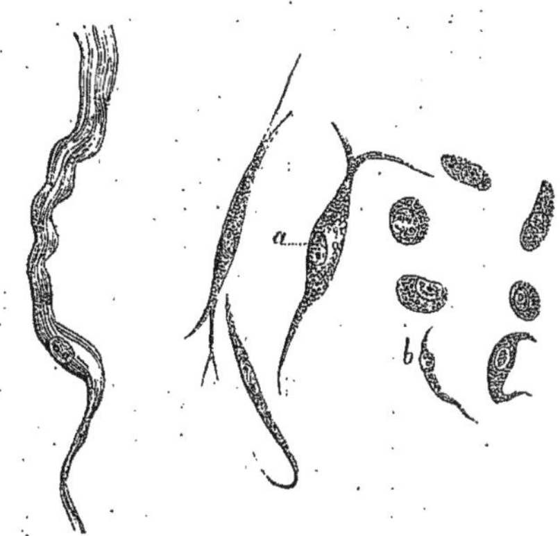

La production accidentelle du tissu fibro-plastique se rencontre à tous les âges, chez le fœtus comme chez l'adulte; mais, à l'état de tumeur, c'est dans la période moyenne de la vie qu'on l'observe. Elle est aussi fréquente chez l'homme que chez la femme, et elle paraît être la conséquence ordinaire d'une irritation locale des tissus et d'une phlegmasie chronique, jointes à une prédisposition toute spéciale, telle que la diathèse syphilitique et fibro-plastique. En

Fig. 27. Éléments fibro-plastiques; *a*, *b*, cellules fusiformes avec noyau central; elles sont pointues ou bifides; *c*, cellules fibro-plastiques ovales; les noyaux fibro-plastiques renfermés dans les cellules sont longs de 0^{mm},007 à 0^{mm},010; larges de 0^{mm},005 à 0^{mm},006, avec granulations moléculaires, quelquefois un ou deux nucléoles.

effet, dans la syphilis constitutionnelle, les ulcères formés reposent souvent sur une base résistante de tissu induré rempli d'éléments fibro-plastiques; et on sait, d'après des recherches de M. Gubler, que chez les enfants mort-nés atteints de syphilis héréditaire, le foie renferme souvent des dépôts jaunâtres de matière dure fibro-plastique.

En outre de cette prédisposition créée par la syphilis, il y a certainement, chez les sujets atteints de nosorganie fibro-plastique, une disposition générale comparable à celle du cancer, et qui favorise le développement anomal de ce tissu. En effet, bien que les tumeurs fibro-plastiques semblent constituer primitivement un mal local et superficiel qui n'a point ses racines dans une disposition dynamique et humorale de l'organisme, puisqu'on peut les extraire avec succès, elles n'en sont pas moins le résultat d'une diathèse latente qui éclate sur un point avant de se manifester partout. Qu'arrive-t-il souvent après l'ablation d'une de ces tumeurs? Elles se reproduisent une ou deux fois à la même place, puis elles envahissent les ganglions lymphatiques voisins, plus tard les poumons, le foie et les viscères, et de cette multiplication caractéristique d'une diathèse résulte bientôt une cachexie mortelle. Comme on le verra, les choses se passent ici comme dans le cancer, avec cette différence que dans un cas la généralisation du mal est peu fréquente, tandis que dans le cancer cette généralisation s'observe presque toujours. Il y a donc une diathèse fibro-plastique et une diathèse cancéreuse ; mais la première est infiniment moins redoutable que l'autre.

La production accidentelle du tissu fibro-plastique a été d'abord étudiée par M. Lebert, et successivement par tous les autres micrologues.

D'après cet auteur le tissu fibro-plastique observé dans les organes se présente sous trois formes différentes :

1° Le tissu fibro-plastique d'origine inflammatoire ; 2° l'hypertrophie fibro-plastique ; 3° la formation fibro-plastique, autogène et essentielle.

« Une tumeur fibro-plastique essentielle est composée d'un tissu qui existe à l'état normal dans l'économie, et qui n'est autre que du tissu cellulaire ou fibreux incomplétement développé et en voie de formation. Ces tumeurs constituent une maladie locale qui, dans quelques-unes de ses formes, a une tendance à récidiver sur place ; et qui, dans des cas exceptionnels, peut se généraliser dans l'économie tout entière, comme, du reste, beaucoup d'autres maladies essentiellement locales dans le principe[1]. »

Le tissu fibro-plastique d'origine inflammatoire présente des éléments mal formés et offre une grande tendance à la transformation fibroïde définitive, ou à l'atrophie ; tandis que le tissu d'origine autogène tend à prendre une vie propre et un développement indépendant.

Le tissu fibro-plastique inflammatoire existe surtout dans les tissus affectés d'induration à la suite des phlegmasies chroniques, et il se produit là où se fait une réparation. On le trouve au milieu du tissu jaune, lardacé des membranes synoviales, dans les tumeurs blanches, dans le tissu rouge et fongueux des fistules ; dans les bourgeons charnus des plaies ; autour des tubercules, qui infiltrent une grande partie de l'épididyme ou du testicule, enfin, dans le chancre induré, au moment où se fait la cicatrisation. L'hypertrophie fibro-plastique glandulaire et les tumeurs fibro-plastiques, autogènes ou essentielles, sont infiniment mieux formées et renferment

---

[1] *Traité d'anatomie pathologique générale et spéciale*, Paris, 1856, t. I, p. 177.

les éléments du tissu fibro-plastique à son état de développement le plus parfait. Celles des membres, et surtout de la cuisse, ont généralement une forme ronde ou ovoïde, lisse ou lobée. Le volume de ces tumeurs est très-variable. Quelquefois grosses comme une noisette à la peau, elles peuvent atteindre le volume d'un œuf de cane dans les ganglions lymphatiques. Dans la parotide, dans le testicule, dans la mamelle, etc., elles peuvent offrir le volume d'une tête d'enfant et même d'adulte.

C'est principalement aux membres et sur le tronc que les tumeurs fibro-plastiques présentent un volume énorme. Le tissu fibro-plastique des tumeurs est généralement résistant, élastique; mais il offre quelquefois un tel état de mollesse, qu'il fait croire à de la fluctuation.

Caractères physiques des tumeurs fibro-plastiques. — Ces tumeurs se rencontrent dans la peau et dans le tissu cellulaire sous-cutané; là, elles constituent ce qu'Alibert désignait sous le nom de *keloïde*, maladie qui se reproduit toujours après l'extirpation et qui devient aisément la source d'une infection fibro-plastique générale. Il y en a qui se développent dans les glandes lymphatiques, dans les glandes mammaires, parotides, testiculaires, et dans les follicules sébacés; dans la profondeur des tissus, ordinairement dans l'épaisseur des membres, et elles atteignent quelquefois un volume considérable; dans le foie, dans les poumons, dans les méninges, et enfin dans les différentes parties du système osseux, qu'elles détruisent au point de nécessiter l'amputation ou l'ablation complète des os malades.

Les tumeurs fibro-plastiques sont, en général, molles, lobées ou lobulées, peu vasculaires, assez homogènes, d'un jaune pâle ou rougeâtre, où bien remplies d'une substance fibro-gélatineuse, demi-transparente, placée entre les fibres du tissu fibro-plastique. Elles ont une forme arrondie, assez lisse. Mamelonnées dans les ganglions lymphatiques, lobulaires ou lobées dans la mamelle et dans la parotide, ordinairement mobiles ou du moins peu adhérentes, ces tumeurs s'entourent d'une enveloppe fibreuse, très-vasculaire, dont les vaisseaux s'irradient jusque dans l'épaisseur du tissu morbide. La peau qui les couvre garde presque toujours son intégrité, mais, en quelques circonstances, s'ulcère comme dans les véritables tumeurs cancéreuses.

D'après M. Lebert, le tissu fibro-plastique offre à l'œil nu des caractères différents, selon qu'il s'agit d'hypertrophies fibro-plastiques ou de tumeurs fibro-plastiques autogènes ou essentielles. Ainsi, dans les hypertrophies fibro-plastiques, les caractères intérieurs varient suivant les régions affectées. Dans l'hypertrophie papillaire, on trouve les papilles en petit nombre, molles et vasculaires. Dans l'hypertrophie fibro-plastique du derme, on constate un tissu mou, élastique, d'un jaune grisâtre. L'hypertrophie fibro-plastique des ganglions est jaune luisant, demi-transparent et comme gélatineux, ou bien le tissu a l'aspect blanc jaunâtre du tissu fibreux. Dans les glandes comme le sein ou dans les testicules, le tissu fibro-plastique a l'aspect fibro-gélatineux, demi-transparent par place, et offrant, dans quelques endroits, une forte vascularité.

Les tumeurs du tronc et des extrémités offrent la même variété dans l'apparence extérieure. Elles sont formées d'une substance homogène ou lobulée demi-transparente ou opaque, plus ou moins vasculaire, avec des épanchements sanguins colorés, offrant une infinité de nuances différentes les unes des autres.

M. Lebert distingue trois variétés de structure extérieure dans le tissu fibro-plastique : une substance homogène, une substance lobulée, une substance diffuse, infiltrée entre les éléments de certaines excroissances fibro-plastiques.

Substance homogène. — Elle offre plusieurs variétés types. (*a*) C'est une substance homogène d'un blanc jaunâtre, ferme, à forme fibreuse, peu vascularisée; (*b*) ou bien c'est une substance homogène, d'un jaune verdâtre, molle, demi-transparente, se rapprochant de la forme colloïde, peu vasculaire en général.

La *substance lobulée* offre le second type du fibro-plastique et renferme les deux variétés d'aspect non transparent ou incomplétement transparent et gélatiniforme. La variété non transparente de la substance lobulée est un tissu jaune rougeâtre, lobulé, souvent très-mou, élastique, renfermant un peu de liquide incolore, peu abondant. Il est uniformément vasculaire; on y rencontre peu d'épanchements sanguins. La seconde variété du tissu mou, gélatineux, est lobée et bosselée, vasculaire, à épanchements sanguins. « On voit, dit M. Lebert, que nous assimilons le tissu fibro-gélatineux ou fibro-colloïde, qu'il soit lobé ou homogène, avec le tissu fibro-plastique. En effet, sa texture s'identifie avec celui-ci, et l'on ne saurait, sans multiplier inutilement les divisions, le décrire comme un tissu à part. »

Le liquide des tumeurs fibro-plastiques est quelquefois lactescent et pourrait être confondu avec celui du cancer; mais, en le délayant dans l'eau, l'eau reste transparente et l'on voit nettement les cellules et les corps fusiformes, causes de cette opalinité.

Les vaisseaux, dans le tissu fibro-plastique, se ramifient surtout dans leur enveloppe cellulo-fibreuse, et pénètrent moins complétement dans les couches profondes.

Le tissu fibro-plastique se mêle souvent à des kystes et à un grand nombre d'autres productions morbides. On y rencontre quelquefois des parties osseuses et des concrétions calcaires, surtout dans l'ostéo-sarcome fibro-plastique. M. Lebert l'y a vu, avec ce qu'il appelle le tissu phymatoïde, mais cette alliance est très-rare.

Examen microscopique. — Le tissu fibro-plastique n'est que le développement du tissu connectif. On y trouve tous les éléments caractéristiques de ce tissu, plus les variétés enfantées par l'état morbide.

Les éléments de ce tissu sont, d'après M. Lebert, « des cellules fibroplastiques, arrondies, sphériques, ovoïdes, allongées et irrégulières, généralement assez plates; plus elles sont jeunes, plus leur enveloppe est pour ainsi dire accolée à la surface du noyau. Leur dimension moyenne est de 1/100ᵉ à 1/60ᵉ de millimètre. La paroi cellulaire est pâle, homogène, peu granuleuse. On trouve un ou deux noyaux dans leur intérieur, mais les cellules mères en renferment en plus grand nombre, qui ont de 1/200ᵉ à 1/140ᵉ de millimètre de longueur. Ronds dans l'origine, ils deviennent plus tard ovoïdes, et atteignent 1/40ᵉ de millimètre de longueur[1]. » « Les corps fusiformes caractéristiques constituent en quelque sorte l'intermédiaire de la cellule et de la fibre. Ils sont allongés et se terminent le plus souvent en s'effilant; mais quelquefois ce prolongement effilé est divisé (fig. 24). En moyenne, ils ont 1/130ᵉ de millimètre. Leur longueur considérable est de 1/40ᵉ de millimètre, quelque fois 1/20ᵉ et même 1/10ᵉ. Il n'est pas rare de trouver le tissu fibroplastique entièrement composé de ces fuseaux. On trouve au microscope aussi bien qu'à l'œil tous les passages au véritable tissu fibreux. »

« Outre les cellules simples et les corps fusiformes, on rencontre de grands feuillets ou des cellules mères variant entre 1/33ᵉ et 1/12ᵉ de millimètre, et renfermant un certain nombre de noyaux, munis encore quelquefois de leurs parois cellulaires. Ces grandes cellules sont quelquefois entourées et comme enroulées de fuseaux, et ces amas bien délimités constituent des globes concentriques fibro-plastiques qui, par suite, peuvent subir des altérations. Les cellules et les fuseaux fibro-plastiques ordinaires subissent aussi une infiltration granulo-graisseuse. La substance gélatineuse des tumeurs fibro-plastiques est, sous le microscope, à peu près transparente et parsemée de

---

[1] *Traité d'anatomie pathologique générale et spéciale,* t. I, p. 185.

fibres fines et de noyaux cellulaires. Les éléments graisseux libres sont très-rares dans toutes ces tumeurs. »

Les tumeurs fibro-plastiques tendent à envahir et à détruire les tissus et les organes voisins, soit par l'usure et l'absorption des parties molles ou dures qui s'opposent à leur libre développement, soit par l'extension de la maladie à des tissus primitivement étrangers. Les muscles peuvent être, par ce moyen, déformés et atrophiés, les os dénudés de leur périoste.

Si l'on consulte les nombreuses observations de M. Lebert sur les différentes phases de leur développement, voici ce qu'on trouve : une fois les premiers éléments de tissu fibro-plastique déposés dans le tissu, l'accroissement reste longtemps stationnaire et devient plus rapide, soit par le fait d'une irritation extérieure, soit spontanément par une nutrition exagérée due à une vascularisation très-grande ou à un accroissement rapide par développement abondant de cellules, sans augmentation notable de vascularité.

Quelquefois ce tissu devient le siége d'un état phlegmasique aigu, suivi de gangrène, d'épanchements hémorrhagiques, lorsque le tissu est mou et la vascularité très-grande; d'un ramollissement causé, soit par une infiltration plus abondante d'un suc liquide et transparent, soit par suite d'une liquéfaction des éléments histologiques eux-mêmes. C'est alors que la peau se détruit et donne lieu à des ulcères incurables.

Les tumeurs fibro-plastiques offrent l'infiltration granulo-graisseuse dans les tumeurs déjà anciennes, l'infiltration calcaire et quelquefois une véritable ossification dans celles qui proviennent du tissu osseux.

La tendance aux récidives, dans les tumeurs fibro-plastiques enlevées par l'opération, est un fait qui ne peut plus aujourd'hui être mis en doute : Signalé par Virchow, Bennett, Velpeau, etc., M. Lebert, l'accepte également. Cet auteur compte en tout treize cas de récidives sur quatre-vingt-quatorze opérations, mais il déclare n'avoir observé cet accident que sur soixante-cinq cas de tumeurs fibro-plastiques autogènes ou essentielles, et jamais dans les hypertrophies fibro-plastiques glandulaires. Pour ce micrographe, dans l'hypertrophie fibro-plastique, l'absence de récidive n'exclut pas la reproduction ultérieure d'une maladie semblable. Ainsi l'ablation d'une glande hypertrophiée et fibro-plastique n'empêche pas la reproduction de la même maladie dans une autre glande.

« Ce chiffre de treize cas de récidives sur soixante-trois tumeurs autogènes établit déjà une énorme différence entre les tumeurs fibro-plastiques et le cancer, dans lequel la récidive est à peu près constante et presque fatale. Dans les tumeurs fibro-plastiques, elle a lieu sur place; dans le cancer, elle peut avoir lieu partout. En un mot, les cas de généralisation exceptés, rares dans les tumeurs fibro-plastiques, très-fréquents dans le cancer, nous voyons, dans l'une des affections, le cachet d'une maladie qui, tout en pouvant suivre une marche fort grave, est cependant locale, tandis que, dans l'autre, une marche en apparence bénigne n'empêche pas le mal d'être d'emblée général et constitutionnel, différence capitale pour les doctrines pathologiques et pour la pratique[1]. »

Non-seulement les tumeurs fibro-plastiques peuvent récidiver sur place, mais, ce qui est est plus grave, elles ont comme le cancer, quoique à un plus faible degré, la propriété funeste de se multiplier dans l'économie, par suite d'une infection générale des humeurs, résultant de l'état diathésique. Cette généralisation des maladies fibro-plastiques, un instant mise en doute, est aujourd'hui incontestable, et M. Lebert en rapporte neuf observations empruntées à différents auteurs.

Elles récidivent sur place, se produisent dans les ganglions lymphatiques voisins et ensuite dans les viscères, principalement dans les poumons, où elles produisent des accidents variables se terminant toujours par la mort.

On connaît les principaux symptômes des tumeurs fibro-plastiques, en sachant quels peuvent être leur volume, leur consistance et leurs différentes formes; mais il est un autre symptôme qu'elles peuvent offrir, c'est la douleur. Les tumeurs fibro-plastiques sont peu douloureuses à la pression et rarement le siége de douleurs névralgiques aiguës comme dans le cancer. Les troubles qu'elles produisent varient selon la fonction des organes affectés et résultent en grande partie d'une gêne locale. C'est ainsi qu'elles troublent la motilité, la marche, les organes des sens, des facultés intellectuelles et quelquefois de la digestion, lorsqu'elles occupent le cerveau ou les méninges.

Un autre fait local de ces tumeurs, c'est la tendance aux hémorrhagies, après une ulcération de leur surface; mais, dans l'immense majorité des cas, la santé générale reste bonne en apparence pendant la durée de leur développement.

Dans certaines circonstances, il se fait un dépérissement rapide, quand le mal exerce son action réflexe sur les organes digestifs en altérant la nutrition; quand une ulcération de la peau secrète du pus en abondance ou engendre des hémorrhagies. Le même état d'amai-

---

[1] Loc. cit , p. 187.

grissement accompagné de la perte des forces, de l'insomnie, du trouble des fonctions digestives et de la teinte cachectique de la peau, se produit également dans les cas d'infection fibro-plastique générale, et il indique toujours une mort prochaine.

Les nosorganies fibro-plastiques, quel que soit leur siége, par cela même qu'elles résultent d'une diathèse, sont donc des maladies graves. — Quoique l'extirpation puisse les guérir dans un grand nombre de cas, il ne faut pas oublier qu'elles récidivent très-souvent sur place et quelquefois dans les ganglions lymphatiques du voisinage ou à l'intérieur des viscères, de manière à occasionner la mort.

Le traitement qu'il faut employer dans cette altération de structure consiste à tenter de produire la résorption ou l'atrophie des tumeurs par les sels d'or, les mercuriaux et l'iode au dedans et au dehors. Si la production fibro-plastique est d'origine syphilitique, elle peut ainsi disparaître. Quand elle a résisté à ces moyens, et qu'elle est accessible à la main, il faut en faire l'ablation par le fer ou par les caustiques.

10. De la production du tissu fibreux.

Il se produit du tissu fibreux dans tous les organes affectés d'hypertrophie et de phlegmasie chronique, autour des kystes et des corps étrangers; mais il est alors peu abondant et n'a point tous les caractères qu'il présente dans certaines productions morbides accidentelles, lorsqu'il se trouve réuni en tumeur.

On connaît depuis longtemps les tumeurs fibreuses et les différentes phases de leur développement, mais leur structure et leur classification laissaient beaucoup à désirer. Les recherches des micrologues, et particulièrement celles de M. Lebert, ont jeté une vive lumière sur cette partie de la question.

D'après ce dernier auteur[1], les tumeurs fibreuses forment une classe particulière bien distincte de toutes les tumeurs à fibres et particulièrement des tumeurs fibro-plastiques, qui leur ressemblent beaucoup. Elles sont principalement composées de tissu fibreux, ayant des caractères particuliers que j'indiquerai plus loin. Il y en a quatre espèces : 1° les tumeurs fibroïdes de la peau et des muqueuses ; 2° les hypertrophies du tissu fibreux normal ; 3° les fibroïdes utérins ; 4° les tumeurs fibreuses libres dans les séreuses.

Malheureusement, il faut le dire, si ces différentes tumeurs renferment surtout du tissu fibreux, on y trouve aussi du tissu conjonctif, du tissu fibro-plastique, quelquefois du tissu musculaire, etc. Les pro-

[1] *Traité d'anatomie pathologique générale et spéciale*, t. I, p. 149.

portions de ces différents tissus ne sont presque jamais les mêmes et rien n'est variable comme la composition de ces tumeurs, ce qui change beaucoup leur aspect, et les rapproche tantôt de l'état fibroïde, de l'état fibreux ou de l'état fibro-plastique. Si la connaissance des éléments anatomiques est importante pour classer les tumeurs, elle ne donne point de résultats absolus, et ce serait chose fâcheuse que de s'en tenir exclusivement à elle pour établir des divisions nosographiques.

Les tumeurs fibreuses sont plus ou moins volumineuses et peuvent offrir jusqu'à 30 centimètres de diamètre. Elles sont mamelonnées, arrondies ou ovalaires, quelquefois pédiculées, souvent irrégulières, superficielles ou profondes, lâchement unies aux parties voisines par du tissu cellulaire ou attachées par du tissu fibreux. Elles sont dures, presque cartilagineuses, difficiles à couper avec le scalpel. Leur surface est lisse, blanc jaunâtre, quelquefois brillante, nacrée, parsemée de fibres plus ou moins apparentes et dures. Il ne s'en écoule à la pression qu'une petite quantité de liquide transparent, jaunâtre, ou du sang qui sort par les orifices des vaisseaux divisés.

Ces tumeurs paraissent composées de tissu cellulaire et de fibres résistantes irrégulièrement entre-croisées ou disposées en faisceaux concentriques, renfermant dans les intervalles de la matière amorphe, des granulations moléculaires de la graisse et une petite quantité de noyaux ou de cellules fibro-plastiques. Il y a en outre des vaisseaux en nombre variable qui leur donnent une teinte rosée plus ou moins apparente.

Dans certains cas, les noyaux fibro-plastiques abondent, et ailleurs ce sont les cellules. Ce sont des différences qui établissent la transition entre les tumeurs fibreuses proprement dites et les productions fibro-plastiques dont j'ai déjà parlé.

Quelques-unes de ces tumeurs renferment au centre des cavités, véritables kystes remplis de sang ou de sérum, renfermant de la cholestérine ou du liquide transparent, jaunâtre, visqueux, comparable à de la synovie, selon M. Cruveilhier. Mais ce qu'il y a de curieux à connaître, ce sont les dégénérescences dont elles peuvent être le siége.

A une époque avancée, on voit certaines tumeurs fibreuses, devenues très-vasculaires, s'enflammer, s'ulcérer à leur surface, et, d'après Lebert, produire des hémorrhagies. Cela est très-rare. Au contraire, il est plus commun de les voir infiltrées de matière calcaire, quelquefois de tissu osseux formant ces concrétions volumineuses, dures, singulières, dont j'ai parlé à propos des néoplasmes morbides inorganiques.

La production du tissu fibreux, à l'état de tumeur, se fait ordinairement dans les tissus formés eux-mêmes de fibres, dans le névrilème, dans l'utérus, dans l'ovaire, autour du périoste, dans la mamelle, dans le tissu cellulaire sous-cutané où elle forme des verrues et des tubercules douloureux, dans le tissu cellulaire sous-muqueux à l'état de polypes fibro-celluleux, etc., etc.

Le volume des tumeurs fibreuses est très-variable : tantôt grosses comme un pois, elles peuvent acquérir les dimensions d'une tête d'adulte. Elles sont simples ou multiples, et M. Lebert a lu à la Société de Biologie l'observation d'un homme de soixante-six ans qui en présentait plusieurs centaines d'un petit volume à la tête, au tronc et aux membres. On les rencontre également dans les deux sexes, quelquefois sur les fœtus, mais cela est rare, car c'est une maladie de l'adulte qui, d'après M. Lebert, s'observe principalement entre la puberté et l'âge de retour.

Les tumeurs fibreuses ont une marche lente ; elles sont généralement peu douloureuses, sauf celles qui occupent le nevrilème, et elles ne gênent les malades que par leur poids, et par la compression qu'elles exercent sur les organes voisins. Elles restent longtemps stationnaires et diminuent rarement de volume, si ce n'est lorsqu'elles occupent l'utérus. Il est rare qu'elles se détruisent d'elles-mêmes par inflammation, et leur évolution la plus heureuse consiste dans la transformation osseuse ou crétacée. Ces tumeurs guérissent généralement bien par l'extirpation, mais par exception elles récidivent sur place, et peuvent donner lieu, comme le cancer, à un état diathésique qui favorise le développement d'autres masses fibreuses dans les viscères.

11. De la production du tissu cartilagineux.

On rencontre rarement des cartilages de nouvelle formation. Cependant le cal, avant de constituer un nouvel os, se présente à l'état transitoire de cartilage : il en est de même dans le tissu fibreux naturel ou accidentel qui se transforme, dans le tissu cellulaire des valvules du cœur, dans les parois de certains kystes, dans la plèvre enflammée, qui peut avec le temps devenir cartilagineuse, etc.

En dehors de ces faits, le cartilage se développe quelquefois accidentellement sous forme de tumeurs isolées parfaitement distinctes, décrites pour la première fois par Müller sous le nom d'*enchondromes*, et chez nous par M. Cruveilhier sous celui d'*ostéochondrophytes*.

D'après M. Lebert[1], les tumeurs cartilagineuses ou enchondromes

[1] Loc. cit., p. 247.

sont constituées par des masses plus ou moins considérables, variant de la grosseur d'un pois au volume d'une tête d'adulte ; elles sont arrondies, mamelonnées, fort élastiques et quelquefois très-dures, quand une coque osseuse les entoure. D'habitude, leur enveloppe est fibreuse, et à l'intérieur on trouve du cartilage normal ou encore mal formé, à l'état de masses séparées par un tissu hyalin, fibroïde ou osseux. Il s'y montre aussi des kystes simples ou multiloculaires remplis de sang ou de sérum et des vaisseaux artériels et veineux en quantité plus ou moins considérable.

L'enchondrome est formé des éléments anatomiques ordinaires du cartilage, seulement la forme et la disposition des cellules sont plus variées. Il y a une substance intercellulaire blanchâtre remplie de vacuoles à contours nettement délimités de 1/20ᵉ à 1/10ᵉ de millimètre.

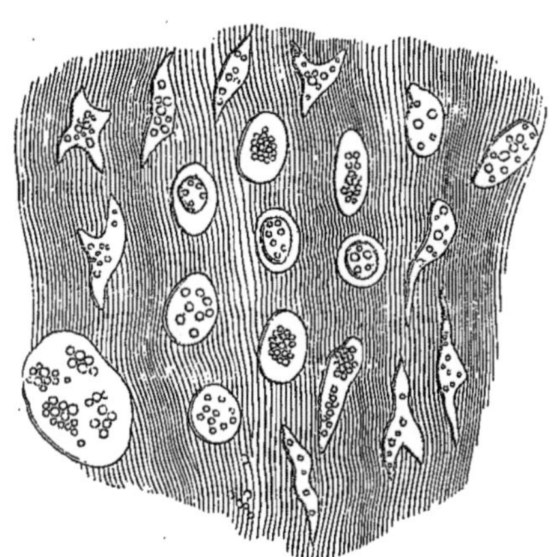

Fig 28. Éléments microscopiques de l'enchondrome.
(LEBERT.)

Elle est homogène ou traversée de fibres plus ou moins abondantes; tantôt cette substance prédomine et les cellules sont rares et écartées, tantôt il n'y a que des cellules et peu de substance intercellulaire. Les cellules sont ovoïdes, libres ou entassées (fig. 25) à contours ronds ou irréguliers de 1/60ᵉ à 1/40ᵉ de millimètre, garnis ou non de noyaux et de nucléoles et autour d'elles il y a un certain nombre de noyaux libres. L'enchondrome est en grande partie formé d'une gélatine spéciale désignée par Müller sous le nom de *chondrine*.

Ce tissu conserve longtemps les apparences du cartilage sans éprouver de changement, mais à la fin il se transforme partiellement ou en totalité. Il se ramollit, s'ossifie ou passe à l'état crétacé. On y trouve quelquefois des fragments et des masses osseuses, spongieuses ou compactes avec des lamelles concentriques, des corpuscules osseux et des canaux médullaires formant des *ostéoïdes*. Le plus ordinairement tout se borne à un dépôt considérable de matières calcaires dans les cellules et dans la substance intercellulaire, de manière à former des plaques calcaires ou une masse d'une apparence blanchâtre granitique. M. Lebert a donné à cette métamorphose le nom de *calci-fication*.

Quand l'enchondrome se ramollit, ce qui est rare, la tumeur devient élastique et fluctuante, friable, le tissu perd toute consistance, se remplit de vacuoles et même de kystes, et l'on trouve les cellules de cartilage infiltrées de graisse. M. Lebert signale enfin comme possible, d'après des observations de M. Lenoir et de Lloyd, la terminaison par ulcération et gangrène de la tumeur.

L'enchondrome se développe de préférence dans les os et à leur voisinage, et il n'affecte que plus rarement les parties molles. D'après une statistique de M. Lebert faite avec des observations empruntées à différents auteurs, sur 125 cas d'enchondrome, il y en aurait eu 104 ayant pour siége le système osseux, surtout les phalanges et les doigts, le fémur, les côtes, etc. Il prend racine à la surface de l'os ou dans le canal médullaire, qu'il dilate outre mesure en l'enveloppant d'une coque osseuse.

Dans les parties molles, l'enchondrome a été observé dans la parotide, dans la mamelle, dans le testicule, dans le tissu cellulaire souscutané, dans les poumons, dans la rate, dans le nez et dans les glandes sous-maxillaires.

Il est quelquefois combiné avec d'autres néoplasmes morbides, tels que les tumeurs hématiques ou graisseuses, d'après M. Lebert ; avec le tissu fibro-plastique, cancéreux, d'après Müller, Paget, etc.

Les kystes formés autour des corps étrangers, des tubercules pulmonaires, des hydatides du foie, etc., se transforment souvent en cartilage, afin de protéger les organes contre le développement de la maladie. Pareil phénomène se produit dans les anciennes pseudo-membranes de la plèvre ou des séreuses produites par l'inflammation dans les valvules du cœur, sur la membrane interne des veines, etc. C'est là ce qui explique la formation de certains corps étrangers fibreux et cartilagineux trouvés dans les articulations, dans la poitrine, dans les vaisseaux, etc. Des fausses membranes ou des productions fibrineuses et fibreuses devenues libres se sont transformées et ont pris la forme cartilagineuse, osseuse ou calcaire.

Les enchondromes ordinairement isolés peuvent exister en assez grand nombre chez le même individu, puisqu'on en a trouvé 15 à 20 sur le même sujet. Leur marche est lente et ils sont rarement douloureux; cependant, chez quelques personnes, le mal a, par exception, une activité très-grande et il acquiert son maximum de développement en quelques mois.

L'enchondrome ne produit généralement d'autre gêne que celle d'un corps étranger de même volume, et les troubles qu'il détermine dépendent surtout de son siége et de la compression qu'il exerce sur les organes voisins. Son influence générale sur l'organisme est presque nulle, et ce n'est qu'après l'ulcération que, donnant lieu à une suppuration abondante, il produit des accidents dus à l'épuisement des malades.

C'est une maladie qui reste presque toujours locale; mais cependant, pas plus que le cancer, les tumeurs épithéliales et fibro-plastiques, elle n'est à l'abri de récidive et d'infection générale après l'extirpation des tissus malades. MM. Benoist et Richet ont publié des faits d'enchondromes opérés s'étant reproduits sur place, et à l'intérieur, dans les poumons, de manière à faire périr les malades. Cela est très-rare comparativement à l'infection qui succède aux ablations du cancer; mais, puisque ces faits existent, il faut les connaître, afin de bien établir qu'il n'y a pas à proprement dire de maladies locales, et que toujours l'organisme entier participe aux désordres survenus dans les parties les moins impressionnables.

12. De la production du tissu osseux.

Il se produit accidentellement du tissu osseux dans un grand nombre de circonstances, au milieu de néoplasmes particuliers engendrés dans les parties molles ou au voisinage des os. C'est ce qu'on appelle des *concrétions ossiformes*, des *ostéoïdes* ou des *ostéophytes*.

Les ostéoïdes, très-fréquents chez les vieillards, se développent par exception dans la jeunesse; ils résultent : 1° de l'inflammation de certains tissus, exemples : les concrétions ossiformes de la face interne des côtes à la suite des pleurésies, celles du cœur après l'endocardite ; 2° de la diathèse goutteuse syphilitique, scrofuleuse ; 3° de la diathèse osseuse. En effet, Lobstein et Kuhnholtz [1], Morel Lavallée [2], ont signalé chez le même individu des exostoses et des ostéophytes multiples, qu'on ne pouvait rapporter à aucune des causes connues et qui dépendaient évidemment d'une disposition organique spéciale. A cette diathèse se rattachent les ostéophytes de l'état puerpéral. On sait que M. Ducrest [3] a découvert, chez un grand nombre de femmes mortes en couche, à la face interne du crâne et du bassin, des lames osseuses, minces, assez étendues : d'abord peu résistantes, ensuite épaisses et dures, donnant une épaisseur plus grande aux os du crâne. La production de ces ostéophytes commence au troisième mois de la grossesse et continue

---

[1] *Mém. sur la diathèse osseuse*, Montpellier, 1834.
[2] *Mém. de la Soc. de chirurgie*, Paris, 1847, t. I, p. 75.
[3] *Mém. de la Soc. d'observation*, Paris, 1843, t. II, p. 381.

jusqu'au terme de l'accouchement. C'est, comme je l'ai dit, une forme particulière de la diathèse osseuse.

On voit les ostéoïdes se développer là où un os détruit est remplacé par un os nouveau, soit dans le cal des fractures simples et comminutives, soit à la suite de la nécrose, lorsque le séquestre a pu être éliminé. Il se produit également dans le tissu fibreux et fibro-plastique ancien, dans les cartilages normaux ou accidentels, dans les corps fibreux libres des séreuses, etc., etc.

Les ostéoïdes ne sont pas des os véritables avec la disposition exacte des éléments de l'os normal, mais ils en contiennent les éléments principaux épars dans une gangue fibro-plastique et calcaire. Ils se présentent sous forme de granulations, de lames ou de masses amorphes, plus ou moins volumineuses, et on y trouve les corpuscules osseux et les canalicules caractéristiques de l'os normal, mélangés à une assez grande quantité de sels.

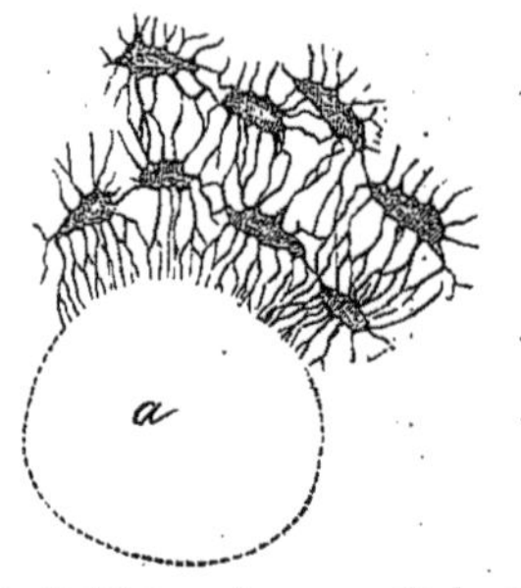

Fig. 29. Substance des os, percée de canalicules représentés par les points noirs irréguliers, garnis de prolongements capillaires. Ce sont les canalicules qu'on appelle les corpuscules des os, ou des ostéoplastes; ils ont de 0^{mm},10 à 0^{mm},14 de diamètre.

Les ostéoïdes sont d'autant mieux formés et rappellent d'autant plus la structure du tissu osseux, qu'ils naissent sur un os ou dans son voisinage immédiat. Ainsi les exostoses et les périostoses, l'ostéophyte puerpérale du crâne, renferment plus de corpuscules osseux que les ostéoïdes développés dans les parties molles.

13. De la production du pigment et des tumeurs mélaniques.

On sait que dans l'état normal certains tissus, tels que la peau, le poumon des vieillards, quelques points de l'encéphale, la surface interne de la choroïde, etc., sont remplis d'une matière colorante noire, formée de granulations noirâtres libres, *pigment*, ou enfermées dans des cellules dites *pigmentaires*. L'augmentation anomale de cette matière ou sa production accidentelle dans les tissus qui en sont privés est une nosorganie fréquente, qui produit les changements de coloration des organes et des tissus. C'est un état particulier qui a reçu le nom de *mélanose*.

Quelques circonstances particulières, telles que les dépôts de carbone dans le poumon chez les mineurs employés à la houille, la teinte brune ardoisée de l'intestin des anciennes phlegmasies produite par le sulfure de fer, la coloration noire de quelques tissus par le sulfure de plomb dans quelques cas, la couleur noire de l'estomac par la matière colorante du sang après une hématémèse, peuvent en imposer et faire croire à une mélanose qui n'existe pas. Il n'y a qu'un moyen d'éviter cette erreur, c'est d'examiner les tissus colorés au moyen du microscope. Des granulations et des cellules pigmentaires spéciales caractérisent la mélanose vraie des tissus colorés en noir par la fausse mélanose.

Quoique bien connue d'après son aspect extérieur, par les travaux de Laennec[1], de Bayle[2], de Dupuytren[3], de Breschet[4], de M. Andral[5], de M. Cruveilhier, etc., et par les nombreux travaux des vétérinaires, la structure de la mélanose n'a été bien appréciée que depuis les applications du microscope à l'anatomie pathologique, par Vogel, Lebert, Virchow, Ch. Robin, etc. C'est un tissu nouveau semblable à tous les tissus morbides, par la vie qu'il emprunte à l'organisme où il se développe, par les phénomènes de son développement, par son évolution et par l'action infectante qu'il exerce sur les humeurs, en donnant quelquefois lieu à une diathèse redoutable toujours mortelle.

D'après les micrologues, la mélanose s'observe en quantité exagérée dans les tissus physiologiques ou dans les néoplasmes, tels que les tubercules, le cancer, etc.; et le pigment déposé se rencontre tantôt à l'état de granules libres dans les tissus ou renfermés dans des cellules pigmentaires, tantôt sous forme de petits cristaux noirs ou rougeâtres.

M. Forster et quelques anatomistes pensent que la mélanose est très-probablement due à une transformation de la matière colorante du sang. Cela est vrai dans quelques cas : pour les taches brunes de l'ovaire dans les vésicules de graaf, les taches de rouille sur le cerveau après les épanchements sanguins, la teinte noire des parois d'une hémorrhagie enkystée, etc., ainsi que l'a vérifié M. Lebert; mais il en est d'autres où ce fait est impossible à établir.

Quoi qu'il en soit de cette origine de la mélanose, ce tissu est particulièrement caractérisé par une matière organique renfermant des granulations des cellules pigmentaires et des cristaux d'hématine. 1° Les granulations moléculaires sont brunes ou noires, d'inégal volume, de 1/400ᵉ à 1/500ᵉ de millimètre, de forme anguleuse irrégulière, libres et entassées ou renfermées dans des cellules de nature très-différente. 2° Les *cellules pigmentaires* ne sont pas des

<hr>

[1] *Traité d'auscultation*, t. I, p. 288.
[2] *Journ. de Médecine de Corvisart*, t. IX, p. 360.
[3] *Idem*, p. 446.
[4] *Journ. de Physiologie*, par Magendie, Paris, 1821, t. I, p. 555.
[5] *Anat. pathol.*, t. I, p. 446.

néoplasmes particuliers ; toutes les cellules épithéliales, fibro-plastiques, cancéreuses, etc., peuvent renfermer des pigments que l'on rapporte à la transformation de la matière colorante du sang infiltré dans ces cellules (*fig.* 30). Elles renferment peu ou beaucoup de granules, et, avec le temps, quand elles sont bien remplies, elles se déforment, s'atrophient et forment des amas ronds de 1/50ᵉ de millimètre, où la cellule est difficile à reconnaître. Pour quelques auteurs, c'est une membrane cellulaire nouvelle qui enveloppe des amas de globules sanguins ou des granules de pigment et se garnit plus tard d'un noyau. 3° Il y a enfin, en outre, un certain nombre de cristaux rhomboïdes, rouges ou noirs, formés d'*hématine*.

L'analyse chimique y démontre de la fibrine, de l'albumine, des matières grasses et une grande quantité de carbone évaluée à 80 ou 90 pour 100.

Une fois ce pigment produit, il s'arrange de différentes manières dans les tissus, et se présente, d'après M. Andral, sous trois formes différentes : à l'état d'infiltration dans les solides, en masse, sous forme de tumeurs, ou renfermé dans un kyste.

Quelques auteurs, et parmi eux M. Lebert, admettent une mélanose liquide, primitivement déposée sous cette forme ou consécutive au ramollissement d'une tumeur mélanique.

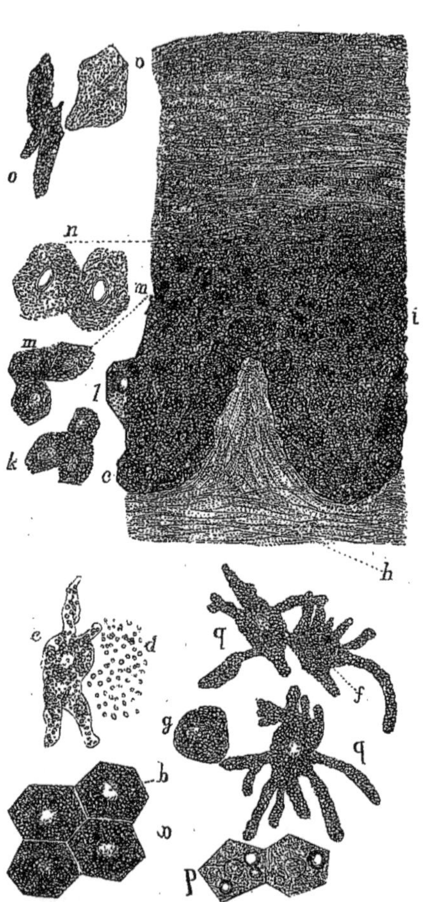

Fig. 30. Matière pigmentaire ou pigment; *d*, granulations pigmentaires et libres; *c*, *n*, granulations et pigmentaires des cellules de la couche de malpighi ; *l*, *m*, amas du pigment dans les cellules; *b*, cellules pigmentaires polyédriques de la choroïde; *q*, cellules pigmentaires irrégulières; *p*, cellules pigmentaires avec des gouttes d'huile dans leur épaisseur.

La mélanose infiltrée, réunie en masse ou enkystée, se présente, en quantité variable, depuis la granulation la plus mince jusqu'à l'état de tumeur très-considérable. Rarement isolée, on la trouve éparse dans un grand nombre de tissus. Quand elle existe sous forme de tumeurs, ce sont des masses noires, rondes ou ovoïdes, inégales, bosselées, quelquefois attachées par une pédicule à la surface des organes. Le tissu, d'abord dur et résistant, se ramollit par suite d'un travail intime qui le désagrége, absolument comme cela se passe dans la matière tuberculeuse, et il en résulte une bouillie noirâtre autour de laquelle, dans les tissus, commence un travail d'élimination.

La mélanose se développe dans tous les tissus et dans tous les organes. A l'état d'infiltration elle existe dans les poumons, dans les membranes muqueuses, dans le tissu de la peau et dans le tissu cellulaire.

Réunie en tumeur, on l'a rencontrée dans l'œil, à la joue, dans l'intestin, dans le péritoine, dans le tissu cellulaire des membres, dans le cerveau, dans le foie, dans la rate, dans les poumons, dans la mamelle et jusque dans les parois du cœur.

Comme tous les néoplasmes morbides, la mélanose tend à se développer partout et à se généraliser ; chez quelques individus elle occupe un grand nombre d'organes à la fois, primitivement ou par suite d'infection consécutive à l'extirpation d'une tumeur superficielle. Il y a une *diathèse mélanique* comme il y une diathèse tuberculeuse, cancéreuse épithéliale, fibro-plastique, etc. C'est là le danger des opérations faites sur des personnes atteintes de mélanose. Après l'amputation d'une tumeur mélanique isolée, on en voit plus tard apparaître une multitude d'autres situées à l'intérieur ou dans les viscères, et les malades succombent dans un état de cachexie prononcée produit par la diathèse mélanique.

Tantôt la mélanose existe seule, sans mélange avec d'autres néoplasmes morbides, constituant ainsi toute la maladie, et tantôt elle se combine et se développe concurremment avec le tubercule, le cancer, l'épithélioma, le tissu fibro-plastique, etc. Rien n'est commun comme la mélanose unie au cancer, et on a donné à cet assemblage le nom de cancer mélanique.

La mélanose est une maladie de l'adulte et du vieillard. On a expliqué sa formation dans l'âge avancé par la métastase de la matière pigmentaire, qui, cessant de colorer les cheveux en noir, se fixerait soit dans les poumons, soit ailleurs ; mais c'est là une hypothèse peut-être plus ingénieuse que réelle. En effet, de ce que la mélanose, si commune chez le cheval, où l'on en trouve des masses énormes de douze à quinze livres, ne se montre que sur les chevaux blancs ou gris, et semble résulter d'une métastase pigmentaire, il ne s'ensuit pas rigoureusement qu'il doive en être ainsi chez le vieillard blanchi par l'âge, car la rétention de la petite quantité de pigment renfermée dans les cheveux est bien faible relativement à celle qui continue à se déposer à toute la surface de la peau. Quoi qu'il en soit, c'est une vue de l'esprit qu'il est bon de ne pas oublier.

La mélanose est surtout une maladie de la race chevaline, où elle est héréditaire. On n'a fait aucune observation de ce genre chez l'homme. Elle résulte évidemment d'une *diathèse* que caractérise la dissémination de son produit dans un certain nombre d'organes et de tissus.

La mélanose cutanée ou sous-cutanée est assez facile à reconnaître à la coloration brune ou noirâtre des téguments. A l'intérieur, sa présence ne peut être reconnue que sur le cadavre. Les symptômes qu'elle produit sont d'abord ceux d'une tumeur dont le volume et le poids gênent plus ou moins les fonctions des organes voisins. Ce n'est que plus tard, à une époque avancée de son développement, que, donnant lieu, par son ulcération, à une suppuration abondante ou à une infection générale de l'économie, elle entraîne l'amaigrissement, la fièvre hectique et une cachexie mortelle. Tant qu'elle reste locale et limitée à l'extérieur, elle ne produit pas d'accidents et paraît compatible avec le libre exercice de toutes les fonctions.

On n'a aucun moyen spécial dynamique à opposer au développement de la mélanose. Beaucoup d'expériences ont été faites sur le cheval, mais aucune n'a réussi. Si le mal est extérieur, isolé, il n'y a que l'extirpation qui puisse guérir les malades, encore doit-on craindre la récidive sur place et l'infection générale de l'organisme par des produits mélaniques de nouvelle formation.

14° De la kirronose.

A coté de la production accidentelle de pigment normal, il faut placer la génération morbide d'une autre matière colorante signalée par quelques auteurs.

Lobstein a découvert chez des fœtus de trois à cinq mois une matière colorante jaune d'or, colorant la plupart des tissus intérieurs, sans affecter a peau ni le tissu cellulaire, et disposée sous forme de plaques plus ou moins larges. MM. Andral[1] et Dubrueil[2] ont signalé cette coloration singulière, que l'examen microscopique fait rapporter à la présence de granulations pigmentaires colorées en jaune au lieu d'être colorées en noir.

[1] *Cours de pathologie générale.*
[2] *Ephém. de Montpellier*, t. II, p. 597.

M. Lebert a également signalé la présence d'un pigment olivaire dans de petits kystes situés à l'orifice de la vulve; mais ce sont là des résultats qui ont besoin d'être éclairés par de nouveaux faits et des recherches nouvelles.

§ III. — Des nosorganies caractérisées par l'hétéromorphie trophique.

On trouve dans ces nosorganies toutes les altérations de texture caractérisées par la formation d'éléments nouveaux sans analogues dans l'économie, les tubercules, le cancer, les kystes, etc.

1° DES TUBERCULES.

Les tubercules sont des néoplasmes morbides hétéromorphes, d'un blanc grisâtre, non vasculaires, composés d'éléments particuliers sans analogues dans l'économie, pouvant acquérir un volume assez considérable et susceptible de différentes transformations, telles que le ramollissement et la calcification.

Ils sont la conséquence d'un état général particulier, connu sous le nom de *scrofulisme*, et, bien que cette opinion ait ses contradicteurs, comme elle est en rapport avec les faits, nous croyons qu'il faut considérer les tubercules comme une forme de la scrofule.

Les tubercules indiqués par Hippocrate n'ont été considérés, dans leurs rapports avec les maladies qu'ils produisent, que par Morton, à propos de la phthisie pulmonaire; ensuite par Stark, Bayle, Laennec, et, après eux, par toute l'école moderne. Leur description clinique a aussi précédé la connaissance de leur structure, faite plus récemment par Vogel, Rochoux, Lebert, Mandl, Ch. Robin, etc., et ils ont été successivement étudiés dans tous les tissus où ils se développent. On en trouve dans les poumons, dans le cerveau, dans le foie, dans la rate, dans les reins, dans la prostate, dans l'épididyme, dans le testicule, dans l'utérus, dans les trompes, dans les ovaires, dans les membranes séreuses, méninges, plèvres, péritoine, etc., dans les ganglions lymphatiques, dans le tissu cellulaire, dans les os, etc., etc. Le poumon est de tous ces organes celui qui en est le plus souvent le siége, et on a cru un moment qu'il y en avait toujours dans ce parenchyme lorsqu'il s'en trouvait ailleurs. C'est une erreur que dément l'observation et chaque jour on trouve, dans le testicule, dans les os, dans les ganglions du cou, etc., des tubercules, sans qu'il s'en présente un seul dans les poumons.

Ils sont très-fréquents dans la jeunesse, mais aucun âge n'en est à l'abri; le fœtus dans le sein de sa mère et le vieillard peuvent en être affectés. J'en ai vu chez un enfant mort-né, et Robert Christison a cité l'exemple d'un vieillard de quatre-vingt-treize ans qui avait des tubercules pulmonaires et une caverne au sommet du poumon gauche.

Les femmes y sont plus disposées que l'homme, mais chez tous l'hérédité agit comme l'influence prédisposante la plus fâcheuse et la mieux établie. Des familles entières disparaissent et s'éteignent par ce genre d'affection, qui enlève successivement l'aïeul, le père, la mère et les enfants, et M. Lebert a eu tort de dire qu'il n'y avait rien de plus vague que l'hérédité. « L'hérédité, dit ce médecin, n'est nullement la dernière cause, mais plutôt un des effets des tubercules et des scrofules, dont la dernière cause réelle nous est tout à fait inconnue[1]. » Je ne partage pas cette opinion, et je crois qu'il faut attribuer à l'influence héréditaire la plus grande part dans la production des tubercules.

Parmi les autres causes de cette génération morbide, il faut citer, comme ayant une importance réelle, l'influence du froid, de l'humidité et des vicissitudes de la température, la mauvaise alimentation, le manque d'exercice, d'air et de lumière, les excès vénériens, etc. Il en est de même du lymphatisme et de la diathèse scrofuleuse, crases voisines l'une de l'autre, et qui sont de puissantes prédispositions au développement de ces néoplasmes, de l'herpétisme et de la diathèse syphilitique héréditaire, surtout lorsque des inflammations locales, passées à l'état chronique, entretiennent dans les tissus un mode de nutrition différent de la nutrition moléculaire normale.

On a souvent considéré l'inflammation locale comme une cause déterminante des tubercules, en raison des phénomènes inflammatoires matériels trouvés dans les tissus tuberculeux. Cela n'est pas exact, car chez un individu de sang très-pur les inflammations n'ont pas de semblables conséquences. Elles ne produisent d'effets de ce genre que chez les individus offrant une disposition humorale particulière, un vice lymphatique, scrofuleux, herpétique ou autre. Alors les lois de la nutrition sont changées, la résolution des phlegmasies ne se fait pas comme de coutume; il reste dans les tissus un blastème qui ne peut s'organiser et dans lequel se produisent les éléments du tubercule.

Souvent l'inflammation n'agit qu'en provoquant des dépôts d'épithélium, lesquels, rassemblés dans le poumon ou dans les glandes, servent de corps étrangers, comme les poussières, et provoquent la formation de la matière tuberculeuse.

Les tubercules se présentent aux yeux de l'anatomiste sous la forme solide; mais, au premier instant de leur apparition, ils sont, comme les autres productions accidentelles, à l'état de blastème liquide. Leur

[1] *Traité pratique des maladies scrofuleuses tuberculeuses*, Paris, 1849, p. 69.

aspect varie en raison de leur structure, assez variable, et en raison de leur âge.

Ils se présentent sous quatre états très-distincts, 1° à l'état de granulations grises, demi-transparentes, 2° à l'état de granulations jaunes, 3° à l'état d'infiltration tuberculeuse, et 4° à l'état crétacé.

Les *granulations grises demi-transparentes* ne sont pas, dès le principe, des productions tuberculeuses, car on n'y rencontre pas les éléments du tubercule; elles sont formées, comme nous l'avons établi, M. Ch. Robin et moi, de matière amorphe, parsemée de granulations moléculaires, de graisse, de cellules épithéliales et d'éléments fibroplastiques, et de corps granuleux d'inflammation. C'est un peu plus tard, lorsqu'elles passent à l'état jaune cru, qu'on y trouve les éléments du tubercule. Elles peuvent rester à l'état demi-transparent et donner lieu à des accidents mortels, ce qui a lieu dans la phthisie pulmonaire granuleuse, dans la méningite granuleuse, etc.; mais ordinairement elles se transforment en véritables tubercules qui accomplissent leur évolution d'après les lois ordinaires de leur développement. Ces granulations grises, demi-transparentes, sont toujours très-petites, ne dépassent guère le volume d'une petite tête d'épingle, et on les trouve surtout dans les poumons, dans les méningites, quelquefois dans les autres séreuses, dans les os, etc., etc.

Les *granulations tuberculeuses jaunes* succèdent à l'état demi-transparent ou se développent d'emblée sous cette forme. Le plus souvent, ce sont les tubercules demi-transparents qui deviennent jaunes et se troublent d'abord au centre, puis dans leur totalité. Le tubercule jaune, plus volumineux, se forme par le dépôt successif et circonscrit de matière tuberculeuse autour d'une masse primitive.

L'*infiltration tuberculeuse* a une origine analogue; mais le dépôt s'y fait dans les tissus d'une manière irrégulière et diffuse, ce qui peut tenir à la rapidité et à l'abondance de l'excrétion tuberculeuse dans une partie peu étendue.

L'*état crétacé* plâtreux, calcaire, est dû à la pétrification du tubercule par le dépôt des sels calcaires.

Les tubercules se présentent généralement sous une forme arrondie, quand ils ne sont pas très-nombreux et qu'ils sont isolés; mais, quand ils sont confluents et réunis, on les trouve sous forme de masses circonscrites irrégulières. Il faut entendre par confluence le dépôt de granulations tuberculeuses sur des points très-rapprochés.

Ils offrent une couleur grise, demi-transparente ou jaune terne et pâle, parfois luisante dans les glandes cervicales et dans le testicule. M. Lebert a insisté beaucoup sur cette coloration, à cause des erreurs de diagnostic qu'il a vu commettre d'après l'examen de ce caractère physique. Ainsi, dans les os et aux environs des articulations, on a pris de la graisse pour de la matière tuberculeuse. Les caractères physiques du tissu graisseux qui est d'un jaune graisseux et qui graisse le scalpel, et surtout le microscope ont décidé la question d'une manière positive. On a également, mais à tort, considéré comme de la matière tuberculeuse le pus concret qui se rencontre dans les poches prévertébrales dans la carie de l'épine dorsale, à cause de sa couleur blanche et de sa consistance crémeuse.

La consistance du tubercule a été comparée, avec raison, à celle du fromage pour le tubercule jaune, formé ou en voie de formation. La granulation grise est plus ferme. Le tubercule, en se ramollissant, devient granuleux, puis liquide, et ressemble beaucoup au pus, lors même qu'il n'est pas mélangé avec lui. Le tubercule crétacé a une consistance plâtreuse.

Le siége des tubercules est très-variable. En thèse générale, d'après M. Lebert, le tubercule occupe le tissu cellulaire, soit sous-séreux, soit sous-muqueux, soit parenchymateux, comme au poumon. Il peut se déposer au milieu de toute espèce d'éléments pathologiques, et même à la surface des membranes. Le voisinage des vaisseaux est une condition nécessaire à sa production et les parties peu ou point vasculaires n'en renferment que très-rarement.

Il est très-important de connaître le rapport du tubercule avec les parties qui l'entourent. Souvent il reste à l'état latent dans les poumons, dans le cerveau, et ne donne lieu à aucun trouble. En général, il provoque la congestion des parties voisines, et cela par deux raisons : d'abord il irrite par sa présence; ensuite il rend, dans les points qu'il occupe, la circulation plus difficile. Cette congestion, lorsqu'elle persiste, passe à l'état de véritable inflammation, aiguë ou chronique, selon l'organe et la marche de la maladie.

Les tubercules sont souvent associés à la mélanose, surtout dans les poumons. C'est un produit hématique résultant de l'hypérhémie et de l'obturation d'un certain nombre de petits vaisseaux capillaires.

On s'est beaucoup occupé de la vascularité des tubercules. La règle générale est que le tubercule est dépourvu de vaisseaux sanguins et lymphatiques. Quant aux vaisseaux de nouvelle formation indiqués par M. N. Guillot comme existant autour des tubercules, on ne saurait contester leur existence; seulement il faudrait savoir s'ils sont indépendants de la circulation générale, comme le croit cet observateur. M. Lebert nie l'existence de ces vaisseaux, et repousse complétement l'idée d'une circulation indépendante dans les produits pathologiques.

Sous ce rapport, les tubercules ne sont pas des produits organisés, vivant d'une circulation spéciale, qui leur amène des éléments de nutrition et d'accroissement. Ce sont des corps doués d'une vie propre, comme les autres tissus de l'organisme privés de vaisseaux sanguins, et, comme certains produits végétaux parenchymateux, ils ont leur temps de crudité, de maturation et de ramollissement, qui, pour eux, est comparable à la mort.

Chimiquement, les tubercules sont composés de deux ordres de matières : les unes organiques, et les autres inorganiques. La nature des premières est encore mal déterminée, et, tandis que les uns la croient formée d'un mélange de fibrine et d'albumine, les autres, Félix Boudet en particulier, y trouvent de la gélatine et de la caséine; cela est peu important, car on sait combien il est difficile de distinguer, par l'analyse, ces différentes substances les unes des autres, leur composition chimique moléculaire étant, à peu de chose près, la même. Ils renferment, en outre, beaucoup de matière grasse, de la cholestérine, différents sels calcaires en proportion variable, du phosphate et du carbonate de chaux, mélangés avec du chlorure d'oxyde de sodium.

Composition microscopique des tubercules.

Un des points les plus importants de l'histoire de la tuberculisation est, assurément, la composition microscopique du tubercule. D'après M. Lebert, auquel j'emprunte cet exposé[1], il y a dans le tubercule trois éléments constants, dont deux n'ont rien de spécifique, mais dont le troisième est tout à fait caractéristique. Les deux premiers sont:

1° *Granules moléculaires des tubercules*. « Des granules moléculaires de 1/800e à 1/400e de millimètre. Il ne serait pas impossible, lorsqu'on aura perfectionné le microscope et surtout les forts grossissements, que l'on y trouvât quelque chose de spécial; mais, dans l'état actuel de la science, tous les corpuscules au dessous de 1/400e de millimètre se ressemblent tellement, qu'il serait téméraire de vouloir spécifier leur nature d'après la seule inspection microscopique. Ces granules se trouvent disséminés dans toute la masse du tubercule, et quelquefois ils s'y montrent en si forte proportion, qu'ils paraissent la composer en majeure partie; avec quelque soin, cependant, on voit, le plus souvent, des globules propres au tubercule. »

2° *Substance inter-globulaire des tubercules*. « Une substance demi-transparente, d'un jaune grisâtre, unit entre eux les granules et les globules du tubercule, auxquels elle sert, pour ainsi dire, de ciment. Elle est assez solide, ce dont on peut se convaincre en disséquant des

---

[1] *Traité des maladies scrofuleuses et tuberculeuses*, Paris, 1849, p. 6.

tubercules sous le microscope; on voit alors que les globules du tubercule sont bien plus solidement unis entre eux que ceux de la plupart
des autres produits morbides. Ce fait est important à noter, parce
que cette cohésion donne au tissu tuberculeux un aspect tout particulier; c'est peut-être aussi une des raisons pour lesquelles le tubercule n'est pas vasculaire, vu qu'il oppose une certaine résistance aux
vaisseaux qui tendraient à y pénétrer. Cette substance intermédiaire
ne montre aucune trace de fibres, elle se trouve en quantité plus
abondante dans le tubercule gris demi-transparent, que dans le jaune
caséeux, et elle se liquéfie pendant le ramollissement. »

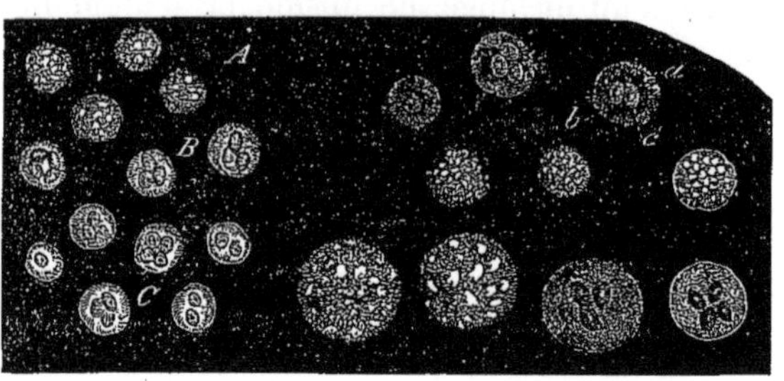

Fig. 31. Tubercule : éléments microscopiques du contenu des cavernes pulmonaires; *a*, globules du pus; *b*, globules du tubercule; *c*, cellules devenues granuleuses; *d. d*, globules
sanguins; *e*, globules mélaniques; *f*, granules moléculaires. (LEBERT.)

5° *Corpuscules ou globules propres au tubercule.* « L'élément constant
et caractéristique du tubercule est le globule tuberculeux, qui, se
distingue de tout autre élément primitif, normal ou pathologique[1].
Il est irrégulièrement ovalaire. Ses contours sont habituellement anguleux, à angles arrondis, lorsqu'on le regarde par un seul côté; plutôt
polyédriques lorsqu'on le fait flotter ou nager, ce qui est nécessaire
pour se rendre bien compte de sa surface. Celle-ci, quoique n'étant pas
régulière, est cependant lisse, et on n'aperçoit point de granules collés à
sa superficie (*fig.* 31, 32, 33, 34 et 35). Le volume de ces globules varie,
en moyenne, entre 1/140° et 1/120° de millimètre; nous les avons vus
quelquefois atteindre jusqu'à 1/100°. Lorsqu'ils sont ovoïdes, la moyenne
de leur largeur est de 1/130° de millimètre, tandis que leur longueur
varie entre 1/120° et 1/160°. Le contenu de ces globules consiste en
une masse plus ou moins transparente et en granules moléculaires.
Nous supposons que la première est assez solide, parce que jamais
nous n'avons observé, dans l'intérieur de ces corpuscules, le mou-

[1] Cette opinion de M. Lebert est trop absolue. Ainsi Vogel a trouvé dans l'épaisseur
des plaques de Peyer atteintes par la fièvre typhoïde de la matière semblable à celle des
tubercules, et il lui a donné le nom de *matière typhique*. Mandl (*Anatomie microscopique*, t. II) et un certain nombre d'autres pathologistes disent également que ce corpuscule n'a rien de caractéristique.

vement moléculaire que l'on constate chaque fois qu'un globule renferme beaucoup de granules dans un milieu liquide.

« La substance de l'intérieur est quelquefois comme grumeleuse; d'autres fois on aperçoit comme une espèce de lacune plus claire que le reste; une seule fois seulement nous y avons vu de véritables noyaux. Ce cas exceptionnel était celui de tubercules vertébraux dans lesquels les globules ordinaires du tubercule, à forme irrégulière, renfermaient un noyau de 1/200ᵉ de millimètre, muni de un à deux nucléoles fort petits. Ce fait important milite en faveur d'une opinion que nous avons émise depuis longtemps, savoir, que les corpuscules propres à la matière tuberculeuse sont des cellules complétement développées; il est probable que la forte consistance du blastème qui les entoure entrave leur évolution. Les granules que ces globules renferment varient en nombre : il y en a tantôt quatre, tantôt cinq, tantôt jusqu'à dix et au delà. Cependant jamais ils ne sont aussi nom-

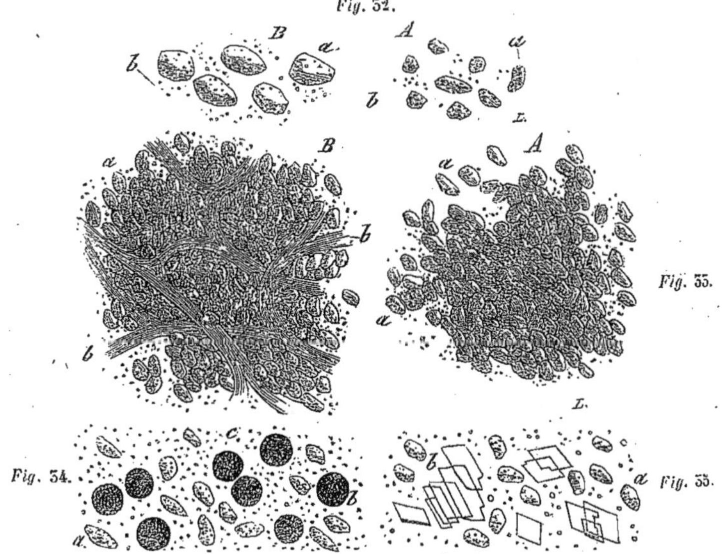

Fig. 32. A, a globules de tubercule à un grossissement de 400 diamètres; B, a les mêmes à un grossissement de 600 diamètres; b, granules tuberculeux. — Fig. 33. Matière tuberculeuse vue dans son ensemble; A, matière tuberculeuse isolée; a, a. corpuscules; B, matière tuberculeuse entre les fibres pulmonaires; a, corpuscules; b, fibres pulmonaires. — Fig. 34. Matière tuberculeuse mêlée de mélanose; a, globules de tubercules; b, globules mélaniques; c, granules noirs. — Fig. 35. Matière tuberculeuse crétacée; a, globules de tubercule; b, cristaux de cholestérine. (LEBERT.)

breux que dans les globules granuleux proprement dits; on n'en voit que quelques-uns à la fois, parce que, le globule étant à peu près aussi haut que long et large, il ne se trouve guère que partiellement au foyer exact du microscope, lorsqu'on l'examine avec de forts grossissements. Ces granules, transparents dans leur intérieur, ne présentent pas l'aspect des nucléoles. La coloration des corpuscules propres au tubercule est d'un jaune pâle, teinte qui est entièrement changée par les fortes amplifications..... »

4° Éléments microscopiques non constants dans le tubercule. — *a*. « La graisse se voit tantôt dans le tubercule sous la forme de granules, de stéarine et d'élaïne, tantôt sous celle de petites vésicules graisseuses ; la cholestérine ne se trouve que dans le tubercule crétacé, de même que les granules calcaires.

b. « La mélanose existe dans le tubercule sous trois formes, sous celle de grains, sous celle de taches agminées (*fig.* 34), et sous celle de globules mélaniques parfaitement sphériques de 1/150ᵉ à 1/100ᵉ de millimètre, remplis, dans leur intérieur, de granules noirs. Jamais nous n'avons rencontré ce pigment dans l'intérieur du globule du tubercule, comme cela arrive pour celui du cancer, par exemple.

c. « Les fibres ne se trouvent que très-exceptionnellement dans le tubercule. Un anatomiste, M. Gerber (de Berne), divise les tubercules en albumineux et en fibreux, mais il est incontestablement dans l'erreur. Il est vrai de dire qu'il a plutôt étudié les tubercules chez le cheval que chez l'homme. Pour notre compte, nous avons bien vu des fibres dans les tubercules des membranes séreuses, ainsi que dans ceux des poumons, mais ce n'étaient que les fibres normales de ces parties, entre lesquelles la matière tuberculeuse avait été déposée (*fig.* 35 B et *fig.* 36). Nous n'avons, par contre, trouvé qu'une seule fois des fibres complètes et des corpuscules fusiformes dans les tubercules d'organes qui, à l'état normal, n'en renferment point. En outre, les tubercules du cheval, que nous avons eu également occasion d'étudier au microscope, ne nous ont guère permis de confirmer l'observation de M. Gerber, et dans tous les animaux chez lesquels nous avons examiné des tubercules jusqu'à présent, nous les avons vus composés des mêmes éléments que chez l'homme.

d. « Des *cristaux* (*fig.* 35) de forme prismatique se trouvent très-rarement dans les tubercules ; ce n'est que très-rarement aussi qu'on y trouve une espèce de globules verdâtres particuliers que nous avons trop peu observés pour pouvoir en préciser la nature.

« Le pus que l'on rencontre autour des tubercules, ou même au milieu de la substance tuberculeuse ramollie, provient toujours des parties environnantes. »

Phases du développement du tubercule.

« Le tubercule peut suivre jusqu'à la fin une marche destructive, et c'est même le cas le plus ordinaire ; cependant il peut aussi s'arrêter

dans sa marche et se terminer par une guérison plus ou moins complète. Nous avons donc là deux ordres différents d'évolution. Dans la
première, que nous appellerons *évolution destructive*, nous distinguons
deux périodes, savoir : le ramollissement et la fonte. Dans la seconde,
que nous appellerons l'*évolution curative*, nous avons également deux
sous-ordres qui correspondent aux deux périodes que nous venons de
signaler, savoir : la transformation crétacée du tubercule cru, et la
cicatrisation de l'ulcère tuberculeux. »

Évolution destructive. — 1° *Ramollissement*. « Il nous faut ici envisager séparément le mécanisme et la physiologie du ramollissement.
Observons avant tout que l'étude microscopique sévère et exacte est de
toute rigueur pour ces recherches, et que les réactions chimiques faites
sous le microscope sont aussi parfois fort utiles, notamment celles
par l'acide acétique, qui fait si bien distinguer les parties élémentaires
du pus et du tubercule.

« Le mécanisme du ramollissement consiste essentiellement dans la
liquéfaction de la substance transparente et assez solide qui unit entre
eux les corpuscules du tubercule, ce qui fait que ces derniers se dés-
agrégent, s'imbibent du liquide qui les entoure, augmentent un peu
de volume et tendent à s'arrondir. Le microscope y fait donc découvrir
un liquide granuleux et des corpuscules sans noyaux, renfermant
quelques granules dans leur substance ; leur forme est un peu arrondie, leur volume varie entre 1/130ᵉ et 1/100ᵉ de millimètre. Jamais le
tubercule, comme tel, ne se transforme en pus, quoiqu'il en offre quelquefois l'apparence. Lorsqu'il y a réellement mélange entre la matière
tuberculeuse et le pus, celui-ci provient de pus dans le tubercule lui-
même, parce que celui-ci est dépourvu de vaisseaux et que la suppuration tire toujours son origine d'une exsudation particulière des vaisseaux capillaires ; d'un autre côté, nous avons vu que le corpuscule du
tubercule était toujours essentiellement différent du globule du pus ;
il ne peut point, par conséquent, y avoir de transformation de l'un
dans l'autre. »

« Nous distinguons quatre formes de ramollissement du tubercule :
— *a.* le tubercule encore miliaire ou un peu plus volumineux, se ramollit dans son centre, sans qu'il y ait inflammation dans son propre voisinage ; c'est alors que nous observons le ramollissement sans mélange
de pus. On rencontre surtout cette forme dans les poumons, dans le
cerveau et dans le tissu cellulaire sous-muqueux des intestins. En
examinant attentivement les coupes de ces tubercules, on aperçoit au
milieu du liquide un certain nombre de grumeaux caséeux qui ne sont
autre chose que des morceaux un peu moins ramollis, dans lesquels

la masse interglobulaire n'est pas encore devenue tout à fait liquide.

b. « Le ramollissement s'accompagne d'une liquéfaction beaucoup moins complète; le tubercule devient généralement friable et grumeleux, et c'est alors qu'il ressemble surtout à du fromage rongé par des cirons. Quelquefois cette forme n'est qu'un commencement de la liquéfaction; mais, d'autres fois, le tubercule reste pendant bien longtemps dans cet état de demi-ramollissement, ou passe même de celui-ci à l'état crétacé. C'est dans les glandes cervicales, dans les glandes bronchiques et dans le cerveau, que nous avons observé cette forme ; on la voit plus rarement dans les poumons.

c. « Il y a ramollissement central et suppuration périphérique. Le tubercule subit dans son centre l'altération que nous avons décrite en *a*, tandis qu'à sa circonférence il s'établit en même temps un travail inflammatoire qui se termine par suppuration. Le microscope rend alors fort bien compte de la différence entre les deux liquides ; dans celui du centre, on aperçoit les corpuscules tuberculeux désagrégés, non altérés par l'acide acétique ; dans le liquide de la circonférence, on trouve, outre ceux-ci, des globules du pus dont l'acide acétique dissout l'enveloppe et fait voir les noyaux. Cet état s'observe quelquefois dans les glandes, mais plus particulièrement dans les poumons, dans lesquels le pus provient aussi parfois des petites bronches capillaires érodées.

d. « Il peut exister un mélange indistinct entre les éléments du pus et du tubercule ramolli, et alors il n'y a point de limites entre les deux produits; c'est surtout le cas pour le ramollissement de l'infiltration tuberculeuse, telle qu'on la rencontre parfois très-étendue dans les poumons, dans les glandes, et plus rarement dans le tissu cellulaire sous-séreux. »

Causes physiologiques du ramollissement. « Si, après avoir signalé le mode et les principales formes du ramollissement du tubercule, nous en recherchons les causes physiologiques, nous ne pouvons accorder qu'une valeur secondaire à l'inflammation environnante, à la suppuration et à la sérosité exsudée autour des tubercules.....

« La véritable raison du ramollissement du tubercule nous paraît résider dans l'absence de nutrition et de vascularité propre, ce qui provoque une altération purement physique. Nous savons, par les lois générales de la physiologie, que la nutrition des diverses parties de l'économie se fait à l'aide d'éléments qui sont amenés par le sang, tandis que, d'un autre côté, toutes les molécules des parties qui ont perdu leur condition d'intégrité sont absorbées pour être ensuite excrétées par diverses voies ; et l'équilibre qui existe entre la nutrition, le dépôt des matériaux nouveaux et l'absorption, la disparition des molécules usées par les voies d'excrétion, constitue l'état physiologique et sain des diverses parties. Or rien de pareil ne peut avoir lieu dans le tubercule, à cause de l'absence totale de vaisseaux. Le tubercule, en s'étendant, ne prend point d'accroissement ; il augmente de volume d'une manière purement mécanique; la matière tuberculeuse est d'abord déposée dans un point ; elle est ensuite successivement excrétée d'une manière régulière ou irrégulière autour de ce point primitif. La solidité de sa substance et l'impossibilité de l'accès de l'air la garantissent bien pendant quelque temps de la décomposition, mais celle-ci ne peut être que retardée, et le tubercule, placé dans un organisme dans lequel il y a constamment un assez fort dégagement de calorique, et une grande masse de liquide perpétuellement en circulation, doit nécessairement tôt ou tard se décomposer. Alors naturellement la partie du tubercule la plus anciennement formée, celle du centre, s'altère la première, et cette altération se propage par extension centrifuge aux molécules plus récemment formées. Nous ne nions pas qu'ensuite l'inflammation des parties ambiantes n'accélère de beaucoup la marche du ramollissement, seulement nous ne pouvons pas y voir sa dernière cause. »

2° *Fonte des tubercules.* « Nous avons vu que les tubercules se ramollissaient de diverses manières, et que souvent les tissus ambiants atteints de phlegmasie accéléraient ainsi la décomposition par une véritable fonte du tubercule; qui est le dernier terme de sa destruction. Dans le ramollissement, les corpuscules sont encore respectés jusqu'à un certain point, quoique leur boursouflement soit déjà un commencement d'altération. Dans la fonte, le globule tuberculeux perd complétement ses caractères individuels et finit par se dissoudre en une matière qui n'offre plus de molécules caractéristiques; mais, à côté de cette substance méconnaissable, on rencontre pendant quelque temps encore, par places, les éléments du tubercule ramolli et même ceux du tubercule cru. En même temps les parties qui entourent la matière tuberculeuse arrivée à ce terme s'altèrent de plus en plus, tant par de nouvelles excrétions tuberculeuses que par un travail phlegmasique et par l'ulcération. L'ulcère tuberculeux est ainsi le résultat de cette phase d'évolution. Nous reviendrons sur ces ulcères en parlant du tubercule dans les divers organes ; mais c'est ici le cas de faire à leur sujet quelques remarques préalables. Il y a des organes dans lesquels le tubercule n'arrive guère à la fonte ulcéreuse. Tels sont les centres nerveux, soit leur enveloppe, soit leur substance. Il en est de même du péritoine, des glandes mésentériques, de la plèvre, de la rate, ainsi

que de plusieurs autres organes. Nous observons, par contre, la fonte
ulcéreuse des tubercules dans les poumons, où l'on désigne ces ulcères
sous le nom de *caverne*, dans les glandes cervicales et axillaires, où on
l'appelle à tort ulcère scrofuleux, dans les intestins, dans les os, quelquefois dans le foie et les reins. Nous avons plusieurs fois observé des
fistules tuberculeuses se faisant jour au dehors, au cou, sur le sternum
et sur l'abdomen, provenant de la fonte tuberculeuse des poumons et
du péritoine. Ces lésions, toutes différentes qu'elles paraissent au premier abord, ont cependant entre elles des liens physiologiques importants. Dans toutes, le tubercule cru s'est d'abord ramolli et ensuite
liquéfié, les parties environnantes se sont enflammées et infiltrées de
pus, l'inflammation a gagné de proche en proche, jusqu'à ce qu'elle
est arrivée à quelque point de l'économie communiquant plus directement avec l'air extérieur. C'est ainsi que les tubercules des glandes
lymphatiques extérieures s'ouvrent directement à la surface de la
peau, les ulcères intestinaux à la surface libre des intestins, et les ulcères pulmonaires dans quelque bronche. Alors non-seulement le contenu de ces ulcères creux est versé sur cette surface libre et amené au
dehors, mais, en outre, il s'établit sur les parois de l'ulcère une sécrétion morbide habituelle.

« C'est dans les poumons que la destruction, par suite de la fonte
tuberculeuse, est la plus complète, et l'élimination de cette matière se
fait ou d'une manière moléculaire ou par petites parcelles de substance
ramollie mélangée à des fibres pulmonaires distinctes (*fig.* 36). Dans
les glandes lymphatiques ex-
térieures, on voit, à côté de
la fonte moléculaire, des grumeaux plus volumineux ex-
pulsés par l'inflammation éliminatoire, et j'ai même vu
une fois, un tubercule entier,
ayant la forme et le volume
d'une grosse fève, expulsé
par un ulcère fistuleux du cou,

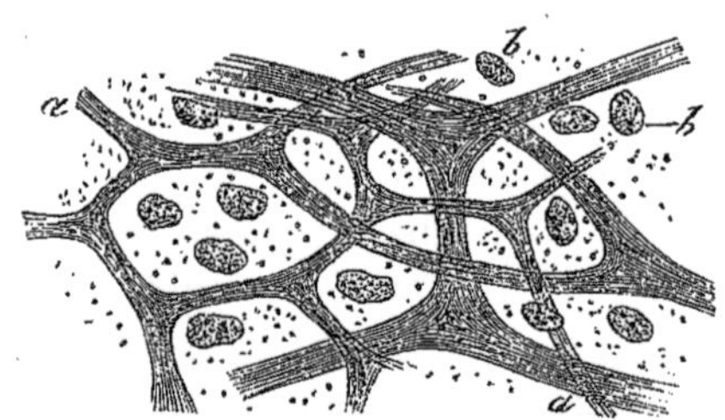
Fig. 36. Tubercules : paquets de fibres pulmonaires
rejetés par l'expectoration; *a*, *a*, fibres pulmonaires;
b, *b*, corpuscules de pus. (Lebert.)

après que j'eus pratiqué une incision qui permît son passage.

« Dans l'ulcère intestinal, la fonte est moins étendue; elle respecte
surtout la membrane péritonéale des intestins, et elle n'amène que
fort peu de sécrétion de pus, mais plutôt une augmentation notable
de la desquamation épithéliale, et, en général, de toutes les sécrétions
intestinales. Le pus se forme en quantité notable dans la tuberculisation, en plus petite quantité dans les cavernes pulmonaires. Nous ar-

rivons au second mode de terminaison de l'évolution locale des tubercules, savoir : l'évolution curative. »

TENDANCE CURATIVE DE LA TUBERCULISATION. — Les tubercules subissent souvent une transformation crétacée. Tout le monde est d'accord pour reconnaître là une tendance curative.

Dans une première période, le tubercule devient plus dur, tout en perdant de sa cohésion ; plus blanc à la coupe, plus rude au toucher; une tranche fine entre deux lames de verre produit un bruit particulier, semblable à celui que donnerait le frottement de parcelles minérales.

Dans la deuxième période, le tubercule a un aspect plâtreux; il est d'un blanc laiteux, sauf les parcelles de mélange qui s'y trouvent; sa consistance est celle du mastic des vitriers ; on y discerne des particules minérales, et même parfois des concrétions pierreuses, irrégulières, du volume d'un petit pois au plus.

D'après M. Lebert, le microscope y montre : dans la première période, la substance interglobulaire conservée, et, outre les granules ordinaires, des granules minéraux blancs assez abondants ; dans la deuxième période, la substance interglobulaire raréfiée et même remplacée entièrement par des granules minéraux qui se déposent même dans l'intérieur des corpuscules (*fig.* 34 et 35); quelques cristaux de cholestérine, et, lorsqu'il y a mélanose, les éléments de cette production.

L'état crétacé se rencontre surtout dans les poumons et les glandes bronchiques, quelquefois dans les glandes cervicales, rarement dans les glandes mésentériques. Mais il ne faut pas prendre pour des restes de tubercules toutes les cicatrices et toutes les masses crétacées que l'on rencontre dans les poumons.

Un second mode de guérison des tubercules est celui qui résulte de la cicatrisation des ulcères tuberculeux et des cavernes. Les excavations et les ulcères tuberculeux peuvent se cicatriser après d'assez grands ravages, par un mécanisme qui est partout le même, savoir: la cessation de l'excrétion tuberculeuse dans le voisinage de l'ulcère, et la formation d'une membrane fibro-cellulaire qui cerne tout à fait l'ulcère. Cette membrane, d'abord très-vasculaire, se transforme en tissu fibroïde inodulaire avec dépôt de matière fibreuse à la surface et dans le voisinage. Ce tissu subit la grande loi du tissu inodulaire, diminue, avec le temps, de plus en plus de volume; de là cet aspect froncé et rétracté des cicatrices tuberculeuses que l'on observe au cou aussi bien que dans les poumons.

Sans parler ici des phénomènes locaux produits par l'évolution des tubercules et qui sont du domaine de la pathologie spéciale, nous allons indiquer rapidement les troubles généraux de l'organisme qui résultent de la nosorganie tuberculeuse.

Le sang s'altère d'une manière quelquefois assez sensible : au début, par la diminution du chiffre des globules et par l'augmentation de la quantité d'eau ; et plus tard, à l'époque du ramollissement, par la diminution des matières grasses et par l'augmentation de la fibrine, qui, d'après Becquerel et Rodier, s'élève de deux à trois, quatre, cinq millièmes.

Un état fébrile insensible se déclare chez les individus, sans qu'ils s'en aperçoivent. Continu ou intermittent, il persiste jusqu'au moment où, prenant plus d'intensité, sa présence devient l'objet d'une attention spéciale. La nutrition souffre, le teint pâlit et le visage s'altère, les forces diminuent, l'embonpoint disparaît, l'extrémité des ongles de la main se recourbe en massue, les digestions languissent ; chez les femmes, la menstruation s'arrête, et alors apparaissent des accidents plus graves, variés, suivant le siége anatomique des tubercules, et en rapport avec la fonction de l'organe altéré dans sa structure. Ces phénomènes appartiennent à la tuberculisation des différents tissus et des différents organes, étude de détail dans laquelle nous ne pouvons entrer, et qu'on trouve dans les ouvrages de pathologie spéciale.

2° DU CANCER.

Le cancer est un néoplasme hétéromorphe, diathésique, caractérisé par la production d'éléments fibro-celluleux et vasculaires, détruisant les tissus au milieu desquels ils se développent.

C'est une nosorganie fréquente à l'état de tumeur, ou, au contraire, à l'état de matière diffuse, infiltrée. On y trouve une organisation parfaite ; des fibres, des vaisseaux, des cellules et des noyaux, de la graisse, des sels et de la matière pigmentaire. D'après M. Lebert, elle se présente sous plusieurs formes distinctes en apparence et qui sont : 1° l'encéphaloïde ; 2° le squirrhe ; 3° le colloïde ou gélatiniforme ; 4° le cancer hématode ; 5° le cancer mélanique ; et 6° le cancer dendritique. Mais la composition élémentaire de ces tissus est à peu de chose près la même : le siége anatomique ou la prédominance d'un élément sur l'autre engendrent ces modifications extérieures.

Pour M. Lebert et quelques autres anatomistes, le cancer est un produit nouveau dû à la formation d'éléments spécifiques qui seraient des cellules de forme spéciale au milieu d'une trame organique vasculaire. Vogel, Virchow, Bennett, Delafond, Forster, Velpeau et un grand nombre de médecins n'acceptent point cette doctrine exclusive et repoussent la spécificité de la cellule cancéreuse, qui est transitoire, et appartient même à l'état normal. Elle est identiquement la même que celle de l'épithélium du bassinet et des calices du rein, et elle y ressemble à ce point, que les plus habiles micrologues ne sauraient l'en distinguer. A cet égard donc, il ne faut pas exagérer l'importance des résultats anatomiques qu'on va lire et qui doivent être subordonnés comme toujours à l'étude clinique, c'est-à-dire au développement et à la marche naturelle des maladies.

Le cancer a été parfaitement étudié dans ses caractères extérieurs et dans sa marche par les médecins de l'école anatomique moderne et principalement par Bichat, Récamier, Laennec, Dupuytren, Cruveilhier, Andral, Velpeau, etc. ; mais il restait quelque chose à faire, c'était d'indiquer la structure intime de ce tissu par l'analyse de ses éléments anatomiques. L'emploi du microscope a singulièrement favorisé cette recherche, et si l'on n'est pas encore arrivé à une solution satisfaisante, du moins faut-il dire que les résultats acquis sont d'une importance incontestable et, que le diagnostic du tissu cancéreux est aujourd'hui plus facile qu'il ne l'était avant ces nouvelles découvertes anatomiques. C'est à MM. Vogel et Lebert qu'il faut rapporter le mérite de ces recherches, depuis vérifiées par tous les médecins qui s'occupent d'anatomie pathologique.

Dans son magnifique ouvrage d'anatomie pathologique, M. Lebert étudie successivement les caractères physiques du cancer, sa composition microscopique, son développement et les désordres que sa présence amène dans l'économie. Je lui emprunterai par analyse une grande partie de ce qui est relatif à l'histologie du tissu cancéreux.

Le cancer est une maladie très-rare dans la première enfance. M. Lebert [1] dit en avoir observé un exemple sur un sujet de six mois et un autre chez le fœtus, mais ce sont là des exceptions. Il se développe ordinairement chez l'adulte à l'époque de la maturité organique et au déclin de la vie. Beaucoup plus fréquent chez la femme que chez l'homme, il est impossible de lui assigner une cause positive et certaine. Souvent héréditaire, il a tantôt, comme point de départ, une irritation des tissus par des causes extérieures ou par une activité fonctionnelle très-grande ; mais à ces causes prédisposantes il faut joindre l'état constitutionnel diathésique qui permet à leur action de s'exercer. Sans la diathèse, nulle cause locale n'a d'influence dans la production du cancer. Comme toutes les autres maladies générales, le cancérisme se conserve à l'état latent jusqu'au jour où une cause occasionnelle vient à le faire éclater.

Caractères physiques du cancer. — Le cancer renferme des parties

[1] *Traité d'anatomie pathologique gén. et spéc.*, Paris, 1856, t. I, p. 509.

liquides et des parties solides, dont il est important de connaître l'apparence et la composition ; car elles servent de base à l'exacte appréciation de la nature et des formes du tissu cancéreux. Il y a d'abord le suc cancéreux, et ensuite la disposition extérieure du cancer.

Suc cancéreux. — Le suc cancéreux est un des éléments les plus importants au diagnostic de la structure du cancer. En effet, dans n'importe quelle partie du corps où il existe un cancer, une coupe fraîche laisse suinter par la pression un liquide trouble, lactescent, d'un blanc jaunâtre : c'est le suc cancéreux. Bien qu'il ait une certaine ressemblance avec le pus, il s'en distingue facilement par ses conditions de formation et l'examen microscopique, qui ne permet pas de confondre un globule de pus et une cellule cancéreuse. Il est essentiel, pour ne pas amoindrir son importance, que le suc cancéreux soit aussi pur que possible, et non chargé de corpuscules solides. Aussi, en passant une lame de scalpel sur une coupe fraîche, l'obtient-on généralement assez pur. Mais il vaut mieux cependant le faire sourdre en comprimant légèrement la tumeur. Ce liquide, trouble et homogène, devient plus transparent dans l'eau, mais conserve son homogénéité. C'est un caractère précieux, car toutes les substances avec lesquelles on pourrait le confondre ne s'émulsionnent pas comme lui. Ainsi la matière tuberculeuse, délayée dans l'eau, se sépare en une foule de grumeaux. Le cancroïde épidermique présente un aspect feuilleté, et l'on rencontre une dissémination de parcelles régulières dans le liquide d'une hypertrophie mammaire et dans certaines tumeurs fibro-plastiques très-molles et finement grenues.

Le suc cancéreux est quelquefois jaunâtre approchant plus de la teinte blanche que de la couleur verdâtre du pus. Cette couleur jaune blanchâtre n'existe cependant pas toujours ; il peut aussi être rougeâtre, par suite de la présence d'une petite quantité de sang. Dans le cancer mélanique, sa couleur est brune et ressemble à de la sépia. S'il renferme beaucoup de graisse, le suc est plus épais et plus trouble. Dans le squirrhe, le suc est généralement plus terne que dans l'encéphaloïde. Enfin, il en existe plusieurs variétés : soit un suc consistant rempli de petits grumeaux gélatiniformes où existe la cellule cancéreuse reconnue à l'aide du microscope et où l'on dirait que le sérum de ce suc existe à l'état coagulé, soit un suc d'apparence muqueuse et que l'on a appelé *pyine*. Pour M. Lebert, le suc cancéreux, avec ses variétés, est presque un élément caractéristique du cancer.

Aspect du tissu cancéreux sur une coupe fraîche. — Le tissu cancéreux offre de grandes variétés d'aspect, de consistance, de coloration et de vascularité, mais il est un dans son espèce ; et cela, à cause des caractères anatomiques fondamentaux suivants : une trame molle plus ou moins dure. presque homogène, d'apparence fibreuse, généralement infiltrée d'un liquide trouble, lactescent et blanchâtre, ou fluide, ou mêlé. à une substance molle et à demi transparente. Le tissu cancéreux mou, presque homogène, d'un blanc rosé ou pâle, et jaunâtre, forme ce que M. Laennec a appelé *cancer cérébriforme, encéphaloïde*, et d'autres, *sarcome médullaire*. Lorsque le tissu, doué d'une plus forte consistance, offre une apparence légèrement fibreuse et réticulaire, il constitue un état intermédiaire entre le cancer mou ou encéphaloïde et le cancer dur ou squirrhe.

Le cancer, quelquefois très-dur, offre à la coupe un aspect franchement fibreux. Ce sont des réseaux irréguliers, d'un tissu ferme et blanchâtre, dans les interstices duquel se trouve un tissu mou, d'un gris jaunâtre, et dont suintent, par la compression, des gouttelettes de suc cancéreux. Sa vascularité est inégale ; comme dans le précédent, on trouve des points ou des interstices plus étendus, d'un aspect jaune et terne, qui tranchent sur l'aspect ordinairement luisant du cancer. Ce tissu cancéreux, variant depuis la fermeté élastique jusqu'à la dureté du fibro-cartilage, constitue le *cancer dur* ou *squirrhe*. Un troisième aspect du tissu cancéreux est celui décrit sous le nom de *gélatiniforme* ou *colloïde*. Beaucoup de productions morbides, d'apparence gélatineuse, ont été confondues avec du cancer, tandis qu'elles n'en étaient pas. Seulement il n'est pas rare de rencontrer dans le cancer quelques portions demi-transparentes, ayant de la ressemblance avec de la gélatine tremblotante ou plus ferme.

D'après M. Lebert[1], « la matière gélatineuse n'est pas par elle-même cancéreuse, mais elle est souvent combinée avec le cancer. Du reste, ce tissu colloïde est rarement homogène, et la substance demi-transparente est ordinairement renfermée dans une trame fibreuse, aréolaire, fine ; tandis que le colloïde, plus terne, affecte plus volontiers la forme finement lobulée. »

La vascularité du cancer varie du plus au moins. Quelquefois nulle dans certaines tumeurs dures ou molles, irrégulière dans d'autres, c'est dans la forme molle qu'on la trouve plus uniformément développée. Lorqu'elle est uniforme et générale, elle constitue le *cancer hématode* ou *fongus hematode*, affection souvent confondue avec les tumeurs érectiles non cancéreuses.

Dans une cinquième forme, le cancer contient une matière sépiacée et mélanique, qui lui donne l'aspect des truffes. « Nous hésitons d'autant moins, dit M. Lebert, à regarder le cancer mélanique comme une

[1] *Loc. cit.*, p. 275.

forme particulière, que la matière colorante brune ou noirâtre se rencontre d'emblée, et souvent dans des tumeurs de ce genre qui sont encore tellement petites, qu'on ne les apercevrait même pas sans cette nuance particulière[1]. » Cette forme affecte par prédilection certains organes, tels que la peau, l'œil, l'orbite, etc.

D'après Gerlach, Rokitansky et Lebert, il existe une sixième forme de cancer, le *cancer dendritique*, qui se rencontre fréquemment sur les muqueuses vésicales de l'estomac et sur le col utérin. Elle peut exister dans d'autres cancers, sous la forme enkystée. Cette forme de cancer naît du stroma ordinaire du cancer, et la tendance aux excroissances en forme de massues, de tubes arrondis clos à leur extrémité libre, en forme le point de départ. C'est une végétation *dendritique*, dans laquelle les éléments cancéreux cellulaires sont abondamment déposés. Ces excroissances peuvent s'enkyster, se vasculariser à divers degrés, et donner lieu à des hémorrhagies abondantes. La base de ces tumeurs est constituée par un stroma fibreux, caverneux et spongiforme. Il faut savoir cependant qu'il existe sur les muqueuses des végétations en tout semblables à celles de cette forme cancéreuse, mais ne renfermant pas les éléments du cancer, ce qui permet de les en distinguer.

Ainsi donc, dans ses diverses formes, le tissu cancéreux affecte l'aspect : 1° de *cancer mou* ou *encéphaloïde;* 2° de *cancer dur* ou *squirrhe;* 3° de *cancer gélatiniforme* ou *colloïde;* 4° de *cancer hématode;* 5° de *cancer mélanique;* 6° enfin de *cancer dendritique.* Si l'on joint à ces principaux caractères deux altérations assez fréquentes du tissu cancéreux, l'hémorrhagie et l'apparence de matière tuberculeuse, qui a fait donner à certains cancers le nom de *phymatoïdes,* on connaîtra d'une manière complète les principales apparences du cancer. Restent à déterminer ses variations de volume, de surface et de consistance.

Le volume du cancer varie depuis une tête d'épingle jusqu'à une tête d'adulte, et même davantage. Celui de la matrice ne dépasse guère la dimension de 5 à 6 centimètres; mais, dans les ovaires, il peut atteindre un volume énorme et remplir complétement la cavité abdominale; cela tient moins au développement du cancer en lui-même qu'à la formation de kystes liquides dans son épaisseur. Le squirrhe produit généralement des tumeurs du sein moins grosses que l'encéphaloïde, et, dans le testicule, son volume est généralement assez considérable. Il peut atteindre 10 à 15 centimètres en longueur sur la moitié en épaisseur et largeur. Le tube digestif, dans toute son étendue, n'offre pas de cancers à grandes dimensions. L'infiltration sous-muqueuse y est fréquente; cependant, dans l'estomac et le rectum,

---

[1] *Loc. cit.,* p. 275.

peuvent se rencontrer d'assez gros champignons d'encéphaloïde.

Le foie contient soit des tumeurs volumineuses, soit des masses disséminées plus ou moins nombreuses. Dans le péritoine, le cancer existe plutôt sous forme de petites masses multiples, tandis que, dans le tissu cellulaire sous-cutané, c'est en agglomération qu'on le trouve. Le cancer des glandes lymphatiques est ordinairement multiple, et son volume est souvent considérable, de même que dans la parotide.

Dans le système osseux, les tumeurs sont petites et multiples, ou uniques et volumineuses.

Le cancer du sein peut acquérir des dimensions considérables; il en est de même dans la vessie, mais là le cancer existe ordinairement à l'état d'infiltration. Au contraire, dans les organes respiratoires, on trouve de grosses tumeurs cancéreuses placées soit dans le médiastin, soit dans le poumon et dans les plèvres.

La forme extérieure du cancer est très-variable, et diffère selon l'organe affecté. Quand le cancer est infiltré, il prend la forme des parties. Celui qui se présente à l'état de tumeur offre souvent des inégalités et des bosselures plus ou moins considérables, mais il n'en est pas toujours ainsi. Le cancer du testicule est lisse et uni à la surface; il en est de même de quelques tumeurs cancéreuses du sein et des glandes lymphatiques. Dans la plèvre, ce sont de petites tumeurs plates semblables à des gouttes de cire fondue, et dans le foie il se présente tantôt avec des bosselures superficielles ou avec une dépression centrale. Pour les cancers appréciables au toucher, cependant, l'inégalité et la bosselure des surfaces est un caractère à ne pas négliger; seulement il n'est pas constant et n'est pas entièrement propre au cancer. Généralement cette nosorganie a des limites diffuses; elle s'insinue et s'irradie partout dans les parties qui l'entourent.

La consistance du cancer varie à l'infini depuis la diffluence presque liquide jusqu'à la dureté fibro-cartilagineuse. Sa consistance provient en général de sa charpente fibreuse et de la quantité de tissu fibreux qu'il renferme; tandis que sa mollesse résulte de la prédominance du suc cancéreux et des vaisseaux sanguins de son tissu.

Étude microscopique des tissus cancéreux. — D'après M. Lebert, le tissu cancéreux renferme des éléments essentiels et des éléments transitoires, variables, sans forme particulière propre.

Cellule cancéreuse. — L'auteur que nous venons de citer admet l'existence d'une cellule spéciale et spécifique du cancer, et il pose la question en ces termes[1] : « Une cellule isolée étant donnée, peut-on toujours reconnaître, par l'examen microscopique, si elle appartient à un

[1] *Loc. cit.*, p. 278.

cancer ou non? Nous n'hésiterons pas à répondre que cela n'est pas toujours possible. Mais la question que nous avons toujours cherché à résoudre est celle-ci : Un tissu morbide étant donné, peut-on reconnaître, au moyen de l'inspection microscopique, s'il est cancéreux on non? Sur ce point nous n'hésitons pas à répondre par l'affirmative, tout en faisant d'abord une réserve en faveur des circonstances exceptionnelles que nous indiquerons plus tard, et dans lesquelles l'examen microscopique peut rester insuffisant. »

D'après cette manière de raisonner, notre conclusion serait toute différente de celle de M. Lebert. Si, d'après cet observateur, il n'est pas toujours possible de savoir qu'une cellule appartient au cancer; si l'examen microscopique peut, dans des circonstances exceptionnelles, rester insuffisant pour établir le diagnostic de cette maladie, il est évident que le tissu cancéreux n'a pas d'élément caractéristique et que la cellule appelée cancéreuse n'est pas spécifique. Vogel, Virchow, Bennett, Delafond, Forster,

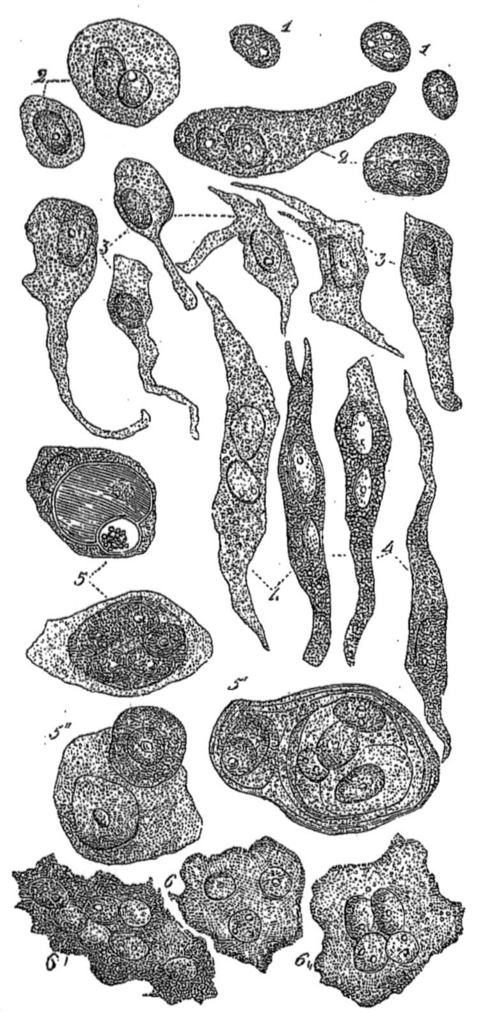

Fig. 57. 1, 1, noyaux cancéreux; 2, 2, cellules types de cancer; 3, 3, cellules ramifiées dites en raquette; 4, 4, cellules fusiformes à un ou plusieurs noyaux; 5, 5, cellules excavées dont la cavité renferme des amas granuleux, des corpuscules sphériques ou une autre cellule avec ses noyaux; 5'', cellule englobant à moitié une plus petite cellule, et à côté un noyau énorme avec un gros nucléole; 6, plaques ou lamelles à noyaux multiples. (CHARLES ROBIN.)

ont donc raison de n'accorder qu'une importance secondaire aux résultats fournis par l'inspection de cette cellule En voici la description d'après son type le plus ordinaire.

« La cellule du tissu cancéreux, quand sa paroi est complète, a une dimension dont la moyenne varie entre $00^{mm},02$ et $0^{mm},025$. En comparant cette moyenne de la cellule avec la moyenne des noyaux, on trouve qu'il existe une proportion particulière entre la dimension du noyau et celle de la cellule.

« L'épaisseur de la paroi cellulaire varie entre $0^{mm},015$, chiffre le plus faible, et $0^{mm},04$, qui indique la dimension la plus grande. La cellule cancéreuse se présente sous la forme d'une petite sphère régulière avec un noyau elliptique excentriquement placé, occupant près de la moitié et renfermant un ou plusieurs grands nucléoles (fig. 38). Mais cette forme peut varier, et les cellules sont ovoïdes, allongées, triangulaires à angles aigus ou émoussés, fusiformes, etc. Jamais on n'observe une diversité semblable de la paroi cellulaire dans aucune autre espèce de cellules; leurs contours sont généralement pâles et minces; ils contrastent avec les contours fortement accusés des noyaux. Ces cellules contiennent ordinairement des molécules fines et ternes ressemblant aux molécules fibro-albumineuses, et quelquefois de la mélanose infiltrée ou granuleuse.

« Dans le cancer mélanique, le pigment se présente sous deux formes : dans l'une il existe en dehors des cellules cancéreuses, dans l'interstice de ces cellules, sous forme de granules fins de $0^{mm},002$ et de petits globulins de $0^{mm},004$ à $0^{mm},005$; dans l'autre il est déposé à l'état de vrais globules mélaniques de $0^{mm},01$ sans noyau ni nucléole, exclusivement rempli de pigment. Ordinairement ce pigment est contenu dans l'intérieur des cellules cancéreuses sous forme de granules ou de globulins qui existent en quantité variable. Ces cellules pigmentées sont un peu distendues et plus grosses que les autres cellules cancéreuses, d'un quart, d'un tiers et au delà. Elles peuvent atteindre $0^{mm},03$, et même $0^{mm},04$.

« Le noyau de la cellule cancéreuse est l'élément constant et le plus durable, car quelquefois, soit que les parois cellulaires se détruisent ou pâlissent, on n'aperçoit plus que les noyaux qui restent. Ce noyau de la cellule est rond, à l'état de développement incomplet; entièrement formé, il affecte la forme ovoïde ou elliptique. Ses contours sont toujours très-accusés. Sa dimension moyenne est de $0^{mm},01$ à $0^{mm},015$. Rarement il a une dimension au-dessous de $0^{mm},01$.

« Dans l'état normal, il renferme toujours un nucléole, grand, terne, et plus volumineux que celui de toutes les autres espèces de cellules. Les nucléoles sont rarement au-dessus de trois. Leur dimension moyenne varie entre $0^{mm},0025$ et $0^{mm},0033$. A côté de lui se trouvent souvent quelques granules très-pâles. »

Après avoir décrit la cellule cancéreuse normale et ses principales formes, M. Lebert décrit deux autres variétés également normales, et dont l'une surtout est très-fréquente dans le cancer ; ce sont les cellules mères et les cellules à parois concentriques. D'après cet auteur, les premières sont caractérisées par la multiplicité de leurs noyaux, qui, en outre de leurs caractères ordinaires, s'élèvent de trois à quatre, dix, quinze et au delà. Les dimensions de cellules mères, dont les parois sont toujours bien délimitées, varient de $0^{mm},04$ à $0^{mm},06$ et au delà. On y trouve quelquefois des cellules complètes entremêlées avec des noyaux. Quant aux cellules cancéreuses concentriques, leur paroi cellulaire est entourée d'une autre paroi tout aussi régulière et plus grande, ou bien la concentricité consiste dans plusieurs membranes d'enveloppes superposées et lamelleuses. C'est dans le cancer colloïde que se rencontrent surtout les cellules concentriques.

L'examen microscopique peut être quelquefois insuffisant et laisser des doutes dans l'esprit. Tel est le cas où la cellule est incomplétement développée, où la paroi cellulaire n'existe pas, et ceux où le noyau assez petit, de $0^{mm},005$ à $0^{mm},006$, ne renferme qu'exceptionnellement un nucléole caractéristique. Il faut encore citer la diffluence des cellules, l'épaississement de leurs parois, leur infiltration granuleuse et graisseuse, leur desséchement avec déformation des noyaux, etc. Mais M. Lebert soutient que, dans ces cas embarrassants, il existe, à côté des cellules anomales, des cellules types qui doivent empêcher de commettre une erreur.

D'après cet observateur, la diffluence consiste en ce que les cellules perdent leurs contours et deviennent un amas informe de granules moléculaires. Ce phénomène s'observe à des degrés divers, depuis la formation d'un globe régulier ou irrégulier dans l'intérieur du noyau, jusqu'à un amas de granules avec ou sans contour régulier.

L'épaississement des parois cellulaires est fréquent ; il atteint jusqu'à $0^{mm},005$ et au delà. Dans cette paroi épaissie se trouve tantôt une substance granuleuse, tantôt une substance terne et homogène. D'après Virchow, on rencontre dans ces cellules des noyaux incomplétement hyalins, ressemblant à de petites vésicules.

La diffusion est le résultat d'un phénomène d'endosmose et d'imbibitions de la cellule par un liquide ambiant moins épais que le contenu cellulaire. Elle produit plusieurs effets ; la paroi cellulaire s'agrandit et devient plus claire, quelquefois on croit y voir des gouttelettes pâles ou des vésicules ; d'autres fois la substance de la cellule paraît séparée en deux lamelles par un espace transparent. Ce soulèvement peut être général ou partiel, et, dans ce dernier cas, il affecte la forme d'un verre de montre. La paroi cellulaire, dans tous les cas, conserve un assez grand degré de transparence.

L'infiltration granuleuse et graisseuse, altération fréquente dans toutes les cellules, consiste dans le développement de molécules granuleuses qui finissent par remplir à un tel point la cellule du cancer, que bientôt le noyau et le nucléole en sont complétement cachés.

C'est dans les tumeurs d'aspect *phymatoïde* que se trouvent surtout ces infiltrations granuleuses et graisseuses.

Le desséchement et la déformation des cellules cancéreuses s'observent quelquefois dans certains cancers atrophiques qui, après avoir été très-volumineux, se sont en partie flétris et desséchés. Ce desséchement consiste en une perte des contours réguliers de la cellule, avec contenu granuleux dans son intérieur.

Des éléments secondaires du cancer. — 1° Il y a toujours dans les cancers une notable quantité de tissu fibreux, et, lorsqu'il est surabondant, sa présence constitue le squirrhe. Ce tissu de nouvelle formation est disposé en réseaux blanchâtres, d'apparence fasciculaire, composés d'un tissu fibroïde dans lequel les fibres sont indépendantes, en faisceaux libres ou contenues par une substance intermédiaire. Ces fibres diminuent dans le cancer à mesure qu'il perd de sa consistance. Dans l'encéphaloïde, elles sont pâles, fines et rares, elles peuvent faire défaut, et alors les cellules cancéreuses sont réunies entre elles par un blastème granuleux et amorphe.

2° Les éléments fibro-plastiques existent aussi dans le cancer. Toujours distincts des cellules propres, ils ont l'aspect de corps fusiformes longs, à noyaux plats, elliptiques et étroits. Les cellules cancéreuses fusiformes se distinguent toujours de ces fuseaux fibro-plastiques par leur plus grande largeur, l'épaisseur de leurs parois, leurs grands noyaux à contours fortement accusés, et leurs nucléoles volumineux.

3° La graisse se rencontre très-fréquemment sous forme de granules, de vésicules, de cristaux, soit de cholestérine, soit d'acide margarique. Cette infiltration graisseuse déforme les cellules et donne au cancer l'apparence phymatoïde.

4° Le pigment déjà signalé plus haut se trouve dans le cancer mélanique.

5° La substance gélatiniforme est celle qui donne une apparence spéciale au cancer colloïde; elle est tantôt mêlée aux cellules cancéreuses, et tantôt seule, dépourvue de tout élément cellulaire. Quand elle renferme des cellules cancéreuses, ce sont des cellules mères, de préférence aux autres.

6° Parties minérales. On trouve quelquefois dans le cancer des concrétions amorphes et granuleuses; du véritable tissu osseux, surtout si le cancer provient du squelette.

7° Le pus n'existe dans le cancer que s'il y a des abcès.

8° Des éléments hématiques se rencontrent dans le tissu cancéreux à la suite des épanchements sanguins. On y reconnaît de la fibrine plus ou moins altérée, des globules sanguins, des cristaux d'hématine, etc.

9° Des vaisseaux artériels et veineux de nouvelle formation peuvent se développer dans le cancer. Leur existence a été démontrée par MM. Lebert et Ch. Robin. Au moyen d'injections bien réussies, ces auteurs ont pu voir que la vascularité du cancer était bien variable et inégale : tantôt limitée à une partie du tissu, tantôt générale et formant des réseaux tellement riches et abondants, que ces tumeurs ont été appelées *fongus vasculaire* ou hématodes. Dans quelques cas, les artères sont si volumineuses, qu'elles lancent du sang, par un jet saccadé, à une très-grande distance. C'est ce que j'ai vu plusieurs fois sur un encéphaloïde du sein donnant lieu à de fréquentes hémorrhagies.

Développement du cancer. — On ignore entièrement aujourd'hui quelles sont les conditions premières de l'apparition du tissu cancéreux; mais il est évident, d'après la nature et l'évolution du mal, que la production du tissu cancéreux dépend d'une altération générale de la vitalité des tissus suivie d'une sécrétion locale de blastème qui est l'origine des modifications de la nutrition moléculaire. Comme il arrive dans toutes les maladies générales, le sang prend sa part de l'état morbide et offre des modifications spéciales qui, pour n'être pas reconnues par l'analyse, n'en sont pas moins appréciables par leurs effets.

Sous l'influence d'impressions morbifiques souvent inconnues, irritantes ou autres, il s'opère dans les travaux des tissus un changement caractérisé par une exsudation séro-fibrineuse amorphe qui se résorbe en partie ou reste à cet état et devient la gangue du tissu cancéreux. Dans quelques cas, il semble que ce soit au milieu de sang coagulé et décoloré que se produit le cancer.

Des cellules se développent en même temps qu'une trame fibreuse et des vaisseaux sanguins; elles ont une forme variable, transitoire, et quelques-unes offrent déjà les caractéres du cancer. Leur nombre s'accroît rapidement, par endogénèse, à mesure que se dépose un nouveau blastème, et le néoplasme morbide augmente aux dépens des tissus voisins, qui disparaissent et se transforment en tissu cancéreux.

Plus tard, quand le cancer est bien développé, il subit des méta-morphoses qui dépendent de troubles particuliers survenus dans la nutrition. Quand il n'offre pas d'emblée une grande mollesse, il peut se ramollir par suite d'une plus grande vascularité et d'une grande abondance de suc cancéreux. S'il est superficiel, il ulcère la peau et donne lieu à des plaies de mauvaise nature, recouvertes d'excroissances fongueuses, vasculaires, ou à des ulcères fongueux, dont le fond gris, noirâtre, est inégal, résistant, ou dont les bords sont durs, épais, cal-leux et renversés. M. Lebert conteste la spécificité de ce genre d'ulcères *réputés cancéreux* par tous les médecins; mais c'est peut-être à tort, car les ulcères de cette nature offrent presque toujours les caractères dont je viens de parler.

Le cancer produit des hémorrhagies quelquefois très-considérables à l'extérieur ou à l'intérieur de son tissu : les unes sont facilement appréciables, mais les autres ne se reconnaissent qu'à l'autopsie par les épanchements sanguins renfermés dans l'épaisseur du tissu can-céreux.

D'après M. Virchow et M. Lebert, on trouve quelquefois, dans le tissu cancéreux, la trace d'une inflammation aiguë qui peut aller jusqu'à la gangrène, et c'est accidentellement un moyen de guérison naturelle sur lequel il ne faudrait pas compter, car il est excessive-ment rare.

Enfin il arrive quelquefois que le cancer s'atrophie, par suite de la destruction des cellules et de la production de graisse et de tissu fibro-celluleux nouveau. Les tumeurs se dessèchent, s'amoindrissent et restent stationnaires, au grand avantage de ceux qui les portent. C'est cette forme de cancer nommé *rétrograde* que Meckel, Boschdalek, Oppolzer et Virchow ont considérée comme la guérison naturelle d'une maladie réputée incurable par un grand nombre de médecins et en-core aujourd'hui par M. Lebert.

Le cancer exerce sur les individus qui le portent une influence locale de douleur s'il est au voisinage de cordons nerveux importants ou s'il emprisonne accidentellement un nerf dans son épaisseur; de trouble fonctionnel, s'il comprime un organe important tel que le cer-veau, une grosse veine, un conduit excréteur, etc. ; de nutrition, s'il appuie sur une os de façon à empêcher sa réparation par la nutrition moléculaire, etc., etc.; il épuise les forces par la perte du sang s'il est accompagné d'hémorrhagie; mais son influence la plus fâcheuse est générale et résulte de sa propagation aux parties voisines, de sa géné-ralisation dans l'organisme et de l'infection humorale qui empoisonne les individus. A mesure qu'augmente le cancer, il marche vers la périphérie des organes ou s'étend dans le voisinage ; il ulcère la peau ou les vaisseaux profonds, lymphatiques : veines, artères, aucun ne résiste, et le suc cancéreux pénètre dans le sang et dans la lymphe pour circuler dans toutes les parties du corps et empoisonner les malades. Chez quelques-uns, le cancer se retrouve dans les veines érodées, et on voit les lympathiques du poumon, du foie, du mésentères, remplis de matière cancéreuse sous forme de traînées jaunâtres, bien facile à reconnaître, et comparable à une injection artificielle de ces vaisseaux. En même temps se forment de nombreuses tumeurs cancéreuses secondaires dans les organes profonds, et principalement dans le foie et les poumons. C'en est assez pour caractériser une infection générale, bien connue d'ailleurs sous le nom de cancérisme ou de diathèse cancéreuse.

La diathèse cancéreuse est le terme le plus élevé de l'état morbide générateur du cancer. Elle résulte évidemment d'un empoisonnement des humeurs par les parties liquides et solides du néoplasme. Accompagnée ou non de productions multiples et de même nature dans les viscères, son influence est à peu près la même; elle imprime au sang une modification profonde qui se traduit sur la peau par une teinte jaune paille, souvent caractéristique, par un amaigrissement marqué, suite de digestions imparfaites, par une faiblesse excessive, par de l'œdème et par un état cachectique très-prononcé aux approches de la mort.

Quelques malades succombent sans arriver à cet état de marasme, et sans offrir les caractères d'une diathèse cancéreuse très-prononcée, mais cela est rare et dépend en grande partie de la marche très-rapide des accidents et de la vascularité des organes où se trouve le cancer. Ainsi le cancer de l'utérus donne souvent lieu à des hémorrhagies et à des accidents locaux qui précipitent la marche de la maladie et amènent la mort, sans que la diathèse ait eu le temps de s'établir d'une manière complète. Au contraire, dans certains organes très-vasculaires, tels que le sein, les glandes lymphatiques, le foie, etc., le cancer produit plus rapidement la diathèse à cause de la résorption plus facile des éléments cancéreux.

En outre des modifications générales imprimées à l'organisme par la présence du tissu cancéreux, il y a chez les malades des phénomènes morbides spéciaux, dus à leur état anémique et au siége particulier du cancer. Les premiers sont des névralgies, des palpitations, avec bruit de souffle artériel ou cardiaque; la phlegmatia alba dolens, etc., et les autres s'expliquent par la présence du néoplasme dans tel ou tel viscère, dont la destruction ou la compression engendre sur un point des accidents qui ne sont pas ceux qu'on observe dans le cancer d'une région différente.

Quelquefois le cancer existe avec d'autres maladies, telles que l'entérite, les phlegmasies pulmonaires, le muguet et d'autres productions hétéromorphes; mais la plupart de ces maladies sont secondaires, et, comme il arrive dans toutes les cachexies, quelle que soit leur nature, elles se produisent à une époque assez avancée du mal primitif, dont elles activent les progrès ultérieurs.

Parmi les productions hétéromorphes, il en est une, le tubercule, dont Bayle a indiqué la présence comme incompatible avec le tissu cancéreux; mais cette règle générale souffre quelques exceptions. M. Lebert a plusieurs fois rencontré des tubercules crétacés anciens et des tubercules de formation récente chez des individus cancéreux; mais il incline à penser que cette tuberculisation est secondaire, car on la trouve plus souvent dans le cours de l'évolution cancéreuse qu'on ne rencontre le cancer venant compliquer l'affection tuberculeuse. Sous ce rapport, il y aurait donc encore une sorte d'incompatibilité entre les deux maladies.

La fréquence du cancer dans les organes ne peut être déterminée que d'après une étude parfaite de la structure du tissu, et personne autre que M. Lebert ne pouvait mieux faire une statistique de ce genre. Bien que, selon lui, elle laisse quelque chose à désirer, il n'y en a point d'autre dans la science, et nous allons la reproduire. On verra qu'elle indique le cancer des voies digestives, de l'utérus et de ses annexes, y compris la mamelle, comme étant deux à trois fois plus nombreux que les autres.

Cancer du sein..	62
— de l'estomac.	57
— de l'utérus.	52
— du cerveau et de ses enveloppes.	48
— des os.	35
— des intestins	24
— de l'œil..	23
— de la peau.	20
— du testicule	18
— du foie.	15
— des ganglions lymphatiques.	12
— des reins.	12
A reporter. . .	378

Report.	378
Cancer du péritoine..	10
— de l'œsophage..	9
— de la glande thyroïde. .	7
— de la moelle épinière..	7
— de la vessie.	7
— de la langue.	6
— du palais, des amygdales.	6
— des voies respiratoires..	6
— des ovaires.	4
— du tissu cellulaire souscutané.	4
— de la glande parotide. .	3
Total. . . .	447

Le cancer est une maladie essentiellement chronique, dont la durée varie selon le degré de résistance des maladies et selon le siége de l'organe attaqué. Au début, la maladie semble locale et limitée, quoique déjà il existe dans l'économie un état diathésique latent fort grave. Mais bientôt elle s'étend sur place, s'accroît et se vascularise; elle produit des accidents de douleur, de compression, ou engendre des troubles fonctionnels intérieurs; elle amoindrit les forces et détruit la santé; elle infecte l'organisme, et la diathèse cancéreuse éclate en caractères impossibles à méconnaître. Ce résultat arrive chez les uns en deux ou trois mois de maladie, et chez d'autres il faut quinze à vingt mois et plusieurs années, comme j'en ai vu des exemples. Presque toujours la mort en est la conséquence; mais, par exception, il y a des guérisons naturelles dues à l'atrophie des tumeurs, à la gangrène ou à l'extirpation par le chirurgien.

On a quelquefois vanté certains remèdes comme ayant une action fondante, résolutive des cancers; mais ce sont là des méprises qui reposent sur des erreurs de diagnostic. Jamais aucune substance administrée à l'intérieur ou à l'extérieur n'a fait disparaître de production cancéreuse, et toutes les tentatives faites sur des cas bien évidents ont échoué.

Quand le cancer encore récent est accessible à la main, la compression et l'extirpation sont les seuls moyens auxquels il faille recourir. La compression a produit de bons résultats entre les mains de Récamier, mais elle n'est applicable que dans les cas de cancers très-superficiels, comme ceux de la peau et de la mamelle.

L'extirpation s'accomplit par les caustiques ou par le bistouri, et, sans entrer dans les détails qui peuvent faire choisir l'un ou l'autre de ces deux modes opératoires, nous dirons que si la tumeur n'est pas très-volumineuse il est préférable de l'enlever par le caustique en faisant une assez grande perte de substance.

La cautérisation ou l'extirpation réussissent d'autant mieux que la tumeur est plus petite, plus superficielle et moins vasculaire. Elle a plus de chances d'amener un bon résultat dans le squirrhe que dans les autres formes anatomiques de cancer; mais malheureusement c'est là un traitement palliatif. Presque toujours la maladie récidive sur place au bout de quelques mois, ou de plusieurs années seulement si la tumeur est peu vasculaire, et il faut opérer de nouveau, en attendant peut-être une nouvelle récidive. On fait ainsi très-souvent plusieurs opérations à la même personne; mais, de récidive en récidive, la maladie s'étend, et gagne les ganglions lymphatiques voisins; bientôt elle se généralise et se dissémine dans les viscères en produisant une diathèse et une cachexie cancéreuse mortelles. Dès que le cancer s'est étendu de son siége primitif aux glandes voisines, il n'y faut pas toucher, car les opérations ne font que hâter la mort des malades.

3° DES PRODUCTIONS KYSTIQUES ET DES TUMEURS ENKYSTÉES.

On rencontre souvent les néoplasmes morbides, liquides ou solides, isolés des parties voisines par une membrane d'enveloppe formant une vessie ou *kyste*. Dans certains cas, la membrane d'enveloppe, entièrement indépendante du produit accidentel, paraît être une barrière opposée par la nature à ses progrès, exemple : les hydatides, certains abcès froids, etc.; mais, chez d'autres individus, en même temps que cette membrane sert de moyen protecteur, elle jouit d'une activité fonctionnelle spéciale, et elle sécrète à l'intérieur des produits morbides particuliers, exemples : les kystes graisseux et athéromateux de l'ovaire, certains kystes séreux du péritoine, etc.

Les kystes sont formés d'un sac membraneux clos de toutes parts et d'un contenu dont la nature est variable. Ils se développent sous des influences très-différentes, soit au milieu de cavités préexistant dans les tissus, soit comme productions de formation nouvelle. M. Lebert les désigne sous le nom de kystes *deutérogènes* et de kystes *autogènes*.

Quelques kystes ont pour origine l'obstruction d'un canal glandulaire ou d'un conduit excréteur de glande, par la compression d'un organe voisin ou par la présence d'un corps étranger extérieur ou intérieur. Au-dessus de la partie comprimée les liquides s'amassent, irritent les tissus ambiants, engendrent un blastème qui s'organise en kystes cellulo-fibreux, et la tumeur s'accroît de sa vie propre au moyen des capillaires de nouvelle formation formés dans les parois. Elle est ronde ou ramifiée dans les glandes en grappes, selon qu'elle est limitée au conduit principal ou qu'elle s'étend à une foule de culs-de-sac glandulaires qui contribuent à son accroissement, exemples : les kystes de la mamelle, des ovaires, des follicules isolés, etc.

D'autres résultent d'une exsudation morbide faite dans les mailles et dans les lacunes des tissus, où elles restent en provoquant un certain degré d'irritation qui organise à la circonférence une membrane d'enveloppe isolante, exemple : les kystes du tissu cellulaire ou connectif.

Enfin, d'après Frerichs et Rokitansky, certains kystes de nouvelle formation seraient le résultat d'une transformation de cellule ou de noyau cellulaire. Les parois de la cellule ou du noyau, tout à coup animées d'une vie plus active, viendraient à s'étendre en produisant un contenu spécial et une couche d'épithélium pour la surface interne.

C'est un mode de développement possible et dont il sera pendant longtemps difficile de fournir la preuve.

Les kystes sont simples, *solitaires*, à cavité unique; au contraire,
agglomérés les uns sur les autres et *multiloculaires*. Leur paroi fibro-
celluleuse et vasculaire s'organise chaque jour davantage et s'épaissit.
On y trouve beaucoup de tissu fibreux mélangé à des éléments de tissu
fibro-plastique, un revêtement interne d'épithélium lisse, ou garni
de végétations fibro-plastiques ou papillaires plus ou moins saillantes,
et un contenu variable solide ou liquide dans lequel existent des éléments morbides particuliers, ordinairement semblables à ceux des
tissus où le kyste a son point de départ. Quelquefois le contenu renferme des éléments hétéromorphes, produits de formation nouvelle
dont la cause est inconnue.

Les kystes restent rarement stationnaires; ils se développent d'une
manière lente et successive et peuvent acquérir un volume considérable. Leur paroi peut se rompre ou s'enflammer et produire du
pus. Dans quelques cas, elle se transforme en tissu fibreux résistant
infiltré de matière calcaire, ce qui arrête pour toujours les progrès de
la tumeur en l'empêchant de s'accroître.

Il y a des kystes de toute espèce. On peut les distinguer, d'après
leur contenu, en kystes *séreux, sanguins, spermatiques, laiteux, colloïdes, graisseux, hydatiques, dermoïdes*, etc. Ils se développent partout, dans les reins, dans la parotide, dans le foie, dans le testicule
et dans la mamelle, dans la glande thyroïde, dans les glandes lymphatiques, dans les follicules sébacés et mucipares, dans l'ovaire,
dans le placenta, dans les bourses séreuses et synoviales, dans les os,
dans le tissu cellulaire, etc., etc.

Les kystes *séreux, muqueux* et *sanguins* présentent une membrane
d'enveloppe plus ou moins épaisse formée de tissu fibreux, unie
aux parties voisines par du tissu cellulaire ou connectif. Son intérieur est lisse, blanc, brillant, souvent revêtu d'une couche d'épithélium
pavimenteux. On y trouve, soit de l'eau tenant en dissolution de l'albumine, des sels et une quantité variable de matières animales, soit
de l'eau mêlée à du mucus, du pus et du sang. Ces kystes sont uni-
loculaires ou multiloculaires, et ils ont ordinairement pour origine un
conduit excréteur oblitéré comme l'uretère, le canal de Varthon, etc.,
ou une cavité close comme les vésicules de Graaf, les mailles du tissu
connectif, les vésicules des glandes-sanguines, etc. La sérosité, jointe à
des produits variables, se dépose dans l'espace resté libre, le kyste
s'organise et s'accroît, et il peut atteindre des proportions considérables.
Ailleurs ils résultent d'un exsudat morbide solide ou liquide déposé

dans les tissus. Du sang épanché dans le cerveau se coagule, la partie solide se résorbe, et il reste une partie séro-sanguinolente fluide qui demeure enfermée dans un kyste dont les dimensions sont variables. Des corps étrangers, des balles, des parasites, produisent au sein des tissus une irritation permanente, souvent suivie de sécrétion séreuse qui s'enveloppe d'un tissu fibro-celluleux, et il en résulte un kyste.

Les kystes séreux, muqueux et sanguins, peuvent rester stationnaires ou s'accroître par suite d'une abondante sécrétion intérieure; mais, dans quelques circonstances, leur paroi durcit, passe à l'état crétacé, et ils ne peuvent plus augmenter de volume. Chez quelques individus, l'inflammation s'en empare, et ils se détruisent en produisant la suppuration des tissus voisins. C'est là un moyen de guérison naturelle malheureusement trop rare.

Les kystes *colloïdes* ne se distinguent des kystes séreux que par leur contenu, qui est formé de matière gélatineuse, amorphe, transparente, jaunâtre, mêlée à du sang et à des cellules épithéliales. C'est le tissu colloïde. Produit de nouvelle formation sécrété par la membrane d'enveloppe, il se rencontre dans les kystes de l'ovaire, du péritoine, des reins, des tumeurs cancéreuses, fibro-plastiques, etc.

Les kystes *graisseux* renferment du tissu adipeux ou de la matière caséiforme et des concrétions calcaires unies à de l'épithélium. Ils se rencontrent dans le tissu connectif et dans l'ovaire.

Les kystes *dermoïdes*, ainsi nommés par M. Lebert, sont composés d'éléments fort curieux. On y trouve une paroi fibro-celluleuse plus ou moins épaisse, présentant çà et là quelques-uns des caractères du derme, avec épithélium pavimenteux, follicules pileux isolés, glandes sébacées, etc., et le contenu de formation nouvelle est constitué tantôt par un liquide de composition variable, tantôt par des matières grasses athéromateuses renfermant des fragments osseux, des dents ou des cheveux roulés en masses considérables. Ces kystes se rencontrent principalement dans l'ovaire. Longtemps considérés, en raison de leur siége, comme le résultat de monstruosités par inclusion, ils paraissent, dans quelques cas, devoir être rapportés à un état morbide accidentel donnant lieu à cette hypersécrétion.

Assez souvent les kystes se développent en grand nombre sur un même point du corps, et ils se rapprochent de manière à former des agglomérations ou *kystes multiloculaires*, en forme de grappes libres, dans le tissu cellulaire, exemple : les kystes du cou chez les enfants; ou enveloppés dans une poche fibreuse générale. Leur contenu est le même que dans les kystes simples, car il peut être séreux, colloïde ou dermoïde, et il varie dans chacune des loges de la tumeur. L'accroissement des kystes multiloculaires ne se fait pas d'une manière uniforme et porte toujours plus spécialement sur plusieurs vacuoles qui s'étendent outre mesure, laissant les autres à l'état d'enfance. On les trouve dans les ovaires, dans les reins, dans le scrotum, dans le tissu cellulaire, etc. Leur marche ne présente pas de différence avec celle des kystes à cavité unique.

§ IV. — Des nosorganies caractérisées par des productions végétales et animales parasites.

Il y a d'autres produits morbides accidentels que ceux dont l'existence, la nutrition et le développement sont liés à la vie des organes malades. Ce sont des productions indépendantes de l'organisme où elles apparaissent. Douées d'une vie propre, elles ont des organes en rapport avec leurs fonctions d'accroissement et de reproduction; ce sont de véritables productions vivantes développées à la surface ou dans l'intérieur d'autres êtres vivants. Leur origine est obscure. Beaucoup de médecins les considèrent, à tort, comme un résultat de la génération spontanée, qui n'existe pas, car toutes productions animales et végétales infusoires se font au moyen de germes appréciables et au milieu de conditions particulières dont il ne faut rien changer sous peine de ne rien obtenir. Chez l'homme en particulier, on trouve toujours les germes qui leur servent de point de départ, et on a pu en saisir les différentes métamorphoses.

Ces productions accidentelles ont reçu le nom de *parasites*, c'est-à-dire qui se nourrit aux dépens d'autrui. Elles se développent à la surface et *dans l'intérieur* du corps de l'homme. Les unes, appartenant au *règne végétal*, constituent les *entophytes* et les *épiphytes;* celles qui dépendent du *règne animal* sont des *épizoaires* et des *entozoaires*. On peut en faire deux classes morbides spéciales sous le nom de *phytorganies* et de *zoogénies*.

Les végétaux parasites ont été bien étudiés par Malmsten, Gruby, Lebert, et surtout par Ch. Robin dans un ouvrage spécial[1] que nous mettrons souvent à contribution. Quant aux entozoaires ou helminthes, leur histoire est bien connue par les descriptions de Rudolphi, de Bréra, de Bremser, etc., mais il faut y ajouter les nouvelles et importantes recherches de Siébold, de Van Beneden, de Kuchenmeister, etc., sur les métamorphoses que ces animaux peuvent subir au sein des êtres vivants.

A. DES VÉGÉTAUX PARASITES QUI SE DÉVELOPPENT SUR L'HOMME VIVANT, OU PHYTORGANIES.

Outre le germe imperceptible des productions végétales parasites

---

[1] *Histoire naturelle des végétaux parasites qui croissent sur l'homme et les animaux vivants*, Paris, 1855.

de l'homme, il faut des circonstances favorables à leur développement ; ainsi elles apparaissent dans un tissu où a lieu un mouvement
semblable à celui de la fermentation lorsqu'il y a décomposition d'une
matière organique au contact de l'air. Un simple changement de nature dans un liquide de sécrétion ou d'excrétion peut les produire ;
ainsi, quand, à l'exemple de MM. Turpin et Gavarret, on rend acide un
liquide alcalin de l'économie, et réciproquement, il apparaît dans ce
liquide une production végétale infusoire. Ce qui se passe sous une
plaque de verre se produit également sur l'homme vivant, et, pour ne
citer qu'un exemple, l'*oïdium* du muguet résulte du passage à l'état
acide des liquides naturellement secrétés dans la cavité buccale.

Dans son *Traité d'Anatomie pathologique générale*, M. Lebert établit
qu'il y a deux sortes de parasites végétaux, ceux qui peuvent exister
à l'état normal (l'algue de la bouche, par exemple), et ceux qui résultent d'un état pathologique.

« Pour quelques végétaux de la surface du corps, il serait difficile
de démontrer un état morbide antérieur. S'il est vrai que pour la
transmission de la teigne il faille, outre le contact, une prédisposition individuelle, il y a loin cependant entre cette prédisposition et un
état de véritable maladie.

« La perte de l'épithélium ou de l'épiderme favorise le développement de quelques algues qui se montrent volontiers sur des plaies ou
des ulcérations. L'état vraiment putride est plus propice au développement des infusoires qu'à celui des algues. »

D'après M. Lebert, on trouve constamment une algue sur l'arrière-
bouche, dans l'état de santé, et, de plus, très-fréquemment des filaments d'algues dans les garde-robes de sujets atteints de maladies diverses ; aussi croit-il qu'il peut s'en développer dans les intestins sans
un état morbide nécessaire.

« On peut donc établir que si un état morbide local ou général est
plus particulièrement favorable à l'évolution des parasites végétaux
sur le corps vivant, ceux-ci peuvent cependant se développer dans
quelques circonstances en vertu d'une prédisposition individuelle dont
la nature nous est inconnue, et même à l'état de santé parfaite, comme
parasites constants chez les diverses espèces d'animaux et même chez
l'homme. A leur tour enfin, les parasites peuvent servir de cause et
de point de départ à divers désordres locaux de la nutrition et devenir
ainsi de véritables agents pathogéniques d'autant plus capables d'agir,
qu'au moyen de leurs petites sporules ces végétaux peuvent non-
seulement se transmettre d'une partie du corps à une autre, mais aussi
d'un individu à un autre, même des animaux à l'homme.

« Quant au mode de développement, nous savons aujourd'hui que tous les végétaux que l'on trouve sur l'homme naissent et se multiplient par des germes, des sporules, et que la génération spontanée ne leur est pas plus applicable qu'aux parasites animaux [1]. »

Voici, d'après M. Ch. Robin, la liste des végétaux et animaux parasites qu'on observe chez l'homme et chez les mammifères :

A

A LA SURFACE DE LA PEAU.

Trichophyton tonsurans, — MALMSTEN.
Trichophyton sporuloïdes? —CH. ROBIN.
Trichophyton ulcerum? — CH. ROBIN.
Microsporon Audonini, — GRUBY.
Microsporon mentagrophytes, — CH. RoBIN.
Microsporon furfur, — CH. ROBIN.
Mucor mucedo, — LINNÉ.
Achorion Schœinleinii, — REMAK.
Aspergilli species? — PACINI et MEYER.
Puccinia favi, — ARDSTEN.

B

SUR LES MUQUEUSES.

Cryptococcus cerevisiæ, — KUTZING.

Cryptococcus guttatus, — CH. ROBIN (lapin).
Merismopedia ventriculi, — CH. ROBIN.
Leptothrix buccalis, — CH. ROBIN.
Oscillaire? de l'intestin, — FAVRE.
Leptomitus urophilus, — MONT (vessie).
Leptomitus? de Lannover, — CH. ROBIN (pharynx et œsophage).
Leptomitus? de l'épiderme.
Leptomitus? de l'utérus.
Leptomitus? du mucus utérin.
Leptomitus? de l'œil.
Oidium albicans, — CH. ROBIN (muguet).
Champignon du poumon, — BENNETT.
Champignon dans l'écoulement de la morve.

Des épiphytes de l'homme.

Les végétaux parasites qui croissent à la surface du corps ont une prédilection marquée pour les parties velues ou le voisinage des poils. Ce sont : les champignons de la véritable teigne, ou *favus;* les algues qui provoquent plus particulièrement la calvitie, celles de la plique polonaise, celles de la mentagre, et celles enfin du pityriasis versicolor.

1° *Des cryptogames de la teigne.* — Le cryptogame de la teigne, achorion Schœinleinii, a été découvert par le professeur Schœinlein de Berlin, en 1842, et décrit plus tard par MM. Lebert, Gruby, Bennett, Bazin, etc. Ces cryptogames se réunissent en forme de petits godets jaunâtres ou *favus.* D'après M. Lebert, « ils sont enchâssés dans la superficie de la peau, mais sans faire corps avec elle, recouverts au commencement par l'épiderme et faisant disparaître le derme sous-jacent par compression et absorption consécutive. Sur une tête nettoyée, les favus apparaissent sous forme de petits corps, du volume d'une tête d'épingle, peu saillants, arrondis, jaune terne, couleur de soufre. On peut les énucléer facilement, et on voit à la place de petits creux lisses qui ne tardent pas à se combler et à disparaître. Ces corps grandissent rapidement et peuvent atteindre un volume qui va jusqu'à

[1] *Anatomie pathologique générale et spéciale,* t. I, p. 583.

douze et quinze millimètres de largeur sur deux à quatre millimètres de profondeur. La peau devient le siége d'un travail phlegmasique et exsudatif, en même temps qu'une forte hypersécrétion d'épiderme a lieu tout autour, et c'est ainsi que naissent ces croûtes pyo-épidermiques qui finissent par masquer les favus primitifs.

« Les grands favus ont une disposition concentrique ; leur intérieur est grumeleux, d'un blanc mat, leur surface lisse et arrondie dans la partie enchâssée dans la peau. Ils présentent dans leur milieu une surface déprimée en godet qui ne fait place à l'aspect irrégulièrement annulaire que lorsque les dimensions du champignon se sont beaucoup accrues. On les voit souvent traversés par des poils dont le bulbe est bien souvent visible au-dessous du favus. Les lamelles d'épiderme peuvent être séparées aisément du favus. Les sporules et les filaments peuvent aussi se développer dans l'intérieur du follicule pileux à la surface du bulbe et altérer directement le poil dans sa nutrition.

« Lès sporules qui occupent la plus grande partie de l'intérieur des réceptacles ont une forme ronde ou ovale, les bords marqués et un intérieur légèrement opalisant. Les plus jeunes ont $0^m,005$ de diamètre ; les plus développées ont sur cette même largeur de $0^m,005$ à $0^m,125$ de longueur.

« Ces sporules sont souvent groupées ensemble (*fig.* 38). Quelques-unes sont étranglées au milieu, d'autres ont une forme triangulaire à angles arrondis ; d'autres encore, très-allongées, ont plusieurs étranglements. Enfin on voit des fils qui paraissent composés de sporules confluentes. Ces fils sont simples ou ramifiés et entourés de sporules rudimentaires. Quelques-unes, bien formées, paraissent avoir une double membrane d'enveloppe et l'apparence d'un noyau.

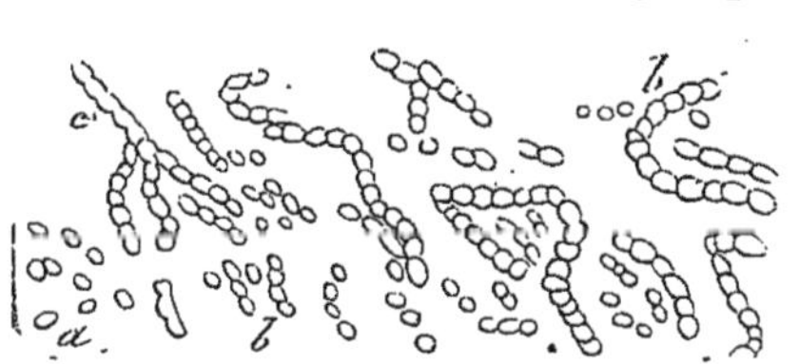

Fig. 38. Poussière faveuse; *a*, sporules isolées; *b*, spores en chapelet; *c*, tube fomé de sporules réunies bout à bout. (BAZIN.)

« Le siége le plus habituel du favus est le cuir chevelu : cependant on l'observe aussi sur la peau du front, sur le tronc, sur les membres, et même sur le gland du pénis.

« La démangeaison, l'inflammation de la peau, les éruptions secondaires, les croûtes épaisses et la mauvaise odeur, la disposition aux poux et l'altération des cheveux, sont les principaux phénomènes morbides provoqués par la teigne. La crue des cheveux s'affaiblit, et ceux qui restent sont minces, décolorés, secs et cassants.

« La contagion s'explique par le nombre considérable des sporules qui se transmettent facilement d'un individu à un autre et se développent si le terrain est favorable.

« On a quelquefois rencontré dans la teigne le *puccinia favi*, autre cryptogame brun-rouge de forme allongée, découvert par M. Ardsten dans les petites squames blanches des grandes croûtes. Il peut se trouver aussi dans les favus.

« 2° *Champignon de la calvitie provoquée par l'herpès tonsurans.* — Ce champignon, découvert par M. Gruby, est caractérisé par des sporules rondes ou ovales, transparentes, incolores, à surface lisse; intérieur homogène variant entre $0^m,002$ et $0^m,008$. Ces spores naissent dans l'intérieur de la racine des cheveux, sous forme d'un groupe de sporules rondes (*fig.* 39). Celles-ci donnent naissance à des

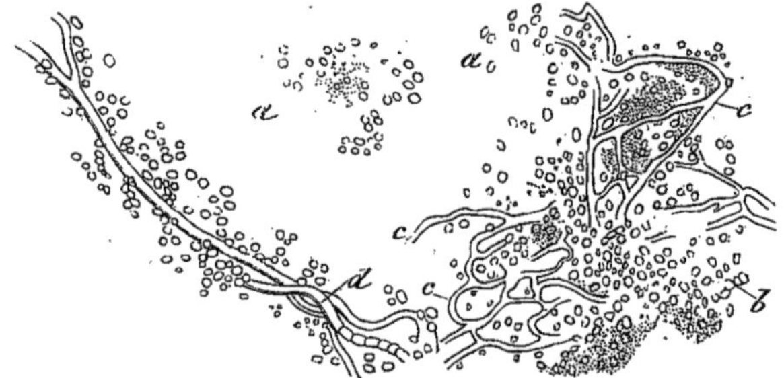

[*Fig.* 39. Poussière blanche de l'herpès tonsurans; *a*, sporules isolées; *b*, sporules réunies; *c*, tubes vides; *d*, tube sporulaire. (BAZIN.)

filaments articulés qui, en se développant, rampent dans l'intérieur du cheveu en suivant son axe. Il a reçu le nom de *trichophyton tonsurans*, Malmsten.

« A mesure que le cryptogame se développe, le cheveu devient gris, perd son élasticité, sa cohésion, se ramollit et se brise. La cassure est filamenteuse et se fait à 2 ou 5 millimètres de la peau, les fragments de cheveux sont pleins de cryptogames et sont encore couverts de leurs écailles. Quelquefois le cheveu se casse avant de sortir; alors la matière sébacée remplit l'extrémité du conduit pilifère, se durcit et est repoussée par le cheveu, qui la soulève. Celle-ci forme ainsi une saillie opaline demi-transparente, qui a été prise pour du pus desséché ou pour une petite pustule, mais est formée de matière sébacée et de cellules épithéliales desséchées, et renferme de un à trois poils pleins de sporules. Les élévations jointes au gonflement des cheveux par les sporules donnent au cuir chevelu l'aspect de chair de poule signalé dans cette affection. Cette maladie se transmet de l'homme à l'homme et même des animaux à l'homme. Elle complique quelquefois l'herpès circinné. » (Lebert, t. 1er, p. 585, 586.)

Ce champignon est, à peu de chose près, semblable à celui de la plique polonaise. Il s'en produit aussi un tout particulier dans les ulcères de la peau et dans le *porrigo decalvans;* le premier s'appelle *trichophyton ulcerum,* et l'autre *microsporon Audouini.*

D'après MM. Gruby et Bazin, dans la mentagre, toute la partie des poils qui est plongée dans le derme est entourée de cryptogames qui forment une couche entre la paroi du follicule et le poil, de sorte que celui-ci est entouré d'une gaîne végétale. Cette gaîne ne dépasse jamais la surface de la peau. Les spores, qui sont innombrables, naissent

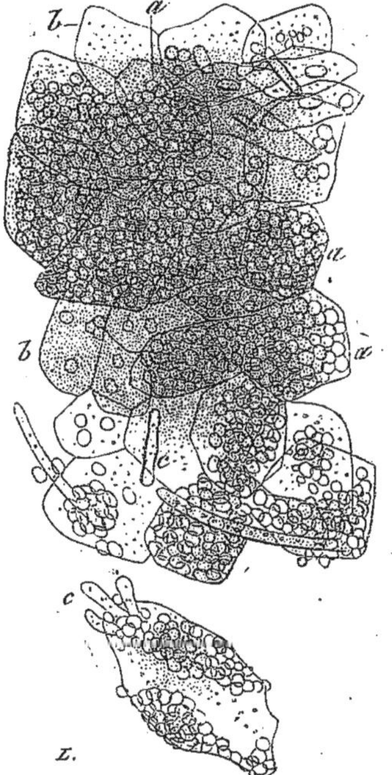

Fig. 40. Plaque de muguet au troisième jour, avec lamelles épithéliales recouvertes de spores; *a, a,* elles forment des groupes ayant, *b, b,* la forme de lamelles épithéliales; *c, c, c,* des tubes commencent à se développer. (Robin.)

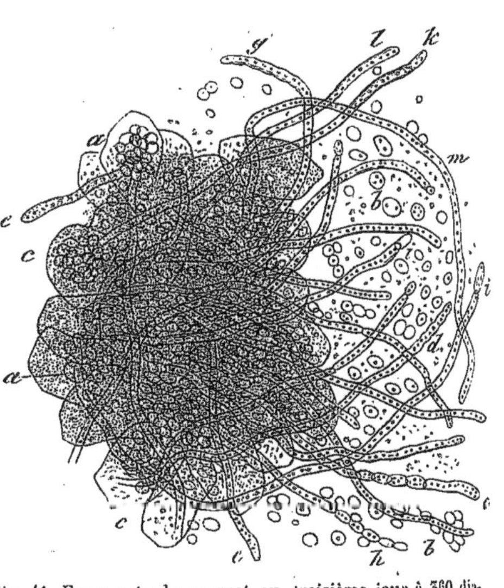

Fig. 41. Fragments de muguet au troisième jour à 360 diamètres entremêlés de cellules d'épithélium imbriquées, couvertes de spores rondes ou ovales et de tubes du champignon oidium albicans; *a,* cellules d'épithélium; *b, b,* spores isolées ou réunies bout à bout. Elles ont de 0^m,004 à 0^m,005 de diamètre; *d,* filaments cylindriques tubuleux, cloisonnés avec granules moléculaires intérieurs. Ils ont de 0^m,005 à 0^m,004 de large, sur 0^m,050 à 0^m,070 de long; *e,* leur extrémité renflée; *g,* renflements ovoïdes; *h,* spores ajustées bout à bout; *i,* cellule ovoïde terminale. (Robin.)

dans la matrice du poil et s'étendent peu à peu en remontant jusqu'à son orifice. Elles sont rondes et très-petites.

Cette maladie cède rapidement à l'épilation et aux lotions parasiticides, ou plutôt, dans ce cas, sporicides.

Des entophytes.

1° *Champignon du muguet (oidium albicans).* — Le muguet est une maladie de la muqueuse buccale qui change la nature des sécrétions de la bouche et les rend acides au lieu de les laisser neutres ou alcalines. Cet état acide, indiqué par MM. Andral, Gubler, etc., accompagne presque toujours l'état cachectique, constitue une des conditions essentielles de sa formation, et il résulte d'une inflammation superficielle de la muqueuse, qui devient lisse, rouge, sèche et douloureuse. Il amène le développement de petites plaques d'un blanc laiteux particulier déposées à la surface de la muqueuse. Ces plaques sont formées par un mélange d'épithélium en voie de desquamation, de mucus altéré et de productions végétales.

On trouve le muguet dans la bouche, le pharynx, l'estomac et l'intestin grêle. Il se transmet du nourrisson à la nourrice, à la surface du mamelon, et on l'observe également dans la bouche à la dernière période des maladies graves de l'adulte et du vieillard, aux approches de la mort.

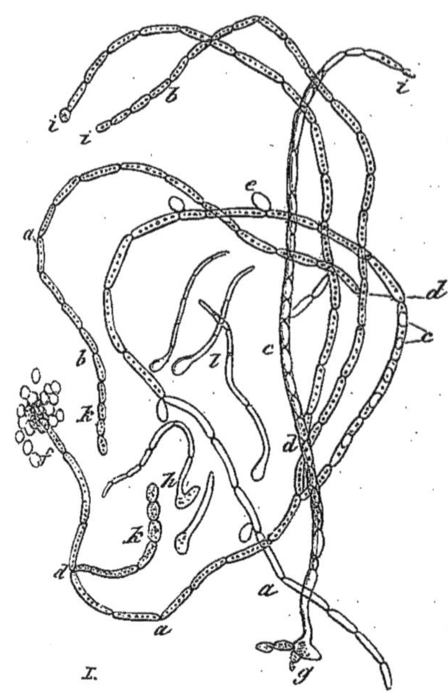

Fig. 42. Filaments tubuleux du muguet bien développés, cylindriques flexueux, de 0,100 à 0,600 de long; a, a, cloisonnement des tubes; c, c, quelques cellules ovoïdes des tubes; d, d, ramifications des tubes; e, ramifications qui commencent à poindre par une seule cellule. (Robin.)

« Le végétal est constitué par des filaments tuberculeux de $0^m,003$ à $0^m,005$, cloisonnés, étranglés et ramifiés plusieurs fois. La cavité renferme des granules et des cellules pâles, ovoïdes. Ils naissent d'une spore d'une forme constante et se terminent par une cellule courte et renflée, de $0^m,005$ à $0^m,007$, parfois précédée de cellules en chapelets. » (*Fig. 40, 41 et 42.*)

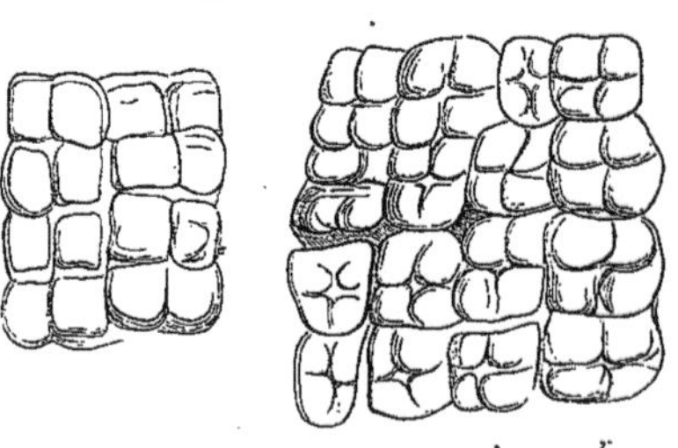

Fig. 43. Sarcine de l'estomac en plaques, de 1/100° à 1/120° de ligne de diamètre; 1/8° de ligne d'épaisseur. (Robin.)

2° *Sarcine de l'estomac* (*merismopœdia ventriculi*). Ch. Robin. —

On trouve quelquefois ce champignon dans l'estomac atteint des maladies les plus diverses, dans le poumon affecté de gangrène, dans la vessie et dans les fèces. Il est caractérisé par de petites plaques aplaties, quadrangulaires, un peu oblongues, divisées en quatre cellules (*fig.* 45) ou compartiments par des lignes transparentes. Les cellules renferment des noyaux sphériques ou cubiques à angles arrondis.

3° *Algue de la bouche et des intestins.* —M. Lebert a signalé comme une chose constante l'existence sur la partie postérieure de la langue d'une algue granuleuse, hérissée de petits filaments longs très-fins, grenus dans l'intérieur, ayant à peine 1/600ᵉ de millimètre de largeur. Elle se rencontre aussi dans les matières rendues par les selles.

A. DES ANIMAUX PARASITES DU CORPS HUMAIN, OU ZOOGÉNIES.

Les parasites animaux sont très-nombreux et doivent être divisés, d'après leur siége à l'extérieur ou à l'intérieur du corps, en *épizoaires* ou *entozoaires*. Cuvier voulait qu'on distinguât ces derniers, d'après leur structure, en parenchymenteux et cavitaires; mais son opinion n'a point prévalu. Rudolphi, au contraire, les a séparés, d'après leur forme, en quatre grandes classes, les nématodes, les trématodes, les cestoïdes et les cystiques. Toutefois, comme ces divisions ne s'appliquent qu'à une seule espèce de parasites, aux entozoaires, il est préférable de suivre celle de Virchow, qui comprend indistinctement tous les animaux parasites connus.

I   INFUSORIA. — Vibrio, polygathicæ.
II   VERMES.   A. *Platyelma;* cestoidea vera et cestoidea cistica, etc.
                  B. *Nematilinia;* filaria, trichina, strongylus, etc.
III ARTICULATA. A. *Crustacea.*
                  B. *Acarina,* sarcoptes scabiei, acarus.
                  C. *Insecta,* aptera (pediculus), diptera (pulex œstrus hominis).

Parasites de la surface du corps, ou *épizoaires.* — Comme le fait très-justement remarquer M. Lebert, les *infusoires* ne se rencontrent guère que sur les plaies où la sécrétion purulente séjourne et s'altère. Ce sont surtout les espèces du genre *vibrion* et aussi des infusoires polygastriques. On en trouve également dans le mucus intestinal et vaginal. Quelques personnes disent en avoir observé dans le sang, mais cela est douteux.

Il y a des *insectes parasites;* les plus fréquents sont les poux de la tête, des vêtements, du pubis. Leur production est généralement discrète; mais, dans quelques circonstances, à la fin des maladies aiguës et dans la maladie pédiculaire ou phthiriase, ils peuvent exister en proportion incroyable.

Les *larves de mouche* (musca carnaria) peuvent causer des accidents épouvantables. Ainsi, d'après deux faits, dont l'un appartient à M. Roulin et l'autre à M. J. Cloquet, l'homme endormi pourrait être dévoré par des larves de mouches carnassières.

Les *acarus* de l'homme, rangés par Virchow dans les arachnides, comprennent les acarus de la gale et des follicules pileux.

1° L'acarus de la gale, décrit par Galès, Renucci, et dans ces derniers temps par MM. Bourguignon, Lanquetin, se voit à l'œil nu ; il apparaît comme un point blanchâtre, ayant à l'état adulte tout au plus 1/2 millimètre de longueur sur 1/3 de largeur.

« Sous le microscope on reconnaît les petites échancrures du bord latéral du corps et la surface inégale et bombée du dos. Il a entre les pattes de devant une sorte de trompe, quatre soies autour de la bouche, à la face inférieure de laquelle on voit deux maxillaires. Le dos est garni d'élévations coniques disposées par lignes transversales et de quatre séries d'excroissances plus longues et recourbées au sommet. Les pieds sont courts et articulés. Les quatre premiers latéraux se terminent par une espèce de ventouse. Les quatre postérieurs sont situés à la partie inférieure, qui est garnie de soies (*fig.* 44). »

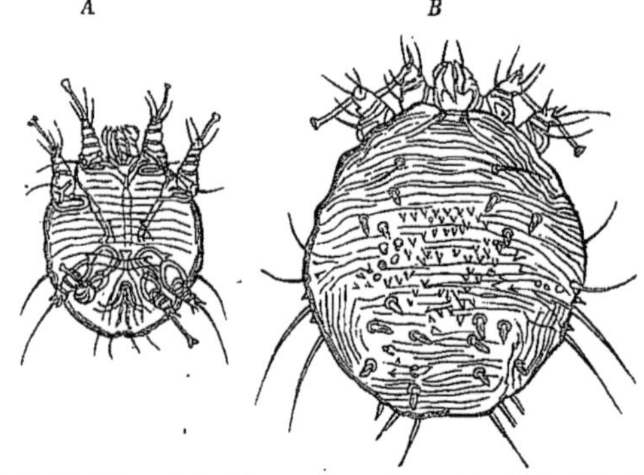

Fig. 44. Acarus de la gale vu par ses faces abdominale (*fig. A*) et dorsale, 1/4 à 1/2 millimètre de diamètre, ventre terminé par (*fig. B*) deux grandes soies, ayant en avant deux paires de soies plus petites, corps mamelonné au-dessus avec des lignes en arc de cercle à son pourtour (*fig. B*).

« Les sillons creusés surtout par les femelles sont courbes, anguleux, de un demi à un centimètre de longueur, faisant un peu saillie à une extrémité où se trouve une petite papule ou vésicule; à l'autre bout se tient l'acarus. Le siége des sillons est l'épiderme de la partie latérale interne des doigts principalement, et le derme est intact. D'après les recherches de M. Lanquetin, le mâle, dépourvu d'épines sur le dos, ne creuse pas de sillons.

2° L'acarus des follicules pileux, découvert par M. Gustave Simon, de Berlin, est un peu plus allongé que celui de la gale. Il est très-commun, puisque, sur dix personnes, il y en a au moins une ou deux chez lesquelles on trouve ce parasite, qui d'ailleurs ne produit aucune manifestation morbide.

Des entozoaires ou helminthes qui habitent les parties profondes du corps humain.

Les entozoaires ne peuvent vivre que dans le corps d'un animal. Hors de là ils languissent et meurent; mais leur germe, transporté d'un individu à un autre, peut s'y développer et donner lieu à de nouveaux helminthes, différents des premiers à cause de l'influence du milieu ambiant. Ainsi des cisticerques de lapin, avalés par un chien ou par l'homme, peuvent se transformer en tœnia dans les voies digestives. Le distome, habituel dans les branchies du limnée des marais, et qui est dépourvu de sexe tant qu'il habite ces limnées, devient complet dans l'intestin des oiseaux aquatiques, après qu'il est avalé par ces animaux.

C'est par la bouche et par l'alimentation que pénètrent dans l'homme les germes des entozaires qu'on y trouve, mais il est des circonstances qui, plus que d'autres, favorisent leur éclosion et leur développement.

Il y a des familles où les entozoaires se produisent avec grande facilité. L'enfance est la condition la plus favorable à leur développement, peut-être à cause de la disposition lymphatique inhérente à la jeunesse. On les attribue à la mauvaise alimentation, aux viandes inférieures, aux fruits verts, aux légumes et à l'inanition. Certaines espèces sont endémiques dans plusieurs pays : ainsi le tænia solium en Allemagne, en Hollande, et le botriocéphale en Suisse, en Pologne et en Russie[1]. Leur présence se rattache souvent à un état morbide déterminé, soit des voies digestives, soit de l'économie en général; ainsi la diathèse scrofuleuse, l'entérite et la fièvre typhoïde, engendrent les ascarides lombricoïdes, et on a vu les poux apparaître dans la convalescence des maladies aiguës.

Il y a des entozoaires qui ne produisent aucun accident morbide appréciable : le trichocéphale est de ce nombre; ils restent à l'état latent; d'autres irritent les tissus qu'ils occupent et occasionnent des démangeaisons, exemple : les oxyures dans le rectum; des coliques et des hémorrhagies, exemple : le tænia; des abcès, exemple : le filaire, les échinocoques; etc.; tous peuvent engendrer des accidents sympathiques variés, et, bien que ces faits soient rares, on connaît un assez grand nombre de faits d'amaurose, de convulsions éclamptiques, de chorée, d'épilepsie singulière et de névroses bizarres, dépendant d'helminthes ayant pour siége les centres nerveux ou les voies digestives. Il suffit souvent d'expulser un entozoaire pour guérir des accidents nerveux qui avaient résisté à tous les autres moyens thérapeutiques.

[1] Voyez Boudin, *Traité de Géographie médicale*, Paris, 1857, t. Ier, pag. 356.

1. Nématoïdes. — D'après M. Dujardin, ce sont des vers à corps filiforme ou fusiforme très-allongé, revêtus d'un tégument résistant,
avec une bouche terminale ou presque terminale, et un anus presque
terminal ou précédant une queue très-amincie ; leur intestin est
droit.

Les sexes sont séparés. L'appareil génital mâle est formé d'un long
tube filiforme replié à l'intérieur et aboutissant à l'anus ou très-près
de l'anus, avec une ou plusieurs pièces copulatoires souvent dures,
cornées, et souvent aussi accompagnées à l'extérieur d'expansions
membraneuses latérales en forme d'ailes,
ou par une gaîne, des papilles ou des ventouses.

L'appareil génital femelle est formé d'un
ou de plusieurs ovaires filiformes très-longs,
repliés à l'intérieur et venant aboutir à la
vulve, située en avant de l'anus, plus ou
moins près de la tête. OEufs ronds ou elliptiques, dont l'éclosion se fait quelquefois
dans le corps de la mère.

Cette classe comprend : les *trichocéphales*,
les *filaires*, les *strongles*, les *oxyures*, les
ascarides et le *trichina*.

1° Le *trichocéphale*, ver blanc, jaunâtre, filiforme, long de trente-cinq à cinquante millimètres, très-fréquent dans la fièvre typhoïde, se rencontre dans une foule de
maladies très-différentes et même à l'état
normal. Il suffit d'en chercher pour en découvrir. Il habite le cœcum ou le commencement du côlon, et il s'attache à la muqueuse par sa partie céphalique. Sa présence n'occasionne aucun accident (*fig.* 45).

2° *Filaire de Médine*, ou *dragonneau*. Ce
ver est blanc, rougeâtre, cylindrique, filiforme, très-long, et peut atteindre de quinze
centimètres à un ou deux mètres. Il se rencontre surtout sous les tropiques de l'ancien

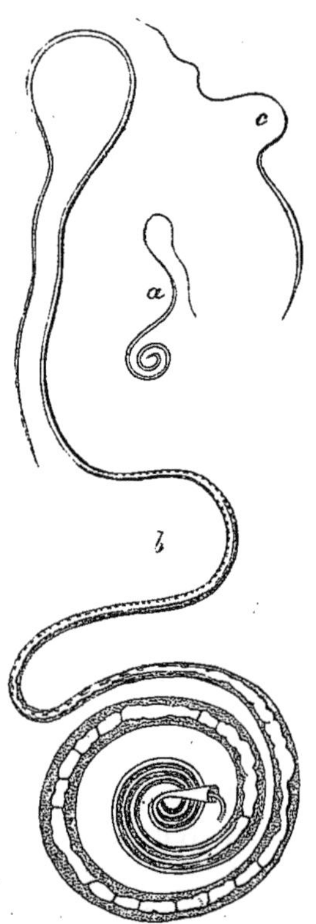

Fig. 45. *a*, trichocéphale mâle,
corps recourbé en spirale; long
de 37 millimètres, large de 1/2
à 1 millimètre; *b*, grossi; la
queue est pourvue d'une bourse
allongée ; *c*, trichocéphale femelle, 43 millimètres de long.

continent, et principalement en [Guinée. Il se trouve dans le tissu
cellulaire sous-cutané des jambes ou du scrotum. Quelquefois toléré
sans le moindre symptôme, il donne souvent lieu à des souffrances
vives. Chaque dragonneau est situé dans une petite tumeur, qui

ordinairement suppure. On l'enroule autour d'un bâton pour l'extraire, en ayant soin de ne le pas casser.

5° *Filaire de l'œil.* Ce ver, très-rare, a été trouvé dans une cataracte.

4° *Strongle des reins.* Ce ver, rouge, volumineux, très-long, cylindrique, est excessivement rare, et sa détermination zoologique n'est pas complète.

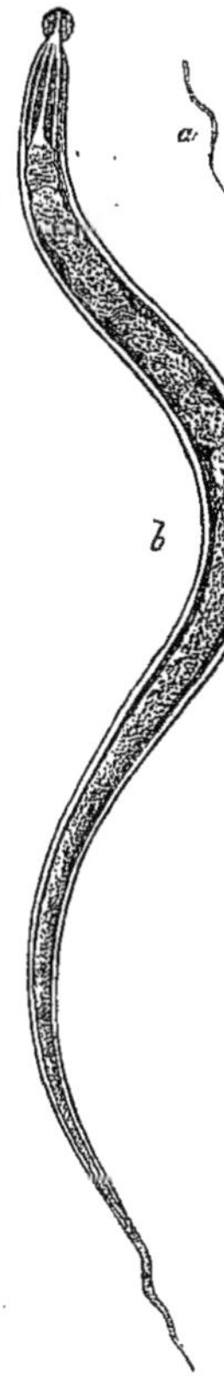

5° *Oxyure.* Ce ver, presque spécial à la première enfance, habite le gros intestin et surtout le rectum, où il excite des démangeaisons pénibles sans inconvénients sérieux pour la santé. Il est blanc, filiforme, cylindrique, très-étroit et long de cinq à dix millimètres (*fig.* 46 et 47).

6° L'*ascaride vrai* ou *lombricoïde*, blanc ou rougeâtre, cylindrique ou fusiforme allongé, offre une tête distincte, petite, à trois vulves, garnies chacune d'une papille, et il a de quinze à vingt centimètres de long sur cinq millimètres de large. Il occupe l'intestin grêle, mais on le trouve assez souvent dans le gros intestin; il peut remonter jusqu'à la glotte (*fig.* 48) ou s'engager dans les voies biliaires. Sa migration dans les voies respiratoires a amené plusieurs fois la mort par suffocation, et les ascarides ayant pénétré dans le canal hépatique ont produit des abcès du foie. Certaines maladies, telles que la fièvre typhoïde à forme muqueuse, favorisent leur développement, et c'est à cette

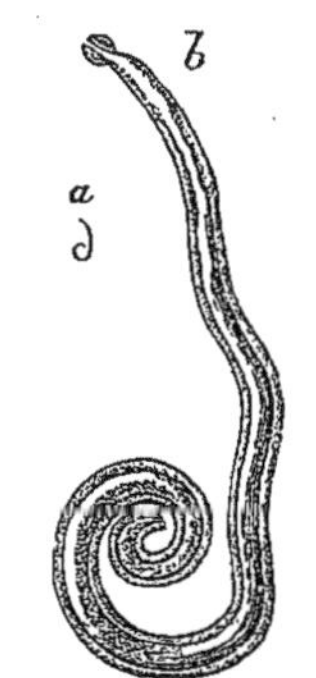

Fig. 46. Oxyure femelle, long de 8 à 10 millimètres; *a*, tête mousse, queue mince, très-effilée et très-pointue; *b*, le même grossi.

Fig. 47. Oxyure mâle, corps rond, long de 5 à 4 millimètres; *a*, obtus à la tête, contourné en spirale sur la queue; *b*, le même grossi.

occasion que l'on a décrit des épidémies de *fièvre vermineuse.* On en trouve chez un grand nombre d'enfants ayant succombé aux maladies les plus diverses. Ils existent à l'état de santé, engendrés par une mauvaise alimentation, par les légumes et les fruits verts. Leur présence peut occasionner des convulsions ou des accès épileptiformes. Accumulés dans l'appendice vermiforme ou dans les autres parties de l'intestin, ils peuvent en produire la perforation.

7° La *trichine* (trichina spiralis). Ce petit ver, filiforme, sans organes sexuels, se développe quelquefois en quantité considérable dans le tissu musculaire de l'homme. On ne sait d'où il vient ni ce qu'il devient. Il ne donne lieu à aucun symptôme.

8° *Ancylostomum duodenale.* Ce ver, décrit par Dubini, de Milan, et retrouvé au Caire, où il est fréquent, par Bilhary, habite surtout le jejunum et s'accroche assez solidement à la muqueuse. Il peut occasionner des hémorrhagies intestinales assez abondantes.

II. Acanthotheca. — Les acanthothèques sont des vers qui offrent beaucoup d'analogie avec les crustacés. Cette famille ne fournit à l'homme qu'un seul genre, le *pentastomum contrictum*. Trouvé en Égypte dans l'intestin grêle de quelques individus.

III. Trématodes. — Ces helminthes, assez compliqués, sont excessivement rares, du moins dans nos climats; ils habitent les cavités naturelles, le tissu des organes ou la surface du corps des animaux. Dans cette classe se trouve le *distoma hepaticum*, long de deux à trois centimètres, large de cinq à dix millimètres, allongé, ovale et arrondi en avant, plus large et aplati en arrière. Il se trouve dans le foie.

IV. Cestoïdes. — D'après les recherches modernes de Van Beneden et de Küchenmeister, les vers cestoïdes et les cystiques ne sont probablement que des individus de

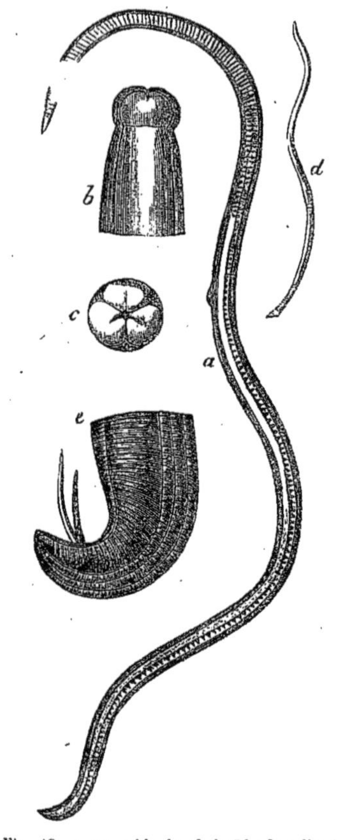

Fig. 48. *a*, ascaride lombricoïde femelle de l'homme; *b*, extrémité antérieure grossie vue de côté; *c*, la même vue de face, montrant la bouche au centre entourée de trois mamelons, ayant chacun un sillon qui empiète sur leur angle interne; *e*, extrémité postérieure grossie; *d*, ascaride mâle de grosseur naturelle.

même classe, à un âge et à un état de développement différents. Ils doivent être divisés en deux groupes : les *cestoïdes parfaits* ou *proglottiques*, et les *cestoïdes imparfaits, scolicines* ou *cystiques*. Ce sont des vers mous, aplatis, ordinairement disposés en bandelettes, dont une tête garnie de ventouses et quelquefois armée de crochets.

A. Cestoïdes vrais, proglottiques. — 1° *Tænia de l'homme* (Tænia solium. T. serrata) (*fig.* 49). Ce ver, qu'il est inutile de décrire, habite l'intestin grêle, et ressemble beaucoup au botriocéphale, que l'on a confondu avec lui sous le nom de ver solitaire. Il s'en distingue sur-

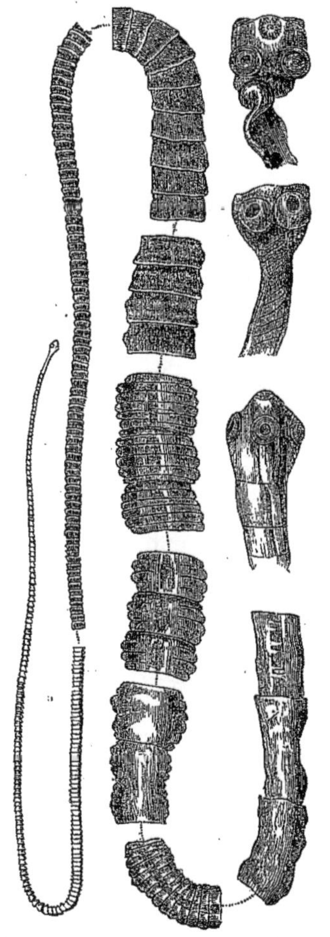

Fig. 49. Tænia solium ou tænia armé; cou filiforme allongé, corps plus large aplati, rubané de plusieurs mètres, tête tuberculeuse munie de quatre suçoirs entre lesquels on observe une saillie plus grande entourée d'une couronne de crochets semblable à celle de la tête des échinocoques.

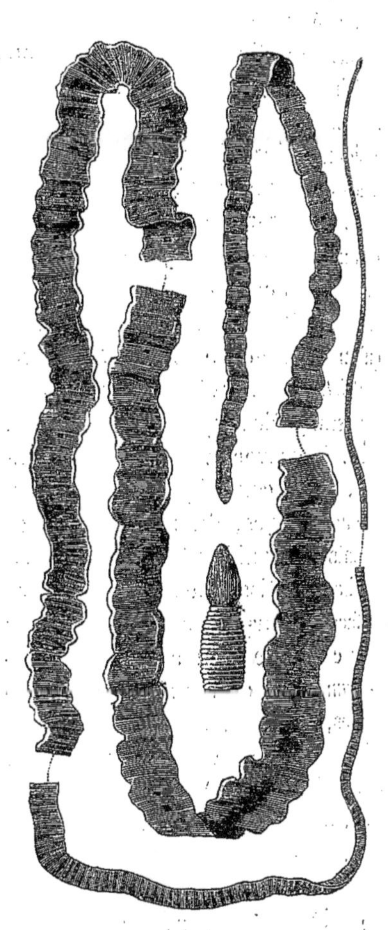

Fig. 50. Botriocéphale ou tænia non armé; tête allongée, mince, sans crochet, avec fossettes latérales au lieu de ventouses.

tout par la présence de crochets situés à son extrémité céphalique. On le trouve presque exclusivement en France, en Angleterre, en Allemagne, en Hollande, en Orient.

    2° *Tænia medio-cancellata.* Ce ver, très-commun en Europe d'après M. Küchenmeister, est encore peu connu.

3° *Tænia nana*. Variété observée en Égypte par M. Bilhary.

4° *Bothriocephalus latus, tænia non armé* (*fig.* 50). Ce ver diffère du tænia par l'absence de crochets et des ventouses orbiculaires musculeuses de la tête. On le trouve fréquemment en Suisse, surtout la Suisse occidentale, en Pologne et en Russie.

B. CESTOÏDES CYSTIQUES. — Ces vers, jadis appelés vésiculaires, constituent ce que les auteurs ont appelé des acéphalocystes et des hydatides. Ce sont des cestoïdes incomplétement développés, dépourvus d'organes génitaux, dont le corps est terminé par une ampoule garnie de liquide. Cette classe renferme deux genres : le *cysticerque* et l'*échinocoque*.

1° *Cysticerque* (*fig.* 51 et 52). Ce ver, excessivement petit quand il est rentré en lui-même, est contenu isolément dans un kyste. Il est

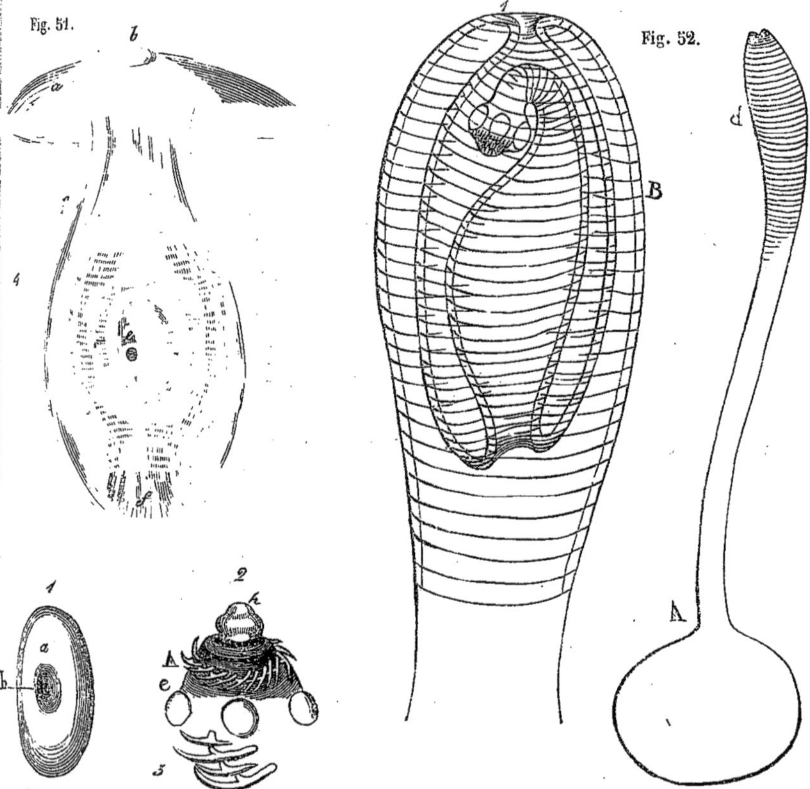

Fig. 51. Cysticerque : 4, *a*, vésicule d'enveloppe transparente remplie de liquide ; *b*, *b*, orifice de la vésicule; *c*, *c*, au pourtour de l'orifice est une vésicule pisiforme au fond de laquelle en *f* est attaché l'animal; *d*, l'animal retraité au fond de la vésicule pisiforme; *e*, sa tête repliée sur elle-même s'allonge et sort en *b* par l'ouverture. 2, tête d'un cysticerque; *A*, couronne de vingt-quatre à vingt-huit crochets; *e*, ventouses; *h*, la tête. 3, crochets isolés.
Fig. 52. Cysticerque du mouton dont la tête *B* n'est pas profondément rentrée.

formé d'un corps de tænia incomplétement développé et invaginé sur lui-même. Sa tête est garnie d'une double couronne de crochets, et son corps est terminé en arrière par une ampoule ou vésicule plus ou moins volumiueuse.

Le cysticerque de l'homme se rencontre de préférence dans le tissu musculaire et dans les centres nerveux. Il existe plusieurs faits de cysticerques trouvés dans le cœur et ayant donné lieu à une endocardite intense. Dans le cerveau, la présence de ces parasites détermine quelquefois des accès d'épilepsie, mais chez d'autres personnes leur présence ne produit aucun accident. Ainsi j'ai vu mourir deux enfants avec des cysticerques du cerveau : l'un n'a offert aucun phénomène nerveux, et avait du pus dans les méninges; l'autre, qui avait présenté, un mois

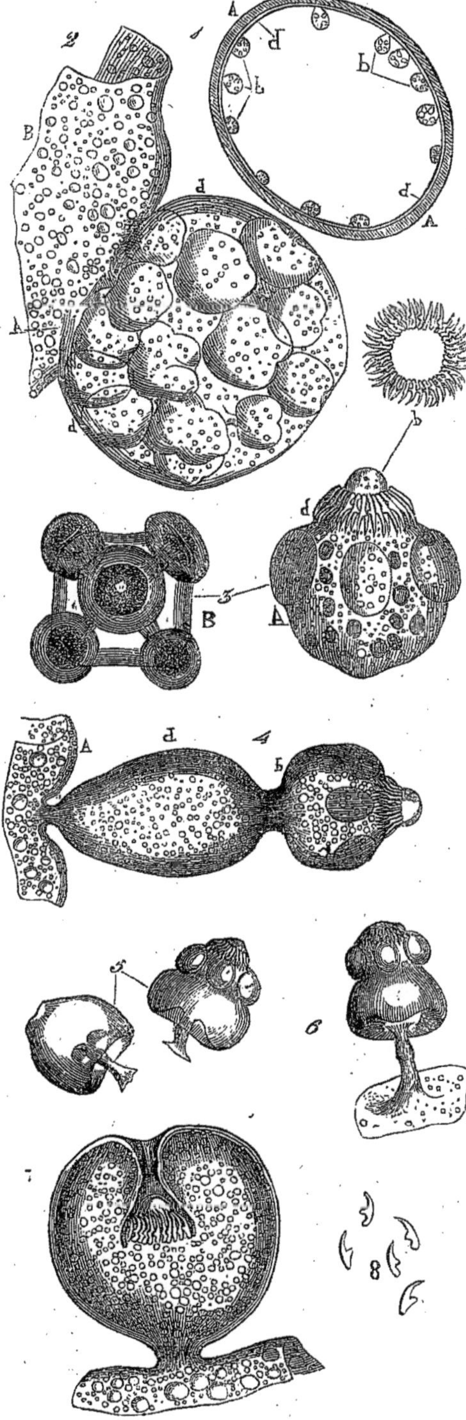

Fig. 53. N° 1; *A*, paroi stomogène, opaline, épaisse, tremblante, enveloppant la membrane mère des échinocoques; *d*, membrane mère à la face de laquelle sont appendus les échinocoques; *b*, échinocoques adhérents à la membrane mère.

N° 2; *B*, membrane mère; *A*, développement vésiculiforme de cette membrane, renfermant de 4 à 20 échinocoques; *d*, face interne de la membrane où sont attachés les échinocoques, et pédicule d'attache.

N° 3 *A*; échinocoque libre, corps sphéroïdal, long de 0ᵐᵐ,2 à 0ᵐᵐ,25 quand la tête est rentrée; 0ᵐᵐ,3 si elle est sortie; *A*, ventouses de l'animal; *d*, couronne de crochets autour de la tête; *b*, la même, vue à part.

3 *B*; tête vue de face en dessus avec les quatre ventouses.

N° 4; *A*, membrane mère; *d*, corps de l'animal; *b*, tête avant l'invagination.

N° 5 et 6; échinocoques libres.

N° 7. Échinocoques à tête rentrée, invaginée dans le corps.

N° 8. Crochets libres.

avant la mort, des convulsions choréiques, est mort subitement avec une néphrite albumineuse consécutive à la scarlatine.

2° *Échinocoque.* Ces vers (*fig.* 53) se composent d'une grande vésicule membraneuse transparente, nommée hydatide ou acéphalocyste, renfermée dans un kyste fibreux résistant, dit *adventif.* Chaque hydatide contient un liquide limpide dans lequel nagent une quantité de petits helminthes blancs, ressemblant à des grains de sable très-fin, et qui, sous le microscope, paraissent ovales ou piriformes et renflés; leur tête, qui rentre ou sort à volonté, ressemble à celle d'un tænia pourvu de quatre ventouses et d'une couronne de crochets. Quelquefois il n'y a qu'une vésicule ou hydatide dans le kyste extérieur, mais plus ordinairement il s'en trouve un très-grand nombre. Alors elles sont renfermées dans une autre membrane celluleuse d'enveloppe, qui est connue sous le nom d'*hydatide mère.*

Les échinocoques se trouvent dans le foie et dans tous les organes intérieurs et superficiels du corps. Dans leur développement ils refoulent les parties de l'organe malade, ce qui amène autour d'eux une production de tissu cellulaire ou de tissu fibreux, destiné à constituer le kyste adventif. Celui-ci, très-vasculaire, peut s'enflammer et se perforer de manière à faciliter le rejet des échinocoques. D'autres fois il subit une altération rétrograde et s'infiltre de matières graisseuses et calcaires qui limitent son expansion; il comprime les parasites renfermés dans son intérieur et les fait périr.

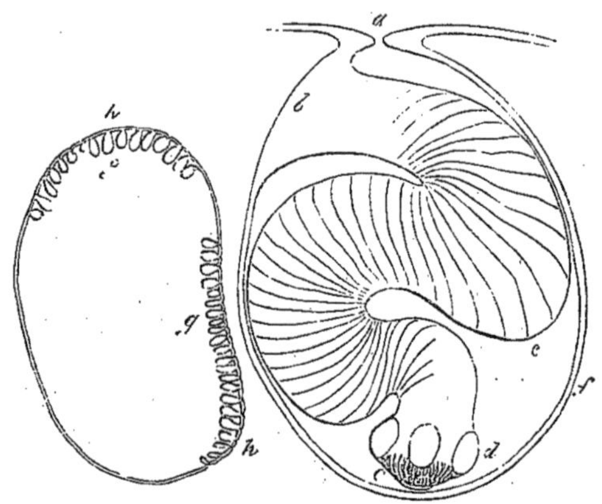

Fig. 54. Cœnure; *h, h*, vésicule commune à plusieurs corps; *g, g*, corps renfermés dans la vésicule de 1 à 5 millimètres; *d*, tête à quatre ventouses; *c*, couronne de crochets; *b*, adhérence de l'animal à la vésicule d'enveloppe; *a*, ouverture de la vésicule par où l'animal replié en dedans peut sortir sa tête au dehors; *e*, plis cylindriques du corps de l'animal.

De cette variété dépend le *cœnure* (*fig.* 54), ver vésiculaire dont le corps et la tête, garnis de ventouses et de crochets, sont rentrés dans une vésicule blanchâtre percée d'une ouverture pour la sortie de l'animal. Le cœnure se rencontre principalement dans le cerveau du mouton, et c'est à sa présence qu'il faut rapporter le *tournis*, maladie nerveuse qui en fait périr un si grand nombre.

CHAPITRE X

DES NÉVROSES.

I

Le système nerveux cérébro-spinal et ganglionnaire dirige, règle et coordonne les mouvements organiques pour assurer et perpétuer la forme et l'intégrité des tissus. C'est quelque chose de comparable à la puissance de ressort qui règle les mouvements d'un automate, une force surajoutée dont les désordres entraînent ceux de la machine.

Chacune des parties du système nerveux est un centre impressionnable qui réagit avec ou sans participation des autres parties du système, de sorte que chaque tissu reçoit, par ses filéts nerveux ganglionnaires, cérébraux et rachidiens, des impressions ou sensations auxquelles il répond par des actes organiques naturels ou morbides. Un agent impondérable et subtil, la force nerveuse, dont la nature inconnue est analogue à celle du fluide électrique, le parcourt en tout sens, réagit sur place, sans l'intermédiaire de la conscience, porte de la périphérie au centre et du centre à la circonférence les mystérieuses impressions d'où résultent les mouvements moléculaires de la vie et de la santé. Dans cette force, rendue évidente par des effets physiques incontestables, connus seulement depuis les admirables expériences de Mattcucci, de Mueller, de Dubois-Raymond, se trouve la raison de beaucoup de phénomènes morbides jadis attribués au trouble des *esprits animaux*, et, de nos jours, considérés comme le résultat d'une lésion du système nerveux. C'est à elle et à ses altérations subites et inexpliquées qu'il faut rapporter les différents troubles observés dans l'intelligence et dans la sensibilité des tissus, dans le mouvement musculaire et dans la nutrition interstitielle, dans les sécrétions, etc. Elle produit les *névroses* et ce qu'on appelle les maladies nerveuses.

II

Les maladies nerveuses, jadis séparées des autres maladies par leur nature, attribuée au trouble des esprits animaux, ont été appelées du nom de névroses par Cullen, et le mot est resté dans la science. « Je propose de comprendre sous le titre de névroses, dit cet auteur, toutes les affections contre nature du sentiment et du mouvement où la pyrexie ne constitue pas une maladie primitive, et toutes celles qui ne dépendent pas d'une affection topique des organes, mais d'une affection plus générale du système d'où dépendent plus spécialement le mouvement et le sentiment. » J. P. Frank appelle ainsi toutes les maladies nerveuses avec altération des nerfs ou sans lésion de structure apparente. Pinel accepte et développe cette manière de voir, et aujourd'hui tous les auteurs de pathologie décrivent, sous ce nom de névroses, une classe distincte de maladies offrant des caractères généraux suffisants pour justifier cette division.

Les névroses sont des maladies caractérisées par des troubles de l'intelligence, du sentiment et du mouvement, sans altération matérielle de la substance organique ou nerveuse.

Ce sont des maladies très-communes dont on a souvent contesté l'existence comme classe morbide. On n'a voulu voir en elles que des symptômes d'une irritation inflammatoire ou d'une véritable inflammation des tissus et des filets nerveux et on en a fait des maladies organiques ou des phlegmasies. Broussais a été le chef de cette doctrine un instant très-répandue; mais tout ce qu'il a écrit dans ce sens n'a eu qu'un retentissement momentané.

Les névroses existent donc, et, jusqu'à ce qu'on ait dissipé les profondes ténèbres qui nous cachent le mécanisme des fonctions du système nerveux à l'état normal, il sera difficile de ne pas admettre des troubles nerveux fonctionnels indépendants des altérations de la substance nerveuse.

Les névroses et les maladies nerveuses sont des choses synonymes, qu'il ne faut pas confondre avec les maladies des nerfs ou du système nerveux, caractérisées par l'inflammation ou la dégénérescence de la substance nerveuse et accompagnées de troubles secondaires semblables à ceux qu'on observe dans les névroses. Ici l'inflammation ou la dégénérescence du tissu cérébro-nerveux sont les éléments primitifs de la maladie, et il y a un rapport certain entre les uns et les autres. Au contraire, dans les névroses, le trouble est simplement fonctionnel, sans lésion de structure, et, lorsqu'il existe une lésion de cette espèce, elle est indépendante de la maladie.

Le véritable caractère des névroses est l'absence de lésions anatomiques suffisantes pour expliquer les troubles fonctionnels graves observés chez un malade.

III

Les névroses sont très-peu connues dans leur nature intime. Impossibles à expliquer par les altérations somatiques, puisqu'il n'en existe pas d'appréciables, on ne peut s'en rendre compte que par l'hypothèse du désordre survenu dans la qualité, dans la violence, dans la direction et dans les mouvements de la force nerveuse et des courants nerveux qui parcourent les nerfs. Mais qui oserait, dans l'état actuel de la science, aller au delà de cette supposition? Quelle est la nature de cette force, et quelle modification subit-elle pour produire des désordres qui se révèlent à l'extérieur par des phénomènes morbides aussi variés, c'est ce qu'il est impossible de dire. On arrive à constater ce que n'est pas une névrose, et on la sépare des autres classes morbides; mais il y a loin de ce résultat à la connaissance de sa nature, aujourd'hui très-ignorée.

IV

Les névroses ont pour siége la plupart des tissus et des organes pourvus de conduits nerveux du système ganglionnaire et cérébro-spinal. Partout où il existe la faculté de percevoir, de sentir et de se mouvoir, un trouble fonctionnel, indépendant d'une lésion organique appréciable, peut s'établir. Comme l'ont très-bien indiqué Pinel et Bricheteau dans leur classification, Rostan, Monneret, etc., les névroses occupent l'encéphale, les nerfs et les organes des sens, les organes de la digestion, de la respiration, de la circulation, les organes génitaux, etc., et se divisent ensuite d'après leur nature en affections *comateuses*, *spasmodiques et convulsives*, *douloureuses*, *vésanies*; et affections *nerveuses des voies digestives*. — Pour la première fois depuis Cullen, on comprend avec raison dans les névroses certains troubles fonctionnels de l'appareil digestif qui doivent être placés dans cette classe morbide.

A l'exemple de Pinel, je divise les névroses en cinq classes, un peu différentes de celles qu'il a établies, mais comprenant également les troubles fonctionnels de tous les organes des sens, de la vie de relation et de nutrition ; ce sont : 1° les névroses *mentales* (manie, délire, folie, etc.); 2° les névroses *douloureuses* (névralgies, douleurs vagues, douleurs viscérales, etc.); 3° les névroses *paralytiques*; 4° les névroses *convulsives*; 5° et les névroses *spasmodiques*, œsophagisme, palpitations, asthme de la glotte, coqueluche, etc.

Les *névroses mentales* sont très-nombreuses et comprennent toutes les maladies caractérisées par l'exaltation, la dépression ou la perversion des facultés intellectuelles et morales, qu'on ne peut, dans l'état actuel de la science, rapporter à une altération du cerveau, évidente pour tout le monde. Telles sont certaines formes de délire traumatique et puerpéral, la manie aiguë, les hallucinations, l'extase, la monomanie homicide, religieuse, érotique, incendiaire, l'imbécillité, la démence, l'hypocondrie, la nostalgie, etc., etc. Elles ont été dé-

crites par Cullen, J. P. Frank, Pinel et un grand nombre d'auteurs,
sous le nom de *vésanies*.

Les *névroses douloureuses* comprennent les névralgies dites essentielles de tous les conduits nerveux de la surface et de la profondeur
du corps. La céphalée, les névralgies de la cinquième paire et de ses
rameaux, de l'orbite, des dents, du crâne et de l'oreille; les névralgies
cervico-brachiales, sciatique et lombaire, les névralgies intercostales,
les névralgies testiculaires, celles de l'utérus, du foie, de l'estomac, du
gros intestin, le pica, l'hypersthésie cutanée, l'hépatalgie, la gastralgie, le satyriasis, la nymphomanie, etc.

Les *névroses paralytiques* comprennent les paralysies myogéniques,
les paraplégies hystériques, certaines hémiplégies, la surdité nerveuse, certaines amauroses, la nyctalopie, l'héméralopie, l'aphonie, la
rétention d'urine des fièvres, certaines constipations, la syncope; l'a-
nesthésie, l'analgésie, la cophose, etc., etc.

Les *névroses convulsives* comprennent l'éclampsie puerpérale et
l'éclampsie de l'enfance, la chorée, la contracture, les crampes, le
tétanos, l'hystérie, le hoquet, le vomissement, le mal de mer, la catalepsie, l'épilepsie, l'iléus.

Les névroses *spasmodiques* sont celles qui affectent les organes de la
vie organique et donnent lieu à des spasmes variés. On les observe
dans tous les appareils garnis de fibres contractiles et de tissu musculaire non soumis à l'empire de la volonté. Il y a des névroses spasmodiques du cœur et des artères, du diaphragme, de l'œsophage, de
l'intestin, de l'utérus, etc. Dans cette catégorie se trouvent la coqueluche, l'asthme, les palpitations, les battements nerveux des artères,
la fièvre nerveuse, le phréno-glottisme ou spasme de la glotte, l'œsophagisme, la toux nerveuse convulsive, la laryngite striduleuse, etc.

Toutes ces névroses peuvent être, d'après Georget, *actives* ou *passives*, selon qu'elles résultent d'un excès ou de la diminution des facultés intellectuelles, sensitives ou motrices. Elles sont *générales*,
lorsque, d'après M. Sandras, elles s'étendent à tous le système nerveux; *partielles*, au contraire, lorsqu'elles n'en occupent qu'une partie
dans un tissu ou dans un organe isolé. Ces divisions n'ont qu'une médiocre importance.

Il serait heureux qu'on pût localiser les névroses dans un ordre de
nerfs plutôt que dans un autre; mais cela n'est pas toujours facile, et
il y a beaucoup de malades chez lesquels cette localisation est impossible en raison de l'extension de la névrose à tout le système cérébro-
nerveux. Mérat a proposé une division de ce genre qui n'a pas réussi.
Il admettait des névroses des nerfs cérébraux, spinaux et ganglion-

naires. Dans cette manière de voir on ne sait où placer les névroses des organes des sens et les névroses mentales; cela rend cette classification inutile.

V

Les causes des névroses sont généralement obscures, et par cela même difficiles à déterminer.

Les unes sont *prédisposantes* et les autres *occasionnelles*. Parmi les causes prédisposantes, le jeune âge, le sexe féminin, le tempérament nerveux, la constitution délicate et l'influence héréditaire occupent le premier rang. Je mentionnerai principalement l'impression générative comme favorisant davantage l'apparition de ces maladies. La surdité, la myopie, l'hystérie, l'épilepsie, la folie, les convulsions, les névralgies, etc., sont manifestement transmissibles par hérédité.

L'éducation molle, efféminée, qui soustrait le corps aux influences physiques extérieures capables de le fortifier, en même temps, qu'elle affaiblit l'intelligence par la superstition, la crainte, les fictions ridicules, une analyse énervante des passions, etc., détermine presque toujours un état d'affaiblissement et de surexcitation nerveuse qui aboutit aux névroses. C'est la cause qui favorise leur développement chez les femmes.

Un grand nombre de névroses ne doivent leur origine qu'au genre de vie et à la profession de ceux qui en sont affectés. « On sait généralement, dit Pinel, que la vie contemplative, la solitude, les abstinences, les macérations, sont très-propres à engendrer ces maladies, ainsi que le prouvent les détails historiques sur les brahmanes, les disciples de Zoroastre, les sectateurs de Mahomet, les anachorètes de la Thébaïde, et c'est dans les extases qui surviennent à la suite de longues abstinences, où le cerveau est *vide*, comme le dit le vulgaire, qu'on voit ou qu'on entend des choses miraculeuses, qu'on converse avec des anges, qu'on participe aux jouissances célestes dans le monde des invisibles.

« Les travaux littéraires longs et opiniâtres, qui tiennent l'esprit continuellement tendu, exaltent et fatiguent l'imagination par des veilles presque continues et souvent prolongées outre mesure, par l'usage immodéré du café, doivent être considérés comme l'une des sources les plus funestes d'un grand nombre de maladies du système nerveux. » Il en est de même des grandes passions humaines mises en mouvement par l'intérêt du gain, l'ambition, les crises politiques et les révolutions sociales, par l'habitation dans les grandes villes, le luxe et la vie agitée qu'on y mène, les plaisirs du monde, la fatigue des veilles et du théâtre, etc.

Toutes ces influences épuisent la force nerveuse et lui enlèvent sa toute-puissance de coordination sur le jeu des appareils organiques. Que de folies engendrées par l'ambition politique, d'hystéries provoquées par la lecture des romans et par le dangereux tableau des passions frelatées du théâtre moderne ! Que de gastralgies, de palpitations nées de la fatigue et de l'épuisement moral ou intellectuel, etc., etc.

A l'influence de l'imitation se rapportent certaines épidémies de mutilation volontaire chez des soldats, de monomanie du suicide, de chorémanie, de convulsions, etc., dont j'ai parlé à propos des impressions névrosiques. J'ai vu, dans un atelier de quatre cents femmes, une syncope hystérique suivie d'un grand nombre d'autres syncopes chez des ouvrières placées dans le même local, et trois jours de suite ces accidents se reproduisirent. Je fis renvoyer de l'atelier ces convulsionnaires. La peur de se trouver sans ouvrage et sans pain suffit pour arrêter l'épidémie. Née d'une impression morale, une autre impression la fit disparaître.

Certaines substances, prises à l'intérieur, portent un trouble profond dans les fonctions du système nerveux, sans qu'on puisse dire quelle est la cause anatomique des troubles fonctionnels. L'opium, la strychnine et la brucine, la ciguë terrestre et aquatique, la jusquiame, l'aconit, la belladone, le datura, la quinine, la graine de raphanum, le haschisch, etc., produisent le sommeil, des convulsions et des contractures, des hallucinations, du délire et une folie momentanée, l'amaurose, la surdité, et une foule de phénomènes nerveux, en tout semblables à ceux des névroses. Ils ont cela de particulier, qu'ils disparaissent lorsque la dose des médicaments n'a pas été trop considérable et que son action a pu s'épuiser sans faire périr les individus.

Les altérations des fluides sont très-souvent la cause prédisposante de névroses douloureuses et convulsives. Ainsi l'anhémie, l'hydrohémie et la chlorose, qui sont, comme on sait, accompagnées d'*aglobulie*, occasionnent souvent des gastralgies, des migraines, des névralgies faciales, intercostales et utérines très-violentes; des spasmes du larynx, des bronches et du cœur; des contractures, des attaques convulsives, etc. Il en est de même de certaines diathèses très-prononcées, du scrofulisme et du syphilisme, qui amènent des altérations spécifiques du sang, jointes à l'hydrohémie, et dans lesquelles on rencontre quelquefois des névroses mentales, des névroses paralytiques, et des névroses douloureuses. On rencontre assez souvent des paralysies et des dyspepsies qui n'ont pas d'autres causes que la syphilis et qui disparaissent assez vite sous l'influence du mercure et de l'iodure de potassium.

Les causes déterminantes sont ordinairement des impressions morales vives et subites, telles que la frayeur, l'indignation, le dégoût, l'imitation, etc. Il en résulte des névroses mentales, convulsives et paralytiques. Un violent désespoir, causé par la mort d'une personne aimée, par la jalousie, par la perte de toute une fortune, peuvent tuer subitement par syncope, ou détruire instantanément et à jamais l'usage des facultés intellectuelles. J'ai raconté précédemment l'histoire d'une enfant de neuf ans, guérie, à l'Hôtel-Dieu, d'un mutisme et d'une paralysie des quatre membres inopinément déclarés à la suite d'une tentative de viol. J'ai vu, cette année, dans mon service de l'hôpital Sainte-Eugénie, deux jeunes filles devenues subitement choréiques, l'une pour avoir été poursuivie et embrassée par un homme dans un corridor obscur, et l'autre pour avoir été renversée, sans autre dommage, par l'éclat de la foudre tombée dans un champ où elle fanait.

Fitz Patrick[1] a vu deux jeunes filles atteintes de rougeole, qui, au moment de sa première visite et lorsqu'il leur touchait le pouls, furent prises de convulsions qui durèrent une heure et ne revinrent plus, etc. Le nombre de ces faits est très-considérable, et il n'y a plus moyen de contester l'influence des troubles de l'âme et des impressions névrosiques sur le développement des maladies nerveuses.

Parmi les causes déterminantes, il faut ranger certaines phlegmasies aiguës, qui provoquent sympathiquement le délire, exemples : la pneumonie, la fièvre typhoïde, certaines blessures des membres dans leurs rapports avec le tétanos, le travail de la dentition, qui occasionne l'éclampsie, la contracture, la toux nerveuse, comme j'en ai vu un exemple; la névralgie dite *aura*, qui précède l'épilepsie; certaines phlegmasies chroniques de l'appareil digestif, qui amènent l'hypocondrie et la monomanie suicide; le tænia, qui produit l'amaurose, la contracture et l'épilepsie, et toutes les maladies aiguës ou chroniques dont l'action sympathique sur l'appareil cérébro-nerveux peut le troubler dans ses fonctions sans altérer sa texture d'une façon appréciable.

VI

Les névroses ont des caractères qui ne permettent pas de les méconnaître ; ce sont des troubles nerveux fonctionnels, apyrétiques, qui

---

[1] *Médical Commentaires*, t. VIII, p. 565.

ne dépendent pas d'une altération appréciable de l'organe où elles sont fixées.

L'absence de fièvre est un de leurs principaux symptômes ; en effet, il est rare que la fièvre existe avec une névrose, à moins de complication par une lésion organique apparente ou latente.

Les unes, *primitives*, *essentielles*, constituent la maladie tout entière et sont l'effet réflexe d'une cause restée inconnue, exemple : le somnambulisme, l'éclampsie, la nyctalopie, etc. ; les autres, *sympathiques*, résultent de l'impression produite sur l'appareil cérébro-nerveux ou ganglionnaire par un corps étranger, par un helminthe, par une inflammation aiguë, par une fièvre grave, par une ancienne phlegmasie, etc., occupant un point du corps, exemple : l'asthme, l'hypocondrie, le délire, le tétanos, etc. ; les autres enfin, improprement appelées *symptomatiques*, sont des maladies du système nerveux et doivent être rayées du nombre des névroses. Ce sont les paralysies, suite d'hémorrhagie cérébrale ou de tumeur du cerveau; les névralgies, suite d'une maladie des nerfs; la dyspepsie, causée par un cancer de l'estomac ; la paraplégie dans les maladies de la moelle; et enfin tous les troubles nerveux fonctionnels qui résultent de la compression, de la présence de corps étrangers et d'une altération matérielle de l'appareil cérébro-nerveux ou ganglionnaire.

Les névroses font ordinairement leur apparition d'une manière brusque et complète sans passer par les divers degrés d'accroissement qu'on observe dans les autres maladies. Elles pourront devenir plus intenses, plus graves, mais elles se présentent d'emblée avec les caractères qu'elles offriront un peu plus tard, exemple : l'éclampsie, le tétanos, l'asthme, les névralgies, la gastralgie, l'héméralopie, la paralysie, etc. C'est même là un caractère qui permet souvent de les distinguer des maladies du système nerveux accompagnées de troubles nerveux fonctionnels croissant chaque jour avec la maladie ; on en voit un exemple dans les phénomènes précurseurs de l'hémiplégie causée par le ramollissement du cerveau chez les vieillards.

Ce sont des maladies dont les symptômes frappent les gens les moins exercés. La folie, la paralysie, les convulsions, la douleur, la faiblesse d'un tissu ou d'un organe qui représentent ce que chaque ordre de névroses présente de spécial sont en général faciles à reconnaître.

Dans les névroses mentales, le désordre survenu dans la perception des objets, dans le jugement, dans la mémoire, dans l'imagination et dans les facultés affectives est évident. Quelques malades sont tristes ou emportés sans raison ; ils se livrent à des actes inaccoutumés, déraisonnables ; ils ont des hallucinations et se croient poursuivis tantôt par une voix qui les excite, tantôt par un ennemi qui s'attaque à leur fortune, à leur honneur et à leur repos ; ils se transforment au gré de leur ambition en prince, en roi, en Dieu; mais, au milieu de tout cela, sauf des cas exceptionnels et des complications imprévues, il n'y a pas de fièvre. Dans les névroses paralytiques, un organe ou une partie cesse de remplir ses fonctions accoutumées. La vision et l'ouïe se perdent, la peau ne sent plus les objets qui la touchent et les muscles sont dans l'impossibilité de se mouvoir. D'après la répartition de la paralysie, générale ou circonscrite, il y a des paralysies partielles, des hémiplégies, des paralysies générales et des paraplégies. Comme les premières, ces névroses ne sont pas accompagnées de fièvre.

Les névroses convulsives présentent des mouvements convulsifs *to-niques* avec roideur des membres, ou *cloniques* lorsqu'il y a des secous-ses musculaires dans la partie affectée. On les observe dans les doigts des mains et des pieds, à l'état de contracture générale, comme dans le tétanos ; de convulsion enfin, comme dans l'épilepsie et l'éclampsie. Jamais, à moins de complication, la fièvre n'accompagne cet ordre de névroses.

Les névroses douloureuses ont pour caractère la douleur, ordinai-rement répandue sur le trajet des nerfs affectés et au point d'émer-gence des filets nerveux cutanés. Ainsi la douleur de la névralgie fa-ciale se montre principalement au trou mentonnier, sous-orbitaire, sur le filet frontal et temporal, etc. Dans la névralgie intercostale, il n'y a de douleur que dans la gouttière vertébrale, sur la partie moyenne du nerf et en avant près du sternum, là où se trouvent des filets nerveux sous-cutanés. Cet ordre de névroses existe ordinai-rement sans fièvre.

Les névroses spasmodiques sont beaucoup plus difficiles à reconnaître en ce sens qu'on ne peut savoir exactement si les mouvements spasmo-diques des organes sont des troubles fonctionnels primitifs, ou, au con-traire, un effet d'altérations profondes de leur texture. Les palpitations, l'asthme, les étouffements, les battements artériels, la laryngite stri-duleuse, l'œsophagisme, les spasmes de la glotte, etc., etc., peu-vent être le résultat de causes très-variées, de sorte que la nature du mal ne peut être établie que par un examen sérieux et approfondi. Ce n'est que par l'observation prolongée du malade et après s'être con-vaincu par tous les moyens d'exploration qu'il n'existe pas d'altération matérielle des organes affectés de spasme qu'on peut considérer ces troubles fonctionnels comme le résultat d'une névrose.

Les névroses sont rarement *aiguës*, cependant l'hydrophobie, le té-tanos, présentent ce caractère ; ordinairement elles sont *chroniques* et durent des mois et des années, toujours sans fièvre, à l'état continu, comme la folie ou les névroses paralytiques, beaucoup plus souvent sous forme rémittente et intermittente. Les névroses, en effet, reviennent généralement par attaques régulières ou irrégulières, quelquefois périodiques, à des intervalles plus ou moins éloignés, quotidiens, mensuels ou annuels. L'hystérie, l'épilepsie, certaines folies, les névralgies, l'héméralopie, la contracture, l'asthme, l'hypocondrie, la gastralgie, l'aphonie, etc., sont des névroses intermittentes. Elles se prolongent indéfiniment, pourvu que l'état général ne change pas et que l'estomac conserve l'intégrité de ses fonctions.

Leur durée est quelquefois illimitée, exemples : l'épilepsie, la folie, certaines paralysies, etc.; mais il y a des sujets chez lesquels le mal se termine nécessairement au bout d'un temps variable, quelquefois bien défini. On voit l'héméralopie cesser avec le lever du soleil, et la coqueluche ne dure guère plus de quatre ou cinq mois dans les cas les plus malheureux.

Elles sont très-difficiles à guérir, et il y en a beaucoup qui sont complétement incurables, exemples : le tic douloureux, certaines amauroses, quelques paralysies, l'épilepsie, etc., etc. Celles qu'on croit avoir guéries parce qu'elles ont cessé de paraître pendant longtemps récidivent avec la plus grande facilité, tantôt sous la même forme, tantôt avec un caractère différent. La folie, la chorée, la toux nerveuse, les névralgies, les convulsions, ont des récidives fréquentes, l'hypocondrie se reproduit facilement, mais quelquefois elle revient sous forme de monomanie ou de folie, etc. Après guérison, elles laissent toujours chez les malades une susceptibilité nerveuse très-grande.

Les névroses exercent une action bien réelle sur la composition des solides et liquides de l'économie. Bien qu'on observe souvent des personnes atteintes de névroses avec tous les attributs extérieurs de la santé, il y a des cas où l'on voit la nutrition languir, le corps perdre son embonpoint et la peau pâlir; c'est lorsqu'il existe une névrose de l'estomac et des intestins. Sous son influence les sécrétions gastriques se modifient, la digestion se fait mal, et le viscère lui-même peut s'altérer dans sa texture.

Le sang peut être altéré dans sa composition, et toujours alors on y rencontre, d'après MM. Andral, Gavarret et Marchand, de l'*aglobulie*. C'est l'altération observée dans certains cas de névroses *douloureuses* et *paralytiques*. On la trouve également dans les névroses mentales, mais cela n'est pas constant. Dans quelques analyses, trop peu nombreuses, de M. Michéa, on voit, au contraire, que dans quelques vésanies le nombre des globules est augmenté.

Les liquides qui subissent le plus complétement l'influence des névroses sont les liquides des sécrétions. Les névroses douloureuses excitent quelquefois la sueur; celle de la cinquième paire fait couler les larmes du côté malade; la gastralgie provoque la sécrétion d'eaux acides qui remontent jusque dans la bouche; l'agitation nerveuse fait rendre des urines claires et fréquentes; la peur donne de la diarrhée; les hypocondriaques et les hystériques offrent subitement des pneumatoses gastro-intestinales fort graves, etc., etc.

Les névroses troublent profondément le moral de ceux qu'elles affectent, en les réduisant à un état de tristesse, d'abattement, qui conduit souvent au désespoir et à la mort. De l'état paralytique, douloureux ou convulsif, elles passent à l'état de névrose asthénique et de névrose mentale. Les malades sont le jouet d'illusions sensoriales; ils éprouvent quelquefois des sensations de picotements, de froid et de chaleur insupportables sur divers points du corps; ils s'imaginent qu'un vent ou un gaz parcourt l'épaisseur des membres ou remonte de la poitrine au cerveau pour les étouffer. Cependant la raison est conservée, et ces malades, quelquefois d'un esprit fort distingué, passent ainsi toute leur existence à souffrir profondément sans donner aucune trace d'aliénation mentale. Chez quelques-uns, après ces fausses sensations viennent de véritables hallucinations, et chez d'autres la folie se montre avec toutes ses conséquences.

Les névroses, quel que soit l'ordre auquel elles appartiennent, sont toujours des maladies graves, car, inconnues dans leur nature intime, il est impossible de déterminer *a priori* combien de temps elles doivent durer et quelle doit être leur terminaison. Il est des névroses qui font périr très-rapidement les malades, exemples : la syncope, l'éclampsie, l'angine de poitrine, l'hydrophobie, le tétanos, etc.; il en est d'autres qui durent quelques semaines ou quelques mois, et qui disparaissent en partie ou en totalité; le plus grand nombre persiste très-longtemps sans pouvoir guérir, et constitue des maladies incurables.

Les névroses ne conservent pas toujours le même caractère pendant toute la durée de leur évolution. Elles se transforment et se métamorphosent souvent : de convulsives elles deviennent paralytiques, ou douloureuses, et elles constituent des névroses mixtes. Une névralgie peut être remplacée par de l'épilepsie, un peu plus tard suivie de démence. Il y a souvent chez le même sujet des névroses douloureuses qui sont en même temps convulsives et paralytiques. L'anesthésie cutanée coïncide souvent avec l'état névralgique de l'hystérie, etc.

VII

Les malades qui succombent à une névrose ou dans le cours des névroses ne présentent aucune altération somatique qui rende compte des phénomènes nerveux observés pendant la vie. C'est là le caractère des névroses et ce qui les sépare des autres classes morbides. Est-ce à dire, cependant, qu'il n'existe jamais chez ces malades d'altération matérielle du système nerveux cérébro-spinal et ganglionnaire, ou des autres appareils organiques? Non, assurément. On rencontre quelquefois avec les névroses des lésions organiques importantes, qui ont leur part dans le développement des accidents nerveux; mais, comme ces lésions ne sont pas toujours suivies des mêmes effets réflexes, et que la névrose peut exister sans elles, il est évident qu'elles n'ont rien de spécial et que leur présence n'est pas la cause immédiate des aberrations de la force nerveuse.

Les névroses existent donc sans altération organique appréciable de la substance nerveuse, ou de la composition des liquides et des solides du corps. C'est là un fait nosologique capital. Une syncope qui produit la mort en quelques minutes ne laisse après elle aucune trace de son passage. On ignore quelles sont les altérations de l'œil dans l'héméralopie, celles du larynx dans l'aphonie engendrée par la terreur, des nerfs dans le tétanos, etc., etc.

En dehors de ces faits négatifs, il y a des névroses accompagnées de rougeur, d'hypertrophie ou de tumeur des nerfs, des plexus ganglionnaires, du cerveau et de ses enveloppes. L'épilepsie, par exemple, qui existe souvent sans aucune altération somatique, est quelquefois accompagnée ici d'une plaque osseuse des méninges, là d'une tumeur cancéreuse ou fibro-plastique du cerveau, ailleurs d'un helminthe cérébral. Cependant elle n'est pas la conséquence immédiate de ces altérations. La preuve, c'est qu'elle peut exister sans elles, et, secondement, c'est que ces altérations s'observent souvent chez des personnes qui n'ont point d'attaques épileptiques. En outre, comme ces altérations sont permanentes, elles devraient produire des troubles permanents s'il y avait un rapport entre leur présence et les phénomènes nerveux; or c'est précisément ce qui n'a pas lieu, car l'épilepsie est toujours une maladie intermittente. Il en est de même des autres névroses qu'on veut rattacher d'une manière intime aux altérations du système nerveux, par une localisation prématurée.

Il y a des névroses qui existent concurremment avec certaines altérations organiques des viscères. Ce sont des névroses *sympathiques*. La folie succède souvent aux maladies chroniques des voies digestives.

Les convulsions accompagnent le travail de l'évolution dentaire, ou un ver de l'intestin ; les névralgies rénales sont produites par un calcul du rein ; l'asthme et l'angine de poitrine succèdent aux maladies du cœur et à l'ossification des artères coronaires, etc. Dans ces cas, la névrose, qui ne peut être envisagée comme le résultat immédiat de la maladie organique, ne s'y rattache que d'une manière éloignée, la lésion matérielle jouant à son égard le rôle de cause prédisposante. En effet, il s'agit encore ici de lésions permanentes à côté d'effets nerveux temporaires.

On peut en dire autant des altérations de composition du sang, et principalement de l'hydrohémie, considérées comme causes de névralgie douloureuse, mentale, paralytique et convulsive. Cette dyscrasie n'agit que d'une manière éloignée comme cause prédisposante. En effet, partout où elle existe, il ne s'établit pas nécessairement de névroses, et celles qu'on lui attribue peuvent se développer sans son intervention.

Il resterait enfin à démontrer le mécanisme des névroses; car, après avoir établi qu'elles ne sont point le résultat d'une maladie du sang, ni d'une altération des organes, ni d'une lésion du système nerveux, cérébral ou ganglionnaire, il faudrait pouvoir indiquer la cause de leur développement. Sur ce point tout n'est qu'hypothèse, et il n'y a, dans la science, rien de bien satisfaisant à signaler. D'après Pomme, les maladies nerveuses dépendent de l'éréthisme, de la rigidité et du racornissement des nerfs[1], et pour Barthez elles résultent d'un affaiblissement du système entier des forces vitales[2]. Les uns y voient une asthénie du système nerveux, et les autres, au contraire, une hypersthénie de cet appareil organique. Tout cela peut être vrai, mais ce sont là des suppositions qui attendent leur preuve. Elles ne valent pas mieux que mon hypothèse, qui consiste à rattacher les névroses au désordre des courants nerveux, trop lents, trop rapides ou déviés de leur direction naturelle. Cette théorie a au moins l'avantage d'être en rapport avec les découvertes modernes sur la physiologie du système nerveux. Il est aujourd'hui certain que des courants analogues aux courants électriques parcourent les tubes nerveux, ramènent au centre les impressions et les sensations extérieures, pour rapporter à la circonférence l'excitement nécessaire à la nutrition moléculaire, aux sécrétions, aux mouvements instinctifs et volontaires. Le trouble de cet état naturel engendre le désordre des sensations, des perceptions, des sécrétions et des mouvements instinctifs et volontaires, d'où résultent les différentes névroses.

[1] *Traité des affections vaporeuses*, Paris, an VII, 3 vol. in-8.
[2] *Science de l'homme*, Paris, 1806, t. II, p. 173.

TROISIÈME PARTIE

DE LA SÉMÉIOLOGIE

La séméiologie, ou sémiologie, de σημεῖον, signe, et de λόγος, discours, est la partie de la médecine consacrée à l'étude des signes dans les maladies. On la désigne encore sous les noms de sémiotique ou de séméiotique. Elle exige une grande habitude d'observation, une profonde connaissance des maladies, et, pour indiquer son importance, il suffit de dire qu'elle est la base du diagnostic et du pronostic. Son étude est absolument indispensable à ceux qui débutent dans la clinique; mais il faut commencer par apprendre à observer et à découvrir les signes au moyen d'une interrogation méthodique et par l'emploi intelligent de différents moyens physiques d'exploration.

CHAPITRE PREMIER

DE L'OBSERVATION, DE LA MANIÈRE D'INTERROGER LES MALADES ET DES MOYENS D'EXPLORATION.

De l'observation.

Observer une maladie, c'est fixer sur elle une attention toute spéciale, pour en suivre pas à pas l'évolution, afin d'en interpréter tous les phénomènes. Reconnaître une maladie, c'est en distinguer le caractère propre, c'est en grouper tous les éléments, c'est en établir les caractères fondamentaux, de manière à la rapprocher ou à la séparer de tout autre ensemble pathologique offrant avec elle plus ou moins d'analogie. Bien observer une maladie est un art; la bien reconnaître est une science. L'homme qui observe écoute la nature; celui qui discerne fait plus : il l'interroge afin de mieux la seconder.

DU DIAGNOSTIC.

Dans l'étude de la pathologie générale, on est convenu d'appeler *diagnostic* (de διάγνωσις, discernement; διά, entre, parmi, γινώσκω, je connais) cette importante opération de l'esprit qui nous fait distinguer une maladie. Importante, car, si elle ne repose pas sur des données très-franchement délimitées et d'une grande exactitude, l'échafaudage des vues théoriques s'écroule, et la pratique, réduite aux chances du hasard, distribue en aveugle ses ressources les plus précieuses, celles mêmes qui, maniées avec plus d'à-propos et de raison, contribuent tant à son succès et à sa gloire. Il y a deux manières d'envisager le diagnostic : 1° lorsqu'il réunit tous les signes distinctifs d'une maladie et qu'il les dispose de telle sorte, qu'une affection, non pas seulement congénère, mais identique, étant donnée, ils puissent se retrouver dans le même ordre et avec la même succession; c'est le diagnostic *simple* ou *spécial;* 2° lorsqu'il discute la valeur de chaque symptôme offert par un état pathologique quelconque, et qu'il trace une ligne de démarcation nettement tranchée entre les phénomènes constatés au moment de l'examen et ceux que présente une variété morbide plus ou moins voisine; c'est alors le diagnostic *comparatif* ou *différentiel.* Quelques exemples vont bien rendre toute notre pensée : lorsque l'on dit, en parlant d'un malade, qu'il a une toux sèche, des sueurs nocturnes, des hémoptysies, une gêne médiocre de la respiration, de la matité sous les clavicules, une altération du bruit respiratoire dans le même point, un bruit respiratoire normal à la partie postérieure et inférieure de la poitrine, et que l'état général est en voie de dépérissement, on rassemble les principaux symptômes d'une seule et même affection, et, lorsqu'on prononce le nom de *phthisie pulmonaire au début*, on fait du diagnostic simple. Que l'on vienne maintenant à dire d'un second malade : il a de l'expectoration muqueuse, pas de sueurs nocturnes, pas d'hémoptysie, pas de dépérissement notable, une gêne considérable de la respiration, une résonnance normale sous les clavicules, un bruit respiratoire également normal dans le même point et du râle sous-crépitant à la partie postérieure et inférieure de la poitrine, des deux côtés, et l'on aura tout à fait exclu du diagnostic la possibilité d'une phthisie pulmonaire au début, tandis qu'on aura groupé les caractères qui révèlent l'existence d'un catarrhe pulmonaire. Dans ce second cas, le diagnostic est différentiel. On le voit, le diagnostic est une opération qui se fait en deux temps, et le diagnostic différentiel n'est, pour ainsi dire, que le contre-appel du diagnostic simple. Le résultat de cette double épreuve appartient essentiellement au médecin; c'est le produit de son intelligence, de son savoir et de son expérience acquise. Le malade, dans cette circonstance, est un être purement passif. Tout dépend donc de la manière dont ces faits sont interprétés par l'homme qui observe et qui juge; de là, l'obligation pour lui de remplir un certain nombre de conditions dont il sera bientôt parlé.

Est-ce bien la peine de prouver que le diagnostic est d'une indispensable, d'une absolue nécessité? N'est-il pas évident pour tout le monde, même pour les personnes les plus étrangères aux choses de la médecine, que c'est par l'examen approfondi de phénomènes morbides, par la relation établie entre eux, qu'il devient possible de faire efficacement intervenir leur concours dans la marche et la durée d'une maladie, et surtout dans son traitement. Le diagnostic, il est vrai, a, en apparence, un mauvais côté, c'est qu'il conduit souvent à la décourageante constatation d'une irremédiable incurabilité; mais, là encore, il est la source d'un profond enseignement; car, si la vie d'un individu peut être arrachée à une mort certaine par une médication aussi opportune que bien calculée, souvent aussi ce serait compromettre une existence que de la soumettre à des moyens d'une active énergie. Agir dans un grand nombre de circonstances, s'abstenir dans beaucoup d'autres, c'est faire acte de prudence et de discernement; c'est imiter la conduite du sage. Ouvrir largement la veine dans un cas de violente congestion cérébrale, c'est rétablir l'équilibre dans la fonction circulatoire, c'est rappeler la santé qui s'échappe; mais saigner dans une affection chronique de l'encéphale et à propos d'une légère exacerbation, c'est opposer au mal un remède pire que le mal lui-même, c'est précipiter une fin dont on pouvait ajourner la fatale échéance.

DES SIGNES DIAGNOSTIQUES.

Toutes les circonstances qui sont susceptibles de jeter du jour sur la nature intime d'une maladie, sur ses premiers prodromes, sur ses symptômes présents, sur les causes qui en ont favorisé l'invasion et entretenu la marche, sur les moyens précédemment mis en usage pour en enrayer le cours, ont reçu le nom de *signes diagnostiques*. Il y a deux espèces de signes diagnostiques : les uns, parmi lesquels on peut ranger ceux que les auteurs ont appelés *caractéristiques*, *essentiels*, *suffisants*, *pathognomoniques*, *vrais*, *univoques*, *actuels* et *présents*, ont une importance réelle, une grande valeur significative; ils expriment tout un ensemble de phénomènes et traduisent le caractère spécial de la maladie : la toux, les crachats rouillés, la matité, le râle crépitant, le souffle, la bronchophonie dans la pneumonie, par exemple. Les autres, qu'on a nommés signes *communs*, *commémoratifs*, *insuffisants*, *équivoques*, ne sont pas inhérents à la maladie, ne font pas corps avec elle, et se retrouvent dans une foule d'autres affections :

le malaise général, la céphalalgie, l'inappétence, l'accélération du pouls, la soif, la courbature, etc.

Il est facile de voir, par ce court aperçu, de quelle immense utilité sont les premiers signes et avec quelle prudente réserve il faut accueillir les seconds. Les uns offrent un intérêt primordial, et c'est avec eux que le médecin assoit son jugement ; les autres n'ont qu'une signification secondaire, et sont seulement bons à consulter. La valeur diagnostique de chacun d'eux étant discutée dans plusieurs parties de cet ouvrage, ce serait s'exposer à de fastidieuses redites que d'entrer ici dans de plus amples détails.

DU MALADE ET DE CE QU'ON DOIT ATTENDRE DE LUI.

Dans le diagnostic, le malade est un précieux élément ; il joue un rôle beaucoup plus important qu'on ne serait tenté de le soupçonner tout d'abord. La première condition désirable pour lui, c'est une certaine dose d'intelligence, à l'aide de laquelle il puisse comprendre les questions du médecin, se pénétrer de l'importance de cet interrogatoire et y répondre avec franchise et clarté.

De quels obstacles n'est pas hérissée la pratique, lorsqu'on vient, par exemple, à se trouver en face d'un enfant nouveau-né ! Il semble que cette chétive créature n'ait besoin que de nourriture et de sommeil, et cependant à peine est-elle entrée dans la vie qu'elle souffre et se désole, et que les secours de la médecine lui deviennent aussi urgents que les consolations de sa mère. Le langage articulé fait défaut ici, l'intelligence n'est point encore éclose ; il faut néanmoins que l'homme de l'art interprète de douloureuses sensations perçues et qu'il y porte remède. Avant la parole, Dieu a donné à l'enfant un langage que les philosophes appellent langage naturel ; c'est le langage des signes. Le médecin doit le connaître, le cultiver en artiste, pour éviter de commettre les plus graves erreurs. En présence d'un personnage muet, il faut que le coup d'œil le dirige et supplée ainsi à l'absence des renseignements ordinairement fournis par le malade lui-même.

Voici maintenant un homme qui a perdu la raison : il est agité, il parle avec volubilité et incohérence, il gesticule, crie, vocifère et brise ; il commet, en un mot, les extravagances les plus multipliées. Sera-t-il permis d'espérer quelque chose de lui relativement à son état mental ou à toute autre affection organique dont il peut être affecté ? Non. Et ce vieillard dont les facultés morales portent l'empreinte de l'usure du temps, et cet étranger qui vous parle un idiome inconnu, ne viendront-ils pas encore entraver les investigations diagnostiques ? Nous quitterions au plus vite ces exceptions s'il ne nous fallait mentionner encore une classe particulière de malades qui, sans être pour cela dépourvus des dons de l'esprit, manquent de ce bon sens, de cet ordre logique des idées qui fait répondre à la chose demandée. Ils n'ont nullement l'intention de tromper, et ils ne cherchent même pas à se soustraire à quelques interrogations, parfois embarrassantes, dont ils sont l'objet; mais, au lieu d'exposer clairement ce qu'ils éprouvent, ils s'obstinent à vouloir tout expliquer et à donner une signification à la circonstance du plus minime intérêt. C'est ainsi que les glaires, la bile, le sang, les humeurs, les dépôts de lait, les fraîcheurs, l'irritation et le relâchement des nerfs, sont autant de détails prolixes et ridicules dans l'exposé desquels ces malades se complaisent, et dont il faut, bon gré, mal gré, que le médecin écoute obligeamment la verbeuse et surabondante narration, sous peine de perdre leur confiance et leur amitié. On conçoit aisément qu'après un discours tenu de la sorte l'observateur ne soit jamais plus avancé qu'auparavant, et qu'après cette rude épreuve imposée à sa patience, s'il n'a pu obtenir aucune réponse catégorique, il doit baser son diagnostic sur les données que lui fournit l'inspection des organes, et ne tenir la plupart du temps aucun compte du flux de paroles dont on l'a abreuvé. Auprès de ces malades, comme auprès de l'enfant, de l'aliéné, du vieillard et de l'étranger, il faut se borner à l'examen de tout ce que les sens, puissamment aidés par les divers moyens d'investigation dont la science dispose, permettent de saisir. Quant à la question de la bonne foi et de la sincérité du malade, elle sera bientôt discutée et avec plus d'opportunité qu'ici.

DE L'OBSERVATEUR ET DES QUALITÉS DONT IL DOIT ÊTRE DOUÉ.

Pour apprécier convenablement un état morbide, il faut réunir un assez grand nombre de conditions sans lesquelles on court le risque de n'opérer qu'au hasard, et de ne remuer que des hypothèses. Et d'abord le médecin doit être pourvu de sens de la fidélité la plus parfaite, car la vue, l'ouïe, l'odorat, le goût et le toucher, sont appelés, soit isolément, soit simultanément, à lui prêter assistance à chaque instant. C'est par les yeux qu'il étudie la physionomie, l'habitude extérieure du malade, qu'il se rend compte des lésions de la surface tégumentaire, des désordres du ressort de la chirurgie, etc.; c'est par l'oreille qu'il perçoit toutes les modifications apportées dans l'exercice des fonctions respiratoire et circulatoire; c'est par l'appareil de l'olfaction qu'il apprécie les odeurs particulières qu'exhalent les produits des sécrétions altérées; c'est par la gustation qu'il juge des saveurs pathologiques ou médicamenteuses; c'est enfin par le toucher qu'il explore si fréquemment les organes. Il est aisé de pressentir ce qu'il advient lorsque ces sens sont lésés et que leur action demeure infidèle : le cerveau recevant des sensations fausses, l'observateur égaré dans ses recherches porte un diagnostic erroné, prescrit une intempestive médication, et le malade reste ainsi livré aux caprices du sort.

Un esprit droit, perspicace et réfléchi, n'est pas moins nécessaire pour régulariser l'action même des sens, pour estimer à sa juste valeur chacun des éléments qu'offre la maladie, en tirer des inductions, en faire découler de logiques conséquences et arriver de cette manière à construire tout un édifice avec des matériaux qui gisaient épars. C'est peut-être ici le lieu et place de dire un mot de ce qu'on entend par le *tact médical*, cette faculté d'inspiration si rare, ce don quasi divinatoire que s'octroient certains praticiens un peu trop sûrs d'euxmêmes et de leur presque infaillibilité, cette grande habileté enfin dans le diagnostic, qui consiste à saisir d'un coup d'œil les indications offertes par un malade. Lorsqu'on voit un grand nombre de médecins être dépourvus de cette justesse d'appréciations que l'on nomme le tact médical, on est vraiment en droit de se demander s'il s'agit réellement là d'une faculté spéciale, ou si l'étude et l'expérience font tous les frais de cette mystérieuse faculté. Bien qu'il présente d'assez sérieuses difficultés, ce problème n'est cependant pas insoluble, pour peu que l'on se donne la peine de songer à la différence et à l'inégalité qui ressortent de la répartition de l'intelligence chez des individus placés dans des conditions égales d'ailleurs. Dejà l'intelligence d'un homme dont l'esprit n'a nullement été cultivé n'est point semblable et diffère en quelque chose de l'intelligence de cet autre homme qui est également déshérité des bienfaits de l'éducation, qui a respiré dans le même milieu, qui a vécu de la même vie. A plus forte raison, cette nuance doit-elle être sensible chez des médecins, qui, pour avoir suivi la même ligne et parcouru les mêmes sentiers, n'en ont pas moins un degré dissemblable de capacité. L'étude et l'expérience semblent, il est vrai, déguiser cette disproportion, mais elle subsiste réellement, et, quand on rencontre sur son chemin un praticien doué du tact médical, c'est qu'aux précieuses qualités d'un esprit richement doté il sait joindre des connaissances approfondies, et qu'à une hardiesse qui ne va pas jusqu'à la témérité il allie les sages conseils de la prudence; c'est, si l'on veut, une sorte d'inspiration qui consiste à évaluer mentalement les caractères les plus expressifs d'une maladie, et que l'on ne rencontre que chez ceux que la nature a favorisés de ses dons.

Il faut qu'un médecin arrive auprès du lit d'un malade sans prévention, sans crainte et sans préoccupations. Sans prévention, car rien n'est plus funeste, en général, à une personne qui désire porter un jugement droit et sain que d'être entourée d'avis préalables en sens opposé, ou même dans un seul sens. Malgré l'habitude d'une grande impartialité, il y a toujours une oreille qui ne se ferme qu'à demi à la voix de la prévention; cela peut être pour le diagnostic une source d'erreur; il faut l'éviter. Sans crainte, car l'homme qui tremble et qui a peur n'est plus maître de lui-même, et l'esprit intimidé n'a jamais su se traduire que par des actes empreints d'une vacillante irrésolution. Sans préoccupations, car celui dont l'âme est agitée, dont la conscience est troublée, ne jouit pas de l'intègre plénitude de ses facultés. Le médecin en est souvent un frappant exemple dans sa propre famille. Lorsqu'il veille au chevet d'une personne sincèrement aimée, l'inquiétude paralyse ses moyens et lui fait tout porter à l'exagération; la toux est l'indice certain de tubercules, une oppression légère accuse des fausses membranes dans les voies de l'air, etc. Un père, bon observateur pour les enfants d'autrui, se trouble en fixant le berceau de son fils, car il s'imagine bien souvent découvrir, dans les symptômes d'une très-bénigne affection, les caractères d'une maladie qui n'épargne jamais ses victimes. Les préoccupations de famille, les entreprises d'affaires hasardeuses, les spéculations industrielles et commerciales, sont autant de circonstances qui, en entravant la liberté d'esprit du médecin, lui enlèvent de sa spontanéité et de son attention. Il convient donc, en général, qu'il reste, le plus possible, étranger à ces sortes d'émotions.

Faut-il ajouter encore que la patience est une vertu de la profession, qu'une trop féconde imagination en est un écueil, et que la probité scientifique est l'une des plus solides bases de l'observation? Elle est heureusement l'apanage de la plus grande partie du corps médical, et, si l'on rencontre çà et là quelques imposteurs qui trafiquent honteusement de leur art, c'est que, parmi les fruits d'un bel arbre, il en est toujours quelques-uns qui se gâtent, c'est que, dans une grande et nombreuse famille, il est bien rare de ne pas trouver, chez l'un de ses membres, un malheureux dont la conduite fait la honte de ses parents.

Après avoir réuni tout cet ensemble de conditions que l'on peut appeler *innées*, l'observateur doit encore en posséder ou plutôt en acquérir d'autres. C'est ainsi qu'il est de toute nécessité que la connaissance de l'anatomie et de la physiologie lui soit familière, afin qu'après avoir étudié sérieusement la structure intime du corps humain, le mécanisme des appareils divers, le jeu des fonctions et la relation des organes entre eux, il puisse apprécier les troubles qu'apporte avec elle la maladie, quand l'équilibre qui maintient l'état de santé vient à être rompu.

L'enseignement théorique de la pathologie est d'une importance au moins égale ; c'est en effet cette branche de la science qui expose l'histoire complète de chaque affection, qui indique tous les caractères qu'elle peut offrir, tous les accidents qui peuvent la venir compliquer, et qui met en garde contre certaines apparences de similitude qui seraient susceptibles de la faire confondre avec une maladie d'une espèce voisine. De là aux applications pratiques il n'y a qu'un pas.

On comprend en effet tout ce que l'habitude de voir des malades peut présenter d'avantages et de ressources, et combien doivent être utiles les conseils d'un médecin qui a employé une partie de sa vie aux études cliniques. Outre les difficultés inhérentes au diagnostic de chaque état morbide, il faut encore être prémuni contre une foule de ruses et de piéges, de fourberies et de mensonges, inventés à plaisir ou imaginés pour les besoins d'une cause toujours mauvaise, et qui naissent à chaque instant sous les pas du praticien pendant le cours de sa carrière. Ce sont principalement les jeunes médecins qui se trouvent ainsi pris : leur inexpérience ne les tient pas en garde contre la simulation, et leur hésitation ordinaire en présence du malade et des familles sert d'appât à ces gens qui ne respectent rien. Dans une comédie ainsi improvisée, il faut que le médecin soit assez pénétrant pour savoir démêler le faux du vrai, le juste de l'injuste, et pour éviter de jouer le rôle d'un sot ; on pourrait rire à ses dépens, et sa réputation en souffrirait beaucoup, car il n'est point d'arme qui tue plus vite que le ridicule. A propos de l'examen des malades, nous reviendrons du reste sur les affections simulées.

Ce tableau des qualités qui doivent distinguer l'observateur serait incomplet, s'il n'était encore ici question du bénéfice réel qui résulte pour lui d'études anatomo-pathologiques consciencieusement faites. Quand on songe à la multitude d'erreurs que les ouvertures cadavériques ont fait rectifier, aux notions précises dont elles ont gratifié la science, soit sur le siége exact et bien défini d'un très-grand nombre de maladies, soit sur la nature et l'importance des lésions observées, on ne saurait disconvenir que cette branche des connaissances médicales n'ait largement contribué au perfectionnement de l'art. L'anatomie pathologique rend incontestablement de grands services, et il est permis d'espérer, jusqu'à un certain point, qu'avec le temps plusieurs parties de son étude qui ne sont pas encore éclairées par une vive lumière finiront par recevoir ce qui leur manque sous l'influence de nouvelles recherches.

DES RÈGLES A SUIVRE DANS L'EXAMEN DES MALADES.

Si l'observateur doit réunir des qualités aussi nombreuses et aussi variées, c'est que la mission d'examiner un malade présente de sérieuses difficultés, et que, pour parvenir le plus promptement et le plus sûrement possible à la connaissance de l'affection et à celle des indications thérapeutiques, il faut passer par une série d'opérations diverses ; elles se compliqueraient l'une l'autre et rendraient les recherches confuses et pénibles, si l'ordre et la méthode ne venaient tout simplifier. Or le premier soin d'un médecin, lorsqu'il arrive près du lit d'un malade, est de se rendre minutieusement compte d'une foule de circonstances qui peuvent aider au diagnostic : le sexe, l'âge, l'extérieur, l'état général, le facies, l'attitude, le tempérament et la constitution du malade, par exemple. Dejà, tout en procédant à ce rapide coup d'œil d'ensemble, il juge de l'état extérieur du corps, et il remarque si l'amaigrissement, la pâleur et l'adynamie semblent attester des souffrances anciennes, ou si l'embonpoint, la coloration normale et la force témoignent d'un mal récent ; enfin il consulte le degré de chaleur de la peau et le nombre des pulsations du pouls, afin de se renseigner sur le caractère fébrile ou apyrétique de la maladie. L'éducation que peut avoir reçue le sujet observé, sa position sociale, ses relations avec les personnes qui l'approchent, l'étendue de son habitation, l'exposition atmosphérique de cette dernière, les endémies et les épidémies, sont autant d'informations muettes qu'un médecin exercé a bientôt prises d'un regard.

Les devoirs de la profession impriment souvent à l'économie des modifications tellement profondes, qu'elles se traduisent au dehors par des traces indélébiles et qui frappent tout d'abord l'attention. Voici, par exemple, un malade dont toutes les fonctions languissent, dont les chairs sont molles, dont la face est bouffie, dont les gencives sont ramollies, dont les dents tombent, chez lequel il y a prédominance de globules blancs, infiltration des jambes, affaiblissement de l'intelligence et mouvement fébrile ; il a évidemment absorbé du mercure vaporisé, il est atteint de cachexie hydrargyrique, et sa profession est celle d'ouvrier dans des manufactures de glaces ou de doreur sur métaux. Dans ce cas, l'aspect seul du malade a tout révélé. Toutes ces indications peuvent être, il est vrai, données par la personne qui souffre ; mais nous n'avons point encore parlé de l'interrogatoire des malades, voulant ainsi faire ressortir tous les bénéfices qui peuvent être retirés, pour les besoins de la cause, d'un examen fait en silence.

D'ailleurs, dans de très-fréquentes occasions et sur la voie publique principalement, les renseignements manquent totalement; or que fera-t-on à un malade trouvé dans la rue et présentant des phénomènes convulsifs, suivis d'un délire très-aigu? Pour peu que l'on soit habitué à voir des malades et à l'observation muette, on pourra découvrir, par exemple, que cet homme a la peau, les sourcils et la barbe faiblement colorés par une poussière rouge, cas auquel il est facile de soupçonner un artisan du minium. On est alors sur la trace d'une encéphalopathie saturnine et du traitement qui en est la conséquence.

La scrupuleuse inspection de l'état extérieur a encore pour résultat immédiat de fixer l'attention sur certaines éruptions cutanées, taches diverses, cicatrices, plaies légères, tumeurs, exostoses, dont la connaissance exacte est encore de nature à éclairer sur les antécédents du sujet observé et sur toutes les circonstances commémoratives se rattachant plus ou moins directement à l'affection actuelle. Mais la passivité du malade va cesser, et bientôt ses réponses vont venir confirmer l'importance des signes déjà connus, car cet examen préliminaire ne saurait suffire pour la détermination du diagnostic, et l'on conçoit aisément qu'il faille quelque chose de plus pour rechercher des lésions fonctionnelles ou organiques; ce sont les renseignements fournis par le malade lui-même qui vont combler cette lacune; mais pour que les investigations orales répondent au vœu du médecin, il est indispensable qu'elles soient recueillies méthodiquement et selon certaines règles déterminées; entrons à ce sujet dans quelques détails.

De la manière d'interroger.

En fait d'interrogation, le *modus faciendi* est d'une grande importance, et c'est un véritable talent que de bien savoir poser et varier les questions que l'on adresse au malade. Il est donc bon d'adopter un ordre déterminé à l'avance, afin de ne pas s'exposer à de fastidieuses répétitions ou à de regrettables omissions. L'une des premières conditions pour le médecin est de se servir d'un langage exempt de termes trop techniques et qui soit bien à la portée du malade; il faut toujours qu'il s'identifie avec le milieu dans lequel il se trouve, et, comme il passe tantôt de l'échoppe de l'artisan à la demeure du riche, tantôt de cette dernière au palais des rois, il doit toujours mettre son discours en rapport direct avec les personnes qui l'entourent. Dans tous les cas, l'examen clinique réclame la plus grande clarté: c'est se préparer des résultats inexacts que de vouloir parler à mots couverts; c'est également troubler son malade que de l'interroger avec une sévérité mêlée à de la brusquerie. Il est un ordre de questions qu'il importe beaucoup de poser avec décence et ménagement : ainsi, lorsqu'on se renseigne auprès d'une jeune fille de l'état de la menstruation, du développement, de la durée, des troubles et des irrégularités de cette fonction; auprès d'une femme mariée, de ses grossesses précédentes, des circonstances commémoratives de ses accouchements, de ses suites de couches, de l'âge critique et des fréquentes hémorrhagies utérines qu'il entraîne; auprès d'un jeune garçon, des habitudes d'onanisme qu'il peut avoir contractées; auprès d'un homme, des excès vénériens auxquels il s'est livré, des accidents syphilitiques qui en ont été la funeste conséquence, des traitements employés pour les combattre, etc. On peut établir en thèse générale qu'il ne convient jamais, lorsqu'il s'agit de maladies spécifiques des organes génitaux, de questionner un mari en présence de sa femme, ou une femme en présence de son mari. De cette manière, on évitera souvent d'apporter le trouble dans un ménage qui jusqu'alors avait vécu parfaitement heureux. On le voit, le médecin est dépositaire d'une infinité de secrets; tout voile tombe devant lui, et parfois il se trouve engagé dans de bien délicates transactions; mais jamais il ne doit perdre de vue que son but est de soulager et de guérir, et que, s'il interroge, ce n'est point pour satisfaire une indiscrète curiosité, mais pour acquérir la connaissance d'un passé qui lui est indispensable.

Lorsque le récit du malade est invraisemblable, lorsqu'il exagère ou qu'il atténue les renseignements qui lui sont demandés, et qu'il semble plutôt improviser des souffrances à sa façon que rendre compte d'un état réel, le médecin doit redoubler d'attention, de réserve et de perspicacité. Il posera très-nettement ses questions, et, en en changeant plusieurs fois la forme, il observera si elles donnent lieu à des contradictions manifestes, à de l'embarras et à une expression de physionomie toute particulière; à l'aide de cette contre-épreuve, il pourra quelquefois reconnaître qu'on veut lui donner le change et qu'on a un intérêt quelconque à le tromper.

Dans quel ordre doit-on interroger? En commençant par une série d'hypothèses, certains praticiens se demandent si le malade qui est sous leurs yeux n'est point affecté de telle ou telle maladie, et ils recherchent si les symptômes offerts à l'examen ne sont pas précisément ceux de l'état morbide présumé; si la supposition est mal fondée, ils passent à autre chose, et, après beaucoup de tâtonnements de ce genre, ils arrivent forcément au diagnostic véritable. Cette méthode est la pire de toutes; elle est arbitraire, très-longue, exige une attention très-soutenue et une mémoire des plus fidèles. Je n'en fais ici mention que dans le but de prémunir le lecteur contre un procédé d'investigations qui ne doit jamais être employé.

D'après Boerhaave, l'interrogation doit porter sur deux ordres de phénomènes : 1° les symptômes sensibles pour le médecin; 2° les symptômes sensibles pour le malade. Bayle veut qu'on examine d'abord les symptômes physiques pour arriver ensuite aux symptômes vitaux. M. Chomel passe la revue de toutes les fonctions dans l'ordre suivant : 1° fonctions de relation, 2° fonctions assimilatrices, 3° fonctions génératrices. Ces méthodes sont défectueuses et ne sauraient être admises. En effet, elles ne glissent que sur une seule chose : la fonction lésée. Or c'est le fait cardinal; il doit précéder et dominer tous les autres, et ce n'est qu'après l'examen de l'organe malade qu'il est permis d'étudier ce qui est relatif à la sympathie, à l'hérédité, à l'hygiène, etc. Après l'inspection muette de l'état extérieur dont il a été parlé plus haut vient immédiatement, selon M. le professeur Rostan, l'étude du point douloureux, s'il en existe, et de la fonction troublée dans son exercice, de manière à examiner les principaux phénomènes morbides offerts par le malade.

C'est seulement après avoir achevé de poser, sur la route de son diagnostic, ce très-important jalon, que le savant professeur conseille d'explorer une à une toutes les autres fonctions, en commençant par celles qui lui paraissent le plus directement liées à la fonction lésée ou à l'organe malade, et en glissant plus légèrement sur les autres, sans rien omettre cependant. Cette méthode éminemment rationnelle est celle que nous avons adoptée, que nous suivons dans la pratique, et que nous ne saurions trop conseiller, car nous lui reconnaissons des avantages signalés, surtout pour les élèves qui commencent l'étude de la médecine et pour les jeunes débutants dans l'exercice de l'art de guérir. Maintenant il est d'un très-minime intérêt que la respiration soit étudiée avant la digestion, et cette dernière avant ou après la circulation; l'essentiel, c'est qu'aucune ne soit oubliée et que l'on ne revienne pas à celle qui a déjà été inspectée, ce qui arriverait infailliblement si l'on n'avait présent à l'esprit un ordre conçu d'avance, destiné à servir de soupape de sûreté dans l'interrogatoire.

L'étude du point douloureux exige, de la part du médecin, deux questions d'une égale importance : la première, pour savoir ce qu'éprouve le malade et où il souffre, *Où avez-vous mal?* la seconde, pour savoir depuis combien de temps il souffre, *Depuis quand souffrez-vous?* ou *Depuis quand êtes-vous malade?* Lorsqu'on s'approche du lit de la personne qui vous a mandé, il ne faut jamais lui dire *Qu'avez-vous?* parce qu'alors elle pourrait entrer dans de longs développements au sujet de l'étiologie et de la marche de son mal, et établir ces mille théories absurdes dont il a été déjà question précédemment. Il faut circonscrire ses questions et prier le malade d'indiquer, en y posant le doigt, le lieu exact et précis où siége la douleur. Alors, après avoir mis les muscles dans le relâchement, on touche, on palpe, on presse en différents sens, on délimite le point qui cause la souffrance, on détermine ses irradiations, et on observe, selon la forme et la nature de la lésion signalée, s'il y a augmentation ou diminution, enfoncement ou mobilité anomale, crépitation, fluctuation, frémissement, pulsations, élévation de température, emphysème, œdème, gargouillement, rougeur, congestion, etc.

S'il n'y a pas d'endroit isolément douloureux et que tout le corps soit affecté, ou qu'il y ait des troubles fonctionnels avec malaises sans douleur vive, il faut étudier la forme, le degré et l'espèce du trouble fonctionnel, ses rapports avec les autres fonctions, en tenant compte de tout ce qui s'écarte de l'état normal.

La deuxième question, *Depuis quand souffrez-vous?* a pour but de savoir si la maladie est aiguë ou chronique, ancienne ou récente. Si elle est récente, on n'a qu'à choisir dans les affections aiguës, et on laisse à l'écart les maladies chroniques qui atteignent l'organe malade; si, au contraire, l'état morbide se prolonge depuis un certain temps, on met de côté les affections aiguës pour ne songer qu'aux maladies chroniques. Qu'un malade, par exemple, soit enrhumé depuis quinze jours : sans prévoir l'existence de tubercules pulmonaires, on ne pensera tout d'abord qu'à la bronchite, avec ou sans autres accidents aigus des voies respiratoires; mais, si la toux et l'expectoration durent depuis six mois, l'idée de productions pathologiques se présentera immédiatement à l'esprit. Cette demande n'est donc pas moins utile que la première, et, de plus, elle est susceptible d'indiquer, dans des limites approximatives, à quelle période la maladie est parvenue. Lorsque ces questions seront résolues, on essayera de remonter aux antécédents héréditaires et à l'étiologie, puis on s'informera des devoirs imposés par la profession et des conditions hygiéniques dans lesquelles vit habituellement le malade, et on prendra note des moyens curatifs ou palliatifs qui auraient pu être précédemment mis en usage. Enfin, et en dernière analyse, on recherchera si l'affection est locale ou générale, primitive ou secondaire, si le symptôme douleur a de l'importance, s'il est épiphénomène ou complication. Après avoir fait usage de divers modes d'exploration dont il sera bientôt parlé, le médecin est alors fixé sur l'examen de la fonction lésée, et il procède, ainsi que cela a été dit, à l'interrogatoire de celle qui lui paraît le plus directement liée, ainsi qu'à l'inspection des autres.

Dans toutes les maladies de l'appareil de la respiration, et surtout après les hémorrhagies pulmonaires, il convient de faire parler le malade le moins possible : on adresse dans ce but ses questions aux parents ou aux amis qui sont présents à la visite; mais, toutes les fois que les renseignements peuvent être donnés sans inconvénient par la personne même qui souffre, il faut de préférence s'adresser à elle. Dans quelques occasions, en présence d'une phlegmasie cérébrale, par exemple, lorsque le malade est dans un état d'abattement moral voisin du coma et que l'exercice actif des facultés de l'intelligence est empêché, il faut savoir allier les réponses qu'il vous fait à celles que vous recevez de la famille ou des gardes-malades et les compléter les unes par les autres. La physionomie du médecin ne doit jamais refléter les impressions de son âme, car trop de personnes cherchent à y lire. Beaucoup de malades le considèrent d'un regard anxieux et avide, interprètent ses gestes les plus insignifiants, donnent de l'importance aux inflexions de sa voix, etc. Il doit donc, autant que possible, être calme et impassible et ne jamais donner à ses questions une tournure capable de faire croire à l'imminence d'un grand danger et d'une terminaison funeste et prochaine.

Des moyens d'exploration.

Il ne suffit point à l'observateur d'avoir appliqué son esprit et ses sens à la détermination des phénomènes morbides : il lui faut encore avoir sous la main des moyens de contrôle qui lui fassent apprécier la valeur des connaissances acquises et percevoir d'autres signes qu'un premier et rapide examen n'aurait pas suffisamment mis en lumière. Ces moyens de contrôle sont : la pression, la palpation, le toucher, la mensuration, la spirométrie, la succussion, la percussion, l'auscultation, l'introduction des différentes espèces de sondes et de spéculum, l'emploi de la loupe, du microscope et des réactifs chimiques.

DE LA PRESSION.

On a trop souvent confondu la pression et la palpation; ce sont cependant deux choses tout à fait différentes. La pression ne doit servir absolument qu'à la constatation des changements divers qui surviennent dans la résistance et la sensibilité des parties malades, et nullement dans l'appréciation des modifications pathologiques subies par un organe. Supposons, par exemple, qu'une personne soit atteinte d'une ascite : la tension de l'abdomen sera chez elle en rapport avec

la rapidité de l'épanchement et avec la quantité du liquide. Si l'ascite
s'est produite très-promptement, le ventre sera rénitent et se laissera
difficilement déprimer, tandis, que si elle a mis beaucoup de temps à
se manifester, la rénitence ne deviendra notable qu'à l'époque où le
liquide sera très-abondant, et encore n'atteindra-t-elle pas probablement le même degré que dans le cas précédent. En faisant reconnaître
l'état de tension de l'abdomen, la pression sera donc dans ce cas un
moyen d'exploration d'une certaine utilité.

En pressant avec deux ou trois doigts la région iliaque droite et
quelquefois aussi la fosse iliaque gauche, l'hypogastre et les parties
avoisinant l'ombilic, chez un malade affecté de fièvre typhoïde, on
peut découvrir un symptôme, très-variable à la vérité, dû à la présence
de liquides mêlés à des gaz dans un point du tube digestif en rapport
avec les régions sus-mentionnées; nous voulons parler du *gargouillement*.

Quand un liquide, comme du pus, est épanché dans le tissu cellulaire sous-cutané, la pression peut encore beaucoup aider au diagnostic, car elle est appelée à faire connaître deux phénomènes bien différents. Le premier résulte du déplacement subit du liquide contenu
dans une cavité, et donne à la main du chirurgien la sensation d'un
flot, c'est-à-dire d'un choc brusque que l'on a comparé à celui que
pourrait produire la percussion exercée sur une vessie pleine d'eau ;
le second, au contraire, résulte du déplacement lent du liquide accumulé dans un foyer et imprime aux doigts un mouvement de soulèvement graduel. Dans l'hydarthrose, lorsque la rotule est éloignée
des condyles du fémur avec lesquelles elle est en contact; dans la tympanite, où le ventre est si tendu; dans la péritonite chronique, où
l'abdomen est dans un état de simple rénitence, il est aussi facile de se
rendre compte des changements de résistance que la pression révèle
qu'il est aisé de constater combien le même moyen exaspère ou soulage la douleur, selon qu'il s'agit d'une inflammation ou d'une névralgie.

Il est certaines affections, telles que l'érysipèle, la fièvre typhoïde et
la scarlatine, dans lesquelles la pression exercée avec un seul doigt
efface les rougeurs caractéristiques qui s'observent à la surface de la
peau. Elle est inhabile, au contraire, à faire disparaître les taches de
la pourpre de Werloff (*morbus Werlofii*); on l'accuse même, probablement à tort, de rendre la rougeur plus vive.

La pression n'est point soumise à des règles spéciales ; tantôt elle
s'opère avec les deux mains, tantôt avec une seule, tantôt avec un ou
plusieurs doigts.

DE LA PALPATION.

Dire que la palpation consiste dans l'application légère de toute la face palmaire de la main sur une partie malade, dans le but d'y découvrir les changements de température, de mobilité, de consistance, de forme, de direction, de sensibilité, de volume et de siége que l'état pathologique a pu déterminer, et que ce n'est autre chose que la pression armée de l'intelligence et de la réflexion, c'est déjà montrer que ce nouveau mode d'exploration est d'une utilité immédiate et d'un usage très-fréquent.

Pour que la palpation puisse rendre réellement des services, il faut l'employer d'après de bons principes et qu'elle soit pratiquée par le médecin avec prudence et douceur, sans quoi on irrite les malades, on produit de la souffrance et on commet de grossières erreurs. Et d'abord, que l'on ait à palper un membre ou des parties molles, il convient de mettre les muscles le plus possible dans le relâchement, afin de s'opposer à cette roideur qu'amène la contraction et qui, dans beaucoup de cas, masque complétement quelques tumeurs, ou simule des tuméfactions pathologiques. Ensuite, toutes les fois que la pudeur du malade n'a pas à en souffrir, il faut palper à nu, ou alors n'interposer entre la main et la partie à explorer qu'un linge fin, et, de préférence, en toile. On comprend combien il est convenable que la main de l'observateur soit à une température analogue à celle du corps du malade, sous peine de faire éprouver à ce dernier des sensations désagréables et douloureuses.

En général, c'est avec la main entière, et même avec les deux mains, que la palpation doit être faite, rarement avec un ou deux doigts, à moins que la partie souffrante ne soit réduite à de minimes proportions et qu'il ne s'agisse, par exemple, d'un développement anévrysmal, du volume d'une noisette, situé le long d'un membre, à la suite d'un traumatisme quelconque. En appliquant à plat la totalité de la main, la sensation perçue est plus nette, et, lorsqu'on vient à rapprocher les deux mains, et surtout à les opposer l'une à l'autre, il est extrêmement facile de faire saillir une tumeur et d'en circonscrire le volume et les adhérences; il en est de même pour un organe situé dans les couches profondes. Les mains sont encore placées en opposition lorsqu'on veut, dans un abdomen singulièrement augmenté de volume, obtenir la sensation spéciale due à la présence d'un liquide, c'est-à-dire la *fluctuation*. Pour cela, on se place à la droite du malade et l'on applique la main gauche à plat et dans toute son étendue sur le côté gauche du ventre. tandis que, avec la main droite, on frappe, plus ou moins près du pubis, de petits coups sur le flanc droit. On produit ainsi un déplacement du liquide qui fait un *flot*; il est en rapport avec la quantité de liquide épanché.

Un précepte qui a une très-grande importance est celui-ci : quand on a à examiner un œil, un des côtés du cou, une épaule, une mamelle, un bras, un avant-bras, une main, un testicule, une cuisse, une jambe, un pied, il faut toujours fixer son attention sur l'organe ou le membre correspondant, car de la connaissance de l'état sain à l'observation de l'état morbide, il n'y a quelquefois que des différences assez légères, que des nuances difficiles à saisir et qui échappent au médecin, s'il ne met sous ses yeux un terme facile de comparaison.

La palpation est un très-utile moyen d'exploration dans tous les cas où l'on soupçonne des abcès, des tumeurs, des dégénérescences cancéreuses, des hypertrophies de tissus, et surtout des anévrismes artériels, car la présence de pulsations insolites lui échappe rarement. Elle peut servir encore pour reconnaître l'état de l'utérus; mais alors il faut que la main gauche soit appliquée sur l'hypogastre, tandis que le doigt indicateur de la main droite soulève le museau de tanche. Enfin la palpation peut être d'un certain secours pour guider dans la prescription des agents thérapeutiques. Le traitement d'une maladie changera selon que le mal se sera accru ou qu'il aura diminué par la médication, selon que les parties explorées seront plus ou moins douloureuses et qu'elles présenteront un cortége de symptômes plus ou moins graves.

DU TOUCHER.

Le toucher n'est qu'une espèce de palpation. Ce moyen d'exploration consiste dans l'introduction d'un ou de plusieurs doigts dans les parties profondes et cachées du corps humain, communiquant à l'extérieur par une ouverture naturelle, comme le pharynx, le vagin ou le rectum, par exemple. Le toucher guttural n'est pas d'une utilité bien immédiate; on ne l'emploie d'ailleurs que pour constater les modifications pathologiques qui ont pu survenir dans certaines affections de l'arrière-bouche, principalement dans l'œdème de la glotte, les tumeurs des vertèbres cervicales, les abcès rétro-pharyngiens, etc.; mais le toucher rectal, et surtout le toucher vaginal, sont des procédés d'investigation qu'il importe de bien connaître, car ils sont d'une application journalière. Le toucher vaginal exige préalablement, de la part de la personne qui va y être soumise, quelques précautions particulières, telles que le rejet au dehors des matières solides ou liquides contenues

dans l'intestin et la vessie, comme il réclame indispensablement, du
côté de celui qui se met en mesure de le pratiquer, des conditions
préliminaires qui ne sont pas sans importance. C'est ainsi que le médecin veillera à ce que son doigt indicateur de l'une et de l'autre main
(c'est habituellement le seul dont on se serve pour cet examen) ne
présente aucune aspérité ni écorchure, sous peine de contracter un
mal éminemment contagieux, comme la syphilis; qu'il prendra le soin
de porter un ongle très-court et dépourvu de rugosités, afin de ne
produire ni douleur ni déchirure, et qu'il s'habituera enfin à faire
usage indistinctement de l'indicateur de la main droite ou de la main
gauche, s'efforçant ainsi de faire disparaître, par l'habitude, le défaut
d'adresse et d'habileté tactile qui semble être spécialement départi à
la main gauche.

Lorsqu'on veut pratiquer le toucher par le rectum, il faut placer le
malade horizontalement, le corps tourné sur le côté, la jambe tenant
au lit maintenue dans l'extension, tandis que l'autre est entièrement
fléchie. Le doigt indicateur, préalablement enduit de cérat, d'huile ou
de toute autre substance grasse, doit être introduit lentement dans
l'anus, car, cette région étant très-fréquemment le siége de bourrelets
hémorrhoïdaires ou de fissures, tout mouvement précipité déterminerait de vives douleurs, et, par suite, une contraction énergique du
sphincter. Il arrive très-souvent que ce muscle forme obstacle à l'introduction du doigt, mais il suffit, en général, d'attendre quelques
minutes pour obtenir un relâchement des fibres; on pénètre alors dans
l'extrémité inférieure du gros intestin, et on parcourt tous les points
de la surface rectale. Le but qu'on se propose en pratiquant le
toucher par l'orifice anal est d'apprécier les changements morbides
divers apportés dans la physiologie de l'organe, d'en constater la sensibilité, la tension, la chaleur, la consistance, les inégalités, et d'essayer de reconnaître, par les différentes sensations qui viennent affecter la pulpe du doigt, les rides, les ulcérations, les brides, les
rétrécissements, les tumeurs, les dilatations artérielles ou veineuses,
les amas de matières, tous les corps étrangers enfin, qui modifient et
obstruent cette portion du canal alimentaire. Par ce mode d'exploration, le médecin réalise encore d'autres bénéfices, selon le sexe du
malade. Ainsi il lui est possible de se rendre compte, chez l'homme,
de l'état du bas-fond de la vessie et des uretères, de la présence de
calculs en ces points ou le long de l'urètre, et des altérations de volume,
de consistance et de forme de la prostate, causes si fréquentes de
troubles et d'accidents du côté de la double fonction génito-urinaire.
Le toucher par le rectum peut être, chez la femme, d'une grande res-

source pour la constatation d'une grossesse extra-utérine, pour la détermination du volume et de la direction de la matrice, et pour le diagnostic d'un grand nombre d'états pathologiques de cet organe. Enfin, si l'on vient à combiner le toucher rectal avec le toucher vaginal, en introduisant le pouce dans le vagin et l'indicateur dans le rectum, on s'éclaire facilement sur les lésions qui ont pu se développer dans le voisinage des ovaires et de la paroi recto-vaginale.

Le toucher vaginal est usuellement employé pour reconnaître l'état des parties extérieures de la génération, les vices de conformation du bassin, les changements survenus dans le segment inférieur de l'utérus et des régions limitrophes, et la nature des tumeurs ou des corps contenus dans la cavité de l'organe gestateur; il sert également pour surveiller les progrès du travail de la parturition. Pour obtenir de bons résultats du toucher, il faut que l'opérateur ait préalablement conseillé à la femme de débarrasser la vessie et l'intestin des matières qu'ils renferment ; cette précaution a bien son importance. L'exploration peut avoir lieu, la malade étant debout ou couchée : debout, s'il s'agit surtout de constater une chute de la matrice ou un relâchement du vagin, et si des troubles des fonctions respiratoire et circulatoire s'opposent au décubitus horizontal ; couchée, s'il y a menace d'hémorrhagie, imminence de syncope, adynamie profonde, ou si l'utérus est dans un état très-marqué d'antéversion. En effet, quand ce dernier cas existe, le fond de la matrice est projeté en avant, le col se trouve en arrière et en haut ; il devient dès lors assez difficile de l'atteindre. Lorsqu'on ramène, par la position horizontale, l'utérus dans sa situation normale, la difficulté disparaît presque entièrement et le museau de tanche est rendu accessible au doigt.

Lorsque la femme que l'on a à examiner est au lit, il faut la faire coucher sur le dos, veiller à ce qu'elle incline un peu le tronc sur le bassin et à ce qu'elle maintienne les cuisses écartées et fléchies, de façon que le relâchement des muscles abdominaux soit le plus complet possible. Le médecin se place alors de préférence du côté droit du lit, afin de pouvoir introduire dans le vagin l'indicateur de la main droite, que nous savons être le plus exercé; mais, dans beaucoup de circonstances et alors qu'il est nécessaire d'explorer les parties latérales du conduit vulvaire, il faut successivement employer le doigt indicateur droit pour s'assurer de l'état de la paroi pelvienne droite et le doigt indicateur gauche pour l'examen de la paroi pelvienne gauche. Les femmes ne se laissent en général toucher qu'avec la plus grande répugnance, aussi convient-il, pour moins offenser leur pudeur, de très-peu les découvrir.

Si l'exploration doit se faire sur une femme qui garde la position verticale, il faut lui faire prendre un point d'appui contre un meuble ou contre la muraille, et lui faire modérément écarter les membres inférieurs. Le médecin, assis sur une chaise très-basse ou ayant un genou en terre (le plus ordinairement celui qui est opposé à la main qui pratique le toucher), se place en face de la malade et se met en mesure de commencer son investigation.

Dans l'une et l'autre de ces positions, les précautions à prendre sont les mêmes : l'index est convenablement enduit, comme pour le toucher rectal, d'un corps gras ou mucilagineux, afin de rendre son introduction plus facile et d'éviter les périls d'une inoculation putride ou virulente ; il est étendu et appliqué par son bord radial sur la région périnéale, de là il gagne lentement l'orifice vulvaire, sans quitter le raphé ; il franchit la commissure inférieure et pénètre dans le vagin en séparant les grandes lèvres et en suivant l'axe de la vulve. Il existe une méthode, encore suivie par un certain nombre de praticiens, dont il faut proscrire l'usage ; c'est celle qui consiste à introduire le doigt d'avant en arrière. Or ce procédé expose à l'attouchement du clitoris, à des frottements du méat urinaire, et, comme il peut, dans un grand nombre de circonstances, simuler une manœuvre impudique et blâmable, il faut très-soigneusement l'éviter. Quand le doigt est arrivé au bord du conduit vaginal, il a à constater l'ensemble des parties qui constituent l'appareil génital externe, puis à explorer l'état des grandes lèvres, la longueur, la largeur, les aspérités ou le poli, l'élévation de température, le degré de fermeté, la sécheresse ou l'humidité du vagin, la conformation de l'arcade pubienne, le bas-fond de la vessie, le rectum, l'état de plénitude ou de vacuité de ces deux organes, les tumeurs, les dégénérations morbides, les produits accidentels qui ont pu se développer à la surface ou dans l'épaisseur des parois vaginales, enfin les vicieuses conformations que peut présenter le bassin. Prenant ensuite la direction de l'angle sacro-vertébral, le doigt s'élève vers le détroit supérieur et atteint le museau de tanche. Il doit en constater la forme, la longueur, la situation, la fermeté, l'état de ses lèvres, le degré d'ouverture de son orifice, le poids même de l'utérus entier en le soulevant légèrement ; sa hauteur, en plaçant l'organe entre le doigt qui repose sur le col, et l'autre main appliquée sur le fond, à travers les parois de l'abdomen, son développement ou sa vacuité.

Lorsqu'on soupçonne l'existence d'une tumeur dans la cavité utérine, d'un polype fibreux, par exemple, c'est en saisissant ainsi le corps de la matrice que l'on se fait une idée de la relation qui existe entre la production pathologique et l'organe qui la renferme. Il est de beaucoup préférable, dans ce cas, que la femme soit debout, car cette position met davantage en lumière le poids et la mobilité de l'utérus ; il en est absolument de même lorsqu'on est à la recherche des signes certains d'une grossesse et que l'on veut poser son diagnostic d'après la perception du ballottement du fœtus. Enfin, comme il convient toujours, lorsqu'on fait, en médecine, usage d'un moyen quelconque, d'en tirer le meilleur parti, le médecin doit placer tour à tour sa malade dans la position horizontale et verticale, et examiner, à l'aide des sens de la vue et de l'odorat, le doigt explorateur à sa sortie du vagin, afin de voir si la couleur et l'odeur du mucus vaginal ne lui fourniraient pas quelques indications.

DE LA MENSURATION.

La mensuration est un mode d'exploration qui consiste à déterminer les dimensions d'une partie saine ou malade d'une manière plus rigoureusement exacte que les sens ne sauraient le faire. La longueur, la largeur, l'épaisseur, le volume, en un mot, que présente une région, tel est habituellement ce que le médecin est appelé à mesurer.

Il n'y a point, à proprement parler, d'instrument mensurateur ; tantôt on se sert d'un ruban non extensible sur lequel on a construit une échelle de graduation, tantôt on fait usage d'un compas d'épaisseur également divisé en degrés ; mais, dans la plus grande majorité des cas, on trouve dans ses doigts un assez bon moyen de mesurer une partie quelconque du corps. Avant d'employer ce mode d'exploration, il faut être prémuni contre les inconvénients qu'il peut présenter et surtout contre les causes d'erreurs auxquelles il est susceptible de conduire. Ainsi, dans toutes les recherches de mensuration, il est indispensable d'exercer une pression toujours uniforme, sous peine d'obtenir des résultats dissemblables ; ensuite, il faut invariablement placer le malade, et surtout la région qu'on se propose de mesurer, dans la même position (c'est habituellement celle qui permet aux muscles d'être dans le plus grand relâchement possible), afin de pouvoir comparer avec quelques chances d'exactitude les changements qui ont pu s'opérer d'une expérience à l'autre. S'agit-il, par exemple, de prendre les mesures de la tête dans un cas d'hydrocéphale un peu considérable, ou du thorax à l'occasion d'un vaste épanchement pleurétique, le malade doit se tenir debout ou assis ; de l'abdomen à propos d'une ascite, ou des membres inférieurs pour en apprécier la longueur, il est préférable qu'il conserve l'horizontalité. Enfin, les moyens de mensuration ne varieront pas, et ils seront appliqués sur des parties identiquement les mêmes ; on adoptera pour cela des points de repère tels que le mamelon pour la poitrine et l'ombilic pour l'abdomen ; on pourra au besoin les dessiner sur le corps du sujet avec une plume trempée dans l'encre ou avec un crayon de nitrate d'argent, de façon que les traces de la veille se retrouvent le lendemain.

La poitrine, à chaque mouvement d'inspiration et d'expiration, subissant alternativement une dilatation puis un retrait, il est assez difficile de la soumettre à une mensuration bien exacte, d'autant plus encore que les vices de conformation y sont fréquents, que certaines professions, en développant plus particulièrement les muscles d'une région, détruisent parfois la symétrie des deux côtés du thorax, et que, dans des états pathologiques bien connus, la pleurésie, par exemple, le côté malade actuellement dilaté par l'épanchement sera précisément celui qui, après la guérison, éprouvera un resserrement atrophique. Néanmoins voici les règles d'après lesquelles il faut procéder à la mensuration de la poitrine : le malade est assis, les bras écartés du tronc et les mains fixées sur sa tête ; la ligne médiane antérieure est représentée par un fil que l'on tend depuis l'échancrure supérieure du sternum jusqu'au milieu de la base de l'appendice xiphoïde, l'apophyse épineuse des vertèbres dorsales indiquant par où passe la ligne médiane postérieure. Une bande de toile divisée en centimètres ou en lignes et appliquée horizontalement de l'un de ces points à un autre (la mesure étant prise à la hauteur du mamelon chez l'homme et un peu au-dessous de la mamelle chez la femme), permet de constater avec une justesse approximative l'étendue du côté droit ou du côté gauche de la poitrine, alors même qu'elle est soumise au jeu respiratoire. Du reste, lorsqu'on mesure le thorax, ce n'est ni toute son étendue, ni toutes ses dimensions que l'on désire connaître ; on veut la plupart du temps savoir seulement si le côté droit est plus ample ou plus étroit que le gauche, et *vice versâ*.

La mensuration appliquée à l'abdomen dans des cas de tympanite ou d'hydropisie, par exemple, ne peut pas à elle seule fournir des résultats bien rigoureux, car, en admettant que les dimensions du ventre soient chaque jour exactement délimitées, il reste la question de savoir si c'est au développement de gaz intestinaux ou à la présence d'un liquide épanché qu'il faut attribuer l'exagération de volume. Or on comprend que dans cette circonstance la percussion doive singulièrement éclairer le diagnostic et conduire à des indications thérapeutiques rationnelles.

Le compas d'épaisseur dont il a été fait mention à propos des moyens de mensuration sera utilement employé pour circonscrire l'étendue d'une tumeur, et surtout pour connaître les diamètres du bassin chez la femme, le diamètre antéro-postérieur principalement, sur lequel il importe tant d'être fixé à cause de l'accouchement, lorsqu'on soupçonne une conformation vicieuse. On a imaginé dans cette intention différents instruments (les *pelvimètres*), mais il est bien préférable de ne se servir que du doigt indicateur. On l'introduit assez avant dans le vagin pour que son extrémité touche l'angle sacro-vertébral, tandis que sa base repose sur la symphyse du pubis ; à très-peu de chose près, on estime ainsi l'étendue de ce diamètre.

Un nouveau moyen d'exploration de la poitrine, applicable au diagnostic des maladies du poumon, a été inventé par Hutchinson, déjà bien connu dans la science par d'utiles travaux cliniques sur les maladies de poitrine. Nous voulons parler de la *spirométrie*, mot qui veut dire, mesure de la respiration.

DE LA SPIROMÉTRIE.

La *spirométrie* [1] a pour but de mesurer la quantité d'air qui entre et qui sort de la poitrine sans tenir compte de celle qui reste dans les poumons. L'idée n'est pas nouvelle, mais le procédé est nouveau, et les résultats qu'il a donnés le sont également. Cette opération s'accomplit au moyen d'un *spiromètre*, espèce de *gazomètre* assez volumineux construit à cette intention. M. Bonnet de Lyon applique à cette recherche un simple compteur à gaz construit à cet effet, et MM. Jules Guyet et Schnepf ont construit de petits appareils fort ingénieux destinés à conduire aux mêmes résultats.

Le sujet est debout, la poitrine libre de toute entrave pour respirer plus librement ; il inspire et expire avec effort trois fois de suite, et on a soin de prendre note exacte du chiffre indiquant à l'échelle du *spiromètre* la quantité d'air introduit dans les poumons et chassé par eux.

Après avoir établi que chez un même individu la capacité de l'arbre aérien ou des canaux bronchiques n'est pas modifiée d'une manière sensible par l'exercice ou par l'habitude, Hutchinson a établi les différences qui résultent du développement des sujets, de leur âge, de leur poids, de leur état de santé et de maladie. Dans ces recherches curieuses par leur variété aussi bien que par la nature de leurs résultats, Hutchinson est arrivé à la découverte d'une loi physiologique importante confirmée dans son expression par d'autres observateurs et qui peut être formulée ainsi :

---

[1] *Archives de Médecine* 1856, *De la Spirométrie*, par Hutchison, analyse de M. Lasègue.

La capacité des canaux bronchiques est en rapport exact avec la stature des individus.

Plus la taille s'élève, et plus la capacité aérienne pulmonaire est grande. C'est ainsi qu'entre 5 et 6 pieds chaque pouce de taille en plus donne à l'expiration forcée 8 pouces cubes d'air en plus à 60° Farenheit.

Voici le tableau des *moyennes* obtenues par Hutchinson :

Taille en pieds et en pouces.	Capacités des poumons en pouces cubes.
5,0 à 5,1	174
5,1 à 5,2	182
5,2 à 5,3	190
5,3 à 5,4	198
5,4 à 5,5	206
5,5 à 5,6	214
5,6 à 5,7	222
5,7 à 5,8	230
5,8 à 5,9	238
5,9 à 5,10	246
5,10 à 5,11	254
5,11 à 6 pieds.	262

Ces résultats n'auraient qu'une médiocre importance, si des observateurs désintéressés dans la question n'étaient venus en confirmer l'exactitude. Ainsi Schneevoogt, en Hollande, a publié un résumé de 30 observations, qui sert à la fois de contrôle et d'appui à la loi découverte par Hutchinson.

Nos	Age.	Taille en centimètres.	Volume d'air en centilitres.	Volume d'après Hutchinson.
1	15	148	230	275
2	32	155	260	315
3	20	157	265	320
4	27	160	295	340
5	41	161	325	340
6	25	164	270	360
7	25	165	350	365
8	55	166	390	370
9	44	167	310	370
10	38	168	305	370
11	42	168	310	370
12	30	169	320	380
13	37	169	330	380
14	35	169	315	380
15	31	170	340	390
16	33	170	325	399
17	33	170	325	390
18	29	170	360	390

N°ˢ	Age.	Taille en centimètres.	Volume d'air en centilitres.	Volume d'après Hutchinson.
19	31	170	340	390
20	27	171	345	390
21	31	172	325	390
22	19	172	345	400
23	29	173	330	405
24	29	175	370	420
25	21	176	380	426
26	27	176	370	420
27	34	181	415	450
28	35	182	450	450
29	27	182	520	455
30	55	190	450	495

En France, M. Hecht (de Strasbourg) a obtenu les résultats suivants, comme moyenne de 298 observations :

Taille en centimètres.	Volume d'air en centilitres.	Volume d'après Hutchinson.
154	295	285
156	300	292
158	310	309
160	325	316
162	340	329
164	355	340
166	365	371
168	575	375
170	580	388
172	385	393
174	400	406
176	410	424
178	420	»

Tous ces chiffres concordent, ou à peu près, avec ceux de Hutchinson, qui sont l'expression moyenne de 2,430 observations; de sorte que la loi physiologique établie par cet observateur paraît être à l'abri de toute contestation sérieuse. Elle a également été confirmée dans les expériences faites à Lyon, par M. Bonnet, à l'aide du compteur spiromètre imaginé par lui.

Ce résultat est d'autant plus curieux, qu'il ne s'explique guère, et que la différence de taille des individus n'est pas le résultat d'une augmentation proportionnelle de tous les os et de toutes les cavités osseuses du corps. Elle est plus souvent le résultat d'une différence dans la longueur des membres pelviens. Deux hommes cités par Hutchinson, ayant debout, l'un 5 pieds 9 pouces 6 lignes, et l'autre 4 pieds 4 pouces 6 lignes, avaient, lorsqu'ils étaient assis, la même hauteur de tronc; cependant le premier avait une capacité de 256 pouces cubes, et le second n'en comptait que 152.

La *spirométrie* trouvera son application dans le diagnostic des maladies de poitrine, soit qu'on rapporte la capacité du thorax à celle indiquée par la moyenne de la taille, soit au contraire qu'on puisse la rapporter à la capacité du thorax prise chez la même personne dans l'état de santé. Hutchinson a rapporté le plus curieux de tous les exemples à cet égard. Un colosse aussi bien par la taille que par la santé, puisqu'il avait près de 7 pieds de hauteur, avait une capacité respiratoire de 434 pouces cubes. Après deux ans d'une vie oisive et dissolue, sans signe de lésion thoracique, cette capacité était tombée à 390, puis à 320. Un an plus tard, il succombait aux suites d'une tuberculisation pulmonaire subaiguë.

Ce fait laisse pressentir l'utilité de la *spirométrie*, et les expériences des docteurs Schneevoogt et Hecht viennent encore sur ce point, comme sur la partie physiologique du travail, contrôler et confirmer les résultats publiés par Hutchinson. D'après cet auteur, un abaissement de 16 pour 100 doit éveiller les soupçons; au premier degré de la phthisie il est de 55 pour 100, et il peut aller dans sa période extrême à 90 pour 100.

Malheureusement il n'en est pas de ces derniers résultats comme des premiers, qui reposent sur des milliers d'observations. Ils sont encore l'expression d'un nombre de faits assez restreint, et leur exactitude ne doit servir qu'à donner l'éveil sur ce moyen d'exploration, afin d'en généraliser l'emploi dans les cliniques.

La *spirométrie* peut donc aider au diagnostic de la première période de la phthisie pulmonaire, sans préjudice des autres moyens d'exploration. Elle permet, en outre, de redresser de faux diagnostics, lorsque chez des malades affectés de catarrhe pulmonaire chronique et considérés comme atteints de phthisie on trouvera une capacité aérienne semblable à celle que comporte la taille des individus.

Telle est dans son ensemble la portée pratique de la découverte d'Hutchinson, vérifiée par Hecht, Schneevoogt et Bonnet, de Lyon. Si les difficultés d'application sont grandes en raison de l'appareil volumineux qu'il faut avoir, elles ne sont pas insurmontables; et d'ailleurs la vraie science ne compte pas avec les moyens qu'on lui donne, elle s'empare de ce qui est bon et se contente de laisser à l'oubli le soin de faire justice du reste. La *spirométrie* ne deviendra jamais une chose usuelle, mais elle peut rendre service, et à ce titre le médecin doit connaître les résultats qu'il peut tirer de son emploi.

Voici ces résultats, résumés par Schneevoogt :

1° Le rapport de la capacité du thorax avec la stature est le plus important au point de vue pratique.

2° Pour les hommes, ce rapport est à peu près le suivant : un homme de la taille de $1^m,50$ doit avoir une capacité thoracique de $2^m,35$ cubes, qui augmente de 52 centimètres cubes par chaque centimètre en plus de la taille indiquée. Pour une femme à stature égale, le chiffre n'est que 2 centimètres cubes et l'accroissement de 50 par centimètre.

3° Un écart en moins de 50 centimètres cubes ne permet pas encore de conclure à l'existence d'une maladie pulmonaire.

4° La *spirométrie* ne se substitue pas, mais s'ajoute aux autres méthodes physiques d'investigation.

5° Elle est d'un secours utile pour diagnostiquer les affections organiques du poumon à leur début, et devrait être employée par les conseils de révision, les sociétés d'assurance sur la vie, etc.

6° Elle découvre la tuberculisation à une époque ou aucun autre procédé de diagnostic ne la révèle.

7° Elle assure le diagnostic de la phthisie confirmée, et elle sert à en mesurer l'étendue, la marche, le progrès ou l'amélioration.

8° La *spirométrie* est sans usage dans la pneumonie et la pleurésie; elle peut rendre des services dans les cas de pleurésie et de pneumonie chroniques, d'empyème, d'œdème pulmonaire, d'hydrothorax, etc.

9° Dans les laryngites et les bronchites, lorsque la diminution de la capacité thoracique est considérable, elle témoigne de la coïncidence d'une lésion du tissu pulmonaire.

10° Les affections du cœur exemptes de complications ne modifient pas la capacité aérienne du thorax.

11° Les déviations intenses du rachis la diminuent.

12° Les tumeurs abdominales diminuent le volume d'air expiré; la grossesse paraît faire exception à cette loi (100 observations).

13° L'influence de la faiblesse générale est insignifiante.

14° La *spirométrie* rend un grand service quand elle dissipe la crainte d'une tuberculisation commençante.

Cette question de la spirométrie est en ce moment à l'étude, mais on peut déjà facilement prévoir les services importants que ce nouveau moyen d'exploration est appelé à rendre à la science. Nous nous réservons d'y revenir dans cet ouvrage, à propos des signes fournis par l'appareil vocal et respiratoire.

DE LA SUCCUSSION.

La succussion est un moyen d'exploration qui consiste à imprimer au tronc des mouvements brusques et en sens opposé, afin d'obtenir un bruit de flot ou de fluctuation, un *clapotement* tout spécial et très-reconnaissable quand on l'a entendu une seule fois. Ce gargouillement, que les malades peuvent quelquefois produire en imprimant certains mouvements à leurs corps, ressemble assez bien au ballottement d'un liquide dans une bouteille à moitié remplie, et il constitue un phénomène qui ne s'explique que par la présence de gaz et de liquides dans les cavités de la plèvre. C'est le signe pathognomonique de l'hydro-pneumo-thorax. Dans cette affection qui, presque toujours, est due à la rupture d'un foyer tuberculeux ou d'un abcès, le son est mat et l'élasticité des parois thoraciques extrêmement diminué dans une étendue plus ou moins considérable de la poitrine, principalement à la partie postérieure et inférieure. Dans ce point, l'auscultation dénote ordinairement une absence relative de la respiration. Si l'on pratique la succession hippocratique, c'est-à-dire si, saisissant le sujet par les épaules, on agite le thorax en même temps qu'on applique l'oreille auprès de ses parois, on entend très-distinctement le flot du liquide, et même les assistants peuvent quelquefois le percevoir à une distance de quelques mètres.

C'est ici le lieu de rappeler comment la succussion était pratiquée, il y a plus de deux mille ans, par le médecin de Cos :

Τοῦτον..... καθίσας ἐπι ἐφεδρου, ὅ τι μὴ ὑποκινήσει, ἕτερος μὲν τὰς χεῖρας ἐχέτω, σὺ δὲ τὸν ὦμον σειων ἀκροάζεσθαι ἂν τῶν πλευρέων το πάθος γορέη.

« Après avoir placé le malade dans un siége solide, et qui ne puisse vaciller, faites tenir ses mains étendues par un aide, secouez-le ensuite par l'épaule, afin d'entendre de quel côté la maladie produira du bruit[1]. »

Hormis la succussion pleurale, ce moyen est d'une importance douteuse ; il n'est applicable qu'à un très-petit nombre de maladies. Dans certaines affections de l'estomac, le cancer du pylore par exemple, et dans des cas de dilatation énorme d'une anse intestinale, on observe un clapotement stomacal et abdominal ; mais ce caractère est sans importance, on le néglige ordinairement, car les autres symptômes fournissent de plus précieuses indications.

DE LA PERCUSSION EN GÉNÉRAL.

Les organes percutés au moyen du doigt rendent des sons et donnent naissance à des sensations tactiles en rapport avec leur structure et leur état normal ou pathologique. L'opération qui

---

[1] *Œuvres d'Hippocrate*, trad. par Littré, t. VII. *Des maladies*, II, § 47.

consiste à obtenir d'une partie quelconque du corps la résonnance normale ou pathologique s'appelle la percussion. C'est bien à tort qu'on s'habitue à entendre et à dire soi-même que ce mode d'exploration date seulement d'hier, d'un quart de siècle à peine, car il y a réellement dans les auteurs anciens, surtout à propos du diagnostic différentiel de l'hydropisie et de la tympanite, plusieurs passages qui prouvent péremptoirement que la percussion remonte à la plus haute antiquité et qu'elle n'avait point échappé à la connaissance de Hippocrate, Arétée, Galien, Actuarius, Paul d'Egine, Tagault, Lazare Rivière, etc., etc. Toutefois ce ne sont là que des faits isolés, que des notions incomplètes et à peu près perdues pour la science; ces éléments ne sont ni coordonnés ni reliés en corps de doctrine. Il faut arriver jusqu'en 1762, époque à laquelle Avenbrugger publia son ouvrage[1], pour trouver un premier travail de quelque importance sur ce sujet; encore serait-il probablement resté inaperçu, si, en 1808, Corvisart n'en avait donné une traduction française et ne l'avait ainsi importé dans notre pays, en y attachant son nom justement célèbre. Il est vrai de dire qu'on pratiquait alors la percussion *immédiate* et que cette méthode passait pour avoir de grands inconvénients et pour ne présenter que des résultats assez peu satisfaisants. Les choses en étaient là, quand M. Piorry introduisit, en 1828, de très-grands perfectionnements dans ce moyen de diagnostic; il rendit la percussion *médiate*, l'appliqua d'une façon beaucoup plus précise, l'étendit à un très-grand nombre de cas auxquels Avenbrugger n'avait point soupçonné qu'on pût l'approprier, et, après une infinité d'expériences faites sur le cadavre, il en traça les règles avec un grand soin. Peut-être cet honorable professeur a-t-il exagéré l'importance et la valeur pratique de ce mode d'exploration, mais il n'en est pas moins vrai que la percussion est devenue principalement, depuis ses travaux et ceux bien postérieurs de M. le professeur Skoda, de Vienne, l'une des bases de tout examen sérieux d'un organe malade.

La percussion *immédiate*, celle que l'on pratiquait de 1808 à 1828 et dont on se sert encore quelquefois maintenant lorsqu'on désire, par exemple, se faire rapidement une idée de la sonorité générale du thorax, consiste à appliquer directement sur une partie nue ou recouverte d'un linge, l'extrémité des quatre doigts réunis sur la même ligne, ou bien à frapper avec le plat de la main. Le son obtenu est habituellement obscur et mal accusé; pour le rendre plus net, il faut employer une certaine force; mais on conçoit alors tout ce que cette

---

[1] *Inventum novum ex percussione thoracis humani*. Vienne, 1762.

méthode a d'impraticable, autant à cause de la douleur qu'elle occasionne au malade qu'à cause de la sensibilité toute spéciale de quelques parties du corps, comme la mamelle ou les testicules, et de l'état phlegmasique des tissus dans certaines conditions morbides. En outre, quand bien même on emploie la percussion immédiate en dehors de toutes les circonstances que nous venons de signaler, elle laisse énormément à désirer, car elle est tout à fait inhabile à révéler des lésions peu étendues, des modifications peu considérables dans la résonnance habituelle des tissus.

La percussion *médiate* consiste dans l'interposition d'un corps de nature variable entre les doigts qui percutent et la partie frappée. Ce corps intermédiaire atténue le choc, ne cause aucune douleur, conserve ou même augmente le son, et permet au besoin, par le degré de résistance qu'il fait ressentir à la main, de déterminer la densité de l'organe exploré. Ici se présente la question de savoir auquel on doit donner la préférence, ou du *plessimètre* de M. le professeur Piorry, ou d'une plaque de caoutchouc, ou simplement du doigt de l'observateur. Le plessimètre est une plaque d'ivoire mince, de forme ovalaire, plane sur ses deux faces, portant aux deux points opposés de son grand diamètre une petite lame verticale, une aile ou auricule, destinée à la saisir et à la fixer. Cet instrument est d'une grande commodité lorsqu'on percute l'abdomen, les poitrines grasses et toutes les parties molles; mais il est d'un usage difficile sur les individus maigres, aux côtes saillantes, aux formes inégales et anguleuses. Pour obvier à cet inconvénient, on a proposé l'emploi d'une plaque en caoutchouc; ce corps s'applique très-exactement aux différentes surfaces, mais il offre le désavantage d'étouffer le son, de le rendre plus sourd. En présence d'un tel état de choses, il est préférable de renoncer à ces divers instruments et de recourir à un moyen beaucoup plus naturel et que l'on a au moins toujours à sa disposition, nous voulons parler du doigt indicateur de la main qui ne percute pas (c'est le plus ordinairement la main gauche), car le doigt est un plessimètre composé de parties dures et de parties molles, et il n'est pas sans quelque analogie de structure avec les parois thoraciques sur lesquelles il est le plus souvent appliqué. Il rend les sons à peu près tels qu'il les reçoit, s'introduit aisément dans un espace intercostal, et peut, par la grande flexibilité de ses articulations, se mouler en quelque sorte sur les points saillants ou arrondis du corps; enfin, à la perception de l'ouïe il ajoute la sensation tactile.

On ne peut cependant rejeter l'emploi du plessimètre d'une façon absolue, car cet instrument est réellement apte à rendre des services, principalement dans la percussion de la rate, des reins et des organes profonds. De même qu'on peut écouter la poitrine avec l'oreille sans stéthoscope, on peut percuter sans plessimètre; mais, dans certains cas, l'un et l'autre de ces instruments sont indispensables; cela dépend de la région à ausculter ou à percuter. L'emploi du plessimètre demande une certaine habitude que donne l'expérience clinique. Pour y parvenir, il faut suivre les règles suivantes, formulées par M. Piorry: « L'instrument sera maintenu solidement fixé entre le pouce et l'indicateur de la main gauche, et très-exactement sur les parties, *afin qu'il fasse corps en quelque sorte avec elles*. Quand on veut obtenir beaucoup de son d'un organe, les doigts qui percutent doivent être tenus de la manière suivante: l'indicateur et le médius doivent être exactement appliqués l'un contre l'autre, en fléchissant un peu plus le médius, à cause de sa longueur plus grande, pour faire que son extrémité ne dépasse pas celle de l'indicateur. Le pouce est alors arc-bouté avec force contre l'articulation de la phalangine et de la phalangette de l'indicateur. Ces trois doigts ainsi réunis constituent alors un tout très-solide, et dont la surface de percussion, si on fléchit un peu le médius, n'a que l'étendue de la pulpe de l'indicateur seul. Elle présente la dimension de l'extrémité de ces deux doigts réunis, si on les tient sur un même niveau [1]. »

Revenons à la percussion *digitale*. C'est le plus ordinairement sur l'index ou sur le médius de la main gauche que l'on percute, car il est bien rare qu'on soit assez habilement ambidextre pour se livrer à la même manœuvre d'une manière inverse. Le doigt sur lequel on frappe doit être, en règle générale, maintenu dans la pronation; c'est tout à fait par exception qu'il paraît plus commode dans certains cas de percuter sur la face palmaire des phalanges renversées en supination. Du reste, voici le procédé opératoire tel qu'on le pratique tous les jours en examinant les malades : la main gauche est appliquée tout entière sur la région dont on désire apprécier l'état sonore, l'index ou le médius (mais préférablement ce dernier) est un peu écarté des autres doigts et s'adapte le mieux possible aux parties sur lesquelles il repose. Alors la main droite s'abaisse et se relève successivement, frappe perpendiculairement plusieurs coups et met entre eux trois ou quatre secondes d'intervalle, afin que l'oreille de l'observateur puisse bien juger du degré de résonnance perçue. Le choc doit être sec et très-court; de plus, les mouvements de la main qui percute seront très-bornés. Ainsi, loin de dé-

_____
[1] Du procédé opératoire à suivre dans l'exploration des organes de la percussion, 1831.

passer l'épaule, ils n'atteindront même pas la hauteur du coude et resteront exclusivement limités au poignet. Il ne faut pas croire que la percussion exige une grande dépense musculaire; loin de là, les médecins qui percutent avec beaucoup d'exactitude sont ceux qui frappent avec le plus de douceur. D'abord, c'est infiniment moins douloureux et même moins effrayant pour le malade, en suite le son perçu est plus net. Tous les auteurs qui ont écrit sur ce sujet ont cherché à différencier la percussion *superficielle* de la percussion *profonde*, à établir les règles de l'une et de l'autre et à poser en principes les cas dans lesquels celle-ci est préférable à celle-là. Ces distinctions peuvent toutes se ramener aux propositions suivantes : 1° la percussion, superficielle ou profonde, doit être pratiquée dans tous les cas et sans exception avec une grande modération; 2° elle sera superficielle ou profonde, selon la situation anatomique occupée par l'organe percuté et selon la lésion *supposable* de ce même organe. Relativement à ce dernier point, on peut soutenir en thèse générale, d'accord avec M. Maillot[1] qu'une percussion légère permettra, par exemple, d'apprécier les couches superficielles du poumon, et que, rendue plus forte par degrés successifs, elle fera juger de la densité des poumons à différentes profondeurs.

En matière de percussion, il est une excellente coutume, c'est celle qui consiste à frapper d'abord sur les parties saines où qu'on suppose telles et à arriver graduellement au point affecté; de cette façon, le contraste entre la résonnance des parties saines et des parties malades est rendu évident, et l'ouïe perçoit les plus légères nuances de son qui peuvent révéler l'existence d'une lésion à son début. Lorsqu'on percute un organe double, le poumon, par exemple, on doit commencer par le côté sain, passer ensuite au côté malade, y insister selon l'étendue et la gravité du désordre pathologique constaté, et revenir au besoin, comme contre-épreuve, au côté sain.

La partie soumise à l'exploration doit être nue ou recouverte simplement d'un linge en toile, car les vêtements, quelque minces qu'ils soient, les étoffes de soie ou de laine, et, selon M. le professeur Andral, la percale, déterminent certains bruits par leur frottement et modifient très-sensiblement les qualités du son. Nous ne terminerons pas ces préceptes généraux sans dire que la position du malade doit varier suivant les régions que l'on percute et qu'il est indispensable à l'observateur de faire garder autour de lui, pendant son examen, le plus grand silence.

---

[1] *Traité pratique de percussion*, 1843.

La percussion du thorax devant être exposée avec quelques détails, à propos des signes qu'elle fournit dans l'étude des maladies de l'appareil respiratoire, aussi bien que de l'organe central de la circulation, nous renvoyons le lecteur à ces chapitres, et nous passons à des considérations finales sur la percussion de l'abdomen en général.

Le plus souvent, c'est sur la paroi antérieure de l'abdomen qu'on pratique la percussion ; le malade est alors placé dans le décubitus dorsal et dans une position symétrique. Il a les bras étendus le long du corps, les genoux relevés et les cuisses un peu fléchies, afin de mettre les muscles le plus possible dans le relâchement, de permettre facilement la dépression des parois du ventre et de rapprocher le plessimètre ou le doigt de l'organe à percuter, dans le cas où celui-ci est profondément situé. S'il s'agit de l'exploration des parties latérales, le sujet repose sur le flanc droit quand c'est le côté gauche qu'on va percuter, et sur le flanc gauche lorsque le côté droit est soumis à l'observation. Pour l'examen des régions postérieures, il se tient assis et le corps incliné en avant, ou bien il se couche sur le ventre. Il est quelquefois nécessaire de changer les attitudes du malade, afin de voir s'il n'en résulte pas des variations de résonnance, mais il n'est jamais utile de le faire mettre à *quatre pattes*, ainsi que l'ont imaginé quelques médecins. Quant à l'observateur, il reste debout, et percute, selon les besoins du diagnostic, dans différentes directions. Dans le cas où l'abdomen est très-sensible et où la percussion par le doigt cause de la douleur, dans la péritonite, par exemple, il est bon d'avoir recours au plessimètre, car on peut très-facilement le porter autour des viscères ; d'un autre côté, la pression de la plaque d'ivoire s'exerce avec uniformité sur une plus grande surface et détermine moins de souffrances que le doigt.

La percussion abdominale, unie à la pression et à la palpation, fournit un grand nombre de signes diagnostiques, au moyen desquels il devient aisé d'être édifié sur les épanchements séreux ou purulents qui se forment dans le péritoine, sur les tumeurs qui se développent dans la cavité utérine ou au voisinage des annexes de l'appareil génital de la femme, sur les distensions parfois énormes de la vessie, sur les hypertrophies de la rate à la suite de l'intoxication palustre, sur le volume variable de la glande hépatique dans certains états morbides, sur l'accumulation de gaz dans l'estomac et les intestins, sur les dimensions, déplacements et absence du rein, sur les progrès de la grossesse, sur la situation enfin du fœtus dans la cavité utérine, en même temps que ce mode d'exploration signale les changements que le temps et le traitement apportent dans la nature intime et dans la marche de ces maladies et de cette fonction physiologique.

Nous ne terminerons pas tout ce qui a rapport à la percussion sans dire que M. le professeur Piorry a encore proposé de percuter sur la colonne vertébrale ou sur les régions rachidiennes, pour reconnaître soit des anévrismes de l'aorte descendante, soit des déviations, des changements de volume des vertèbres, ou des abcès développés dans leur voisinage, consécutivement à la carie. Dans tous ces cas, c'est un son mat que l'on constate par la percussion.

DE L'AUSCULTATION EN GÉNÉRAL.

L'auscultation est un mode d'exploration qui consiste à appliquer directement l'oreille sur une partie saine ou malade du corps, dans le but de percevoir les bruits physiologiques ou morbides dont elle peut être le siége, ou, ce qui conduit au même résultat, à rechercher, à l'aide d'instruments spéciaux, la valeur séméiotique de certains bruits, propres à éclairer le diagnostic.

L'auscultation est une des plus précieuses découvertes contemporaines; elle est due au génie de Laennec, qui aimait néanmoins à rappeler que le père de la médecine, vingt-deux siècles auparavant, avait déjà indiqué l'emploi de cette méthode, dans ce passage : ἢν προσέχων το οὖς ἀκουάσῃ πρὸς τὰ πλευρά, *si*, *appliquant l'oreille contre la poitrine, vous écoutez*[1].

Ces quelques mots d'Hippocrate, négligés et incompris par tous les commentateurs pendant plus de deux mille ans, laissent à penser, en effet, que le médecin de Cos avait soupçonné l'auscultation. Lorsqu'on parcourt Cœlius Aurelianus, Paul d'Egine et Ambroise Paré, on n'est pas sans retrouver non plus quelques vestiges de l'application de l'ouïe à l'étude des bruits respiratoires; mais que de vague dans ces indices, et de quelle désespérante stérilité ils eussent été pour la postérité, si Laennec n'était pas venu doter la science de son impérissable ouvrage, le *Traité de l'auscultation médiate!*

Laennec n'a pas seulement posé la première pierre de l'édifice, il l'a construit en entier; il l'a si bien entendu, qu'il a laissé peu de chose à faire après lui. Tous les bruits qui se passent dans les bronches et dans les poumons, il les a indiqués et classés avec une précision si remarquable, que le diagnostic des maladies de poitrine ne laisse vraiment rien à désirer.

L'auscultation fut principalement appliquée, par son inventeur,

---

[1] *OEuvres d'Hippocrate*, trad. par Littré, t. VII, *Des Maladies.*

à l'étude des affections thoraciques, et je viens de signaler les immenses services qu'elle rend dans toutes les maladies des poumons, du cœur et de leurs enveloppes; mais Laennec n'a fait qu'indiquer, et tout à fait accessoirement, les avantages qu'il serait possible d'en retirer dans le diagnostic de la grossesse, de certains cas de fractures, des calculs vésicaux, dans certaines lésions de l'oreille, de la trompe d'Eustache et des cellules mastoïdiennes, et même dans les abcès du foie.

Relativement à l'auscultation appliquée à la grossesse, ce fut M. Mayor, de Genève, qui le premier, en 1818, donna comme positif que les bruits du cœur chez le fœtus pouvaient être entendus à travers les parois abdominales de la mère. La relation de ce signe très-précieux resta enfouie dans les archives de la science pendant quatre ans, sans qu'aucun médecin s'en préoccupât, lorsque M. de Kergaradec publia, en 1822, un travail sur les phénomènes stéthoscopiques dans la gestation. Depuis cette époque, M. le professeur Paul Dubois, Naegèle fils, et M. Depaul, ont entrepris et fait connaître de très-intéressantes recherches sur les résultats fournis par l'auscultation dans le diagnostic de la grossesse et dans la détermination de certaines conditions du fœtus dans la cavité utérine. Quant à ce qui regarde les fractures, Lisfranc a avancé comme un fait des plus certains que le stéthoscope, placé sur le lieu d'une fracture, produit, sous l'influence du plus léger mouvement que l'on imprime au membre, une crépitation plus manifeste que ne l'est à l'oreille nue celle que l'on obtient par les mouvements les plus étendus.

Par suite d'erreurs commises par les chirurgiens, il est souvent arrivé que des malades furent taillés sans que leur vessie contînt de calculs. Or des fautes aussi déplorables peuvent être prévenues par l'auscultation, depuis que Lisfranc, MM. Moreau de Saint-Ludgère et Leroy d'Étiolles ont démontré qu'il était possible, à l'aide du stéthoscope, de percevoir le bruit du frôlement de la sonde contre la surface du calcul. M. le docteur Ménière, médecin de l'institut des sourds-muets, a rectifié et complété les aperçus de Laennec sur l'application de la stéthoscopie au diagnostic des maladies de l'oreille; nous renvoyons le lecteur au travail de cet observateur. Enfin, dans des abcès du foie avec formation dans ce viscère de kystes hydatiques venant à s'ouvrir, soit dans l'estomac ou les intestins, soit dans le poumon, comme la science en possède plusieurs exemples et comme M. le professeur Trousseau l'a indiqué récemment, il arrive qu'en pressant l'abdomen dans la portion molle de l'hypocondre droit, on peut obtenir manifestement un gargouillement dû à l'introduction de gaz intestinaux dans l'excavation du foie, et qu'on observe, dans le second cas, de la toux, une respiration caverneuse, un râle de même nature et du tintement métallique.

Il y a deux variétés d'auscultation : l'auscultation *immédiate*, celle qui consiste dans l'application directe de l'oreille sur les parties à explorer, et l'auscultation *médiate*, celle où un instrument acoustique d'une forme spéciale, appelé *stéthoscope* (*fig.* 55), est interposé entre le corps du malade et l'organe de l'audition du médecin.

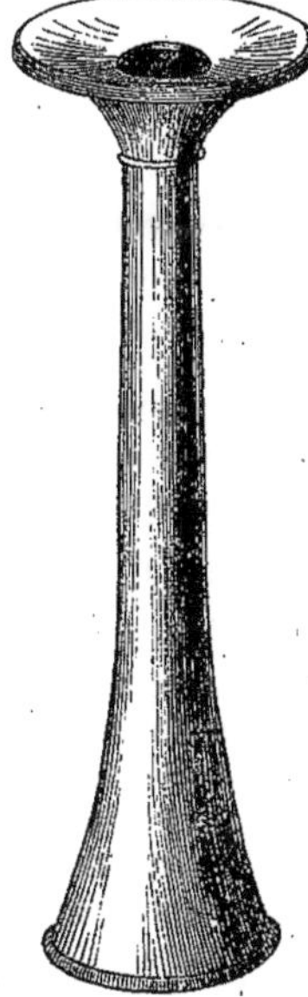

Fig. 55.—Stéthoscope.

Dans l'auscultation de la poitrine, Laennec n'admettait point et ne conseillait jamais l'auscultation immédiate. « Elle est aussi incommode pour le médecin que pour le malade; le dégoût seul la rend impraticable dans les hôpitaux; elle est à peine proposable chez la plupart des femmes, et chez quelques-unes le volume des mamelles est un obstacle physique à ce qu'on puisse l'employer. » Ces objections sont évidemment empreintes d'une grande exagération, mais il en est une autre assez spécieuse; il ajoute « que tous les points de la tête de l'observateur qui portent sur la poitrine, devenant autant de conducteurs du son, pourraient faire entendre le bruit respiratoire dans des cas où il n'existerait pas dans la partie située immédiatement au-dessous de l'oreille, ce qui pourrait devenir une cause d'erreur grave. » Cette supposition est toute gratuite, et, sans stéthoscope, on peut très-bien limiter sous l'oreille les points les plus circonscrits du poumon malade et éviter toute espèce d'erreur.

Nous ne partageons nullement les préventions de Laennec contre l'auscultation immédiate, et nous croyons même, avec la très-grande majorité des praticiens, qu'elle a sur l'autre méthode des avantages signalés. D'abord le médecin n'a point à se préoccuper du soin de tenir son instrument et de le maintenir exactement appliqué sur la peau, ensuite l'auscultation immédiate exige moins d'habitude, donne des résultats plus sensibles et plus nets, demande moins de temps, et fatigue infiniment moins et le malade et l'observateur. Nous faisons cependant des réserves, car, à propos de l'auscultation médiate, nous verrons que cette dernière n'est pas sans valeur dans certains cas donnés.

La partie de la poitrine sur laquelle on se propose d'appliquer l'oreille doit être nue ou simplement recouverte d'un vêtement léger, car l'interposition de tissus épais, d'emplâtres, de cataplasmes, vient opposer à l'auscultation un obstacle presque absolu. Chez les enfants, dont la respiration est naturellement très-bruyante, on peut entendre les bruits de la poitrine à travers d'épaisses étoffes; mais, comme certains tissus, et la soie par exemple, peuvent, par le frottement, donner lieu à un cliquetis qui en impose pour un accident morbide, il vaut infiniment mieux ausculter à nu, ou sur la chemise. Il en est de ces précautions comme de celles qui doivent être prises relativement à l'interposition des muscles placés entre la région du corps que l'on explore et l'oreille du médecin : il va sans dire qu'ils demandent à être maintenus dans le relâchement le plus complet, sous peine d'augmenter l'épaisseur des parois thoraciques, d'affaiblir les bruits normaux ou pathologiques transmis par l'appareil ausculté, et de mêler à ces derniers ceux que la contraction musculaire serait susceptible de produire. Cette cause d'erreur étant soigneusement prévenue, et le malade étant placé dans la position la plus convenable, le médecin évite toute position gênante, change de côté selon les besoins de son examen, et doit bien se garder en général de rester dans une attitude où il se trouverait mal à l'aise, car dans ces conditions l'ouïe perd infailliblement de sa finesse. Il peut explorer le plus souvent les deux moitiés de la cavité thoracique sans changer de place; mais, toutes les fois qu'il perçoit des signes douteux et équivoques, il doit écouter en se plaçant successivement à droite et à gauche. Rien n'est plus essentiel que de s'habituer de bonne heure à se servir indifféremment de l'une ou de l'autre oreille; cela permet d'établir une contre-épreuve et de mettre en regard, par exemple, les résultats obtenus à la région antérieure avec l'oreille gauche et ceux décelés par l'oreille droite à la région postérieure. Cependant, lorsqu'une légère et fréquente infirmité vient à rendre plus difficile l'audition d'un des côtés, il convient de toujours préférer la meilleure oreille pour l'auscultation, et de se placer, à cet effet, successivement à droite et à gauche du malade.

Quand on veut pratiquer l'auscultation immédiate de la poitrine, il faut faire asseoir l'individu sur une chaise s'il est levé, ou sur son lit quand il est couché. Placé très-près de lui, le médecin applique l'oreille sur la région antérieure de la poitrine, successivement à droite et à gauche et à la même hauteur, l'oreille droite s'il est à gauche de la personne souffrante, la gauche s'il est au contraire à sa droite. C'est, en effet, de cette manière qu'il peut saisir les nuances les moins accentuées que peut offrir l'auscultation dans les points correspondants des poumons et des plèvres. La région antérieure étant exami-

née, il procède à l'exploration de l'aisselle et de la partie latérale correspondante ; mais, pour cela, il fait élever les bras et les mains du
malade et il les lui fait appuyer sur la tête, ou tenir par un aide. Se
plaçant ensuite du côté adverse, il ausculte la région dorsale, l'aisselle opposée et le côté correspondant de la poitrine.

Tout bon diagnostic reposant sur des règles invariables, il est indispensable de n'omettre aucune de celles qui peuvent garantir contre
l'erreur; aussi devons-nous recommander comme une excellente pratique d'auscultation l'examen comparatif des deux côtés de la poitrine et
à des hauteurs toujours correspondantes. Lorsqu'on a d'un côté l'état
physiologique de la respiration pour modèle, pour type (ce qui ne se
rencontre pas toujours, mais le plus souvent), et qu'on observe de
l'autre l'état morbide, il est aisé de comprendre combien la différence
est rendue sensible et combien ces recherches du simple au composé,
du connu à l'inconnu, acquièrent d'importance pour la détermination
de la maladie. Enfin, ne sera-t-il pas superflu d'ajouter que le médecin a besoin que le plus religieux silence soit gardé autour de lui,
afin que son investigation acoustique ne soit point troublée par l'audition de bruits étrangers? En outre, l'observateur doit écouter pendant un temps suffisamment long, n'avoir l'esprit préoccupé par rien
au moment de l'exploration, faire appel à tout ce qu'il a d'intelligence et de tact pour interpréter les sons divers qui viennent affecter
son oreille, et se retrancher pour ainsi dire du monde extérieur.

L'auscultation médiate se pratique, ainsi que nous l'avons dit, au
moyen du stéthoscope, instrument de forme spéciale placé entre le
corps du malade et l'appareil auditif du médecin. Le cylindre primitif, celui qu'employait Laennec, est aujourd'hui complétement abandonné; on lui préfère le stéthoscope de M. Louis ou celui de M Piorry.
Ces deux instruments sont constitués par un cylindre creux en bois,
dont la longueur est environ de quinze centimètres, tandis (*fig.* 55) que
la largeur n'est guère, à la base, que de trois centimètres. Le diamètre,
beaucoup plus étroit dans ses deux tiers supérieurs, se termine en
haut par une plaque d'ivoire ou de bois, ce qui vaut mieux, et sur
laquelle on applique l'oreille. Plusieurs auteurs, et en particulier
M. le docteur Laudouzy, ont essayé de changer la forme de ce stéthoscope, le plus généralement adopté, et de lui en substituer un autre
beaucoup plus compliqué. Mais, de quelque instrument dont on se
serve, voici les règles générales qui doivent présider à son application.

Dans l'auscultation médiate de la poitrine, le stéthoscope doit être
tenu comme une plume à écrire, appliqué perpendiculairement à la

surface du corps du malade et exactement fixé par tous les points de sa circonférence. On pose alors l'oreille sur la plaque ou pavillon de l'instrument, de façon que le conduit auditif se trouve directement en contact avec l'orifice supérieur du stéthoscope, puis on écoute. Certains auteurs recommandent d'abandonner le stéthoscope à lui-même pendant tout le temps qu'on ausculte, et de le maintenir seulement par la pression de la tête; d'autres veulent, au contraire, que le cylindre ne quitte pas les doigts du médecin, afin qu'il soit maintenu dans la plus grande immobilité. Tout dépend de l'habitude; mais nous croyons que cette dernière manière de faire est certainement préférable à l'autre. Si le malade est au lit, on lui fait garder la position récombante, ou bien on le fait asseoir sur son séant, et l'on explore alors les parties antérieures de la poitrine. Pour l'examen des régions latérales et de l'aisselle, on se place successivement à droite et à gauche du malade, et on le fait alternativement pencher de l'un et de l'autre côté; quand il peut se tenir assis, on l'engage à élever le bras et à appuyer la main sur sa tête. Lorsqu'on veut ausculter la région dorsale, on fait asseoir le malade sur son séant, la partie postérieure du thorax étant tournée du côté de l'observateur, le corps un peu penché en avant et les bras restant croisés. Dans le cas où un long état de souffrance a entraîné une excessive faiblesse, quelques praticiens ont coutume, pour procéder à l'examen du dos, de faire retourner le malade sur son ventre; mais cette position est pénible et très-gênante pour les mouvements respiratoires. Il vaut bien mieux le faire maintenir par des assistants. Si, au contraire, le malade est levé au moment de l'examen, il faut le faire asseoir sur une chaise, mettre un genou en terre et placer dans cette position le stéthoscope sur les parties antérieures, latérales et postérieures de sa poitrine. L'auscultation pratiquée de cette manière est beaucoup moins fatigante pour le médecin que lorsqu'il se tient debout et qu'il est obligé de pencher fortement la tête en avant.

Si nous avons donné la préférence à l'auscultation immédiate sur l'auscultation médiate, nous n'avons cependant point condamné cette dernière. Il est, en effet, certains cas où elle doit être employée d'urgence. Ainsi, quand une poitrine est œdémateuse, le stéthoscope presse sur les parois thoraciques, déplace du liquide, et permet de mieux apprécier les bruits. Chez les sujets très-maigres, les régions sus et sous-claviculaire et acromiale font une saillie énorme, les os forment une dépression, circonscrivent un véritable enfoncement que l'oreille chercherait vainement à atteindre; chez les rachitiques, qui portent quelquefois des déformations du thorax des plus bizarres, le stéthoscope est une précieuse ressource. Soupçonne-t-on du bruit de souffle dans les vaisseaux et désire-t-on ausculter les artères, les veines, c'est du stéthoscope encore que l'on doit se servir, car il est à peu près impossible d'appliquer utilement l'oreille nue sur le trajet des vaisseaux sanguins, à moins que cela ne soit, et, à la grande rigueur, sur le tronc cœliaque et la crosse aortique. Il est dans ce cas une précaution qu'il ne faut jamais oublier, c'est qu'il convient de ne pas appuyer trop fortement l'instrument sur l'artère ou la veine, car il se produit alors un bruit de souffle qui en impose pour un phénomène morbide.

Quel que soit le mode d'auscultation auquel on se soit arrêté, et aussi bien dans l'auscultation immédiate que dans l'auscultation médiate, on commence par examiner successivement la respiration, la voix, la toux, et on étudie de quelle manière ces trois actes s'accomplissent dans les différentes régions soumises à l'observation. Généralement on écoute tout d'abord les bruits respiratoires, tels qu'ils existent à l'état normal; on reconnaît ainsi leur force ou leur faiblesse. Ensuite, s'il existe des bruits anomaux, des râles, par exemple, on les ausculte en laissant le malade respirer comme à son ordinaire, puis on le prie de faire quelques mouvements respiratoires brusques et profonds, et on le fait tousser. La profonde inspiration qui précède et qui accompagne la toux permet à l'air de pénétrer profondément, et elle donne naissance à des bruits qu'on n'aurait pas pu percevoir dans les mouvements respiratoires ordinaires, ou au moins elle les rend plus intenses, plus sonores. Quant à l'auscultation de la voix, on engage une conversation avec le malade, et, tout en auscultant la poitrine, on lui fait prononcer lentement des monosyllabes, en le faisant compter, par exemple, un, deux, trois, etc., jusqu'à vingt. Chez les enfants qui s'agitent, qui crient, qui n'écoutent aucune recommandation, l'auscultation est plus difficile, et elle donne en outre des résultats beaucoup moins satisfaisants.

L'auscultation du cœur et de ses bruits est loin de réclamer toutes les précautions que nous avons indiquées pour l'examen des poumons. Au lieu de solliciter les mouvements respiratoires, il faut les modérer ou les suspendre. L'oreille saisit alors beaucoup mieux les phénomènes qui sont dus à l'organe central de la circulation. Les règles que nous avons posées relativement aux différentes positions à prendre par le médecin dans l'exploration de l'appareil pulmonaire sont presque en tous points applicables à l'examen du cœur. Du reste, l'auscultation de cet organe devant être un peu plus loin, à l'occasion des signes fournis par l'appareil de la circulation, l'objet d'une étude approfondie et détaillée, nous y renvoyons d'avance le lecteur.

Dans l'auscultation de la partie antérieure du thorax (poumons ou cœur), on doit recommander au malade d'incliner la tête du côté opposé à celui qu'on explore. Quand l'auscultation est immédiate, cette précaution devient une condition *sine qua non;* mais, dans l'auscultation médiate, où il n'y a pas absolue nécessité, cette mesure a l'avantage d'éloigner de soi l'haleine souvent si fétide des malades, de ne point incommoder ces derniers par le contact des cheveux et surtout d'obtenir plus facilement les résultats acoustiques de la voix. Tous ces préceptes en matière d'auscultation sont indispensables pour arriver à bien comprendre et à bien mettre en pratique la découverte de Laennec. Au reste, quelle que soit l'importance de l'auscultation, le praticien consciencieux et éclairé ne doit pas s'en tenir à elle seule. Il ne doit pas se prononcer d'une manière positive avant d'avoir ajouté aux résultats de la stéthoscopie les précieuses notions dont il sera redevable aux autres modes d'exploration physique, sur lesquels nous nous sommes précédemment étendu; c'est de leur ensemble que résulte la connaissance de la maladie. La tâche du médecin est si difficile et sa route semée de tant d'écueils, qu'il ne doit négliger aucun des signes physiques et des symptômes locaux ou généraux dont la connaissance sert de base à un bon diagnostic.

DE LA DYNAMOSCOPIE.

Une nouvelle application de l'auscultation à l'étude des mouvements organiques de la fibre musculaire et de la circulation dans les tissus, au point de vue du pronostic et de l'appréciation des forces, vient d'être faite par M. V. Collongues, et les résultats en ont été communiqués à l'Académie des sciences en 1856.

Sans rien préjuger sur l'importance de ce moyen, nous le mentionnons ici, afin d'appeler sur lui l'attention des observateurs qui voudraient vérifier ce qu'il renferme de bon et d'utile à la science.

C'est tout un nouveau système d'auscultation.

« En plaçant l'un des doigts de la main d'un homme à l'état de santé ou malade dans le conduit auditif externe, on entend un bruit continu très-semblable à un *bourdonnement;* à ce bruit s'ajoutent, par intervalles irréguliers, des crépitations bien distinctes du bruit de bourdonnement, et qu'on peut appeler *petillements* ou *grésillements.* Les bourdonnements et les petillements sont plus sensibles lorsqu'on se sert d'un corps intermédiaire entre le doigt et le conduit auditif. Les meilleurs conducteurs, jusqu'à présent, sont le liége et l'acier. Les bruits entendus appartiennent bien réellement au sujet en exploration, et non à l'oreille de l'observateur, pas plus qu'à l'air comprimé entre le tympan et l'instrument explorateur. Preuve : si l'on appuie l'instrument que nous appelons *dynamoscope* contre un corps inerte, ou si l'on introduit dans le godet de l'instrument le doigt d'un cadavre, on ne perçoit aucun de nos bruits. Le bourdonnement est un phénomène général. Les petillements n'existent qu'à l'extrémité des doigts des mains et des pieds. Le bourdonnement et les petillements, considérés sous le rapport physiologique, varient suivant les sexes, les âges, les tempéraments, les saisons, les climats, l'état de veille ou de sommeil, de fatigue ou de repos, de grossesse.

« Étudiés dans certaines circonstances physiologico-pathologiques, comme la douleur pendant les opérations sanglantes, l'électrisation, l'éthérisation, le bourdonnement et les petillements ont des différences marquées. Pendant les maladies, soit aiguës, soit chroniques, le bourdonnement se modifie ainsi : s'il est doux, lent, continu, égal à l'état normal, il devient rude, fort, rapide, continu ; nous l'appelons *bourdonnement roulant*. Ce bourdonnement coïncide avec un état morbide exempt de danger. Si le bourdonnement, au lieu d'être continu, uniforme, devient tremblotant, c'est l'indice d'un état sérieux. Le bourdonnement peut être très-variable, très-inégal ; il peut affecter tantôt une note aiguë, tantôt une note grave, et il correspond alors à un état morbide grave. Le cas devient plus grave encore si le bourdonnement passe du roulant, du tremblotant, à l'intermittent, au doux ; c'est le signe de la rétrogradation de la maladie. Enfin, l'absence du bourdonnement à l'extrémité des doigts est l'augure d'une mort prochaine. Pourtant, dans quelques maladies en particulier, il ne faudrait pas se laisser tromper à ce caractère ; ainsi, dans les paralysies complètes, le bourdonnement est nul ; dans les maladies qui se manifestent par la perte de la connaissance (épilepsie, catalepsie, apoplexie, etc.), le bourdonnement peut se supprimer longtemps et reparaître. Son apparition avant la fin de l'attaque indique que le malade reprendra bientôt ses sens.

« Les petillements dans les états morbides sont très-variables. Après la mort, c'est-à-dire après la cessation complète de la respiration et des battements du cœur, le bourdonnement persiste ; il est seulement très-affaibli. Il est un point dans les régions précordiale et épigastrique où il est plus évident qué partout ailleurs. La durée du bourdonnement après la mort varie de la dixième à la quinzième heure. Il suit une loi de retraite des extrémités vers le centre.

« Dans les membres séparés du tronc, le bourdonnement existe partout immédiatement après l'amputation. Il disparaît de minute en minute, en allant des deux extrémités vers le centre. Ce n'est que vers la quinzième minute qu'il a complétement disparu.

« Les corollaires de toutes ces observations indiquent que le bourdonnement et les petillements ne tiennent pas à la circulation ni à la chaleur animale. Sans rien conclure sur la nature de ces bruits, nous constatons qu'il sont une résultante de l'action organique.

« L'absence du bourdonnement de la surface du corps est le signe le plus certain de la mort ; elle fait distinguer la mort réelle de la mort apparente. Les variations du bourdonnement éclairent la marche et le pronostic des maladies. Enfin l'absence du bourdonnement fait distinguer une paralysie complète d'une paralysie incomplète ; elle est le signe le plus certain de la paralysie vraie, et la fait distinguer de la paralysie simulée. »

Comme on le voit, ce système d'auscultation diffère du procédé de l'immortel Laennec. L'auscultation stéthoscopique ne transmet à l'oreille que des bruits résultant d'une action physique, comme le passage de l'air à travers les mucosités accumulées dans les bronches ou les vésicules pulmonaires, le choc de deux fragments d'os ou de pierre, le frottement de deux surfaces rugueuses, etc. Ce système d'auscultation transmet les produits de l'action organique. C'est pour cela qu'il a été appelé *dynamoscopie*, et l'instrument explorateur *dynamoscope*.

DE L'EMPLOI DES SONDES ET DES STYLETS.

Depuis l'époque la plus reculée, l'art chirurgical fait usage de sondes et de stylets. On se propose de reconnaître, à l'aide de ces instruments, la position et l'étendue des plaies et des trajets fistuleux, la direction des foyers purulents, la profondeur des solutions de continuité, et même la nature des corps étrangers (os, cartilages, projectiles de guerre) qui peuvent y être contenus. Les sondes métalliques, pleines ou creuses, sont très-communément introduites dans la vessie, soit pour faciliter l'émission de l'urine chez les malades débiles et âgés, soit pour révéler la présence de calculs. Dans ce dernier cas, la main du chirurgien qui dirige l'algalie éprouve un choc caractéristique et perçoit une sensation toute spéciale due à la rencontre du métal avec le calcul. Nous avons vu comment l'auscultation pouvait être de quelque secours dans des cas de ce genre.

Lorsqu'on veut se rendre un compte exact de l'étendue, du degré d'intensité et du siége positif de certains rétrécissements du canal de l'urètre, on introduit des sondes en caoutchouc ou bougies molles, susceptibles de reproduire la forme des parties avec lesquelles on les met en contact, et de conserver les empreintes des lésions internes. Ce moyen d'investigation a été beaucoup préconisé à une époque qui s'éloigne déjà un peu de nous; mais l'expérience a démontré depuis qu'il ne faut accorder aux bougies et aux porte-empreintes qu'une confiance limitée, et n'accepter que sous bénéfice d'inventaire les résultats que ces instruments présentent. Il est aussi des sondes flexibles que l'on emploie dans les rétrécissements organiques de l'œsophage et du rectum, ou dans les cas de corps étrangers; mais leur valeur thérapeutique est assez douteuse. Quant aux instruments divers qui ont été tour à tour mis en usage pour l'exploration de la cavité utérine, ils sont souvent inutiles, quelquefois dangereux, et les médecins initiés au cathétérisme utérin, par l'exemple de Récamier, n'y ont que très-rarement recours et dans les cas exceptionnels.

DE L'EMPLOI DES SPÉCULUMS.

Les spéculums (de *speculum*, miroir) sont des instruments destinés à permettre la vue d'organes essentiels de l'économie qui sont profondément situés, et inaccessibles, par cela même, à l'action de nos sens. La constatation des diverses altérations pathologiques dont ces organes peuvent devenir le siége, et la facilité de porter sur eux les agents médicamenteux appropriés, sont autant de circonstances qui suffisent pour justifier la confiante faveur dont jouissent les spéculums.

Les spéculums sont le plus généralement des cylindres métalliques creux, composés d'une ou de plusieurs branches, et garnis ou non d'un *embout*. On nomme ainsi une pièce en bois, dont l'extrémité supérieure est arrondie et polie, dont la longueur dépasse un peu celle du cylindre dans l'intérieur duquel il s'adapte, et qui est destinée à faciliter l'introduction du spéculum. Peu d'instruments ont eu à subir autant de modifications que les spéculums : leur forme a varié presque à l'infini. De même, nous pourrions citer une foule d'essais qui ont été tentés pour obtenir, à l'aide de petits cylindres, la dilatation de quelques-unes des cavités naturelles, et qui, en somme, n'ont abouti qu'à doter l'arsenal chirurgical d'instruments à peu près inutiles, comme les *speculum oculi*, *nasi*, *oris*, *gutturis*; mais nous ne les citons ici que pour mémoire, car nous parlerons seulement du *speculum uteri*, du *speculum ani* et du *speculum auris*.

Le *speculum uteri* (fig. 56) est un instrument d'une antique origine, et, pour s'en convaincre, il suffit de lire ce qu'en ont dit Paul d'Égine, Albucasis, Franco, Ambroise Paré, Garengeot et Perret; mais il était tout à fait oublié, quand Récamier le remit en honneur au commencement de cette ère. Le spéculum qu'imagina Récamier consiste en un tube d'étain, très-poli, légèrement conique, dont le calibre est variable et proportionné à l'ampleur du vagin dans lequel il doit être introduit. L'extrémité *utérine* de ce tube, c'est-à-dire celle qui se trouve en contact avec le col de l'utérus, présente un rebord circulaire arrondi pour embrasser ce col sans le blesser ; l'autre extrémité, un peu plus évasée, est taillée en bec de flûte allongé, de manière à présenter inférieurement une sorte de gouttière par laquelle on saisit l'instrument pour le faire pénétrer dans le vagin et le tenir fixe. Dupuytren a remplacé la partie échancrée et allongée de ce spéculum, qui lui donnait une étendue vraiment gênante, par un manche courbé presque à angle droit, en sorte que l'instrument n'a plus que la longueur du vagin et qu'il peut être maintenu sans que rien gêne l'opérateur. Antoine Dubois a fait pratiquer, très-près de l'extrémité utérine, une échancrure en vue des fistules vésico-vaginales et de l'opération que nécessitent ces redoutables maladies. Tel a été l'instrument primitif de Récamier, tels ont été les changements qu'y apportèrent deux de ses collègues.

Nous n'essayerons pas ici de décrire tous les spéculums qui ont été imaginés depuis trente ans : leur nombre est infiniment trop considérable. Nous constaterons seulement que tous les auteurs sont partis de cette idée, pour la construction de leurs instruments, qu'il était utile de substituer à un instrument volumineux et d'une seule pièce, dont l'introduction, par conséquent, est un peu pénible quelquefois pour la femme, un speculum que l'on puisse introduire sous un petit volume, qui se déploie ensuite progressivement et qui dilate l'intérieur du vagin plus que son orifice vulvaire ; de là les spéculums brisés, c'est-à-dire composés de pièces plus ou moins multipliées, de branches, de ressorts destinés à les faire jouer, dont l'idée première appartient certainement à M. Guillon. Le spéculum le mieux perfectionné de cet auteur, celui dont on se sert très-fréquemment, est formé de deux moitiés de cylindre réunies entre elles par une charnière qui les laisse s'écarter par un mouvement de bascule ; une tige d'acier, disposée en forme de segment de cercle et graduée, passe d'une branche à l'autre, à l'extrémité extérieure de l'instrument, et, au moyen d'une vis de pression, l'écartement peut être plus ou moins considérable et fixé invariablement au point nécessaire. En pressant sur les branches extérieures, lorsque l'instrument est introduit, on les rapproche, et par l'effet de ce rapprochement leur extrémité utérine s'écarte et dilate le vagin.

Ce spéculum est d'un usage très-commode, mais on lui préfère encore celui de M. le professeur Jobert (de Lamballe), qui, du reste, est à peu près construit sur les mêmes données que le précédent : deux moitiés de cylindre ayant la forme, dans le sens de leur longueur, d'un angle obtus à sommet intérieur, sont fixées à ce sommet par une articulation disposée sur une seule de leurs faces. Le mécanisme est très-simple : si on vient à rapprocher l'une de l'autre les deux portions de l'extrémité vulvaire à l'aide du segment de cercle qu'elles portent, il se fait un mouvement de bascule, les deux portions internes s'écartent l'une de l'autre et le vagin se dilate. Maintenant on a ajouté à ce spéculum des manches, puis une et même deux valves de plus ; mais ces modifications sont sans importance. L'instrument de M. Jobert est facile à appliquer, et il ne cause généralement aucune douleur au moment de son introduction.

Le spéculum de Colombat, auquel on a reconnu parfois quelques avantages lorsqu'il s'agit d'explorer et les parois du vagin et le col de l'utérus, mais qui est très-peu employé, est formé de huit lames qu'on rapproche ou qu'on écarte au moyen de vis de rappel. Lorsqu'il est déployé, il figure assez bien une sorte de grillage.

Auquel de tous ces spéculums le praticien doit-il accorder la préférence ? On a bien souvent discuté cette question, et chacun a chaleureusement fait ressortir les avantages et les inconvénients des uns et des autres. Voici quel est à peu près l'état de la question : le spéculum ordinaire, tel que Dupuytren l'a modifié, est un excellent instrument toutes les fois que l'on veut examiner le col de la matrice et le cautériser. La lumière y est mieux réfléchie que dans les spéculum brisés, et, le col utérin se trouvant ainsi engagé dans un instrument d'une seule pièce, on n'a point à craindre que le caustique qu'on y applique vienne à tomber dans le vagin. Seulement l'introduction du spéculum plein est parfois assez douloureuse. Cela se comprend bien : le vagin est d'un tissu essentiellement dilatable et extensible, mais il n'en est pas de même de la vulve, car les branches du pubis la limitent de chaque côté ; or c'est précisément à cet orifice qu'est ressentie la souffrance qui résulte de l'introduction de l'instrument. Cet inconvénient est évité par la construction des spéculums brisés : ainsi ceux de MM. Guillon, Jobert (de Lamballe) et Colombat, dont nous avons parlé, dilatent le vagin sans distendre la vulve. On a fait cependant à ces instruments un grave reproche, c'est de pincer très-souvent la membrane muqueuse entre les différentes pièces mises en jeu dans l'intérieur du canal vaginal. Le fait est vrai ; mais nous allons voir bientôt en parlant de la méthode d'application du spéculum, que cet inconvénient peut très-facilement être évité. On a également prétendu que le mécanisme des spéculums brisés demandait toute une étude, et qu'il fallait, pour en obtenir de bons résutats, avoir une certaine habitude de les manier. L'objection est encore vraie; mais quel est donc le médecin assez peu soucieux de son art qui oserait s'éviter la peine d'apprendre à faire jouer un ressort, lorsqu'il s'agit d'épargner des douleurs aux malades? En somme, nous donnons la préférence aux spéculums brisés, et notamment à celui de M. le professeur Jobert (de Lamballe).

Le *speculum uteri* (fig. 56), qui est aujourd'hui si universellement répandu, a fait faire un pas immense à l'étude de la pathologie utérine ; il a jeté un très-grand jour sur des affections dont les symptômes et la marche étaient jusque-là fort peu connus. C'est à lui que l'on doit la connaissance des granulations et de la rougeur tomenteuse du col de la matrice, des diverses éruptions vagino-utérines, des maladies diphthéritiques dont les organes génitaux de la femme sont quelquefois le siége, de la nature du liquide qui s'échappe souvent de l'orifice utérin, et de la couleur spéciale, dans certains cas, de la membrane muqueuse du vagin.

L'application du spéculum suppose toujours l'exploration préalable des parties par le toucher. C'est en effet ce procédé investigateur qui doit fixer l'esprit du médecin sur la nécessité de l'emploi de l'instrument (qui n'est généralement accepté par les malades qu'avec une extrême répugnance), et qui permet de constater la position du col utérin et la présence de lésions carcinomateuses, par exemple. Ensuite, le corps gras porté par le doigt indicateur dans le vagin en lubrifie les parois et dispose davantage à l'introduction du cylindre. Lorsque le toucher vient à faire reconnaître une dégénérescence cancéreuse des parois vaginales, il y a contre-indication à l'application du spéculum, car, dans les affections diathésiques de cette nature, il existe un tel ramollissement des parties, que l'introduction de l'instrument, et surtout l'écartement de ses branches, peuvent déterminer des déchirures susceptibles d'entraîner des accidents de la plus haute gravité. Si l'on excepte les cas de rétrécissement insolite du vagin ou de cancer de ses parois, le spéculum peut toujours être employé, mais sous la réserve des précautions et du mode opératoire qu'il nous reste à indiquer.

Et d'abord, l'instrument ne doit pas être introduit à froid, car il fait éprouver ainsi à la malade des sensations pénibles, et il peut provoquer des contractions énergiques qui rendent l'exploration absolument impossible. Pour cela, il convient donc de le tremper préalablement dans de l'eau chaude, ou de le chauffer pendant un certain temps entre les doigts, afin de l'élever à une température voisine ou analogue à

celle du corps. On arme ensuite le spéculum de son embout, on l'enduit ainsi que ce dernier d'un corps gras, et préférablement d'huile,
puis on fait prendre à la malade la position la plus convenable, et c'est
la même que pour l'accouchement. Ainsi la femme, assise sur le bord
de son lit, doit se coucher sur le dos, fortement écarter les cuisses,
fléchir les jambes et appuyer les pieds sur un plan un peu moins élevé
que le bassin ou sur les genoux de l'opérateur. En faisant un peu saillir au dehors la région fessière, le bassin se trouve relevé et l'orifice
externe de la vulve dégagé comme il convient. Alors le médecin, assis
sur un siége assez bas au devant de la malade et entre ses jambes,
écarte les grandes et les petites lèvres de la vulve avec l'index et le
médius de la main gauche, en ayant soin de bien effacer les plis que
fait la membrane muqueuse, puis il prend le spéculum avec la main
droite et le fait pénétrer lentement, en le dirigeant d'abord d'avant en
arrière, puis un peu de bas en haut, selon l'axe de la vulve et du
vagin. Lorsqu'il pense que l'instrument est introduit assez avant et
qu'il est placé dans la direction du col, il commence à dilater doucement la portion vaginale, et, afin de ne point pincer la muqueuse entre
les branches, il fait subir au spéculum un mouvement de rotation
d'un quart de circonférence environ; il retire ensuite l'embout, et le
col de l'utérus apparaît tout entier au fond du vagin, entre les deux
valves, dont l'une est supérieure et l'autre inférieure. A l'aide d'une
grande pince, il porte du coton sur le museau de tanche, pour enlever
le mucus qui si souvent le recouvre, puis le médecin reste juge alors
des conditions de couleur, de forme, de volume, de position de l'organe, et il apprécie les inégalités et le changement de consistance des
parties, complétant ainsi le diagnostic qu'il avait pu commencer de
porter par le toucher. Lorsque la chambre de la malade est mal éclairée, ou que le jour est obscur, on approche très-près de l'orifice du
spéculum une bougie allumée, qu'on peut même placer en avant
d'une cuiller à bouche; le côté concave sert alors de miroir et réfléchit la lumière au fond du vagin.

Pour retirer l'instrument, il faut prendre le soin d'en rapprocher
lentement les valves et de lui faire subir, mais en sens inverse, le
mouvement de rotation qui lui avait été imprimé au moment de sa
dilatation. C'est ainsi qu'on parvient à éviter le pincement de la muqueuse vaginale, dont nous avons parlé précédemment à propos des
inconvénients qui résultent de l'emploi des spéculums brisés. Il ne
faut pas croire que le col de l'utérus vienne saillir aussi facilement
entre les deux valves; cela existe, il est vrai, dans la grande majorité
des cas, mais il faut quelquefois beaucoup de tâtonnements pour le

découvrir, et dans certains états pathologiques, comme l'antéversion très-prononcée, par exemple, il devient indispensable d'exercer une pression sur l'abdomen, afin de replacer le col dans l'axe du vagin.

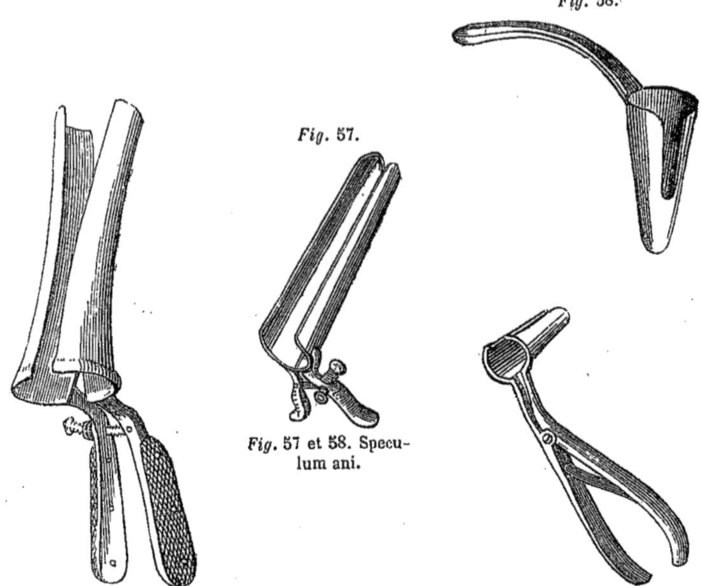

Fig. 58.

Fig. 57.

Fig. 57 et 58. Speculum ani.

Fig. 56. Speculum uteri.   Fig. 59. Speculum auris.

Une fois que le col est trouvé, on assure l'écartement du spéculum à l'aide de la vis qui est fixée sur ses branches, et on procède à l'investigation médicale, ainsi que nous venons de le voir.

Le *speculum ani* (fig. 57 et 58) est composé de deux lames un peu recourbées en gouttière, articulées dans la longueur, arrondies en cuiller à l'extrémité et portées sur deux leviers joints par une charnière. L'instrument étant fermé, il représente une sorte de gousse aplatie terminée par un bec conique. On l'introduit dans l'anus, on écarte ensuite les deux lames en rapprochant les leviers, et on peut ainsi explorer l'intérieur du rectum. Ce spéculum, comme on le voit, ne diffère guère que par le volume, qui est beaucoup plus petit, du spéculum employé pour les affections de la matrice. Il y a aussi un spéculum de l'anus qui offre la forme d'un cône arrondi à l'extrémité, creux à l'intérieur et échancré sur un de ses côtés. Il est fixé sur une tige courbe qui sert à le tenir en main pour l'introduction. La position du malade, pour l'introduction du *speculum ani*, doit être la même que pour le toucher rectal et l'opération de la fistule à l'anus. Cet instrument demande à être appliqué avec beaucoup de ménagements et de lenteur, et autant que possible lorsqu'il ne se manifeste pas de contractions du sphincter, car cette opération cause de vives douleurs et quelquefois même elle est impraticable. L'utilité du *speculum ani* n'est pas grande, et l'usage que l'on en fait est uniquement restreint à l'étude des végétations, des fistules, des crevasses, des perforations du rectum, dont le siége est peu éloigné de l'anus.

Le *speculum auris* (fig. 60) n'est autre chose qu'un tout petit spéculum à deux valves de courtes dimensions. Les médecins particulièrement voués à l'étude des maladies de l'oreille s'en servent très-fréquemment pour explorer le conduit auditif externe et la membrane du tympan. C'est un instrument qu'ils considèrent comme très-utile et comme infiniment plus commode que la simple pince à anneaux.

DE L'EMPLOI DE LA LOUPE ET DU MICROSCOPE.

La loupe est une lentille en verre convexe d'un très-court foyer, et elle est destinée à faire voir distinctement des objets peu distincts à l'œil nu. Son usage est extrêmement simple et des plus répandus : elle grossit assez pour déceler la présence de l'acarus dans la gale, de la tête du tænia, pour faire découvrir les érosions très-superficielles à la cornée, et pour déterminer la nature et l'espèce de certaines maladies de la peau.

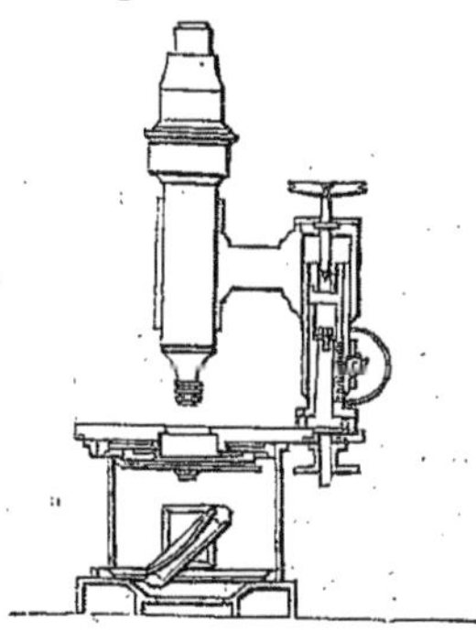

Fig. 60.

Le microscope est un instrument d'optique dont l'intervention en histoire naturelle est fort ancienne, mais dont l'usage en médecine date à peine de quelques années. On s'en est peu servi depuis les travaux de Spallanzani, de Haller, de Leeuvenhoek, de Kaltenbrunner, etc.; mais aujourd'hui qu'on a pu obtenir des grossissements qui varient de cent cinquante à trois cents et six cents diamètres, les recherches faites au moyen de cet instrument sont usuelles, car elles ont une extrême importance.

EXPLICATION DES PLANCHES RELATIVES AU MICROSCOPE. — On divise les microscopes en simples ou loupes, qui ne renversent pas l'image, et en composés ou microscopes proprement dits, qui renversent l'image : les uns et les autres peuvent être disposés mécaniquement, soit pour l'observation d'un objet préparé d'avance sur lequel il est impossible d'opérer autrement que par les réactifs chimiques, soit pour la dissection. D'après cela, on a dans chaque espèce deux variétés : microscope ou loupe à dissection, et microscope ou loupe à observation. On peut aussi disposer les premiers de manière à permettre de suivre les réactions des agents chimiques : ce sont les microscopes chimiques. — Le *microscope à observation* est composé essentiellement de deux parties : la *partie optique* et la *partie mécanique;* la première est fondamentale, invariable dans sa construction au point de vue théorique; c'est principalement de sa perfection que résulte la bonté du microscope. La *partie mécanique*, quoique secondaire, pouvant varier à l'infini, doit pourtant remplir un certain nombre de conditions de solidité et de précision qui facilitent beaucoup l'observation. Elle se compose du *pied* (fig. 60, *a*), en forme de tambour, à base formée d'un disque de plomb et contenant un *miroir mobile*. La face supérieure du tambour est horizontale ; elle porte le nom de *platine ;* elle est percée d'un trou qui laisse passer la lumière réfléchie par le miroir et frappant sur le porte-objet qu'on pose sur la platine (*b*). Au pied est annexée une colonne verticale (*c*) pourvue d'une *vis micrométrique* destiné à élever et à abaisser la planche horizontale de la colonne qui porte le *corps*, afin de rapprocher ou d'éloigner celui de l'objet. Le corps du microscope (*o*) est un tube de cuivre noirci en dedans qui porte en bas l'*objectif*, et à l'autre extrémité l'*oculaire*. Il glisse à frottement dans un anneau de la branche horizontale de la colonne. La *partie optique* du microscope se compose de deux appareils distincts : 1° l'*objectif*, qui est tourné du côté de l'objet ; 2° l'*oculaire*, contre lequel est appliqué l'œil de l'observateur.

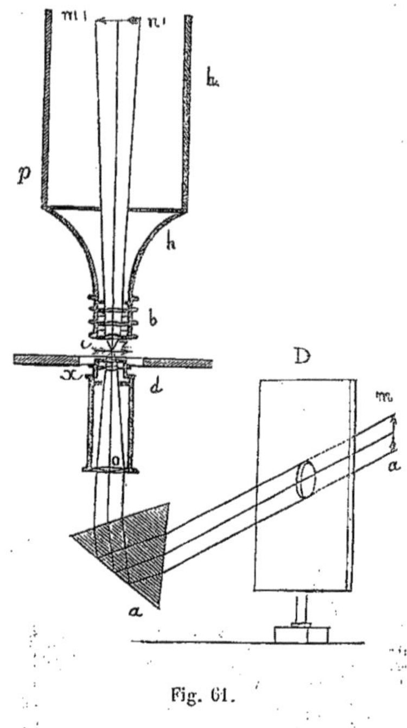

Fig. 61.

L'*objectif* est composé d'une seule lentille pour les faibles grossissements, et de deux ou trois placées à peu près au foyer l'une de l'autre pour les grossissements supérieurs. On l'appelle alors quelquefois indifféremment *jeu de lentille* ou *objectif*. Chaque lentille de l'objectif est achromatique, et, pour cela, formée de deux verres différents collés ensemble à l'aide de térébenthine sèche. L'un est plano-concave et de flint-glass, l'autre biconvexe et de crown-glass, à moitié enfoncé dans la concavité de l'autre. Il en résulte une lentille plano-convexe dont la face plane doit être tournée vers l'objet. Chacune d'elles est portée par une monture séparée, qui, dans les objectifs composés, se visse avec celle des autres. L'*oculaire* est toujours composé de deux lentilles simples plano-convexes, à convexité tournée vers l'objectif et plus ou moins écartées l'une de l'autre. La lentille inférieure, la plus éloignée de l'œil, reçoit le nom de *verre de champ* (fig. 62, F C). La lentille supérieure, la plus rapprochée de l'œil, reçoit le nom de *verre oculaire* ou *supérieur*, ou encore de *verre de l'œil* (LL), ou de *loupe de l'oculaire*. Chacune d'elles a une monture séparée, formée d'un anneau de laiton noirci. Un diaphragme (DD) arrête les rayons les plus divergents, et restreint ainsi le champ du microscope à la portion de lumière qui est dépourvue d'aberration de sphéricité. L'objectif est vissé sur une pièce conique (fig. 61, *h b*), appelée le *cône*, fixée elle-même à l'extrémité inférieure d'un tube cylindrique de laiton (*h h*), qui porte le nom de *corps du microscope*. L'objectif (*b*) se dévisse facilement du cône avec les doigts, afin de pouvoir être remplacé à volonté par un autre. L'oculaire est formé d'un tube cylindrique de laiton qui entre exactement dans l'extrémité supérieure du corps du microscope, mais sans frottement, de manière à pouvoir être remplacé par un autre avec facilité. Un objet assez petit pour être examiné étant placé au-dessous de l'objectif, la lumière réfléchie par les nuages (en *a m*), ayant ou non traversé un diaphragme (D), est dirigée sur lui de *bas en haut* à l'aide d'un miroir concave ou d'un prisme (*a*) ; Ce faisceau de lumière traverse l'objet (après avoir ou non traversé un *éclairage composé* de plusieurs lentilles, *c*, *d*, *x*). Si l'objet (*c z*) était au foyer même, les rayons, après avoir traversé l'objectif (*b*), sortiraient parallèlement ou ils divergeraient, s'il était entre l'objectif et le foyer, et l'image serait indéfinie. Il est par conséquent placé un peu au delà du foyer (*c z*). Alors les rayons lumineux qui le traversent, quand il est vu par réflexion, sont rendus convergents par les lentilles de l'objectif (*b*), et s'entre-croisent presque immédiatement au-dessus de lui, de manière que ceux de droite (*z*) passent à gauche (ou *m'*), et réciproquement de (*c* en *n'*). En recevant sur un verre dépoli le faisceau lumineux au-dessus du croisement des rayons, on aurait une image renversée (*m' n'*) de l'objet (*c z*), et d'autant plus grandi qu'on la recevrait plus loin au-dessus de l'objectif. Mais, comme cette image serait très-vague et irisée sur les bords, parce que l'entre-croisement de tous les rayons ne se fait pas précisément au même point, un premier *diaphragme* (*p*) est placé au niveau de la jonction du corps et du cône du microscope et arrête les rayons les plus divergents. Le *verre de champ* (fig. 62, F C) de l'oculaire a pour but de recueillir les rayons divergents les plus centraux (E, N), que laisse passer ce diaphragme (fig. 61, *p*). Il les rapproche et les fait entre-croiser plus tôt : ce qui rend le grossissement deux ou trois fois moins considérable (c'est-à-dire fig. 62, R' R' < R R) ; mais, par le rapprochement des faisceaux et par la concentration de la lumière qui en résulte, l'image devient bien plus nette. Les

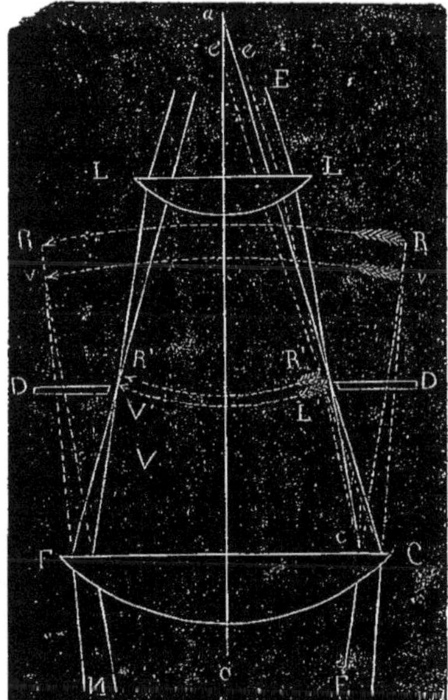

Fig. 62.

rayons E', qui vont frapper le verre de champ en C *c*, s'y décomposent ; car ce verre n'est pas achromatique : les rayons rouges se dirigent en dehors, en *c* E et C *a*, les violets plus en dedans en *c e*, et *c e'*. Or, si les rayons n'étaient pas ainsi séparés en différentes couleurs à leur arrivée au verre de l'œil (L L), celui-ci n'étant pas achromatique non plus, ils se chromatiseraient et sortiraient en direction non parallèle, de manière à aller rendre sur la rétine des images colorées. Mais la séparation même, effectuée par le verre de champ, fait que les rayons ponctués violets (C *e* et *c e'*) tombent plus près du centre du verre oculaire (L) que les rouges (*c* E et *c a*). Or, comme le pouvoir réfringent de cette lentille, à cause de sa courbe, est plus petit vers le centre qu'au bord, et que les rayons violets sont justement les plus réfrangibles, il en résulte que l'action du verre de l'œil (L) compense exactement la dispersion produite par le verre de champ, et que les rayons E et *e*, *a* et *e'* sortent sensible-

ment parallèles. Ils peuvent conséquemment rencontrer tout l'astre optique (*a o*) très-près l'un de l'autre, et ils agissent sur la rétine comme un seul point lumineux. Ce qui se passe ici pour un seul faisceau et pour les couleurs extrêmes rouge et violet se passe aussi de la même manière pour les faisceaux et les couleurs intermédiaires. L'image se peint renversée dans l'œil (comparez fig. 61, *c z* à *m' n'*, et fig. 62, R' R') telle qu'on peut la recevoir au-dessus de l'objectif. Tous les mouvements qu'on veut faire exécuter dans une direction donnée à l'image vue dans le microscope ne sont par conséquent obtenus que par un mouvement en sens inverse de l'objet lui-même, ce qui offre du reste peu d'inconvénients, car on en prend vite l'habitude. Un objet, ainsi examiné, n'est aperçu que parce que la lumière qui passe autour de lui, n'étant arrêtée par rien, vient impressionner vivement la rétine, qui, de lui, ne reçoit que son ombre, ou mieux les rayons moins nombreux qu'il a laissés passer. Si le corps est opaque, on ne distingue que les bords, et sa masse se peint en noir. S'il est transparent, on voit dans son intérieur toutes les parties qui ont une densité et un pouvoir réfringent autres que ceux de la masse. — C'est à l'aide du microscope qu'on peut mesurer la forme et la structure des éléments anatomiques, et, à cet égard, son usage est absolument indispensable dans l'étude de l'anatomie et de la médecine. (*Dictionnaire de Médecine* de Nysten, par Robin et Littré, pages 807, 808 et 809.)

L'anatomie normale doit au microscope la connaissance exacte de la structure des tissus et des différents organes. Les éléments anatomiques du cerveau et des ganglions nerveux, ceux des glandes hépatiques, rénales, mammaires, etc.; ceux des muscles, des cartilages et des os; certains éléments du sang, du lait, du sperme, etc., ont pu être appréciés d'une manière si complète, que ce sont des découvertes aujourd'hui vulgaires et qui ne doivent être ignorées de personne.

De pareils résultats ont fait espérer qu'on rencontrerait aussi dans les productions morbides des éléments particuliers dont la connaissance pourrait être, en anatomie pathologique, ce que l'étude des éléments anatomiques normaux avait été pour l'anatomie normale. En Allemagne et en France, un grand nombre de médecins, parmi lesquels nous citerons Donné, Vogel, Kœllicker, Lebert, Ch. Robin, etc., se sont livrés avec ardeur à ce genre de recherches, et il en est presque résulté une science nouvelle, la micrologie médicale, branche incomplète de l'anatomie pathologique, et dont les résultats ne sont pas encore généralement acceptés des médecins.

En effet, tandis qu'en anatomie normale la micrologie fait connaître des éléments anatomiques permanents, caractéristiques, toujours les mêmes, en anatomie pathologique les éléments constitutifs des productions morbides n'ont rien d'aussi constant ni d'aussi caractéristique. Ils sont transitoires, changent de forme selon leur âge, et on les retrouve dans des productions morbides les plus opposées. Ces éléments ne caractériseraient positivement aucune maladie, si l'on ne pouvait en même temps consulter d'autres phénomènes physiques ou dynamiques absolument nécessaires pour établir une diagnose exacte. Ainsi les globules de pus ressemblent à s'y méprendre aux globules blancs du sang. Les éléments du tubercule peuvent être confondus avec la matière blanche des plaques intestinales de la fièvre typhoïde. La cellule cancéreuse est identique aux cellules épithéliales de certains organes, particulièrement des calices du rein et de la vessie. Le cancroïde cutané, maladie mortelle, est formé d'épithélium, élément anatomique qu'on retrouve dans le cor aux pieds, etc.

Au point de vue micrologique, l'étude des éléments constitutifs des différentes productions morbides n'a donc pas toute l'importance que l'on s'est cru en droit de lui accorder. Intéressante comme toute étude nouvelle des objets de la nature, elle pourra peut-être fournir ultérieurement des résultats plus nets et moins sujets à contestation; mais aujourd'hui elle ne peut encore servir de base solide à une reconstitution de la médecine, comme le prétendent les plus renommés d'entre les micrologues. Malgré ces embarras de la science qui marche, ceux qui l'étudient ne doivent pas se borner à voir faire les maîtres, ils se doivent à eux-mêmes de prendre parti pour ou contre les idées nouvelles; mais pour cela il faut se mettre à l'œuvre en jugeant les choses par elles-mêmes. Il s'agit ici de l'importance des applications du microscope à la médecine, c'est par la pratique de cet instrument qu'il faut le juger. Tout clinicien doit faire son apprentissage sur ce point, afin d'apporter le poids de son autorité personnelle dans la lutte ouverte entre les médecins. La micrologie n'est devenue un système que par l'abstention des maîtres qui pouvaient la juger. Un contrôle sévère l'eût réduite à ce qu'elle devait être, c'est-à-dire à un précieux moyen d'analyse, fort utile à employer pour la recherche de certains éléments morbides.

Au reste, la question débattue entre la micrologie et les médecins est double : il s'agit à la fois de l'importance des résultats fournis par le microscope et de l'importance de l'anatomie pathologique en général, comme base de la médecine. Pour ceux qui croient, avec M. Velpeau, qu'on ne part pas de l'anatomie pathologique, mais qu'on y arrive, la micrologie et l'anatomie pathologique sont jugées et placées au milieu des différents moyens d'analyse dont dispose la clinique. Ceux, au contraire, qui, avec les organiciens, matérialisent toutes les maladies sans exception, par une localisation réelle ou hypothétique, ceux-là n'ont aucune raison de repousser la micrologie qui leur vient en aide, et l'anatomie pathologique est le point de départ de leur nosographie. Il ne nous est pas possible à présent d'aborder cette question de doctrine à propos de l'usage d'un instrument de physique; mais, si je la signale sans la résoudre, c'est pour montrer toute l'importance qu'il faut accorder aux recherches microscopiques, et pour prévenir du danger qu'il y aurait à se laisser guider exclusivement par elles.

DE L'ANALYSE CHIMIQUE.

On en peut dire autant de l'analyse chimique appliquée à la médedecine que de l'analyse optique, ou micrologie. C'est un excellent moyen d'apprécier les effets que produisent les maladies dans la structure du corps, et il faut y recourir toutes les fois que cela est possible. Malheureusement la chimie, aussi bien que la micrologie, ne se bornent pas à donner des résultats, elles formulent aussitôt des lois, et l'analyse chimique prétend être pour son compte le point de départ d'une nosographie spéciale, qui n'est qu'une absurde chimiatrie. Ainsi l'eau diminue dans le sang des cholériques, et le chimiâtre s'imagine pouvoir les guérir en injectant de l'eau dans les veines.

Mais, en ne prenant l'analyse chimique que pour ce qu'elle doit être, un moyen à réunir à ceux dont la science dispose déjà pour éclairer la nature de certains changements organiques produits par les maladies, elle a une importance qu'on ne saurait méconnaître. Nysten, Thénard, Berzélius, Becquerel, Liebig, Orfila, Simon, Andral, etc., ont jeté les fondements de la chimie pathologique. Bien que leurs résultats soient souvent contradictoires, en raison de la difficulté des analyses organiques, ils montrent ce qu'on pourra retirer plus tard d'une chimie bien faite et plus sûre de ses procédés d'analyse. C'est à leur suite qu'il faut marcher, et, sans être arrêté par les incertitudes du présent, s'appliquer à éclairer l'avenir. L'analyse chimique a fait connaître en partie la composition normale des solides et des liquides de l'économie : les os, les muscles, les cartilages, le sang, le lait, l'urine, la bile, etc., etc., ont été analysés; il en est de même de certaines productions pathologiques et de quelques tissus ou liquides altérés par la maladie. Les altérations des os dans le rachitisme, les productions cancéreuses et tuberculeuses, les altérations du sang, de la lymphe, du lait, ont été recherchées avec le plus grand soin, et l'on a obtenu des résultats, sinon entièrement exacts, du moins assez approximatifs pour que la science en ait pu tirer parti. C'est à l'analyse chimique qu'on doit la connaissance des altérations de l'urine par l'alimentation et les maladies de la vessie, des reins ou du système nerveux; la connaissance plus complète des modifications de composition du sang, devenue, par les soins de MM. Andral, Gavarret, Becquerel, une science à part, désignée sous le nom d'hématologie. Partout, sur chaque point d'anatomie pathologique, l'analyse chimique est nécessaire, et, s'il n'est pas toujours possible de l'employer à cause de la difficulté des analyses et de la petite quantité de substance à décomposer, dans des circonstances opposées il ne faut jamais omettre de s'en servir.

A la chimie pathologique qui se fait, il faut joindre les importants résultats de l'analyse chimique appliquée à la médecine légale et à la toxicologie. Ici un succès considérable a couronné l'activité du créateur de cette science, et Orfila a bien mérité de la science et de l'humanité, en montrant que l'analyse chimique pouvait toujours reconnaître, dans les changements organiques produits par un poison ou dans les organes non altérés, la substance minérale ou végétale. La toxicologie est aujourd'hui une science toute faite, qu'il ne s'agit plus que de perfectionner dans les détails en y ajoutant les résultats des nouvelles découvertes que pourront faire d'autres chimistes.

CHAPITRE II

DES SIGNES FOURNIS PAR L'HABITUDE EXTÉRIEURE DES MALADES.

Tous les observateurs savent quelle est l'importance des signes fournis par les gestes et les attitudes différentes des malades; par le son de leur voix, par l'éclat et l'expression de leurs yeux, par l'expression et les mouvements de leur physionomie, par la coloration de leur visage, etc., signes qui ne trompent que bien rarement et qui permettent de juger à distance et d'un coup d'œil la nature et l'issue probables d'une maladie. Il est presque impossible de décrire les faits de ce genre, car ils échappent à l'analyse; on les voit mieux qu'on ne les raconte, et il faudrait les peindre au lieu de les raconter. Cependant, malgré les difficultés de l'entreprise, je vais de nouveau l'essayer, à l'exemple de Double, de Landré-Beauvais et de la plupart des auteurs modernes qui l'ont accomplie.

SIGNES FOURNIS PAR L'ATTITUDE DU MALADE.

L'homme en bonne santé se présente avec toutes les attitudes que nécessite l'accomplissement des fonctions de la vie. Debout et couché, droit ou assis, en repos ou en mouvement, ses mouvements sont libres et faciles, et ils ne traduisent, au dehors, que son génie, son caractère, ses instincts et ses besoins. Dans l'état de maladie, au contraire, ils révèlent souvent la nature de désordres cachés qui gênent l'exercice des fonctions.

L'attitude debout, langoureuse, molle, indique l'irrésolution, la faiblesse musculaire, et un état de maladie chronique plus ou moins avancé. La même attitude avec résolution des membres s'observe dans l'ivresse et dans les affections typhoïdes ou adynamiques. Lorsqu'en marchant les deux jambes sautent en fauchant sur le sol, on peut être sûr qu'il existe une maladie de la moelle épinière assurément mortelle. Si une seule jambe traîne dans la marche, le bras correspondant immobile et flasque le long du corps, c'est, au contraire, une maladie de l'hémisphère cérébral opposée à la paralysie. L'attitude debout, incessamment dérangée par des mouvements musculaires du visage et des membres, ou des doigts projetés en tous sens, est un signe de chorée. Une grande assurance d'attitude, jointe à l'énergie et à la mobilité des mouvements, est le signe d'une manie aiguë. Je reviendrai un peu plus loin sur ces différents phénomènes.

Au lit, l'attitude est également en rapport avec la nature des maladies, et suffit pour en caractériser un certain nombre. Le *décubitus dorsal* s'observe dans l'obésité, dans les maladies aiguës graves et dans les maladies adynamiques et typhoïdes, dans certaines maladies douloureuses, comme le rhumatisme articulaire aigu, la péritonite aiguë, etc. Le *décubitus latéral* est généralement d'un bon augure, quand il n'est pas imposé au malade par la nature des accidents qu'il éprouve, mais souvent il est le symptôme d'une situation grave. On l'observe dans la pleurésie aiguë avec épanchement très-considérable; il a lieu à droite si l'hydrothorax occupe le coté droit, et à gauche, au contraire, s'il occupe la plèvre gauche. Ce dernier *décubitus* se rencontre également dans les hypertrophies du cœur et dans l'hydropéricarde, dans les grosses tumeurs de la rate et dans les tumeurs du ventre, kystes ou autres qui se développent dans le côté gauche de l'abdomen.

L'attitude assise et permanente est le signe de l'asthme, de l'emphysème pulmonaire, de l'hydrothorax avancé, de la phthisie à sa dernière période et de toutes les graves maladies du poumon et du cœur. C'est ce qu'on appelle l'orthopnée.

Il est toujours fâcheux de voir les malades s'obstiner à changer l'attitude horizontale du lit pour se lever ou s'asseoir, et il est rare que ce ne soit pas là un signe de mort. Il en est de même de ceux qui, étant sur le dos, jettent souvent les bras loin du corps et tiennent les extrémités inférieures écartées ou fléchies en changeant perpétuellement de place. Ce phénomène, qui annonce une grande perversion des forces, est connu sous le nom de *jactitation*. C'est encore une chose très-grave que de voir les malades placés dans le décubitus dorsal couler au pied de leur lit, quoi qu'on fasse pour les remettre sur leur oreiller. Quelques maladies modifient à leur manière le décubitus dorsal; ainsi, dans la suffocation du croup et des autres maladies du larynx, les enfants couchés ont la tête renversée en arrière; dans la contracture essentielle, les malades restent couchés avec les mains sur le ventre, leurs doigts roides et rapprochés les uns des autres; dans la catalepsie, ils sont immobiles, et, dans le tétanos, en même temps qu'il y a contracture des mâchoires, ou *trismus*, de temps à autre de vives secousses douloureuses dans les membres donnent lieu à des roideurs musculaires très-prononcées.

Chez quelques malades, l'attitude est toute différente, et le décubitus a lieu sur le *ventre*. C'est ce qui arrive dans la colique de plomb, dans la colique sèche ou nerveuse, dans les violentes douleurs de la colique néphrétique, etc.; mais ce phénomène, assez généralement de courte durée, cesse avec les douleurs. On observe quelquefois, dans ces différentes maladies, l'attitude momentanément verticale, immobile, demi-fléchie, le haut du corps incliné en avant, avec application des mains sur le ventre.

L'attitude peut encore être modifiée par une foule de maladies et de difformités. L'inclinaison de la tête sur le cou s'observe dans le torticolis rhumatismal, et à la suite d'une carie des vertèbres. Les gibbosités annoncent le rachitisme, la carie vertébrale ou une simple rétraction musculaire; il y a une attitude horizontale particulière, dans laquelle le bassin, légèrement incliné sur le côté, et la cuisse correspondante à moitié fléchie, indiquent une maladie de la hanche, etc., etc.

SIGNES FOURNIS PAR LE VOLUME DU CORPS.

L'augmentation de volume du corps peut avoir lieu d'une manière générale ou locale, par suite de l'accumulation de graisse, de gaz ou de liquides dans les tissus, et par suite de l'hypertrophie de certains organes.

L'accumulation de graisse, connue sous le nom d'*obésité* ou de *polysarcie*, est une disposition bien commune, qui gêne la plupart des fonctions, et qui, dans certaines circonstances, peut occasionner la mort, ainsi que je l'ai vu sur une jeune fille de dix-sept ans couchée dans les salles de M. Rostan à l'Hôtel-Dieu. C'est une maladie dont on ne connaît point les causes.

L'augmentation de volume du corps, produite par l'accumulation des gaz, a ordinairement lieu à la suite d'une communication accidentelle du poumon ou du larynx avec le tissu cellulaire sous-cutané, après une blessure ou une rupture de ces organes; on l'observe également ment après certaines plaies gangréneuses, dont les liquides en fermentation produisent des gaz qui se répandent dans le tissu cellulaire du voisinage. Il est facile d'en reconnaître la cause au moyen de la pression des doigts, qui détermine une crépitation fine très-abondante.

Lorsque l'augmentation a lieu par suite de l'infiltration des liquides et principalement de sérosité, l'*anasarque* ou l'*œdème* qui en résultent se reconnaissent à la mollesse et à l'empâtement des tissus, qui conservent l'empreinte de la pression des doigts sans faire entendre de crépitation. Ce sont des phénomènes de nature très-complexe. L'*anasarque* indique, soit un trouble de la perspiration cutanée, soit plus ordinairement la diminution de l'albumine du sang ou la présence d'obstacles considérables à la circulation dans le foie ou dans le cœur. Il s'observe dans la néphrite albumineuse, dans les cachexies, dans la convalescence de la scarlatine, dans les maladies du cœur et de l'aorte, dans la cirrhose générale, etc. L'*œdème* se rattache aux mêmes causes, et de plus s'observe dans les inflammations locales et dans les obstacles au retour du sang veineux vers le cœur. Il accompagne l'érysipèle, le phlegmon dans la variole, dans la *phlegmatia alba dolens*, dans les maladies des organes qui compriment les vaisseaux des membres, etc.

Dans certains cas enfin, l'augmentation de certaines parties du corps est le résultat d'une hypertrophie partielle des tissus, notamment de la peau et du tissu cellulaire sous-cutané. L'éléphantiasis tuberculeux des Grecs, et l'éléphantiasis des Arabes, quoique d'une apparence très-différente, sont surtout caractérisés par l'augmentation considérable du volume des parties affectées.

La *diminution de volume du corps* constitue l'amaigrissement ou l'atrophie des membres et de certains tissus. C'est également un phénomène général ou local.

L'amaigrissement constitué par la résorption de la graisse et l'atrophie du tissu musculaire est très-fréquent dans les maladies aiguës et chroniques. Quelquefois très-rapide, comme dans le choléra, à cause des abondantes évacuations gastro-intestinales, il est, chez d'autres malades, assez lent à se produire. C'est le signe d'un trouble profond de la nutrition causé par un état général grave.

Dans quelques circonstances, l'amaigrissement est localisé au tissu musculaire de certaines régions, principalement des mains et des membres supérieurs. C'est une atrophie des muscles qui les fait disparaître en grande partie. Cet amaigrissement plus ou moins marqué, signe d'une altération des nerfs et des racines rachidiennes, a été désigné par M. Cruveilhier sous le nom d'atrophie musculaire progressive. L'inspection seule des parties amaigries suffit pour faire reconnaître la nature de l'état morbide.

SIGNES FOURNIS PAR L'ÉTAT GÉNÉRAL DE LA PEAU.

La coloration de la peau offre des nuances infiniment variées, dans l'état naturel, selon les climats, le sexe, l'âge, le tempérament, les passions, les occupations habituelles, etc., et il n'y a peut-être pas chez l'adulte deux visages dont le teint soit absolument semblable. Cependant, à ces colorations diverses, en rapport avec l'état de santé, il faut en ajouter un certain nombre d'autres qui présentent des caractères particuliers propres à l'état de maladie.

La peau est généralement *rosée* dans la pléthore et dans l'état fébrile, dans la fièvre inflammatoire et au début des fièvres éruptives. Elle est uniformément *rouge* dans la scarlatine, *rouge granité* dans la rougeole et dans l'érythème simple; elle offre des taches *rouges avec tuméfaction circonscrite* dans l'érythème noueux, des surfaces *rouges plus ou moins étendues* dans le coup de soleil et dans l'érysipèle, des *plaques rouges avec empâtement* considérable dans le phlegmon, des *taches rouges blanchâtres* au centre dans l'urticaire et les piqûres de punaise, etc., etc. Ces rougeurs ont quelque chose d'aigu et sont accompagnées d'une certaine chaleur cutanée. Elles disparaissent momentanément sous la pression du doigt et reviennent aussitôt que la pression a cessé. Quelques-unes cependant, comme celle de la scarlatine, disparaissent pendant quelques minutes sous l'influence du frottement, et la rayure du doigt produit une *raie blanche* assez longtemps visible. J'ai pu écrire de cette façon, en traces blanches, le nom d'une malade sur la peau de l'abdomen. En règle générale, toutes les fois que, dans une éruption ou dans une maladie aiguë, la rougeur de la peau cesse subitement, sans cause apparente, le pronostic devient très-grave et il y a danger de mort.

La coloration *rouge noirâtre* partielle s'observe dans les ecchymoses, suite de contusion ou de scorbut, et dans les hémorrhagies, cutanées qui constituent les pétéchies des fièvres et les taches du *purpura hemorrhagica*.

Il y a une teinte *rouge livide* qu'on observe dans le frisson, dans le scorbut, dans certaines maladies adynamiques, dans les maladies du cœur et dans la plupart des affections chroniques de l'intestin. Lorsque cette teinte livide passe au *bleu* ou au *violet bleuâtre*, ce qui arrive dans certaines maladies du larynx, du poumon et du cœur, dans le choléra, etc., on dit qu'il y a *cyanose*. C'est une coloration qui est due, soit au mélange des sangs artériel et veineux, soit à la gêne de la circulation pulmonaire ou à l'absence d'hématose. C'est à cette dernière influence qu'il faut rapporter la cyanose cholérique, qui a pour siége principal le visage et l'extrémité des membres.

La coloration rouge du visage peut être intermittente, et, si l'on étudie avec soin la forme sous laquelle elle se présente, on verra qu'il est possible d'en tirer un signe important pour le diagnostic et pour le pronostic. Ainsi, dans les affections cérébrales aiguës de l'enfance, qui sont presque toujours mortelles, on observe une coloration subite, fugitive et intermittente, à courtes périodes, qui est très-caractéristique.

La *pâleur de la peau* n'est pas moins importante à étudier que les autres colorations de cet organe. *Blême* ou *blafarde* dans le frisson des fièvres intermittentes, la peau est *pâle mate* dans les scrofules, dans l'anémie hémorrhagique ou spontanée, dans certaines maladies chroniques; elle est *pâle jaunâtre* ou *verdâtre* dans la chlorose, et il y a en même temps décoloration des lèvres et des ongles. On la trouve *pâle* et *sale*, terreuse, dans les maladies chroniques de l'intestin ou des poumons, et cela résulte des matières salines déposées chaque jour à la surface du corps par la perspiration sensible ou insensible. A cette teinte pâle se rattache la couleur blanche mate, partielle, observée même chez les blancs dans une maladie appelée *vitiligo*. Le pigment disparaît, et il en résulte des taches blanches plus ou moins étendues, très-différentes par leur aspect de la coloration blanche rosée des téguments voisins. Si la maladie occupe une partie du corps couverte de poils, ceux-ci sortent blancs comme les cheveux d'un vieillard. J'ai ainsi connu un jeune homme qui avait les sourcils et la barbe du côté droit entièrement décolorés, tandis que les poils du côté opposé de la figure étaient noirs.

La *coloration jaune* connue sous le nom d'*ictère* s'observe soit d'une façon passagère au début des maladies aiguës, soit d'une façon plus permanente dans la fièvre jaune, dans les maladies bilieuses, dans les maladies des conduits biliaires et dans les altérations organiques du foie. On en distingue la nature parce qu'elle occupe en même temps les conjonctives et la face inférieure de la langue. Elle est due au passage de la matière colorante de la bile dans le sang et se présente sous forme de *jaune citron* ou de *jaune verdâtre* foncé, tirant sur le vert.

Une coloration jaune, mais de nuance différente, est la teinte *jaune paille* des cachexies, et particulièrement du cancer à sa dernière période. Elle tient le milieu entre la pâleur de l'anémie et la teinte jaune de l'ictère : sa cause est inconnue.

Il y a enfin une variété de teinte jaune tirant sur la couleur du bronze, et qui a reçu le nom de *couleur bronzée*. C'est, d'après Addison, le signe d'une désorganisation des capsules surrénales, maladie toujours mortelle. Cette couleur, qui paraît être la conséquence d'une accumulation considérable de matière pigmentaire, s'observe malheureusement dans quelques cas de phthisie pulmonaire, et elle n'a pas d'importance séméiologique absolue.

La coloration noire de la peau, presque semblable à celle du nègre, a été observée par MM. Chomel et Rostan sur quelques personnes. C'est un fait excessivement rare, dont la cause est restée inconnue. Il en est de même du seul exemple de coloration *bleue* avec sueur colorant le linge en bleu signalé par Billard, comme un exemple d'altération des sécrétions cutanées.

Reste enfin à mentionner une dernière variété de coloration des téguments, la *teinte ardoisée*, bleuâtre, des individus depuis longtemps soumis à l'usage intérieur du nitrate d'argent pour l'épilepsie ou quelque autre maladie nerveuse. C'est une coloration analogue à la cyanose. Elle est la fois superficielle et profonde, indélébile, quoi qu'on fasse pour l'enlever, et elle paraît être la conséquence d'un dépôt général d'oxyde d'argent dans les tissus.

La *fermeté* de la peau augmente légèrement dans les maladies aiguës inflammatoires, lorsqu'il y a augmentation réelle de l'état des forces. Elle augmente d'une façon considérable dans une maladie singulière, de nature à peu près inconnue, désignée sous le nom de sclérème, et qu'on observe à la fois chez l'adulte et chez les enfants nouveau-nés. Alors la peau est pâle, blanchâtre, et dure comme celle d'un cadavre gelé. Un pareil phénomène, en rapport avec des causes différentes, s'observe quelquefois sur les membres inférieurs à la suite de l'inflammation chronique du tissu cellulaire qui environne les varices des jambes.

La flaccidité, la mollesse et la perte d'élasticité de la peau s'observent, au contraire, dans les maladies adynamiques, dans les cachexies et dans les flux de ventre, cholériques ou autres, qui déterminent un amaigrissement rapide. Ce sont en particulier les caractères de la peau chez les enfants atteints d'entéro-colite aiguë; leurs chairs s'amollissent, et le pli qu'on fait à la peau reste longtemps visible avant de s'effacer.

Des *taches* et des *éruptions variées* de couleur différente se produisent dans le cours de certaines maladies.

Des taches miliaires noires, véritables petites ecchymoses, formées de sang infiltré dans la peau, apparaissent souvent dans le cours du scorbut, du typhus et de la fièvre typhoïde : ce sont des *pétéchies*. Elles se développent également à la fin des maladies aiguës, et alors leur présence annonce toujours une mort prochaine. Elles varient d'un volume d'une tête d'épingle au volume d'un pois, et, dans quelques circonstances, au lieu de taches noires bien circonscrites, ce sont de véritables ecchymoses brunâtres profondes qu'on observe. Il faut les rapporter à une altération moléculaire profonde de la fibrine et des globules du sang.

D'autres taches d'apparence ecchymotique s'observent également, dans les fièvres continues et dans les maladies adynamiques, à la surface du ventre et des cuisses. Ce sont les *taches bleues*, ou *bleuâtres*, généralement assez petites, à peine apparentes et accompagnées d'une légère dépression de la peau.

Il y a aussi des *taches rosées*, dites *lenticulaires* à cause de leur petite dimension, et qui sont formées par une petite tache rougeâtre, sans élevure, disparaissant sous la pression du doigt pour revenir aussitôt qu'on a cessé la pression. On les observe sur le ventre, sur la poitrine et plus rarement sur les cuisses dans le cours de la fièvre typhoïde entre le dixième et le quinzième jour : c'est un des principaux caractères de la maladie.

On observe enfin des *sudamina*, ou vésicules transparentes, miliaires, excessivement petites, sans changement de couleur à la peau ou avec une petite auréole inflammatoire à la base. Ces vésicules s'observent souvent dans la scarlatine, dite *miliaire*, dans la fièvre typhoïde, et dans les maladies aiguës accompagnées de sueurs abondantes. Elles résultent du soulèvement de l'épiderme par la transpiration cutanée.

Les *éruptions de la peau* sont des plus variées, et, d'après leur forme anatomique, constituent un certain nombre de classes, dans lesquelles on range toutes les maladies cutanées. Ce sont : 1° les *exanthèmes*, 2° les *vésicules*, 3° les *bulles*, 4° les *pustules*, 5° les *papules*, 6° les *squames*, 7° les *tubercules*, et 8° les *macules*.

Les *exanthèmes* sont des taches rouges plus ou moins étendues, disparaissant sous la pression du doigt, exemples : la roséole, la scarlatine, la rougeole, etc. Dans les *vésicules* se trouvent les petits soulèvements de l'épiderme par de la sérosité limpide ou purulente; exemple : les sudamina. Les *bulles* ou *phlyctènes* se rapprochent beaucoup des vésicules, mais elles en diffèrent par le volume, qui est infiniment plus considérable. Ce sont des vésicules très-volumineuses, exemple : le pemphigus. Les *pustules* sont de petites tumeurs liquides remplies de pus, formées à la surface de la peau enflammée, exemple : les pustules de variole, d'acné, etc. Les *papules* se présentent sous forme de petites élevures solides de la peau, pouvant donner lieu à une petite ulcération, exemple : le prurigo. Les *squames* sont des accumulations plus ou moins considérables de lamelles épidermiques juxtaposées ou accumulées les unes sur les autres, exemple : le psoriasis. Les *tubercules* de la peau sont de petites tumeurs cutanées permanentes, plus ou moins volumineuses, susceptibles de s'ulcérer au sommet, exemple : l'éléphantiasis des Grecs, les tubercules syphilitiques, etc. Les *macules* enfin sont des colorations anomales rouges ou blanches du derme, sans trouble général de l'économie, exemple : le *leucoma*, les nævus pigmentaires ou taches de vin, etc. Ces différentes classes de maladies de la peau reposent exclusivement, comme on le voit, sur la forme extérieure, et elles comprennent un très-grand nombre de genres, d'espèces et de variétés, que l'étude approfondie de la matière seule peut faire connaître, sans qu'il soit nécessaire de les indiquer ici.

La peau offre encore un certain nombre d'altérations visibles à l'extérieur, et qui peuvent fournir un certain nombre de signes diagnostiques. Ce sont les *plicatures*, les *tumeurs*, les *gerçures*, les *excoriations*, les *ulcères*, dont les apparences variées méritent d'être examinées avec soin. On y trouve quelquefois des caractères d'une haute importance. Ainsi les plicatures permanentes de la peau, produites par les plis des draps, indiquent la bouffissure des téguments ; les tumeurs dures ou fluctuantes annoncent l'état solide ou liquide de leur contenu ; les tumeurs pulsatiles ou animées d'un mouvement vibratoire dépendent d'une maladie des artères; la forme d'un ulcère révèle en partie sa nature, etc., etc.

La *température de la peau* est très-variable dans l'état de santé et dans l'état de maladie. Elle n'est pas toujours en rapport exact avec la température des parties profondes, et elle diffère, chez le même individu, pour les différentes régions du corps et d'après la température extérieure.

Il y a, comme on sait, une température *profonde* et une température *superficielle* du corps, l'une assez constante, que l'on mesure à l'aisselle ou dans la bouche et dans le rectum ; l'autre, au contraire, très-variable, et qui est facilement modifiée par les changements de la température extérieure. La première a été fixée en moyenne à 37° centigrade, par MM. Andral et Gavarret, tandis que l'autre varie selon les différentes régions du corps, et ne s'élève guère au delà de 30° et 32°.

Ainsi que l'ont démontré MM. Bouillaud, Andral et Gavarret, la température profonde s'élève constamment dans l'état fébrile, et elle atteint les chiffres de 38°, 42° et même 43° centigrade. C'est un fait général confirmé par toutes les observations ultérieures, et on l'observe dans toutes les inflammations, dans toutes les fièvres, même dans le choléra, dans le frisson le plus intense des fièvres intermittentes, et, d'après M. Doyère, dans toutes les agonies jusqu'au moment de la mort. La température s'abaisse, au contraire, dans les cachexies non fébriles, dans les entérites et dans les pneumonies atoniques, sans fièvre de l'enfance, dans le sclérème, et alors elle tombe à 31°, 28° et même quelquefois jusqu'à 22° centigrade.

La température superficielle s'élève aisément par l'action de la chaleur artificielle, sous l'influence de l'excitation du système nerveux, et sous l'influence de l'inflammation des tissus. Hunter a constaté une notable augmentation de la chaleur des parties enflammées, et c'est une observation que chacun a pu faire dans l'érysipèle, dans le phlegmon et dans les phlegmasies des organes creux. Une vive émotion, l'ardeur au travail, l'excitation amoureuse, exagèrent de beaucoup la température superficielle de la peau, sans doute par suite de la surexcitation nerveuse. Ce qui le prouve, c'est que certaines opérations faites sur le système nerveux du grand sympathique augmentent la température des parties voisines ; ainsi Claude Bernard, coupant sur des animaux le filet du grand sympathique qui joint le ganglion cervical supérieur à l'inférieur, détermine dans tout le côté correspondant de la face et dans l'oreille une élévation de 3 à 5 degrés centigrade qui dure plusieurs jours. La piqûre de la moelle à l'origine du pneumo-gastrique produit un semblable résultat sur la température des reins et du foie. La blessure des nerfs de la vie de relation produit un effet contraire, et elle abaisse la température des parties correspondantes.

La température superficielle de la peau s'abaisse sous l'influence du froid, et d'une façon naturelle spontanée chez tous les sujets débiles, pâles et affaiblis. Alors les extrémités sont toujours froides et impossibles à réchauffer par les moyens ordinaires. Elle s'abaisse également, dans l'agonie, aux extrémités des membres et sur le visage ; au début de la gangrène des membres, dans le frisson des maladies aiguës et des fièvres intermittentes, chez les enfants nés avant terme, etc. M. Edwards a trouvé une température de 25 à 26 degrés sur un membre dont l'artère principale venait d'être liée pour un anévrisme, la température à 27 degrés tomba, dix minutes après l'opération, à 24, et à 23 au bout d'une demi-heure. Dans le choléra, le thermomètre peut descendre, placé dans la main, à 18, 20 et 26 degrés centigrade. On retrouve le pareil phénomène, mais beaucoup moins sensible à la surface des membres paralysés où la température est de un à deux degrés inférieure à celle des membres sains.

SIGNES FOURNIS PAR L'EXAMEN DE LA FACE EN GÉNÉRAL.

Si l'étude de la physionomie des malades est de la plus haute importance pour le diagnostic, elle ne sert pas moins au pronostic, car un coup d'œil suffit souvent pour juger les changements heureux ou funestes opérés d'un jour à l'autre dans les maladies. Sous ce rapport, la couleur du visage, sa température, l'expression et l'embonpoint de cette partie, méritent d'être signalés.

La coloration *rouge* couvrant également toute la face s'observe dans la pléthore, dans l'état fébrile intense, dans les fièvres inflammatoires, dans les angines, et dans les maladies des organes respiratoires où se montre la dyspnée. Bornée aux deux pommettes, elle est souvent le signe d'une inflammation lente des poumons, et, limitée à une seule des joues, elle indique ordinairement la pneumonie du côté où existe la rougeur. Son aspect luisant annonce l'érysipèle, et son intermittence à courte période est généralement le signe d'un grand danger. On sait, en effet, que la coloration subite, fugitive et intermittente du visage résulte d'une affection cérébrale aiguë presque toujours mortelle. Il y a enfin la coloration rouge tachetée de l'exanthème morbilleux, la coloration framboisée générale diffuse de la scarlatine, et la couleur rouge violacée des maladies du cœur, dont les caractères ne peuvent être méconnus.

Au lieu d'être rouge, la peau du visage peut être *pâle*, par suite de l'anémie et de l'appauvrissement du sang. Elle offre ce caractère dans la période de froid des fièvres, dans les cachexies et dans les maladies chroniques, principalement celles des voies digestives; dans la chlorose, dans l'intoxication saturnine ou maremmatique; à la dernière période des maladies cancéreuses, etc.

Elle est *jaune* dans l'ictère, dans la fièvre et dans les maladies dites bilieuses, à cause du passage d'une certaine quantité de matière colorante de la bile dans le sang. La teinte *bronze*, au contraire, appartiendrait, d'après Addison, à la cachexie produite par les maladies des capsules surrénales, mais sa cause est inconnue. C'est un fait à vérifier, car il souffre d'assez nombreuses exceptions.

La *chaleur du visage* est généralement accompagnée de sa rougeur. Jointe à la fièvre et à l'injection vasculaire du globe de l'œil, elle annonce le délire; au contraire, avec la rougeur et le gonflement des téguments sans fièvre, elle doit faire craindre l'hémorrhagie cérébrale. Le *refroidissement* de la face n'a d'importance que s'il est accompagné d'autres phénomènes généraux graves. Alors c'est un des signes précurseurs de la mort.

Le *volume de la face* augmente dans l'érysipèle, à la période de suppuration de la variole et dans l'anasarque. Il se produit, mais d'une façon partielle, dans les fluxions, à la suite de certains polypes des fosses nasales, par les oreillons, etc. Son *amaigrissement* a lieu dans les maladies chroniques et dans les maladies aiguës, à la suite d'une diète prolongée ou d'évacuations intestinales très-abondantes.

L'*expression* de la face dans les maladies est extrêmement variable. Elle dépend à la fois de la nature du mal et de la force des individus affectés. On ne saurait la consulter avec trop d'attention, tant sont précieux les indices qu'elle fournit à la science. Malheureusement ses caractères sont aussi difficiles à observer qu'à écrire. Quelques essais ont été tentés par Hippocrate, Stahl, Quelmatz, Thomas Fieni, Cabuchet, Jadelot, et presque tout ce qu'il y avait à dire sur ce point a été dit. Il y a une physionomie ou face *vultueuse*, une physionomie *typhoïde*, une physionomie *sardonique*, *convulsive*, *imbécile*, *paralytique*, *cérébrale*, une physionomie *grippée*, *abdominale*, *mourante*, une physionomie *cardiaque*, *pulmonaire*, *hépatique*, etc., etc. Comme les passions, la plupart des maladies se révèlent sur le visage par des modifications qui n'échappent pas à un médecin exercé, et que tout le monde, avec le temps, parvient aisément à connaître. Expression, volume, couleur, il y a, dans les modifications de cet ensemble, une foule de caractères dont la signification est de la plus haute importance.

La face est *vultueuse* lorsqu'elle offre, avec l'éclat des yeux, la chaleur, la rougeur et une faible tuméfaction des téguments. Cela s'observe dans l'état fébrile, dans la fièvre inflammatoire, dans l'ivresse alcoolique, dans la manie aiguë, etc.

La face est *typhoïde*, c'est-à-dire accompagnée d'une expression de stupeur, lorsque, sans gonflement des tissus, avec un faible degré de rougeur à la peau, elle présente un état réel d'abattement réuni à l'absence de tout éclat dans le regard. C'est la physionomie du typhus, de la fièvre typhoïde et de la plupart des maladies adynamiques.

Le facies *sardonique*, *convulsif*, *imbécile*, *paralytique* ou *cérébral*, traduit au dehors certaines maladies des nerfs ou du cerveau. Le rire sardonique non justifié appartient à la démence et au délire aigu de l'alcoolisme chronique. Les convulsions de la face indiquent la méningite aiguë ou chronique et les tumeurs du cerveau; accompagnées de vives douleurs, elles caractérisent le tic douloureux. L'hébétude et l'imbécillité des traits annoncent la démence et l'idiotie. On y trouve la paralysie générale ou partielle hémiplégique dans l'hémorrhagie et le ramollissement du cerveau, dans les tumeurs de la dure-mère et dans certaines affections rhumatismales de la septième paire de nerfs. Toutes ces modifications appartiennent, pour la plupart, à des maladies cérébrales, et par ce motif constituent en quelque sorte le facies cérébral.

La face *grippée* se reconnaît à la concentration des traits qui s'effilent, à la pâleur et à l'abaissement de température des téguments, à l'excavation des yeux et à l'expression d'une profonde souffrance. On l'observe dans la péritonite aiguë, dans le choléra et quelques maladies de l'abdomen, dans les maladies graves aux approches de l'agonie, etc. Cette physionomie particulière se rattache à ce que l'on connaît sous le nom de *face hippocratique*, justement considérée comme l'indice d'une mort prochaine. « Le nez pincé, les yeux caves, les tempes creuses, les oreilles froides, contractées et retirées ; la peau du front sèche, dure et tendue ; la teinte noirâtre, livide ou plombée du visage ; le relâchement des lèvres, » tel est, d'après Hippocrate, l'ensemble des signes qui révèlent l'imminence d'un grand danger.

La *physionomie cardiaque* est caractérisée par la couleur rouge violacée du visage, principalement des conjonctives, du nez, des lèvres et des oreilles, avec dilatation évidente des vaisseaux capillaires cutanés. On l'observe dans la communication du trou de Botal, et dans les maladies du cœur et des gros vaisseaux.

Les maladies aiguës et chroniques des poumons, les maladies de la gorge, les maladies du foie, celles des capsules surrénales, se révèlent aussi par une expression particulière de la physionomie, que l'habitude des malades apprend à connaître et qu'il est assez facile de saisir.

M. Jadelot a prétendu qu'on pouvait établir, d'après l'inspection du visage, des signes suffisamment certains des maladies de la tête, de la poitrine et du ventre ; mais, tels qu'ils sont formulés, aucun de ces signes n'a d'importance absolue. Ainsi pour cet auteur il y aurait, dans la physionomie, trois lignes séméiologiques spéciales ou traits morbides principaux. Le premier part du grand angle de l'œil, va se perdre au-dessous de la saillie formée par l'os de la pommette ; c'est le trait *oculo-zygomatique*, indicateur des affections du cerveau ou des nerfs ; le second, *nasal*, commence à la partie supérieure de l'aile du nez, embrasse dans un demi-cercle plus ou moins complet la ligne externe de la commissure des lèvres, et sur lui vient quelquefois tomber un trait *génal* venant de la joue : ce trait et son accessoire indiquent les maladies des viscères abdominaux. Enfin un troisième trait, dit *labial*, commence à l'angle des lèvres, se perd sur le bas du visage et annonce les maladies du cœur et des organes respiratoires. Ce sont là des assertions encore à démontrer.

DES SIGNES FOURNIS PAR CHACUNE DES PARTIES DE LA FACE EN PARTICULIER.

Il faut réunir aux caractères que présente la physionomie morbide en général ceux qu'on trouve dans certains traits particuliers du visage et dans les parties qui le composent.

1° Signes tirés du crâne et du front.

A part les caractères imprimés à la peau du front par la joie, la tristesse et la douleur, il en est d'autres qui, tout différents, appartiennent exclusivement à l'état de maladie. Ainsi le *volume exagéré du crâne*, l'élévation et l'élargissement démesurés du front, indiquent la présence d'un épanchement considérable de sérosité dans la cavité arachnoïdienne ou dans les ventricules latéraux. C'est le signe certain de l'hydrocéphalie congéniale ou acquise. La *diminution de volume du crâne*, au contraire, coïncide avec la microcéphalie.

La *réunion tardive des fontanelles*, encore inachevée à deux ans, est un signe de rachitisme, et une fois, chez un enfant de trois ans atteint de cette maladie, j'ai vu le crâne, ayant son volume ordinaire, mou comme une vessie modérément remplie d'eau, ne présentant aucune trace d'ossification dans les parois craniennes.

Dans l'hémiplégie faciale, la moitié de la peau du front est paralysée et elle reste lisse, immobile, tandis que la moitié non paralysée offre des rides transversales à chaque mouvement des sourcils. C'est au front que se montrent de préférence certaines éruptions de nature syphilitique. Il en est de même des exostoses déterminées par cette maladie.

2° Signes fournis par les yeux et par la vision.

Les yeux perdent ordinairement leur éclat, et deviennent ternes, languissants, dans la plupart des maladies chroniques et aux approches de la mort. Ils deviennent saillants et proéminents, avec rougeur de la conjonctive, dans l'asphyxie, dans les maladies graves du larynx, du poumon, du cœur, et dans les cas où une tumeur poussant l'œil en avant produit l'exophthalmie. Ils s'enfoncent, au contraire, dans leurs orbites pendant les maladies adynamiques graves, et particulièrement dans les maladies, comme le choléra, qui produisent d'abondantes évacuations intestinales.

Les yeux sont *fixes* dans la catalepsie, convulsés ou affectés de *strabisme* dans les maladies graves des méninges et du cerveau, dans la paralysie de la troisième paire, dans la rétraction d'un des muscles de l'œil, etc.

La pupille, ordinairement ronde, mobile et sensible à la lumière, est quelquefois très-large, insensible aux rayons lumineux et entièrement immobile. C'est le cas de l'amaurose. Elle devient ovale, anguleuse, irrégulière, dans l'iritis. Elle se contracte dans l'agonie et pendant le sommeil pour se dilater au moment du réveil et à l'instant de la mort. Cette ouverture paraît noire dans l'état habituel, à cause de la rétine noirâtre qui tapisse le fond de l'œil; mais, dans quelques cas, elle est rouge chez les personnes dont la rétine n'est pas colorée. Ce phénomène est tout à fait spécial à l'*albinisme*.

La sclérotique, ordinairement blanche, est jaune dans l'ictère, rouge dans les ophthalmies, dans l'apoplexie conjonctivale, et dans les maladies du cœur qui produisent la cyanose; elle est bleuâtre chez les sujets lymphatiques et sur la plupart des individus affectés de phthisie tuberculeuse.

La cornée transparente offre quelquefois des taches laiteuses plus ou moins étendues, produites par la guérison d'ulcères superficiels, produits par la kératite simple ou traumatique, par la kératite de la scrofule, de la variole, etc. Elle se ramollit sous l'influence de l'inanition et des maladies de la cinquième paire. Son ramollissement s'accompagne alors très-souvent de la perforation et de la perte de l'œil, ainsi que l'ont établi les expériences de Chossat sur l'inanition, et les vivisections faites par Claude Bernard sur les animaux. Elle change de forme et devient conique dans le staphylôme; enfin elle perd la transparence et se couvre d'un voile glaireux à la fin de l'agonie ou immédiatement après la mort.

Le cristallin perd sa transparence, et il en résulte un changement notable dans l'aspect de l'œil. La pupille, au lieu de paraître noire, est grise, ou tout à fait blanche, si le cristallin est devenu opaque. C'est ce qu'on observe dans la cataracte. A ce changement de couleur des parties constitutives de l'œil se rapporte un phénomène découvert par Sanson et dont la connaissance importe au diagnostic de certaines maladies de l'œil. Ainsi devant un œil dont les milieux sont transparents et dont la pupille a été dilatée par la belladone, la lumière d'une bougie produit trois images de flamme, les unes derrière les autres, l'une renversée entre les deux autres, qui sont droites. De ces trois images, l'antérieure, très-apparente, est produite par le mirage de la flamme sur la cornée; la seconde, renversée, résulte du mirage sur la face postérieure de la capsule cristalline, et la troisième, très-pâle, est produite par la face antérieure de cette même capsule. Les trois images manquent dans le cas d'opacité de la cornée. Une seule image indique l'opacité de la face antérieure de la capsule, et les deux images droites, en l'absence de l'image renversée, annoncent l'opacité de la face postérieure de la capsule. Ces phénomènes permettent de distinguer sûrement l'amaurose, avec conservation de la transparence des milieux de l'œil, d'avec la cataracte, qui a pour effet de les détruire.

Tout récemment aussi on a employé la lumière d'un réflecteur ou *ophthalmoscope*, pour explorer les parties profondes de l'œil et de la rétine; mais les signes découverts au moyen de cet instrument sont extrêmement difficiles à saisir, et, à moins d'une grande habitude, il est impossible de les découvrir. C'est un instrument à l'usage exclusif des oculistes.

A l'examen de l'organe se rapportent naturellement les signes tirés de l'étude des troubles visuels. Ainsi la vision s'altère par sympathie, et elle offre quelques signes importants au diagnostic et au pronostic des maladies. Des éblouissements, des bluettes et de petites flammes rouges au devant des yeux annoncent la congestion cérébrale et l'imminence de l'apoplexie. Des taches noires annoncent un commencement de maladie circonscrite dans la rétine, et la perte de la vision, sans lésion apparente des milieux de l'œil ou *amaurose*, indique une paralysie de la rétine et du nerf optique. L'amaurose subite, accompagnée d'un peu d'œdème des paupières, a été signalée par M. Landouzy comme le phénomène initial de l'albuminurie; l'amaurose sans œdème, et venue par degrés, résulte quelquefois de la présence d'un tænia. La diplopie se rattache souvent à une lésion organique du cerveau, etc.

3° Signes tirés de l'examen des paupières.

Les paupières peuvent être modifiées dans leur couleur, dans leur volume et dans la régularité de leurs mouvements.

Elles s'entourent quelquefois, surtout à leur bord inférieur, d'une teinte *bleuâtre* formant des yeux *cernés*, phénomène produit par la fatigue, la veille, la menstruation, l'onanisme, de grandes évacuations, la fièvre, etc. Leur bord est rouge, croûteux, dans la *blépharite ciliaire* chronique, renversé en dedans chez les personnes affectées d'*entropion*, et en dehors dans l'*ectropion*. Elles sont rouges et gonflées dans l'érysipèle; volumineuses et pâles dans l'œdème et dans l'anasarque. Chose importante, l'œdème qui débute par les paupières et qui gagne les autres parties du corps est presque toujours le signe d'une albuminurie grave, souvent mortelle. Les mouvements de ces organes sont souvent modifiés d'une manière importante. Tantôt fréquents et rapides, comme dans la manie aiguë, où ils constituent ce qu'on appelle le *clignotement*, ils sont, au contraire, lents à effrayer dans certaines maladies adynamiques, et en particulier dans le choléra; ils sont enfin abolis dans certaines maladies des nerfs et du cerveau, qui amènent des paralysies partielles. Les paupières ne peuvent plus se rapprocher et restent entr'ouvertes dans l'hémiplégie faciale et dans la paralysie rhumatismale de la septième paire, à cause de la paralysie de l'orbiculaire palpébral. Chez d'autres malades, au contraire, l'œil se ferme, mais il ne s'ouvre qu'à demi, et la paupière supérieure ne peut plus être relevée. C'est ce qu'on observe dans la paralysie de la cinquième paire et dans la paralysie du moteur oculaire commun, qui envoie un rameau à l'élévateur de la paupière supérieure.

Les conjonctives, la caroncule lacrymale, les cils, le sac lacrymal et les sourcils ne fournissent aucun signe important pour les maladies qui n'intéressent pas directement leur texture.

4° Signes tirés de l'examen des tempes.

Les tempes se creusent dans les maladies chroniques et dans l'agonie. Elles sont le siége de douleurs névralgiques fréquentes chez les personnes affectées de chlorose, et on y observe des battements considérables chez les sujets pléthoriques et disposés aux congestions cérébrales ou à l'apoplexie.

5° Sigues tirés de l'examen des joues.

Les joues, habituellement rosées, présentent quelquefois une coloration rouge intense, circonscrite sur les deux pommettes, que l'on a considérée comme l'indice probable du développement ultérieur d'une phthisie pulmonaire. Cela est souvent vrai. Au contraire, la coloration rouge intense unilatérale, avec fièvre, caractérise une maladie aiguë du poumon correspondant. Elle s'observe souvent dans la pneumonie. Alors la joue colorée est infiniment plus chaude que l'autre. Fermes et rebondies chez les personnes chargées d'embonpoint, les joues sont creuses chez les sujets maigres; elles sont flasques, mobiles et agitées par le vent de l'expiration chez les personnes qui viennent d'être frappées d'hémorrhagie cérébrale. Outre l'importance diagnostique de ce signe, il a encore, dans le cas particulier dont nous parlons, une certaine importance pronostique, car il révèle un grand danger.

6° Signes fournis par l'exan en du nez.

Le nez s'amincit, s'effile et se refroidit dans les maladies graves, aux approches de la mort, et les narines, pulvérulentes dans les maladies adynamiques sérieuses, sont agitées de mouvements rapides et très-visibles dans le croup et dans l'asphyxie par maladie du poumon à leur dernière période. Chez les petits enfants, cette dilatation fréquente des narines, par lesquelles sort un petit bruit d'expiration, est le signe certain d'une pneumonie lobulaire confluente très-grave.

Il y a des cas où une seule narine reste immobile ou s'affaisse dans les mouvements d'inspiration, l'autre conservant toute la liberté d'action. C'est le signe d'une paralysie faciale.

7° Signes tirés de l'examen de la bouche et des lèvres.

La couleur rosée des lèvres change souvent dans les maladies. *Rouges* dans les maladies aiguës inflammatoires, elles sont *pâles* dans le frisson de la fièvre intermittente, dans l'anémie, dans la chlorose; *livides* dans les maladies adynamiques et dans les maladies du cœur, *noires* dans l'asphyxie, dans le choléra, et à la suite de l'usage prolongé du nitrate d'argent. Elles sont sèches et couvertes de pellicules

épidermiques minces dans les affections chroniques des voies digestives et dans la fièvre hectique ; elles sont, au contraire, sèches, pois-
seuses et noirâtres, couvertes de pellicules épaisses, dans les maladies
aiguës graves, compliquées d'adynamie, et particulièrement dans la
fièvre typhoïde. Dans ce cas, elles offrent souvent des gerçures par
lesquelles s'échappe une certaine quantité de sang.

Les lèvres tremblent momentanément dans la colère, dans le frisson
et dans la courte période qui précède les vomissements ; leur tremblement continu indique la présence d'une névrose. Ordinairement
rapprochées, elles pendent, surtout la lèvre inférieure, dans les maladies adynamiques, telles que le typhus, la fièvre typhoïde, etc. Elles
sont flasques dans la paralysie ou l'hémiplégie faciale, de manière à
produire une déviation dans le côté sain, entraîné en arrière par les
muscles restés contractiles. Souvent aussi la partie paralysée des
lèvres, très-mobile, est entraînée par la colonne d'air chassée dans
l'expiration, et il en résulte un mouvement singulier qu'on exprime
par une comparaison grossière en disant que le malade *fume la pipe*.

Le volume des lèvres, principalement celui de la lèvre supérieure,
est souvent augmenté chez les scrofuleux, à cause des gerçures qu'on
y trouve et par suite de l'inflammation chronique engendrée par
l'écoulement continuel d'un flux nasal âcre et irritant. Il augmente
aussi, soit en haut, soit en bas, dans les maladies de l'enfance, à la
suite de la stomatite ulcéreuse et des aphthes qui irritent le tissu cellulaire subjacent et favorisent si rapidement l'apparition de la gangrène. On l'observe encore dans quelques maladies aiguës avec
l'herpès critique et de bon augure développé à leur surface.

Les lèvres enfin présentent à leur surface des gerçures chez les
scrofuleux et dans les maladies aiguës ; des plaques muqueuses dans
la syphilis constitutionnelle ; de l'herpès comme signe d'une heureuse
terminaison des maladies aiguës, et à leur face intérieure des taches
de muguet idiopathique ou symptomatique. Celui qu'on observe chez
l'adulte dans le cours des maladies chroniques a une gravité pronostique
toute particulière. Il indique la mort dans un temps assez rapproché.

Les *mâchoires* écartées, mais conservant leurs facultés motrices,
s'observent dans les maladies adynamiques et dans l'agonie ; elles sont
écartées, mais immobiles, dans la double luxation de l'os maxillaire.
On les voit serrées dans le *trismus* produit par le tétanos, et dans le
cours des affections convulsives provoquées par la méningite aiguë ou
chronique, par les tumeurs du cerveau, etc. Un écartement incomplet
avec déviation de la pointe du menton à droite ou à gauche est le
signe de la luxation d'une seule branche du maxillaire à gauche ou

à droite, c'est-à-dire du côté opposé au déplacement du menton.

Les *dents* sont ordinairement minces, d'un blanc laiteux, molles et souvent atteintes de carie chez les sujets disposés à la phthisie. Piquées à la surface de leur émail, elles annoncent l'existence antérieure d'une maladie prolongée des voies digestives. Elles se couvrent d'un enduit sec, noirâtre, fuligineux, dans les fièvres graves adynamiques. On les entend claquer les unes contre les autres dans le frisson, et, lorsqu'elles frottent en produisant un bruit de grincement dans les maladies convulsives, il y a tout lieu de craindre la mort.

Les gencives sont pâles dans la chlorose, dans l'anémie et à la fin des maladies cachectiques. Elles sont, au contraire, rouges, livides, couvertes d'un enduit pultacé, dans les maladies aiguës et surtout dans la fièvre typhoïde; elles sont rouges, livides, saignantes et infectes dans le scorbut. Leur bord libre est souvent ulcéré dans une forme particulière de stomatite chez les enfants, et il présente alors un liséré grisâtre ulcéro-membraneux qui tend à s'agrandir, peut amener la destruction des gencives, la nécrose d'une portion de maxillaire et la chute des dents, ou même, dans certains cas, la gangrène de la bouche. Ailleurs, dans l'intoxication saturnine, le bord libre des gencives est *gris bleuâtre* par suite du dépôt d'une couche très-mince de sulfure de plomb, et il offre une *teinte verte* prononcée d'oxyde de cuivre dans les maladies des ouvriers qui fondent et qui manipulent ce métal.

8° Signes fournis par l'examen des oreilles et de la région parotidienne.

Les oreilles et la région parotidienne n'offrent qu'un petit nombre de signes diagnostiques ou pronostiques, mais en revanche ces signes ont une grande importance.

Les oreilles sont froides, pâles et cyanosées, dans le frisson des fièvres intermittentes, dans quelques maladies du cœur, dans l'asphyxie, dans le choléra et à la fin de l'agonie. Elles sont le siége d'un suintement purulent plus ou moins considérable chez quelques scrofuleux, et, chose plus importante, d'un écoulement *séreux, roussâtre*, à la suite des chutes sur la tête, car ce phénomène indique toujours une fracture de la base du crâne au niveau du rocher.

Au-dessous et en avant de l'oreille, se trouve la parotide, qui est assez souvent le siége d'une tuméfaction considérable, pouvant donner lieu à une saillie énorme au niveau de l'angle de la mâchoire. Ce gonflement, lorsqu'il est double et accompagné de fièvre, caractérise les oreillons; il s'observe chez les enfants et n'offre aucune espèce de gravité. Au contraire, le même gonflement d'un seul côté du cou, au milieu des fièvres continues graves, porte le nom de parotide, et il annonce presque toujours la mort.

9° Signes fournis par les cheveux et par la barbe.

Les cheveux tombent souvent à la suite de l'accouchement, des maladies aiguës graves, et principalement des fièvres typhoïdes. Ce phénomène existe dans la phthisie pulmonaire, mais à un bien plus faible degré. Les cheveux blanchissent lentement avec l'âge, ou d'une façon subite sous l'influence de la frayeur et d'un profond chagrin. Leur décoloration partielle indique le vitiligo. Ils changent de couleur et passent du châtain ou du brun au roux dans les maladies chroniques, et notamment dans la phthisie tuberculeuse. Ils tirent sur le vert chez les ouvriers qui fondent et qui travaillent le cuivre, et sur le rouge chez ceux qui fabriquent le minium.

Dans la teigne ils s'amincissent, se décolorent et tombent avec la plus grande facilité. Ce caractère permet de distinguer, parmi les maladies du cuir chevelu, celles qui dépendent d'un favus de celles qui sont produites par l'impétigo et par l'eczéma.

SIGNES FOURNIS PAR L'EXAMEN DU COU.

Les proportions ordinaires du cou changent dans certaines dispositions morbides. Un cou large et court favorise le coup de sang et l'hémorrhagie cérébrale; au contraire, un cou mince et allongé indique une grande faiblesse de constitution et une aptitude spéciale au développement de la phthisie pulmonaire. Il peut être déformé par des tumeurs, en avant du larynx par le goître ou hypertrophie du corps thyroïde, sur les côtés par des ganglions lymphatiques hypertrophiés ou tuberculeux, à l'angle de la mâchoire par le gonflement des amygdales, dans l'angine intense par des phlegmons variés, et en arrière, sous l'occipital, par des ganglions indurés qui indiquent une syphilis constitutionnelle.

Chez quelques malades, les veines du cou sont le siége d'un battement isochrone aux pulsations du pouls et visible à la surface de la peau. C'est ce qu'on appelle le pouls veineux. Il s'observe dans les maladies du cœur droit et principalement dans l'insuffisance de la valvule tricuspide.

SIGNES FOURNIS PAR L'EXAMEN EXTÉRIEUR DE LA POITRINE.

On trouve à côté des signes fournis par la spirométrie, par la percussion et par l'auscultation, un certain nombre d'autres signes tirés de l'inspection de la poitrine, et qui ne manquent pas d'importance.

La *largeur de la poitrine* et l'épaisseur de ses muscles sont les meilleures conditions qu'on puisse rencontrer à l'état normal.

Au contraire, une *poitrine globuleuse, maigre, étroite*, portée en avant sur le sternum, comme une *poitrine de poulet*, avec des épaules saillantes et basses, indique une constitution faible et des poumons susceptibles de devenir tuberculeux.

Des *voussures* particulières et permanentes se produisent localement à la région précordiale dans la péricardite avec épanchement et dans l'hypertrophie du cœur; au sommet du sternum dans le cas d'anévrisme de l'aorte faisant saillie au dehors; sur les divers points des parois thoraciques, dans l'emphysème pulmonaire, à la région sus et sous-claviculaire, sternale, mammaire, etc., ainsi que l'a indiqué M. Louis dans un mémoire sur ce sujet; d'un seul côté de la poitrine dilaté par un épanchement séreux excessif qui efface les espaces intercostaux, sur la colonne dorsale, dans le cas où une carie des vertèbres détermine la gibbosité; sur les différents points de la poitrine à la suite d'abcès par congestion, d'abcès froids, d'abcès hydatiques, etc.; mais alors ce sont des voussures qui sont tôt ou tard remplacées par de véritables tumeurs plus ou moins considérables.

La *dépression thoracique*, générale ou partielle, s'observe quelquefois d'un côté du thorax, à la suite d'épanchement pleurétique entièrement guéri, laissant une complète adhérence entre les deux feuillets de la plèvre; à la région précordiale après la guérison d'une péricardite ayant produit des adhérences; enfin dans les déviations de la colonne vertébrale, suite de rétraction musculaire, et dans le rachitisme. Ici toutefois la dépression des parois thoraciques ne se produit pas au moyen d'adhérences pleurales ou péricardiques tirant les côtes en dedans; elle résulte d'un autre mécanisme. La rétraction des muscles de la gouttière vertébrale, changeant les conditions du rachis et les conditions de l'équilibre, amène une saillie de la poitrine d'un côté et un enfoncement qui devient permanent dans le côté opposé. Dans le rachitisme, la mollesse des os et des côtes les rend aptes à subir toutes les déformations possibles imposées par la violence extérieure. Les côtes sans résistance subissent la pression des bras par le décubitus, et, sous chaque aisselle, les côtes plus ou moins enfoncées donnent lieu à une déformation caractéristique de cette maladie. En effet, la dépression latérale et régulière de chaque côté de la poitrine avec gonflement de la symphyse sterno-costale formant *chapelet* sur le thorax est un signe certain de rachitisme.

Des *plaies* et des *tumeurs soulevées d'une façon intermittente* à chaque effort d'expiration et de toux se montrent quelquefois à la surface de la poitrine. L'air sort de ces plaies ou pénètre dans ces tumeurs. C'est ce qu'on observe dans les plaies pénétrantes du poumon, dans les fistules pulmonaires sous-cutanées que j'ai décrites[1], dans les hernies du poumon[2], etc.

Les *mouvements de la respiration*, réguliers dans l'état sain, et limités au chiffre de 12 ou 18 par minute, s'accélèrent beaucoup et deviennent irréguliers dans l'état morbide. La respiration devient très-fréquente et s'élève à 20, 30 et 40, soit chez l'adulte, soit chez l'enfant, dans les maladies aiguës de la poitrine. Dans le premier âge, elle est intervertie dans son rhythme, et, comme je l'ai fait connaître, elle devient *expiratrice* dans la pneumonie lobulaire confluente et dans la pneumonie lobaire, phénomène dont on peut se faire une idée en poussant plusieurs expirations gémissantes aussitôt suivies de l'inspiration. Elle est irrégulière, lente et suspirieuse, dans la méningite granuleuse, de façon qu'une série de petites inspirations à peine appréciables soient de temps à autre irrégulièrement entremêlées d'un soupir ajouté à l'inspiration. Elle est abdominale chez les individus qui ont la poitrine faible et dans les cas d'épanchement pleurétique ou d'obstacles à l'inspiration situés dans le thorax. Elle est enfin courte, empêchée, dans la pleurésie avec douleur pleurétique, vive et dans la péritonite aiguë très-douloureuse. Ces phénomènes sont extrêmement prononcés chez les jeunes enfants, et leur présence acquiert une très-grande importance diagnostique.

SIGNES FOURNIS PAR L'EXAMEN DE L'ABDOMEN.

Le ventre, ordinairement lisse, souple, arrondi, indolent, peu sonore, sans éruption ni gargouillement dans l'état de santé, offre, dans l'état de maladie, un certain nombre de phénomènes dont la présence reconnue est infiniment utile au diagnostic. Quelques-uns devant être l'objet de considérations étendues à propos de la séméiologie de l'appareil digestif, je me bornerai à les mentionner ici sans y accorder trop de place. C'est à l'inspection, à la palpation, à la percussion, à la mensuration et à l'auscultation, qu'il faut recourir pour la recherche de ces différents signes.

Le ventre lisse est quelquefois couvert de *vergetures* blanches et rougeâtres chez les femmes qui ont eu des enfants, chez les personnes affectées d'ascite, d'hydropisie enkystée des ovaires, ou même d'un certain degré d'embonpoint. Ce sont des déchirures profondes du derme, sous l'influence de la pression intérieure dont il est l'objet. Il est quelquefois parcouru à la surface par un grand nombre de veines

---

[1] *Bulletin de l'Académie impériale de médecine*, Paris, 1853, t. XIX, page, 64.

[2] Morel, *Mémoires de la Société de chirurgie*, Paris, 1847, t. I, page 75.

sous-cutanées bleuâtres, ce qui annonce une ascite, une phlegmatia alba dolens ou une tumeur profonde comprimant la veine cavé inférieure. On y trouve enfin à l'ombilic des hernies ombilicales, et, sur la ligne blanche, un amincissement de l'aponévrose avec écartement des muscles droits, ce qui indique une ascite guérie ou un certain nombre de grossesses antérieures. C'est l'*éventration*. Par cet écartement de la ligne blanche sortent les viscères formant de petites hernies dangereuses ou des hernies en besace recevant à l'intérieur une plus ou moins grande partie des intestins.

La *couleur* régulièrement pâle du ventre est altérée par les éruptions diverses de pétéchies du typhus ; de sudamina incolores ; de taches morbilleuses; de coloration scarlatineuse; mais, entre toutes, celle qui a le plus d'importance est l'éruption de taches papuleuses roses et larges de quatre à cinq millimètres, qu'on observe du huitième au douzième jour de la fièvre typhoïde. Ce sont les taches rosées lenticulaires, extrêmement importantes à rechercher, sans avoir cependant, comme on l'a dit, l'importance d'un signe pathognomonique. On les observe quelquefois dans le cours de l'état fébrile engendré par l'inflammation.

La *forme* du ventre change avec l'état de maladie, et devient ronde, saillante en avant avec affleurement ou saillie de l'ombilic dans l'ascite. Elle s'arrondit, au contraire, dans le sens transversal dans l'hydropisie enkystée de l'ovaire devenue très-volumineuse. Dans l'obésité, la forme reste régulière et l'ombilic conserve la dépression qui lui est habituelle.

Le *volume* du ventre s'accroît dans l'obésité d'une manière générale et uniforme; dans la grossesse, à l'hypogastre ; dans l'hydropisie enkystée des ovaires, sur l'un ou l'autre des flancs ; dans l'ascite, d'une façon régulière avec proéminence de l'ombilic ; dans la tympanite, partout, y compris l'épigastre.

Il se développe partiellement dans les maladies du foie avec hypertrophie ou tumeur considérable, dans les corps fibreux de l'ovaire, dans la distension de la vessie par l'urine, dans les tumeurs de la fosse iliaque, etc.

Il diminue, au contraire, dans les maladies chroniques par suite de l'amaigrissement général, dans la diarrhée excessive cholériforme, dans la colique de plomb, etc. On y trouve alors aisément les tumeurs formées par le pancréas, par la rate, par un rein mobile, par le cœcum rempli de matières, etc.

La *fermeté* du ventre, variable suivant les matières solides, liquides ou gazeuses qu'il renferme, ne fournit aucun signe spécial.

La *résonnance* du ventre, ordinairement peu considérable, augmente beaucoup dans certaines circonstances, et forme, soit le *météorisme* si la résonnance est faible, soit le *ballonnement* si le phénomène est très-bien caractérisé. C'est l'indice d'une pneumatose gastro-intestinale produite par une fièvre de mauvais caractère, par un obstacle au cours des matières fécales, par des aliments féculents, ou par la disposition hystérique.

Le *gargouillement* du ventre n'existe que lorsque des matières liquides sont renfermées dans l'intestin. Celui qui est spontané n'a pas d'importance pour le diagnostic; mais, d'après son siége, celui que l'on provoque par la palpation est infiniment utile à rechercher. Le gargouillement localisé dans la fosse iliaque droite, au niveau du cœcum, est un des signes de la fièvre typhoïde. Étendu à tout le ventre, au contraire, il annonce l'entérite aiguë ou chronique avec flux muqueux ou séreux de l'intestin.

La *fluctuation* existe quelquefois dans le ventre, et cela indique toujours la présence d'un liquide dans le péritoine, dans un kyste des ovaires. Les caractères particuliers de ces deux maladies permettent ensuite très-facilement de les distinguer l'une de l'autre.

Des *frottements* peuvent se produire dans le ventre, mais cela est très-rare. On les entend au moyen du stéthoscope, soit dans les tumeurs hydatiques du foie et du péritoine, et ils offrent le caractère général du frémissement hydatique; soit, d'après M. Després, au début de la péritonite, mais c'est un signe très-difficile à étudier.

Des *bruits* de souffle et des battements s'y font entendre dans plusieurs circonstances normales ou pathologiques. — Des battements isochrones au pouls s'observent souvent à l'épigastre chez les personnes maigres, très-nerveuses, et surtout chez les hypocondriaques. Des battements très-fréquents, plus accélérés que ceux du cœur, s'entendent à l'hypogastre chez les femmes à la fin de la gestation. C'est un excellent signe de la grossesse, et qui résulte de la transmission du bruit formé par les mouvements du cœur du fœtus. Les bruits de souffle qu'on entend dans le ventre ne sont appréciables que dans les trois circonstances suivantes : 1° l'anévrisme de l'aorte abdominal ; 2° les tumeurs volumineuses anomales de l'utérus comprimant la veine iliaque, et par cela même produisant le souffle ; 3° enfin la grossesse, cas le plus ordinaire dans lequel le souffle, attribué par les uns à la circulation des parois utérines, me paraît devoir être, comme dans la circonstance précédente, attribué à la compression des veines iliaques par l'utérus en état de gestation.

La *douleur*, dont je parlerai plus loin, se présente avec le double caractère de la spontanéité ou de la provocation par l'apposition des mains. Ce sont des *élancements*, des *coliques*, des *douleurs provoquées* par la palpation, ou des *épreintes* et du *ténesme* s'il s'agit de souffrances au moment de la défécation. D'après leur siége, ces douleurs ont une signification différente et caractérisent des maladies d'estomac, d'intestin, du cœcum, du côlon, du foie, de l'utérus, des reins, etc.

La douleur spontanée, sourde, avec brûlure à l'épigastre, se rattache aux affections nerveuses chlorotiques de l'estomac si la digestion reste bonne, et à la gastrite aiguë ou chronique, au contraire, si la digestion est douloureuse, pénible, accompagnée d'un léger mouvement fébrile. Elle porte le nom de *gastralgie*. Des douleurs également spontanées, d'une forme à peu près semblable, s'observent entre l'ombilic et l'épigastre chez les sujets habituellement constipés ou ayant des alternatives de diarrhée et de constipation. Elles appartiennent au côlon plus qu'à l'estomac; c'est une véritable *colonalgie* qui se rattache à l'atonie du cœcum et à l'obstruction de cette partie par les matières fécales.

Les coliques sèches s'observent, soit dans le choléra sec, qui est très-rare, soit dans la colique sèche des pays chauds, dont la nature est peu connue, soit dans la colique de plomb et dans les obstructions de l'intestin. Les coliques humides, au contraire, sont le signe de l'irritation gastro-intestinale, de l'entérite aiguë ou chronique, de tumeurs cancéreuses de l'intestin et de toutes les maladies accompagnées de flux intestinal. Quelques personnes ont soutenu qu'il n'y avait de coliques que dans le côlon, parce que seul il recevait des nerfs de la vie de relation. C'est une erreur. Toutes les parties de l'intestin, ordinairement insensibles dans l'état normal, acquièrent, comme les tendons par exemple, une sensibilité organique très-grande dans l'état de maladie, et les intestins grêles, malades et ulcérés, peuvent devenir aussi douloureux que le gros intestin.

Les douleurs spontanées de la défécation, épreintes ou ténesme, annoncent toujours une dysenterie plus ou moins forte.

Il y a des douleurs spontanées de l'hypocondre droit, revenant irrégulièrement par crises plus ou moins fortes, d'une façon intermittente, souvent accompagnées d'ictère; ce sont des *coliques hépatiques*, et elles révèlent ordinairement la présence de calculs biliaires.

Des douleurs également spontanées d'une acuité intolérable, revenant par crises intermittentes irrégulières, accompagnées de vomissements sans fièvre, se montrent quelquefois à la région lombaire et dans le flanc. Ce sont des *coliques néphrétiques* annonçant l'existence de calculs dans les reins.

Des douleurs lancinantes, accompagnées d'un sentiment de contraction, s'observent souvent à l'hypogastre pendant la menstruation; elles dépendent de la contractilité utérine mise en jeu, et elles appartiennent à la dysménorrhée. Ce sont des coliques utérines se rapprochant beaucoup des douleurs lancinantes qui existent pendant quelques jours après l'accouchement.

La douleur provoquée est tantôt circonscrite ou partielle, et tantôt générale. La première s'observe à l'épigastre dans la gastrite et dans le cancer de l'estomac ; dans toute la fosse iliaque droite dans la fièvre typhoïde et les maladies aiguës ou chroniques du cœcum ; sur le trajet du côlon dans la dysenterie; à l'hypogastre dans la métrite aiguë et dans les phlegmons de l'ovaire ou du ligament large, etc. Elle n'existe partout que dans l'entérite et la péritonite : mais dans cette dernière maladie, à l'état très-aigu, elle a quelque chose de vraiment caractéristique. D'une acuité intolérable, elle est tellement vive, que le moindre mouvement et le plus faible contact sur le ventre arrachent des cris de souffrance aux malades.

Il y a enfin à l'intérieur du ventre des *tumeurs* dures ou fluctuantes nées dans les nombreux organes contenus dans cette cavité. Ces tumeurs, par leur siége, par leur résistance et leur forme, indiquent en partie leur nature; mais, malgré tout l'intérêt qui se rattache à leur étude, je me borne à les signaler pour ne pas trop effleurer un sujet qui est complétement du domaine de la pathologie spéciale.

SIGNES FOURNIS PAR L'EXAMEN DES ORGANES GÉNITAUX.

Les organes génitaux de l'homme et de la femme sont généralement le siége des altérations de la syphilis primitive, c'est-à-dire du chancre, et quelquefois de la syphilis constitutionnelle manifestée par des syphilides tuberculeuses ou pustules plates. On y observe aussi des inflammations spéciales connues sous le nom de blennorrhagie avec écoulement purulent transmissible par contagion directe.

La *verge* est petite et disparaît presque entièrement dans les cas de phimosis très-prononcé, dans les maladies du scrotum, et notamment dans la double hydrocèle de la tunique vaginale. Elle se gonfle et devient transparente en restant molle dans l'anasarque. On la trouve au contraire dure et roide d'une façon permanente dans le satyriasis, ou d'une manière intermittente et nocturne dans la blennorrhagie. Elle n'est plus susceptible d'érection chez les individus atteints de paraplégie ou impuissants par suite de diabètes ou de pertes séminales involontaires.

Les *testicules* remontent souvent vers l'anneau inguinal, comme s'ils allaient rentrer dans l'abdomen, dans la névralgie ilio-scrotale et principalement dans les violents accès de colique néphrétique. Ils se gonflent quelquefois et deviennent douloureux à la suite des oreillons et de ce qu'on appelle la chaude-pisse tombée dans les bourses; mais dans ce cas c'est principalement l'épididyme qui devient le siége du mal. Le *scrotum* devient énorme dans les tumeurs solides et liquides des bourses, dans l'hydrocèle vaginale, dans les infiltrations urineuses, dans l'anasarque, etc.

Chez les femmes, sauf quelques maladies locales, telles que la blennorrhagie, les abcès, les tumeurs graisseuses et variqueuses, l'ana-sarque qui accompagne l'hydropisie, etc., les parties extérieures de la génération n'offrent pas de phénomènes importants à signaler dont on puisse faire des signes diagnostiques, et je ne m'arrêterai pas davan-tage sur les altérations qu'elles présentent.

SIGNES FOURNIS PAR L'EXAMEN DES MEMBRES, DES MAINS ET DES PIEDS.

Les membres supérieurs ou inférieurs sont le siége de phénomènes variés de *paralysie*, de *convulsions*, de *contracture*, d'*atrophie*, de *gonflement*, de *douleur*, de *froid*, de *sueur*, etc., qui sont autant de signes importants pour le diagnostic des maladies.

Les membres sont *immobiles* dans la paralysie, soit dans une moitié latérale du corps, ce qui constitue l'*hémiplégie*, dépendante d'une hé-morrhagie, d'un ramollissement ou d'une altération matérielle consi-dérable de l'hémisphère cérébral opposé, soit dans les deux membres inférieurs, ou *paraplégie*, à la suite des maladies de la moelle épinière, soit enfin dans un seul membre à la suite d'une altération du nerf correspondant à la paralysie. Certaines parties des membres, notam-ment les muscles extenseurs des doigts, sont isolément immobiles dans la paralysie saturnine, et on reconnaît aisément cette paralysie à la forme des mains et des doigts, que les malades montrent demi-fléchis, sans possibilité d'extension. Leur paralysie générale et com-plète indique toujours de graves désordres dans le cerveau et la mort dans un temps assez rapproché.

La *faiblesse* des membres, premier degré de l'immobilité et de la paralysie de leurs muscles, s'observe dans les mêmes circonstances et sous l'influence des mêmes causes. Cette faiblesse a quelque chose de particulier qui la distingue d'un autre état de faiblesse occasionné par la courbature et l'état de maladie. Les malades, bien portants d'ailleurs, sentent que leurs muscles affaiblis n'obéissent plus à leur vo-lonté : la main ne serre plus les objets qu'on lui présente, le bras ne peut plus se porter sur la tête; dans la marche, les jambes ne sont plus jetées en avant d'une façon régulière et elles fauchent brusquement le sol, où bien elles traînent péniblement à sa surface.

La *faiblesse de la main* s'observe dans les paralysies incomplètes, nerveuses et organiques, dans la paralysie consécutive à une hémorrhagie cérébrale en voie de guérison et dans les paralysies myogéniques de l'enfance. Celle du bras s'observe dans les mêmes circonstances et dans la paralysie rhumatismale du deltoïde. Quant à la faiblesse des membres inférieurs, lorsqu'elle occupe les deux membres, elle appartient à une maladie de la moelle, tandis que dans un seul elle est l'indice d'une hémiplégie liée à une altération du cerveau.

Les membres sont quelquefois agités de *mouvements convulsifs toniques* dans le tétanos, et alors il y a une roideur permanente troublée par des secousses douloureuses avec roideur plus grande; de mouvements *convulsifs toniques et cloniques* dans l'éclampsie, dans la méningite à sa troisième période, dans l'épilepsie et dans l'hystérie; de mouvements *convulsifs entièrement cloniques* dans la chorée; mais ici les mouvements se distinguent aisément de tous les autres mouvements convulsifs par leur fréquence et par leur durée compatible avec l'exercice de l'intelligence et de la santé. Ceux de l'éclampsie, de l'hystérie et de l'épilepsie n'ont lieu que pendant les attaques convulsives, et ils ne durent pas très-longtemps. Nous en reparlerons plus loin.

La *contracture* est une convulsion tonique, caractérisée par la roideur permanente et douloureuse des parties malades, et due à la contraction permanente des muscles. Elle occupe ordinairement l'extrémité des membres, des doigts des mains et des pieds. C'est le symptôme de la contracture essentielle des extrémités, qu'on observe dans la convalescence du choléra, de la fièvre typhoïde et de quelques maladies aiguës, chez les enfants, sous l'influence du froid, etc. Il doit être un peu plus loin l'objet d'une étude spéciale.

Le *tremblement des membres*, et surtout de leurs extrémités, est un phénomène assez commun, surtout dans les membres supérieurs et dans la main. Il est le signe de la caducité chez le vieillard; mais, à l'âge adulte, ce tremblement a une signification toute différente, car il se rapporte toujours à un empoisonnement chronique dont l'influence a dérangé les fonctions du système nerveux. Il se rencontre chez les buveurs atteints d'alcoolisme aigu avec délire, désigné sous le nom de *delirium tremens*, et dans l'alcoolisme chronique, là où sans trouble intellectuel il n'y a pas d'autre signe que le tremblement de la langue et des mains. On l'observe chez les doreurs au mercure, où il est produit par l'empoisonnement mercuriel, très-rare par suite des progrès de l'industrie dans la dorure galvanique. Les mains seulement sont affectées, et la langue reste libre, ce qui distingue ce *tremblement mercu-lrie* de l'autre tremblement dont je viens de parler.

Leur *volume* augmente dans la phlegmatia alba dolens, dans l'œ-dème et l'anasarque, dans l'éléphantiasis des Arabes; mais, dans le premier cas, il y a douleur; dans le second, empâtement des tissus, et, dans le troisième, déformation avec changement de structure de la peau. Cette augmentation est partielle dans l'œdème des mains produit par la suppuration de variole, dans l'œdème des pieds occa-sionné par l'anémie, par les maladies du cœur, du foie; dans l'élé-phantiasis; dans la phlegmatia alba dolens, qui occupe un ou deux membres; elle est générale dans l'anasarque consécutive aux maladies du cœur, à l'albuminurie, etc. Le volume des membres augmente encore, mais sur divers points de leur étendue, lorsqu'une tumeur s'est développée à leur surface dans les maladies articulaires, telles que le rhumatisme et la goutte, où il se fait un gonflement notable des articulations. Dans le rhumatisme chronique et dans la goutte, le gonflement des articulations des doigts et leur déviation en dehors a quelque chose de si évident, qu'il en résulte une difformité caracté-ristique de cette double maladie. A côté de cette augmentation géné-rale ou partielle des membres se place tout naturellement leur diminution par l'atrophie progressive. Cela s'observe à la suite des anciennes paralysies causées par les altérations du cerveau, et dans une maladie nouvellement décrite par M. Cruveilhier sous le nom de *paralysie musculaire atrophique*[1], parce que les centres nerveux ne sont pas malades et que toute l'altération réside dans une atrophie spéciale des nerfs qui se rendent aux muscles. Cette atrophie, suivie de la dégénérescence graisseuse, s'observe principalement dans les muscles de la main, mais elle peut devenir générale et envahir la presque totalité des muscles du membre et du tronc. C'est le signe d'un état incurable presque toujours mortel.

Des *douleurs* plus ou moins vives occupent les membres lorsqu'une phlegmasie doit y prendre naissance, mais alors la fièvre les accom-pagne. Au contraire, des douleurs apyrétiques sont le résultat d'un rhumatisme chronique lorsqu'elles occupent les articulations et d'une névralgie quand elles suivent le trajet des nerfs dans toute la longueur du membre. La douleur qui revêt le caractère d'*engourdissement* et de *fourmillement* est infiniment plus rare; elle indique la compression des nerfs si elle est partielle; une altération du cerveau si elle oc-cupe les membres supérieurs et inférieurs à la fois; une maladie de

---

[1] *Bulletin de l'Académie de médecine*, Paris, 1855, t. XVIII, pages 490, 540.

la moelle, enfin, quand elle a pour siége les deux membres pelviens. Dans ce cas, il s'y joint souvent un phénomène des plus caractéristiques, c'est la sensation de duvet ou de corps interposé entre le sol et les pieds. La présence de ce signe ne trompe jamais.

La *température* des membres varie, principalement à leurs extrémités. Elle s'abaisse dans le choléra, dans le frisson de la fièvre intermittente, et chez les individus affectés de chloro-anémie; mais ce signe n'a rien de pathognomonique. On la trouve abaissée au genou et aux pieds chez quelques personnes nerveuses. Elle s'élève, au contraire, d'une manière générale ou locale avec l'état fébrile dans les phlegmasies cutanées et dans plusieurs maladies chroniques. Dans ce dernier cas, c'est la paume des mains qui est le siége de cette exagération de chaleur.

Des *sueurs* générales se montrent souvent sur les membres dans les maladies fébriles, inflammations ou fièvres, dans le choléra, dans l'agonie, etc. On les observe partiellement aux pieds, chez quelques individus, par suite d'une idiosyncrasie dont on ignore entièrement la nature. Elles n'ont aucune importance diagnostique; mais, en revanche, elles fournissent quelques données au pronostic. Aussi, dans les maladies aiguës, la sueur tiède est généralement de bon augure, tandis qu'une sueur froide, visqueuse, est toujours l'indice d'une situation très-grave.

Les *ongles* changent souvent de forme dans les maladies chroniques du cœur et des poumons, et ils se recourbent à l'extrémité de la phalange, qui semble s'élargir en travers, de manière à donner au doigt la forme de massue. Hippocrate avait considéré cette déformation comme un signe de la phthisie. Cela n'est pas entièrement exact; mais, si la proposition n'a rien d'absolu, elle est si souvent vérifiée, qu'il est bon d'en tenir compte.

Les ongles restent pâles dans la chlorose, ils sont bleuâtres ou livides dans le choléra et dans le frisson de la fièvre intermittente. Ils s'amincissent dans les maladies aiguës ou chroniques, et, après l'amélioration ou la guérison, ils reprennent plus d'épaisseur, de façon à offrir sur leur surface une saillie transversale, indiquée par M. Beau comme signe du retour à la santé. On voit ainsi quelquefois sur les ongles une série de saillies transversales qui révèlent des troubles plus ou moins marqués de la nutrition de ces organes.

Il y a enfin à la surface des membres des changements de forme et de couleur que je ne ferai que mentionner, parce qu'ils appartiennent directement à des maladies dont ils constituent le symptôme. On y observe une rougeur simple, liée à l'érysipèle; une rougeur avec empâtement et fluctuation profonde dans le phlegmon diffus; des

traînées rouges superficielles, longitudinales, en cas de lymphangite;
des traînées bleuâtres, noires, sinueuses, grosses et dures, sur les
membres inférieurs affectés de varices; des tumeurs adipeuses, anévrismales, cancéreuses, ganglionnaires, scrofuleuses, des kystes, etc.,
sur le diagnostic desquels je ne puis insister.

CHAPITRE III
DES SIGNES FOURNIS PAR L'INNERVATION.

Art. I. — Troubles de l'intelligence.

Du délire.

Le délire est un trouble des fonctions de l'intelligence, caractérisé
par la perversion du langage et des actes de l'esprit.

Ce phénomène morbide très-complexe, déterminé par un grand
nombre de causes organiques et dynamiques, s'observe dans plusieurs
maladies de nature différente, comme symptôme direct des maladies
de l'encéphale, exemple : la méningite; comme accident sympathique,
provoqué par les maladies des autres viscères, exemples : la pneumonie,
la fièvre typhoïde; et enfin comme réaction essentielle, provoquée par
des impressions morbifiques de cause inconnue, exemple : la folie.

Le délire se présente à l'état aigu, sous la forme *éphémère*, avec ou
sans fièvre, ou bien il est *prolongé* et affecte la forme chronique. Cette
division importante sépare les délires fébriles aigus du délire chronique et prolongé, appartenant à l'idiotie, à la démence ou à la folie.
Le délire éphémère est celui que les nosographes appellent délire
aigu fébrile, et le délire prolongé est généralement désigné par eux
sous le nom de délire chronique.

Du délire éphémère ou *délire aigu.* — Le délire éphémère, que les
auteurs appellent délire aigu, à cause de son invasion rapide et
brusque, de la durée passagère de la fièvre qui s'y joint quelquefois,
s'observe comme maladie essentielle, comme *phénomène réflexe* ou *sympathique*, et comme symptôme des maladies de l'encéphale, c'est-à-dire
comme *phénomène symptomatique*.

Le délire n'est pas toujours le résultat d'une grande excitation des
fonctions cérébrales, bien que ce soit le cas le plus fréquent. Il est
quelquefois, au contraire, la conséquence d'une adynamie profonde du
cerveau à la fin des maladies aiguës, dans l'inanition et dans l'épuisement nerveux par la douleur. C'est un phénomène dont la véritable
condition primitive de développement est impossible à déterminer.

Quoi qu'il en soit, les causes auxquelles il faut en attribuer la production sont nombreuses et se rangent sous plusieurs chefs. Il résulte : 1° des maladies du cerveau et de ses membranes, 2° de certaines nosohémies, 3° de l'excitation cérébrale essentielle ou sympathique. C'est le délire nerveux.

1° Le délire éphémère s'observe surtout dans l'inflammation des méninges, dans la méningite aiguë simple et dans la méningite cérébro-spinale. Parent-Duchâtelet et Martinet ont dit que dans ce cas la phlegmasie occupait de préférence la convexité des hémisphères, plutôt que les méninges de la base; mais cela n'est pas démontré. Plusieurs faits contradictoires, encore présents à ma mémoire, ne me permettent pas d'accepter cette opinion. Il se manifeste dans certaines formes de congestion cérébrale étendue; dans l'hémorrhagie cérébrale accompagnée de méningo-encéphalite; dans l'encéphalite aiguë, mais alors les troubles de la raison ne sont jamais bien violents; dans l'apoplexie séreuse et les tumeurs cérébrales, cancéreuses, épithéliales, vermineuses, etc., accompagnées d'un certain état de congestion de la pulpe encéphalique. De toutes ces conditions anatomiques, celle qui a les méninges pour siége est la cause du délire le plus violent et le plus fortement caractérisé.

2° Certaines altérations du sang ou *nosohémies* provoquent le délire. Lorsque le sang est appauvri, dans la chlorose, dans l'anémie, le système nerveux est tellement impressionnable, que la moindre cause et le plus petit malaise troublent souvent la raison. Il en est ainsi dans la convalescence de quelques maladies aiguës, dans l'inanition, etc. Les intoxications aiguës ou chroniques du sang produisent le même effet, ainsi l'ivresse, l'alcoolisme aigu et chronique, l'action de l'opium, de la belladone, du haschisch, des solanées vireuses, du plomb, de l'ergot de seigle, du maïs, etc.

3° Le délire nerveux essentiel est le plus fréquent de tous. C'est le délire qui signale quelquefois le début d'une fièvre éruptive ou d'un accès de fièvre éphémère, et qu'on observe à la période d'invasion d'une foule de maladies aiguës, de la pneumonie, de l'angine, de l'érysipèle, etc. Véritable phénomène *sympathique* ou *réflexe*, il annonce la part prise par le cerveau à la souffrance d'un organe éloigné. A cette catégorie se rattache le délire de la fièvre typhoïde, du typhus et de la fièvre pernicieuse délirante, que l'on explique aussi, mais à tort, par la congestion des méninges, le délire de l'hystérie ou de l'épilepsie, le délire produit par de très-vives douleurs, à la suite de l'odontalgie, à la suite de grandes opérations douloureuses, etc.

Lorsque, sous l'influence des conditions organiques et dynamiques que j'ai indiquées, le délire se produit, on remarque dans le langage une certaine incohérence de paroles et différents troubles dans les actes du mouvement. Le visage est habituellement rouge, animé, couvert de moiteur ; les yeux sont brillants d'une vivacité et d'une expression singulières, il y a de l'insomnie, de l'agitation, de l'irritabilité; puis quelques hallucinations, avec ou sans fièvre, et le délire éclate plus ou moins violent et prononcé. Les paroles se pressent et changent aisément de but ; il y a dans le langage une incohérence ou une déraison complète ; les malades rient sans motif, d'une manière stridente, convulsive ; ils crient, et, sous l'empire du trouble apporté à l'exercice de leurs facultés intellectuelles, ils supposent aux gens qui les entourent des intentions et des idées qu'ils n'ont pas, et ils leur répondent en les provoquant ; ils ont des hallucinations gaies ou tristes et terribles ; ils vocifèrent, sortent de leur lit, courent, prennent les objets qui leur tombent sous la main en les détournant de leur usage habituel ; ils se mettent quelquefois en fureur, frappent tout ce qui les entoure, brisent ce qui les environne, et ils se jetteraient par la fenêtre ou iraient sans vêtements dans la rue, si on n'était pas assez fort pour les retenir. C'est ce qu'on appelle le *délire furieux*. Il s'observe dans la manie aiguë, dans le délirium tremens aigu, dans l'intoxication par la belladone, dans la folie puerpérale, à la période d'invasion de quelques varioles, de quelques pneumonies et de quelques fièvres typhoïdes, etc., etc.

Le délire peut être plus calme, et alors, malgré l'incohérence des paroles et des actes du malade, il ne se livre à aucune violence. Chez quelques personnes même, il n'y a que des mots sans suite, des réponses bizarres, de faibles hallucinations qui ressemblent à des rêvasseries, c'est le *délire tranquille* ou *subdelirium*, ou *typhomanie*. Il s'observe surtout dans la fièvre typhoïde et dans la convalescence des maladies aiguës.

A côté de ces deux variétés générales de délire relatives à l'intensité du désordre de l'intelligence et dans lesquelles il y a un trouble *général* de la pensée, il faut placer les formes particulières de *délire partiel* dans lesquelles la déraison est bornée à un seul objet. Ainsi le délire roule souvent sur une idée que les malades reproduisent continuellement sous toutes les formes, il a pour objet un seul acte à accomplir, tel que le suicide, l'érotisme, la possession, le vol, etc. C'est ce qui caractérise les différentes espèces de délire monomaniaque et la monomanie proprement dite.

Chacune de ces variétés de délire appartient à un ordre de causes différent. Ainsi, dans les maladies, le délire aigu est *général* et *fébrile*, étendu à un grand nombre d'objets indifféremment, tandis que le délire de l'aliénation est presque toujours *apyrétique*, *partiel*, et limité à un seul objet, tel que l'ambition, l'amour, etc.

Le délire aigu est presque toujours accompagné de fièvre, dans l'invasion ou dans le cours des maladies aiguës, et lorsqu'il existe une altération du sang; cependant le délire de quelques empoisonnements, et particulièrement celui de la belladone et du haschisch, est toujours apyrétique. Il n'y a généralement pas de fièvre dans le délire de la folie et dans le subdélirium de la démence ou de l'imbécillité.

Le délire aigu est ordinairement plus marqué le soir et pendant la nuit que durant le jour. Il cesse souvent le matin pour reparaître après le coucher du soleil. Son intermittence, laissant dans l'intervalle un état de maladie bien caractérisé, n'offre rien de spécial; mais, lorsque, au contraire, le délire paraît sous forme d'accès intermittents, réguliers, périodiques, quotidiens ou tierces, avec apyrexie complète et bon état de santé dans l'intervalle, il est le signe diagnostique d'une fièvre pernicieuse, et il faut immédiatement donner le sulfate de quinine pour ne pas laisser périr le malade.

Il n'a qu'une durée assez courte, *éphémère*, lorsqu'il précède la variole ou la scarlatine, et dans le cours des fièvres ou des empoisonnements, et il disparaît au moment où arrive une amélioration dans l'état morbide. Quand il dépend d'une maladie du cerveau, il s'accompagne souvent de coma, de convulsions et de contractures, et il alterne avec ces différents phénomènes morbides. Il se prolonge enfin et devient chronique dans l'alcoolisme ancien, dans le délire saturnin et dans les différentes espèces de folie.

Du délire chronique. — Le délire chronique est la conséquence ordinaire de l'idiotie, de la démence et de la folie dans toutes les formes sous lesquelles elles se présentent. Il s'observe également dans un certain nombre d'empoisonnements chroniques par l'alcool (*alcoolisme chronique*), le plomb (*encéphalopathie saturnine*), l'opium, le haschisch, le maïs, etc. Son caractère principal est d'être apyrétique. On le reconnaît aisément en ce que les individus paraissent en bonne santé malgré l'incohérence de leurs actes et de leur langage, tandis que dans le délire aigu on remarque un état fébrile caractéristique d'une maladie antérieure et concomitante.

Sauf les cas où le délire vient par accès intermittents, à périodes régulières, et caractérisant une fièvre pernicieuse, ce phénomène n'a aucune importance diagnostique. Sous la dépendance des maladies du cerveau et des méninges, certaines altérations du sang, ou les troubles sympathiques des fonctions intellectuelles, il n'offre malheureu-

sement rien de particulièrement spécial dans ces différentes circonstances. Son invasion subite, fébrile, annonce le début de quelques
maladies aiguës, mais sans détermination de l'une à l'exclusion de
l'autre. Sa présence, au milieu de leur évolution, indique indifféremment soit une complication cérébrale, soit un appauvrissement du
sang, conditions importantes à reconnaître. Dans ce dernier cas, il
faut s'éclairer par l'étude des autres phénomènes morbides, et, à la fin
de la maladie, les désordres locaux étant en voie de réparation, s'il
arrive un peu de délire tranquille, il y a tout lieu de croire à l'existence d'un délire anémique que l'alimentation fait disparaître. Le délire
aigu des empoisonnements se reconnaît souvent à la forme qu'il présente. Celui de la belladone est très-violent, furieux, bavard et accompagné d'hallucinations souvent érotiques, tandis que celui de l'opium
est plus calme et accompagné de somnolence et de coma. Le délire
du haschisch se rapproche assez de celui que produit la belladone, mais
il est plus gai, et il est rare qu'il entraîne à autant de violences. Il en
est de même du délire saturnin; mais, en général, c'est moins d'après
la forme du délire que d'après les autres caractères fournis par le malade qu'on remonte à sa cause. La dilatation de la pupille dans le délire des solanées, sa contraction dans l'intoxication par l'opium, la
décoloration anémique de la peau dans le délire saturnin, etc., joints
à d'autres renseignements fournis par les parents du malade, sont les
accessoires indispensables à un bon diagnostic, et il est impossible
d'y arriver sans tenir compte de ces différentes circonstances.

Comme pronostic, le délire n'a d'autre importance que celle de sa
cause. Ainsi, au début des fièvres éruptives, et à l'invasion des maladies
aiguës, le *délire initial* indique un état moins grave que le délire qui
accompagne les maladies primitives du cerveau et des méninges, ou
qui se développe dans le cours des maladies aiguës ataxiques, ou par
suite d'une complication inflammatoire née dans le cerveau. Le délire
aigu intermittent sous forme d'accès réguliers séparés par une apyrexie est excessivement grave et toujours suivi de mort si on ne lui oppose des moyens convenables. Il en est de même du *délire anémique,*
produit par la diète et l'inanition à la fin des maladies aiguës et dans
leur convalescense. Si l'on se trompe sur la nature, et que, par suite
d'une méprise encore très-fréquente, on redouble de sévérité dans le régime, ou que l'on ait recours à des émissions sanguines au lieu de nourrir légèrement les malades, le délire augmente et ne se termine qu'a-
vec la mort. A part ces conditions, le délire n'a pas d'importance pronostique. Il est en rapport avec la gravité de la cause anatomique,
avec la nature et le degré des altérations du sang, avec l'activité des

substances toxiques introduites dans l'estomac, enfin avec la durée de l'accident, toujours très-grave et incurable dès qu'il se prolonge au delà de plusieurs mois.

ART. II. — TROUBLES DE LA SENSIBILITÉ.

§ I. De la douleur.

La douleur est une sensation pénible éprouvée par les êtres vivants.

Il y a des douleurs physiques et des douleurs morales, provoquées les unes par la réaction de substance du corps contre l'action des agents extérieurs, et les autres par le jeu des passions. Les premières seules, étant du domaine de la médecine, méritent de fixer un instant notre attention.

La douleur suppose nécessairement la perception, c'est-à-dire une opération psychologique dans laquelle le système nerveux joue un rôle particulier; et, en effet, ce sont les nerfs qui servent d'intermédiaires entre les impressions subies par les organes et les centres de la sensibilité. Il y a cependant des impressions dont l'âme n'a pas la conscience et que ressentent les tissus, puisque, sous leur influence, une désorganisation plus ou moins complète peut se produire. C'est ce que j'appelle des *impressions morbifiques*. A cet égard, il faut distinguer la sensation de l'impression, qui a lieu sans conscience, par suite d'une propriété particulière aux tissus vivants.

Ceux qui définissent la douleur une modification de la sensibilité des tissus ont donc tort, car une impression sans conscience, suivie d'une réaction organique locale, est une modification de la sensibilité des tissus qui ne produit point de douleur. Beaucoup de tissus sont impressionnables, je voudrais pouvoir dire *impressibles*, et ne sont pas *sensibles*. Au contraire, chez quelques individus, la sensibilité et la douleur se confondent et ne sont qu'une seule et même chose.

La perception d'où résulte la douleur est plus ou moins vive selon les individus, et selon la nature de l'organe affecté. Elle se traduit par des sensations plus ou moins aiguës, et variées dans leur caractère d'après un certain nombre de circonstances qu'il est souvent impossible de préciser.

Tous les tissus et tous les organes peuvent être le siége de la douleur, les organes des sens plus particulièrement que les autres, en raison de leur sensibilité spéciale. Ainsi les yeux, la peau, donnent lieu à des sensations douloureuses particulières différentes de celles qui ont les autres tissus pour siége. Le tissu des cordons nerveux est le plus douloureux de tous, et ce sont les parties les plus riches en nerf qui sont aussi les plus douloureuses. Toutefois certains tissus, tels que les ligaments, les tendons et les os, habituellement insensibles dans l'état normal, deviennent, comme l'a démontré Bichat, très-douloureux lorsqu'ils sont malades, et on ne peut les toucher, même faiblement, sans occasionner la plus vive douleur.

On ne peut juger de la douleur dans les maladies par la sensibilité normale des tissus. En effet, sous l'influence de l'état morbide, il se développe une sensibilité spéciale très-vive dans les organes habituellement insensibles et dans les tissus doués de sensibilité; certains agents naturels, tels que l'air, la lumière, le vent, provoquent quelquefois des crises douloureuses extrêmement vives. Pour chaque organe doué d'une sensibilité spéciale, il y un agent dont l'influence est particulièrement pénible, la lumière dans l'ophthalmie, le froid sur la peau atteinte de rhumatisme, etc.

Les causes générales de la douleur sont dynamiques, humorales et organiques. Les premières ne peuvent être rapportées à aucune altération matérielle des organes ou des nerfs qu'on y trouve. Ce sont des modifications essentielles de la sensibilité, dont la cause reste entièrement inconnue, et il y a des personnes qui éprouvent des douleurs vagues générales ou des élancements circonscrits à une partie du corps, sans aucun trouble appréciable de la santé. Le spasme des impressions morales, la migraine et certaines douleurs hypocondriaques ou hystériques, sont de ce nombre. Aux causes humorales de la douleur se rapportent celles qui dépendent de la diminution des globules rouges du sang, de l'hydroémie et des intoxications, par la strychnine, par les virus, par les miasmes ou les effluves, etc. On sait, en effet, que les modifications de composition du sang, dont le contact avec le cerveau est nécessaire à la production de la force nerveuse, ont une grande influence sur la production des névroses, des névralgies et des douleurs sympathiques des maladies viscérales.

Les causes organiques de la douleur sont les maladies des organes où elle réside, telles que les contusions, les plaies, les inflammations, les tumeurs, les compressions, les tiraillements, etc., les affections locales des nerfs, les maladies du cerveau et de la moelle.

Partout, dans ces différents ordres de causes, la perception douloureuse n'est telle que par l'action régulière de l'action encéphalique, et il faut, pour qu'elle s'accomplisse, que le cerveau conserve l'intégrité de son organisation et de son action. Ce sont les nerfs qui sont les agents de la transmission, et là où ils ont été détruits la douleur cesse.

Les formes de la douleur sont très-variées, et, sans prétendre les énumérer d'une manière complète, j'indiquerai la douleur *tensive*, *gravative*, *pulsative*, *lancinante*, *térébrante*, *contusive*, *brûlante*, *âcre*, *cuisante*, *prurigineuse*, comme étant celles dont le nom indique le plus clairement la nature intrinsèque. On les a aussi classées d'après leur siége, en les dénommant par les mots de *céphalalgie*, d'*odontalgie*, d'*otalgie*, de *cardialgie*, de *gastralgie*, d'*entéralgie*, de *dermalgie*, d'*hépatalgie*, etc.; mais cette classification, utile en quelques circonstances, est fort incomplète et ne peut être généralisée, le véritable siége de la douleur étant souvent inconnu.

La douleur est *continue*, *passagère*, *intermittente* ou *périodique*. Dans ce dernier cas, elle indique toujours une fièvre larvée et disparaît sous l'influence des préparations de quinquina. *Locale* ou *généralisée*, elle est tantôt *superficielle* et tantôt *profonde*, quelquefois *circonscrite* au trajet des nerfs ou à l'émergence de leurs rameaux cutanés; elle est ailleurs *étendue* à une grande surface de tissu ou à la totalité d'un organe. Elle varie dans sa forme et dans son intensité avec le tempérament des malades, avec leurs passions et avec la disposition du moment. Ainsi quelques personnes, douées d'une exquise sensibilité naturelle, souffrent plus que d'autres placées dans les mêmes circonstances; le fanatisme et l'exaltation diminuent l'aptitude à ressentir la douleur, et il en est de même de l'influence exercée par certaines maladies, telles que l'aliénation mentale, l'hypocondrie, l'hystérie, par quelques empoisonnements par l'éther, le chloroforme, l'oxyde de carbone, l'amilène, etc.

Elle n'est pas la même dans tous les organes, et ce sont les tissus normalement peu sensibles qui, dans l'état morbide, offrent quelquefois les douleurs les plus vives. Les séreuses, les ligaments, les os malades, sont le siége de douleurs insupportables, tandis que les membranes muqueuses altérées, ou la substance même du cerveau, provoquent à peine une exagération de la sensibilité particulière à ces organes.

La douleur ne peut suffire à elle seule pour caractériser une maladie. Il faut en même temps tenir compte des autres phénomènes observés chez les malades, et en particulier de son siége, de sa marche, de l'état fébrile, ou des autres phénomènes concomitants. Malgré ces auxiliaires, dans beaucoup de cas, l'étude la mieux faite de la douleur ne conduit pas toujours à un diagnostic précis. Ainsi la douleur des névralgies est apyrétique et s'observe sur le trajet des nerfs ou seulement au point d'émergence des filets cutanés. La douleur des os est difficile à distinguer de celle du périoste; mais, si elle a une origine

syphilitique, on la distingue à son intermittence et à sa périodicité
nocturnes. Les douleurs de la phlébite et de l'inflammation des lymphatiques sont accompagnées de fièvre et suivent le trajet de ces vaisseaux dans toute leur étendue. Celles de l'utérus s'étendent aux
lombes, sur le rectum, dans les aines et à la face antérieure des
cuisses. Les douleurs du rein sont ordinairement subites, très-aiguës
et accompagnées de vomissements bilieux et de tiraillements dans
l'aine ou dans le scrotum; celles de la vessie portent sur le périnée,
s'étendent à l'urètre et au gland. Les douleurs du foie, habituellement
sourdes, peuvent être très-vives, et alors de l'hypocondre, où elles ont
leur siége, elles s'étendent souvent à l'épaule droite. Dans le poumon
et dans la plèvre, les douleurs se montrent dans le côté malade sous la
forme de point de côté, avec ou sans fièvre, selon le degré de la maladie, et quelquefois à l'état de douleur vague, entre les deux épaules,
dans la tuberculisation pulmonaire, et, comme on le voit par ces exemples, la douleur est un phénomène qui n'a pas d'importance absolue,
et il faut recourir aux signes qui l'accompagnent pour en connaître
l'origine et la signification.

§ II. De l'anesthésie.

Des signes tirés de l'anesthésie. — L'anesthésie, de *ἀ* privatif,
αἴσθησις, sensibilité, est le nom donné à la diminution et à l'abolition du sentiment dans les tissus du corps humain. C'est la *paralysie
du sentiment.* Elle s'observe surtout dans la peau et dans les muqueuses qui avoisinent les orifices naturels. D'après M. Beau, qui le
premier a bien établi cette distinction, il y en a deux espèces : l'insensibilité au tact, et l'insensibilité à la douleur. La première empêche de percevoir les impressions des corps extérieurs, telles que
la résistance, la forme, le mouvement des corps, leur température, etc.; la seconde suspend les impressions douloureuses produites par certains agents, ainsi la piqûre, la torsion, la brûlure, le
déchirement, etc. On brûle la peau d'un malade, il sent qu'on le
touche, mais il ne sent pas qu'on le brûle. Ces deux sortes de paralysie du sentiment sont assez distinctes, et se rencontrent isolément chez quelques malades. Le nom d'*anesthésie* s'applique surtout
à la paralysie du sentiment, à la perte de la sensibilité au tact
et à la douleur. Elle est infiniment plus rare que l'*analgésie* ou
l'insensibilité à la douleur. Elle est quelquefois complète : un homme,
affecté d'une lésion du rameau mentonnier de la cinquième paire,
avait perdu si complétement la sensibilité de la lèvre inférieure,
qu'il croyait toujours que le verre qu'il portait à sa bouche était

ébréché dans le point où il touchait la lèvre. Cette paralysie complète de la sensibilité n'est pas très-commune. Ordinairement la sensibilité est seulement amoindrie, elle est obtuse. Les malades se rendent parfaitement compte de cet état. Le sol paraît se mouvoir ou s'enfoncer sous leurs pieds, les objets sont mal saisis par les mains, et leur forme ne peut plus être distinguée par le toucher.

D'après M. Beau et pour M. Racle, qui a confirmé[1] les observations de cet auteur, l'anesthésie est *partielle* ou *générale*, elle est *fixe* ou *mobile*, et se montre alternativement en divers points du corps. Elle est lente, graduelle ou subite. Quant à son siége, il est très-variable, car elle occupe les différentes parties de la peau et des muqueuses, les organes des sens, etc. L'anesthésie est *idiopathique* ou *symptomatique*, alors elle est toujours en rapport avec des maladies de la peau, de l'encéphale, de la moelle et des cordons nerveux. D'après M. Racle, on l'observe comme symptôme :

1° Dans l'*éléphantiasis des Grecs*, ou lèpre tuberculeuse. Dès la formation des taches fauves, au début de la maladie, on trouve de l'insensibilité à la base de ces taches ; cette insensibilité s'étend un peu en rayonnant en quelque sorte autour de la tache éléphantiasique, et se relie ainsi à d'autres points déjà insensibles ; de là une partie de la peau anesthésiée dans une plus ou moins grande étendue. Le même phénomène s'observe au niveau des tubercules, sur les muqueuses, les yeux, les lèvres, l'intérieur de la bouche. Cette anesthésie dans l'éléphantiasis des Grecs est un signe diagnostique très-utile.

2° A la suite d'un assez grand nombre d'affections de la peau, l'on observe de l'insensibilité qui dure plus ou moins longtemps; et elle est parfois accompagnée de douleurs très-vives et profondes; c'est ce qu'on voit dans le *zona,* dans le *lichen,* dans le *pemphigus*, dans l'*érysipèle*, etc.

3° Dans les *maladies de la moelle* avec paraplégie, et dans les paralysies du mouvement, dues à la *commotion* et à la *contusion des nerfs,* dans les lésions qu'entraînent les *métrites* et les *névralgies,* soit sur le trajet des troncs nerveux, soit dans une plus grande étendue.

4° Dans l'*hémorrhagie cérébrale;* mais, chez ces malades, il y a engourdissement de la sensibilité plutôt que véritable anesthésie.

5° Dans le *ramollissement cérébral.* Ici la diminution de la sensibilité tactile est très-réelle; ordinairement plus marquée sur les membres, elle est presque toujours égale des deux côtés du corps. Elle s'accompagne de douleurs dans l'épaisseur des muscles ou seulement

---

[1] Racle, *Traité de Diagnostic médical,* Paris, 1854, page 52.

de froid sur la peau, d'engourdissements, de fourmillements, etc.

C'est un excellent symptôme du ramollissement cérébral, car il se manifeste longtemps avant la paralysie, et, quand celle-ci arrive, l'insensibilité augmente avec elle.

6° Dans les *épanchements cérébraux* et dans toutes les maladies qui se terminent par une *compression du cerveau*. Chez ces malades, il y a diminution graduelle de la sensibilité tactile, puis absence complète de cette sensibilité.

7° Dans l'*intoxication saturnine*, dans l'*alcoolisme chronique*, dans l'*empoisonnement par l'arsenic*, on remarque des points d'anesthésie à la peau, de l'amaurose, la paralysie de la sensibilité spéciale des organes génitaux. Après la guérison, les sujets offrent des paralysies diverses du sentiment et du mouvement, paralysies qui sont très-difficiles à guérir.

Avant la séparation des deux variétés de sensibilité de la peau, l'on attribuait à l'anesthésie une foule de phénomènes qui dépendent de l'analgésie. Ainsi, en particulier, dans les maladies du cerveau, l'on croyait certainement l'anesthésie extrêmement commune ; elle y est au contraire relativement assez rare. Elle est infiniment plus fréquente, au contraire, dans des affections qui sont tout à fait étrangères aux centres nerveux.

L'anesthésie idiopathique est infiniment plus rare que l'analgésie, elle s'observe surtout chez les hystériques, dans l'épilepsie et dans l'hypocondrie. Elle se réunit souvent avec l'analgésie, c'est-à-dire à l'insensibilité à la douleur, qui est au contraire très-commune dans les névroses.

§ III. De l'analgésie.

On désigne sous le nom d'*analgésie* ou d'*analgie* l'insensibilité des tissus pour la douleur, la propriété du toucher pouvant leur être conservée, comme on le voit dans l'ivresse, dans l'engourdissement par le chloroforme, dans la congélation commençante, etc. Au contraire, la perte de la sensibilité tactile, ou *anesthésie*, n'existe jamais sans qu'il y ait en même temps analgie.

On peut constater cette analgésie en piquant la peau, en la pinçant, ou en la cautérisant. Il en est de même pour les muqueuses.

L'analgésie, étudiée pour la première fois par M. Boau, décrite avec soin par M. Racle[1], est *partielle* ou *générale*, souvent limitée à un point très-circonscrit de la peau, ou à une petite partie du corps, comme le doigt.

____
[1] *Loc. cit.*

Elle débute ordinairement par les membres, et surtout par les avant-bras. D'après M. Beau, elle est habituellement plus prononcée à leur partie postérieure qu'à leur partie antérieure. On la rencontre en avant de la poitrine, à l'épigastre; mais presque toujours alors elle existe simultanément aux avant-bras. Quand elle existe sur les muqueuses, elle occupe presque toujours en même temps une étendue* plus ou moins grande de la peau. Parmi les muqueuses, celles qui sont le plus souvent affectées sont la conjonctive, la membrane de Schneider, la muqueuse de la langue, de la vulve, du vagin. Dans ces parties, l'insensibilité à la douleur est, ou très-étendue ou fort circonscrite; elle peut être ou complète ou fort légèrement marquée.

L'analgésie peut dépendre d'une maladie du cerveau, de la moelle ou des nerfs, et alors elle est *symptomatique;* mais ordinairement elle ne se rattache à aucune altération matérielle appréciable, et on peut la considérer comme *idiopathique* ou *essentielle*. On l'observe dans la plupart des névroses et dans certains cas d'altération du sang par des poisons ou des substances dites anesthésiques.

L'analgésie permanente, fort rare dans l'*épilepsie*, est au contraire très-commune pendant les attaques convulsives. Elle est même si complète en ce moment, que des sujets peuvent se faire des brûlures ou des blessures terribles sans les sentir. J'ai vu, à l'hôpital des enfants, un malheureux qui y était entré pour une brûlure de toute la tête, occasionnée par une chute, la tête en avant, dans un chaudron plein d'eau bouillante. Il survécut à cette affreuse blessure et entra depuis dans la section des épileptiques, à Bicêtre.

Dans l'*hystérie*, l'analgésie est fort commune, tandis que l'anesthésie véritable est très-rare. Elle existe indépendamment des convulsions cloniques; elle n'en dépend pas. L'analgésie est très-variée chez les hystériques. Chez celles-ci, les conjonctives ou l'une seulement des conjonctives sont insensibles à la douleur; chez celles-là, on peut titiller les fosses nasales, le conduit auditif externe, sans provoquer la moindre douleur; on peut enfoncer le doigt profondément dans la bouche, jusque sur la base de la langue, sans solliciter un vomissement. Chez d'autres, l'insensibilité à la douleur se montre de préférence sur le vagin, le rectum, la vessie : ici, le coït ne produit plus la moindre sensation; là, la vessie a perdu sa sensibilité spéciale, et sa plénitude ne détermine plus aucune gêne, il y a rétention; il faut sonder la malade. Chez toutes, il y a analgésie plus ou moins étendue sur le tégument externe.

Un fait extrêmement curieux, c'est de voir que l'insensibilité à la douleur dans une partie n'empêche point les malades d'éprouver dans cette même partie des élancements, des névralgies, etc., enfin des phénomènes hystériques. L'insensibilité à la douleur, *provoquée artificiellement*, est donc un phénomène de physiologie pathologique parfaitement distinct de l'anesthésie observée dans l'état morbide.

L'analgésie s'observe dans l'*hémorrhagie cérébrale*, mais seulement tant que les malades demeurent sans connaissance. Dès que celle-ci est revenue, généralement la sensibilité reparaît. Chez quelques individus, lorsque l'hémorrhagie est très-forte, l'analgésie est complète et il y a tout à la fois anesthésie et analgésie. Ailleurs l'insensibilité est incomplète, et, si l'on pince ou si l'on pique la peau, l'on voit les membres exécuter quelques mouvements et la figure exprimer la souffrance.

Quand l'intelligence revient promptement, la sensibilité reparaît également très-vite avec ses caractères de l'état normal; dans certains cas, au contraire, elle est très-exagérée.

Dans la *compression du cerveau*, il arrive un moment où la sensibilité est très-diminuée dans toute l'étendue du corps ; il y a tout à la fois perte de la sensibilité tactile et analgésie.

Dans l'*intoxication alcoolique*, l'analgésie est un phénomène constant. Elle se montre déjà dans le premier degré de l'ivresse, où elle est générale. Dans le second degré, qu'on pourrait appeler le *coma alcoolique*, cette insensibilité à la douleur est absolue, et elle persiste souvent dans le *delirium tremens*. Il en est de même dans les *empoisonnements par l'acide carbonique*, par le *haschisch*, par les *narcotiques*, par les *sels de plomb*, et par toutes les préparations anesthésiques, éther, chloroforme, amilène, etc., récemment employées pour faciliter la pratique des opérations chirurgicales.

§ IV. De l'hyperesthésie.

On donne le nom d'hyperesthésie à l'exaltation de la sensibilité dans les tissus qui se manifeste au moment du contact des excitants naturels de leur sensibilité. C'est ce qui établit une différence entre elle et la douleur qui peut apparaître spontanément. Toutefois, comme l'a fort bien établi M. Racle, l'hyperesthésie et la douleur ont entre elles de nombreux points de contact, car là où il y a douleur, il y a toujours hyperesthésie, et les parties qui sont le siége de l'hyperesthésie sont aussi le siége de douleurs spontanées [1]. Je dirai volontiers que les douleurs tiennent davantage de l'état morbide, et que le tégument externe, dans certaines maladies, est disposé de telle sorte, que le contact des excitants ordinaires provoque de la douleur.

[1] *Traité de Diagnostic médical*, p. 64.

Dans cet état d'exaltation de la sensibilité, la peau est ordinairement exempte de maladie. Ce ne sont pas les pressions fortes qui déterminent de la douleur, ce sont les attouchements les plus légers qui
ne font qu'effleurer la surface; ainsi le contact des vêtements. La douleur ainsi provoquée est souvent assez vive pour amener des cris,
pour déterminer la syncope.

L'hypéresthésie se montre tantôt le jour, tantôt la nuit. Il arrive
qu'elle se déploie tout d'un coup, et que, quittant un endroit, elle se
montre subitement en un lieu assez éloigné du premier point affecté.
D'autres fois, elle s'épuise en quelque sorte, et elle est remplacée par
une espèce d'anesthésie.

Quand l'hypéresthésie est très-prononcée, l'on observe des névralgies superficielles et profondes, de la rougeur, de la chaleur, une fièvre locale qui, du reste, dure peu de temps.

Les muqueuses peuvent être hypéresthésiées : ainsi la muqueuse de
la bouche, la muqueuse des fosses nasales, la muqueuse du vagin, du
col de l'utérus, du méat urinaire chez la femme, de l'orifice vulvaire.
On trouve quelquefois le vagin et l'orifice vulvaire tellement sensibles, que le toucher et le coït sont impraticables. En raison de cette
hypéresthésie, le cathétérisme est quelquefois très-douloureux et très-
redouté chez certaines femmes hystériques affectées de rétention d'urine.

L'hypéresthésie est habituellement superficielle, mais elle peut être
profonde et occuper les os ou les muscles. Ainsi tout le monde sait
que, chez les hystériques, on provoque des douleurs en appuyant sur
les apophyses épineuses des vertèbres dorsales et cervicales, sur les
muscles des gouttières vertébrales, sur les attaches de quelques muscles et en particulier sur les attaches des muscles du tronc.

Avant de mentionner les maladies dans lesquelles on rencontre
l'hypéresthésie, dans lesquelles par conséquent cette exaltation de la
sensibilité a une valeur diagnostique, je dois dire que le plus souvent
l'hypéresthésie existe indépendamment de toute affection matérielle
du centre céphalo-rachidien, et que l'existence de l'hypéresthésie doit
même d'emblée faire penser à toute autre chose qu'à une affection
cérébrale. Cet état morbide est généralement attribué, depuis les travaux de MM. Cazenave, Gendrin et Racle, à une névrose, c'est-à-dire
à un trouble dynamique isolé de toute altération matérielle appréciable.

L'hypéresthésie s'observe au début du *lichen* et du *prurigo*. Il n'y a
pas encore de papules qu'on observe déjà, dans certains cas, cette
exaltation de la sensibilité des téguments. On l'observe également,

mais à diverses époques de la maladie, dans l'*érythème*, dans l'*eczéma*, dans quelques affections *vésiculeuses* et *squameuses*.

Dans les *névralgies*, l'hyperesthésie est un phénomène constant, et les points douloureux des névralgies, bien étudiés par Valeix, ne sont pas autre chose que des points de la peau affectés d'hyperesthésie.

Dans l'*hystérie*, les points d'hyperesthésie sont assez communs. Ils ne sont pas étendus, habituellement très-circonscrits ; de là les noms de points douloureux, clou hystérique. Les points d'hyperesthésie se montrent à la tête, sur les apophyses épineuses des vertèbres dorsales, cervicales, au niveau des gouttières vertébrales, surtout à la région du dos, à la base de la poitrine, au niveau des attaches du grand dentelé et du droit antérieur de l'abdomen, au niveau des attaches supérieures de ces muscles, sur le pubis, dans les flancs, au niveau de la pointe du cœur, à l'épigastre, etc. Ces points douloureux se montrent surtout du côté gauche du corps.

Dans la *congestion cérébrale*, dans la *méningite* et dans l'*encéphalite*, l'hyperesthésie est très-rare et ne se montre qu'au début, à la période d'excitation des organes intra-crâniens. Dès que les altérations anatomiques sont bien formées, quand il y a épanchement de sérosité ou de pus, il n'y a plus d'hyperesthésie. Toutefois elle peut reparaître quand ces affections, déjà en voie de guérison, offrent les signes d'une récidive, d'une recrudescence, et lorsqu'une encéphalite circonscrite tend à se développer autour d'un produit morbide accidentel, de nature tuberculeuse ou autre.

Dans la *méningite cérébro-spéciale* particulièrement, il y a également de l'hyperesthésie superficielle et profonde, et l'exaltation de la sensibilité est telle, qu'on ne peut souvent toucher la peau, même avec les plus grandes précautions, sans provoquer des douleurs extrêmement vives.

Dans le *ramollissement du cerveau*, l'hyperesthésie se montre quelquefois avant la paralysie, et il est important de la reconnaître. C'est, dans quelques cas, le seul phénomène qui soit bien appréciable, et il faut se garder de la confondre avec une névralgie ou une manifestation rhumatismale.

§ V. De la céphalalgie.

La céphalalgie ou douleur de tête, également connue sous les noms de *céphalée*, de *pesanteur de tête*, de *migraine*, d'*hémicranie*, etc., décrite dans tous les ouvrages de pathologie et de séméiologie, a été l'objet d'une étude très-détaillée au point de vue du diagnostic de la part de M. Racle. C'est un phénomène extrêmement commun ; seul, il n'a pas une grande importance, mais sa réunion avec d'autres symptômes devient un élément de diagnostic très-utile. On ne connaît guère la céphalalgie dans son essence, et l'on n'a aucune donnée exacte sur son siége anatomique ni sur sa nature véritable. Le devoir du clinicien est de l'envisager comme symptôme et d'examiner sa valeur diagnostique.

La céphalalgie est *générale* ou *circonscrite*. Sous cette dernière forme, elle peut siéger dans une moitié latérale de la tête, c'est l'*hémicranie*; elle peut occuper le front, l'occiput, céphalalgie *frontale* ou *sus-orbitaire*, céphalalgie *occipitale*; elle peut occuper le sommet ou un point très-limité du crâne, c'est le *clou*.

La douleur de tête est tantôt très-intense, tantôt assez légère; elle est aiguë, sourde, éphémère ou permanente. Ses formes sont très-variées : ici, c'est un resserrement, une constriction, il semble que les tempes soient rapprochées l'une de l'autre; là, ce sont des douleurs très-aiguës, en manière d'élancements. Tantôt c'est un poids, et il semble que la tête doive s'incliner en avant; tantôt c'est un ballottement intérieur, et les malades croient avoir de l'eau dans la tête. Une autre fois, la tête donne la sensation du vide. C'est sous ces formes diverses que les malades expriment leur souffrance.

On appelle plus généralement céphalalgie la douleur aiguë et passagère, céphalée la douleur sourde et permanente. La céphalalgie est rarement isolée; différents troubles des organes, des sens, surtout de la vue, de l'ouïe et du toucher, l'accompagnent ordinairement. La vue peut être obscurcie, la pupille dilatée ou contractée; il peut y avoir diplopie, photophobie, etc. L'ouïe peut être dure, et il peut exister des bourdonnements d'oreilles. Quant au toucher, on y observe quelquefois de l'hypéresthésie ou de l'analgésie.

La céphalalgie s'accompagne souvent de troubles notables du côté des voies digestives, et il y a toujours chez les malades un malaise général très-prononcé.

La douleur de tête se rencontre dans un très-grand nombre d'affections. Aussi, au lit du malade, faut-il bien analyser ce symptôme : il faut voir s'il prend sa source à la tête même, intérieurement ou extérieurement, ou s'il ne dépend pas de quelque altération du sang ou d'une maladie dont le siége anatomique est plus ou moins éloigné du cerveau. A cet égard, il y a une céphalalgie *symptomatique* et une céphalalgie *essentielle* ou *sympathique*. La céphalalgie symptomatique s'observe dans l'érysipèle du cuir chevelu, dans la congestion cérébrale, dans la méningite, dans l'encéphalite, dans l'hémorrhagie cérébrale, l'apoplexie séreuse, l'hydrocéphalie, l'hypertrophie du cerveau, les productions accidentelles de cet organe, dans les névralgies de la tête, la migraine, l'épilepsie, l'hystérie, la chlorose, les fièvres, etc. :

1° Dans l'*érysipèle du cuir chevelu* : la douleur de tête est un fort bon signe diagnostique, car elle révèle une maladie que l'œil peut difficilement apercevoir. Elle n'a pas la même importance lorsque de la face la maladie s'étend à la peau du crâne, mais sa présence indique l'extension de la phlegmasie.

2° Dans la *congestion cérébrale*, la céphalalgie est un symptôme très-commun, elle a les caractères suivants : elle est sourde, gravative, souvent très-forte, ordinairement générale, et elle existe des deux côtés de la tête. Elle est profonde, les malades en ont parfaitement la sensation ; il leur semble que la tête soit serrée, comprimée, ou remplie et près d'éclater. Cette douleur s'accompagne de vertiges, d'un engourdissement des facultés intellectuelles. La circulation dans les gros troncs vasculaires est très-activée ; au contraire, le retour du sang dans la veine cave supérieure paraît difficile : les veines du cou, de la face et du front sont très-gonflées, turgescentes. En un mot, la céphalalgie s'accompagne de tous les symptômes dont l'ensemble caractérise la congestion cérébrale.

3° Dans la *méningite*, la douleur de tête a les caractères de celle qu'on observe dans le cas précédent, quand la congestion cérébrale paraît être le premier degré de la méningite, mais ce n'est certainement pas le cas le plus commun.

A cette céphalalgie se joignent les symptômes ordinaires et habituels de la méningite : rougeur très-modérée de la face, chaleur très-vive de la tête, le reste du corps étant à une température fort peu au-dessus de la température normale, vomissements, constipation, fièvre peu intense, en attendant les phénomènes de la seconde période, qui sont ceux de la compression du cerveau.

Dans la méningite tuberculeuse, si commune dans l'enfance, du moins comparativement à la méningite simple, les accidents ont une marche beaucoup plus lente. La céphalalgie précède quelquefois de beaucoup l'explosion de phénomènes plus caractéristiques. Elle s'accompagne fréquemment de cris, de somnolence, etc.

4° Dans la *méningite cérébro-spinale épidémique*, quand la marche de la maladie n'est pas trop rapide, quand la mort ne vient pas trop brusquement et qu'on peut analyser les symptômes, on observe comme phénomène prodromique une céphalalgie plus ou moins forte, et, une fois la maladie confirmée, une rachialgie souvent sourde, mais le plus ordinairement très-vive, très-violente, surtout à la région du cou. Il existe en même temps de la roideur dans les muscles de la nuque et de l'hyperesthésie.

5° Dans l'*encéphalite*, la céphalalgie ne se fait sentir que dans le cas où la couche la plus superficielle du cerveau est affectée, et dans lequel il y a toujours une méningite partielle ; il en est de même dans la plupart des cas de ramollissement cérébral. La douleur est alors permanente, limitée au point malade ; c'est aussi ce qu'on observe dans l'encéphalite chronique des aliénés, cas dans lesquels il y a toujours des traces de méningite.

6° L'*hémorrhagie du cerveau* ne détermine pas de céphalalgie par elle-même. Quand il y a douleur de tête, c'est dans les cas seulement où l'hémorrhagie cérébrale est précédée, accompagnée ou suivie de congestion sanguine ou de ramollissement inflammatoire. Dans le premier cas, on observe la douleur sourde, gravative, qui caractérise la congestion cérébrale. Dans le second cas, la douleur est partielle, permanente, obtuse avec hypéresthésie. Ces distinctions sont très-importantes : outre que le diagnostic y gagne en précision, il faut bien reconnaître combien il est indispensable d'avoir ces notions pour baser le pronostic et pour établir le traitement.

7° Dans l'*apoplexie séreuse*, dans l'*hydrocéphalie chronique*, qui suivent quelquefois des maladies sérieuses ou qui viennent compliquer leur convalescence ; comme dans les fièvres graves, la scarlatine, la maladie de Bright, la phthisie, il se forme, dans les méninges ou dans la cavité des ventricules, des épanchements séreux non accompagnés de traces sensibles d'inflammation. Ces épanchements, qui ramollissent, compriment, distendent la pulpe cérébrale, sont annoncés par des douleurs de tête que les malades manifestent en portant la main à cette partie, en se plaignant doucement, mais continuellement, en poussant ces cris prolongés que M. Coindet a appelés cris *hydrencéphaliques*. La douleur de tête qui se manifeste par ces cris est un excellent signe diagnostique des épanchements séreux de l'intérieur du cerveau.

8° Dans l'*hypertrophie du cerveau*, la céphalalgie est un phénomène d'une grande valeur. Elle est très-vive, continue, paroxystique, et elle se traduit par des cris inarticulés et continuels. On sait combien il est difficile de distinguer ce cas de l'hydrocéphalie. Outre les phénomènes de compression, semblables à ceux qu'on observe dans l'hydrocéphalie, il faut noter dans l'hypertrophie cérébrale les attaques convulsives épileptiformes, où elles sont à peu près constantes, comme l'ont remarqué MM. Calmeil et Grisolle. D'un autre côté, il faut rechercher si l'individu affecté a eu à souffrir des émanations de sels de plomb. Dans l'affirmative, toutes les présomptions sont en faveur de l'hypertrophie du cerveau.

9° Dans les *productions non inflammatoires de la masse cérébrale*, telles que les *tubercules*, le *cancer*, les *hydatides*, les *tumeurs fibreuses*, il n'y a de douleur que dans les cas où le produit morbide est voisin de la périphérie du cerveau, parce qu'alors ils entraînent de la congestion, de l'inflammation de la substance cérébrale et surtout de ses enveloppes.

10° Après les grandes pertes de sang, l'intelligence n'est pas nette, il y a une véritable *anémie du cerveau*. Cet état morbide est toujours accompagné d'une douleur de tête qui ressemble quelquefois beaucoup à la douleur lourde, gravative de la congestion cérébrale, et que l'on reconnaît en ayant recours aux commémoratifs.

La céphalalgie *essentielle* ou *sympathique*, qui ne dépend d'aucune altération matérielle du cerveau et de ses enveloppes, résulte de la sympathie exercée sur le cerveau par les altérations du sang, par les empoisonnements et par les troubles des différents appareils organiques. Elle se rencontre :

1° Dans les *névralgies du cuir chevelu*. Les névralgies de la tête sont assez communes : les nerfs affectés sont les branches frontales et auriculaires de la cinquième paire, et le nerf sous-occipital. — Dans ces circonstances, la douleur a tout à fait le caractère des névralgies; elle revient par accès, elle est bornée à un côté de la tête, en un mot, elle dépend de la distribution du nerf affecté.

Comme dans toutes les névralgies, la douleur de tête est ici superficielle : elle présente des points fixes douloureux, soit sur le trajet des nerfs, soit plutôt aux points d'émergence des principaux filets nerveux, au niveau du tronc sus-orbitaire, au-devant de l'oreille, au-dessus de la nuque. — Quant aux caractères de cette douleur de tête, ce sont ceux qu'on rencontre dans la plupart des douleurs névralgiques, des *élancements sur le trajet du nerf malade*. Ceux-ci se répètent plus ou moins fréquemment. Quelquefois ils paraissent s'étendre et sont remplacés par de l'engourdissement. Quand ces élancements sont très-aigus et répétés, l'on observe des phénomènes particuliers d'excitation locale ; la peau rougit et devient chaude, la circulation est sensiblement plus active du côté affecté que du côté sain, la peau est sudorale, les muscles voisins ou sous-jacents deviennent le siége de contractions involontaires : le front est plissé, les paupières se ferment, et il y a en même temps des troubles de la vue et de l'ouïe.

Chez des sujets irritables, à mesure que la douleur augmente, surviennent d'autres phénomènes d'excitation nerveuse, des vomissements, des convulsions, le délire, etc.

Ces douleurs névralgiques de la tête se déplacent aisément et peu-

vent changer de siége, comme toutes les névralgies des autres parties
du corps. Elles peuvent être continues, avec des exacerbations à certains moments du jour ou de la nuit ; intermittentes et revenant par
accès, régulièrement périodiques. Cette intermittence affecte les divers
types quotidien, tierce, quarte, double quotidien, double tierce, etc.
Il peut même y avoir plus de deux accès en un jour, les intervalles qui les séparent étant plus courts. C'est ce qu'on n'observe pas
dans les fièvres intermittentes légitimes : dans ces fièvres, la périodicité est toujours plus longue.

La névralgie ne reste pas toujours bornée au cuir chevelu, elle
s'étend à la face, à l'orbite : de là des douleurs très-vives au niveau des
yeux et des oreilles ; l'œil est parfois horriblement douloureux ; de là
du larmoiement, des troubles de la vue, du clignotement, des soubresauts des paupières, des convulsions partielles et douloureuses des
muscles du visage ; ailleurs, douleur très-vive dans le pavillon de
l'oreille, dans le conduit auditif externe, et cependant nulle trace d'inflammation de l'oreille, pas d'écoulement. D'autres fois enfin, la douleur s'étend davantage et elle gagne le plexus cervical superficiel, elle
peut encore gagner de proche en proche et venir affecter les rameaux
thoraciques et scapulaires du plexus brachial.

Les causes les plus ordinaires des douleurs de tête névralgiques
sont l'insolation, le froid, les blessures des nerfs, la chlorose, et surtout la syphilis. Ces névralgies, dans la syphilis, constituent un des
phénomènes les plus intéressants à étudier de la troisième période
de la maladie, quelquefois de la seconde.

2° Il y a douleur de tête dans le *rhumatisme du cuir chevelu*. Cette
maladie, développée sous l'impression du froid, est assez fréquente.
Le muscle occipito-frontal et ses annexes fibreuses sont ici affectés.

Cette douleur a les caractères suivants : elle s'est développée après
un refroidissement subit ou progressif de la tête, elle est superficielle, générale, occupe les deux côtés, et est souvent plus forte en
arrière ou en avant qu'en d'autres points. La pression sur la tête
l'augmente ; la contraction des muscles des mâchoires produit le même
résultat. Les coiffures chaudes la font sensiblement diminuer. — Souvent, on observe en d'autres parties du corps des douleurs rhumatismales. La douleur de tête rhumatismale diffère de la douleur de tête
névralgique, en ce que celle-ci revient par accès, tandis que la première est continue et n'est pas accompagnée de fièvre. La douleur de
tête névralgique est presque toujours compliquée, du moins au moment de l'accès, d'une sorte de fièvre locale ou d'un mouvement fébrile très-prononcé.

3° Dans la *migraine*. Chez quelques malades, la douleur de tête ne peut être rapportée à aucune lésion matérielle du cerveau. C'est ce qu'on appelle la *céphalalgie nerveuse* ou la *migraine*.

La migraine est très-commune chez les individus d'un tempérament nerveux et chez les femmes. La moindre émotion morale, la plus légère contrariété, tout ce qui peut gêner accidentellement et très-momentanément l'ouïe, la vue ou l'odorat, sont les occasions de son développement.

C'est une douleur vive, souvent sus-orbitaire, sans mouvement fébrile, mais accompagnée de chaleur et de pesanteur de tête, avec étourdissements, éblouissements. Elle dure de quelques heures à un jour ou deux ; elle s'accompagne fréquemment de perte de l'appétit et de vomissements. Aucun autre trouble organique ne vient la compliquer. — Cette douleur de tête, essentielle en quelque sorte, n'est pas grave par elle-même, elle n'est que très-pénible par ses retours fréquents. Cependant elle finit, au bout d'un certain temps, par déterminer de la faiblesse intellectuelle et une sorte d'hébétude. — Quelquefois, les femmes sujettes à la migraine ont des points d'hyperesthésie très-prononcés sur différents points du corps.

4° Dans l'*épilepsie* il y a douleur de tête, mais dans les accès seulement, à moins, bien entendu, que la névrose ne soit symptomatique d'un produit morbide développé dans la substance cérébrale. Certains individus, ressentant une douleur vive de tête, sont ainsi avertis de l'imminence d'une attaque. C'est donc ici un symptôme prodromique. Tantôt elle est générale, tantôt, et c'est ce qui se montre le plus communément quand le mal de tête précède de très-près une attaque convulsive, elle est circonscrite et localisée en un seul point de la tête.

Après les attaques, il y a toujours de la douleur de tête. Celle-ci est lourde, pesante, et ces troubles fonctionnels durent plus ou moins longtemps, de quelques heures à plusieurs jours.

5° Dans l'*hystérie*, la douleur de tête existe presque toujours avant les accès et dans leur intervalle. C'est un symptôme utile à rechercher pour établir le diagnostic quand il n'y a pas encore eu d'attaques de nerfs chez une femme que l'on présume hystérique. Ici la céphalalgie peut être générale et ne présenter aucun caractère spécial; c'est, ailleurs, une névralgie, une simple pesanteur, la céphalalgie des congestions cérébrales, tantôt enfin une douleur très-vive, limitée à un point circonscrit de la tête et formant ce qu'on appelle le clou hystérique.

La céphalalgie est, dans cette maladie, un signe si précieux, qu'on peut dire d'une manière générale qu'une femme nerveuse, sujette

aux vapeurs, aux spasmes, à des douleurs vagues, à la tympanite épigastrique, à la boule, etc., qui a une céphalalgie habituelle, générale
ou limitée à un seul point et surtout occipitale, est une femme atteinte
d'hystérie.

6° Dans l'*hypocondrie*, la céphalalgie est habituelle, presque permanente, et offre tantôt le caractère d'une constriction temporale, et
tantôt celui d'une pesanteur telle, que la tête s'incline sur le cou.
Quelquefois elle offre des exacerbations. Le plus souvent générale, elle
est quelquefois circonscrite, localisée; dans ce cas, elle est le plus
souvent sus-orbitaire et occipitale.

7° Dans les fièvres, et surtout dans la *fièvre typhoïde*, la céphalalgie est
un des premiers symptômes de la maladie; elle survient en général
quelques jours avant le mouvement fébrile. Elle ne cède pas au moment de l'invasion de la fièvre; au contraire, elle augmente. Ainsi
viennent des étourdissements et le délire. La céphalalgie est donc un
symptôme très-précieux dans la fièvre typhoïde, le seul quelquefois
dont se plaignent les malades. C'est tout à la fois un symptôme du
début et un symptôme de la période d'état de la maladie; sa diminution coïncide avec l'amélioration du mal, et lorsque toutefois la guérison doit avoir lieu. Quand, au contraire, la maladie paraît tendre
vers une terminaison funeste, la céphalalgie persiste. Dans le cas où
elle disparaît, il est bien rare de la voir se reproduire. Aussi, si ce
phénomène anomal se montre vers le déclin de la maladie, l'on doit
craindre une complication, le retour du mouvement fébrile, des accidents du côté de l'intestin, une pneumonie, mais surtout une méningite ou un épanchement séreux dans les ventricules du cerveau ou
dans la cavité de l'arachnoïde.

Dans la *fièvre intermittente*, la céphalalgie est un symptôme prodromique des accès. C'est un symptôme qui manque très-rarement et
qui, en l'absence d'accès bien complets et bien déterminés, peut
mettre sur la voie d'une fièvre intermittente. D'ailleurs, il y a une
forme de fièvre intermittente pernicieuse dans laquelle le mal de tête
constitue le symptôme principal. On appelle cette fièvre *fièvre pernicieuse céphalalgique*.

Dans les *fièvres éruptives*, la céphalalgie, qui ressemble beaucoup à
celle qu'on rencontre dans la fièvre typhoïde, cesse dès l'éruption.
C'est un phénomène du début. — Si la douleur de tête persiste malgré l'apparition de l'éruption, c'est un signe de mauvais augure : ou
bien l'éruption est incomplète, ou il se prépare une complication.

8° Il y a enfin des douleurs de tête sympathiques des maladies des
voies digestives dans l'*indigestion*, dans l'*embarras gastrique*, mais

plutôt dans les maladies aiguës que dans les maladies chroniques. Elles s'observent aussi dans la chlorose, dans l'anémie et dans les altérations du sang par les poisons, lorsque la substance portée dans l'estomac a une action plus ou moins directe sur le système nerveux.

ART. III. — TROUBLES DU MOUVEMENT.

§ I. De la paralysie du mouvement.

La paralysie du mouvement, ou simplement la *paralysie*, est la perte de la contractilité des muscles volontaires ou indépendants de la volonté.

Elle est *générale* ou *partielle*, occupe un ou plusieurs muscles à la fois, et, dans quelques circonstances, tous les muscles d'un côté ou de la moitié inférieure du corps. La paralysie d'un côté a reçu le nom d'*hémiplégie*, et la paralysie des membres inférieurs celui de *paraplégie*. Elle est *complète* lorsque les mouvements sont entièrement anéantis; *incomplète*, au contraire, s'ils ne sont qu'affaiblis et diminués dans leur énergie habituelle. Son invasion est lente, progressive chez quelques malades, et brusque chez d'autres, qui perdent tout à coup les facultés motrices d'un organe ou d'un de leurs membres. On la reconnaît assez difficilement quand elle est encore incomplète, mais il n'en est pas de même lorsque le mouvement est entièrement aboli; alors, si la paralysie occupe les membres, la marche est difficile ou impossible; les jambes sautillent ou traînent sur le sol, et la volonté n'a sur elles qu'un faible empire. Les bras ne peuvent se lever sur la tête, et la main ne serre plus les objets qu'on lui présente. A la face, dont une moitié seulement est paralysée, les contractions du sourcil ne sont plus apparentes, l'œil entr'ouvert ne peut se fermer, et la bouche est toujours déviée du côté opposé à la paralysie dès que le malade rit ou fait effort pour dire quelques mots. La langue paralysée d'un côté sort de la bouche, mais déviée du côté malade par l'effet de la contraction du génio-glosse resté sain, l'autre ne pouvant lutter pour maintenir la rectitude de l'organe.

A l'intérieur, la paralysie peut occuper tous les organes musculaires, le pharynx, l'œsophage, l'estomac, le rectum, la vessie, le diaphragme, etc. Chacune de ces paralysies offre des caractères différents en rapport avec la fonction de l'organe affecté. Ainsi la paralysie du rectum détermine de la constipation; et celle du sphincter de l'anus l'incontinence des matières stercorales; celle de la vessie produit la rétention d'urine et la distension de l'organe par le liquide; la paralysie de l'estomac amène la distension de ce viscère et sa réplétion par des liquides et des gaz qui s'entre-choquent en faisant un bruit appréciable à distance ; celle de l'œsophage s'annonce par la déglutition bruyante des liquides qui tombent avec bruit dans l'estomac et par la difficulté d'avaler les solides. En effet, les aliments solides s'accumulent dans l'œsophage, le remplissent quelquefois jusqu'en haut et sont rejetés au dehors après y avoir séjourné quelque temps. Dans la paralysie du pharynx, les liquides ne peuvent passer, et ils s'échappent, soit par les fosses nasales, soit dans le larynx, où leur présence détermine de graves accidents de suffocation.

Dans les paralysies récentes où le mouvement est aboli d'une façon plus ou moins complète, sans complication de paralysie du sentiment, la contractilité volontaire est détruite, mais des mouvements involontaires ou réflexes peuvent être déterminés par le chatouillement ou la brûlure et l'irritation de la peau. Cette contractilité peut encore être rendue manifeste par l'usage des excitants galvaniques ou par le courant d'un appareil électro-magnétique. Dans les paralysies anciennes, au contraire, lorsque le tissu du muscle paralysé s'altère, s'atrophie et passe à l'état graisseux, la contractilité ne peut être réveillée par aucun excitant électrique ni par les autres excitants du système nerveux. On a récemment soutenu que les muscles paralysés dans la paralysie saturnine perdaient d'emblée la contractilité électrique, c'est une erreur que l'électro-puncture permet de constater. Tout ce qui a été dit à cet égard est faux et demande à être vérifié par de bons observateurs. Quelle que soit la nature et l'ancienneté de la paralysie, tant que les fibres du muscle conservent leur apparence striée, la contractilité, électrique subsiste ; mais quand les faisceaux musculaires perdent leur rougeur, et que les stries de leur surface s'infiltrent de graisse, la contractilité électrique diminue et finit par disparaître.

La température des parties paralysées a été l'objet de recherches assez nombreuses et contradictoires. Au début, la température est quelquefois augmentée de un à deux degrés sur la température de la partie correspondante du corps dans le côté sain, mais plus tard la température s'abaisse d'une manière assez évidente. Elle tombe de 1 degré 5/10 à deux degrés. Plusieurs fois, dans certains cas d'hémiplégie ancienne, j'ai trouvé cette différence entre la température des deux membres. C'est un fait que j'ai également observé à la suite d'une ligature de l'artère humérale terminée par la guérison, mais suivie de la paralysie et de l'atrophie du membre. Au reste, si les changements de température dans les parties affectées de paralysie sont variables, la diminution de la colonne thermométrique est plus fréquente que son augmentation. Ce fait est en rapport avec le ralentissement de la circulation capillaire, qui est moins active que de coutume, avec la diminution du mouvement nutritif des organes, avec leur atrophie, avec l'induration des cordons nerveux, l'infiltration du tissu cellulaire, etc. La modification de la nutrition est si profonde, sans aller jusqu'à la gangrène, qu'une fracture dans un membre paralysé peut rester mobile et sans consolidation des fragments. Cela résulte des observations publiées par M. Malgaigne[1].

Rien n'est facile à reconnaître comme la paralysie d'un membre ou d'un organe; mais il n'en est pas tout à fait de même de la paralysie d'un seul muscle, surtout si elle est peu prononcée. Dans ce cas, on peut confondre la paralysie d'un seul muscle avec la contracture ou la rétraction du muscle antagoniste. C'est ce qui arrive pour le torticolis; mais alors il est facile de remettre la tête en place, et on n'a pas à vaincre la résistance du muscle sain, ce qui aurait lieu s'il avait été le siége d'une rétraction. La paralysie du deltoïde, qui laisse tomber le bras en effaçant le contour arrondi de l'épaule, peut faire croire à une luxation de l'humérus; mais la moindre attention suffit pour éviter de pareilles erreurs. La paralysie doit être distinguée de l'immobilité produite par l'inflammation, par l'atrophie, par le rhumatisme, ou enfin de l'état de torpeur générale causée par l'ivresse ou certains poisons, tels que l'opium, par lacompression du cerveau, etc. Souvent il n'est pas possible de se prononcer au moment même, mais un peu plus tard la marche des accidents ne laisse pas de doute sur leur nature, et c'est alors seulement que la paralysie peut être reconnue.

La paralysie porte généralement sur les muscles et forme ces paralysies du mouvement dont le mot de paralysie tout seul a consacré la nature; mais quelquefois ce phénomène est compliqué d'une paralysie de la sensibilité, de sorte qu'il y a chez les individus paralysie double, portant à la fois sur le mouvement et sur la sensibilité. Les malades ne peuvent se mouvoir et ne sentent pas qu'on les touche ni qu'on les pince pour provoquer de la douleur; les mouvements réflexes sont abolis et il y a chez eux ce qu'on appelle de l'*anesthésie*, phénomène particulier qui mérite une attention particulière et que nous avons décrit dans un chapitre spécial.

La paralysie est un symptôme qu'on observe dans une foule de maladies différentes par leur siége et par leur nature. Ordinairement en rapport avec une *altération matérielle* de la substance cérébrale ou des cordons nerveux, avec l'altération primitive du tissu cellulaire, elle peut dépendre de troubles nerveux *sympathiques* occasionnés par une maladie viscérale ou constitutionnelle, ne produisant pas de désordres

---

[1] *Traité des fractures et des luxations*, Paris, 1847–1855, 2 vol. in-8°.

appréciables dans le cerveau; elle résulte également de *troubles ner-*
veux primitifs, dont la cause matérielle est inconnue, comme dans le
cas d'impression morale ou de l'action des *poisons* sur l'économie.
De là, différentes sortes de paralysies : les paralysies *essentielles* et
sympathiques, les paralysies *musculaires* ou *myogéniques*, et les paralysies *symptomatiques* d'une lésion matérielle développée dans le cerveau et dans les nerfs.

Paralysie essentielle et sympathique. — Des paralysies sans altération matérielle appréciable se développent assez souvent à la suite
des impressions morales, et de la frayeur en particulier, à la suite de
l'épilepsie, dans l'hystérie, dans l'hypocondrie, dans l'aliénation
mentale, principalement sous forme d'hémiplégie, de paralysie générale, de paraplégie, de paralysie faciale, d'anesthésie, etc.; et elles affectent tantôt le mouvement, tantôt la sensibilité, et, dans quelques
circonstances, la sensibilité et le mouvement à la fois. Elles se présentent à l'état de paralysie généralisée occupant tous les muscles des
membres et de la tête, ou à l'état de paralysie partielle bornée à la
face, à un seul côté du corps frappé d'hémiplégie ou aux membres
inférieurs avec le caractère des paraplégies. Simulant une maladie de
la moelle, ces altérations du mouvement peuvent guérir et quelquefois
elles disparaissent subitement comme elles sont venues, sous l'influence d'une grande émotion, frayeur, ou par le fait d'une confiance
exagérée dans l'action de certains remèdes prônés avec enthousiasme.

Entre toutes, la paralysie générale progressive offre des caractères
particuliers d'une haute importance. Bien qu'on ait cru devoir la considérer comme symptomatique et comme sous la dépendance de la
méningo-encéphalite diffuse, elle me paraît devoir être rapportée aux
paralysies essentielles sympathiques, car ce que M. Calmeil a dit des
altérations méningées a besoin d'être confirmé, et dans la plupart des
cas on ne trouve, après la mort, aucune lésion appréciable du cerveau.

Cette forme de paralysie débute d'une façon particulière et caractéristique. Un embarras des mouvements de la langue caractérisé par
la difficulté de la parole est le premier symptôme de cette maladie grave, souvent incurable. Viennent ensuite, progressivement
et lentement, de la faiblesse dans les membres et dans les organes des
sens, le trouble des facultés intellectuelles porté à l'état de folie aiguë,
l'augmentation des phénomènes paralytiques, et, au bout de plusieurs
années, la démence et la mort avec paralysie complète, incontinence
des urines, des matières fécales, et tout ce qui résulte de cette dégoû-
tante infirmité.

Les paralysies générales ou partielles, qui résultent de l'*action des poisons*, sont l'effet sympathique d'une altération du sang plutôt que d'une altération de la substance cérébrale et de la substance des tubes nerveux. En effet, les nécropsies n'ont jamais rien fait découvrir, dans ces circonstances, qui soit de nature à rendre compte des phénomènes paralytiques. Aucune déchirure, aucun tiraillement des fibres, aucun changement de texture, n'ont été signalés. Ces paralysies résultent d'un trouble dynamique essentiel des fonctions du système nerveux, qu'on pourrait attribuer également à l'effet sympathique de l'altération du sang, puisqu'il est certain que, dans les empoisonnements, ce liquide subit une altération plus ou moins profonde. On les observe dans les organes des sens et dans les muscles volontaires limités à un certain nombre d'entre eux. Il y a une surdité produite par l'usage immodéré du sulfate de quinine. L'amaurose est la conséquence de l'intoxication par le plomb, et l'insensibilité de la peau, c'est-à-dire l'anesthésie, est produite passagèrement par l'éther, le chloroforme, l'oxyde de carbone, l'amilène, etc., où d'une façon permanente par le plomb, l'arsenic, etc. Quant aux paralysies du mouvement occasionnées par les substances toxiques, ce sont : les paralysies des extenseurs de la main dans l'intoxication saturnine, la paralysie déterminée par le phosphore et par l'arsenic, la paralysie spéciale du curare et de la nicotine, la paralysie incomplète des membres supérieurs sous l'influence prolongée de l'action du mercure, etc. On n'a guère étudié les paralysies produites par la nicotine, le curare et le phosphore que sur les animaux, mais les résultats n'en sont pas moins intéressants. J'ai plusieurs fois observé, sur des rats, une véritable paraplégie après leur empoisonnement par la pâte phosphorée, et, sur les animaux empoisonnés par le curare et la nicotine, on observe dans la contractilité musculaire et dans l'action nerveuse des modifications importantes. Claude Bernard l'a démontré : le curare éteint rapidement et complétement les propriétés sensitives et motrices du système nerveux. Cinq minutes après l'empoisonnement d'une grenouille, les mouvements réflexes sont abolis et l'*excitation galvanique des nerfs* ne produit aucune contraction musculaire, tandis que l'*excitation galvanique des muscles* les fait contracter. D'autres phénomènes s'observent après la mort par nicotine; l'excitation galvanique ne peut rien sur les muscles, dont les mouvements sont abolis. Il en résulte que le curare paralyse le système nerveux sans paralyser l'action musculaire, et la nicotine, au contraire, détruit à la fois la contractilité musculaire et la force nerveuse.

La paraplégie produite par l'arsenic s'observe chez les animaux et chez l'homme; elle a été signalée, en France et en Allemagne, par un certain nombre d'auteurs. Orfila, Christison et M. Leroy d'Étiolles en ont fait connaître plusieurs exemples.

Les paralysies saturnines sont connues depuis beaucoup plus longtemps. Elles occupent de préférence les extenseurs du poignet et des doigts, ce qui donne à ces parties une apparence toute particulière de flexion permanente. On les a observées, mais plus rarement, dans le deltoïde et dans les muscles extenseurs de la jambe. Ces paralysies n'offrent rien de particulier que leur siége dans les extenseurs, et c'est à tort, ou par suite d'expériences mal faites, qu'un médecin a récemment soutenu que les muscles paralysés sous l'influence du plomb perdaient l'irritabilité galvanique, cette propriété persistant dans les autres variétés de paralysie musculaire. En effet, dans les paralysies saturnines comme dans les autres, l'irritabilité galvanique n'est jamais détruite, et, chez les malades qu'on m'a présentés comme tels, l'électro-puncture m'a toujours permis de constater la persistance de la contractilité électrique. Qu'il y ait affaiblissement de cette propriété, la chose est possible, mais elle n'est pas assez nette pour servir de base à l'établissement d'un caractère différentiel des paralysies. Cette irritabilité, dans les paralysies saturnines comme dans les autres, est moins en rapport avec la cause de l'abolition du mouvement volontaire que de l'altération des muscles. Elle s'affaiblit et disparaît toutes les fois que, les faisceaux musculaires perdant leur couleur, leurs stries transversales s'infiltrent de graisse et de tissus adipeux.

Paralysie musculaire ou myogénique. — La paralysie peut dépendre d'une altération primitive de la fibre musculaire, occasionnée par différentes causes, et c'est pour la désigner que j'emploie le mot de paralysie myogénique. La commotion des muscles à la suite d'une contusion; le froid exerçant son action sur une partie telle qu'un côté de la face, une épaule, les membres inférieurs ou supérieurs, comme cela est si commun chez les enfants; l'épuisement de la force musculaire par un exercice continuel trop actif, amenant l'atrophie; les troubles et les arrêts de la circulation dans un muscle, sont la cause de cette espèce de paralysie.

Ordinairement partielle et n'occupant qu'un ou plusieurs muscles, ceux qui ont été soumis à l'influence locale, elle s'observe sur les membres et sur le tronc. C'est dans cette classe qu'il faut ranger l'hémiplégie rhumatismale de la face, la paralysie bornée au deltoïde ou au grand dentelé, les paralysies d'un membre chez les enfants, celles qui résultent de la ligature d'une artère ayant déterminé l'atrophie des muscles; celles, enfin, qui ont pour siége les muscles des mains, de l'avant-bras, des jambes, avec une notable atrophie, et que MM. Cruveilhier et Aran ont décrites sous le nom de paralysie atrophique progressive.

La paralysie myogénique générale est très-rare et ne s'observe que dans la paralysie progressive atrophique. Quelques faits de ce genre ont été observés. La paralysie occupait les membres supérieurs et inférieurs, les muscles du tronc et jusqu'au diaphragme, de manière à suspendre les fonctions respiratoires et à déterminer l'asphyxie.

Cette espèce de paralysie, ayant pour siége primitif les muscles, détermine dans ces organes une altération de texture qu'on ne retrouve pas au même degré dans les autres variétés de la paralysie. Les fibres musculaires, habituellement rouges et striées dans le sens transversal, deviennent plus pâles et perdent graduellement leur apparence striée. Elles diminuent de volume, s'infiltrent de graisse, de sorte que le muscle finit par disparaître en partie et se trouve être remplacé par une notable quantité de tissu adipeux.

Paralysie symptomatique. — La paralysie succède le plus ordinairement à une lésion matérielle du *cerveau*, de la *moelle* et des *cordons nerveux*. Comparée, sous le rapport de la fréquence, aux autres paralysies essentielles, sympathiques et musculaires, celle-ci est infiniment plus commune que les autres. La paralysie symptomatique des maladies du cerveau s'observe dans la congestion cérébrale, dans l'hémorrhagie, dans les tumeurs du cerveau, etc. Elle offre des apparences variables selon le siége et l'étendue de l'altération anatomique.

Dans la congestion cérébrale, elle est subite, générale, plus ou moins complète, et porte sur le mouvement et sur la sensibilité à la fois ou sur le mouvement en particulier.

Dans l'hémorrhagie cérébrale, elle est plus ou moins étendue, suivant le siége et le volume de l'épanchement sanguin. Elle est *générale* et affecte les quatre membres, lorsque l'hémorrhagie occupe la protubérance, lorsqu'elle est double et siége dans chacun des hémisphères ; enfin, lorsque, très-considérable et occupant l'un des hémisphères cérébraux, elle comprime l'autre en pénétrant dans les ventricules. Elle est *partielle* et se présente à l'état d'hémiplégie, lorsque l'hémorrhagie, n'ayant qu'un volume peu considérable, occupe l'un des centres ovales de Vieussens. Alors elle existe toujours dans le côté opposé à l'épanchement sanguin, à gauche, si le côté droit du cerveau est malade, et réciproquement, à droite, si la lésion occupe l'hémisphère cérébral gauche. C'est là un principe de physiologie qui souffre peu d'exceptions et qu'on peut appliquer à toutes les hémiplégies, quelle qu'en soit la cause anatomique. Elle résulte de ce qu'on connaît sur l'action croisée des hémisphères, sur les mouvements des membres, fait incontestable et démontré par de très-nombreuses observations. Des paralysies *partielles* moins étendues que l'hémiplégie s'observent encore après l'hémorrhagie cérébrale de très-petit volume. Elles peuvent n'occuper qu'un seul bras, si le foyer sanguin est dans le côté opposé du cerveau près de la couche optique; la jambe, s'il a pour siége les corps striés; un côté de la face, si les pédoncules cérébraux sont malades; la langue, une paupière, l'œil, etc., selon les différentes parties du cerveau occupées par l'épanchement. Malheureusement tout ce qui a été dit sur le rapport des paralysies partielles aux lésions anatomiques du cerveau laisse beaucoup à désirer, et les résultats que je viens d'énoncer ne doivent pas être admis comme des choses définitives. Toute cette partie de la science est à faire. Il n'y a aujourd'hui de démontrée que la localisation du mal dans le côté du cerveau opposé à la paralysie. Au delà de cette affection, tout ce qui a été dit est encore à établir.

La paralysie se présente encore sous forme d'hémiplégie ou de paralysie partielle dans l'encéphalite et le ramollissement cérébral sénile, dans les hémorrhagies des méninges, dans les suffusions séreuses du cerveau, dans les tubercules, les cancers, les tumeurs fibreuses, fibro-plastiques et les hydatides développées au milieu de cet organe ou dans ses enveloppes. Partout le résultat est le même : soit brusquement, si la lésion est instantanée; soit, au contraire, d'une façon progressive; après un temps de tolérance variable, si le mal s'est développé par degrés, la paralysie arrive dans le côté du corps opposé à la lésion cérébrale et elle occupe une étendue d'autant plus grande que la désorganisation est plus avancée.

La paralysie symptomatique des *maladies de la moelle* est rarement générale. Elle occupe le tronc et les quatre membres si la lésion existe à la région cervicale de la moelle; les membres inférieurs seulement lorsqu'elle a pour siége la partie inférieure de cet organe. C'est alors ce qu'on appelle une *paraplégie*. Cette paralysie affecte presque toujours le mouvement et le sentiment, lorsque la substance médullaire blanche et grise est altérée; mais, dans quelques circonstances, la sensibilité se conserve si toute la moelle n'est pas détruite et si la lésion a pour siége les cordons antérieurs. Elle existe toujours dans le côté correspondant à cette lésion, et une maladie du côté gauche de la moelle entraîne nécessairement une paralysie musculaire à gauche.

Un instant on avait cru pouvoir reconnaître et placer dans les cordons antérieurs de la moelle les altérations susceptibles de produire la paralysie du mouvement, et dans les cordons postérieurs celles qui déterminent les paralysies de la sensibilité. Tous ces faits ont été remis en question par les expériences contradictoires récentes de M. Brown-Séquard, et il paraît que les choses ne se passent pas d'une manière aussi simple. Il est démontré que les paralysies du mouvement sont la conséquence des maladies des cordons antérieurs; mais, pour les paralysies de la sensibilité, on ne sait au juste s'il faut les mettre sous la dépendance des cordons latéraux et postérieurs, ou, au contraire, de la substance grise de la moelle. De nouvelles expériences éclaireront peut-être un jour ce point de la physiologie.

Quand la paraplégie affecte le mouvement sans amoindrir la sensibilité et n'est pas complète, les malades marchent avec peine et fauchent ou sautillent en marchant d'une manière significative et caractéristique. Quand elle est complète, la marche est impossible, et tous les mouvements volontaires sont abolis dans les muscles des membres inférieurs. Les malades restent au lit sans pouvoir lever la jambe ni le genou ; cependant, comme ils sentent la douleur, et qu'en chatouillant la plante des pieds ou en irritant la peau on détermine une sensation désagréable, il en résulte presque toujours un *mouvement involontaire* ou *réflexe* de retrait de la jambe sur la cuisse. La persistance de ces mouvements a une très-grande importance pour la détermination du siége de la maladie, que l'on ne peut localiser dans les muscles, et qui doit être placé, au contraire, dans les cordons antérieurs. L'abolition de ces mouvements indique soit une paralysie myogénique avancée, soit plus ordinairement une lésion de la substance grise et des cordons postérieurs de la moelle.

La paraplégie ou la paralysie des membres et du tronc dépendent des altérations aiguës ou chroniques, primitives ou secondaires de la méninge spinale et du cordon même de la moelle. La méningite spinale, les hémorrhagies de la moelle, la myélite aiguë ou chronique, les corps étrangers de la moelle, etc., favorisent la production de cet accident. Il en est de même des tumeurs du canal vertébral, des anévrismes ayant usé une vertèbre, des abcès par carie vertébrale donnant lieu à une compression ou à une inflammation médullaire ou méningée spinale.

Les paralysies qui dépendent d'une *altération des nerfs moteurs* du tronc et des membres se rattachent de près aux paralysies symptomatiques des maladies de la moelle. Leur mécanisme est le même. Elles dépendent d'une interruption de l'influx nerveux par interruption complète de la continuité des tubes nerveux ou seulement par compression de ces conduits.

Les blessures et la section des nerfs, leur compression et leur tiraillement par une tumeur, les névroses, la névrite simple et rhumatismale, produisent la paralysie des muscles soumis à l'influence des nerfs altérés. Ce sont des paralysies partielles plus ou moins étendues, selon le nombre et le volume des filets nerveux malades. On observe souvent cette paralysie dans le nerf facial malade après sa sortie du trou stylo-maxillaire, dans le nerf radial ou cubital, dans le nerf sciatique, etc. C'est une paralysie généralement facile à reconnaître, toujours bornée à un certain nombre de muscles, et elle n'offre rien de particulier.

En résumé, la paralysie porte à la fois sur le mouvement et sur le sentiment. Mais le nom de paralysie employé tout seul s'applique exclusivement à l'abolition du mouvement volontaire et de l'action des muscles de la vie animale. On donne à la paralysie du sentiment le nom d'anesthésie. La paralysie du mouvement volontaire est partielle, locale, hémiplégique et paraplégique, ou au contraire générale, et détruit en totalité ou en partie les mouvements musculaires. Elle a pour causes les troubles essentiels ou sympathiques du système nerveux cérébro-spinal, les empoisonnements, les maladies du sang, les maladies primitives des muscles et les altérations matérielles des cordons nerveux, de la moelle rachidienne, de la substance cérébrale et de leurs enveloppes.

§ II. De la syncope.

La syncope est un état morbide caractérisé par la diminution de la force et de la fréquence des battements cardiaques, avec perte subite du sentiment et du mouvement. C'est en quelque sorte une *paralysie incomplète et momentanée du cœur*. Jusqu'à la précieuse découverte de Harvey[1], on avait dit que la syncope consistait dans la suspension complète des battements du pouls ; puis, la circulation du sang une fois entrevue, les médecins et les physiologistes modifièrent cette opinion généralement acceptée alors, et attribuèrent la syncope à *l'absence* des mouvements du cœur. Il y a là une erreur scientifique profonde qu'il nous importe de déraciner entièrement.

La plupart des anciens confondaient la syncope et l'asphyxie ; la disparition du pouls dans ces deux états, cependant bien distincts, semblait légitimer cette fausse manière de voir. J. P. Frank lui-même ne sut pas éviter cet écueil, et il décrivit ensemble la syncope et l'asphyxie.

Ce n'est pas évidemment par l'état du pouls que l'on peut juger de

---

[1] Flourens, *Histoire de la découverte de la circulation du sang*. Paris, 1854.

la syncope, car Galien (*De pulsus Præcognitione*, lib. I, cap. III) a vu des individus privés de pouls qui conservaient leur parfaite connaissance. Cœlius Aurelianus, Lancisi (*De Mortibus subitaneis*), rapportent des faits analogues, et Morgagni parle d'un cas où le pouls resta sans battements pendant quarante jours ! Haller et Ramazzini se rangèrent à cette opinion et Borsieri (*Institutiones medicæ*) cite l'observation d'une femme qui marchait, mais dont l'absence du pouls était cependant bien manifeste.

Ce n'est pas davantage sur l'absence des mouvements ou des bruits du cœur que l'on peut faire reposer la syncope, car l'observation clinique infirme tous les jours cette proposition, qui remonte à Cullen ; aussi, lorsque Haller, Frank, Burdach, Muller, Piorry, Bouillaud, Devergie, Orfila et Monneret viennent dire qu'il y a dans la syncope une *suspension complète* des battements du cœur, ils émettent là une assertion qui ne repose sur aucune preuve et que l'expérience repousse. Ces auteurs, si recommandables d'ailleurs à tant de titres, n'ont guère parlé de la syncope qu'en se guidant sur des vues théoriques ; mais, depuis la découverte due au génie de Laënnec, la science a marché, et l'auscultation est venue jeter un nouveau jour sur la question jusque-là si controversée de la syncope. Il ne faut donc plus parler aujourd'hui de l'absence des mouvements de l'organe central de la circulation dans les mêmes termes qu'au temps où l'on était privé des secours de l'auscultation.

Dans la syncope, l'application de la main sur la région précordiale peut très-bien ne pas faire reconnaître les battements du cœur, cela est vrai ; mais appliquez un stéthoscope ou votre oreille sur la poitrine du malade, et vous entendrez très-distinctement les bruits (je dis les *bruits*, et non pas les battements, car ces derniers peuvent parfois échapper à l'ouïe la plus fine) de l'organe ; ils pourront être faibles et rares, mais ils persisteront. Il existe cependant dans leur nature une modification morbide toute spéciale, je veux parler de leur dédoublement. L'oreille, par exemple, ne perçoit qu'un seul bruit faible et rare au lieu du tic-tac ordinaire. Ce bruit caractéristique existe toujours, et, s'il vient à cesser pendant quelques minutes, on n'assiste pas à une syncope, mais on constate le plus important des signes de la mort.

« Haller n'a-t-il pas exprimé cette pensée, que la vie de l'homme commence par les fonctions vasculaires, *cor primum vivens, ultimum moriens?* » — « Le mouvement de ce viscère est le principe de la vie ; il est le lien fragile de l'âme et du corps ; c'est ce mouvement, dit le célèbre Louis, qui entretient le feu qui anime nos tissus. Avec lui cesse notre existence. »

« Tant que le cœur est en mouvement, le corps sera en vie, cela est incontestable. Aussi la première recherche que l'on doit faire auprès d'un homme réputé mort, c'est, d'après Louis, de lui tâter le pouls, et j'ajouterai, pour compléter la pensée, d'ausculter son cœur.

« .... C'est en vain qu'on chercherait dans la science un seul fait avéré, capable d'établir la possibilité de la persistance de la vie après la cessation des battements du cœur à l'oreille. Je n'en ai point trouvé, et j'oserai préjuger assez de l'avenir pour croire à l'impossibilité d'une pareille découverte[1]. »

A l'appui de notre manière de voir, nous ne voulons seulement citer que deux exemples cliniques ; mais ils sont très-bien tranchés. Dans la nuit du 17 avril 1842, M. le docteur Pidoux vint me demander assistance pour sauver un homme, jeune et vigoureux, qui avait l'artère brachiale entièrement divisée, et qui était menacé de périr d'hémorrhagie. Nous ne pûmes réussir à faire la ligature des deux extrémités de l'artère dans la plaie. Un seul bout fut lié, mais il nous fut impossible de trouver le bout supérieur, rétracté dans les chairs. Pendant ces recherches, et après une perte de sang considérable impossible à apprécier[2], il y eut plusieurs syncopes fort graves. Le blessé était privé de connaissance, insensible aux excitants, blanc comme le marbre, presque entièrement refroidi, sans respiration, les pupilles contractées comme dans l'agonie, dans un tel état enfin, que la mort paraissait imminente à nos yeux, et probable pour les assistants, dont les murmures commençaient à se faire entendre. Inquiet du résultat de cette situation, j'examinai le cœur ; ses pulsations étaient imperceptibles à la main, mais il continuait à se mouvoir et à se faire entendre à de longs intervalles dans la profondeur de la poitrine.

La vie était conservée, mais il n'y avait pas de temps à perdre. Notre parti fut aussitôt pris, et, sans consacrer plus de temps à la recherche de l'ouverture supérieure du vaisseau divisé, nous fîmes en quelques secondes la ligature de l'artère brachiale, au niveau du tiers inférieur du bras. Cette opération fut aussi facile que sur un cadavre, où l'on reconnaît chacun des tissus qu'on divise, sans être gêné par le

---

[1] *Traité des signes de la mort et des moyens de prévenir les enterrements prématurés,* par E. Bouchut, 1849, pages 59 et 60. Ouvrage couronné par l'Institut de France.

[2] Le sang avait successivement imbibé la chemise du malade, qu'on avait serrée autour de sa blessure, une chemise de femme, un jupon de toile blanche, les grands rideaux de percale de deux fenêtres et un drap de lit que l'on avait surajoutés. Le poids de tous ces linges ensanglantés était énorme et peut donner une idée de l'abondance de cette hémorrhagie.

sang. Ici nul écoulement sanguin ne vint contrarier notre recherche, nous n'eûmes pas même besoin d'éponger la plaie; le blessé était blanc, ses capillaires étaient vides, et il n'y avait plus de sang que dans les gros vaisseaux artériels. Le malade a guéri, et il a été visité dans sa convalescence par M. le professeur Moreau, qui avait quelques relations avec lui et qui a été comme nous fort surpris de ce résultat.

Quoi qu'il en soit, on peut dire que jamais une syncope ne fut plus complète ni mieux caractérisée que chez le malade dont il vient d'être question; il est même rare d'en observer d'aussi graves [1].

Chez tous les malades pris de syncope qu'il m'a été donné d'observer, les mouvements du cœur étaient ralentis et avaient perdu leur impulsion et leur force habituelles.

« Les uns conservèrent le pouls, extrêmement réduit, et l'on pouvait saisir à la région précordiale, avec la main et avec l'oreille, les mouvements des ventricules. D'autres, dont le pouls avait disparu, conservaient encore les battements précordiaux faiblement appréciables avec la main. Enfin, un bien petit nombre ne m'a offert ni pouls ni impulsion précordiale sensible au toucher, mais seulement des contractions du cœur perceptibles à l'oreille. Lorsque la syncope est complète, comme chez les malades de cette dernière catégorie, et nous n'en avons observé que deux, les pulsations du cœur sont très-faibles et très-sourdes, elles sont ralenties et se répètent à des intervalles inégaux; on n'entend plus qu'un *simple battement* toutes les deux ou trois secondes, mais enfin ce mouvement existe, et il empêchera toujours de prendre l'état de mort apparente de la syncope pour la mort réelle [1]. »

Le deuxième exemple est celui-ci; je le dois à l'obligeance d'un de mes amis, M. Routier. Il est relatif à une jeune fille qui eut une violente attaque d'hystérie, et qui tomba dans un état syncopal fort grave. Il a été recueilli à l'hôpital Beaujon, dans le service de Martin-Solon.

Cette jeune fille, âgée de dix-neuf ans, mal réglée, ayant habituellement un léger bruit de souffle dans les carotides, avait déjà eu plusieurs pertes de connaissance de courte durée. Ce jour-là, sans aucun symptôme précurseur, elle tomba sans mouvement et sans cris sur le carreau de la salle, les traits non altérés, la peau du corps insensible à tous les excitants, de même que la conjonctive et la muqueuse nasale, les membres dans la résolution la plus complète, et les sens entièrement fermés aux impressions extérieures.

[1] Ouvrage cité, p. 63, 64 et 65.
[2] *Loc. cit.*, p. 66 et 67.

La pupille était légèrement dilatée et insensible à la lumière. L'éther et l'ammoniaque ne produisaient aucun effet sur la muqueuse olfactive, les sons ne parvenaient plus à l'oreille, et la douleur que durent causer des piqûres, des pinçons, et l'excitation de la peau par des sinapismes, ne put réveiller le système nerveux engourdi. La malade ne poussait aucun cri et ne faisait aucun mouvement. On l'aurait crue morte, si de temps à autre une inspiration presque imperceptible (8 par minute) et la persistance de battements du cœur à l'auscultation (68) n'eussent démontré la persistance de la vie dans ce corps privé d'intelligence, de mouvement et de sensibilité.

Au bout d'une heure, la malade n'avait pas encore fait de mouvement, et 10 centigrammes de tartre stibié, qu'on fit alors couler dans l'estomac, ne produisirent aucun résultat. On attendait toujours, lorsqu'un assistant s'avisa de porter le doigt dans l'arrière-gorge, ce qui occasionna des nausées, des vomissements et le retour à la vie.

« Enfin, quand, sur des animaux, on détermine, par la soustraction du sang, les symptômes de la mort apparente par *syncope*, on arrive à diminuer le nombre et la force des battements du cœur, mais on ne peut réussir à les suspendre et à faire disparaître leurs bruits sans occasionner la mort[1]. »

L'invasion de la syncope est tantôt soudaine et tantôt annoncée par des signes prodromiques, tels que : malaise, anxiété, vertiges, tintements d'oreilles, obscurcissement de la vue, obtusion des idées, baillements, nausées, efforts de vomissement, perte du sentiment et du mouvement et *diminution* de la force et de la fréquence des battements du cœur.

A ces premiers symptômes succèdent la pâleur de la face, la décoloration des lèvres, le refroidissement des extrémités, l'anéantissement de la mémoire et de l'intelligence, l'apparition d'une sueur visqueuse sur la peau, le défaut de contraction musculaire, l'affaissement du corps. Dans quelques cas assez rares, il y a émission involontaire de l'urine et des matières fécales.

La syncope n'a, dans la très-grande majorité des cas, qu'une durée éphémère. En effet, à peine quelques secondes ou une ou deux minutes se sont-elles écoulées, que les malades rouvrent les yeux et recouvrent le plein exercice de leurs fonctions physiques et morales, mais ils conservent encore pendant quelques instants de la stupeur, de la courbature et de l'oppression. On a parlé de l'inexprimable bien-être et des sensations délicieuses qu'éprouvaient certains individus en reprenant, après une syncope, l'usage de leurs sens, et on a cité à

[1] E. Bouchut, ouvrage cité, p. 69.

l'appui de cette assertion le récit de Montaigne[1] et la narration de J. J. Rousseau[2]; mais nous nous contenterons ici de signaler le fait sans y ajouter d'importance.

La terminaison de la syncope est très-rarement mortelle. Le professeur Récamier a rapporté dans sa *Clinique* l'observation fort intéressante d'une jeune femme qui, après avoir été affectée d'une syncope longtemps prolongée, parfaitement bien revenue à elle-même pendant quelques heures, s'affaissa tout à coup et mourut. A l'autopsie, on trouva un gros caillot fibrineux dans le ventricule gauche. Bouet et d'autres auteurs ont cité des cas analogues.

La syncope peut revenir périodiquement. C'est ainsi que Bacon était une fois par mois sujet à cet accident. On l'a vue aussi constituer l'une des formes les plus graves de la fièvre pernicieuse, et Winslow, cet anatomiste que l'on a prétendu avoir été enterré deux fois vivant, a fourni un exemple de fièvre pernicieuse syncopale.

Chez les individus morts par syncope, on trouve d'abord toutes les lésions dépendant des maladies dans le cours desquelles elle s'est produite, puis de l'affaissement et de l'engouement des poumons, ainsi que quelques caillots dans le cœur et dans les vaisseaux.

Les causes de la syncope sont extrêmement nombreuses. Parmi les causes prédisposantes, nous citerons la faiblesse générale, l'adynamie qui succède à une longue maladie, les circonstances morbides qui abattent les forces, le sexe féminin, le tempérament nerveux, la grossesse, les maladies du cœur, des prédispositions particulières de nature inconnue, l'état puerpéral. En 1852, M. Robert a rapporté, dans le *Bulletin général de thérapeutique*, trois cas de syncope mortelle chez des femmes nouvellement accouchées.

Si nous examinons maintenant les causes occasionnelles, nous voyons que Sauvages n'en admet pas moins de trente-deux espèces, et encore les lypothimies forment-elles un ordre à part; que Cullen divise la syncope en *idiopathique*, ou cardiaque, et en *symptomatique* d'une affection d'un autre organe que le cœur ou d'un état général; que J. P. Frank la fait dépendre d'une altération locale (cœur ou gros vaisseaux), ou d'une affection générale, soit asthénique, soit hypersthénique; que Sénac enfin décrit trois ordres de causes, suivant qu'elles ont leur siége : 1° dans le cœur, 2° dans les vaisseaux, 3° dans les nerfs, auxquels il ajoute, comme appendice, des circonstances particulières (troubles de l'estomac, lésions du foie). Il est très-vrai que la syncope

[1] *Essais*, p. 155. 1588.
[2] Les *Rêveries*, deuxième promenade.

se montre fréquemment chez les sujets atteints d'une affection organique du cœur; mais c'est surtout dans le cas de dilatation des cavités, quand les parois sont très-amincies, que les orifices artériels sont rétrécis, que les valvules sont devenues insuffisantes, qu'il y a persistance du trou de Botal, et qu'il s'organise rapidement des concrétions sanguines dans les cavités cardiaques. L'introduction brusque de l'air, en opposant un obstacle mécanique à l'action du cœur, est encore une cause puissante de syncope. La pléthore et l'anémie, par des raisons diamétralement opposées et qui cependant aboutissent au même résultat, les hémorrhagies, et, parmi ces dernières, les hémorrhagies artérielles de préférence, l'inanition, les brusques perturbations apportées dans la fonction circulatoire, la ponction d'une ascite, d'un kyste de l'ovaire, la rapide expulsion du fœtus, d'abondantes évacuations, des sueurs excessives, des débordements bilieux, l'ingestion de certains aliments dans l'estomac, l'action de l'émétique, certains miasmes, produisent également la syncope. Parmi les causes qui agissent principalement sur le système nerveux, nous signalerons les odeurs, la vue d'objets repoussants, les émotions soudaines, une vive frayeur, une violente douleur, une chaleur trop vive, une fatigue prolongée, l'orgasme vénérien, le contact de différents corps, les névroses, et, parmi elles, l'hystérie, les morsures venimeuses, les fièvres graves, les affections gangréneuses et les empoisonnements.

Le diagnostic de la syncope est-il une chose facile? Évidemment, puisque, d'après les caractères que nous avons esquissés avec détail au commencement de cet article, il n'y a plus possibilité de confondre la syncope avec la mort réelle. Il reste seulement à savoir distinguer l'évanouissement de l'apoplexie et de l'asphyxie. Or, dans l'apoplexie, l'action du cœur et la respiration ne sont pas au même degré (la différence est même très-notable) diminuées de force et de fréquence; et, dans l'asphyxie, si la syncope existe, — ce qui s'observe assez fréquemment, — elle ne constitue qu'un simple accident, et elle ne fait que compliquer un état morbide dont aucun praticien ne saurait méconnaître les caractères.

Pour établir le pronostic de la syncope, il faut remonter à son étiologie; car un état syncopal est plus ou moins grave, selon qu'il est le symptôme d'une affection organique très-sérieuse, ou qu'il est simplement déterminé par le trouble fonctionnel du système nerveux. La syncope ne peut jamais être d'un bien grand secours au médecin pour asseoir le pronostic d'une maladie, car l'évanouissement, en apparence le plus bénin, est quelquefois celui qui amène la mort. Il en est de même aussi de ces lypothimies prolongées qui portent la terreur au sein des familles et qui sont suivies du retour le plus complet à la vie de relation et à la santé.

En présence d'une syncope, il faut donc toujours s'appliquer à l'étude de la cause qui l'a produite, et ne concevoir, en général, de crainte que lorsque le malade est atteint d'une affection du cœur, des gros vaisseaux, du péricarde, ou qu'il est très-affaibli par des hémorrhagies antérieures. Là seulement gît le danger.

Rien n'étant plus connu que les divers moyens de traitement à opposer à la syncope, nous ne ferons que mentionner l'exposition au grand air, le décubitus horizontal, la tête basse, la déligation des corsets, des cravates et des vêtements trop serrés, la projection d'eau froide sur la face, l'aspiration de substances odorantes, les frictions sur les tempes avec le vinaigre, l'alcool ou l'éther, et les brusques secousses imprimées au malade. Si la durée de la syncope prend des proportions inquiétantes, il faut en venir à des frictions sèches, aromatiques et alcooliques, sur la région épigastrique ou sur les extrémités, prescrire un lavement stimulant avec du sel et du vinaigre, et, dans le cas où il s'est manifesté préalablement une très-abondante hémorrhagie, la ligature des membres devient de la plus urgente nécessité pour rétablir l'équilibre fonctionnel des principaux organes.

§ III. Des convulsions.

Les convulsions sont des mouvements involontaires, désordonnés, des muscles de la vie de relation. Très-différentes les unes des autres par leur nature, elles se confondent en apparence, et il est très-difficile de pénétrer leurs causes. Il faut les distinguer du *spasme*, qui n'est autre chose que la contraction irrégulière des muscles de la vie organique et qu'on observe dans l'œsophage, le larynx, les bronches, etc.

Les convulsions sont *idiopathiques*, *sympathiques* et *symptomatiques*. Les unes apparaissent sans altération appréciable de la moelle et du cerveau, les autres sont déterminées par la souffrance d'un viscère ou d'un tissu éloigné, par les altérations chlorotiques du sang ou par certains empoisonnements, et les dernières enfin résultent d'une lésion matérielle des méninges ou de la substance cérébrale.

Lorsque les mouvements convulsifs offrent une roideur permanente, comme dans le trismus, la contracture et le tétanos, on dit que la convulsion est *tonique*, c'est-à-dire très-forte; au contraire, elle est *clonique*, lorsqu'elle présente des alternatives de contraction permanente et de mouvements saccadés involontaires, ce qui se voit dans l'hystérie, dans la méningite, etc.

Il y a enfin des convulsions qui existent à l'extérieur d'une façon très-apparente, dans la tête, sur le tronc et dans les membres, tandis que chez quelques malades la convulsion est douteuse, intérieure et caractérisée par une simple roideur de la tête et une fixité singulière du regard, avec demi-perte de connaissance. C'est ce que l'on a désigné sous le nom de *convulsions externes* et de *convulsions internes*. Bien que cette dernière division ne soit pas très-justifiée ni bien nécessaire au diagnostic, elle peut être utile, et il faut la conserver.

D'après leur étendue, les convulsions offrent de grandes dissemblances. Elles sont *partielles*, ou, au contraire, *générales*. On trouve dans le tétanos l'exemple d'une convulsion tonique générale, et dans le trismus celui d'une convulsion tonique partielle; l'épilepsie, l'hystérie, la chorée, au contraire, fournissent des exemples de convulsions cloniques générales, tandis que le tic non douloureux montre ce que peut être une convulsion clonique partielle.

Les convulsions sont *permanentes* ou *continues*, exemples : la chorée, le tic non douloureux, etc.; ailleurs elles sont *intermittentes irrégulières*, comme l'hystérie, l'épilepsie, ou *intermittentes régulièrement périodiques*, ce qu'on observe dans la fièvre pernicieuse convulsive.

Il est évident que les convulsions sont le résultat d'un trouble du système nerveux, et on sait aujourd'hui, sans en douter, que ce trouble peut se produire avec ou sans lésion matérielle appréciable. Elles ne sont distinctes que par leur cause. Rien, dans l'état convulsif, ne peut les faire reconnaître les unes des autres, et, si l'on ne tenait compte des phénomènes concomitants fébriles, de leur marche et de leur durée, leur diagnostic serait impossible.

Les convulsions essentielles et sympathiques se développent à tout âge, principalement dans l'enfance, puis chez l'adulte et plus rarement chez les vieillards. Elles se montrent chez les personnes qui offrent une prédominance marquée du système nerveux, dont l'intelligence est vive, ce qui se traduit au dehors par le jeu et la mobilité de la physionomie. Elles sont héréditaires, et, s'il me fallait appuyer cette assertion de Baumes et de tous les auteurs, je pourrais fournir un très-grand nombre d'exemples dont quelques-uns ont été publiés. Elles résultent des impressions morales vives et de l'habitude.

Il est cependant possible que les phénomènes nerveux qu'on croit devoir rapporter à cette influence soient le résultat de la même disposition générale qui a provoqué les premiers accidents. La seconde convulsion est, comme la première, la conséquence d'une excitation encéphalique, qui n'a d'effet qu'en vertu d'une constitution spéciale des individus.

Les convulsions s'observent à la fois chez les individus pléthoriques comme chez ceux qui sont dans l'anémie la plus complète. Ces deux causes concourent au même résultat.

Toutes les fortes sensations, la frayeur à la suite d'un grand bruit, l'éblouissement au milieu d'une lumière très-vive, la contrariété, la colère, les violents chagrins, les impressions faibles causées par le chatouillement, la douleur produite par des névralgies ou par une blessure de la peau, celle qui est occasionnée par la dentition ou par une lésion organique quelconque, toutes ces sensations sont de nature à produire les convulsions. La chaleur et la viciation de l'air dans un lieu de réunion déterminent souvent les mêmes résultats. Cela se voit très-fréquemment dans une chambre fortement échauffée, dans une salle de spectacle et dans les églises où se trouvent réunies un grand nombre de personnes.

On observe fort souvent des convulsions à la suite des troubles et des embarras des fonctions du tube digestif. La rétention du méconium, la présence dans l'intestin de substances indigestes qui ne peuvent être assimilées et qui oblitèrent son calibre, la présence de vers intestinaux, des matières fécales endurcies, etc., sont autant de causes qui provoquent leur apparition. D'une autre part, et par un contraste singulier, elles se développent quelquefois dans le cours d'un flux intestinal intense, naturel ou provoqué par l'administration d'un purgatif. Ce sont des phénomènes *sympathiques*.

On a souvent contesté l'influence fâcheuse des vers renfermés dans le tube digestif. C'est un tort. Les convulsions sympathiques des vers intestinaux, ascarides ou tænias, sont rares sans doute, mais elles existent, et, si ce n'est à Paris, c'est du moins dans les localités où les vers de cette espèce sont endémiques. Il est très-probable que ceux de nos confrères qui ont accordé une si grande part aux accidents produits par l'affection vermineuse ont observé dans ces localités. Sous ce rapport, le tænia mérite d'être signalé. Ce sont surtout ces helminthes qui produisent des accidents d'hémorrhagie, d'éclampsie, d'épilepsie, etc. J'ai vu plusieurs de ces exemples chez des enfants et chez des adultes; M. Legendre en a rapporté un très-grand nombre dans un Mémoire récemment publié.

Les convulsions sympathiques essentielles s'observent enfin au début et dans le cours de certaines maladies inflammatoires, telles que la pneumonie, les fièvres éruptives, et sans qu'il y ait eu de lésion dans l'axe cérébro-spinal. Les accidents sont alors d'un heureux augure et peuvent, d'après Sydenham, faire présager la terminaison favorable de ces maladies. Elles apparaissent enfin dans le cours des maladies de l'appareil respiratoire, pendant la coqueluche, la pneumonie, etc.

J'ai vu un enfant qui les avait conservées pendant dix-huit jours au moment de la période d'état de la coqueluche. Celles qui surviennent à la fin des maladies aiguës sont toujours d'un fâcheux augure et indiquent presque constamment une mort prochaine, car elles sont presque toujours liées à une altération du cerveau.

Des convulsions de même nature s'observent quelquefois chez les femmes dont la menstruation est difficile, au moment des règles; chez d'autres, dans les premiers jours qui suivent la conception, et enfin chez quelques-unes aux approches de l'accouchement et après la délivrance. Ces dernières ont reçu le nom d'*éclampsie*, et elles dépendent presque toujours d'une profonde altération du sang, par le fait d'albuminurie prolongée.

Les altérations du sang de la chlorose, de la pléthore et des fièvres, les intoxications de toute espèce, par les strychnées, par le mercure, par le plomb, etc., peuvent également les produire. On connaît les *crampes* de la période algide du choléra, et les *contractures* qui se montrent quelquefois pendant la convalescence; le *hoquet* des fièvres graves, lorsqu'elles doivent se terminer par la mort; les convulsions du virus rabique et des venins de serpent; le tétanos produit par la strychnine et la brucine; l'épilepsie déterminée par l'absorption du plomb, l'ergotisme convulsif, etc.

Restent, enfin, les altérations du cerveau, de la moelle et de ses enveloppes, qui, au milieu de phénomènes morbides variés, amènent l'état convulsif. Ce sont des convulsions symptomatiques. A l'état aigu et à l'état chronique, leur influence est, à peu de chose près, la même; mais, dans ce dernier cas, le diagnostic est infiniment plus difficile. En général, les convulsions symptomatiques ne sont jamais primitives, et elles sont précédées d'un certain nombre de symptômes qui révèlent leur véritable nature. Les convulsions de la méningite sont accompagnées de fièvre et n'arrivent qu'après des vomissements, de la constipation et un état de maladie antérieur bien caractérisé. Celles de l'hémorrhagie méningée et de l'hémorrhagie cérébrale succèdent à la paralysie, et dans les maladies chroniques du cerveau, telles que le ramollissement, les tumeurs de la dure-mère, les tubercules cérébraux, les hydatides, etc., il y a toujours des phénomènes de céphalalgie, de vertiges, de fourmillements, etc., qui annoncent comme probable l'existence d'une lésion cérébrale matérielle.

Des convulsions essentielles et sympathiques. — Les convulsions essentielles et sympathiques sont caractérisées par des mouvements involontaires désordonnés, plus ou moins violents, des muscles, de la vie de relation, exemples : la chorée, l'épilepsie. L'intelligence n'est qu'incomplétement abolie, toute manifestation extérieure est impossible, mais l'exercice de la pensée reste quelquefois intact; c'est ce qui se voit dans la chorée, et c'est ce qui résulte des révélations de malades ayant pu rendre compte de leurs sensations.

Nous ne considérons pas comme de véritables convulsions les petits accidents qui s'observent de temps à autre chez les enfants, et qui sont caractérisés par des soubresauts dans les membres, avec roideur du corps, fixité momentanée des yeux, qui fuient sous la paupière supérieure. C'est ce qui caractérise les *convulsions internes*.

Les convulsions sont ordinairement intermittentes, apyrétiques, et paraissent sous forme d'attaques dont le nombre et la durée sont excessivement variables, exemples : l'éclampsie, l'hystérie, l'épilepsie, etc. Le début des attaques est ordinairement brusque et inattendu. Chez quelques malades, il est annoncé par quelques prodromes, des malaises, un fourmillement partiel courant dans un membre, et comparé à un *aura* ou vapeur allant de la périphérie au centre, et produisant l'état convulsif, exemple : l'épilepsie.

Ces attaques paraissent subitement et sans qu'aucune influence vienne rendre compte de leur apparition; ailleurs, c'est à la suite des influences morales , telles que la frayeur, un violent chagrin, dans le cours de l'évolution dentaire ou au moment d'une affection aiguë fort sérieuse, qu'on les observe. Les malades paraissent surpris par une impression étrange, le regard devient fixe et paraît comme illuminé, le corps s'allonge, les membres s'étendent et se redressent, la tête se renverse en arrière, le visage se boursoufle et se couvre d'une rougeur subite; puis, après un instant d'incertitude, d'angoisse, on voit que la tête s'incline à droite ou à gauche, que les mâchoires se serrent, que les membres, fortement tendus, sont sourdement agités par des efforts alternatifs de flexion et d'extension, et que la respiration est comme suspendue. Aussitôt un effort intérieur semble se produire, la face bleuit, les veines superficielles du cou deviennent saillantes et se dessinent sous la peau; à cet instant, les mouvements convulsifs apparaissent. Le regard est complétement égaré, les yeux sont perdus, très-mobiles : chacun d'eux s'agite pour son compte, l'un prend une direction que l'autre ne suit pas, il tourne sur lui-même pendant que l'autre est immobile; et puis ils vont se cacher sous la paupière supérieure, de manière à ne laisser apercevoir qu'une surface blanche, celle de la sclérotique, dont l'aspect est si étrange. Les traits sont déformés, et quelquefois rendus effrayants, par suite des contractions bizarres des muscles de la face. Les lèvres sont tirées dans tous les sens; leur contraction rapide communique au visage les expressions alternatives et variées de satisfaction et de colère. Les doigts se fléchissent et s'étendent tour à tour, sans que leur pression ait aucune importance diagnostique. Les mains se contournent, les bras se convulsent, leur flexion s'opère; elle a lieu par saccades qui ramènent la main sur la poitrine, et qui cessent tout à coup pour laisser le membre revenir à sa position première. Les orteils s'écartent et se fléchissent vers la plante du pied, les genoux se relèvent, et puis le membre s'allonge de nouveau. La respiration est irrégulière; les mouvements de dilatation du thorax sont rapides, courts, incomplets, quelquefois intermittents et suivis d'une profonde inspiration, à laquelle succède un moment de repos qui dure plusieurs secondes, pendant lesquelles on observe l'action opposée des muscles inspirateurs et expirateurs. dont la puissance s'annule et s'entre-détruit. Après ce temps de repos revient une nouvelle série de mouvements respiratoires, accompagnés des mêmes phénomènes. Le pouls est difficile à saisir, mais dans la détente de la convulsion on le trouve toujours notablement accéléré; il n'est fébrile que dans les convulsions symptomatiques. Les muscles de la vessie et du rectum sont quelquefois affectés. Ils cessent d'être soumis à l'usage de la volonté, et souvent alors les matières contenues dans ces organes s'écoulent sans qu'on puisse les retenir.

Le désordre des fonctions musculaires existe seul ou accompagné de la perversion des sens et de l'intelligence. Celle-ci est ordinairement troublée dans l'épilepsie, et les malades restent étrangers aux choses qui les entourent : le bruit, les éclats de la lumière, ne paraissent produire aucune impression sur eux.. La sensibilité cutanée est détruite en totalité ou en partie. La manifestation de la souffrance est obscure, mais il semble qu'un effort et qu'une contraction légère de la face indiquent encore la perception de la douleur produite par le pincement de la peau ou la piqûre de cette partie. Dans les fortes attaques convulsives, les excitations les plus douloureuses ne sont pas suivies d'un effet appréciable; rien ne révèle la conservation des fonctions sensoriales et organiques, qui paraissent entièrement anéanties. C'est à ce point, qu'on voit des malades tomber dans le feu et y rester sans ressentir la douleur.

Les phénomènes convulsifs offrent des aspects très-variés dans les différentes maladies nerveuses, et d'après leur nature *essentielle* ou *symptomatique*. *Intermittents et apyrétiques* dans l'hystérie, l'épilepsie; *fébriles et continus* dans les maladies aiguës du cerveau; continus et apyrétiques dans la chorée, ils se montrent sous toutes les formes qu'une étude spéciale doit seule faire connaître. Ils sont souvent suivis de coma ou de contracture permanente d'un muscle, ce qui peut donner lieu à une difformité. Chez d'autres, au contraire, ils disparaissent sans laisser de traces.

Les convulsions se prolongent plus ou moins longtemps, suivant leur nature. Celles que l'on désigne sous le nom d'*essentielles* durent de quelques minutes à plusieurs heures et plusieurs jours. Alors les phénomènes convulsifs ne sont pas continus, ils se présentent sous forme d'accès plus ou moins longs, qui se répètent à des intervalles très-rapprochés, dans lesquels l'enfant reste sans connaissance et en proie à une sourde agitation. J'ai vu un enfant atteint de coqueluche. et chez lequel les convulsions ont duré dix-huit jours de suite; il y avait trois ou quatre paroxysmes par jour. Les convulsions essentielles continues sont très-rares, et la chorée est le seul exemple de cette espèce. Lorsque l'accès convulsif est près de disparaître, on observe un mouvement général de détente, la face pâlit, les paupières s'abaissent et les traits expriment l'abattement le plus profond; les mouvements musculaires se calment et ne reviennent qu'à des époques plus éloignées; la roideur des membres se dissipe; la respiration reprend son cours. Le malade tombe dans l'immobilité la plus complète, et le sommeil arrive pour mettre un terme à tous ces accidents. Quelquefois les convulsions se terminent par une syncope; je vois souvent un petit garçon, une fois atteint de convulsions suivies de syncope, à un an, au jardin des Tuileries; il était avec sa nourrice; celle-ci, le voyant tomber, immobile et flasque, après la convulsion, le crut mort et le rapportait chez ses parents dans son tablier. En arrivant chez lui, l'enfant reprit sa connaissance, se mit à jouer et dîna comme tout le monde. Ce fut la seule attaque convulsive qu'il eut à subir.

Il n'en est cependant pas toujours ainsi : loin de s'amoindrir, l'excitation nerveuse semble quelquefois augmenter, et les convulsions essentielles peuvent se terminer par la mort. « Elle survient de deux manières : ou bien elle commence par l'encéphale; cet organe, trop vivement surexcité, cesse d'agir sur les autres organes; la respiration s'arrête, l'hématose n'a plus lieu, et la mort est certaine; ou bien elle commence par les poumons : la respiration, gênée par les contractions irrégulières des muscles respirateurs, ne s'exécute qu'imparfaitement, les poumons s'engorgent, le sang ne les traverse qu'en partie; bientôt la suffocation devient imminente, et cela a lieu si des mouvements plus réguliers ne viennent rétablir et la respiration et la circulation[1]. »

Les convulsions souvent ne laissent pas de trace de leur passage.

---

[1] Brachet, *Des convulsions dans l'enfance*. Paris, 1857.

Quelques sujets recouvrent, aussitôt après l'attaque, leur sérénité naturelle et ne paraissent pas avoir été malades. Les autres conservent un léger mouvement fébrile qui cesse rapidement; ils ont assez souvent des douleurs dans les membres convulsés, avec des ecchymoses à la surface de la peau, et un petit nombre deviennent difformes. C'est aux convulsions des muscles qu'il faut rapporter l'origine de certaines contractions permanentes qui entraînent la déviation de la tête ou de ses parties, la rétraction des membres, la paralysie, etc.

J'ai vu plusieurs enfants dont le torticolis n'avait pas d'autre cause. L'abaissement de la paupière supérieure, le strabisme, la déviation de la bouche, quelques contractures des membres, se rattachent souvent à cette cause. Ces accidents succèdent aux convulsions essentielles comme aux convulsions symptomatiques; ils ne sont pas plus en rapport avec les altérations de l'encéphale que certaines paralysies faciales et certaines paralysies nerveuses observées chez les hystériques. L'autopsie n'en révèle pas mieux la cause que celle des phénomènes convulsifs eux-mêmes.

Les convulsions essentielles ou sympathiques s'observent dans la chorée, dans l'hystérie, dans l'épilepsie, dans le tétanos, dans l'éclampsie des femmes et des enfants, dans les nosohémies, par diminution de l'urée, des globules, ou par intoxication; dans les maladies des voies digestives, inflammatoires ou vermineuses, au début de quelques fièvres éruptives et des phlegmasies, etc. Dans chacune de ces conditions morbides, elles offrent des caractères particuliers, une marche et une durée toutes spéciales.

Dans la chorée, ce sont des convulsions cloniques permanentes, occupant les muscles de la vie de relation dans tout le corps ou dans l'une de ses moitiés, et caractérisées par des mouvements saccadés de la tête et des membres comparables à ceux d'une danse sauvage. L'intelligence reste libre, et elles ne sont jamais accompagnées de fièvre.

Dans l'hystérie, les convulsions sont intermittentes, apyrétiques, et reviennent sous forme d'accès caractérisés par des mouvements toniques et cloniques de tous les muscles, enfin, par une demi-perte d'intelligence et de sentiment.

Dans l'épilepsie, les convulsions apyrétiques et intermittentes sont générales, toniques et cloniques, reviennent par accès et s'accompagnent toujours d'une perte entière de l'intelligence et du sentiment.

Dans le tétanos, les convulsions sont toniques, continues, sans diminution de l'intelligence, et caractérisées par une roideur convulsive des mâchoires, du tronc et des membres, interrompue par des secousses musculaires excessivement douloureuses. Le corps se fléchit en arc de cercle, formant une concavité postérieure ou *opistothonos*, une concavité antérieure ou *emprostothonos*, enfin, une concavité latérale ou *pleurostothonos*. La roideur tétanique et convulsive des mâchoires porte le nom de *trismus*.

Dans l'éclampsie chez les femmes et chez les enfants, les convulsions sont générales ou partielles, apyrétiques ou fébriles, toniques ou cloniques, internes ou externes, et elles reviennent par accès plus ou moins rapprochés, donnant lieu en même temps à une perte entière ou incomplète de l'intelligence et de la sensibilité.

Les convulsions des nosohémies ou *altération du sang*, par la diminution de ses principes constitutifs, ressemblent beaucoup à celles de l'éclampsie. Ce sont des attaques convulsives plus ou moins fortes, caractérisées par des convulsions toniques ou cloniques, générales ou partielles, avec demi-perte de l'intelligence et du sentiment. Il en est de même des convulsions produites par une douleur vive, une impression morale accablante, une joie extrême, ou par différents troubles organiques tels que l'indigestion, les vers de l'intestin ou l'invasion des phlegmasies et des fièvres éruptives chez quelques enfants nerveux et chez des femmes impressionnables. Dans ce cas cependant, l'éclampsie est accompagnée de fièvre, c'est le phénomène initial de l'état morbide, et ce début particulier doit faire pressentir la nature sympathique de la convulsion. Il est très-rare qu'elles se montrent dans le cours des maladies aiguës sans complication du côté des méninges ou du cerveau, quand ce ne serait qu'une simple congestion; mais alors ce sont des accidents symptomatiques.

Les convulsions produites par les poisons, les virus et les venins, sont en rapport avec la nature et l'activité de l'agent toxique. Elles sont toniques et cloniques, générales, permanentes, autant que l'influence du poison, dans les intoxications par le curare, par les venins, par le virus rabique, etc.; elles sont, au contraire, générales et toniques dans l'intoxication par la strychnine, la brucine, et elles rappellent entièrement les convulsions du tétanos.

Des convulsions symptomatiques.—Les convulsions produites par une inflammation aiguë des méninges et du cerveau ou de la moelle, par les maladies chroniques, tumeurs, hydatides de ces organes ou des nerfs, ressemblent beaucoup, dans la forme, aux convulsions dites essentielles ou sympathiques. Évidemment placées sous la dépendance d'une altération matérielle appréciable de la substance nerveuse, on les observe avec ou sans fièvre, dans une partie ou dans la totalité du corps, et sous forme de mouvements musculaires, toniques ou cloniques. Ce sont des phénomènes secondaires dont la nature ne peut être appréciée que par l'étude des autres phénomènes qui les accompagnent.

Dans la méningite, elles viennent à la dernière période, après des vomissements, de la constipation et une fièvre prolongée. Dans l'hémorrhagie cérébrale ou méningée, elles succèdent à une perte de connaissance ou à une paralysie musculaire de quelques heures ou de quelques jours, et, s'il y a fièvre, elles indiquent un commencement d'encéphalite. Celles qui accompagnent les tumeurs du crâne et du cerveau, les hydatides des méninges, etc., sont toujours précédées de troubles variables plus ou moins marqués de l'intelligence, du sentiment et du mouvement, etc.

En résumé, les convulsions sont de trois espèces : *essentielles*, quand elles ne dépendent d'aucun trouble matériel appréciable ; *sympathiques*, quand elles signalent l'invasion d'une maladie ou d'un trouble organique éloigné du cerveau et de la moelle ; *symptomatiques* enfin, quand une altération de l'appareil cérébro-spinal et nerveux les engendre.

Elles sont *toniques* ou *cloniques; générales* ou *partielles; apyrétiques* ou *fébriles; intermittentes* ou *continues ; permanentes* ou *passagères*, suivant leur nature et l'intensité du trouble qui les produit ; *initiales et primitives* ou *secondaires :* celles-ci sont infiniment plus dangereuses et dépendent généralement des maladies des méninges et du cerveau.

§ IV. De la contracture.

La contracture est une convulsion d'apparence toute particulière, caractérisée par la contraction tonique, permanente et douloureuse des doigts ou des membres chez l'adulte et chez les enfants. Elle existe comme névrose ou comme symptôme des maladies de l'encéphale et des nerfs. C'est une sorte de tétanos local signalée par tous les médecins; mais son étude, comme maladie essentielle, a été faite par Dance, Corvisart, Delpech, etc. C'est le symptôme d'un grand nombre de maladies.

Il y a des contractures occasionnées par une lésion organique du cerveau, par une inflammation aiguë ou chronique des méninges, par une altération des troncs nerveux et des parties constituantes d'un membre, etc., ce sont les contractures *symptomatiques*. Quant aux contractures sans lésion appréciable de la substance nerveuse causées par un poison, par la maladie d'un viscère, par le froid ou par une cause entièrement inconnue, ce sont des contractures *essentielles, sympathiques* ou *réflexes*.

Je parlerai d'abord de la contracture essentielle, afin de faire connaître les caractères de l'état convulsif.

La contracture *idiopathique, sympathique ou essentielle,* c'est-à-dire celle qui se montre en dehors de toute altération du cerveau et des nerfs, se montre dans l'enfance, quelquefois chez l'adulte, comme je l'ai vu si souvent dans la convalescence du choléra, de la fièvre typhoïde et des maladies aiguës, ainsi qu'il résulte des observations de Delaberge, de Delpech et de Corvisart. Elle est plus commune dans les trois premières années de la vie que dans toute la période qui sépare cet âge de la puberté. Elle s'observe plus souvent chez les enfants que chez les filles, et chez les enfants nés de parents nerveux, irritables, atteints eux-mêmes de névroses, ou en ayant eu dans leur enfance. Murdoch a vu deux enfants de la même famille atteints de contracture. Elle se développe en hiver et sous l'influence du froid, ce qui indique sa parenté avec le rhumatisme. Elle a des alternatives nombreuses, elle existe par moment et disparaît, elle récidive même après être restée assez longtemps absente pour qu'on ait cru à sa guérison. Enfin, dans les cas où elle constitue une névrose sympathique, c'est pendant le travail de la dentition, chez les sujets atteints des vers intestinaux, de convulsions essentielles, de phréno-glottisme, de convalescence de la fièvre typhoïde, du choléra, de la rougeole et de différentes maladies aiguës qu'elle se développe ; à cette classe appartiennent les contractures déterminées par certains poisons, et en particulier par ceux qu'on retire de la famille des strychnées.

C'est quelquefois une névrose rhumatismale occupant un ou plusieurs muscles fléchisseurs des membres, de manière à déterminer leur contracture tonique, permanente et douloureuse. C'est une rétraction myogénique, bornée à quelques muscles isolés des membres, soit les interosseux, soit les fléchisseurs de la main, soit leurs extenseurs. ce qui donne aux membres un aspect tout particulier.

La contracture des extrémités peut être continue ou intermittente. Elle commence ordinairement par l'intermittence ; elle est d'abord passagère, fugitive, et c'est au bout de plusieurs semaines seulement qu'elle devient continue et reste permanente. Quand elle est intermittente, elle revient sous forme d'accès plus ou moins douloureux, fréquents et prolongés.

J'ai eu dans mon service, à l'hôpital des enfants (Sainte-Eugénie), une petite fille qui avait six à huit accès quotidiens de contracture des doigts et des orteils, lesquels duraient une demi-heure, venaient le jour et la nuit, durant le sommeil, qui en était fortement troublé, et qui disparaissaient sans laisser de traces, en laissant l'usage complet des mouvements.

La contracture existe ordinairement seule, mais elle peut être accompagnée de tremblement du membre affecté, comme je l'ai vu sur le bras et l'avant-bras gauche d'une jeune fille placée dans mon service d'hôpital et qui n'avait qu'une simple contracture de l'index et du pouce.

Cet état convulsif débute par un ou par les deux membres supérieurs, et par les doigts, où elle peut rester limitée. Elle s'étend quelquefois aux poignets, aux coudes, et se manifeste aussi aux orteils de l'un ou des deux membres inférieurs, puis gagne les pieds, qui sont fortement portés en arrière, les genoux, et très-rarement la hanche. Dans ce cas, le mal, amenant la flexion de la cuisse sur le bassin, simule parfaitement une coxalgie. La contracture se montre quelquefois sur le tronc, qui est renversé, comme dans le tétanos, au cou, et forme le torticolis spasmodique, qu'il ne faut pas confondre avec celui qui détermine une affection ganglionnaire du cou, ou une maladie vertébrale. En effet, j'ai vu un exemple dans lequel on croyait à une contracture essentielle, et ce n'était pas moins qu'une ostéite des vertèbres du cou.

Là où existe la contracture des extrémités, qu'elle soit bornée à quelques muscles, à un seul membre, ou à un grand nombre de muscles sur plusieurs membres, il existe toujours de la douleur au début; cela est surtout évident dans les contractures intermittentes et passagères. Plus tard, quand la contracture est permanente, la douleur disparaît complétement. Cette douleur augmente quand on veut redresser ces parties contracturées, ou si, quand elles ont disparu, on presse sur le trajet des nerfs du membre pour les faire revenir.

Les parties contracturées sont roides et les extrémités des membres toutes déformées. Les poignets sont demi-fléchis et les doigts rapprochés en pointe, tenant le pouce collé sur l'annulaire. Aux pieds l'extension est considérable et les orteils fortement fléchis, ce qui rend la marche impossible. On comprend d'après cela combien la préhension des objets, la station et la marche, doivent être pénibles. La difficulté des mouvements est en rapport avec le degré et l'étendue de la contracture des doigts, des orteils et des pieds.

Sauf la déformation, les parties contracturées n'offrent généralement pas de modification extérieure appréciable aux sens. C'est par exception qu'il y existe du gonflement, de l'œdème, et une teinte légèrement ardoisée.

La petite fille dont je viens de parler et que j'ai eue dans mon service d'hôpital m'a présenté ce phénomène au pied droit. Le dos du pied, gonflé, douloureux, offrait une teinte bleuâtre, ecchymotique, évidemment due à l'extravasion du sang dans le tissu cellulaire. Je ne serais pas éloigné de croire que, dans la rétraction convulsive des muscles, l'effort et la pression exercée sur les vaisseaux ne puissent en quelque point rompre leurs tuniques et occasionner des hémorrhagies sous-cutanées. C'est du moins ce qui a lieu chez ma petite malade.

La contracture essentielle des extrémités existe toujours sans fièvre, à moins de complications spéciales, sans trouble de l'intelligence et des sens. Elle se termine par la guérison, sauf récidives, ou passe quelquefois à l'état chronique, devient permanente et définitive. Elle s'accompagne alors de paralysie, d'atrophie et de dégénérescence graisseuse des muscles, de difformités des surfaces articulaires et des articulations fléchies, ce qui est fort grave, en raison de la difformité extérieure qui en résulte.

De la contracture symptomatique. — La contracture symptomatique offre des caractères extérieurs tout semblables à ceux de la contracture essentielle. Sa cause seule est difficile à deviner. Elle s'observe dans la dernière période de la méningite aiguë, dans l'hémorrhagie du cerveau, lorsqu'une inflammation s'est produite autour du foyer sanguin ; dans l'hémorrhagie des méninges, peu après la perte de connaissance et la paralysie, dans les tumeurs chroniques du cerveau, dans le ramollissement cérébral chronique, dans la méningite cérébro-spinale, dans la névrite, dans les tumeurs qui compriment les nerfs, etc. — C'est un symptôme de signification douteuse et qui appartient, sans modification générique, à un très-grand nombre de maladies ayant pour siége le cerveau, la moelle et ses enveloppes.

§ V. De la carphologie.

La carphologie, de καρπολογέω, cueillir le fruit, ou de κάρφος, flocon, λέγω, ramasser, est un trouble de mouvement caractérisé par les tentatives du malade, qui, avec ses mains, veut prendre dans l'air des corps qui n'existent pas ou veut arracher le duvet de ses draps. C'est un phénomène qui accompagne souvent le délire et le coma et qui n'a pas en diagnostic plus d'importance qu'eux. Sous le rapport du pronostic, au contraire, il en a une très-grande, et on peut dire que la carphologie accompagnée de fièvre est un signe certain de mort dans un temps assez prochain.

§ VI. Des crampes.

Les crampes sont des contractions douloureuses et fugitives des muscles donnant lieu, pendant une ou deux minutes, à une saillie résistante et dure des fibres musculaires affectées. C'est un phénomène qu'on observe très-souvent dans l'état de santé chez des personnes nerveuses. Elles occupent les membres inférieurs, principalement le mollet, quelquefois le génio-hyoïdien. Elles se produisent dans le sommeil et pendant la veille à la suite d'une fausse position des membres ou du bâillement.

On les observe souvent chez les femmes enceintes à la suite de la compression des nerfs du bassin par l'utérus très-développé, chez quelques individus atteints de tumeurs du cerveau ou de maladies de la moelle, enfin dans le choléra, dont elles constituent le plus douloureux symptôme. C'est un phénomène qui n'a aucune importance sous le rapport du pronostic.

§ VII. Des soubresauts des tendons.

Les soubresauts des tendons sont le résultat des contractions fibrillaires des muscles, qui, de temps à autre, se roidissent sous le doigt et donnent lieu à un petit choc inappréciable et non douloureux pour le malade. On les observe dans un assez grand nombre de maladies aiguës fébriles, et principalement dans les maladies ayant une forme ataxique, avec délire, somnolence et prostration. A ce titre elles existent dans les fièvres typhoïdes graves, au poignet, sur les tendons des fléchisseurs des doigts, et c'est là où on les rencontre le plus habituellement.

§ VIII. Du tremblement.

Le tremblement est une convulsion fibrillaire générale ou partielle qui met un plus ou moins grand nombre de muscles en mouvement contre l'influence de la volonté. Il est *chronique* ou *passager*, on l'observe dans une seule partie du corps, comme la tête, les mains, les mâchoires, ou dans tout le système musculaire; et alors, accompagné d'une sensation de froid, il caractérise le *frisson*.

Le tremblement général passager, avec froid, sans fréquence du pouls, s'observe quelquefois dans l'état de santé, dans le passage d'un endroit chaud à une basse température, et au moment de la digestion; mais, s'il y a fréquence du pouls, c'est le signe d'un accès de fièvre intermittente simple ou pernicieuse, de la fièvre d'invasion, d'une pneumonie ou d'une maladie aiguë. Il dure une ou plusieurs heures, et disparaît pour faire place à une grande chaleur. Le tremblement partiel chronique a une grande importance diagnostique. Chez les vieillards, il annonce la décrépitude et la faiblesse musculaire générale. Chez un adulte, au contraire, c'est le signe d'une grande faiblesse d'esprit ou d'une altération de sang et du système nerveux. Le tremblement de la tête chez un sujet encore jeune implique une faible intelligence ou l'alcoolisme chronique; le tremblement des mains indique toujours une nosohémie profonde et une altération du système nerveux. C'est le signe de l'empoisonnement chronique par le mercure, et on connaît le tremblement des ouvriers doreurs, qui n'a pas d'autres causes. C'est le signe de l'alcoolisme chronique, de l'empoisonnement par le thé vert, etc.

§ IX. Du hoquet.

Le hoquet est un spasme convulsif et passager du diaphragme caractérisé par une respiration brusque, saccadée, bruyante et rauque, avec tension énergique et subite des parois du ventre.

C'est un spasme plutôt qu'une convulsion, à cause de son siége dans un muscle de la vie organique. Phénomène *sympathique* ou *réflexe*, il se produit dans l'état de santé, surtout chez les petits enfants, et au milieu des maladies, sans qu'on en sache la véritable cause. Chez quelques individus, au contraire, il dépend d'une maladie de l'encéphale, et il est *symptomatique*.

Dans l'état de maladie, il y a un hoquet aigu et un hoquet chronique durant plusieurs semaines, plusieurs mois, et même, dit-on, plusieurs années. Ces faits sont excessivement rares.

Le hoquet idiopathique et sympathique s'observe dans l'hystérie et dans certaines névroses des voies digestives, dans l'indigestion, dans la péritonite, dans les hémorrhagies abondantes amenant la syncope, dans les fièvres typhoïdes graves, dans le typhus, dans le choléra, dans la pneumonie et les maladies aiguës graves. Il n'aide point le diagnostic et n'offre rien de grave dans les maladies nerveuses et dans les névroses. Au contraire, dans les maladies aiguës fébriles, telles que les phlegmasies ou les fièvres, sa présence est toujours l'indice d'un grand danger, sinon d'une mort prochaine.

Le hoquet symptomatique a été observé, sinon d'une manière constante, du moins accidentellement, dans un grand nombre de maladies du cerveau. C'est quelquefois le symptôme de l'encéphalite, de l'hémorrhagie et du ramollissement du cerveau, des tubercules et des tumeurs cérébrales, des épanchements ventriculaires ou méningés, etc. Il n'a aucune signification précise dans le diagnostic.

Art. IV. — Troubles du sommeil.

Signes fournis par le sommeil.

Dans l'état normal, le sommeil est un temps de repos durant lequel les organes de la pensée, du mouvement musculaire et la sensibilité se remettent de l'épuisement causé par les fatigues de la veille. Sept à neuf heures par jour suffisent en général pour chaque individu. Les troubles de cette fonction constituent l'insomnie, la somnolence, le coma, le carus.

De l'insomnie. — Dans l'état morbide, quelques individus se plaignent de ne pouvoir dormir, ou d'avoir le sommeil agité par des rêves, des cauchemars; ils ont ce qu'on appelle de l'*insomnie.* Cet état se rencontre dans la plupart des maladies aiguës fébriles, et en particulier au début de la fièvre typhoïde, dont il est un des symptômes habituels, dans le *delirium tremens,* dans la congestion cérébrale, dans les maladies douloureuses, telles que les névralgies, etc. L'insomnie est troublée par des songes et des cauchemars, par l'incube et les succubes dans certaines maladies, principalement dans la chlorose, dans l'anémie, dans la folie, dans les maladies du cœur et dans la période de germination de la méningite, dans le sommeil provoqué par l'opium, par la belladone, etc.

De la somnolence. — La *somnolence* et l'*assoupissement* sont des états morbides dans lesquels l'individu accablé paraît être entre l'état de veille et de sommeil. On les observe souvent dans les maladies du cerveau, avec la fièvre, quelle qu'en soit la nature, mais surtout dans la fièvre typhoïde.

Du coma. — Le *coma* est un profond sommeil d'où il est difficile de tirer les malades. L'intelligence, la sensibilité et le mouvement paraissent abolis; mais ce n'est là qu'un engourdissement. En effet, de violentes sollicitations déterminent quelquefois de faibles témoignages de sentiment et d'intelligence. Il y a plusieurs espèces de coma : le *coma vigil,* accompagné d'un peu de délire; le *coma somnolentum,* dans lequel les malades répondent par monosyllabes lorsqu'on les interroge, puis retombent assoupis; enfin le *carus,* qui est le plus haut degré de l'assoupissement et dans lequel on ne peut rien tirer des individus. C'est également ce qu'on appelait autrefois *léthargie* ou *mort apparente.*

Le coma est donc caractérisé par un sommeil profond, dans lequel l'intelligence, la sensibilité et le mouvement sont plus ou moins diminués. Il y a une sorte de résolution générale des membres, sans paralysie, et de temps à autre quelques mouvements spontanés, quelques contractions des membres après l'irritation de la peau, et enfin quelques mots inintelligibles après de pressantes sollicitations. Le visage exprime l'abattement; les paupières sont demi-closes et les pupilles dilatées ou inégales, ce qui distingue le coma du sommeil physiologique, dans lequel il y a toujours contraction des pupilles. La respiration est lente ou profonde, souvent accompagnée d'un faible ronflement produit dans la gorge ou sur le bord des lèvres. Les battements du cœur persistent avec leurs caractères naturels, différence importante avec l'état de syncope, où ils sont rares et affaiblis ; avec la mort, où on ne les entend plus du tout. Ce sont des exemples de coma et de syncope qui ont été pris très-souvent pour des cas de mort, suivie de préparatifs d'inhumation. Au temps où l'on ignorait l'auscultation, de semblables erreurs pouvaient être commises ; mais, à présent que l'on connaît les conditions matérielles de la vie dans le jeu du cœur et la possibilité d'apprécier ses battements au moyen de l'oreille, il est impossible de commettre de semblables fautes. Dans la somnolence, le coma, le carus, la léthargie, sauf obstacle situé au-devant du cœur, on entend toujours à la région précordiale des battements faibles, rares, éloignés, qui disparaissent dès que la vie a cessé. L'absence prolongée des bruits du cœur sous l'oreille est, comme je l'ai démontré[1], un des signes certains et infaillibles de la mort.

Le coma dure plus ou moins longtemps, suivant la nature de la cause qui lui a donné naissance. C'est un phénomène dont l'importance diagnostique n'est pas très-considérable, car il se rencontre dans une foule de maladies différentes. Néanmoins il fournit quelques lumières au diagnostic et au pronostic. Ainsi la manière dont il s'établit est fort utile à considérer.

Le coma survenu d'une manière *secondaire* et progressive à la fin d'une maladie résulte toujours d'une maladie cérébrale. Au contraire, le coma *primitif* est plutôt la conséquence d'un état nerveux, d'une maladie dynamique, d'une fièvre pernicieuse apoplectique, etc., bien qu'il ne faille pas faire de cette assertion un principe général.

On observe le coma comme symptôme d'un très-grand nombre de maladies du cerveau, dans la *méningite*, après les vomissements, la constipation, le délire, les convulsions et la contracture ; dans l'*encéphalite* aiguë, après les autres phénomènes de la maladie ; dans la *compression du cerveau*, par des épanchements de sang, de sérosité, par un enfoncement des os du crâne et par les tumeurs de la dure-mère ; dans la *congestion cérébrale* et dans l'*hémorrhagie du cerveau* ; mais alors le coma arrive subitement et s'accompagne de phénomènes de paralysie très-marqués.

Ce phénomène s'observe en outre dans un grand nombre de maladies qu'il est difficile de rapporter à une altération matérielle du cerveau et de ses enveloppes. Il succède à la syncope subite produite par une impression morale vive, une grande frayeur et un profond chagrin.

---

[1] *Traité des signes de la mort et des moyens d'empêcher les enterrements prématurés*, ouvrage couronné par l'Institut de France. Paris, 1849, in-12.

Il est le symptôme constant des attaques d'épilepsie après leur période convulsive, et il dure de quelques heures à un jour entier. On l'observe après certaines attaques d'hystérie; c'est le symptôme capital de la fièvre pernicieuse apoplectique : mais alors il revient d'une façon intermittente, régulièrement périodique, fait capital que le médecin ne doit pas ignorer pour prévenir la mort en administrant le sulfate de quinine aussitôt la fin du premier accès. Le coma s'observe encore dans l'anémie des centres nerveux produite par une hémorrhagie considérable et par l'inanition. C'est le symptôme capital de la congélation et de la mort par le froid; car, ainsi que l'a dit Solander : *Quiconque s'assied s'endort, et qui s'endort ne se réveille plus.* Enfin, tout empoisonnement et toute asphyxie peuvent le produire, comme on peut le voir dans l'ivresse, dans l'éthérisation par l'éther et par le chloroforme, dans l'intoxication par le plomb, par l'opium, par les solanées vireuses et dans l'asphyxie.

CHAPITRE IV

DES SIGNES FOURNIS PAR L'APPAREIL CIRCULATOIRE.

L'appareil de la circulation est le siége de troubles nombreux dont la connaissance est de la plus grande importance pour le diagnostic en général, et pour le diagnostic des maladies de cœur en particulier. Ce sont : 1° des troubles généraux, sympathiques, tels que la force, l'énergie et la rapidité du courant sanguin, ou, au contraire, la lenteur, la faiblesse et la suspension de ce même courant dans plusieurs névroses et dans un certain nombre de maladies chroniques; 2° des troubles partiels observés dans le cœur et les vaisseaux veineux ou artériels. Mais, pour bien connaître ces désordres, il faut avoir déterminé d'avance ce qui concerne la physiologie des mouvements et des bruits du cœur. C'est par cette exposition succincte que je vais commencer, sans avoir la prétention d'indiquer tout ce qui a été fait à cet égard. La théorie que j'adopte et qui me paraît être le mieux établie par l'expérience et l'observation est celle qui rapproche les appréciations de MM. Hope, Bouillaud, Rouanet, Barth et Roger, Monneret, Faivre et Chauveau, etc. Elle repose sur le fait du choc avec systole ventriculaire, formant le premier bruit du cœur, et du redressement des valvules comme cause de ce bruit. C'est la théorie ancienne combattue par MM. Beau, Hardy et Béhier, Valleix et quelques autres médecins.

Art. I. — Étude physiologique des mouvements et des bruits du cœur.

Depuis Harvey et Haller, on a beaucoup fait pour découvrir le rhythme des mouvements du cœur et pour faire connaître la cause des bruits qu'il engendre; mais les expériences entreprises à cet égard n'ont pas eu tous les résultats désirables, et elles n'ont pas dissipé l'incertitude qui environne ce double sujet. Si quelques points semblent acquis à la science, il en est un grand nombre sur lesquels on n'est point d'accord. Cela résulte de la difficulté qu'on éprouve à observer le cœur sur des animaux dont la poitrine est ouverte et qui sont dans les plus fâcheuses conditions qu'il soit possible d'imaginer. En effet, la mort est si rapide chez les coqs, chez les lapins, chez les chiens et chez les mammifères auxquels on enlève le sternum, qu'il est impossible de rien saisir du véritable rhythme des mouvements du cœur, si l'on ne pratique l'insufflation pulmonaire. Les poumons s'affaissent et l'asphyxie se produit en quelques minutes. Pour obtenir un résultat convenable, il faut continuer l'hématose par la respiration artificielle durant toute l'expérience, et choisir un mammifère dont les battements ordinairement peu rapides peuvent faciliter l'étude. Le cheval adulte, qui a 20 à 40 battements du cœur par minute et dont la vitalité se rapproche assez de celle de l'homme, offre toutes les conditions favorables à ce genre d'expériences. Son cœur est anatomiquement semblable à celui de l'homme, et c'est sur lui qu'il faut opérer de préférence. L'âne a été souvent mis en expérience dans le même but.

Une autre cause d'erreur résulte de ce que plusieurs physiologistes ont choisi pour sujets d'expérimentation la grenouille, animal à sang froid, dont le cœur n'a qu'un ventricule et qu'une oreillette, et dont les battements ont été pris pour modèle des battements du cœur humain. Sans doute, elle peut vivre quarante-huit heures la poitrine ouverte et le cœur à nu continuant à fonctionner, ce qui facilite beaucoup l'examen; mais est-il possible de remonter d'un être si inférieur à l'homme? Je ne le crois pas. La conformation anatomique des deux cœurs est trop différente pour que leurs mouvements soient analogues et comparables. Il y a entre eux une telle dissemblance de structure et de fonction, que toute comparaison est impossible, et la théorie des mouvements du cœur de l'homme déduite de l'aspect des mouvements du cœur de la grenouille ne peut être que fausse ou entachée d'erreurs.

J'ai répété toutes ces expériences sur la grenouille, sur le lapin, sur les chiens, et aucune ne m'a paru donner des résultats satisfaisants. Il faut préférer celles qui ont été faites sur des chevaux adultes, dont on a coupé la moelle entre l'occiput et la première vertèbre ou à la région altoïdo-axoïdienne, et chez lesquels on a entretenu l'hématose et les mouvements réguliers du cœur par la respiration artificielle, comme l'ont fait MM. Chauveau et Faivre à l'École vétérinaire de Lyon.

§ I. Mouvements du cœur.

Dans la poitrine de l'homme, au niveau de la mamelle gauche, la main et l'oreille perçoivent des mouvements réguliers accompagnés d'un bruit de *tic tac* plus ou moins rapide, variant de 60 à 80 par minute. Ce sont les mouvements et les bruits du cœur. Les uns ont pour cause la contraction musculaire de différentes cavités cardiaques, et les autres résultent du redressement des valvules par le choc du sang à leur surface. Ce *tic tac* forme un double bruit, séparé par un vrai silence, et le premier son qui frappe l'oreille est sourd, prolongé, coïncidant avec le choc de la pointe du cœur sur la poitrine, entre la quatrième et la cinquième côte; tandis que le second bruit, plus clair, plus bref, s'entend mieux un peu plus haut vers la troisième côte, au-dessus et à droite du mamelon. C'est encore ce que l'on a appelé *bruit supérieur* par opposition à l'épithète de *bruit inférieur* donnée au premier bruit. Ces deux bruits réunis par couples se répètent d'une façon régulière de la manière suivante : premier bruit sourd avec choc de la pointe du cœur et battement des artères; petit silence, et second bruit clair suivi d'un grand silence, qui est le repos de l'organe. Il en résulte une mesure à trois temps dans laquelle le premier bruit peut être représenté par une noire; le petit silence et le second bruit, chacun par une croche; et le grand silence par une noire.

Les mouvements du cœur qui donnent lieu à ces bruits intérieurs sont très-variables dans leur force, dans leur fréquence et dans leur régularité, d'après l'âge, le sexe, l'idiosyncrasie, les mouvements, l'exercice, etc. Forts, fréquents et réguliers dans l'enfance, ils varient de 120 à 140 par minute dans le premier mois de la vie, de 100 à 120 pour les deux premières années de l'existence, et ils diminuent progressivement jusqu'à la puberté. Leur nombre décroît et leur régularité s'altère avec l'âge; ils tombent de 70 et 80, chiffres ordinaires de l'adulte, à 60, 50 et même encore au-dessous chez les vieillards. Ils sont un peu plus fréquents chez la femme que chez l'homme, et on rencontre de jeunes sujets chez lesquels ils ont une lenteur naturelle extraordinaire, chiffrée entre 40 et 50 par minute. L'exercice les augmente, ainsi que certaines impressions morales vives, et il en est de même de l'alimentation, car, après les repas, il y a toujours une notable accélération des mouvements du cœur.

Produits par les contractions des oreillettes et des ventricules, on ne peut les étudier d'une façon convenable et pour en déterminer le rhythme que sur le cœur mis à nu chez un animal vivant dont on entretient la vie par la respiration artificielle. L'âne et le cheval, souvent mis à contribution pour ces expériences, doivent toujours être préférés aux petits mammifères, dont la circulation est trop rapide, et aux grenouilles, dont le cœur essentiellement différent de celui de l'homme ne saurait lui être comparé.

Parmi les médecins qui ont fait des recherches dans cette direction, il faut citer principalement Harvey, Haller, Hope, Corrigan, Pigeaux, MM. Bouillaud, Piorry, Magendie, Carswell, Beau, Ch. Villiams, les Comités de Londres et de Dublin, MM. Faivre et Chauveau, etc.

Entre toutes, les observations de ces derniers auteurs se distinguent par leur grand nombre, par leur netteté, et elles sont de nature à entraîner la conviction.

Sur un cheval adulte ou âgé mis en expérience après la section de la moelle et l'établissement de la respiration artificielle, le cœur à découvert paraît être le siége de forts mouvements alternatifs réguliers de contraction et de relâchement dans ses oreillettes et dans ses ventricules.

Au moment du repos du cœur, ses parois restent molles et chacune de ses cavités est toujours remplie d'une certaine quantité de sang, à laquelle s'ajoute celui qui arrive par les veines cave et pulmonaire. C'est dans cet état de plénitude que commence le double mouvement alternatif des oreillettes auquel correspond le *tic tac* perçu par l'oreille.

Comme l'ont vu Haller, Hope, Turner, Bouillaud, Faivre et Chauveau et la plupart des physiologistes qui ont observé sur des mammifères au lieu d'expérimenter sur la grenouille, il se passe :

1° Une contraction des oreillettes qui refoule le sang dans les ventricules et sollicite leur contraction ;

2° Une contraction subite des ventricules qui envoie le sang dans les artères aorte et pulmonaire, pendant que les oreillettes relâchées reçoivent une nouvelle ondée sanguine ;

3° Un repos du cœur avec relâchement et dilatation de ses cavités par le sang qui continue d'y affluer.

Dans les expériences si nombreuses de MM. Faivre et Chauveau sur le cheval, au moment où le cœur sort de son repos et de son état de relâchement, on a toujours vu les oreillettes commencer le mouvement, et leur contraction brusque, appréciable par la rigidité, le plissement de leur surface et leur rétrécissement, constitue le *premier temps* de l'évolution cardiaque.

A la contraction des oreillettes succède par une sorte d'ondulation la contraction des ventricules, qui bondissent et frappent la poitrine, et passent de l'état de flaccidité à une tension remarquable, en se raccourcissant et en donnant lieu à un mouvement de recul (Hiffelsheim) et de tension très-prononcé. C'est le *second temps* d'une évolution du cœur, auquel succèdent le relâchement ventriculaire, l'afflux sanguin des ventricules et le temps si court du repos de l'organe.

Cette contraction des ventricules s'accompagne d'un rétrécissement très-notable de leur moitié inférieure, tandis qu'à la base le changement est à peine sensible. A ce moment, il y a par la même cause raccourcissement de l'organe et torsion des ventricules de gauche à droite et d'avant en arrière, en même temps qu'il se fait un léger redressement de la poitrine, donnant lieu, d'après MM. Magendie, Bouillaud et la plupart des observateurs, au choc de la poitrine. C'est aussi ce qu'on nomme le mouvement spiroïde du cœur.

Sauf Burdach, M. Beau et quelques autres médecins qui admettent que le choc de la poitrine par le cœur a lieu au moment de la diastole des ventricules, la plupart des physiologistes, au contraire, reconnaissent avec raison que ce choc a lieu au moment de la systole ventriculaire. En effet, le choc du cœur coïncide avec le premier bruit ou bruit sourd ; celui-ci accompagne la systole des ventricules, donc il y a le plus parfait isochronisme entre cette systole et le choc précordial.

Ce choc s'explique, selon les uns, par la projection du sang dans les artères aorte et pulmonaire, qui, pendant la systole ventriculaire, amènerait un redressement de la courbure de ces vaisseaux, et l'impulsion du cœur contre la paroi thoracique; selon les autres, par le redressement du cœur sous l'influence de ses fibres unitives antérieures; par l'influence d'un mouvement de recul au moment de la systole ventriculaire (Hiffelsheim), mouvement de recul produit par la différence de la force de contraction des ventricules, comparée à la résistance que le sang éprouve à passer dans les artères, et enfin, d'après M. Chauveau, par le changement de forme et de consistance des ventricules dans leur passage instantané du relâchement à l'état de systole.

Reste à savoir quel est le *rhythme*, c'est-à-dire la succession et la durée des mouvements du cœur. D'après MM. Faivre et Chauveau, chez le cheval, chaque évolution du cœur peut être notée au moyen d'une mesure à quatre temps. 1er *temps*, contraction des oreillettes; 2e *temps*, contraction des ventricules et relâchement des oreillettes; 3e et

4ᵉ *temps*, relâchement général. Mais, dans ce cas, le temps de la contraction des oreillettes est toujours un peu moins prolongé que celui de la contraction des ventricules.

Chez l'homme, le rhythme se fait d'après une mesure à trois temps, la durée du repos du cœur étant beaucoup moins longue que chez le cheval. D'après cette donnée, le premier temps des mouvements du cœur est rempli par la systole des oreillettes, le second par celle des ventricules, et le troisième par le relâchement et le repos des cavités cardiaques. Mais, si l'on pense que la contraction des oreillettes est moins prolongée que celle des ventricules, il en résulte que chez l'homme le rhythme des mouvements du cœur peut être noté comme il suit :

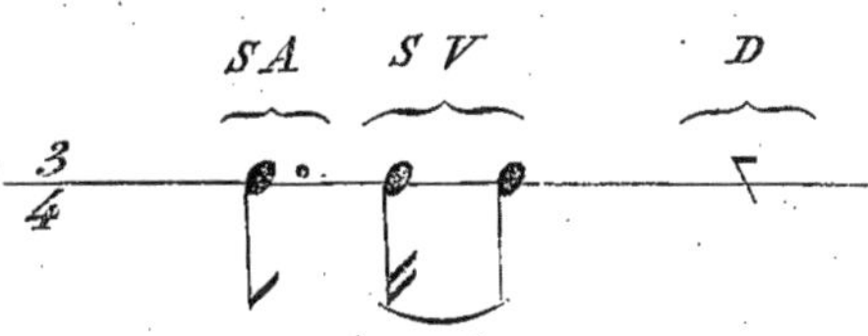

Cela étant établi, je vais faire connaître en peu de mots la théorie des mouvements que M. Beau oppose à l'ancienne théorie de Haller, de Laennec, et à toutes celles qui leur ressemblent par l'assentiment donné au synchronisme du choc du cœur dans la poitrine et de la systole ventriculaire.

L'observation du cœur de la grenouille mis à découvert montre, dans chaque évolution du cœur, une contraction de l'oreillette suivie de la diastole du ventricule, qui se colore en rouge et saute en avant contre la poitrine ; puis de la contraction du ventricule, qui pâlit et revient sur lui-même pendant que l'oreillette se dilate et se remplit de sang. Après un instant de repos, la contraction auriculaire recommence, elle envoie le sang dans le ventricule, qui se dilate et se contracte aussitôt, pendant que s'accomplit la diastole auriculaire, et il a une nouvelle pause. Tels sont les mouvements du cœur de la grenouille, et, d'après M. Beau[1], tels sont aussi les mouvements du cœur de l'homme.

La contraction des oreillettes et des ventricules n'alterne pas ; elle commence dans les oreillettes et se propage aux ventricules, de manière à ne former qu'un seul mouvement. Le choc du cœur ne coïncide plus, ainsi qu'on l'a toujours pensé, avec la systole des ventricules ; il serait au contraire le résultat de leur dilatation et de la projection en avant qui a lieu au moment de cette diastole. Enfin, d'après M. Beau, les mouvements du cœur notés par une mesure à trois temps

---

[1] *Traité clinique et expérimental d'auscultation*, Paris, 1856.

seraient : 1ᵉʳ *temps*, contraction des oreillettes, dilatation des ventricules et contraction des ventricules; 2ᵉ *temps*, dilatation des oreillettes; 3ᵉ *temps*, repos du cœur, puis nouvelle évolution, et ainsi de suite.

Tout cela est vrai sur la grenouille dont le cœur est récemment mis
à découvert; mais, au bout de quelques heures, cela n'est plus exact,
car le rhythme des mouvements du cœur change et se renverse quelquefois complétement. Cela n'est pas plus exact chez l'homme, et
l'examen du cœur dans les monstruosités par *ectopie* cardiaque, ou
dans la *division congéniale* du sternum, invoqué comme preuve à l'appui de la théorie nouvelle, n'offre rien de concluant. A cette systématisation des mouvements du cœur se rattache une théorie des bruits
dont je parlerai plus loin; mais, comme la première, elle est sujette à
contestation et ne saurait être acceptée.

§ II. Bruits du cœur.

Déterminons à présent la cause du double bruit, *tic-tac*, que l'on
entend à chaque évolution du cœur.

Les expériences de Haller sur les mouvements du cœur, confirmées
par tant d'observations ultérieures, ne laissent aucun doute sur la
réalité des inductions qu'on en a tirées; mais elles seraient insuffisantes si, en même temps, elles ne faisaient connaître la cause des
bruits cardiaques. Beaucoup d'erreurs et de théories fausses ou trop
exclusives ont été publiées. Je ne les reproduirai pas; mais, je signalerai seulement celles que les expériences d'autrui m'ont en quelque
sorte contraint d'adopter.

Je dirai seulement, pour rendre hommage au génie de Laennec, que
cet auteur est le premier qui ait imaginé les applications que l'on peut
faire de la notion des bruits du cœur.

Il y a deux choses à établir dans la question des bruits du cœur:
1° le *rapport des bruits et des mouvements* ; 2° la *cause de ces bruits*.

A. *Rapport des bruits et des mouvements.* — La plupart des physiologistes ont compris qu'il n'y avait pas moyen de séparer la théorie
des bruits du cœur de la théorie de ses mouvements, et de la solution
du dernier problème dépend, en grande partie, la solution de l'autre.

En suivant, d'après les expériences de Haller, de Laennec, de Hope,
de Bouillaud et de la plupart des physiologistes, ces mouvements du
cœur avec le *tic-tac* naturel de cet organe, on voit que le premier bruit
ou bruit sourd se fait entendre à l'instant de la contraction des ventricules et de leur choc contre la poitrine, c'est-à-dire pendant le
deuxième temps ou la deuxième période d'une évolution du cœur.
Seul, M. Beau et ses adhérents placent le bruit sourd au moment de la

contraction des oreillettes , du relâchement des ventricules et de la contraction des ventricules, phénomènes du premier temps des mouvements du cœur. Il est vrai que cela résulte des observations faites sur la grenouille, et non des recherches entreprises sur les mammifères.

La preuve que le premier bruit ou bruit sourd coïncide avec la contraction des ventricules résulte d'un grand nombre d'expériences, et en particulier de celles faites sur le cheval, préparé d'après la méthode de MM. Faivre et Chauveau. « Un stéthoscope appliqué sur l'origine des troncs artériels ou sur l'une des oreillettes permet d'entendre les bruits avec leur rhythme et leur timbre naturel. Une oreillette étant saisie entre les doigts, on sent sa contraction avant d'entendre le premier bruit. La main quitte l'oreillette et se porte sur les ventricules ; on constate alors un isochronisme parfait entre le *premier bruit* et la *contraction ventriculaire ; le second bruit* s'entend *au moment où les ventricules passent de l'état de contraction à l'état de relâchement*. On fait tenir le stéthoscope par un aide, et les deux mains sont appliquées à la surface du cœur, l'une sur les oreillettes, l'autre sur les ventricules, et l'on obtient encore les mêmes résultats : *systole auriculaire, aphone; systole ventriculaire, premier bruit sourd ; relâchement général* ou *diastole*, avec *deuxième bruit au commencement*. On varie l'expérience de la manière suivante : un doigt est introduit dans une oreillette, il sent la contraction des parois de cette cavité avant que l'oreille entende aucun bruit ; le premier bruit survient quand la valvule auriculo-ventriculaire frappe la pulpe du doigt en se relevant ; ce bruit cesse et est remplacé par le second quand ces valvules s'abaissent.

« En résumé, une révolution du cœur chez le cheval étant partagée en quatre temps, le premier est occupé par la systole auriculaire *complétement aphone ;* le deuxième par la systole ventriculaire *avec premier bruit sourd ;* le troisième par le commencement de la diastole générale *avec deuxième bruit clair ;* le quatrième par la fin de cette diastole, *aphone* comme le premier temps. Chez l'homme, les choses se passent de la même manière, avec cette différence que la dernière phase manque tout à fait, le rhythme des mouvements et des bruits étant marqué par trois temps seulement. »

Cette expérience et toutes celles des mêmes auteurs confirment donc les observations anciennes de Harvey, de Haller, de Laennec, de Turner, de Hope, de Bouillaud, de Magendie, de Ch. Villiams et des Comités anglais sur le syncronisme de la contraction ventriculaire et du premier bruit du cœur. Elle ne contredit que les observations de M. Beau; mais j'ai signalé précédemment la cause de cette différence. Quant au second bruit, elle confirme également les observations antérieures d'un certain nombre de médecins, et en particulier celles de Hope, de Rouanet, de Carlisle, de M. Bouillaud et de M. Beau. Elle contredit formellement celle de Laennec, qui n'est plus acceptée de personne.

B. *Cause des bruits du cœur.* — Après avoir pris en rapport les bruits du cœur avec ses mouvements, on se demande quelle peut être la cause de ce *tic-tac* régulier perçu par l'oreille. Ici encore la science est encombrée d'un certain nombre d'opinions exclusives et fausses qu'il faut rejeter pour en choisir une qui soit véritablement en rapport avec les résultats de l'expérience.

Entre toutes, l'opinion de Rouanet, qui accorde le principal rôle, dans la production des bruits cardiaques, au redressement et au claquement des valvules artérielles et ventriculaires, est celle qui mérite d'être adoptée. Elle a aujourd'hui conquis un assentiment presque général, et Carlisle, Bouillaud, Cruveilhier, C. Williams, MM. Faivre et Chauveau, etc., lui ont prêté l'appui de leurs propres expériences. Seulement il ne faut pas en faire une doctrine exclusive, et, si le claquement valvulaire entre pour une grande part dans la production des bruits cardiaques, il convient de savoir tenir compte du choc des ventricules contre la paroi thoracique (Bouillaud) et de la collision du sang dans leur intérieur.

Le premier bruit ou bruit sourd résulte du claquement des valvules auriculo-ventriculaires, auquel s'ajoute le double effet du choc du cœur en avant et de la collision du fluide sanguin. En effet, si à l'exemple de MM. Faivre et Chauveau on introduit le doigt dans l'oreillette droite du cheval, de façon à explorer l'orifice auriculo-ventriculaire, on sent, au moment de la contraction des ventricules, les valvules triglochines *se redresser, s'affronter par leurs bords, et se tendre au point de devenir convexes par en haut, de manière à former un dôme multiconcave au-dessus de la cavité ventriculaire.* Le doigt engagé entre les trois valvules, au point central qui les réunit, subit une pression très-sensible par ce choc valvulaire, et c'est à cet instant que se fait entendre le premier bruit. On le fait disparaître par la destruction de cette valvule.

« Pénétrez avec un ténotome courbe, à pointe mousse, dans l'oreillette droite, par une ouverture pratiquée à l'auricule, et coupez les cordages tendineux qui fixent aux parois ventriculaires les trois festons de la valvule tricuspide, ou seulement même un seul de ces festons ; la valvule ne se tendra plus sous l'effort de la contraction ventriculaire, et le sang refluera à large flot dans l'oreillette, à chaque mouvement de systole. Liez alors l'extrémité de l'auricule pour arrêter l'écoulement du sang, et placez le stéthoscope sur l'oreillette ;

avant l'expérience, on entendait sur ce point le premier bruit du cœur ; après la section des valvules, il est remplacé par un souffle prolongé qui dure autant que la systole ventriculaire, avec assez d'intensité pour couvrir généralement le bruit normal qui continue à se faire entendre dans le cœur gauche. Introduisez le doigt dans l'oreillette, et vous sentirez, à chaque contraction des ventricules, le flot du sang remonter dans le compartiment auriculaire, en produisant un frottement doux qui donne l'explication du bruit de souffle.

« Au lieu de couper les valvules, employez une tige de fil de fer contournée, à l'une de ses extrémités, en un petit anneau interrompu, coudé perpendiculairement sur la tige elle-même et que vous pourrez engager dans l'oreillette par une très-petite ouverture. En poussant cet anneau dans l'orifice auriculo-ventriculaire, pour empêcher l'affrontement et la tension des valvules, vous déterminez également un bruit de souffle. En ramenant le fil de fer en haut de l'oreillette, vers les orifices veineux, vous ferez reparaître le premier bruit dans toute son intensité, et le souffle anomal sera anéanti.

« Répétez la même expérience sur le cœur gauche, et vous obtiendrez encore le même résultat. Mais l'auscultation, dans ce cas, ne peut s'effectuer toujours sur l'oreillette, à cause du violent ébranlement que le reflux du sang fait subir au stéthoscope ; il faut souvent appliquer l'instrument sur la base des ventricules à l'origine de l'aorte. Le souffle auquel on donne alors naissance est beaucoup plus fort que du côté droit ; il couvre toujours entièrement le bruit normal qui se produit à l'orifice auriculo-ventriculaire droit.

« Enfin, la section des valvules auriculo-ventriculaires peut être pratiquée sur les deux cœurs à la fois, l'animal étant ouvert du côté gauche ; le premier bruit est alors constamment remplacé en totalité par un souffle magnifique[1]. »

Il était impossible de répéter d'une façon plus heureuse et plus concluante les expériences de Rouanet sur la part d'influence du claquement valvulaire dans la production du premier bruit du cœur, sans préjudice du renforcement produit par le choc, par la contraction musculaire et par la collision du sang contre les parois ventriculaires. L'expérience du Comité de Dublin, dans laquelle le cœur vide, sorti de la poitrine et posé sur une table, fait entendre un bruit lorsqu'on l'ausculte au moment de la systole, ne prouve rien contre le claquement des valvules mitrale et triglochine ; car, si, au lieu d'appliquer le stéthoscope sur la masse des *ventricules*, on le place à la base de l'or-

[1] *Nouvelles Recherches expérimentales sur les mouvements et les bruits normaux du cœur*, Paris, 1856, page 30.

ganc, de manière à éviter le choc ventriculaire, on n'entend plus ce bruit sourd dont la signification a été mal interprétée.

Le second bruit du cœur, ou bruit clair, est exclusivement produit par le claquement des valvules sigmoïdes, sous le choc en retour du sang contenu dans les artères. C'est un fait démontré par Rouanet, vérifié par M. Bouillaud, par C. Williams, par les membres du Comité de Dublin, par MM. Faivre et Chauveau, etc.

En saisissant très-vite, à pleine main, les deux troncs artériels, vers leur origine, de façon à intercepter la circulation à leur intérieur, on empêche le claquement des valvules sigmoïdes, et le second bruit du cœur cesse complétement. On peut encore faire l'expérience comme il suit : « Pour empêcher l'abaissement des valvules sigmoïdes sans intercepter la circulation, nous introduisons dans les troncs artériels un trocart, dont la gaîne renferme plusieurs lames élastiques. L'instrument est enfoncé jusqu'au-dessous du niveau des valvules sigmoïdes pendant qu'elles sont relevées; puis la gaîne du trocart est retirée pour permettre l'écartement des lames élastiques, qui s'appliquent alors contre les valvules et les empêchent de s'abaisser. On détruit ainsi le deuxième bruit, soit dans les deux artères, soit dans l'une seulement, et l'on entend très-bien à la place un souffle doux après chaque systole des ventricules, souffle produit par le retour du sang dans ces cavités[1]. »

Pour M. Beau, dont la théorie des mouvements du cœur diffère de la nôtre, et qui a fait également une théorie des bruits, l'explication du claquement valvulaire imaginée par Rouanet et adoptée par un grand nombre de médecins n'est pas exacte. Le premier bruit inférieur, ou bruit sourd du premier temps, est déterminé par la collision du sang chassé par les oreillettes contre les parois des ventricules au moment de leur diastole et par le choc du cœur contre la poitrine à cet instant. Contraction auriculaire, passage du sang dans les ventricules, dilatation des ventricules, choc des ventricules, collision du liquide contre les parois, systole ventriculaire et abaissement des valvules sigmoïdes, voilà les causes du premier bruit. Le second bruit, ou bruit clair supérieur, correspond au second temps des mouvements du cœur, qui est la dilatation des oreillettes gonflées par le sang qui revient des poumons, et il résulte de la collision du sang contre les parois des oreillettes. Malheureusement ces faits sont difficiles à démontrer, et, comme il n'y a en leur faveur aucune expérience aussi concluante que celles dont j'ai parlé à l'appui de la théorie du claquement valvulaire, c'est à cette dernière qu'il faut s'arrêter.

[1] *Loc. cit.*

Art. II. — Signes fournis par l'inspection de la région précordiale.

1° *Voussure précordiale.* — Dans l'état habituel, chez un homme bien conformé, la région précordiale n'offre point de voussure des côtes; mais, à la suite des maladies du cœur et avec les progrès de l'âge, la poitrine se déforme et il se fait souvent en dedans du mamelon gauche une voussure plus ou moins considérable.

On voit alors entre le sternum et le mamelon une saillie formée par la projection des cartilages des côtes et par l'effacement des espaces intercostaux. Elle offre une étendue qui varie entre cinq et quinze centimètres, mais elle ne mérite une mention spéciale que lorsqu'elle est très-prononcée.

Quand cette voussure ne résulte pas d'une incurvation de la colonne vertébrale à droite, ni d'un emphysème du bord antérieur des poumons reconnaissable à la résonnance de la poitrine, elle est la conséquence d'une maladie du cœur, soit de palpitations nerveuses prolongées, soit d'une altération organique bien déterminée.

Elle s'observe dans l'*hypertrophie* et principalement dans l'hypertrophie excentrique des ventricules. Elle est permanente, et il s'y joint une matité plus ou moins considérable limitant la forme du cœur avec impulsion de cet organe.

Dans la *péricardite*, suivie d'un épanchement considérable, de 4 à 800 grammes et plus, la voussure existe, et elle acquiert une grande étendue. Comme dans l'hypertrophie, elle est accompagnée d'une matité presque complète, mais il n'y a pas d'impulsion précordiale, et elle diminue quelquefois d'un jour à l'autre, par une saignée qui peut favoriser l'absorption du liquide, ainsi que l'a établi M. Bouillaud.

2° *Dépression de la région précordiale.* — Au lieu d'une voussure, il peut se faire, d'après M. Bouillaud, un rétrécissement de la région précordiale. Cela est très-rare et ne s'observe que dans une seule maladie du cœur, la *péricardite chronique.* En effet, après la guérison d'une péricardite aiguë par absorption du liquide épanché, il se fait dans le péricarde des adhérences étroites entre les deux feuillets séreux de cette membrane, et il en résulte un mouvement de traction sur les côtes qui amène une dépression de la paroi thoracique.

3° *Impulsion et choc du cœur.* — Dans l'état normal, le choc du cœur imprime au quatrième ou au cinquième espace intercostal, en dedans du mamelon, une impulsion visible à l'œil et très-appréciable pour la main.

Plus ou moins apparente suivant les sujets, et selon leur état de maigreur, quelquefois très-forte chez les sujets nerveux, elle est, au contraire, très-faible chez les convalescents et chez les personnes affaiblies ou affectées d'emphysème pulmonaire, d'hydropisie du péricarde ou de la plèvre gauche, de tumeurs et d'abcès du médiastin, etc.

Son affaiblissement et sa diminution, constatés par l'inspection, n'ont pas une très-grande importance pour le diagnostic; mais il n'en est pas de même de son accroissement.

L'impulsion augmentée du choc de la pointe du cœur contre la paroi thoracique est en rapport avec un certain nombre de maladies de cet organe. Elle peut être assez forte pour soulever la tête ou la main de l'observateur, et, au lieu d'être limitée à un point, s'étendre à une plus grande surface. Enfin, elle peut être déplacée et abaissée dans l'espace intercostal, inférieur à celui où elle se produit habituellement. Cette impulsion exagérée s'observe, d'après Laennec, Bouillaud, dans l'*hypertrophie des parois ventriculaires du cœur*, et plus cette altération de structure est considérable, plus aussi le soulèvement met de temps à s'opérer. Cela est exact. Cependant il faut que l'hypertrophie ait conservé la cavité du ventricule ou l'ait agrandie, car, dans les cas d'hypertrophie concentrique avec effacement des cavités ventriculaires, l'impulsion est généralement assez faible. M. Beau, qui, dans sa théorie, fait coïncider le choc du thorax par le cœur au moment de la systole auriculaire et par la diastole des ventricules, n'admet pas que l'hypertrophie ventriculaire soit annoncée par une impulsion cardiaque exagérée, et, comme, dans ces cas, il y a souvent aussi une hypertrophie des oreillettes correspondantes, il attribue à cette dernière la forte projection du cœur en avant. Cette ingénieuse explication ne nous paraît pas suffisamment justifiée; elle ne repose que sur des faits exceptionnels, et, jusqu'à plus ample information, nous croyons qu'il faut considérer l'impulsion exagérée du choc de la pointe du cœur comme un très-bon signe de l'hypertrophie excentrique de cet organe.

M. Bouillaud[1] a distingué avec raison, dans l'impulsion cardiaque, une impulsion de la pointe liée, comme je viens de le dire, à l'hypertrophie des ventricules, et une impulsion de la totalité du cœur qui existerait dans les hypertrophies ventriculaires très-considérables et dans l'hypertrophie des oreillettes, ce qui s'accorde avec les faits publiés par M. Beau. En effet, si de nouvelles observations confirment ce que j'avance, l'impulsion de la pointe du cœur appartiendrait à l'*hypertrophie de ses ventricules*, ainsi que l'a établi Laennec, et l'impulsion du corps de l'organe indiquerait l'*hypertrophie des oreillettes* annoncée par MM. Bouillaud et Beau.

[1] *Traité clinique des maladies du cœur*, Paris, 1841.

Quand on emploie la main ou l'oreille pour étudier l'impulsion du cœur, les résultats sont bien plus nets et acquièrent beaucoup plus d'importance.

Ainsi la diminution et l'absence d'impulsion et de choc à la région précordiale s'observent : 1° dans la *dégénérescence graisseuse du cœur;* 2° dans l'*atrophie du cœur;* 3° dans la *péricardite aiguë ou chronique, avec épanchement;* 4° dans les *adhérences complètes du cœur;* et 5° dans les cas rares d'*hypertrophie ventriculaire concentrique* ayant effacé la cavité du ventricule, ou dans les cas d'hypertrophie à sa dernière période, lorsque le cœur, rempli de caillots, ne peut plus fonctionner.

L'impulsion exagérée, au contraire, s'observe dans les *palpitations nerveuses* et dans l'*hypertrophie des parois ventriculaires.* Elle est quelquefois assez forte pour soulever la tête de l'observateur et pour séparer les côtes de leurs cartilages; mais ces derniers faits sont si rares, qu'ils ont besoin d'être revus avant d'être acceptés d'une façon définitive.

On a prétendu distinguer, par la différence de la sensation de l'ouïe, l'impulsion des palpitations nerveuses et l'impulsion de l'hypertrophie. Cela est impossible. Tout diagnostic à cet égard repose sur les autres données fournies par les commémoratifs, par la percussion et par l'étude des bruits cardiaques.

4° *Perforation des parois thoraciques.* — Une seule maladie de l'appareil circulatoire produit la perforation des parois thoraciques. C'est l'*anévrisme de l'aorte.* A la base du cœur, sur le trajet de la crosse de l'aorte, existent souvent des tumeurs plus ou moins volumineuses, avec ou sans changement de couleur à la peau, suivant l'épaisseur de leurs parois, et qui sont formées par un sac anévrismal ayant, par usure, détruit les côtes dans une certaine étendue. Elles sont le siége de battements et de bruits particuliers. Tantôt pâles, quand leur paroi est épaisse, elles sont, au contraire, violacées, noires, si cette paroi est mince, et elles entraînent ordinairement la mort des malades par l'hémorrhagie qui succède à leur rupture.

Art. III. — Signes fournis par la palpation du cœur

Outre les signes que fournit l'étude de l'impulsion du cœur, et dont j'ai parlé, la palpation est d'une grande utilité dans l'exploration des maladies de cet organe.

1° *Frémissement vibratoire.* — Un frémissement particulier, semblable à un bruit de rouet, désigné sous le nom de *frémissement cataire* par Corvisart et par Laennec, existe quelquefois à la région précordiale et peut être apprécié avec la main.

Plus ou moins rude, quelquefois très-prononcé, ce frémissement est permanent, continu, avec des renforcements, ou il se présente d'une manière intermittente. Son siége ordinairement est la pointe du cœur; mais il peut s'observer aussi à la base et dans les grosses artères du cou et des membres.

D'après Corvisart, et la chose ne saurait être contestée, ce bruit indique toujours un frottement à l'intérieur du cœur. Les observations ultérieures ont, en effet, démontré que ce frémissement cataire annonce le rétrécissement des orifices du cœur, où se produit un frottement du sang ou le frottement des feuillets séreux du péricarde couverts de fausses membranes. On l'observe : 1° dans la *péricardite*, au début ou à la période de terminaison, lorsque l'épanchement n'est pas encore produit, ou lorsqu'il est en partie absorbé et que les fausses membranes du péricarde frottent les unes sur les autres; 2° dans les *rétrécissements de l'aorte*, et il existe à la base du cœur et dans les artères, où il produit un pouls très-vibrant; 3° dans les *rétrécissements auriculo-ventriculaires;* mais alors il s'entend sur tout le cœur et de préférence à la pointe, où se trouve son maximum d'intensité; il ne se propage jamais dans les artères; 2° dans les *anévrismes de l'aorte, des artères*, et il est accompagné de battements artériels très-prononcés.

2° *Mouvements et claquements valvulaires.* — M. Bouillaud et après lui M. Racle affirment que l'on peut, avec la main placée sur la région péricordiale, sentir le double claquement valvulaire correspondant à la systole et à la diastole du cœur. Ils ajoutent que les modifications apportées à cette sensation par les maladies valvulaires sont de nature à éclairer le diagnostic. L'observation ultérieure en décidera.

Art. IV. — Signes fournis par la percussion du cœur.

La percussion est le meilleur moyen d'apprécier le volume du cœur. Elle montre à la région précordiale une matité incomplète, large de quatre à cinq centimètres carrés, en dedans et au-dessus du mamelon. Dans l'état pathologique, cette matité augmente beaucoup; elle acquiert de quinze à vingt centimètres de hauteur ou de largeur, et elle est toujours d'une constatation facile, si ce n'est cependant chez les femmes, à cause de la mamelle, et chez les personnes chargées d'obésité.

On l'observe : 1° dans l'*hypertrophie du cœur;* 2° dans les *anévrismes de l'aorte;* 3° dans les *abcès* et dans les *tumeurs du médiastin;* 4° dans l'*endocardite;* 5° dans les *épanchements du péricarde;* mais ici elle a des caractères tout particuliers : elle est plus nette que dans l'hypertrophie, et, si l'épanchement est considérable, elle affecte une forme spéciale presque triangulaire, dont la base repose sur le diaphragme et dont le sommet tronqué regarde la clavicule. C'est la forme du péricarde rempli d'eau. Dans l'hypertrophie, cette matité a une disposition différente qui représente la configuration du cœur.

Art. V. — Des signes fournis par l'auscultation du cœur.

C'est l'auscultation qui a rendu possible le diagnostic exact d'une foule de maladies du cœur dont on ne pouvait que soupçonner la présence. La découverte de Laennec a produit le *Traité des maladies du cœur*, de M. Bouillaud; sans elle nous en fussions restés, de nos connaissances, à celles que nous avait léguées l'illustre Corvisart.

Après l'étude des phénomènes généraux, dont l'importance ne doit pas être méconnue, l'auscultation est assurément le meilleur moyen d'exploration qu'on puisse utiliser pour le diagnostic des maladies du cœur. Elle révèle les altérations de *siége*, d'*étendue*, d'*intensité*, de *rhythme*, de *nombre*, de *timbre*, des *bruits cardiaques*, et enfin leur alliance avec des *bruits anomaux*.

1° *Modifications du siége des bruits du cœur.* — Les bruits du cœur peuvent être déplacés, et, au lieu d'offrir leur maximum d'intensité entre le quatrième et le cinquième espace intercostal, ils peuvent être abaissés ou élevés, poussés à droite ou à gauche, enfin être complétement transposés dans le cas d'inversion des viscères et du cœur, qui se trouve dans le côté droit de la poitrine.

Le déplacement latéral des bruits du cœur est le résultat ordinaire d'un *épanchement pleurétique excessif*, et c'est ordinairement de gauche à droite qu'on l'observe sous l'influence d'un hydrothorax de la plèvre gauche. Le cœur se trouve ainsi refoulé à droite jusqu'à deux et trois centimètres du bord droit du sternum. C'est un phénomène très-important, qui mérite une grande attention, et dont la présence est pour le médecin l'indication de faire la thoracentèse dans le but de ramener le cœur à sa place. Le déplacement du cœur refoulé à gauche par un épanchement, dans la plèvre du côté droit, existe également, mais c'est un fait infiniment plus rare.

Le déplacement des bruits du cœur de haut en bas s'observe chez les malades qui ont, soit un *anévrisme de l'aorte*, soit une *tumeur placée au voisinage des oreillettes*, et susceptible de refouler en bas la masse des ventricules. Il est plus rare de rencontrer le déplacement de bas en haut, qui s'observe dans la péricardite avec épanchement lorsque le cœur surnage au milieu du liquide accumulé dans le péricarde, et dans l'ascite, qui refoule vers la clavicule la masse du cœur et des poumons.

2° *Modifications d'étendue des bruits du cœur*. — On entend habituellement les bruits du cœur au tiers inférieur du sternum et sous les cartilages des quatrième, cinquième et sixième côtes. Par exception, ces bruits se font entendre dans une étendue plus considérable chez les sujets maigres, chez ceux qui ont une augmentation de la force des battements cardiaques, dans les *palpitations nerveuses*, par exemple, et lorsqu'il y a augmentation de volume du cœur avec dilatation de ses cavités. Quelquefois alors les bruits s'entendent dans tout le côté gauche de la poitrine, principalement en arrière, dans le dos, près de la colonne vertébrale. Ils peuvent également se faire entendre dans le côté droit, mais cela est plus rare; dans ce cas, il y a lieu de supposer que la lésion occupe les cavités droites de l'organe.

L'accroissement de l'étendue des bruits du cœur se fait aussi dans une circonstance importante, lorsqu'il y a autour de l'organe, dans les poumons ou ailleurs, une augmentation de la densité des tissus qui facilite la transmission du son. L'*hépatisation du poumon*, et surtout l'*infiltration tuberculeuse de cet organe*, donnent lieu à ce phénomène. Dans la *tuberculisation au premier degré*, le retentissement des bruits du cœur jusque dans la clavicule est un des premiers signes de la désorganisation qui se prépare.

La diminution de l'étendue des bruits du cœur s'observe assez souvent, et c'est le signe, soit de la *syncope*, qui diminue la force et la fréquence des battements du cœur, soit de la *faiblesse* et de l'*atonie générale des sujets*, soit enfin de l'*atrophie du cœur*, de l'*hypertrophie* concentrique de cet organe, de sa surcharge graisseuse, de l'emphysème pulmonaire et de l'hydropéricarde, qui éloignent le cœur des parois thoraciques.

3° *Modifications de l'intensité des bruits du cœur*. — L'intensité des bruits du cœur est généralement en rapport avec l'augmentation de l'impulsion cardiaque. Elle peut être très-considérable, à ce point que, d'après Corvisart, Laennec, ces bruits pourraient être entendus à deux pouces et même à deux pieds de la poitrine. Ce sont des faits absolument exceptionnels.

L'accroissement d'intensité des bruits du cœur est un signe des *palpitations nerveuses* et de la *force contractile du cœur dans la fièvre*. On l'observe aussi dans l'*hypertrophie simple* du cœur avec conservation des cavités et dans les hypertrophies excentriques des ventricules.

La diminution d'intensité est un signe de la *convalescence*, de la *faiblesse* naturelle, de la *syncope*, de l'*atrophie simple* ou *graisseuse* du cœur, de l'*hypertrophie concentrique*, alors que la cavité des ventricules est en partie effacée, de l'*accumulation de graisse dans les parois thoraciques*, de la présence d'une *tumeur*, d'un *épanchement pleuré-tique*, ou d'un *hydropéricarde* entre le cœur et l'oreille.

4° *Modifications du rhythme des bruits du cœur.* — Les modifications apportées au rhythme des bruits du cœur portent sur leur fréquence, qui est augmentée ou diminuée; sur leur succession lente, rapide ou irrégulière; sur leur nombre, qui peut être accru, etc.

La *fréquence des battements et des bruits* du cœur est un phénomène très-ordinaire qui ne se rattache pas essentiellement à l'état morbide. Une émotion morale vive, l'action de courir, de monter donnent aux bruits du cœur une fréquence momentanée plus ou moins grande qui ne dépend point de la maladie. Au contraire, il y a une fréquence des bruits produite sympathiquement par la fièvre, par certaines altéra-tions du sang et par les maladies du cœur. La fièvre accélère les bruits du cœur, et de 80 elle les porte à 120, 140, 180, et même au delà de ce chiffre. Au-dessus de 160 le pronostic est toujours très-grave, et il est rare que la maladie ne soit pas suivie de mort.

La fréquence des bruits et des battements du cœur s'observe aussi dans la *pléthore*, lorsque le sang trop riche est surchargé de globules, et dans la *chloro-anémie*, lorsque le sang appauvri ne dirige plus con-venablement les fonctions du système nerveux régulateur des mouve-ments cardiaques. Trop ou trop peu de globules rouges dans le sang engendrent des effets analogues. Mais c'est principalement dans la chloro-anémie que s'observe la plus grande fréquence des bruits car-diaques sous l'influence de la moindre émotion et du plus faible exer-cice.

La fréquence des bruits est aussi un signe de l'état particulier du cœur qui produit les palpitations nerveuses. Elle caractérise également un certain nombre de maladies organiques du cœur, telles que les rétrécissements des orifices aortiques et auriculo-ventriculaires. Alors les bruits sont généralement tumultueux et offrent de remarquables irrégularités. On voit quelquefois, dans ce cas, une grande fréquence augmenter tout à coup et coïncider avec des accidents graves de suffo-cation et de cyanose, et il faut en conclure avec Laennec qu'il s'est fait subitement une concrétion fibrineuse dans le cœur.

La *diminution de la fréquence des battements et des bruits*, en tant que phénomène morbide permanent, est un symptôme assez rare. C'est un signe de quelques maladies de la moelle et du cerveau, et MM. Andral et Bouillaud ont cité des faits de ce genre dans lesquels les doubles bruits du cœur étaient réduits à 20 et 30 par minute. On l'observe également dans l'ictère simple et dans l'état dynamique produit par la digitale et par le sulfate de quinine. A la suite de l'ictère, le pouls tombe à 40 et 50 par minute. Il en est de même à la suite de l'administration de la digitale et de hautes doses de sulfate de quinine.

Cette diminution de fréquence des bruits du cœur peut enfin dépendre d'une idiosyncrasie particulière et n'avoir aucun rapport avec l'état morbide. Il n'est pas très-rare, en effet, de rencontrer des personnes bien portantes qui n'ont, à l'état normal, que 40 à 50 battements du cœur par minute.

Les *intermittences* et l'*inégalité des bruits* du cœur, donnant lieu à des bruits fort entremêlés de bruits faibles ou avortés sont des phénomènes assez communs dans les maladies du cœur et sur lesquels M. Bouillaud a fixé l'état de la science.

Chez quelques malades, les bruits sont entremêlés d'une façon régulière ou irrégulière par des bruits faibles plus ou moins souvent renouvelés. On dirait quelquefois que le cœur se contracte à vide et que le bruit avorte ; c'est ce que M. Bouillaud a quelquefois appelé un *faux pas* du cœur. A ces irrégularités de bruits correspondent des inégalités ou des intermittences plus ou moins marquées dans le pouls qui ont reçu de Laennec le nom de *fausses intermittences*.

Chez d'autres individus, il y a au cœur une véritable intermittence dans les bruits, qui se traduit par un phénomène semblable dans les artères du pouls.

Les inégalités de bruits correspondant à un défaut de pouls ou fausse intermittence ont, d'après M. Bouillaud, une extrême importance séméiotique. Elles indiquent que le cœur ne reçoit pas le sang nécessaire à l'ondée artérielle, ou qu'il ne peut chasser dans les artères le sang qu'il renferme, ce qui annonce une lésion valvulaire faisant obstacle à l'entrée ou à la sortie du fluide sanguin. Il n'en est pas de même de l'intermittence des bruits accompagnée d'une intermittence du pouls. Celle-ci s'observe à la fois dans les maladies nerveuses du cœur et dans les altérations organiques de sa substance ; mais, dans le premier cas, les intermittences sont passagères, tandis qu'elles sont permanentes dans l'autre.

5° *Modifications du nombre des bruits du cœur.* — Le nombre des bruits du cœur peut être modifié, et, au lieu du double bruit naturel ou *tic-tac*, on peut n'entendre qu'un seul bruit, ou trois, et quelquefois quatre.

Il n'y a qu'un seul bruit lorsque les valvules auriculo-ventriculaires, dont le redressement produit le premier bruit, sont tellement altérées, qu'elles ne peuvent plus fonctionner, et le seul bruit perçu est produit par le claquement des valvules sigmoïdes dans le relâchement des ventricules. Souvent alors ce bruit est difficile à entendre, couvert comme il l'est d'habitude par le souffle de l'altération valvulaire. Il n'y a qu'un bruit, mais c'est un bruit de souffle.

Lorsqu'on entend à la région précordiale trois bruits et même quatre, on admet généralement qu'ils sont le résultat d'un défaut d'isochronisme entre les contractions des cavités similaires droites et gauches. Cela est probable, mais il n'y a rien de positif à cet égard. On croirait entendre le bruit d'un marteau sur l'enclume, le bruit d'un galop de cheval ou de rappel, ici sous la notation : *tic-tac, tac;* ailleurs, *tac, tac-tic,* etc. Ces triples ou quadruples bruits sont toujours le signe d'une altération organique du cœur, et ordinairement, d'après M. Bouillaud, du rétrécissement de l'un des orifices avec incrustation calcaire des valvules.

6° *Modifications des bruits du cœur par des bruits anomaux.* — On trouve souvent les bruits du cœur masqués ou suivis par des bruits anomaux désignés par les noms de souffle de râpe, de scie, de piaulement, de frottement, etc., qu'il faut rapporter à une altération du sang ou à une altération organique intra ou extra-cardiaque. En d'autres termes, les bruits anomaux du cœur sont de deux espèces : *chlorotiques* et *organiques,* et il faut apprendre à les distinguer les uns des autres si on ne veut commettre de grossières erreurs et confondre la chlorose avec une altération valvulaire cardiaque. C'est à M. Bouillaud que revient surtout l'honneur d'avoir établi ces différences, adoptées de la plupart des médecins. Je vais à mon tour démontrer leur exactitude et les applications qui en résultent.

Bruit de souffle cardiaque. — Le souffle cardiaque, d'abord signalé par Laennec, donne à l'oreille la sensation du souffle que l'on produit avec les lèvres rapprochées dans un faible effort d'expiration. Tantôt faible et *prolongé,* tantôt violent, *rude* et *râpeux,* quelquefois accompagné d'un bruit de *piaulement* appréciable à distance, il offre un très-grand nombre de variétés que l'étude approfondie de l'auscultation fait connaître, mais qui n'ont pas une grande importance séméiotique.

Il existe dans un point circonscrit du cœur ou à toute la surface, et peut même se faire entendre dans quelques parties de la poitrine, principalement dans le dos, en arrière et à gauche. On l'entend quelquefois dans l'aorte et dans les artères du cou. Il faut toujours chercher le point ordinairement assez étroit où a lieu son *maximum d'intensité,* à la base ou à la pointe du cœur, en dedans ou en dehors du mamelon. Cette détermination est de la plus haute importance.

Permanent ou *intermittent*, ce bruit de souffle coïncide tantôt avec le premier, tantôt avec le second bruit du cœur, et quelquefois il les couvre entièrement tous les deux. Chez quelques individus, il semble commencer avant le bruit cardiaque, ou bien il le suit, caractère essentiel et dont je parlerai un peu plus loin.

Ce souffle existe tantôt avec une lésion organique et tantôt sans lésion. Dans le premier cas, comme Laennec, Andral, Bouillaud, l'ont établi, le souffle résulte du passage difficile du sang à travers les orifices du cœur, et, dans le second, c'était pour Laennec un état spasmodique des ventricules et des artères, tandis que, pour MM. Andral, Bouillaud et Beau, le bruit est avec raison attribué à une altération chlorotique du sang.

Les lésions organiques du cœur susceptibles de produire le bruit de souffle cardiaque *organique* sont les *altérations valvulaires des orifices* qui gênent le cours du sang ; la *disproportion entre les cavités ventriculaires et leurs ouvertures naturelles sans qu'il y ait d'altération valvulaire;* les *concrétions du cœur,* les *communications du cœur droit avec le cœur gauche,* les *anévrismes de l'origine de l'aorte,* etc. Il faut, pour qu'un bruit de souffle se produise, qu'il y ait disproportion entre l'ondée sanguine et le diamètre de l'ouverture destinée à lui donner passage, de façon à produire un frottement. Il en est ainsi toutes les fois qu'une altération valvulaire, adhérence anomale, concrétion fibrineuse ou ossiforme, etc., rétrécit l'orifice cardiaque, toutes les fois que le sang s'échappe par une ouverture de communication anomale; mais cela peut encore avoir lieu sans altération des valvules, lorsque les cavités ventriculaires sont trop dilatées ou lorsque l'action du cœur, trop énergique, pousse rapidement une forte colonne sanguine contre un orifice *sain,* mais *relativement* trop étroit pour le passage du liquide. C'est là ce qui explique : 1° certains bruits de souffle cardiaque observés dans l'*hypertrophie excentrique sans altération appréciable des orifices;* 2° certains souffles au premier temps observés momentanément dans la *fièvre* par suite de l'énergie des contractions du cœur; 3° certains souffles signalés *chez les vieillards dont le cœur est dilaté,* les orifices restant sains ; 4° enfin certains cas d'*altération considérable des valvules avec rétrécissements ne donnant pas de souffle cardiaque,* à cause du peu de volume et du peu de force de la colonne sanguine chassée du cœur. Comme on le voit, les conditions de la production du bruit de souffle *organique,* tout en étant les mêmes au fond, diffèrent singulièrement dans leur expression anatomique. Dans tous les cas, il faut un frottement par la colonne sanguine contre les orifices du cœur; mais le volume et la force de l'ondée

contre des orifices sains donnent lieu au même résultat que le frottement d'une ondée ordinaire contre des orifices rétrécis. Par la même
raison, une ondée sanguine petite ou mollement poussée ne produit
pas de souffle, alors même qu'elle passe à travers des orifices devenant
trop étroits.

Le bruit de souffle *chlorotique*, au contraire, résulte d'une altération bien connue du sang, soit la diminution des globules sanguins,
d'après MM. Andral, Bouillaud; soit la même diminution jointe à une
augmentation de sérum, constituant pour M. Beau une sorte de polyhémie séreuse. En tout cas, c'est la diminution de densité du sang qui
est la cause du phénomène, et, d'après M. Bouillaud, il se produit
toutes les fois que la densité du sang descend au-dessous de six degrés,
à l'aréomètre de Baumé.

La *distinction des bruits chlorotiques* et des *bruits organiques* du cœur
n'est pas toujours facile. Voici, en quelques mots, les moyens de les
reconnaître. Les bruits du second temps, dépendant toujours d'une
lésion organique, ne donnent lieu à aucune erreur; mais il n'en est
pas tout à fait de même de ceux qui accompagnent le premier bruit.

Le souffle chlorotique s'entend à la base du cœur et se prolonge souvent dans l'origine de l'aorte. On l'entend quelquefois dans les carotides, et il n'y a chez les malades aucun phénomène de matité, de voussure, de frémissement cataire, de suffocation et de cyanose. Le souffle
organique, au contraire, s'accompagne de matité, de déplacement du
cœur, de toux, d'asthme, d'œdème ou d'anasarque, de cyanose générale ou partielle qui lui donnent sa véritable signification.

La *séméiotique des bruits de souffle organiques* du cœur a pour but
d'indiquer, d'après leur nature et d'après leur siége, la nature de la lésion cardiaque.

Elle varie suivant la théorie des mouvements et des bruits du cœur
que l'on adopte; et celle de M. Beau, par exemple, ne ressemble pas à
celle de MM. Andral, Bouillaud, Barth et Roger, Faivre et Chauveau,
Racle, qui, en France, ont défendu la théorie que j'ai précédemment
exposée.

Dans cette dernière théorie, qui est la mienne, un *bruit de souffle,
au premier temps*, résulte d'un *rétrécissement de l'orifice aortique*,
ou d'une *insuffisance de l'orifice auriculo-ventriculaire*. En effet, le
premier bruit et le choc du cœur annoncent la systole des ventricules,
le passage du sang dans l'aorte, dans l'artère pulmonaire, et le redressement des valvules auriculo-ventriculaires. Si l'aorte ou l'artère
pulmonaire est rétrécie, il y a un frottement, et de là un souffle coïncidant avec le pouls. Cela ne manque presque jamais. Si les orifices ar-

tériels sont sains, que l'un ou l'autre des orifices auriculo-ventriculaires soit insuffisant, par altération valvulaire ou autre, à retenir le sang dans les ventricules, il y a de nouveau un frottement et consécutivement un bruit de souffle ; de sorte qu'au premier temps des bruits du cœur le souffle annonce, soit le rétrécissement des orifices artériels, soit l'insuffisance des orifices auriculo-ventriculaires.

On distingue le souffle appartenant au rétrécissement des orifices artériels, en ce qu'il se produit à la base du cœur en dedans du mamelon, tandis que le souffle de l'insuffisance s'entend particulièrement à la pointe de l'organe.

Un bruit de souffle, au second temps des bruits du cœur, annonce au contraire une *insuffisance de l'aorte, de l'artère pulmonaire*, ou un *rétrécissement de l'orifice auriculo-ventriculaire*. C'est à ce moment, on le sait, que, dans le relâchement du cœur, le sang passe des oreillettes dans les ventricules et qu'il redresse par un choc en retour les valvules sigmoïdes. Or, si ces valvules ne ferment pas, le fluide sanguin rentre en partie dans le cœur en frottant contre les parois de l'orifice, et il produit un souffle plus ou moins bien caractérisé. Il en est de même dans les rétrécissements auriculo-ventriculaires, lorsque l'orifice, rétréci par suite d'une altération des valvules, donne lieu à un frottement du sang sur ses parois.

On distingue le bruit de souffle appartenant à l'insuffisance artérielle par son siège à la base du cœur, tandis qu'au contraire le souffle du rétrécissement auriculo-ventriculaire ne s'entend qu'à la pointe.

Lorsqu'il y a *deux bruits de souffle chez un malade*, il faut déterminer le point où existe leur maximum d'intensité, à la base ou à la pointe, et, d'après cela, conclure, au moyen des règles énoncées au-dessus, sur la signification pathologique de ces bruits. *Un double bruit de souffle à la base, au premier et au second temps*, appartient à l'orifice artériel; c'est un *rétrécissement* et en même temps une *insuffisance de l'aorte. A la pointe*, au contraire, *deux bruits de souffle, au premier et au second temps*, résultent d'une altération de l'orifice auriculo-ventriculaire; c'est un *rétrécissement et en même temps une insuffisance de cet orifice. Un double bruit de souffle*, placé, *le premier à la base, le second à la pointe*, annonce une maladie de l'orifice artériel et une lésion de l'orifice auriculo-ventriculaire; *c'est un rétrécissement de chacun de ces orifices*. Y a-t-il, au contraire un double bruit de souffle dont le premier est à la pointe et le second à la base, c'est une double insuffisance.

Reste maintenant à déterminer le côté du cœur qui est malade. D'une manière générale, les orifices du cœur gauche sont beaucoup plus souvent le siége d'altérations organiques que les orifices du cœur droit, et, dix-neuf fois sur vingt peut-être, les bruits de souffle cardiaques sont le résultat des maladies du cœur gauche. Cela ne suffit pas au diagnostic. On peut faire davantage, et, avec MM. Littré, Barth et Roger, lorsque le bruit anomal est à droite ou à gauche du point où l'on entend, à la région du cœur, le tic-tac naturel, on peut dire que la lésion occupe les valvules auriculo-ventriculaires du côté droit ou du côté gauche de l'organe. Au contraire, le siége de la lésion doit être placé dans l'aorte quand le bruit suit la direction de cette artère, et dans l'artère pulmonaire quand il s'étend d'une façon transversale et se dirige vers la clavicule droite.

Ce sont les phénomènes généraux qui ont ici la plus grande importance. En effet, lorsque le cœur droit est malade, il y a toujours un embarras considérable de la circulation veineuse, un pouls veineux, de la cyanose et un œdème considérable qui n'existent pas, à un degré aussi marqué, dans les maladies du cœur gauche.

Malheureusement, dans beaucoup de cas, les bruits de souffle cardiaques, par leur étendue, par leur association avec le bruit respiratoire ou avec des râles bronchiques, sont difficiles à analyser et à mettre en rapport avec les bruits du cœur. Dans quelques cas même, la gêne de la respiration est si grande, que toute appréciation est impossible et qu'il faut s'en tenir à l'étude des phénomènes généraux.

Quelques difficultés se présentent au sujet du rétrécissement de l'orifice auriculo-ventriculaire, ordinairement accompagné d'un bruit de souffle, au second temps, et dans lequel on observe quelquefois, dit-on, un bruit de souffle au premier temps. MM. Fauvel, Beau, Filhos, ont publié des faits de ce genre, et ils en ont conclu contre la théorie des mouvements du cœur généralement adoptée. C'est une erreur; car, en examinant les faits de rétrécissement de l'orifice auriculo-ventriculaire connus, on voit que la valvule, couverte de végétations ou réunie en cône ouvert par en bas, forme un rétrécissement du côté de l'oreillette et une insuffisance du côté du ventricule. Il en résulte, selon le degré de la lésion organique, des conditions physiques variables qui, faisant plutôt obstacle dans un sens que dans l'autre, soit de l'oreillette au ventricule, soit du ventricule à l'oreillette, produisent le souffle au second temps ou au premier, ce qui est plus rare.

Le seul moyen de reconnaître alors le rétrécissement avec insuffisance de l'insuffisance seule résulte de l'étude des phénomènes généraux, qui, dans le premier cas, sont la gêne de la circulation, la stase sanguine, la petitesse du pouls, l'œdème, l'anasarque, etc., phénomènes qu'on ne rencontre presque jamais dans l'insuffisance auriculo-ventriculaire.

On observe de nombreuses variétés dans les bruits de souffle organiques cardiaques, dus à la résistance que le sang éprouve pour franchir les orifices malades. Ce sont les bruits de *râpe,* de *lime*, de *scie*, de *rouet*, de *piaulement*, dont les noms indiquent suffisamment la nature. Ils indiquent toujours des lésions considérables et la présence de *végétations résistantes*, d'*incrustations cartilagineuses* ou *calcaires volumineuses*, ou *dures sur les valvules*. A cet égard, ils ne peuvent jamais induire en erreur comme les bruits de souffle doux, et leur manifestation est l'*indice certain d'une altération valvulaire*. On rencontre toujours avec eux le frémissement vibratoire des parois thoraciques, également désigné sous le nom de frémissement cataire.

Le *bruit de piaulement*, entre tous, mérite une mention particulière, à cause de son timbre aigu spécial comparé au bruit de la tourterelle, au cri de la caille, etc., et en raison de sa force, qui le rend quelquefois appréciable à une certaine distance du thorax. Il ne s'observe que dans les cas de maladie organique du cœur, et de préférence, d'après M. Bouillaud, dans les *rétrécissements très-prononcés des orifices cardiaques*.

Bruits extra-cardiaques ou *péricardiaques*.—Dans l'état morbide, les mouvements du cœur dans le péricarde peuvent être accompagnés d'un *bruit de frottement* comparable, d'après Laennec, au cri du cuir d'une selle neuve sous le cavalier. Plus tard, V. Collin revint sur cette assertion et il fit du *bruit de cuir neuf* et de ses variétés, telles que *frôlement*, *craquement*, *raclement*, le signe de la *péricardite*. Le fait a été confirmé par M. Bouillaud et par tous les pathologistes.

Ce bruit de frottement, très-variable dans sa force, existe avec les deux temps du cœur ou avec le premier seulement, et il donne quelquefois à l'oreille la sensation d'un corps qui monte et qui descend. Il résulte de l'état rugueux du péricarde, chargé de fausses membranes ou de plaques résistantes d'apparence laiteuse; on l'observe au début de la *péricardite aiguë*, lorsque la membrane séreuse est dépolie; il disparaît avec l'épanchement séreux, et il revient après sa résorption, lorsque les fausses membranes, à sec, frottent les unes contre les autres. Il n'est pas rare alors de le voir accompagné d'un frémissement vibratoire.

Ce bruit de frottement ressemble beaucoup, par sa cause et par son mécanisme, à celui de la pleurésie; on l'en distingue par l'auscultation. Il continue d'être appréciable chez les malades auxquels on fait momentanément suspendre les mouvements respiratoires, tandis que, s'il résulte d'un frottement de la plèvre, il cesse immédiatement par le repos de la respiration.

Art. VI. — Des signes fournis par le pouls et par l'auscultation des artères.

L'auscultation des artères et l'étude du pouls fournissent un très-grand nombre de signes au diagnostic. Leur importance, exagérée par les uns, amoindrie par les autres, est incontestable, car, si l'exploration du pouls ne donne pas tous les résultats annoncés par Galien, Solano, Bordeu, Fouquet, etc., elle contribue énormément à donner la mesure de la vitalité, et elle sert beaucoup pour assurer le diagnostic et le pronostic.

§ I. Signes fournis par l'auscultation des artères.

L'oreille, armée du stéthoscope, entend dans les grosses artères, à l'état physiologique, un bruit sourd avec impulsion qui coïncide avec la systole des ventricules du cœur et qui est dû au passage du sang.

Ce bruit, d'autant plus fort qu'on le cherche plus près du cœur, est très-appréciable dans les carotides et dans les artères crurales. Il varie dans sa force avec l'âge et la constitution vigoureuse ou faible de l'individu. Pour le bien entendre, il ne faut pas trop appuyer le stéthoscope sur le vaisseau, car une forte compression anéantit le bruit, et une compression moindre, rétrécissant l'artère, donne lieu à un bruit de souffle qui n'a rien de pathologique. Cette exploration doit être faite avec soin sans exercer de compression sur les vaisseaux.

Ces bruits augmentent de force dans la pléthore, dans les maladies franchement inflammatoires, et ils diminuent, au contraire, chez les sujets faibles, naturellement débiles où depuis longtemps malades.

Ils changent de nature et se transforment en *bruit de souffle simple, à double courant, en bruit de diable, en sifflement musical plus ou moins prononcé*, dans certaines maladies organiques du cœur ou des artères, et dans les maladies chloro-anémiques qui entraînent la perte de l'albumine et des globules du sang.

Ces bruits anomaux, indiqués par Laénnec, étaient pour lui le résultat de la contraction spasmodique des artères. Personne aujourd'hui n'accepte plus cette explication. On les considère comme pouvant être la conséquence de conditions anatomiques très-différentes, particulières au solide et au liquide. Ils résultent, d'après MM. Bouillaud [1] et Vernois [2], de la compression des artères par une tumeur, de leur rétrécissement par lésion organique, des plaques ossiformes qu'elles renferment, de la vitesse du cours du sang, et on a vu depuis qu'il fallait joindre à ces causes l'augmentation de la masse du sang

[1] *Traité clinique des maladies du cœur*, 2e édition, Paris, 1841, 2 vol. in-8.
[2] *Études physiologiques et cliniques pour servir à l'histoire des bruits des artères.* Thèse 1857.

invoquée par M. Beau[1], et surtout, d'après M. de la Harpe[2], la diminution de densité du sang. En effet, cette diminution de densité et la
vitesse du liquide sont les conditions les plus favorables à la production de ces bruits.

Dans les artères comme dans le cœur, il y a donc des bruits de souffle
organiques et des bruits de souffle *chlorotiques*. Les uns, causés par la
compression des artères ou l'altération de leur structure, sont toujours
simples et *intermittents*, tandis que les autres, produits par l'altération
chlorotique du sang, sont quelquefois *simples*, mais beaucoup plus souvent *continus* et *à double courant*. Ils donnent lieu exclusivement, d'a-
près M. Bouillaud, au *bruit de diablé* et au *sifflement musical des artères*.

Les bruits de souffle *simples* ou *intermittents*, *à un seul courant*,
annoncent une *tumeur anévrismale*, un *anévrisme variqueux*, le *rétrécissement* ou la *compression artérielle*, les *rugosités de la surface
interne de l'artère*, certaines *tumeurs érectiles*; alors le bruit de souffle est *partiel*. Il est *général* et peut être entendu à l'intérieur de plusieurs artères dans l'*insuffisance des valvules sigmoïdes*, dans la *pléthore*, dans l'*anémie* et dans la *chlorose*.

Le bruit de souffle continu, *à double courant*, et le *bruit de diable*, ainsi
nommé à cause de sa ressemblance avec le bruit d'un jouet d'enfant
de ce nom, ont été étudiés avec le plus grand soin par M. Bouillaud.
Ce sont les différents degrés d'un même bruit, de même que le *bruit
sibilant*, le *sifflement modulé* ou *chant des artères*, donnant lieu au son
de la guimbarde, au bourdonnement d'une mouche, au son de con-
que, etc., etc.

Ce bruit diffère du bruit intermittent en ce sens que le souffle est
à chaque instant renforcé par un second souffle moins fort, et donnant
au bruit une sorte de continuité.

Quelle que soit la variété produite, du moment où le souffle est continu, musical, à double courant, etc., la signification est la même. Il s'a-
git toujours d'un état d'anémie ou de chlorose plus ou moins prononcé.

Il y a quelques années, le docteur Ogier Ward[3], et Corvau[4], ont
contesté que le bruit de souffle à double courant se passât dans les
artères, et ils en ont placé la cause dans la circulation continue des
veines. Pour eux, le bruit de souffle à double courant que l'on croit
entendre dans les carotides aurait pour siége la veine jugulaire.
Malheureusement, au cou et sur les différentes régions du corps, il est

---

[1] *Traité expérimental et clinique d'auscultation*, Paris, 1856.
[2] *Archives de médecine*, 1838, t. III, p. 33.
[3] *London. Med. Gaz.*, 1837.
[4] *Archives de médecine*, 1843.

difficile d'ausculter les grosses veines, jugulaires ou autres, sans ausculter en même temps les artères qui leur sont contiguës, et, quel que soit le soin qu'on mette à cette exploration, il y a là une cause d'erreur impossible à éviter. Par cette raison, les expériences de MM. Ward et Corvau ne sont pas décisives, et il faut en attendre de nouvelles avant d'adopter la théorie qui place dans les veines le siége du bruit de souffle à double courant.

§ II. Palpation des artères. Du pouls.

Chacun sait que la palpation des artères permet d'apprécier l'impulsion qu'elles reçoivent de l'ondée sanguine sortie du cœur. C'est le *pouls*. Sans en connaître exactement la cause, Hippocrate et ses disciples ont signalé ce phénomène dans les rapports qu'ils attachent au diagnostic et au pronostic, mais d'une façon si incomplète, qu'il ne nous est presque rien resté de leurs observations. C'est Galien qui, par de nouvelles recherches, ajoutées à celles de ses maîtres, a fondé la doctrine du pouls. Malheureusement il a dépassé le but ; les nombreuses subdivisions qu'il a introduites dans l'étude du pouls, loin d'éclairer le sujet, n'ont fait que jeter la confusion dans les esprits, et les quarante-deux espèces de pouls signalées par lui ne sont plus citées que pour mémoire.

A une époque infiniment plus rapprochée de nous, en 1731, Solano, de Lucques, publia de nouvelles et intéressantes recherches, traduites un peu plus tard en anglais par Jacques Nikell. On connut ainsi les idées de Solano, qui interprétait les caractères du pouls, indiquant, à l'exemple de Galien, ici une hémorrhagie nasale, ailleurs de la diarrhée, des convulsions, des sueurs, etc., etc. De ces essais fécondés par Bordeu[1] et Fouquet[2], sortit la doctrine du pouls et le système de *sphymologie* de l'école de Montpellier. Disons-le immédiatement, cette doctrine n'a plus qu'un intérêt historique, et, sauf quelques points de détails depuis longtemps acquis à la science, il n'en est rien resté que le souvenir d'observations ingénieuses admirablement écrites, mais trop subtiles pour être vérifiées.

Le pouls est l'impulsion communiquée aux artères par l'ondée sanguine chassée au moment de la contraction des ventricules. Il coïncide avec le premier bruit du cœur. On doit le chercher aux artères radiales, à l'endroit du poignet, où elles sont superficielles, c'est-à-dire près de l'articulation du poignet en dedans du tendon de l'abducteur du pouce. On le trouve également, mais d'une façon moins nette, aux artères temporales, sur la carotide, et sur les artères crurales.

[1] *Recherches sur le pouls*, 1756.
[2] *Essai sur le pouls*, Montpellier, 1767.

Pour explorer le pouls à l'artère radiale, il faut y appliquer l'extrémité libre de la face palmaire des trois doigts, index, médius et annulaire, réunis de manière à pouvoir comprimer et relâcher doucement le vaisseau contre le radius, sur lequel il appuie. On apprécie la fréquence, la force, la dépressibilité, la mollesse, la régularité de l'impulsion artérielle. Afin de ne pas se tromper, il faut compter longtemps, un quart ou une demi-minute, il faut compter sur un bras et sur l'autre, à l'aide d'une montre à secondes ou d'un sablier mesurant un quart de minute. Quelques personnes ont conseillé l'usage d'autres instruments de précision, qui sont parfaitement inutiles. Le pulşiloge de Sanctorius, le sphygmomètre Hérisson, le sphygmographe de Vierorht, sont inutiles. Si l'on ne veut que compter le pouls, la montre ou le sablier sont très-suffisants.

Il faut que les malades dont on explore le pouls soient silencieux, calmes et en repos depuis quelques instants, couchés ou assis, et que le membre sur lequel on cherche le pouls soit libre de toute gêne et de toute compression. Ces précautions sont indispensables. En effet, la parole, l'émotion, même celle de voir le médecin, l'exercice, la station verticale, augmentent un peu la fréquence des battements artériels de la radiale, et la compression des membres peut en altérer le caractère. Généralement il est utile, chez les personnes impressionnables, de tâter le pouls à plusieurs reprises, et sans prétention doctorale, afin d'éviter les erreurs qui peuvent résulter d'une notion inexacte de la fréquence des pulsations. On voit ainsi, chez quelques femmes et chez les enfants, le pouls tomber de 15 à 20 pulsations après quelques minutes de conférence. C'est un phénomène désigné quelquefois sous le nom de *pouls du médecin.*

Le pouls offre d'innombrables variétés de fréquence, de nature et de caractère, suivant l'âge, le sexe et l'idiosyncrasie des individus: suivant les conditions extérieures normales au milieu desquelles ils se trouvent, et suivant les maladies, leur siége, leur degré, leur danger même, etc. Il doit être étudié dans sa *fréquence,* dans son *volume,* dans sa *consistance* et dans son *rhythme.* Malheureusement les différents caractères qu'il présente, variables et mobiles, s'observent si souvent dans des conditions opposées, à l'état normal et à l'état pathologique par exemple, qu'il est impossible d'en tirer des signes aussi certains que plusieurs pathologistes, et notamment Bordeu, l'ont professé.

La *fréquence* du pouls offre différents caractères que l'on caractérise par les noms de pouls *accéléré* ou *fréquent,* de pouls *lent* ou *rare.*

Le pouls fréquent s'observe dans l'état normal sous l'influence des émotions vives, de l'exercice, de la marche ou de la course, de la digestion, des boissons alcooliques ou excitantes, chez les femmes et chez les personnes faibles, nerveuses ou excitables, etc. Dans l'état morbide, il résulte de la réaction fébrile qui accompagne la plupart des maladies aiguës et chroniques, et on le rencontre dans certains cas de chlorose et de maladie organique du cœur. Le chiffre des pulsations s'élève à 100, 120, souvent à 140 et au delà, jusqu'à 160 et 200. *Continue* dans le plus grand nombre des maladies fébriles, la fréquence du pouls ne persiste pas au même degré dans les fièvres et dans les maladies chroniques; elle offre, le matin ou le soir, des *redoublements* irréguliers qui constituent autant d'*exacerbations*.

Le pouls *rare* et *lent* est celui qui tombe au-dessous de 60 pulsations par minute, et on cite des exemples où il a pu s'abaisser jusqu'à 40, 30, 25 et même jusqu'à 20 dans le même espace de temps. Cette lenteur, naturelle chez quelques personnes, résulte ordinairement d'états morbides très-opposés; ainsi on l'observe dans l'ictère, dans la convalescence de la diarrhée, après la guérison du choléra, dans les maladies chroniques du cerveau, dans la commotion cérébrale, dans quelques maladies du cœur, dans l'empoisonnement par la digitale, par le sulfate de quinine, etc., etc.

Du reste, pour bien interpréter ce que signifie la fréquence ou la rareté du pouls, il faut connaître le nombre des pulsations qu'on rencontre, dans l'état normal, aux différents âges de la vie; sans cela, on est exposé à considérer comme signe d'un état morbide une fréquence du pouls qui n'a rien que de fort naturel. De nombreuses recherches ont été faites par Haller, Billard, Valleix, Gorham, Rochoux, Leuret et Mitivié, Trousseau, Dechambre, etc.; mais les résultats obtenus sont si contradictoires, que la question, non résolue, appelle de nouvelles observations. Tant qu'on n'aura pas recueilli un nombre considérable de faits sur des individus en parfaite santé et endormis, afin d'éviter la fréquence que donne l'état de veille, on ne saura rien de précis sur l'état du pouls aux différents âges.

A la naissance et dans le premier mois de la vie, le pouls varie, d'après Heberden, Gorham, Trousseau, de 120 à 140 pulsations par minute. Dans les deux premières années, il est de 100 à 120 pulsations, puis il tombe graduellement à un chiffre inférieur, et, vers cinq à six ans, il est environ de 80, comme chez l'adulte. Seulement, le pouls de la jeunesse est entièrement mobile, et le moindre exercice ou la plus légère émotion lui impriment une rapidité que les mêmes circonstances n'engendrent plus à un âge avancé. Chez l'adulte, le pouls reste entre entre 70 et 80, et, dans la vieillesse, il tombe, suivant les uns (Haller, Rochoux), à 60 ou 65, tandis que pour les autres (Leuret et Mitivié) il serait un peu plus fréquent que chez l'adulte. Cette dernière opinion semble ressortir des recherches faites dans les hospices de vieillards par MM. Leuret et Mitivié; mais, en examinant les tableaux qui servent de base à ces conclusions, il est facile de voir par l'écartement des chiffres extrêmes 56 et 144, observés chez quelques vieillards, que des circonstances particulières ont dû échapper à l'attention de ces observateurs. Une moyenne, prise dans ces conditions, touche de bien près à l'erreur, et, en effet, nous voyons ici qu'elle tend à faire croire que le pouls normal est plus fréquent chez le vieillard que chez l'adulte, tandis qu'il faut croire tout le contraire. Dans la plupart des cas où j'ai examiné le pouls chez les vieillards en bonne santé, je l'ai constamment trouvé au-dessous de 76, et c'est chez eux qu'on trouve le plus souvent les faits exceptionnels de pouls rare à 50 et 60 par minute.

Dans son *volume*, le pouls offre d'assez grandes différences. On reconnaît un pouls *large, grand, ample, développé, dilaté*, lorsque l'artère subit une ampliation bien considérable. Au contraire, le pouls est *petit, serré, concentré, filiforme, insensible*, lorsque le battement artériel est peu développé. Ces différentes espèces de pouls, observées dans l'état de santé, se trouvent plus souvent associées à l'état morbide. Le pouls large, développé, s'observe dans les phlegmasies où se trouve un élément pléthorique inflammatoire bien prononcé avec expansion des forces; tandis que le pouls petit, serré, accompagne les maladies où existe un obstacle à la circulation, celles où se produit une très-grande douleur, certaines affections nerveuses, ataxiques, la période de froid des fièvres et les cas où l'on dit qu'il y a *concentration des forces*.

C'est à la *consistance* du pouls que se rapportent les variétés de pouls *dur, roide, résistant, plein, vif, vite, vibrant, rebondissant*, etc., déterminées par une forte impulsion de la colonne sanguine contre les parois résistantes de l'artère : ce sont des nuances qui n'ont pas de signification précise, et que l'observation des malades seule apprend à reconnaître. On les observe dans les inflammations franches et dans tous les états morbides où il y a cette *expansion des forces* caractérisée par la plénitude des vaisseaux capillaires. A cette catégorie se rattache le pouls *dicrote, bisferiens*, dans lequel chaque impulsion artérielle est en quelque sorte double et communique au doigt un rapide et double choc : c'est ce qu'on appelait autrefois le pouls *capricant* et *rebondissant*. Il indique la plénitude des capillaires, et c'est d'après lui que Galien a cru devoir prédire un jour une hémorrhagie nasale chez un fébricitant. Un pareil pronostic a d'autant plus de chance d'être confirmé, que le pouls dicrote se rencontre très-fréquemment dans la fièvre typhoïde. Les variétés opposées de pouls *mou, dépressible, vide*, sont dues à la mollesse d'impulsion du sang et à la faiblesse de la contractilité artérielle. Elles se rencontrent dans le cours des fièvres graves, à la fin des maladies aiguës, et lorsqu'il y a diminution réelle ou *résolution des forces*.

Le *rhythme du pouls*, ordinairement en rapport régulier avec le rhythme des battements du cœur, peut varier, soit qu'il représente les intermittences et les irrégularités des contractions cardiaques, soit, au contraire, par suite de l'aberration survenue dans la contractilité des artères. Il en résulte des pulsations inégales et irrégulières dans leur force, irrégulières dans leur succession, intermittentes même : de là un pouls *inégal* lorsque les pulsations n'ont pas toutes la même ampleur, *irrégulier* lorsque les battements sont séparés par des intervalles inégaux, *intermittent* si l'une des pulsations vient à manquer, enfin *confus* si la fréquence et l'inégalité des battements rendent leur appréciation impossible.

Toutes ces variétés de pouls ne s'observent pas d'une façon isolée à l'état simple ; plusieurs se réunissent chez le même individu et forment des *pouls composés*, très-importants à connaître. Ainsi le pouls peut être fréquent, petit ou large, régulier ou irrégulier; il peut être lent, inégal et intermittent à la fois, il peut être dur et développé, inégal et filiforme, etc., combinaisons variées impossibles à décrire, et dont la clinique offre chaque jour des exemples.

On a bien souvent essayé de transformer en signes diagnostiques et pronostiques les caractères tirés de l'exploration du pouls. Les tentatives de Solano et de Bordeu que j'ai mentionnées sont les plus remarquables en ce genre; ni l'une ni l'autre n'ont réussi. Cela se comprend, lorsqu'on sait que le pouls, isolé des autres phénomènes morbides, n'a aucune signification positive, et qu'il ne peut être par lui-même le caractère pathognomonique d'aucune maladie. J'ai cherché, sur un grand nombre de malades, à vérifier les assertions de Bordeu sur le pouls, et je n'ai rien observé qui m'autorisât à adopter cette doctrine. Les divisions du pouls en *critique* et *non critique*; le premier séparé en *pouls supérieur* capital, nasal, guttural, pectoral, lorsque les crises se font au-dessus du diaphragme, et en *pouls inférieur* stomacal, intestinal, utérin, rénal, hépatique, hémorrhoïdal, lorsque les crises se font dans un organe sous-diaphragmatique; les combinaisons de ces pouls simples de façon à faire des pouls composés ; le second combiné avec le premier dans les maladies aiguës et dans les maladies chroniques, sont autant d'idées théoriques impossibles à justifier par l'observation.

Sans faire de la sphygmologie une science de divination, il y faut faut prendre ce qui s'y trouve, c'est-à-dire l'indice de certains obstacles matériels à la circulation, au cœur et dans les artères; la notion de la contractilité cardiaque et artérielle dans ses rapports avec la fièvre, avec la dépression, l'expansion ou la diminution des forces, la révélation d'une polyhémie séreuse ou globulaire, etc. C'est en comptant le pouls et en appréciant avec soin les diverses sensations qu'il fournit sous le doigt que l'on acquiert cette triple connaissance des faits dont je parle et qui sont d'un usage journalier. On n'aborde pas un malade sans apprécier le degré de la fièvre et l'état des forces exagérées, amoindries ou facilement comprimées, sans tenir compte de la masse du sang et des obstacles qui gênent sa course. De tels résultats ne sont pas à dédaigner, et, dans beaucoup de circonstances difficiles, c'est à eux que le médecin s'adresse pour formuler son pronostic et son traitement. Chacun sait que l'excessive fréquence du pouls à 160 et 180 est presque toujours l'indice de la mort. Le pouls fréquent et irrégulier, annonce la perversion des forces; le pouls fréquent, large, régulier, indique un état contraire, l'augmentation des forces et peut-être celle de la masse du sang. Un pouls petit, dur et fréquent, restant tel après la saignée, se rattache à la diminution absolue des forces, tandis que si l'opération le relève et lui donne de l'ampleur, c'est qu'il y avait seulement chez elles concentration ou dépression sans affaiblissement. Le pouls fréquent d'une façon intermittente et régulière, dans quelque condition morbide que ce soit, exige un traitement spécial immédiat par le sulfate de quinine donné après le redoublement. La mollesse et la petitesse du pouls réclament l'emploi des toniques. Il en est de même de sa force et de sa mollesse. Sa force et sa dureté, au contraire, exigent l'application de la diète et des saignées, etc. Comme on le voit, en dehors de toute connaissance précise de l'état local des malades, il y a dans le pouls des caractères importants de pronostic et de traitement qu'il faut apprendre à connaître pour éviter de graves erreurs. Il n'y a qu'un petit nombre de maladies qui aient par leur nature de l'influence sur le pouls, sauf les maladies organiques du cœur, faisant obstacle à la circulation. La plupart agissent sur lui par l'intermédiaire de la vitalité et des forces. En rapport avec l'état dynamique bien plus qu'avec l'état organique matériel, le pouls est un véritable *biomètre* qui annonce les troubles variés dont les forces sont le théâtre, et il en révèle l'exaltation, l'affaiblissement, la perversion et la destruction, circonstances capitales en médecine, lorsqu'il s'agit d'appliquer les ressources de la thérapeutique.

Dans quelques circonstances, le pouls est modifié par un obstacle à

la circulation dans le cœur ou dans les artères. Insuffisantes par elles-
mêmes pour le diagnostic, ces modifications sont accompagnées de
troubles généraux qui leur donnent de l'importance. Ainsi, dans les
maladies du cœur, un pouls petit, filiforme, est le signe du rétrécissement des orifices, soit de l'aorte, soit plutôt de l'orifice auriculo-
ventriculaire. Le pouls faible et mou appartient aux insuffisances, et,
si ce pouls est vibrant, ondulé ou frémissant, c'est que l'insuffisance
existe à l'orifice aortique et que tout l'arbre artériel reçoit l'impulsion
de va-et-vient de la colonne sanguine qui sort et rentre en partie dans
le cœur.

Art. VII. — Des signes fournis par les veines et par la circulation veineuse.

Les veines peuvent se développer d'une façon considérable et devenir *variqueuses* ou être le siége de pulsations particulières dans un
certain nombre de maladies.

Leur *dilatation* résulte ordinairement d'un obstacle au retour du
sang vers le cœur, soit par le fait de la pesanteur, soit au contraire par
suite d'une lésion matérielle comprimant le vaisseau. Elle est *partielle*
ou *générale*. La dilatation partielle des veines sous-cutanées s'observe
soit au cou, soit à la face, dans les cas de compression de la veine cave
supérieure par une maladie du cœur droit, par un anévrisme de l'aorte,
par une tumeur du médiastin ou du poumon. La dilatation des veines
superficielles du ventre indique un obstacle au cours du sang dans la
veine porte, une cirrhose du foie, une tumeur volumineuse de l'abdomen, une ascite, etc. Celle qu'on observe dans les veines des membres inférieurs accompagne la *phlegmatia alba dolens*, la grossesse et
les tumeurs du ventre; mais alors cette dilatation acquiert des proportions considérables et donne lieu à une altération des veines
connue sous le nom de varices.

Les varices, comme la dilatation simple des veines, indiquent souvent un obstacle au cours du sang, soit parce que l'influence de la pesanteur empêche ce fluide de rentrer des membres inférieurs au
cœur, soit parce que des tumeurs de l'abdomen ou des amas de matières fécales compriment le tronc de la veine cave inférieure. C'est
ainsi que dans un grand nombre de circonstances se forment les hémorrhoïdes, qui sont, comme on sait, les varices de la fin de l'intestin.

Le phénomène le plus important qui ait été observé dans les veines
est un mouvement d'impulsion, appelé *pouls veineux*, observé dans
les veines jugulaires. Dans l'insuffisance et dans le rétrécissement de
l'orifice fermé par la valvule tricuspide, à chaque contraction, le sang
reflue dans la veine cave supérieure et donne lieu à un battement des

veines jugulaires appréciable à l'œil, sans être jamais assez fort pour être senti avec la main. Ce pouls veineux est le caractère pathognomonique des maladies de l'orifice auriculo-ventriculaire droit. On rencontre quelquefois un phénomène analogue dans les veines des membres, lorsqu'il y a varice anévrismale, c'est-à-dire communication accidentelle entre une veine et une artère ; mais alors c'est plutôt un pouls artériel avec frémissement vibratoire qu'un véritable pouls veineux.

Art. VIII. — Des signes fournis par les palpitations.

Laennec appelait *palpitations* les battements du cœur sensibles et incommodes pour les malades ; mais c'est trop restreindre la signification de ce mot, car, s'il y a des *palpitations de cœur*, il y a aussi des *palpitations dans les artères* chez les personnes nerveuses et hypocondriaques. Il faut appliquer ce nom à tous les battements exagérés du cœur et des grosses artères sensibles pour les malades.

Les palpitations cardiaques et artérielles ont les mêmes causes. Ce sont des troubles fonctionnels réflexes du cœur et des artères qui dépendent tantôt de l'hyperesthésie simple, *essentielle* ou *idiopathique* de ces organes, et tantôt d'une hyperesthésie provoquée par une de leurs altérations matérielles. Elles sont *idiopathiques* dans le premier cas, et *symptomatiques* dans l'autre.

Les palpitations essentielles résultent de la disposition nerveuse innée ou acquise des individus, de leur âge et de leur sexe, de leur éducation et des sentiments variés qui viennent agiter leur âme.

Plus fréquentes dans la jeunesse et dans l'âge adulte qu'à toute autre époque de la vie, chez les femmes que chez l'homme, chez les êtres faibles, débiles, pâles, impressionnables et nerveux, que chez les sujets vigoureusement constitués, elles se produisent chez tous les individus à la suite des impressions débilitantes prolongées, telles que de longs et vifs chagrins, l'ambition déçue, l'envie permanente de tout ce qui réussit aux autres, la colère furieuse, l'amour exalté et les excès vénériens ou la masturbation, la frayeur, les lectures énervantes de choses imaginaires, fantastiques ou réelles, enfin après tout ce qui agit profondément sur l'âme pour exalter ou affaiblir son action. Il a souvent suffi à des étudiants en médecine d'entendre parler de maladie organique du cœur pour se croire affectés à leur tour et pour avoir, sous l'influence de cette impression morale, des palpitations de cœur assez pénibles pour rendre leur vie malheureuse. C'est ce qu'on a appelé la *maladie du cœur des étudiants*, névrose qui disparaît vite lorsque la frayeur du mal a cessé, car la quiétude d'esprit suffit à la guérison.

Elles existent chez tous les individus accidentellement ou naturellement nerveux par suite de chloro-anémie et d'appauvrissement du sang. C'est à ce titre qu'on les observe sur les filles atteintes de chlorose, sur les hypocondriaques, sur les sujets étiolés par le mauvais air et l'alimentation insuffisante, et chez les valétudinaires, affaiblis par de longues maladies, par la cachexie paludéenne, cancéreuse syphilitique, etc. Il y a, chez ces individus, diminution des globules sanguins, caractérisée par la pâleur de la peau et des muqueuses, et par des bruits de souffle simple et à double courant dans les grosses artères et principalement dans les carotides.

Les excitants du système nerveux, l'alcool, le vin, le thé, etc., produisent aussi des palpitations.

Leur cause ordinaire est l'hyperesthésie cardiaque provoquée par une maladie locale, ordinairement une altération organique susceptible de faire obstacle au cours du sang et d'exciter dans les muscles du cœur un surcroît d'action sensible et incommode pour les malades. Certaines maladies aiguës et chroniques du poumon, l'hypertrophie du cœur, l'endocardite, la péricardite, l'amincissement des parois du cœur, les anévrismes de l'aorte, les rétrécissements et les insuffisances des orifices artériels et auriculo-ventriculaires, etc., s'accompagnent très-souvent de battements irréguliers, tumultueux, plus ou moins violents selon l'âge des individus et l'étendue de l'altération. Ces palpitations, désignées comme *symptomatiques* d'un mal local, ne sont en réalité que des phénomènes *essentiels* ou réflexes, en rapport avec le degré de sensibilité des individus ; car, chez le vieillard affecté des mêmes altérations matérielles du cœur ou de ses orifices, elles n'existent pas. Phénomènes essentiellement dynamiques, elles se rapportent plus au trouble de la sensibilité nerveuse du cœur qu'à l'altération matérielle de son tissu.

Les palpitations cardiaques, sensibles et incommodes pour les malades, sont caractérisées par une vive impulsion de la région précordiale, qui est quelquefois ébranlée d'une façon appréciable au regard ou du moins à la main placée sur la poitrine.

Les battements du cœur sont plus fréquents, quelquefois tumultueux, irréguliers, intermittents, comme si le cœur faisait un *faux pas*. C'est ce que l'on a désigné sous le nom de *chorée cardiaque*.

Les bruits, souvent naturels, deviennent, dans quelques circonstances, éclatants, clairs, accompagnés d'une sorte de tintement métallique produit par le choc de l'organe contre la poitrine, et ailleurs d'un bruit de souffle aortique qui cesse avec la palpitation. On entend ces bruits dans le dos, et on peut même les entendre à une faible distance de la paroi thoracique si les palpitations sont très-violentes.

Le pouls révèle des modifications analogues aux contractions du cœur. Tantôt fort et vibrant, souvent faible et serré, il a des intermittences et des irrégularités comme le cœur; mais, de plus, il offre souvent des intermittences que le cœur ne présente pas.

Les palpitations sont très-rarement continuelles, si ce n'est dans l'âge adulte, lorsqu'il existe une grave altération matérielle du cœur et de ses orifices. Elles se montrent, en général, sous forme de paroxysmes, sans nulle provocation ou par le fait de la chaleur d'une émotion, d'une contrariété, de la marche, de la montée d'un escalier, etc. Quand elles sont très-fortes, elles déterminent des malaises, des défaillances et quelquefois une syncope qui peut être suivie de mort.

Le diagnostic des palpitations n'est pas difficile, et les malades en savent à cet égard autant que le médecin. Le fait d'un battement de cœur sensible et incommode n'a rien d'embarrassant. La cause seule de ces battements est quelquefois difficile à découvrir, et c'est à cette recherche qu'il faut s'appliquer.

Chez les enfants, les palpitations cardiaques sont ordinairement *essentielles*, *idiopathiques*, et indépendantes de toute altération organique du cœur.

Chez les vieillards au contraire, les palpitations sont rares, et elles résultent toujours d'une altération matérielle.

Les palpitations idiopathiques s'observent dans l'hystérie, la chloro-anémie, l'hypocondrie, et ne sont pas accompagnées de souffle rude ni de frémissement cataire, comme le sont presque toujours les palpitations liées à une nosorganie cardiaque.

Les palpitations artérielles sont plus rares que les palpitations de cœur; ce sont des battements artériels sensibles et incommodes, qui ont pour siége les différentes artères du corps. On les observe dans les artères temporales, chez les pléthoriques; dans l'aorte ventrale, chez les hystériques et chez les hypocondriaques; dans les membres affectés de tumeurs, dans toutes les artères à la fois, chez les personnes nerveuses un peu émues; enfin chez les valétudinaires dont le pouls s'élève de 10 à 15 pulsations par le moindre mouvement et par la fatigue. Cette susceptibilité du cœur et des artères est toujours l'indice d'une grande irritabilité ou d'une extrême faiblesse.

Outre ce qui est relatif au régime alimentaire tonique indispensable à ceux qui ont des palpitations *essentielles* et *idiopathiques*, la tranquillité de l'âme et le repos de l'esprit leur sont absolument nécessaires. Ces troubles nerveux du cœur guérissent par le quinquina, le fer, le vin, et par l'usage du sédatif particulier des organes de la circulation, la digitale et la digitaline à l'extérieur et à l'intérieur. On sait, en effet, que ces préparations ont un effet spécial sur les mouvements du cœur, dont elles diminuent la fréquence en régularisant leur action.

Les palpitations symptomatiques qui dépendent d'une altération organique du cœur réclament des soins tout différents. Les préparations de digitale sont encore utiles; mais, au lieu de vin, de viandes rôties, de quinquina et de préparations ferrugineuses, il faut mettre les malades à une diète lactée rigoureuse, qui seule peut arrêter les palpitations et empêcher les progrès de la maladie organique du cœur.

ART. IX. — DES SIGNES FOURNIS PAR LA CYANOSE.

La cyanose (de κυανός, bleu, et νόσος, maladie) a reçu un très-grand nombre de dénominations parmi lesquelles nous ne citerons que celles de *maladie bleue*, de *cyanose cardiaque*, de *cyanopathie* et de *maladie par surhydrogénation du sang*. J. Frank l'envisage et la définit comme un état morbide dans lequel existe une lividité particulière de la peau, ayant son principal siége aux lèvres, aux mains et aux pieds, accompagnée de refroidissement des extrémités, de mouvement anomal du cœur, de dyspnée intermittente, de faiblesse musculaire et de tendance aux hémorrhagies. MM. Louis et Gintrac n'appliquent l'expression de cyanose qu'à la couleur bleue qui se rattache à la communication anomale des cavités droites et gauches de l'organe central de la circulation ; mais cette manière de voir est trop exclusive, et elle n'est pas complétement acceptée dans l'état actuel de la science.

Dans un traité de pathologie générale, c'est un devoir d'accorder au mot cyanose l'étendue la plus large, de l'employer comme désignant toute *coloration bleue* de la peau et de l'analyser comme un phénomène ou symptôme commun à un certain nombre de maladies.

Plusieurs divisions ont été introduites dans l'histoire de la cyanose; mais celle de J. Frank est infiniment préférable aux autres. Il faut admettre avec lui une cyanose cardiaque produite par les maladies du cœur, une *cyanose pulmonaire* causée par les maladies du poumon et les obstacles à l'entrée de l'air dans la poitrine, enfin une *cyanose encéphalique* produite par les maladies du cerveau et des nerfs, qui, par excès ou diminution de l'influx nerveux, font obstacle à l'hématose.

La *cyanose cardiaque* est déterminée par les nombreuses conformations vicieuses du cœur et des gros vaisseaux, susceptibles ou non de produire pendant la vie le mélange du sang veineux avec le sang artériel, ou l'obstacle à la rentrée du sang dans le cœur. Parmi elles je mentionnerai :

1° La persistance du trou de Botal, ouverture qui, chez le fœtus, fait communiquer l'oreillette droite et l'oreillette gauche, et qui, s'oblitérant ordinairement du premier au quinzième jour après la naissance, peut ne point se fermer. Cette anomalie tient, et c'est le cas le plus fréquent, à un simple défaut d'adhérence, ou bien au manque du repli valvulaire. Si l'on vient à pratiquer l'autopsie, on trouve alors que le trou de Botal a une largeur de trois ou quatre centimètres et même plus, que son trajet est tantôt direct, tantôt oblique, mais que, dans ce dernier cas, il est toujours rétréci. De toutes les altérations qui peuvent produire la cyanose, la persistance du trou de Botal est la plus fréquente et mérite d'être placée en première ligne. Cependant, comme je l'ai établi dans mon *Traité des maladies de l'enfance*, on observe assez souvent dans les premières semaines de la vie une persistance du trou de Botal sans cyanose.

2° La non-oblitération du canal artériel, avec ou sans persistance du trou de Botal, est un accident déjà plus rare. Cette lésion, toujours congénitale, laisse communiquer le sang veineux avec le sang artériel.

3° Le cœur, comme celui des poissons, peut n'être composé que d'une oreillette et d'un ventricule, donnant naissance à un tronc unique qui se divise bientôt en deux branches pour former les artères pulmonaire et aorte. M. le docteur Thore a publié un très-intéressant travail sur cette vicieuse conformation du cœur[1].

4° Deux oreillettes peuvent surmonter un seul ventricule, ce qui rappelle la disposition anatomique du cœur des reptiles. Haller en a rapporté des exemples[2].

5° La cloison qui sépare les ventricules manque quelquefois, soit en partie, soit en totalité, et il y a alors une communication établie entre les deux ventricules.

6° L'oreillette droite peut s'ouvrir dans le ventricule gauche.

7° Les deux oreillettes s'ouvrent dans le ventricule droit, et le sang arrive dans le ventricule gauche, d'où naît l'aorte, par une perforation de la cloison interventriculaire.

8° L'aorte provient des deux ventricules à la fois.

9° L'artère pulmonaire, mais le cas est plus rare, a cette double origine.

<hr>

[1] *Archives générales de médecine*, 1842, t. XV, page 316.
[2] *Opera minora, De Monstris*, lib. I, cap. xxix.

10° L'aorte naît du ventricule droit et l'artère pulmonaire du ventricule gauche.

11° L'aorte et l'artère pulmonaire proviennent du même ventricule.

12° On a observé enfin une double artère pulmonaire : l'une se rend au poumon, l'autre se perd dans l'aorte.

Je pourrais, mais sans utilité, multiplier encore les exemples de ces variétés de lésions anatomiques, qui, bien que congénitales dans la très-grande majorité des cas, se développent quelquefois accidentellement, à la suite d'un travail pathologique. On trouve, par exemple, dans les annales de la science, des observations où l'on a vu, soit la cloison des ventricules, soit la cloison des oreillettes, au niveau de la fosse ovale de préférence, être le siége de déchirures et de perforations consécutives à un état morbide.

Lorsque les cavités gauches et les cavités droites viennent à communiquer ensemble, on les trouve habituellement dilatées, et leurs parois sont souvent hypertrophiées. En outre, MM. Louis et Gintrac ont démontré que, dans ces cas de communication insolite, les valvules du cœur droit sont altérées et déformées, et les orifices rétrécis. La lésion indiquée par ces deux observateurs occupe de préférence les valvules de l'artère pulmonaire. Chez les malades qui succombent avec les altérations pathologiques dont il est ici question, le système veineux est gorgé de sang, les sinus cérébraux sont congestionnés, les poumons affaissés. D'après M. Gintrac, les substances blanche et grise des centres nerveux sont difficiles à distinguer l'une de l'autre, tant la congestion sanguine est profonde; les muscles sont grêles et poisseux, les os amincis; tout le corps enfin semble avoir subi un arrêt de développement.

Le phénomène le plus évident de la *cyanose cardiaque* et celui qui a soulevé le plus de discussions est la coloration bleuâtre, violacée, noirâtre, livide ou pourpre de la peau. Cette coloration ne se trouve pas également répartie sur tous les points de la surface du corps ; elle s'observe surtout aux lèvres, aux paupières, au pourtour des narines, sur les joues, le nez et les oreilles, aux parties génitales et à l'extrémité des orteils et des doigts renflés en forme de massue. La teinte bleue devient plus foncée pendant les quintes de toux, pendant la marche, les efforts musculaires en général, les émotions morales, et sous l'influence aussi des variations atmosphériques. Un repos prolongé peut, assure-t-on, la faire disparaitre ; mais ce fait est aussi rare que contestable. Maintenant, quelle est la cause déterminante de cette coloration bleue? Tient-elle à la communication anomale des cavités du cœur, ainsi que l'ont avancé MM. Corvisart et Gintrac? est-elle due simplement à la gêne de la circulation veineuse et à la stase du sang noir, comme l'indique Morgagni? ou bien enfin résulte-t-elle de l'incomplète oxygénation du sang dans les poumons? Telle est la question qu'il faut résoudre.

Ces différentes influences concourent toutes à la production de la cyanose, et chacune d'elles trouve des faits en sa faveur.

Lorsque Morgagni a présenté l'histoire si intéressante d'une cyanose congénitale chez une jeune fille[1], il a eu le soin de faire remarquer qu'avec la communication anomale des deux cœurs il existait un rétrécissement considérable de l'orifice pulmonaire. De cette disposition pathologique découlait naturellement la stase du sang veineux. M. Louis a également noté le même fait dans la majorité des cas qu'il a observés, et la coloration bleue a manqué, au contraire, toutes les fois que les orifices sont restés sains et libres. Or cet argument bat singulièrement en brèche l'opinion du mélange des deux sangs à travers l'ouverture anomale. Et puis, ainsi que Fouquier l'a fait si judicieusement remarquer, comment se fait-il que le fœtus, dans les vaisseaux duquel il ne circule que du sang noir, n'ait point la peau colorée en bleu? Enfin, comment expliquerait-on la cyanose pendant le stade de froid des fièvres intermittentes, dans le cours des autres maladies de l'appareil circulatoire, dans les maladies du poumon, dans la bronchite capillaire, dans l'asphyxie, et durant la période algide du choléra, si ce n'est par le fait de la stase du sang veineux et par l'absence d'hématose?

On ne saurait donc regarder la cyanose comme étant toujours la conséquence de la communication des cavités du cœur et du mélange des sangs artériel et veineux; elle n'est pas davantage une stase sanguine; c'est un phénomène se rattachant à un certain nombre d'altérations morbides différentes : lésion du cœur, stase veineuse, asphyxie, etc.

Les malades affectés de *cyanose cardiaque* ont, en général, le visage bouffi, les yeux proéminents et humides, les sclérotiques bleuâtres, la conjonctive injectée, l'iris foncé en couleur, les pupilles presque fixes, les lèvres bleues et la langue inégale, volumineuse, violacée comme les téguments. Ils éprouvent une grande gêne respiratoire, qui augmente par le moindre exercice, et sont sujets à de fréquents accès de dyspnée. D'après J. Frank, ce phénomène, souvent périodique, va quelquefois jusqu'à la suffocation, et s'accompagne fréquemment d'effrayantes et longues lipothymies. Les causes les plus légères provoquent habituellement ces paroxysmes, qui durent plusieurs heures et qui se répètent, en général, à des intervalles assez rapprochés.

---

[1] *De sed. et caus. morb.*, epist. xvii, 12.

La percussion de la région précordiale, chez les individus cyanosés, décèle ordinairement une matité plus étendue, occasionnée par l'augmentation quelquefois considérable du volume du cœur et par le degré de dilatation de ses cavités. On y découvre souvent avec la main ce frémissement spécial connu sous le nom de frémissement cataire. A l'auscultation, on perçoit d'ordinaire des bruits de souffle variés, suivant le siége de l'altération des orifices, un bruissement sourd et profond et une impulsion plus ou moins forte, en rapport avec le degré de l'hypertrophie cardiaque. Presque tous les malades se plaignent de palpitations et accusent une sensibilité exagérée au froid. Ce dernier symptôme, indiqué par M. le docteur Caillot, s'observe surtout lorsque la circulation est gravement entravée, que la stase du sang est considérable et que les fonctions sont plongées dans un état voisin de l'engourdissement. On constate toujours avec cette disposition un abaissement réel de la température, qui est toujours un peu au-dessous de la moyenne et dont le chiffre varie de 35 à 35 5/10. Le pouls est habituellement très-fréquent, petit, inégal, intermittent, l'appétit reste assez bon, mais le travail de la digestion est parfois laborieux, et il a pour effet d'augmenter la dyspnée et de provoquer le retour des paroxysmes. Enfin, on rencontre très-souvent de la céphalalgie et de l'insomnie. Quant aux hémorrhagies, qui sont si communes chez les personnes affectés de cyanose avec perforation des cloisons du cœur ou altération des valvules, elles sont plus ou moins fréquentes selon le degré de la stase du sang veineux, et elles ont ordinairement lieu par le nez, par la bouche, sur les gencives et par les poumons.

L'époque de l'apparition de la cyanose cardiaque est extrêmement variable : on la verra survenir tantôt dès les premiers jours qui suivent la naissance, tantôt dans la deuxième semaine, dans le premier mois, et ainsi de suite jusqu'à la 57ᵉ année, où J. Frank rapporte qu'elle s'est manifestée pour la première fois chez un de ses malades.

La marche de cette variété de cyanose, dans la grande majorité des cas rapportés par M. Louis, a offert les plus grandes analogies avec celle de l'anévrisme du cœur et de la plupart des affections de cet organe. Sa durée est très-variable, et parfois les malades peuvent poursuivre encore assez loin leur carrière. C'est ainsi que plusieurs d'entré eux ont vécu jusqu'à 29, 40 et 47 ans, et même jusqu'à un âge très-avancé, comme l'a remarqué M. le professeur Natalis Guillot, à l'hospice de Bicêtre. J'ai rapporté dans la troisième édition de mon *Traité pratique des maladies des nouveaux-nés*, l'observation d'une petite fille de cinq mois qui me fut adressée par mon collègue

M. le docteur Verneuil. Chez cette malade, la cyanose et les accès de suffocation étaient parfaitement caractérisés, et il y avait en outre de la matité à la région du cœur, un frémissement vibratoire intense, et un bruit de souffle à la pointe, courant et suivant le premier bruit du cœur. A force de soins, et à l'aide d'un régime végétal et lacté, l'enfant a vécu jusqu'à six ans, restant un peu cyanosée, avec de rares accès de suffocation, et conservant un souffle précordial assez prononcé. Elle est morte d'une fièvre typhoïde. Cependant, lorsque la cyanose est caractérisée par de graves troubles fonctionnels, ceux-ci en général s'aggravent de plus en plus, et, après quelques mois ou quelques années d'une vie languissante et pénible, les malades succombent, les uns dans un paroxysme de dyspnée, les autres dans une hémorrhagie, dans une syncope, ou bien ils s'œdématient et s'éteignent lentement. Quelquefois, mais ce cas est fort rare, la cyanose se termine par le retour à la santé après une hémoptysie ; nous ne savons jusqu'à quel point de semblables guérisons peuvent être authentiques, car, nous le répétons, la maladie marche à peu près toujours vers une terminaison fatale.

Il est impossible de confondre la cyanose cardiaque avec la coloration bleuâtre uniforme ardoisée produite par l'administration à l'intérieur de préparations de nitrate d'argent. Rien n'est plus aisé, dans ces cas, que de s'assurer que cette teinte anomale n'est point due à la stase du sang dans les capillaires. D'ailleurs, on chercherait vainement les accidents que nous avons énumérés du côté des organes respiratoires et circulatoires.

Ce que j'ai dit de la durée et de la terminaison de la cyanose cardiaque me dispense d'entrer dans de longs détails à propos du pronostic, qui est toujours très-grave. Sauf de rares exceptions, ce symptôme est toujours l'indice d'une maladie organique mortelle dans un espace de temps variable.

D'après Frank, les causes susceptibles de produire la cyanose sont : l'hérédité, le rhumatisme, la dentition, les cris, les spasmes, les convulsions, les efforts de la coqueluche, les suites de la variole, des catarrhes, le refroidissement de la peau, la suppression des règles, les coups portés sur la poitrine, les chutes, les courses rapides, les émotions morales, etc. Ces différentes causes n'agissent que par les obstacles apportés par elles à la circulation du sang à travers le poumon, en produisant le rétrécissement de l'artère pulmonaire ou de l'orifice auriculo-ventriculaire droit, les altérations valvulaires du cœur gauche, les maladies de l'aorte, etc.

Il suffit de bien connaître les causes de la cyanose cardiaque pour entrevoir le peu d'efficacité des remèdes employés pour combattre ce symptôme.

Au moment de la naissance, chez un nouveau-né atteint de cyanose dépendant de la communication des cavités du cœur et du mélange du sang veineux avec le sang artériel, la maladie ne peut guérir qu'avec le temps, par suite des efforts de la nature, et si l'oblitération des ouvertures fœtales vient à s'effectuer. En conséquence, il n'y a pas lieu de lui opposer aucun traitement actif. Il convient seulement de régler le régime des enfants, de ne leur donner à teter que toutes les deux heures, de ne pas les tenir dans un lieu trop échauffé, de ne pas les agiter fortement, et, s'ils vivent, de ne pas exciter leur joie par des moyens brusques et fatigants. Leur ventre doit rester libre au moyen de légers purgatifs administrés à des intervalles peu éloignés. Si la cyanose est déterminée par l'un des vices congénitaux énumérés au commencement de ce chapitre, il n'y a aucun traitement curatif à mettre en usage; les efforts du médecin se borneront simplement à l'emploi de remèdes palliatifs. Il faudra, par exemple, surveiller de très-près les congestions veineuses, les diminuer de temps à autre par des sangsues, de petites saignées déplétives, conseiller le repos, faire éviter aux malades tout ce qui pourrait produire une action perturbatrice dans l'appareil circulatoire, déterminer par la digitale une légère excitation dans la sécrétion rénale et ne recommander que l'usage d'aliments très-digestibles. Les purgatifs énergiques et les vomitifs sont ici formellement interdits, car ils peuvent précipiter la mort, ou tout au moins augmenter d'une manière très-sensible la stase sanguine. On traite habituellement les accès de dyspnée par les révulsifs cutanés, les antispasmodiques, et, lorsqu'il y a urgente indication, par la saignée, mais il faut en général prescrire les émissions sanguines avec une extrême réserve.

La *cyanose pulmonaire* est caractérisée par une coloration bleuâtre, rouge, inégalement répartie, produite par les maladies des poumons et du larynx. Elle résulte de l'asphyxie lente ou rapide occasionnée par un obstacle à l'hématose. On la distingue de la cyanose cardiaque par l'intensité moindre de la coloration cutanée et par l'absence de frémissement cataire ou de souffle à la région précordiale. Elle est au contraire accompagnée de symptômes différents en rapport avec les maladies de l'appareil respiratoire qui empêchent l'oxygénation du sang.

La cyanose pulmonaire s'observe dans l'emphysème avec bronchite chronique, dans quelques cas de phthisie, dans la bronchite capillaire aiguë, ou catarrhe suffocant, dans la phthisie laryngée, dans la période ultime du croup, dans l'œdème de la glotte et dans les différentes asphyxies par suspension ou par submersion.

Elle est généralement moins grave que la cyanose cardiaque, en raison de la curabilité de ses altérations organiques, mais elle indique toujours un grand danger.

La *cyanose encéphalique*, reconnaissable à la teinte bleuâtre des téguments, est également le résultat d'une absence d'oxygénation du sang en rapport avec une altération du système nerveux.

Cette variété de cyanose, ordinairement temporaire, s'observe dans quelques névroses, dans plusieurs maladies organiques de l'encéphale, dans les empoisonnements par des substances qui agissent sur l'appareil cérébro-spinal. Ainsi on la rencontre dans quelques accès d'épilepsie, dans le coup de sang, dans l'hémorrhagie de la protubérance annulaire, dans certains cas de compression des nerfs pneumo-gastriques, dans les empoisonnements par la strychnine, dans la première période de quelques fièvres pernicieuses, et enfin dans le choléra. La cyanose observée dans cette terrible maladie montre plus que toute autre l'influence du système nerveux sur l'acte respiratoire. L'air sort des poumons à peu de chose près tel qu'il y est entré, sans servir à l'hématose, et le sang resté noir dans ses vaisseaux donne aux téguments la teinte bleue de la cyanose cholérique. Dès que l'influx nerveux se fait sentir, la cyanose disparaît.

CHAPITRE V

DES SIGNES FOURNIS PAR LES FONCTIONS DE L'APPAREIL VOCAL ET RESPIRATOIRE.

ART. I. — DE LA RESPIRATION EN GÉNÉRAL.

La respiration est une fonction qui a pour objet de mettre le sang veineux et les matériaux du sang (tels que la lymphe et le chyle) en contact avec l'air atmosphérique, afin de donner à ce liquide, par l'hématose, les qualités vivifiantes du sang artériel. Les organes auxquels cette fonction est dévolue chez l'homme sont les poumons. Chaque mouvement respiratoire est composé de deux temps : celui par lequel l'air est introduit dans les poumons, connu sous le nom d'*inspiration*, et celui par lequel ce fluide en est rejeté, c'est l'*expiration*. Dans l'état naturel, la respiration est facile, douce, égale, régulière, et, tandis que l'on compte trente-cinq respirations par minute pendant la première année de la vie, vingt-cinq la seconde année, vingt à la puberté, ce nombre ne s'élève plus qu'à dix-huit et souvent qu'à quinze, dans l'âge adulte et dans la vieillesse.

Lorsque l'homme est malade, sa respiration change souvent de caractère et elle offre un grand nombre de phénomènes nouveaux : les uns appartiennent aux mouvements alternatifs d'inspiration et d'expiration, qui sont troublés dans leur rhythme ; les autres sont accidentels, comme la toux, l'éternument, le rire sardonique, etc. En étudiant la fréquence des mouvements respiratoires, il faut avoir le soin de compter les inspirations, se rappelant toujours que l'émotion occasionnée par la visite du médecin, les cris, l'exercice, etc., contribuent à les accélérer. Les femmes et les enfants respirent aussi, dans l'état normal, plus fréquemment et plus vite que l'homme. On remarquera ensuite la lenteur ou la précipitation, la grandeur ou la petitesse des mouvements respiratoires, le plus ou moins de difficulté que le malade éprouve à les opérer, la dyspnée, l'orthopnée, etc. Les inégalités et les irrégularités qui accompagnent les deux temps de la respiration; les soupirs qui peuvent les entrecouper, leur suspension momentanée, le stertor, la respiration convulsive, entrecoupée, interrompue, etc., seront également notés avec soin. Passant de là à l'étude de chacun des mouvements respiratoires, on s'assurera s'il y a prolongement de l'un d'eux; cette remarque a bien son importance, car certains praticiens accordent au prolongement de l'expiration une valeur considérable pour le diagnostic du premier degré de la tuberculisation pulmonaire; mais il en sera question plus tard.

La gêne que le malade éprouve à accomplir l'acte respiratoire, les douleurs qu'il ressent, ses soupirs, les râles qui se font entendre à distance, les qualités, l'odeur surtout de l'air expiré, la nature et la fréquence de la toux, l'expectoration et principalement la quantité, la forme, la couleur, l'odeur des matières expectorées, et l'examen des parois thoraciques pendant que la respiration s'effectue, méritent une grande attention. C'est en effet par ce dernier moyen qu'il est possible de constater les vices de conformation, les voussures, enfoncements, déviations, inégalité de grandeur ou de dilatation des deux côtés du thorax, défaut complet de dilatation d'un des côtés, etc. Quant aux phénomènes fournis par la palpation, la mensuration, la succussion, la spirométrie, la percussion et l'auscultation, c'est à eux qu'il appartient de rendre le diagnostic de plus en plus précis; par leur intermédiaire le médecin s'élève à la connaissance, non-seulement de l'organe malade, qui peut être le larynx, la trachée, les grosses ou petites bronches, et le poumon lui-même, mais encore de l'étendue de l'altération, de sa nature et de son siége dans les différents tissus.

On peut juger par ces considérations générales de l'importance des différents signes fournis par les phénomènes de l'appareil vocal et respiratoire, et l'étude particulière de chacun d'eux montrera tout ce que la science a su tirer de leur observation.

Art. II. — Signes fournis par la voix.

La voix est un bruit particulier formé à l'ouverture supérieure du larynx et modifié par la parole, par le chant et par les cris. L'homme, dans l'état de santé, a la voix étendue, retentissante; son timbre, très-flexible, se prête volontiers aux différents sentiments qu'elle est tour à tour chargée d'exprimer; elle trahit son âme, sa force et son courage, sa franchise et sa faiblesse, et dans les maladies mêmes elle offre un certain nombre de caractères très-importants pour le diagnostic.

Si les conditions physiques de la production de la voix viennent à changer, soit par maladie du larynx, soit par altération du tissu pulmonaire, soit par modification du calibre des bronches, soit enfin par suite de conformation de cavités accidentelles dans le parenchyme pulmonaire, son timbre et ses caractères changent complétement. Plusieurs observateurs ont remarqué qu'un certain nombre de phthisiques, ou plutôt d'individus prédisposés à la phthisie, avaient, longtemps avant le début de la maladie, la voix un peu enrouée et plus faible, toute proportion gardée, que le développement général de la constitution ne serait en droit de le faire supposer. Sans rien préjuger de cette altération préalable de la voix, il n'en reste pas moins acquis que, dans la plupart des affections aiguës ou chroniques du larynx, dans la rage et dans la tuberculisation laryngée et pulmonaire, la voix est *rauque* et *enrouée;* que dans le coryza et certains états pathologiques de la membrane muqueuse du voile du palais et des fosses nasales, elle est *nasonnée;* qu'elle est *gutturale* ou *voilée* dans l'angine tonsillaire; *claire, aiguë, stridente,* dans le pseudo-croup; *mourante* et *éteinte* dans le croup. Il est rare que dans les maladies la voix soit plus *forte* qu'à l'état normal; cela ne se rencontre guère que dans les fièvres qui s'accompagnent de délire. Habituellement elle est plus *faible,* surtout dans les affections chroniques très-anciennes ou dans les états aigus à forme adynamique; elle est alors en rapport avec la débilité générale et elle contribue à rendre le pronostic des plus fâcheux. Chez quelques malades, elle est absolument *abolie;* c'est ce qu'on voit dans certaines laryngites aiguës, après la trachéotomie et chez quelques hystériques. C'est l'*aphonie.*

Dans les asiles d'aliénés, on rencontre parfois des malades atteints de mélancolie profonde, dont la voix imite, à s'y méprendre, le chant ou les cris de quelques animaux, phénomène bizarre qu'on retrouve également dans le monde sur un certain nombre de femmes hystériques, et qui est connu sous la dénomination de *cynanthropie* et de *lycanthropie*.

Les excès vénériens, l'abus des plaisirs de la table et les veilles prolongées exercent une influencez asse marquée sur le timbre de la voix : ainsi les filles publiques, les ivrognes et les gardiens de nuit, sont très-fréquemment affectés d'un enrouement, qui, chez eux, ne décèle aucune maladie grave, mais qui est la conséquence d'un érythème muqueux de l'épiglotte, causé par la débauche et l'abus des boissons alcooliques. Une pareille modification existe également chez les avocats, les professeurs, les chanteurs et les crieurs publics, à la suite de la phlegmasie chronique des cordes vocales, déterminée par la fatigue de longs discours à haute voix.

§ I. De la parole.

Les altérations de la parole, si intimement liées à celles de la voix, peuvent accompagner ces dernières ou se produire sans elles. Il est des pyrexies fort graves où les mots ne sont prononcés qu'avec hésitation et tremblement, tandis que dans la manie, par exemple, les mots et les phrases s'échappent des lèvres du malade sans liaison, sans suite, avec une extrême volubilité. Dans les névroses, tantôt la langue et les lèvres exécutent tous les mouvements qu'exige l'acte de la parole, sans qu'il y ait production de son, et dans l'hystérie ce phénomène, que l'on a appelé la *mussitation*, n'est pas très-rare; tantôt, au contraire, la parole est brusque, accentuée, sonore. Mais, entre ces cas extrêmes, il existe une foule de nuances appréciables. Ainsi, dans la stomatite, dans les angines du pharynx et dans toutes les affections du larynx, la parole est souvent difficile, douloureuse; dans l'état de profonde adynamie, dans la paralysie de la langue, dans l'apoplexie, dans les accidents consécutifs à l'hypérhémie cérébrale, la destruction des lobes antérieurs du cerveau, d'après M. Bouillaud, des lobes postérieurs, d'après M. Foville, dans l'empoisonnement par certaines substances narcotiques, elle est lente et vacillante; au début de la paralysie progressive des aliénés, l'embarras de la prononciation est l'un des signes pathognomoniques de la maladie. En somme, on peut soutenir en thèse générale que la parole est plus lente dans les maladies qu'à l'état de santé.

Si la perte de la voix entraîne toujours avec elle la perte de la parole, la perte de la parole n'implique pas fatalement celle de la voix, et le *mutisme*, cette impossibilité d'articuler des sons, en est une preuve évidente. Quant au *bégayement*, ce vice du langage qui force à répéter et à suspendre la prononciation d'une ou de plusieurs syllabes, il ne dépend pas toujours d'une mauvaise conformation de la langue, d'un état de faiblesse ou d'une anesthésie des muscles qui servent à l'articulation; il est dû, dans quelques cas, à une affection cérébrale, à une fièvre grave ou à un état nerveux et spasmodique.

§ II. Du cri.

Le cri, cette manifestation naturelle de la souffrance, se produit toujours au moment de l'expiration; il dure autant qu'elle, cesse pendant l'inspiration qui la suit, et reparaît avec une nouvelle expiration. Chez quelques enfants, l'inspiration est elle-même bruyante, c'est ce que Billard a qualifié du nom de *reprise*. Le cri est ordinairement plus fort que la reprise. Au moment des cris, un phénomène général, caractérisé par la turgescence de la face, la coloration de cette partie et de toute la surface du corps, par une congestion générale, semble indiquer la présence d'un obstacle au retour du sang dans le cœur. Les veines du cou et des mains sont toutes gonflées, et, chez les enfants malades, qui ont un érythème ou une fluxion inflammatoire d'une partie de la peau, l'auréole de la vaccine, par exemple, ces parties prennent à l'instant une coloration bien plus vive. La congestion cérébrale est si forte chez quelques enfants, au moment des cris, qu'ils tombent affaissés et se pâment pendant quelques secondes. Cet état doit être rapproché de l'asphyxie.

Les cris peuvent être altérés dans leur forme, dans leur timbre et dans leur durée. Les modifications relatives à la forme des cris sont indiquées par leur état de faiblesse et par leur caractère pénible ou étouffé.

La faiblesse des cris se rencontre surtout chez les jeunes enfants qui viennent au monde à peine viables, dans un demi-état d'asphyxie, et chez les enfants qui, un peu plus âgés, sont affaiblis par une maladie chronique et sont près de succomber.

Le cri étouffé se rencontre principalement dans les affections des organes respiratoires, et en particulier dans la pneumonie bien caractérisée. Alors chaque expiration est accompagnée d'une sorte de cri étouffé; c'est un fort gémissement plutôt qu'un cri. Comme il est excessivement rare de le rencontrer dans le cours d'autres maladies, sa présence doit être prise en considération.

Les altérations qui portent sur le timbre du cri sont assez importantes : ainsi le cri unique, aigu et très-fort, venant à des intervalles assez éloignés, a été rapporté par MM. Maunoir, Coindet et par un grand nombre de médecins, aux affections cérébrales aiguës. On lui a donné le nom de *cri hydrencéphalique*. Malheureusement il manque trop souvent pour qu'on puisse lui accorder une grande valeur séméiologique. Voici d'ailleurs un fait qui lui enlève encore une partie de son importance : il se rencontre également dans le cours d'autres maladies.

Ainsi, d'après Auvity, Billard, Valleix [1], ce cri aigu se rencontre dans l'œdème des nouveaux-nés. Or, en supposant que les modifications présentées par ces cris soient très-évidentes, et par cela même caractéristiques d'un état morbide particulier, il est à peu près impossible de les indiquer d'une manière plus précise.

Il n'y a guère qu'une maladie dans laquelle le cri présente des modifications importantes, c'est le croup. Le cri est voilé, l'expiration est rauque, et il y a quelquefois une inspiration bruyante que les auteurs ont comparée au chant d'un jeune coq. A la dernière période de cette maladie, la reprise disparaît; il ne reste plus que l'expiration rauque et considérablement affaiblie; l'on peut dire que la voix est éteinte. La durée du cri des enfants n'indique pas autre chose qu'une douleur très-vive, sans aucun rapport avec l'affection de tel ou tel organe. Billard croit qu'on observe le cri prolongé dans les maladies du ventre, les coliques, l'iléus, la péritonite, etc.; mais ces faits n'ont pas été établis d'une manière bien précise; on ne peut se prononcer définitivement sur leur importance.

§ III. De l'aphonie.

L'aphonie est l'abolition plus ou moins complète de la voix. C'est le symptôme d'une foule de maladies de nature différente, et son étude a une importance très-grande pour le diagnostic.

Les auteurs anciens ne nous ont transmis, relativement à l'aphonie, que des notions fort incomplètes. Sous ce titre, ils comprenaient toutes les altérations et les extinctions de la voix, qu'elles fussent dues ou non à des lésions spéciales du larynx, ou bien à des accidents cérébraux, au *delirium tremens*, à un état de grossesse ou à la folie.

Des classifications de ce phénomène ont été tentées par quelques nosographes, et Sauvages, par exemple, a distingué l'aphonie mélancolique, l'aphonie par antipathie, l'aphonie des ivrognes, l'aphonie catarrhale anévrismatique, l'aphonie traumatique, hystérique, paralytique et pulmonique, tandis que J. Frank a établi qu'il y avait des aphonies symptomatique, primitive, traumatique, inflammatoire, ca-

---

[1] *Clinique des maladies des enfants nouveau-nés*, Paris, 1839, p. 627.

tarrhale et arthritique, gastrique, spasmodique, métastatique, con-sensuelle. C'est de nos jours seulement qu'on a pu dissiper la confu-sion établie dans l'appréciation de ce phénomène, par une étude plus éclairée de ses causes et de son traitement.

L'*aphonie* est le symptôme d'un grand nombre d'affections diffé-rentes, nerveuses ou organiques ; de là une *aphonie essentielle* et une *aphonie symptomatique*.

A. *Aphonie essentielle.* — L'aphonie essentielle est une névrose of-frant tous les caractères brusques, bizarres et énigmatiques des né-vroses. Elle débute d'une manière graduelle ou subite, et les malades ne sont alors avertis de leur état qu'au moment où ils veulent parler; sa durée offre des irrégularités semblables, et tel qui s'endort aphone se réveille quelquefois avec la faculté de parler. Un colonel de cavale-rie qui s'est acquis dans les guerres de l'Empire une grande ré-putation de bravoure était doué d'un timbre de voix admirable pour le commandement. Pendant toute sa carrière militaire, il présenta ce phénomène très-curieux qu'il devenait subitement aphone, aussitôt qu'un coup de canon ou que le bruit d'une très-vive fusillade venait frapper son oreille, et il ne recouvrait généralement son organe que deux ou trois heures après la cessation complète du feu. Jamais il ne quitta sa place de bataille, ni ne remit devant l'ennemi la direction de son régiment; seulement, il conservait très-près de lui un jeune offi-cier auquel il transmettait ses ordres à voix basse[1].

On a très-souvent confondu l'aphonie et le mutisme; c'est une mé-prise qu'il faut savoir éviter, car, dans le mutisme, il y a impossibi-lité absolue de former des sons articulés, tandis que, dans l'aphonie, les sons manquent ou sont énormément affaiblis. L'aphonie ner-veuse, que nous avons appelée *essentielle*, est aussi rare chez l'homme qu'elle est fréquente chez la femme, à la suite d'attaques hystériques; elle est, du reste, sans gravité. Le diagnostic ne saurait être embar-rassant, alors même que des signes d'une légère irritation du larynx en imposeraient pour une laryngite, car ces phénomènes sont de très-courte durée et disparaissent au fur et à mesure que l'aphonie fait des progrès, ce qui est précisément le contraire de ce qui arrive dans la laryngite. Et puis, comment peut-on commettre l'erreur, lorsqu'on sait que l'aphonie, dont le début est généralement si brusque, ne s'accompagne ni de dyspnée, ni de toux, ni d'expectoration?

B. *Aphonie symptomatique.* — Les principales affections dans les-quelles on observe l'aphonie sont la laryngite aiguë simple, où la

---

[1] Observation communiquée par M. le docteur Legrand du Saulle.

voix devient d'abord rauque, et finit, au bout d'un certain temps, par s'éteindre presque complétement, et la laryngite chronique simple et syphilitique, où la voix, couverte et dure à l'oreille, finit par devenir basse et râlante, quand l'intensité du mal augmente. On entend dans la gorge une espèce de sifflement qui se mêle à tous les sons, et le sujet affecté est obligé, pour se faire entendre, de faire des efforts extrêmement sensibles. Les sons aigus sont ceux qui sont le plus profondément altérés, et souvent même ils sont presque entièrement perdus. Dans la période extrême du croup, la voix subit de très-importantes modifications : de sourde et d'enrouée qu'elle était avant que le larynx se fût recouvert de pseudo-membranes, elle devient basse, étouffée, pénible et mourante. L'aphonie a été également notée dans les accès de faux croup ou angine striduleuse; mais ici il y a erreur : la voix de l'enfant est enrouée, déchirée, mais elle conserve presque toujours un certain degré de force. On constate encore l'aphonie chez des sujets affectés de *delirium tremens*, chez les aliénés atteints de paralysie générale progressive au dernier degré, chez les maniaques, après un violent accès de fureur dans lequel le larynx a subi d'excessives fatigues, à la suite d'un empoisonnement par la jusquiame, ou consécutivement à une forte commotion du cerveau. Ce dernier fait n'avait point échappé au merveilleux coup d'œil d'observation du médecin de Cos, ainsi que le prouve l'aphorisme suivant : « *Quibus occasione aliqua cerebrum fuerit vehementer concussum, mutos protinus fieri necesse est.* » (Sect. vii, aph. 58.) Portal[1] et M. Tanquerel des Planches[2] ont vu survenir l'aphonie sous l'influence de l'intoxication saturnine; on doit évidemment, dans ce cas, rapporter la maladie à la paralysie des muscles intrinsèques du larynx. Sans insister sur tout ce qui a été dit par les auteurs, et entre autres par Fred. Hoffmann, sur l'aphonie causée par la suppression, l'approche des menstrues et les couches, par la présence de vers dans le canal intestinal, par les maladies des organes génitaux, il faut surtout mentionner, comme produisant l'extinction de la voix, d'abord les plaies trachéales ou laryngées, et il est facile de comprendre comment l'air, ne passant plus par la glotte en suffisante quantité, s'oppose à la vibration des cordes vocales, puis la présence d'une tumeur dans le voisinage du nerf récurrent. Au reste, dans tous les cas d'aphonie, les nerfs récurrents sont influencés d'une certaine manière; l'anatomie et la physiologie enseignent qu'ils doivent être malades, mais leur

---

[1] *Cours d'anatomie médicale*, Paris, 1804, vol. IV, p. 361.
[2] *Traité des maladies de plomb*, t. II.

lésion, s'il y en a une, est tout à fait insaisissable. On ne peut conjecturer qu'une chose, c'est qu'il se passe dans l'aphonie, pour les nerfs récurrents, un phénomène analogue à celui qui a lieu dans le nerf facial chez les sujets affectés de paralysie de la face.

Lorsque l'aphonie persiste et passe à l'état chronique, elle tient le plus souvent à une ou plusieurs ulcérations syphilitiques, morveuses ou tuberculeuses des cordes vocales. Toutes les fois qu'en dehors de la diathèse farcineuse ou syphilitique on rencontre une aphonie datant de quelques mois ou de plusieurs semaines, il faut craindre l'invasion d'une tuberculisation pulmonaire prochaine.

ART. III. — SIGNES FOURNIS PAR L'AUSCULTATION DU LARYNX.

§ I. Des râles laryngés.

L'auscultation, qui a tant favorisé les progrès du diagnostic des maladies de poitrine, n'a pas encore beaucoup servi à la diagnose des maladies du larynx. Laennec n'a rien tiré des applications du stéthoscope sur le conduit laryngo-trachéal, et ce qu'il n'a pu découvrir n'a que bien peu de chances d'être trouvé par un autre.

La science doit savoir gré à un médecin irlandais, Stokes, d'avoir le premier cité quelques faits sur les bruits entendus dans le larynx; mais c'est principalement aux recherches de M. Barth [1] que l'on doit les connaissances actuelles un peu plus étendues sur la valeur séméiologique des râles laryngés. Malheureusement la signification pathologique de ces râles est incertaine; ils ne constituent point de signes pathognomoniques, et la stéthoscopie du larynx, dans une affection de cet organe, ne doit occuper parmi les éléments du diagnostic qu'une place très-secondaire.

Dans quelques maladies du tube laryngo-trachéal, et notamment dans la laryngite aiguë ou chronique, alors que la membrane muqueuse a subi un certain degré d'épaississement, le bruit respiratoire laryngé est râpeux. Lorsque le corps thyroïde s'hypertrophie, lorsqu'il se développe soit un kyste, soit une tumeur dans son voisinage, le bruit respiratoire laryngé devient très-rude; et cela se conçoit, puisque l'organe est exposé à la compression de ses parois et au retrécissement de son calibre. Dans certains cas d'ulcérations laryngées, dans l'angine pseudo-membraneuse, et même dans la laryngite striduleuse, on perçoit avec le stéthoscope le *ronflement laryngé*, que M. Barth attribue « aux vibrations de l'air dans un tube dont la surface interne est tapissée par des mucosités visqueuses ou dont le diamètre est rétréci. »

---

[1] *Archives générales de médecine*, juillet 1838 et juin 1839.

Ce ronflement révèle un obstacle au libre passage du fluide élastique, et il a quelquefois, surtout dans le croup, un véritable timbre métallique. Il semble alors que l'air résonne dans le larynx comme dans un tuyau d'airain.

Lorsqu'il s'accumule des liquides, des mucosités ou des matières purulentes à la partie supérieure des voies de l'air, qu'elles sont arrêtées au niveau de la glotte et que les malades n'ont plus la force de les rejeter au dehors par des efforts de toux, on entend à distance un râle humide à grosses bulles ; c'est le *râle caverneux laryngé*, connu encore sous les noms de *râle trachéal* et de *râle des mourants*. Cette dernière et vulgaire appellation s'explique par la fréquence avec laquelle s'observe le râle caverneux-laryngé dans les heures qui précèdent la mort et par la haute et imminente gravité dont il est généralement l'indice.

Dans quelques cas rares d'hémoptysie, M. le professeur Piorry[1] a remarqué que l'auscultation décelait l'existence d'un râle humide dans le larynx, sans rhoncus dans la poitrine ni dans la partie inférieure de la trachée, phénomène qui permet de reconnaître que l'hémorrhagie a son origine dans le larynx lui-même.

Le même auteur pense qu'il est possible qu'un râle humide puisse également se développer dans le larynx, consécutivement à la rupture d'un anévrisme de l'aorte dans les voies aériennes[2].

Enfin, la présence de corps étrangers dans le larynx ou la trachée artère et la production de fausses membranes peuvent déterminer localement une irritation qui provoque une sécrétion anomale de mucosités, et faire naître consécutivement le râle caverneux laryngé, accompagné cette fois d'un *tremblotement* tout particulier, annonçant qu'il y a de petits corps flottants dans le tube aérien, ou qu'un voile mobile membraneux est agité par l'air.

§ II. Du sifflement laryngé.

Lorsque l'air enfermé dans les poumons éprouve une grande difficulté à franchir la partie supérieure des voies respiratoires, il se fait quelquefois dans les deux temps de la respiration, mais surtout dans l'inspiration, un sifflement laryngo-trachéal très-bruyant, dont le timbre musical, parfaitement reconnaissable, ne saurait induire en erreur. On le remarque surtout dans l'asthme, dans le spasme de la glotte, ou phréno-glottisme, dans le faux croup, dans la coqueluche, dans l'angine œdémateuse et dans les accidents

---

[1] *Traité de Diagnostic et de Séméiologie,* Paris, 1840, t. I, p. 444.
[2] *Loc. cit.,* p. 428.

dus soit à l'introduction de corps étrangers dans les voies de l'air, soit à la compression de la trachée artère par une tumeur ou un anévrisme aortique.

Ce serait faire usage d'un moyen d'investigation tout à fait insuffisant que d'appliquer le stéthoscope sur le larynx sans inspecter les organes pulmonaires, car il est très-important de savoir, dans l'angine couenneuse et même dans la laryngite simple, si la muqueuse bronchique et le parenchyme du poumon participent au désordre phlegmasique. En somme, et sans discuter ici la valeur séméiologique des bruits révélés par la stéthoscopie du larynx, car il ne règne encore sur eux dans l'état actuel de la science que des opinions vagues et contradictoires, il est possible d'établir que les bruits respiratoires laryngés, couverts de râles humides perçus à distance indiquent une obstruction du tube aérien par des mucosités purulentes ou par du sang, et que plus les râles sont nombreux, plus le pronostic est grave. Le bruit râpeux indique une affection de médiocre intensité, tandis que le ronflement laryngé, ainsi que le sifflement avec timbre musical, annonce une exsudation muqueuse abondante.

ART. IV. — DES SIGNES FOURNIS PAR LE RIRE.

Le rire n'a que des rapports éloignés avec l'état pathologique; il est le plus souvent l'indice de la santé et d'une agréable disposition de l'esprit. Le rire consiste en une série de petites expirations saccadées, plus ou moins bruyantes, qui sont dues à des contractions du diaphragme; les muscles qui meuvent la face, et en particulier ceux des lèvres, participent à cet état et provoquent l'épanouissement de tous les traits de la physionomie. Il est des circonstances où ce phénomène, en apparence si normal, et que l'on est habitué à ne considérer que comme l'expression de la joie, s'élève à la hauteur d'un signe diagnostique : c'est, par exemple, lorsque le rire n'est pas motivé par les actes de la vie de relation, par les circonstances du milieu où l'on se trouve, par les conversations, et lorsqu'il se produit sans la participation de la volonté. Les aliénés, les individus qui délirent passagèrement, les idiots, en fournissent à chaque instant des exemples. Les femmes sujettes aux attaques d'hystérie sont également prises quelquefois d'un rire analogue ; elles l'entremêlent volontiers avec des pleurs et des sanglots, et elles n'ont dans le moment aucune conscience de ces manifestations insolites. Ce trouble spécial et instantané du système nerveux présage souvent l'invasion ou la fin d'un accès convulsif; mais nous avons vu des cas où il se produisait tout à fait en dehors de ces circonstances morbides.

Il est une variété du rire qui a reçu le nom de *rire sardonique*, parce qu'on l'observe, assure-t-on, chez ceux qui font usage d'une renoncule qui croît en Sardaigne (*herba Sardonia*). Elle est due à l'entraînement en sens contraire des deux commissures labiales, avec spasme convulsif dans les lèvres et les joues. On a cru voir dans le rire sardonique un symptôme fréquent de l'inflammation du diaphragme et des maladies ataxiques, mais c'est une ancienne assertion que rien ne confirme plus aujourd'hui.

Art. V. — Des signes fournis par le baillement.

Le bâillement est une inspiration prolongée involontaire accompagnée d'un écartement convulsif irrésistible des deux mâchoires, et suivie d'une longue expiration. C'est un phénomène réflexe dont la cause est peu connue et qui a pour effet d'introduire une plus grande quantité d'air dans les voies respiratoires, toutes les fois qu'une cause comme le besoin de sommeil, la faim ou l'ennui, tend à la diminuer. Il est souvent accompagné de *pandiculations*, c'est-à-dire de mouvements automatiques des bras en haut, avec renversement de la tête et du tronc en arrière et extension des membres abdominaux. Les bâillements et les pandiculations s'observent souvent comme phénomènes précurseurs d'un accès de fièvre intermittente, et notamment dans l'hystérie, dans le somnambulisme et la catalepsie, etc., etc. C'est un symptôme vague dont la signification n'a rien de spécial.

Art. VI. — Des signes fournis par l'éternument.

L'éternument est un mouvement subit et convulsif des muscles expirateurs, par lequel l'air, brusquement rejeté au dehors, va se précipiter, en occasionnant un grand bruit, dans les anfractuosités des fosses nasales, et y chasse les produits muqueux et les corps étrangers qui s'y trouvent. L'éternument est un symptôme caractéristique du coryza, car c'est habituellement par des picotements incommodes et une espèce de chatouillement entraînant des éternuments d'abord rares, puis de plus fréquents, que débute l'inflammation de la muqueuse nasale. Néanmoins, lorsque l'éternument est isolé et qu'il a lieu, comme chez certaines personnes, sans cause appréciable, il n'a aucune importance diagnostique. Dans l'enfance, il accompagne toujours la première période de la rougeole, et il y a en même temps fièvre, larmoiement et catarrhe bronchique. Ce fait, bien connu et dont j'ai souvent parlé[1], a été signalé en ces termes par

[1] *Traité pratique des maladies des nouveaux-nés et des enfants à la mamelle.*

Sydenham : « Les malades éternuent, et leur nez distille une liqueur séreuse. » L'éternument, au début de la rougeole, est un bon signe, et il peut, au besoin, aider le médecin à différencier cette affection des autres fièvres éruptives ou typhoïdes, qui pourraient le tenir dans le doute.

ART. VII. — DES SIGNES FOURNIS PAR LA DYSPNÉE.

La dyspnée, de δυς, difficilement, πνεῖν, respirer, est un trouble des fonctions respiratoires, caractérisé par la difficulté de respirer.

On le reconnaît facilement aux mouvements anomaux du thorax : ils peuvent être accélérés, ralentis et même naturels, mais toujours d'un accomplissement difficile. Un sentiment de plénitude et d'étouffement vient s'ajouter à ces efforts laborieux de l'inspiration. Dans certaines circonstances, et sans que la santé soit en rien altérée, à la suite d'une longue marche, par exemple, ou bien après une course rapide, un violent exercice musculaire, la lecture à haute voix, le chant, l'ascension d'un escalier élevé, ou seulement une émotion morale vive, on observe de la dyspnée; mais ici la durée du phénomène est éphémère, et la respiration reprend bientôt, après quelques instants de repos, son rhythme facile et régulier. Chez quelques personnes, cependant, il n'est pas rare de rencontrer une disposition toute spéciale à l'anhélation, sous l'influence de la cause la plus légère; elle est fréquemment l'avant-coureur de l'asthme, de l'emphysème pulmonaire, de la tuberculisation du poumon et de la plupart des maladies chroniques de la poitrine ou d'une affection organique du cœur. Les chlorotiques, les anémiques, les convalescents d'une longue et grave maladie, les sujets naturellement faibles et débiles, ont aussi très-fréquemment de la dyspnée ; c'est même inhérent à leur situation. La respiration chez eux est laborieuse : il semble que chaque inspiration nécessite un effort considérable des muscles élévateurs des côtes ; les inspirations s'accélèrent, sont courtes et comme inachevées. Ces malades s'expriment généralement sans éprouver une gêne bien marquée dans la parole, ils ne paraissent même pas souffrir du trouble de leur respiration; mais, aussitôt qu'ils prennent la position horizontale ou qu'ils dépensent un peu de forces dans quelque exercice que ce soit, ils éprouvent ce sentiment de plénitude thoracique que nous avons déjà signalé, et leur respiration s'accélère. Ce n'est là, du reste, que le premier degré de la dyspnée.

En admettant avec Haller que l'enfant nouveau-né fasse trente-deux inspirations par minute, tandis que dix-huit ou vingt suffisent à un adulte bien portant, on est frappé de l'augmentation excessive que subissent ces chiffres dans l'état pathologique. Ainsi Valleix a compté jusqu'à soixante-quatre inspirations chez des nouveaux-nés atteints de pneumonie [1]; M. le professeur Andral a vu les parois thoraciques s'élever soixante-quinze et quatre-vingts fois par minute dans des affections purement nerveuses, et il a même compté cent quarante mouvements respiratoires chez une jeune femme en proie à divers accidents hystériques [2]. La fréquence de la respiration atteint rare-ment des proportions semblables; elle est en général très-variable et paraît être assez ordinairement en rapport avec le caractère de la ma-ladie, et principalement avec l'importance physiologique de l'organe affecté et la nature de sa lésion.

La dyspnée s'observe dans les maladies du poumon, du larynx, de la plèvre, du cœur, du péritoine, dans les névroses, dans certaines maladies cérébrales, etc. Dans la pneumonie aiguë, la gêne de la res-piration ordinairement modérée peut être excessive, et les malades éprouvent quelquefois un sentiment de suffocation; mais ce phéno-mène n'a guère lieu que lorsque la pneumonie s'est développée très-rapidement et qu'elle a envahi les deux poumons; c'est le fait de la bronchite capillaire, si bien désignée par Laennec sous le nom de ca-tarrhe suffocant, de la pneumonie lobulaire, confluente des enfants, caractérisée par la *respiration expiratrice* [3], etc. On voit des sujets qui ont une dyspnée extrême, chez lesquels on compte de quarante à soixante inspirations par minute, et qui, menacés d'asphyxie, restent assis sans pouvoir à peine s'exprimer. Chez d'autres, au contraire, la gêne est également très-grande, mais elle existe avec un nombre peu élevé d'inspirations.

Si, dans la pneumonie, le trouble de la respiration est modéré, il n'en est pas de même dans la pleurésie; là les inspirations sont courtes, entrecoupées, comme avortées. Dans les premiers temps, cette gêne de la respiration est principalement due à la douleur; mais, un peu plus tard, la compression du poumon, l'impossibilité de son expansion, précipitent les mouvements et les rendent incomplets. Lorsque la pleu-résie est passée à l'état chronique, la respiration est courte, accélérée; mais souvent il n'y a point de dyspnée proprement dite.

La dyspnée, peu marquée dans le premier degré de la phthisie pul-monaire, fait de rapides progrès à mesure qu'on s'avance vers la deuxième période. Elle devient plus continue et augmente beaucoup lorsque les malades veulent courir ou faire une ascension rapide. Le

[1] *Clinique des enfants nouveau-nés*, p. 105.
[2] *Clinique médicale*, 3e édition, t. III, p. 510.
[3] Bouchut, *Traité des maladies des nouveaux-nés et des enfants à la mamelle*.

soir, et surtout lorsqu'il survient un mouvement fébrile, on voit chez un grand nombre d'entre eux l'essoufflement augmenter par des causes légères. Elle est continue dans les maladies du ventre qui refoulent le diaphragme dans la poitrine et empêchent l'air de pénétrer dans les poumons. Il n'y a là qu'une différence de degré, et chez les individus affectés de tympanite considérable, dans les ascites volumineuses ou dans les hydropisies enkystées de l'ovaire, il y a toujours une dyspnée plus ou moins pénible.

Dans l'opinion de Cullen, de Pinel et de Corvisart, l'asthme ne serait qu'une dyspnée revenant par attaques et dans l'intervalle desquelles la respiration est plus ou moins libre. C'est une erreur : l'asthme est une maladie dont la dyspnée constitue le principal symptôme ; et, en effet, pendant leurs accès, les asthmatiques ont une respiration difficile, fréquente, et qui va même jusqu'à provoquer la convulsion des muscles respirateurs. Dans l'emphysème vésiculaire du poumon, dans le catarrhe suffocant, dans l'angine de poitrine, dans l'hydro-thorax et dans l'hydropéricarde, l'air manque quelquefois aux malades : ils se mettent sur leur séant ou sortent de leur lit, et font des efforts considérables pour faire entrer dans la poitrine la plus grande masse d'air qu'il est possible d'y introduire. Lorsque chez eux la dyspnée est poussée à ce degré, ils se cramponnent à un corps solide, afin de donner un point d'appui aux muscles inspirateurs, dont les contractions deviennent très-violentes. Leurs yeux sont hagards, la face exprime la frayeur, et souvent il y a sur les lèvres une teinte bleuâtre de cyanose, qui annonce l'asphyxie imminente. C'est à cet état que les anciens donnaient le nom d'*orthopnée*, de ὀρθός, droit, et πνεῖν, respirer ; ce qui signifie l'impossibilité pour les malades de respirer autrement que dans la situation debout ou assise. Dans quelques angines, mais surtout dans l'angine œdémateuse ou œdème de la glotte, dans les polypes du larynx, dans les corps étrangers de cet organe, dans le croup, l'oppression fait en quelques instants des progrès immenses ; des paroxysmes de suffocation se manifestent et tendent sans cesse à se rapprocher et à devenir plus violents. Lorsque l'enfant est pris de ces accès de suffocation, il se remue et s'agite convulsivement, s'accroche aux draps de son lit, à la robe de sa mère, déchire les papiers de tenture, et retombe brisé au bout d'un instant. Un peu plus tard, alors qu'il a puisé dans un calme fort peu réparateur une suffisante quantité de force, il reprend sa lutte, semble se mettre en garde contre la mort, mais il lâche bientôt prise, et il meurt asphyxié si l'on ne s'oppose aux progrès du mal.

Dans les diverses maladies dont il vient d'être question, il ne faut pas croire que la dyspnée soit toujours un phénomène continu; cela peut être, mais souvent aussi, bien que les lésions du larynx, des poumons ou du cœur persistent, on ne l'observe, au contraire, le plus généralement que par intervalle, tantôt après le repas ou à l'heure du coucher du soleil, tantôt après le plus léger exercice corporel ou l'émotion morale en apparence la plus insignifiante. Il est même impossible de rien préciser sur l'époque de l'apparition de la dyspnée de ces maladies. En effet, tantôt elle précède de beaucoup tous les autres symptômes, tantôt on ne la voit survenir qu'à une période très-avancée de la maladie; parfois, enfin, ses retours sont périodiques, et la dyspnée se montre alors avec les caractères les mieux tranchés de l'intermittence.

Ici se présente naturellement la question de savoir si une altération du sang, indépendante de toute autre altération des solides, peut produire la dyspnée. Or, en présence de la gêne très-grande de la respiration dans l'anémie, dans la chlorose, dans les hémorrhagies, et en général dans tous les états morbides où le sang a subi certaines modifications déterminées, on est en droit d'affirmer que la dyspnée peut être produite par des troubles divers apportés dans la constitution intime de ce fluide.

Partout l'anémie et ses variétés influencent les fonctions du système nerveux, ce régulateur de la fréquence du pouls et de la respiration, et partout aussi, chez les sujets dont le sang est appauvri, la plus légère émotion et le moindre exercice occasionnent une dyspnée plus ou moins violente. Au reste, ce que l'observation des malades a établi se trouve confirmé par les expériences physiologiques récentes, qui ont prouvé toute l'activité du rôle que l'élément nerveux joue dans l'accomplissement de la respiration. Toutes les maladies ayant une influence sur l'innervation générale déterminent de la dyspnée. C'est ce qui se passe dans l'hystérie, la gastralgie, l'hypocondrie, etc.

Les névroses que je viens de citer ne sont pas les seules causes qui agissent sur l'innervation pulmonaire; mais les maladies de l'appareil cérébro-spinal, telles que l'hypérhémie, l'hémorrhagie cérébrale, le ramollissement du cerveau (aigu ou sénile), les tubercules, les épanchements en général, la myélite, la méningite, les maladies des nerfs pneumo-gastriques, du plexus pulmonaire et cardiaque, les névroses du tube aérien, du conduit alimentaire, de l'estomac, du foie et des viscères abdominaux, peuvent encore entraver la fonction respiratoire et produire la dyspnée. D'après cette énumération, qui est loin d'être complète, on peut voir combien la gêne de la respiration est chose importante à étudier dans les maladies. Ce n'est pas un signe de diagnostic, toujours certain; mais, dans quelques cas, il permet d'affirmer l'existence d'une maladie de préférence à une autre. Chez les enfants, la respiration saccadée commençant par un effort d'expiration gémissante est un signe de pneumonie. La respiration courte, empêchée, douloureuse, annonce une péritonite aiguë, et la respiration irrégulière, suspirieuse, incomplète, indique une inflammation des méninges. Ce sont là d'excellents signes de diagnostic.

Quelle que soit la forme de la dyspnée, habituelle ou intermittente, il est rare qu'elle existe sans cause matérielle appréciable, et il est presque toujours possible d'en trouver la cause dans une lésion organique quelconque, principalement des bronches, du larynx, des poumons, du cœur et des feuillets séreux qui recouvrent ces organes. C'est par exception qu'en l'absence de toute maladie organique des voies respiratoires ou du sang la dyspnée doit être considérée comme un trouble purement dynamique; et ici je dois écarter les sujets hystériques, hypocondriaques, ou bien les individus en proie à des passions très-vives, étiolés par des habitudes d'onanisme et des excès de toute nature, les gens dont le sommeil est insuffisant ou les femmes portant des vêtements trop serrés; car, à l'égard de ces cas exceptionnels, il est impossible de poser des règles générales.

La dyspnée est un signe assez souvent défavorable, et on peut dire qu'il est de mauvais augure lorsqu'il est caractérisé. Une dyspnée avec symptômes d'asphyxie et l'orthopnée indiquent toujours un danger sérieux.

La dyspnée n'étant point une maladie, mais un symptôme occasionné par des maladies variables du larynx et de l'appareil respiratoire, il en résulte une impossibilité absolue de la combattre par une médication invariable. Le médecin doit avant tout rechercher la cause du mal.

Si la circulation est précipitée ou gênée, comme dans les nosorganies du cœur; si le sang est en trop grande abondance, ce qui arrive dans la pléthore, l'indication est d'ouvrir la veine, parce qu'en diminuant ainsi la fréquence et l'intensité des battements du cœur on a la presque certitude de faire cesser la dyspnée et d'en éloigner le retour. La digitale, le stramonium, l'éther et l'opium ne doivent être employés que pour diminuer la contractilité du cœur, ou dans le but de calmer le spasme des bronches et des poumons, effet passager dont le résultat est au moins le soulagement des malades. Les corps étrangers des voies aériennes réclament leur traitement particulier, et la dyspnée qu'ils occasionnent ne peut cesser qu'après leur extraction. C'est ainsi que, dans quelques circonstances, la trachéotomie est une ressource extrême contre la suffocation. Dans aucun cas le médecin ne doit s'inspirer exclusivement du symptôme pour guider sa thérapeutique, surtout quand ce symptôme est, comme la gêne de la respiration, un phénomène banal qui s'observe dans une foule de maladies différentes. C'est la cause qu'il faut rechercher pour la combattre par des moyens rationnels et utiles, et les remèdes dynamiques ne doivent être mis en usage que dans les cas où les lésions organiques sont associées à des phénomènes de dyspnée nerveuse bien caractérisés.

Art. VIII. — Des signes fournis par la toux.

La toux est une secousse bruyante d'expiration, avec convulsion rapide et passagère du diaphragme et des autres muscles expirateurs. C'est un phénomène réflexe souvent involontaire et instinctif, directement placé sous la dépendance des maladies de l'appareil vocal et respiratoire. Il résulte du besoin d'expulser des matières solides ou liquides contenues dans le larynx. Ailleurs il est *sympathique* et déterminé par un trouble général du système nerveux.

La toux est précédée d'une sensation désagréable, ayant pour siége l'ouverture supérieure du larynx, et pour effet irrésistible l'occlusion momentanée de la glotte, aussitôt suivie de l'énergique contraction des muscles abdominaux destinés à refouler le diaphragme et à chasser rapidement l'air renfermé dans les poumons. On ne peut s'empêcher de tousser quand le besoin s'en est fait sentir; c'est en vain qu'on y résiste, et on éprouve dans cette lutte une sensation particulière qui permet d'apprécier le choc de la colonne d'air poussée de bas en haut contre les parois contractées de la partie supérieure du larynx.

Bien que la toux ait généralement pour objet l'expulsion de mucosités ou de pus et de substances étrangères situées à la surface de la muqueuse glottique ou laryngée et dans l'intérieur des canaux bronchiques, elle est quelquefois sèche, spasmodique, convulsive, provoquée par les sympathies du larynx avec d'autres organes malades, ou par un trouble spécial du système nerveux. Ce sont des faits rares et que l'on observe au moment de la seconde dentition, dans quelques dyspepsies, dans les maladies vermineuses, et surtout dans l'hystérie. Les noms de toux *idiopathique*, de toux *essentielle nerveuse* ou *sympathique*, indiquent la nature du phénomène et le distinguent de la toux ordinaire directement produite par l'excitation de la muqueuse des voies respiratoires.

La toux offre des caractères différents, suivant sa nature et son origine. Ainsi la toux nerveuse ne ressemble pas à la toux symptomatique d'une maladie des bronches, et la toux du larynx n'est pas celle des maladies de la trachée ou des bronches. Il y a aussi des nuances dans le caractère de la toux au début et au déclin des maladies de poitrine. Un observateur habile doit aisément reconnaître ces variétés différentes de la toux s'il a pris le soin de les étudier.

Envisagée d'après sa nature, la toux est *nerveuse, idiopathique, essentielle* ou *sympathique*, ou bien elle est *symptomatique;* relativement à son siége, elle est *gutturale, laryngée, croupale, bronchique* ou *pectorale;* selon son caractère, elle est *humide* ou *sèche*, rare ou fréquente, quinteuse, etc..

La toux *sèche* est ordinairement petite et n'amène aucune expectoration; tantôt rare et tantôt fréquente, elle peut se reproduire d'une manière incessante, opiniâtre, et alors elle prend le nom de toux *férine*. On l'observe quelquefois au début de la rougeole. La toux sèche accompagne les laryngites peu intenses, la pleurésie et le début de la phthisie pulmonaire. C'est le caractère de la plupart des toux nerveuses et sympathiques.

La toux *humide, grasse*, est causée par la présence d'une plus ou moins grande quantité de mucus bronchique, de sang ou d'autres matières liquides incluses dans le larynx et dans les bronches. C'est la toux de l'hémoptysie, des vomiques, de tous les catarrhes pulmonaires chroniques, et de toutes les maladies aiguës du larynx et des poumons à leur période de coction ou de déclin.

La toux *rare* et la toux *fréquente* se distinguent aisément et s'observent indistinctement chez les sujets atteints de toux nerveuse et de toux symptomatique d'une maladie de l'appareil respiratoire. La toux *quinteuse*, au contraire, est toujours symptomatique; elle est caractérisée par la réunion de plusieurs secousses successives de toux suivies d'un moment de repos. Plusieurs quintes très-rapprochées forment ce qu'on appelle un accès de toux. La toux quinteuse accompagne souvent le catarrhe aigu et chronique des bronches, l'asthme causé par l'emphysème pulmonaire, la coqueluche, etc. Dans cette dernière maladie, les quintes de toux ont un caractère tout particulier, et se composent de plusieurs séries de secousses successives d'expiration séparées par une inspiration bruyante, sonore, très-aiguë.

La toux *laryngée*, ordinairement sèche, se fait sans de grands efforts musculaires, et les malades en placent eux-mêmes le siége dans la contraction spasmodique des muscles du larynx plutôt que dans le diaphragme et les muscles du ventre, qui n'y prennent qu'une faible part. Ordinairement petite, elle est quelquefois très-grosse, creuse et enrouée, rauque, éclatante et fort désagréable à entendre. C'est la toux *croupale*. Elle ressemble à un chant de coq, aux aboiements d'un chien, au gloussement d'une poule, etc. On l'observe ainsi dans les laryngites aiguës simples et dans le croup.

La toux *trachéale* et *bronchique* est sèche au début des maladies de poitrine, grasse et humide à leur période de déclin. Les malades peuvent en apprécier le siége d'après l'impression désagréable qu'ils éprouvent assez souvent derrière le sternum ou entre les deux épaules.

La toux est *symptomatique* lorsqu'elle résulte d'une maladie aiguë ou chronique, directe ou indirecte du larynx, des poumons et des autres parties de l'appareil respiratoire. On l'observe, avec ses différents timbres et avec ses différents caractères de sécheresse, de volume ou d'humidité, dans les maladies aiguës et chroniques du larynx, dans l'inflammation de la trachée et des bronches, dans la pneumonie, dans la phthisie, dans la gangrène pulmonaire, dans l'apoplexie du poumon, dans la pleurésie, dans l'hydro-pneumo-thorax, dans les maladies du poumon déterminées par la propagation à cet organe d'une maladie voisine, etc. Alors la toux est toujours accompagnée d'une *expectoration* plus ou moins abondante de matières spéciales importantes à étudier, telles que du mucus, de la sérosité, du muco-pus, du sang, des fausses membranes, des cartilages, des calculs, des hydatides, etc. C'est là son but principal, et en effet, dans les maladies de l'appareil respiratoire, la sensation qui précède le besoin de tousser et l'acte lui-même résultent de l'excitation communiquée au système nerveux par les matières solides ou liquides déposées à la surface de la muqueuse des voies aériennes. La nature de ces matières indique presque toujours celle de la maladie qui les produit. La toux, principal symptôme des maladies de poitrine, manque très-rarement, et elle ne fait guère défaut que chez les vieillards, lorsque la sensibilité de la muqueuse bronchique, à peu près éteinte, ne peut plus être éveillée par les mucosités sécrétées à la surface de cette membrane.

La toux *nerveuse*, idiopathique ou sympathique, est ordinairement sèche, petite, rare; elle devient fréquente à la suite de l'exercice ou des émotions morales éprouvées par les malades. C'est alors une toux continuelle et fatigante, qui s'accompagne de courbatures dans le diaphragme et dans les muscles expirateurs, et dont le diagnostic est souvent très-difficile. Elle s'observe quelquefois, comme phénomène symptomatique, dans les maladies de l'estomac, dans quelques maladies du foie, de l'utérus, dans l'hystérie, l'aménorrhée, au moment de la seconde déntition, etc., et on la désigne sous le nom de toux *gastrique, utérine, hépatique, hystérique, nerveuse*, etc. Dehaen a rapporté l'observation d'une femme affectée d'un corps fibreux de l'utérus et qui toussa continuellement jusqu'au jour de l'expulsion spontanée de ce corps fibreux. Une toux nerveuse, produite par un abaissement de l'utérus, cessa par l'application d'un pessaire qui remit la matrice à sa place ordinaire. L'expulsion de vers intestinaux lombrics ou tænias fait disparaître la toux sympathique que ces helminthes produisent quelquefois. Il en est de même du retour des règles, lorsque la toux résulte de leur suppression. Enfin j'ai vu, chez une petite fille de onze ans dont le travail de seconde dentition n'était pas achevé, une toux nerveuse, qu'on avait prise pour le symptôme d'une phthisie commençante, disparaître au bout de six mois, immédiatement après l'apparition des dents permanentes qui restaient encore à sortir.

La toux symptomatique ne cède qu'avec la maladie qui en est le point de départ, tandis que, au contraire, la toux nerveuse et sympathique peut être atténuée par l'usage des saignées, dans le cas de pléthore ou de rétention mensuelle, et par l'opium et les antispasmodiques dans les cas ordinaires. L'opium et la morphine, par la méthode endermique, la belladone, le camphre à haute dose, l'éther, le chloroforme, l'oxyde de zinc, etc., sont les meilleurs moyens à lui opposer.

ART. IX. — DES SIGNES FOURNIS PAR L'EXPECTORATION ET LES MATIÈRES EXPECTORÉES.

L'expectoration est un acte volontaire ou réflexe destiné à faire sortir des bronches les matières solides ou liquides qui s'y trouvent. On expectore ainsi du mucus, du sang, des corps étrangers, etc., qui arrivent de la poitrine dans la bouche, et là un nouvel acte, le *crachement*, les pousse au dehors.

L'expectoration et le crachement concourent donc au même résultat; mais, tandis que le crachement nettoie la bouche, l'expectoration, au contraire, débarrasse seulement le larynx et les bronches. Celle-ci a pour auxiliaires le mouvement vibratile de l'épithélium bronchique, qui ramène le mucus du fond des bronches vers la glotte, la colonne d'air expirée qui tend au même but, et enfin la contraction énergique du diaphragme et des muscles expirateurs, qui produit la toux et la brusque expulsion des matières d'abord dans l'arrière-bouche et ensuite au dehors par le moyen du crachement. Quand l'expectoration est faible, insensible et s'opère sans secousse du diaphragme, on lui donne le nom d'*expuition*.

Elle se produit surtout lorsqu'il y a peu de matières à expulser du larynx et des bronches, tandis que l'expectoration proprement dite exige une quantité plus grande de matières ou des corps plus résistants de nature à entraîner la suffocation. L'expectoration est *facile* ou *laborieuse*, *rare* ou *fréquente* et abondante; elle peut même donner lieu à la sortie d'une énorme quantité de liquide qui, ne pouvant être assez promptement chassé de la bouche, produit la suffocation.

L'expectoration est, comme la toux, un symptôme important à étudier. Moins curieuse dans son mécanisme que dans son produit, elle fournit, par l'examen et l'analyse des *matières expectorées* ou *crachats*, un grand nombre de caractères importants à la diagnose et au pronostic des maladies.

Les *crachats* et les *matières expectorées* sont de provenance variable. Ils sont composés de mucosités plus ou moins épaisses sécrétées par la muqueuse de l'arrière-bouche, du larynx et de la trachée, par des liquides et des solides formés dans les voies aériennes, ou, au contraire, venus du dehors dans les bronches. On y trouve du pus, du sang, de la sérosité, du glycose, des fragments de cartilage, des calculs, des hydatides, des fragments de poumon mortifié.

Le mucus est le résultat d'une sécrétion exagérée des follicules mucipares, d'une phlegmasie de la membrane muqueuse des bronches, d'une ulcération caverneuse des poumons, tandis que le sang, le cartilage, les calculs, les fausses membranes, viennent d'altérations plus profondes, soit d'une rupture vasculaire, soit d'une ulcération qui a mis en liberté des corps étrangers inclus dans le voisinage des bronches, soit de tumeurs hépatiques ou rénales ayant versé leur contenu dans un rameau bronchique.

Les crachats, ou matières de l'expectoration, doivent être étudiés. 1° dans leurs qualités physiques, c'est-à-dire dans leur couleur, dans leur forme, dans leur odeur; 2° dans leur composition, pour connaître, au moyen de l'analyse optique et chimique, les éléments dont ils se composent.

La couleur des crachats peut être blanche, jaunâtre tirant sur le vert, rougeâtre ensanglantée, rouge, brune et noire. Dans quelques cas, ils sont liquides, incolores, ou présentent un mélange des différentes colorations susdites. Tantôt arrondis, *nummulés*, c'est-à-dire comparables à des pièces de monnaie, ils peuvent être irréguliers, déchiquetés au pourtour et filamenteux. D'une consistance variable, *séreux* et limpides comme de l'eau, *spumeux* et mousseux comme de l'écume, *muqueux* et filants comme de la gomme, *purulents* et visqueux comme une émulsion, leur apparence sert au diagnostic de certaines maladies de poitrine; ainsi la viscosité des crachats rougeâtres de la pneumonie et la limpidité des crachats séreux de la bronchite sont des caractères d'une importance qu'on ne saurait méconnaître et que savent apprécier tous les médecins.

Leur odeur est ordinairement fade, d'autres fois fétide, alliacée, gangréneuse, dans les cas de catarrhe pulmonaire avec stomatite, ou dans la gangrène des poumons. Ils ont une saveur douce, quelquefois salée, dans la phthisie, ou amère, âcre ou sucrée, selon les individus et selon les maladies. Dans le diabète, ils ont souvent un goût prononcé de glycose.

Les crachats sont plus ou moins volumineux, et sécrétés en abondance variable. Quelques malades rejettent facilement des mucosités rares, petites et arrondies, tandis que d'autres crachent souvent, et expectorent des matières volumineuses, gluantes, difficiles à détacher. Dans la coqueluche et dans l'asthme, le produit de l'expectoration est volumineux, adhérent et ne sort qu'avec peine. Il en est quelquefois de même dans une période avancée de la phthisie pulmonaire. La quantité des crachats varie d'ailleurs selon l'âge des individus et aux différentes époques du jour. Ils sont plus abondants le matin que le soir, et dans l'âge adulte que chez les enfants et les vieillards.

On y trouve de l'eau en quantité quelquefois très-abondante, dans la blennorrhée, dans la bronchite, dans l'hémoptysie, dans les vomiques, etc. Elle tient en dissolution ou en suspension des sels, du pus, du sang et des débris de matière organique. Quelques malades rejettent ainsi de 2 à 4 et 600 grammes de liquide par jour.

Le mucus et le pus dans les crachats, quoique mal élaborés, leur donne la coloration blanchâtre, opaline ou verdâtre qui leur est ordinaire; les cellules sont petites et leurs noyaux peu apparents; elles résistent à l'eau, mais se dissolvent rapidement dans l'ammoniaque.

Le mucus et le pus des matières expectorées a plusieurs origines : tantôt produit par les follicules mucipares de la muqueuse irritée ou enflammée, comme dans la bronchite aiguë et chronique, dans l'asthme, dans la coqueluche, dans la phthisie, il peut être sécrété dans une cavité du parenchyme des poumons, comme un abcès ou une caverne tuberculeuse, ou en dehors du poumon, dans les ganglions bronchiques suppurés, dans le foie et dans les reins en suppuration.

Les crachats renferment souvent de véritables fausses membranes dans le croup, dans la bronchite pseudo-membraneuse et dans ce qu'on appelle la pneumonie fibrineuse. Dans ce dernier cas, les fausses membranes très-petites capillaires existent sous forme de tubes ramifiés comme les dernières divisions bronchiques, et elles sont mêlées à des crachats visqueux, rouillés, au milieu desquels il est difficile de les découvrir.

La matière tuberculeuse, pure ou mélangée aux fibres du tissu pulmonaire, à du pus et à du sang, se montre quelquefois dans les crachats, chez les tuberculeux, et elle provient du poumon ou de ganglions bronchiques suppurés, communiquant avec les bronches. Lorsqu'elle sort du poumon, elle est ordinairement mélangée à du mucus et à des fibres de tissu élastique, dont la présence atteste l'ulcération des bronches et la destruction du tissu cellulaire voisin. Ce fait dissipe tous les doutes qu'on peut avoir sur l'existence d'une phthisie pulmonaire.

Les crachats renferment quelquefois de la *matière mélanique* chez les tuberculeux, de la matière *cancéreuse* dans le cas de cancer du poumon, des détritus membraneux d'*hydatides* développées dans le poumon, ou nées dans le foie et ayant produit la perforation des bronches; des *calculs* formés dans le poumon, au milieu de la matière tuberculeuse, et rejetés en dehors par la toux, dans la phthisie calculeuse; des fragments de *cartilage* nécrosés, venant du larynx dans la phthysie laryngée, et des bronches dans la phthisie pulmonaire; des *escharres* du tissu du poumon dans la gangrène pulmonaire; des *matières étrangères* inspirées, telles que du noir de fumée, lorsque les malades vivent dans un lieu éclairé par de mauvaises lampes à l'huile, des poussières minérales et végétales, chez les amidonniers, les boulangers, les cantonniers, les maçons, etc., etc.

On y trouve enfin du sang à l'état de rares stries rougeâtres, mêlées au mucus dans la bronchite, dans la coqueluche, etc.; ou en quantité plus considérable intimement mélangée à la matière de l'expectoration, de façon à lui donner une consistance visqueuse et la teinte rouillée, caractéristique de la pneumonie. Chez d'autres malades, le sang est craché pur, liquide, noirâtre, ou rouge et spumeux, par cuillerées, par verre, ou dans des proportions plus considérables, telles que la mort est immédiate. Cela s'observe à la suite de la rupture des vaisseaux du poumon ou des gros vaisseaux voisins, dans l'apoplexie pulmonaire, au début et dans le cours de la phthisie tuberculeuse, dans les cas d'anévrisme de l'aorte ouvert dans les bronches, etc. Ce crachement d'une quantité notable de sang est connu sous le nom d'*hémoptysie*. Lorsque l'accident n'est pas mortel, le sang, d'abord rejeté avec sa couleur rouge, séjourne un peu dans les bronches et sort, au bout de deux ou trois jours, par crachats rares, formés de sang noir à moitié décomposé dans la cavité des bronches.

Si l'on étudie l'apparence et la composition des matières expectorées dans les différentes maladies de l'appareil respiratoire, on y trouve des caractères d'une grande importance pour le diagnostic.

Lorsque le larynx est malade, dans la laryngite aiguë par exemple, les crachats sont muqueux, incolores, striés de sang, plus tard opalins, et quelquefois mélangés à du pus bien élaboré. Ils renferment des fausses membranes, épaisses et larges, dans le croup et dans la laryngite ulcéreuse chronique; du sang pur dans les cas d'ulcération fongueuse des cordes vocales; des concrétions polypiformes, des fragments de cartilage nécrosé, des calculs, dans la phthisie laryngée, etc.

Dans les maladies des bronches, les matières expectorées offrent des caractères très-variables en rapport avec l'âge, la nature et le degré du mal. Au début de la bronchite aiguë, l'expectoration est nulle, puis elle est composée de mucus incolore, liquide, plus ou moins visqueux et aéré, strié de sang, et enfin de muco-pus blanchâtre ou verdâtre, plus ou moins épais, en quantité variable jusqu'au moment de la guérison. On y trouve quelquefois des fausses membranes bronchiques. Si la phlegmasie des bronches est passée à l'état chronique, les crachats sont muqueux, ou purulents et suspendus dans un liquide incolore, légèrement visqueux, ou bien ils sont entièrement formés de pus verdâtre, opaque, adhérant au vase qui les renferme. Ils ont une odeur fade et quelquefois fétide, comparable à celle de la gangrène, sans qu'une altération de cette nature existe dans les poumons. Cette odeur résulte de la décomposition du pus par suite d'un séjour prolongé dans les bronches.

Les crachats de la bronchite chronique sont plus ou moins abondants et peuvent être intermittents. Leur quantité s'élève quelquefois à cinq et six cents grammes dans la bronchorrhée, et cela en vingt-quatre heures. Ils n'offrent d'intermittence que dans les cas de dilatation des bronches, ou d'abcès extra-pulmonaires ouverts dans les rameaux bronchiques, parce qu'il y a là un foyer qui se vide et qui se remplit alternativement d'une manière intermittente. Quelquefois ces crachats renferment de petits grains blanchâtres, perlés, suspendus dans un mucus plus clair, formés de pus concret, sécrété dans les petites bronches et porté dans les bronches plus volumineuses par de violents efforts d'expiration. C'est ce qui arrive dans l'asthme symptomatique du catarrhe pulmonaire.

Dans la coqueluche, les matières expectorées ont un caractère spécial, impossible à méconnaître; formées par une assez grosse masse albumineuse, incolore et opaline à la fois, elles renferment des flocons blanchâtres, mélangés de pus et striés de sang. Leur viscosité rend leur expulsion très-pénible, et il faut souvent mettre le doigt dans la bouche des enfants pour les débarrasser au plus vite de ces matières, qui produisent un commencement de suffocation.

L'expectoration de la pneumonie, nulle au début, prend dès le second jour des caractères particuliers. Elle est formée d'une matière transparente aérée très-visqueuse, colorée en vert par la bile, en jaune comme de la rouille, du jus d'abricot, et en rouge, d'après la quantité plus ou moins grande de sang mêlé au mucus. On y trouve souvent, au milieu de la maladie, de petits filaments blanchâtres, ramifiés comme les dernières divisions des bronches et formés de fibrine compacte exsudée dans les vésicules pulmonaires.

La couleur jaune, rouillée, est entre toutes la plus fréquente; mais, dans le cours de la pneumonie, elle change souvent et devient brune, semblable à du jus de pruneaux, ce qui est de mauvais augure pour les malades. Dans ce cas, la pneumonie transformée est parvenue au troisième degré, c'est-à-dire à la suppuration, accident grave dont les conséquences sont très-difficiles à surmonter. Quand la pneumonie doit guérir, les crachats perdent graduellement leur couleur et offrent l'apparence des crachats de la bronchite. Quelquefois, chez les vieillards, l'expectoration se supprime tout à coup, soit par absence de sécrétion, soit, au contraire, parce qu'elle s'accumule dans les bronches, ce qui amène rapidement la mort. Dans la pneumonie des enfants, il n'y a pas d'expectoration, ou, si elle a lieu, son produit n'arrive pas au dehors, car, une fois porté dans l'arrière-bouche, la déglutition l'entraîne rapidement dans l'estomac.

En dehors de ces deux périodes de l'existence, l'expectoration manque très-rarement dans la pneumonie, et sa recherche est d'autant plus importante, que la présence des crachats peut être le seul indice d'une phlegmasie pulmonaire. On voit des malades affectés de pneumonie centrale sans aucun phénomène appréciable de percussion ou d'auscultation, et dont le diagnostic repose absolument sur la découverte d'une expectoration de crachats visqueux et rouillés.

Dans la gangrène pulmonaire, les crachats sont liquides, sans consistance, d'une couleur sale, noirâtre, quelquefois ensanglantés, unis à du mucus ou à des fragments de parenchyme pulmonaire mortifié, et ils ont une fétidité insupportable qui se répand à plusieurs mètres de distance.

L'apoplexie pulmonaire est accompagnée de crachats de sang pur, liquide, noir ou spumeux, en quantité variable, selon l'étendue de l'infiltration ou du foyer apoplectique. Ce sang provient de la rupture des vaisseaux et ne saurait être distingué d'une manière certaine d'un autre crachement de sang ou hémoptysie qui aurait pour point de départ des tubercules pulmonaires, ou un anévrisme ouvert dans les bronches.

Dans les tubercules pulmonaires, les crachats ont été étudiés avec d'autant plus de soin, qu'on a voulu y trouver des éléments de diagnostic supérieurs à ceux que fournissent les phénomènes généraux et locaux de la maladie. Cette recherche n'a pas donné tout ce qu'on pouvait en attendre. En effet, les tubercules du poumon occasionnent toujours la phlegmasie des bronches, de sorte que l'expectoration amène un produit mixte de signification douteuse. Les crachats de la phthisie sont ceux de la bronchite chronique, épais, arrondis, quelquefois déchiquetés sur les bords, grisâtres, verts, plus ou moins abondants ; leur odeur est fade, leur saveur douce ou salée, et ils sont formés de mucus et de pus. On les rencontre aussi chez l'adulte dans la bronchite aiguë de la rougeole. Ils ne présentent rien de spécial à la phthisie que dans le cas où l'analyse optique permet d'y rencontrer de la matière tuberculeuse, ou des fibres élastiques de tissu cellulaire des bronches qui annoncent une destruction partielle de ces conduits, leur ulcération, et par conséquent une excavation dans le parenchyme pulmonaire.

Les crachats mélangés de pus, de bile, de matière mélanique ou cancéreuse, remplis d'urée, de concrétions calcaires, de fragments osseux, de débris d'hydatides, de corps étrangers, sont autant d'indices qui permettent d'établir le diagnostic de maladies souvent obscures et impénétrables, à cause de la forme insidieuse sous laquelle elles se montrent.

Ils révèlent la présence d'abcès du poumon, du foie et des reins ouverts dans les bronches, de fistules hépatico-pulmonaires et réno-pulmonaires, de cancér ou de mélanose des poumons, de phthisie calculeuse, de nécrose du larynx, de carie vertébrale avec communication bronchique, d'hydatides pulmonaires ou hépatiques, etc. Leur connaissance est la base indispensable du diagnostic, et sans elle on a toute chance de commettre une erreur.

Parmi les matières expectorées, il en est une, le sang, dont les caractères et le mode d'expulsion méritent une étude spéciale, tant sous le rapport diagnostique qu'au point de vue des symptômes, des causes et du pronostic qui s'y rattachent. Je vais y consacrer quelques pages.

ART. X. — DES SIGNES FOURNIS PAR L'HÉMOPTYSIE.

On donne le nom d'hémoptysie, de αἷμα, sang, πτύω, je crache, au crachement de sang qui provient de l'appareil respiratoire. Mais, quand on veut préciser davantage et spécifier le siége de l'écoulement sanguin, il faut employer les mots de *laryngorrhagie*, de *trachéorrhagie* ou de *pneumorrhagie*, applicables à l'hémorrhagie du larynx, de la trachée ou des poumons.

Le crachement de sang est toujours le résultat d'une rupture des gros vaisseaux du poumon ou des capillaires de la muqueuse bronchique, c'est le symptôme d'un état morbide antérieur, dont il n'est pas toujours possible d'apprécier la nature. En effet, on ne trouve souvent aucune lésion matérielle qui puisse en rendre compte, et il résulte tantôt d'un mouvement dynamique, véritable effort intérieur qui produit la rupture vasculaire, ou d'une altération organique déterminant un résultat semblable ou l'ulcération lente et progressive des vaisseaux. Ces deux formes distinctes de l'hémoptysie doivent être séparées de nos jours comme au temps d'Hippocrate, d'Alexandre de Tralles, etc., qui, les premiers, ont établi cette division importante. Il y a donc une hémoptysie *idiopathique* ou *essentielle* et *dynamique*, laquelle résulte d'un effort intérieur essentiellement dynamique indépendant de toute altération organique, et une hémoptysie *symptomatique* ou organique causée par les nosorganies du larynx, des poumons, du cœur, etc. C'est ce qu'au temps de Stahl on appelait des hémorrhagies *actives* et *passives*, pour indiquer la part de l'action vitale ou de la matière du corps dans la production de l'accident.

Lorsque l'hémoptysie est le symptôme d'une nosorganie, elle peut dépendre : d'une laryngite ulcéreuse chronique ou phthisie laryngée qui ulcère les vaisseaux du larynx ; d'une maladie des bronches ; de l'apoplexie du poumon ; des blessures et de la rupture spontanée du poumon ; des tubercules qui détruisent les vaisseaux pulmonaires, de la gangrène et du cancer des poumons, de la phlébite des artères pulmonaires ; des maladies du cœur, et en particulier des rétrécissements valvulaires, qui empêchent le retour du sang des poumons dans les ventricules ; des anévrismes de l'aorte ouverts dans les bronches ; des nosohémies qui produisent la diffluence du sang, etc., etc. Ailleurs elle est produite par une cause mécanique servant d'obstacle à la circulation du sang ; les déformations congéniales du thorax, les tumeurs comprimant les vaisseaux de la poitrine, et, d'après Stoll, une ascite, peuvent mécaniquement produire l'hémoptysie.

L'hémoptysie essentielle, dynamique, est occasionnée par des causes en apparence légères, dont l'effet est de produire le spasme et la rupture de gros ou de petits vaisseaux capillaires du poumon. Les efforts de la voix, tels que le chant, la déclamation prolongée, etc. ; les violents exercices du corps, la lutte, les efforts de défécation et de toux, les émotions morales vives, les palpitations, l'air très-chaud et très-raréfié ; la vraie pléthore, l'état morbide particulier causé par la suppression et la rétention des menstrues, et des hémorrhoïdes, sont autant de causes capables d'amener le crachement de sang. Le déplacement d'une hémorrhagie habituelle remplacée par l'hémoptysie a reçu le nom d'*hémorrhagie supplémentaire*.

Quoique très-rares dans la première enfance, les hémoptysies peuvent s'y produire. J'en connais des exemples. On les observe ordinairement à une époque plus avancée, de quinze à trente-cinq ans, et plutôt chez la femme que chez l'homme. C'est une hémorrhagie héréditaire, comme les maladies organiques et dynamiques qui l'occasionnent, et, en effet, l'hérédité produit d'abord les tubercules du poumon, la pléthore, les palpitations et les nosorganies cardiaques avant d'amener l'hémoptysie.

Il n'est pas toujours facile de reconnaître un crachement de sang, et l'on peut confondre ce phénomène avec le vomissement de sang ou *hématémèse*. C'est non-seulement par l'étude et l'analyse du sang expulsé qu'on y arrive, mais encore par la connaissance approfondie des symptômes qui accompagnent l'hémoptysie.

En général, différents phénomènes précurseurs annoncent l'hémoptysie, surtout si elle doit être abondante. Une vague douleur sous-sternale et interscapulaire ; un sentiment de chaleur, de tension et de constriction dans la poitrine ; une faible oppression accompagnée d'une petite toux sèche ; des horripilations, des alternatives de pâleur et de rougeur du visage et un arrière-goût de sang, annoncent l'hémorrhagie. Dans quelques cas rares, l'accident se produit d'une façon foudroyante, pendant le sommeil ou pendant la veille, et la mort peut avoir lieu en quelques minutes.

Pour caractériser une hémoptysie, il faut qu'il y ait une certaine quantité de sang pur rejetée au dehors, car les crachats rouillés de la pneumonie, les stries rougeâtres des crachats muqueux de la bronchite, de l'angine et des autres maladies du poumon, ne méritent pas cette qualification. Le sang de l'hémoptysie est rejeté soit en petite quantité par *expuition* à l'aide des secousses de la toux, soit en masse liquide spumeuse assez abondante, ou enfin par flots en passant à travers les narines et en suffoquant les malades, qui semblent près de périr. On dirait que les malades vomissent plutôt qu'ils ne crachent le sang.

La quantité de sang rejetée varie de quelques grammes à un, trois, six kilogrammes et même davantage dans les vingt-quatre heures, d'après J. Frank. Ces derniers faits sont rares, et il faut déjà considérer comme étant très-forte une hémorrhagie qui atteint le poids de un kilogramme.

Tantôt le sang est craché pur, rouge, spumeux, et tantôt au contraire, il est rejeté liquide, noirâtre, mêlé à des mucosités, à du pus, à des hydatides et aux matières les plus diverses. On y trouve quelquefois de la bile ou des aliments, lorsque des efforts de vomissement ont accompagné l'hémoptysie; mais cela est rare. Il se coagule quelquefois sous forme de caillots peu résistants, mais ordinairement il reste à l'état liquide. Tant que dure l'hémoptysie, le sang offre ces caractères; mais, lorsque l'écoulement sanguin s'arrête, les crachats séjournent dans les bronches, s'y décomposent et sont expulsés sous forme de muco-pus noirâtre renfermant des petits caillots de sang.

En même temps que s'effectue le crachement de sang, il y a de l'oppression et de la plénitude de poitrine, avec chatouillement désagréable dans les bronches. Les malades toussent et entendent dans la trachée le bruit du sang agité par la colonne d'air expiré; ils s'agitent; ils tremblent sans pouvoir s'arrêter; ils pleurent, et, si l'hémoptysie est considérable, ils pâlissent; le froid les gagne, et ils tombent souvent en syncope, le corps remué par des frémissements convulsifs. Parfois la suffocation arrive, et les malades succombent, étouffés et épuisés par l'obstruction des bronches et par la quantité de sang perdue.

L'hémoptysie dure plus ou moins longtemps, suivant la cause qui lui a donné naissance. On a vu des sujets cracher le sang pendant vingt-quatre ou quarante heures, être repris au bout d'une ou plusieurs années, et guérir, ce qui est rare. Quelques personnes même ont craché du sang toute leur vie : Grétry a été de ce nombre; chaque fois qu'il se livrait à un travail opiniâtre, son hémoptysie revenait, et il a vécu jusqu'à un âge assez avancé. Ordinairement, quatre-vingts fois sur cent peut-être ceux qui crachent le sang en abondance sont atteints de maladies organiques du cœur ou des poumons, et tôt ou tard ils succombent, épuisés par la maladie primitive. Les hémoptysies essentielles, *idiopathiques*, engendrées par la pléthore, par la suppression des règles ou d'une hémorrhagie habituelle, par le spasme intérieur d'une vive impression morale, sont rares.

On reconnaît l'hémoptysie non-seulement à la nature du sang expectoré, qui est ordinairement rouge, vermeil et spumeux, mais encore à des phénomènes moins variables et plus concluants tirés de la percussion et de l'auscultation de la poitrine. La présence de ces phénomènes empêchera toujours de confondre l'hémoptysie et l'hématémèse. Dans le premier cas, la résonnance des poumons est toujours affaiblie, et le murmure vésiculaire normal plus ou moins complétement masqué par des râles humides muqueux et sous-crépitants étendus aux deux côtés de la poitrine ou dans un point circonscrit, suivant que le siége de l'hémorrhagie est plus ou moins étendu. On ne rencontre jamais rien de semblable dans l'hématémèse.

Quelquefois, ainsi que l'a signalé Borsieri, l'épistaxis donne lieu au crachement d'un liquide vermeil et spumeux, lorsque, chez les malades couchés sur le dos, le sang tombé dans l'arrière-bouche provoque la toux et se trouve chassé par la colonne d'air expiré. L'absence de râles muqueux dans la poitrine et l'examen des fosses nasales empêcheront de commettre une erreur.

Quelques médecins ont prétendu reconnaître, par des symptômes particuliers, le siége anatomique spécial de l'hémorrhagie qui donne lieu au crachement de sang, et dire, par exemple, que l'hémoptysie vient du larynx, de la trachée, des bronches ou des poumons. C'est de la pure vanité. A moins que des symptômes antérieurs de phthisie laryngée, de bronchite chronique ou de phthisie pulmonaire, n'aient rendu possible le diagnostic de la cause de l'hémoptysie, il est souvent impossible de se prononcer. En fait d'appréciation de ce genre, il n'y a qu'un diagnostic certain, c'est celui qui permet de placer l'origine de l'hémorrhagie dans les poumons et dans le cœur, là où existent des signes d'auscultation et de percussion qui ne trompent pas.

Le crachement de sang est toujours un accident grave. Comme le dit Hippocrate : *Qui sputis cruentis detinentur, ex his quidam brevi tempore pereunt, quidam vero diutius trahunt ; præstat enim corpus corpori, ætas ætati, et affectio affectioni, et anni tempestas tempestati, in qua ægrotant.* En effet, la plupart de ceux qui ont eu des hémoptysies succombent un peu plus tard ou restent valétudinaires, et c'est par exception qu'ils échappent aux suites de cet accident. L'expectoration de pus mélangé au sang est quelque chose de plus mauvais encore, car elle se rattache à des altérations organiques plus profondes. *A sanguinis sputo, puris sputum, malum*[1].

L'hémoptysie doit être combattue par des moyens capables d'arrêter l'hémorrhagie aussi rapidement que possible, afin d'éviter une trop grande déperdition de forces, et par une médication capable d'en prévenir le retour. Indépendamment des remèdes à opposer aux maladies organiques et à l'état général qui ont occasionné la rupture vasculaire, on emploie contre l'hémoptysie elle-même la saignée du bras ou du pied, les grandes ventouses ou la ligature aux membres inférieurs ; les applications d'eau glacée sur les seins ou dans le dos ; les eaux acidulés froides, la limonade sulfurique, les divers astringents ; la glace à l'intérieur, l'eau de Brocchieri, et par-dessus tout le silence et le repos le plus complet.

Art. XI. — Des signes fournis par la respiration.

Les signes fournis par la respiration sont de deux ordres.

____
[1] *Aphorismes*, sect. vii, aph. 15.

Dans le premier, nous rangerons ceux à la connaissance desquels nous conduit l'observation extérieure du sujet malade, tels sont la fréquence, le rhythme, l'ampleur des mouvements respiratoires, et là viennent se placer quelques considérations accessoires sur des faits qui sont intimement liés à ces phénomènes et qui en dépendent; la quantité et les qualités de l'air inspiré et expiré, la spirométrie, etc.

Dans le second, sont compris ceux pour la détermination et pour l'appréciation desquels on est obligé de recourir à un examen plus direct, plus immédiat, si l'on peut s'exprimer ainsi ; tels sont les bruits respiratoires physiologiques et pathologiques, certains phénomènes exclusivement propres à l'état morbide, les modifications que subit la résonnance de la voix dans la poitrine, modifications que peut seule percevoir l'oreille appliquée sur la poitrine avec ou sans intermédiaire.

C'est seulement après l'examen et la description des signes renfermés dans ce second ordre que nous étudierons la percussion de la poitrine, et cela pour deux raisons : d'abord, parce que les procédés dont on fait usage pour la pratiquer ne sont pas sans quelque analogie avec ceux de l'auscultation; puis, parce que cette étude sera pour ainsi dire une transition naturelle entre l'histoire des phénomènes qui caractérisent les affections de l'appareil respiratoire et celle des symptômes que l'on constate dans les maladies de l'appareil central de la circulation.

§ I. De la respiration normale.

La respiration normale étant le *critérium* auquel on doit toujours recourir pour apprécier les modifications qu'éprouve la fonction dans l'état de maladie, il est de toute nécessité de commencer cette étude par quelques considérations préliminaires, sans lesquelles il serait impossible de déterminer la valeur de ces modifications au point de vue du diagnostic et du pronostic.

A l'état de parfaite santé, la respiration est égale; elle se fait sans effort et sans bruit. Le nombre des respirations se répète un certain nombre de fois, toujours le même, dans l'espace d'une minute, suivant les âges, et peut-être aussi suivant certaines conditions individuelles en dehors de tout état pathologique. Ainsi, chez l'enfant, il varie entre vingt-cinq et trente ; chez l'adulte et le vieillard, il oscille entre douze et vingt ; on considère généralement le nombre seize comme représentant assez exactement la moyenne normale. Chez la femme et chez les sujets d'un tempérament nerveux, irritable, chez d'autres aussi qui passent pour avoir l'haleine courte, la respiration est un peu plus accélérée. On remarque assez habituellement que le chiffre des mouvements respiratoires est dans un rapport presque exact avec celui des battements du pouls, comme 1 est à 4.

Chaque respiration se compose de deux mouvements successifs, entièrement distincts dans leur mécanisme et opposés dans leur résultat : l'*inspiration*, phénomène actif, s'opérant par des contractions musculaires et ayant pour but d'introduire l'air dans le poumon, c'est-à-dire dans les cellules pulmonaires; l'*expiration*, purement passive, se produisant par la cessation de ces contractions, par l'élasticité du tissu pulmonaire qui revient sur lui-même, et dont le résultat est l'expulsion de l'air qui a servi à la respiration.

Sans vouloir entrer ici dans l'histoire physiologique de l'acte respiratoire, nous devons attirer un instant l'attention sur quelques différences qui existent, suivant les âges et les sexes, dans le mécanisme des deux temps dont il se compose. Chez l'enfant, c'est plus particulièrement par le mouvement d'élévation des côtes que se fait l'inspiration; chez le vieillard, au contraire, la mobilité des côtes étant grandement diminuée par l'ossification des cartilages du sternum, c'est principalement par le diaphragme qu'elle s'accomplit. Un phénomène moins facile à expliquer, et qui est établi par MM. Beau et Maissiat, dans leurs *Recherches sur le mécanisme de la respiration*, c'est que, dans l'âge adulte, l'inspiration, chez l'homme, a une prédominance bien marquée à s'exercer par l'action du diaphragme, l'un des dilatateurs les plus énergiques de la cavité du thorax, tandis que, chez la femme, la dilatation se fait beaucoup plutôt par les muscles intercostaux, scalènes, etc., et moins par le diaphragme; en un mot, chez l'homme la respiration est à un haut degré *diaphragmatique* ou abdominale; chez la femme elle est surtout *thoracique* ou costale. Nous verrons plus loin de quelle importance est cette distinction au point de vue pratique.

Les deux mouvements dont l'accomplissement constitue l'acte respiratoire ont, à bien peu de chose près, la même durée. Cependant, s'il y avait une différence appréciable, il semblerait, à l'examen extérieur, que l'expiration fût un peu plus lente, un peu plus prolongée que l'inspiration. Au contraire, lorsque l'on pratique l'auscultation de la poitrine, on reconnaît de la manière la plus évidente que le bruit inspiratoire est, en réalité, beaucoup plus long que le bruit qui se produit pendant l'expiration. C'est là un point assez important sur lequel nous reviendrons dans le cours de ce chapitre.

Nous avons dit, au commencement de ce paragraphe, que dans l'état de santé la respiration n'est accompagnée d'aucun bruit. On a

déjà compris que nous n'entendons parler ici que des bruits perceptibles à distance, et nullement de ceux que nous révélera plus tard
l'auscultation. Normalement, un frémissement à peine sensible l'accompagne; la présence de mucosités dans les fosses nasales ou dans le
pharynx, la diminution, par une disposition physiologique individuelle,
du calibre des voies destinées au passage de l'air, peuvent produire
pendant le sommeil un ronflement passager. La production de bruits
particuliers perceptibles à distance est un résultat de la maladie des
bronches ou du poumon, et nous en parlerons plus loin. Chacun des
phénomènes physiologiques que nous venons de passer en revue peut
être modifié sous l'influence des affections de l'appareil respiratoire.

§ II. Fréquence de la respiration.

Dans toutes les affections aiguës fébriles, la respiration s'accélère, et,
dans un temps déterminé, le nombre des mouvements respiratoires et
expiratoires est plus considérable qu'à l'état de santé. Le rapport normal de 1 à 4, relativement au pouls, cesse d'exister. La nature de l'affection, son siége, sont autant de circonstances qui peuvent et doivent
le faire varier. Il est facile de comprendre qu'une maladie du poumon
accélérera la respiration plus qu'un rhumatisme articulaire, lequel aura
cependant produit une augmentation très-considérable des pulsations
artérielles. Il n'est pas extrêmement rare, dans les affections thoraciques, de voir la respiration doubler de vitesse, monter à trente-six, quarante par minute, tandis que le pouls ne dépasse pas quatre-vingt-dix
ou cent dans le même espace de temps. Cette fréquence relative peut
devenir souvent précieuse pour le diagnostic de certaines altérations
profondes de l'appareil respiratoire que la symptomatologie ordinaire
n'aurait pas suffi à faire reconnaître, ou que l'on n'aurait pas même
soupçonnées, en l'absence de tout phénomène extérieur.
Le nombre des inspirations peut devenir très-considérable, s'élever
à cinquante, soixante, quatre-vingts et même plus; on a constaté jusqu'à cent respirations par minute chez des enfants atteints de pneumonie double; mais nous rappellerons qu'à cette période de la vie la
respiration normale est plus fréquente qu'à l'âge adulte, et, dans l'appréciation du phénomène pathologique, il faut toujours tenir compte
du phénomène correspondant dans l'état de santé.
Plus, dans le cours d'une maladie, la respiration devient fréquente, et plus on doit supposer que le danger augmente. Sans vouloir poser de règle invariable et absolue, nous croyons pouvoir établir
qu'une respiration qui dépasse soixante par minute chez l'adulte

annonce presque toujours un cas de la plus haute gravité, et cela doit faire porter un pronostic défavorable.

Il est des états généraux dans lesquels on observe une accélération de la respiration; sinon habituelle, du moins très-sensible au moment où le sujet fait le moindre mouvement; tels sont les états chlorotiques, chloro-anémiques, soit idiopathiques, soit consécutifs à de grandes hémorrhagies, et cela sans qu'il y ait aucune lésion des organes respiratoires.

Bien plus rarement le chiffre des respirations est diminué et tombe au-dessous de la moyenne normale; ce n'est ordinairement que sous l'influence de la méningite et des maladies du cerveau que se produit ce ralentissement, qui est toujours une chose grave. Dans l'agonie[1], il arrive très-souvent que le nombre des respirations diminue de la moitié, des trois quarts ; mais, pour cela, la durée des mouvements d'inspiration et d'expiration, sur lesquels nous reviendrons plus bas, ne se trouve pas augmentée; seulement, chaque respiration se trouve séparée de celle qui la précède par un intervalle de plus en plus long, pendant lequel on n'observe pas le moindre mouvement thoracique, et le corps semble privé de vie. Pendant les derniers instants de l'existence, on n'observe plus quelquefois que trois ou quatre respirations par minute.

§ III. Rhythme de la respiration.

Les modifications dans le rhythme de la respiration sont aussi importantes et plus variées que celles dans la fréquence.

La lenteur ou la rapidité des mouvements d'inspiration et d'expiration est le plus souvent en rapport avec leur nombre. Plus ils sont fréquents dans un temps donné, plus ils doivent se faire avec vitesse. Mais cependant la vitesse de ces mouvements n'implique pas toujours leur fréquence. Ainsi, dans certaines affections thoraciques, aiguës, accompagnées d'une douleur vive, la respiration s'exécute avec vitesse, et cependant elle peut n'être pas plus fréquente qu'à l'état normal, ou ne l'être que très-peu; c'est aussi ce qui se passe ordinairement pendant la dernière période de l'agonie, où, comme nous venons de le dire, il n'y a quelquefois plus que trois ou quatre respirations par minute.

Si la durée de l'inspiration paraît à peu de chose près être la même que celle de l'expiration à l'état normal, il est loin d'en être de même dans un grand nombre de maladies du poumon, et la durée d'un des

---

[1] Bouchut, *Traité des signes de la mort et des moyens d'empêcher les enterrements prématurés;* couronné par l'Institut de France. 1 vol. in-12.

mouvements semble l'emporter de beaucoup sur l'autre. La respiration est alors dite irrégulière; le plus souvent l'inspiration est plus longue, et semble être plus difficile que l'expiration. Il en est ainsi dans certaines bronchites capillaires, où, l'air ne pouvant traverser aisément la couche liquide visqueuse qui remplit les ramifications bronchiques, un effort considérable et longtemps prolongé est nécessaire pour le faire arriver jusque dans les cellules pulmonaires; dans l'angine laryngée œdémateuse, où les bords de l'ouverture supérieure du larynx, gonflés par l'accumulation de sérosité, se rapprochent l'un de l'autre pendant l'inspiration, à la manière d'une soupape, un effort puissant est encore nécessaire, et, l'air ne passant que lentement, le mouvement est forcément prolongé. Dans des circonstances plus rares, c'est l'inspiration qui est courte et l'expiration qui paraît beaucoup plus longue : dans l'asthme, par exemple, où le défaut d'élasticité des bronches, qui ne reviennent que lentement sur elles-mêmes, explique la lenteur de l'expulsion de l'air qui les remplit; enfin, nous citerons comme dernier exemple le début de la tuberculisation pulmonaire. Mais ici c'est surtout l'auscultation qui fait reconnaître cette durée plus grande du mouvement expiratoire.

Les irrégularités de la respiration sont très-variées, et il serait assez embarrassant de donner un nom spécial à chacune des formes particulières qui en résultent. On a désigné sous le nom d'*intermittente* celle dans laquelle chaque respiration est séparée de la suivante par un intervalle équivalent à peu près à la durée d'une respiration complète; sous le nom de *saccadée, entrecoupée* ou *empêchée*, celle dans laquelle l'inspiration et l'expiration se font, non d'une manière continue, mais par plusieurs mouvements successifs; dans cette dernière, l'inspiration seule ou l'expiration seule peut être saccadée, l'autre mouvement restant normal, ou bien les deux mouvements peuvent être entrecoupés. Chacun de ces phénomènes, sans être pathognomonique, se rapporte cependant assez ordinairement à un état particulier du poumon; pour n'en citer que quelques exemples, l'inspiration saccadée se rencontre plus souvent dans la pleurésie ou la pleurodynie, états où une vive douleur s'oppose à la dilatation normale et régulière de la cage thoracique; l'expiration en plusieurs temps ou mouvements semble se rattacher à la première période de la phthisie pulmonaire, époque de la maladie à laquelle les cellules pulmonaires paraissent ne se dilater et ne revenir sur elles-mêmes qu'avec une certaine difficulté; la respiration empêchée accompagne la péritonite aiguë, etc., etc. Il y a enfin la respiration *irrégulière et suspirieuse*, caractérisée par une série d'inspirations petites, courtes, abdominales, de temps à autre interrompues par une inspiration large, profonde, costale et suspirieuse. C'est le signe de la méningite et des maladies du cerveau prochainement mortelles.

Nous signalerons encore dans les modifications du rhythme une perturbation particulière de la respiration que nous croyons avoir été le premier, sinon à observer, du moins à décrire. C'est celle à laquelle nous avons donné le nom de respiration *expiratrice* ou respiration *intervertie*, et que l'on rencontre assez souvent dans la pneumonie des enfants, surtout dans les cas très-graves et qui doivent se terminer d'une manière funeste.

La respiration intervertie commence par un mouvement actif et brusque d'inspiration gémissante et saccadée, suivi d'une inspiration rapide. Chaque expiration est accompagnée du resserrement latéral de la base du thorax, de l'énorme saillie du ventre et de la dépression sous-claviculaire et sternale [1].

Nous avons dit plus haut que, chez l'homme à l'état normal, la respiration était plutôt diaphragmatique, tandis que, chez la femme, elle était plutôt costale, et que cette circonstance devait être prise en considération, parce qu'elle était susceptible de fournir des renseignements précieux dans des cas donnés.

En effet, chez l'homme, lorsqu'il existe une affection de l'appareil respiratoire accompagnée de dyspnée et qui exige un supplément d'énergie dans les organes chargés d'opérer l'ampliation de la poitrine, le diaphragme et les muscles abdominaux ayant donné tout ce qu'ils pouvaient fournir, ce sont les muscles de la poitrine qui donnent ce supplément d'action; la *respiration costale* chez l'homme indique donc, sans fournir du reste aucune donnée sur la nature de la maladie, un état pathologique en vertu duquel des puissances auxiliaires ont dû être mises en demeure de venir en aide à l'insuffisance de celles qui agissent normalement, état pathologique siégeant dans l'appareil pulmonaire et habituellement grave.

La même chose se passera, en sens directement inverse, chez la femme, lorsque la respiration, de costale qu'elle est à l'état normal, deviendra diaphragmatique; la respiration ordinaire, se trouvant insuffisante, le diaphragme sera la puissance auxiliaire à laquelle l'organisme aura recours pour augmenter la capacité thoracique et le développement du poumon.

[1] *Traité pratique des maladies des nouveaux-nés et des enfants à la mamelle.* 1855, p. 550.

§ IV. Ampleur de la respiration. — Spirométrie.

La grandeur et la petitesse de la respiration sont deux circonstances qu'il est important d'étudier, et qui ne sont pas toujours en rapport avec les efforts, appréciables à la vue, d'ampliation de la poitrine. Dans la respiration grande, le volume d'air introduit dans le poumon est considérable; or il peut fort bien arriver que, dans un cas où l'organe sera comprimé par un épanchement pleurétique, où le poumon enflammé sera devenu imperméable dans une partie de son étendue, dans certains cas d'emphysème pulmonaire, de bronchite capillaire où une partie de l'air inspiré reste emprisonné dans les cellules par une sécrétion muqueuse épaisse et tenace, il ne s'introduise en réalité qu'une très-faible quantité d'air nouveau pendant les plus fortes inspirations. Par le fait, la respiration sera petite alors, et c'est alors souvent que la fréquence des mouvements thoraciques devra augmenter.

Ceci nous conduit à examiner la question de la quantité d'air inspiré et expiré à l'état normal et à l'état pathologique, et les moyens de la déterminer d'une manière à peu près exacte; c'est ce que, dans ces derniers temps, on a cherché à faire dans une série de travaux auxquels on a peut-être attribué une valeur un peu exagérée, mais qui cependant ne manquent pas d'un certain intérêt.

On donne le nom de *spirométrie* à l'art de mesurer la capacité de la poitrine par la quantité d'air expiré et d'appliquer cette évaluation au diagnostic des maladies de l'appareil pulmonaire. Découverte par Hutchinson, en Angleterre, et sérieusement étudiée par le professeur Arnold, de Heidelberg, par Schneevoogt, par Hecht, la spirométrie est encore peu connue en France et n'y avait jamais été, avant l'an dernier, l'objet d'investigations pratiques. Aujourd'hui l'application à la spirométrie d'instruments et d'appareils d'un mécanisme simple et d'une manœuvre facile, du compteur à gaz modifié (de M. Bonnet), du spiromètre de M. Jules Guyet, de l'appareil de M. Schnepf, paraît devoir en vulgariser l'emploi et en augmenter l'importance. Nous nous bornerons à exposer ici en quelques mots les principaux résultats auxquels on est arrivé en renvoyant à la page 728 pour de plus amples détails.

La capacité respiratoire d'un individu varie d'après trois circonstances, la taille, le poids du corps et l'âge du sujet; mais c'est la hauteur du corps qui est le modificateur principal de la capacité pulmonaire. De vingt à trente-cinq ans, le maximum de la capacité pulmonaire paraît être, pour une petite taille, de trois litres; pour une taille moyenne, de trois litres et demi; pour une grande taille, de quatre litres.

Le point de départ une fois admis, ce qu'il importe de savoir au point de vue du diagnostic, c'est qu'il n'y a pas une seule maladie du poumon qui ne modifie plus ou moins la capacité respiratoire. Cette diminution, qui oscille ordinairement entre le tiers et les deux tiers de l'état normal, descend beaucoup plus bas lorsque les lésions qui ont oblitéré les vésicules sont graves et étendues.

D'après les recherches les plus récentes de M. Bonnet (de Lyon), communiquées à l'Académie des sciences au mois de mai 1856, on ne peut hésiter à reconnaître un trouble grave dans les fonctions respiratoires et à présumer des lésions anatomiques, dès que le plus grand volume d'air que puisse rejeter un adulte en une seule expiration tombe à deux litres, un litre et demi, un litre et même à un demi-litre, comme on le voit dans des phthisies très-avancées et dans les pneumonies doubles.

Mais il ne faut pas attendre du spiromètre des indications plus étendues que celles qu'il peut donner, des indications, par exemple, analogues à celles que peut fournir le stéthoscope. La diminution de l'air expiré, dans quelque proportion qu'elle ait lieu, ne peut renseigner ni sur le siége ni sur la nature des lésions pulmonaires. Elle fournit un renseignement précieux sur les changements qu'a subis la fonction respiratoire. L'emploi du spiromètre démontre que, dans toute lésion des voies respiratoires, la quantité d'air mise en circulation diminue, et que cette diminution peut être telle, que le maximum de l'air rejeté après une inspiration aussi étendue que possible n'est que le quart et le cinquième de ce qu'il devrait être à l'état normal.

Ce qui diminue beaucoup la valeur de ce moyen, c'est la circonstance suivante, à savoir : que, pour apprécier l'étendue de la diminution pathologique, il faut avoir mesuré la respiration du malade lorsqu'il se portait bien, ou pouvoir déterminer *à priori* le nombre de litres ou de centilitres d'air qu'il devrait expirer s'il jouissait d'une santé parfaite. Sans la connaissance du type normal, on risque de tomber dans de graves erreurs.

§ V. Qualité de l'air expiré.

Avant de passer à l'étude des signes physiques fournis par l'appareil respiratoire, et que l'on constate à l'aide de l'auscultation, disons encore un mot des renseignements que l'on peut tirer de l'appréciation des qualités de l'air à la sortie du poumon. Cette appréciation doit porter sur trois points principaux : l'odeur d'abord, la température et la composition chimique.

L'odeur de l'air expiré n'est pas toujours aussi caractéristique qu'elle semblerait devoir l'être au premier abord. Dans certaines affections, l'haleine prend une odeur particulière qui est la même dans un assez grand nombre de maladies fébriles et que l'on pourrait désigner sous le nom d'aigrelette; elle est plus franchement acide dans quelques maladies de l'estomac. Cependant elle n'est, dans ce cas, jamais pathognomonique d'un état morbide donné, toujours le même.

Dans les affections à caractère typhoïde, la fièvre typhoïde, la variole confluente, les pneumonies adynamiques, cette odeur est plus fade, nauséeuse, impossible à définir, mais impossible à oublier lorsqu'on l'a respirée une fois.

La seule circonstance peut-être où elle soit un élément de diagnostic tellement certain qu'elle permette tout d'abord et sans examen plus complet du sujet de reconnaître la maladie, c'est dans la gangrène du poumon. L'haleine apporte alors avec elle une ardeur de gangrène absolument la même que celle qui s'exhale d'une plaie en proie à la gangrène humide, odeur tellement infecte, qu'elle absorbe toutes les autres et rend insupportable le séjour dans la chambre des personnes qui soignent le malade.

Le ptyalisme mercuriel s'accompagne également d'une fétidité particulière de l'haleine, comme aussi les maladies scorbutiques des gencives, l'ozène; mais là encore ces nuances ne peuvent être définies, et c'est l'observation seule et une expérience longtemps et souvent répétée qui peuvent parvenir à les faire reconnaître.

Enfin, il est des sujets qui ont naturellement une odeur fétide de l'haleine, que l'on serait fort embarrassé de rapporter à une cause déterminée, car ils paraissent jouir d'un état de santé parfait. Cette circonstance doit être prise en considération lorsque ces individus sont pris de maladies sérieuses; il est évident que ce serait commettre une erreur grossière que de mettre sur le compte de l'affection dont ils sont atteints le caractère spécial de l'haleine.

Pour être complet, nous rappellerons que, dans certains cas d'empoisonnements par des substances odorantes, l'appréciation de l'odeur de l'haleine pourra ne pas être sans quelque valeur au point de vue du diagnostic.

§ VI. Température de l'air expiré.

La température de l'air expiré ne fournit que bien peu d'indications; on peut se borner à dire qu'en général l'haleine présente la température du corps lui-même, et qu'avec cette température sont en rapport ses qualités d'humidité ou de sécheresse. Sèche et brûlante dans les affections aiguës inflammatoires, elle l'est moins dans les maladies typhiques; elle est réellement froide et donne à l'explorateur une sensation de froid désagréable dans le frisson des fièvres intermittentes, dans le sclérème des enfants, dans la période algide du choléra, dans les derniers instants de l'agonie, etc.

§ VII. Composition de l'air expiré.

Au point de vue de la composition chimique, on sait qu'à l'état normal l'air expiré contient les mêmes éléments que l'air atmosphérique, sauf une légère modification dans la proportion de ses éléments. et, de plus, une assez grande quantité de vapeur qui constitue la transpiration pulmonaire; cette vapeur, suivant M. Collard de Martigny, serait formée de 907 parties d'eau, 90 d'acide carbonique et 5 de matière animale. La proportion d'oxygène a diminué, celle de l'acide carbonique a considérablement augmenté, soit qu'elle représente exactement la quantité d'oxygène en moins, soit qu'elle ne soit équivalente qu'à la moitié ou même au tiers de l'oxygène consumé; cette différence dépend surtout de l'âge, du sexe, de la température ambiante et de la nature des aliments dont les individus font usage. Milne Edwards a établi qu'il y avait moins d'azote rejeté par les poumons dans les saisons froides que dans la saison chaude, et que, dans les temps intermédiaires, il y avait une sorte de balancement entre l'azote introduit et l'azote rejeté. La conséquence est qu'en hiver l'azote introduit à chaque inspiration, n'étant pas rejeté, reste dans le sang, sort par d'autres voies que le poumon et donne lieu à des combinaisons nouvelles. Il sort, dit-on, par les urines sous forme de combinaisons salines, d'acide urique, seul ou à base de chaux, et quelquefois donne lieu aux produits de la gravelle et de la goutte. Le même auteur annonce que, sous l'influence d'une alimentation animale, il sort plus d'azote par les poumons que dans le cas d'alimentation végétale; mais c'est un fait à vérifier.

Des variations analogues s'observent dans la proportion d'acide carbonique exhalé. Ainsi, d'après M. Andral[1], la quantité d'acide carbonique exhalé va en croissant de l'enfance à trente ans; elle reste stationnaire de trente à quarante; mais, après cet âge, il y a une décroissance très-rapide et d'autant plus marquée qu'on approche de la vieillesse, à ce point que, vers quatre-vingts ans, l'homme n'exhale guère plus d'acide carbonique qu'un enfant à la période de la seconde dentition. A dix ans, l'enfant brûle quatre à cinq grammes de carbone par heure, et ce chiffre s'élève à dix, douze et quatorze grammes vers

---

[1] *Cours de pathologie générale*, 1847.

trente ans; puis la proportion, d'abord stationnaire, s'abaisse graduellement; chez le vieillard elle revient à ce qu'elle était dans l'enfance.

L'homme exhale plus d'acide carbonique que la femme; mais, chez cette dernière, il y a pendant la menstruation une période d'abaissement, suivie d'une augmentation considérable après l'âge critique.

La nourriture substantielle, les boissons spiritueuses, augmentent la proportion d'acide carbonique exhalé, tandis que cette proportion diminue beaucoup dans l'abstinence et la nourriture insuffisante. Il en est de même de l'exercice, du mouvement et de l'état de veille; car, ainsi que l'a démontré M. Boussingault, l'homme endormi exhale moins d'acide carbonique que l'homme éveillé.

Voilà pour l'état physiologique. Dans l'état de maladie, les résultats des analyses chimiques ne fournissent aucune donnée certaine. Nysten affirme que tout état fébrile, la fièvre, en un mot, augmente la proportion d'acide carbonique exhalé; que les maladies chroniques de l'appareil respiratoire la diminuent. Scharling dit avoir observé que lorsque l'organisme souffre, principalement par l'action de causes débilitantes, la quantité d'acide carbonique expiré est notablement moindre que pendant la santé; mais ce sont des assertions que personne malheureusement n'a entrepris de vérifier. Des recherches instituées dans cette direction rempliraient une importante lacune de la science, et il est à souhaiter qu'un chimiste veuille bien les entreprendre. John Davy a soutenu que, dans la période algide du choléra asiatique, l'air sortait du poumon sans avoir subi aucun changement, ou du moins sans avoir subi de modifications très-appréciables; mais ce résultat n'a pas été confirmé chez nous par les analyses de M. Doyère, qui a montré, contrairement à cette assertion, qu'il y avait seulement dans ce cas diminution de la quantité d'oxygène consommé et diminution de la quantité d'acide carbonique exhalé dans l'expiration. En voici la preuve dans le tableau ci-joint :

1° RESPIRATION NORMALE : 100 VOL. D'AIR EXPIRÉ.

	Acide carbonique. 4,40
Composition de l'air expiré	Oxygène. 16,49
	Azote. 79,11

Variations de l'acide carbonique produit et de l'oxygène consommé.

Pour l'acide carbonique. . . . 4,77 0/0 maximum 4,05 minimum.
Pour l'oxygène. . . . . 5,18 — 3,82 —

2° RESPIRATION DES CHOLÉRIQUES.

A. Début de la maladie.

Acide carbonique produit. . .   2,72 0/0 ⎫
Oxygène consommé   2,92   ⎬ Rapport, 0,20.
                                      ⎭

B. Période algide.

	Guérison.	Cas graves.	Cas très-graves.
Acide carbonique.	1,80 0/0	1,45 à 1,68	0,23 à 0,77 à 0,81.
Oxygène consommé.	2,42 0/0	2,02 à 1,75	1,030.

§ VIII. Respiration bruyante à distance.

L'étude des signes les plus importants que fournit l'appareil respiratoire, par l'auscultation médiate et immédiate, doit encore être précédée d'un court paragraphe relatif à l'examen des bruits gutturaux
que l'oreille perçoit à distance, c'est-à-dire sans être appliquée sur les
parois thoraciques.

Dans l'état de santé, la respiration se fait sans bruit guttural appréciable. Cependant il est des individus parfaitement bien portants
chez lesquels, pendant le sommeil, se produit un ronflement plus ou
moins fort. Ce bruit est dû, soit à l'hypertrophie des amygdales,
à une disposition particulière des parois des cavités nasales et pharyn-
giennes, lorsqu'il est habituel; soit, lorsqu'il n'est qu'accidentel, à un
gonflement passager de la muqueuse de ces cavités, déterminée par
une inflammation légère et catarrhale, un coryza, une amygdalite, une
angine, ou encore à la présence de mucosités qu'il suffit d'expulser pour
faire cesser le ronflement. Le ronflement ne peut avoir de valeur comme
signe diagnostique dans les maladies qu'autant que l'on est certain
que le sujet, dans l'état de santé, ne produit pas ce bruit pendant le
sommeil; même dans ces cas, il n'a pas une bien grande importance,
bien que l'on ait cru quelquefois qu'il annonçait le début du coma dans
certaines affections du cerveau, ou dans les complications cérébrales
de la fièvre typhoïde.

Dans un assez grand nombre de maladies graves, chaque expiration
s'accompagne d'un bruit assez semblable à un soupir; cette respiration, plaintive ou gémissante, ne se rattache à aucune affection déterminée, et s'observe chez les individus pusillanimes lorsqu'ils sont en
proie à une douleur un peu vive.

Il n'en est pas de même de la respiration sifflante ou sibilante, qui
indique presque toujours un obstacle mécanique au passage de l'air,
soit qu'il vienne d'un œdème des replis arythéno-épiglottiques et de la
glotte; d'une diminution dans le calibre des gros tuyaux bronchiques, de

la trachée ou du larynx, à la suite d'un gonflement inflammatoire, soit qu'il dépende de la compression d'une de ces parties par une tumeur extérieure, aiguë ou chronique, abcès, goître, etc. Ce sifflement peut ne se faire entendre que pendant un des mouvements respiratoires. Dans l'asthme, dans l'emphysème pulmonaire, ce sifflement, quelquefois excessivement intense et bruyant, n'existe guère que pendant l'expiration. Il a lieu pendant l'inspiration chez les individus affectés d'angine grave ou d'œdème de la glotte, dans le croup, au milieu des quintes de coqueluche, et lorsque le malade cherche à reprendre haleine. Dans ce dernier cas, il est presque pathognomonique. Enfin, une des dernières modifications des bruits respiratoires perceptibles à distance que nous ayons à signaler, c'est le râle trachéal produit par le passage de l'air dans la trachée au travers ou à la surface des liquides visqueux qui l'obstruent, et dont le malade ne peut se débarrasser par l'expectoration. Il existe dans l'hémoptysie foudroyante, dans les vomiques; mais c'est dans la dernière période des maladies graves qu'on l'observe principalement, et il signale, souvent plusieurs heures d'avance, la fin prochaine des individus; c'est le râle de l'agonie.

§ IX. Des bruits respiratoires normaux.

Lorsque l'on applique l'oreille sur les diverses parties de la poitrine, soit immédiatement, soit médiatement en interposant entre elle et les parois thoraciques le *stéthoscope*, on entend, à l'état normal, une série de bruits toujours les mêmes, quand on examine des points semblables de l'appareil respiratoire, mais variables suivant les différentes régions que l'on explore. Ce sont ces bruits, découverts par Laennec il y a une quarantaine d'années, et dont cet illustre médecin a tiré un si merveilleux parti pour le diagnostic des maladies du poumon, qui constituent les bruits respiratoires normaux.

Au niveau du larynx, l'oreille ou mieux le stéthoscope fait reconnaître un double bruit de souffle doux; le premier, produit par l'inspiration, est plus prolongé et moins fort que le second, déterminé par l'expiration. La durée des deux bruits est à peu près égale chez l'enfant, chez lequel la différence d'intensité seule persiste.

Sur le trajet de la trachée-artère, le bruit est le même, soufflant, mais moins fort qu'au niveau du larynx, ce qui tient à deux causes, d'abord au calibre plus grand et plus uniforme de la trachée, dans laquelle, par conséquent, l'air circule plus librement et sans frottements aussi marqués, puis à la profondeur plus grande des parties que recouvrent le sternum, les téguments et le tissu cellulaire plus ou moins épais, tandis que le larynx est tout à fait sous-cutané. Ce bruit se prolonge, mais plus faible encore, dans les grosses bronches, d'où les noms qu'il a reçus, suivant les différentes régions, de bruit *laryngé*, *trachéal* et *bronchique*. Dans les points correspondants au poumon lui-même, on entend, pendant l'inspiration et l'expiration, un murmure léger, mais bien distinct, qui indique la pénétration de l'air dans le tissu pulmonaire et son expulsion. Ce murmure, auquel on a donné les noms de *bruit* ou *murmure vésiculaire*, ressemble assez bien, pour nous servir de la comparaison de Laennec, auquel il faut toujours revenir, même aujourd'hui, quand il s'agit d'auscultation, à celui d'un soufflet dont la soupape ne ferait aucun bruit, ou encore à celui que fait entendre à l'oreille nue un homme qui, pendant un sommeil profond, mais paisible, fait de temps en temps une grande inspiration.

Doux et moelleux à l'oreille, assez fort et assez prolongé pendant l'inspiration, il est plus faible et plus court pendant l'expiration; mais, pendant chacun de ces deux temps, il est continu et non saccadé. Cette différence de durée du bruit vésiculaire normal pendant les deux mouvements respiratoires est tellement marquée, qu'en cherchant à 'évaluer mathématiquement, on est arrivé à cette proportion approximative : l'inspiration est à l'expiration dans le rapport de 3 à 1. On voit que ce rapport est tout à fait opposé à celui que nous avons indiqué en étudiant le rhythme apparent de la respiration, le mouvement expiratoire paraissant alors deux fois au moins plus prolongé que l'inspiration.

Le *murmure vésiculaire* ou *bruit respiratoire normal* se fait entendre dans toute l'étendue de la poitrine avec les mêmes caractères. Il n'y a d'autres différences que des nuances d'intensité. Il est d'autant plus fort et d'autant plus facile à entendre qu'on l'écoute dans une région où le poumon est plus voisin de l'oreille, et où il y a une épaisseu moins grande des parois thoraciques, par exemple dans les parties antérieure-supérieure, latérales, et postérieure-inférieure. Le creux de l'aisselle et l'espace compris entre la clavicule et le bord supérieur du trapèze sont les points où il a le plus de force. Chez les sujets très-maigres, il est un peu rude, surtout dans la région correspondante à la naissance des grosses bronches. Cette rudesse lui a fait donner le nom de *respiration bronchique normale*.

On a souvent remarqué que le bruit respiratoire normal était plus fort au sommet du poumon droit que dans le même point du côté gauche. C'est surtout pendant l'expiration que cette inégalité du murmure vésiculaire des deux sommets se fait remarquer, suivant M. Louis. Quant à la cause de cette différence, on ne sait à quoi l'attribuer; un médecin distingué de Philadelphie, M. Gerhard, a cru pouvoir l'expliquer par les dimensions plus grandes de la bronche droite. Nous n'oserions pas affirmer que cette explication fût complétement fausse; mais il nous semble cependant, comme à d'autres observateurs, que cette disposition est trop peu marquée pour avoir une influence évidente.

L'intensité du bruit respiratoire est beaucoup plus grande chez les enfants que chez les adultes, ce qui s'explique par la fréquence de la respiration chez les premiers, le murmure vésiculaire étant d'autant plus fort que les inspirations se font avec plus de rapidité. Si, par une circonstance quelconque, la respiration s'accélère chez l'adulte, sans qu'il y ait cependant lésion des organes respiratoires, le bruit reprendra chez lui le caractère qu'il présentait chez l'enfant, d'où le nom de *respiration puérile* qu'on lui a conservé. On l'observe souvent dans un poumon sain lorsqu'il s'y établit une respiration supplémentaire, l'autre ne fonctionnant plus ou ne fonctionnant que d'une manière insuffisante. Enfin, et sans disposition particulière appréciable, il est des sujets qui, jusque dans l'extrême vieillesse, conservent une respiration puérile. Ce sont, fait remarquer Laennec, presque toujours des femmes ou des hommes d'une constitution nerveuse.

Sans vouloir entrer ici dans des détails qui sont plutôt du domaine de la physiologie, nous dirons cependant quelques mots de la théorie que l'on a donnée du bruit respiratoire normal.

L'opinion la plus répandue et la plus généralement admise encore aujourd'hui est celle de Laennec, qui attribuait le murmure de la respiration au passage de l'air dans l'arbre aérien et aux vibrations qu'il détermine dans ses diverses parties. Au contraire, d'après M. Beau, ce qu'on croit être le murmure vésiculaire n'est autre chose que le retentissement, dans la colonne d'air inspiré et expiré, du bruit guttural résultant du refoulement de cette colonne d'air contre le voile du palais ou les parties voisines[1]. Cette théorie, que l'auteur a essayé de soutenir au moyen d'expériences nombreuses et d'observations multipliées, ne paraît pas avoir prévalu près de la généralité des médecins, et il nous semble qu'on l'a péremptoirement réfutée en faisant observer que le murmure vésiculaire se fait entendre avec autant de force et de netteté chez les sujets qui ont accidentellement été privés du voile du palais. MM. Barth et Roger ont cité un cas de ce genre.

Ces derniers auteurs ont longuement étudié le mode de production

---

[1] *Traité expérimental et clinique d'auscultation*, Paris, 1856, pag. 5 et suiv.

du bruit respiratoire et ses modifications suivant les points du thorax où l'on pratique l'auscultation. Ils se sont demandé quelles sont les conditions de vibrations et de frottement sur la membrane lisse, unie et molle des bronches. Dans les conduits aérifères, il existe des portions pourvues de cartilages, d'autres seulement formées par des membranes ; de plus, le calibre des ramifications bronchiques varie dans l'expansion et dans le resserrement alternatifs de l'appareil pulmonaire ; une colonne d'air silencieuse produit du bruit dès qu'elle est coupée par une lame située au devant d'elle, et les innombrables divisions de l'arbre bronchique forment au devant de la colonne d'air inspiré autant d'éperons faisant office de la lame à laquelle nous venons de faire allusion. Enfin, le déplissement des vésicules pulmonaires n'est certainement pas sans avoir une influence réelle dans la production du murmure respiratoire.

Ces dispositions anatomiques suffisent pour rendre compte de la différence de longueur et de force des deux bruits inspiratoire et expiratoire, dont le premier est surtout déterminé par la résistance qu'opposent à la colonne d'air les éperons bronchiques et l'affaissement du poumon ; il est facile de comprendre que, ces mêmes obstacles n'existant point pendant l'expiration, le bruit respiratoire est nécessairement et plus court et plus faible.

§ X. Des bruits respiratoires anomaux.

Nous croyons en avoir dit assez pour faire comprendre le mécanisme suivant lequel se produisent les bruits normaux de la respiration. Passons à la description et à l'interprétation des phénomènes qui se produisent à l'état pathologique.

Le murmure vésiculaire peut être *plus fort* qu'à l'état normal ; il peut être *diminué*, ou *disparaître* tout à fait et ne plus se faire entendre du tout.

Lorsqu'il augmente d'intensité, c'est alors que l'on entend la respiration que nous venons de décrire il n'y a qu'un instant sous le nom de *respiration puérile* ; ici l'inspiration et l'expiration sont devenues un peu plus longues, d'une façon absolue, leur durée relative restant la même. Ce phénomène se remarque dans certaines névroses ; mais c'est surtout lorsqu'un des poumons est devenu impropre à la respiration, soit partiellement, soit dans toute son étendue, que la respiration prend le caractère puéril, non-seulement dans le poumon resté sain, mais encore dans la partie restée saine du poumon malade. Cette respiration puérile peut exister ou seule ou concurremment avec d'autres bruits morbides ; elle est due à l'introduction dans le poumon d'une grande quantité d'air dans un temps donné, par conséquent, à l'augmentation du frottement contre les parois des cellules, peut-être à l'ampliation d'un plus grand nombre de cellules.

Dans tous les cas, elle annonce une altération des poumons, dans un point autre que celui où elle se fait entendre, et sans donner aucun renseignement ni sur le siége ni sur la nature de l'affection. La valeur n'est donc pas bien grande au point de vue du diagnostic.

Quelquefois, de forte et puérile, la respiration devient *rude*; on comprend bien que ce ne sont là que des nuances, à l'appréciation desquelles doivent concourir d'autres symptômes, soit généraux, comme la fièvre, soit locaux, comme une diminution de résonnance ou la coïncidence d'autres bruits stéthoscopiques. Alors cette rudesse est souvent le premier degré de la respiration bronchique. D'autres fois, enfin, elle n'existe qu'au sommet du poumon, principalement pendant l'expiration, qui alors semble prolongée. Ce phénomène est l'un des signes de la tuberculisation commençante.

Par opposition, le bruit respiratoire peut diminuer d'intensité ou même disparaître complétement.

Dans la *respiration faible*, la diminution porte ordinairement sur les deux temps de la respiration, mais plus spécialement sur le premier, et coïncide avec une brièveté plus grande du temps auquel on l'observe. Ses caractères peuvent varier en ce sens que le murmure, quoique faible, paraît quelquefois se passer tout près de l'oreille, tandis que d'autres fois il semble profond et fort éloigné; enfin cette diminution porte sur des espaces plus ou moins étendus; le plus ordinairement permanente, elle peut cependant être passagère et mobile.

Les causes de la diminution du bruit respiratoire sont de plusieurs sortes; le murmure vésiculaire peut être produit avec moins de force qu'à l'état normal; il en est ainsi dans les maladies pendant lesquelles la dilatation du thorax s'opère moins complétement, la pleurodynie, par exemple; un obstacle à la libre entrée de l'air dans les bronches, la trachée ou le larynx, soit la présence d'une tumeur, ou dans les plèvres ou en dehors, d'un amas de tubercules des ganglions bronchiques, d'un anévrisme de l'aorte, de kystes, etc.; le ralentissement de la respiration, la perméabilité moins grande des cellules pulmonaires, produisent le même résultat.

Dans d'autres circonstances, le murmure vésiculaire se produit avec la même intensité, mais la transmission n'en a pas lieu aussi facilement; l'interposition d'une couche de liquide ou d'un corps solide entre le poumon et l'oreille, un épanchement de gaz dans la cavité des plèvres, peuvent amener ce résultat. Le plus souvent, lorsque cette diminution du bruit respiratoire existe au sommet du poumon, on peut croire qu'elle tient à une affection tuberculeuse; quand, au contraire, c'est en bas qu'on la constate, elle annonce un épanchement de liquide dans la plèvre. On a vu des fausses membranes épaisses être la cause d'une diminution dans la transmission du bruit respiratoire.

Cette diminution peut être plus ou moins considérable suivant la gravité ou l'étendue de la cause déterminante. Il peut arriver même qu'à un moment donné la respiration cesse tout à fait de se faire entendre, et qu'il y ait silence complet. Il en est ainsi dans les grands épanchements, qui remplissent en entier la cavité pleurale, dans certains cas de splénisation du poumon, dans l'emphysème pulmonaire. Mais, dans les deux premiers cas, il y a matité à la percussion, tandis que dans l'emphysème l'absence de tout murmure coïncide avec une exagération de la résonnance thoracique. Laennec a constaté dans le catarrhe pulmonaire des absences complètes de murmure vésiculaire, variant de siége, d'étendue, disparaissant quelquefois complétement, pour reparaître en d'autres points. Il pense que dans ces cas il y a obstruction momentanée de quelques rameaux bronchiques par la sécrétion visqueuse, tenace, qui accompagne cette affection. Enfin on observe encore cette suspension complète, mais passagère et mobile, du murmure vésiculaire dans les cas où un corps étranger de moyen volume a été introduit dans les voies aériennes. Les déplacements de ce corps sont indiqués par les changements de place et d'étendue du silence qui survient pendant l'auscultation.

Il est bien entendu que, dans tout ce que nous venons de dire, nous avons considéré la diminution ou l'abolition du murmure respiratoire indépendamment de tous les autres phénomènes stéthoscopiques qui peuvent être perçus. La présence des autres bruits, râles, souffles, quand il en existe, suffit le plus ordinairement pour indiquer, sans le moindre doute, la nature de la lésion qui produit ce changement dans l'intensité de ce silence complet.

Nous avons dit, il n'y a qu'un instant, que la respiration, de simplement forte et puérile, pouvait devenir rude. Cette rudesse, qui peut indifféremment accompagner les deux bruits ou un seul, mais qui cependant se fait le plus souvent entendre pendant l'expiration, peut varier d'intensité, depuis le moment où elle est à peine appréciable jusqu'à celui où elle constitue un véritable bruit de souffle bronchique. Dans certaines circonstances, il existe une respiration rude de retour qui succède au souffle bronchique et qui établit la transition entre ce souffle et la respiration normale.

Cette rudesse de la respiration est due à une diminution de souplesse des bronches, soit par suite de leur état de sécheresse, soit par l'accumulation du mucus à leur surface, soit enfin par des productions morbides du poumon ; elle indique, suivant les cas, et en tenant compte des phénomènes qui existent en même temps qu'elle, tantôt le premier degré de la bronchite, tantôt un commencement d'emphysème, une phthisie pulmonaire à son début, quelquefois l'état hypérhémique qui précède la pneumonie franche. C'est principalement à une phthisie pulmonaire que l'on doit songer lorsque la respiration rude existe depuis un temps assez long comme phénomène prédominant ; lorsqu'on la rencontre au sommet de la poitrine et d'un côté seulement, on peut presque à coup sûr la considérer comme l'indice de tubercules à l'état cru.

Supposons une augmentation toujours croissante de la rudesse du bruit respiratoire, il arrivera un moment où l'on entendra un véritable souffle analogue au bruit que l'on produirait en aspirant et en soufflant tour à tour, avec force et rapidité, à travers la main arrondie en tube, ou dans un rouleau de papier. Ce bruit, désigné sous les noms de *souffle tubaire* ou *bronchique, souffle, respiration soufflante,* se fait entendre pendant les deux bruits d'inspiration et d'expiration ; cependant c'est dans ce dernier temps qu'on le trouve ordinairement le plus fort ; c'est aussi pendant l'expiration qu'il existe tout d'abord. Le souffle est un phénomène continu, existant d'une manière permanente dans le même point et non sujet à des intermittences, comme le sont certains autres bruits pathologiques. Il peut être entendu dans toutes les parties de la poitrine, mais de préférence dans les parties postérieure et inférieure du poumon. Il est plus ou moins superficiel ou profond, tantôt paraissant se produire immédiatement sous l'oreille, tantôt semblant arriver de fort loin.

La cause de sa production est l'augmentation de densité du poumon, comprimé dans ses parties les moins résistantes, ou dont le tissu est induré, le tout avec conservation du calibre des bronches. De ces dispositions résulte une impossibilité pour les cellules aériennes de se déplisser, et, par suite, le murmure vésiculaire se trouve aboli. Le retentissement de l'air dans les principales divisions bronchiques constitue le souffle, dont l'intensité est en rapport avec l'étendue des dispositions physiques que nous venons de signaler, avec la proximité du point où se produit le bruit anomal, et enfin avec le silence des régions environnantes. Il peut être en partie marqué par la persistance du murmure vésiculaire dans une lame de poumon interposée entre la partie indurée et l'oreille, et l'on comprend même qu'il puisse y avoir des circonstances, dans la pneumonie centrale, par exemple, où le souffle existe réellement, sans être perçu par l'observateur. Dans ce cas, il est complétement couvert par le murmure vésiculaire normal.

Le souffle bronchique caractérise de nombreuses affections, que nous allons passer rapidement en revue d'après leur ordre de fréquence.

Le second et le troisième degré de la pneumonie, caractérisés par l'état d'hépatisation du tissu pulmonaire, tiennent certainement le premier rang parmi les affections dans lesquelles on constate la présence du souffle. Ici sont rassemblées au plus haut degré les conditions favorables à la production du phénomène : la fréquence de la respiration est augmentée ; la densité du tissu pulmonaire est beaucoup plus grande, et le son se propage de la manière la plus directe aux parois thoraciques, solides, sur lesquelles est appliquée l'oreille. Le souffle varie suivant l'étendue de la partie hépatisée du poumon, le degré d'hépatisation et la situation plus ou moins profonde du mal.

La respiration bronchique peut se faire entendre dans les affections du poumon où existe une compression de cet organe par des productions solides, cancéreuses, mélaniques, etc., dans l'œdème et dans l'hémorrhagie du poumon ; mais ce sont des cas exceptionnels, et dans ces deux dernières maladies on y observe beaucoup plus souvent de la crépitation.

La dilatation des bronches donne lieu fréquemment au souffle bronchique, mais presque toujours ce souffle présente un caractère caverneux particulier. Il y a, dans les cas où on l'observe, une abondante expectoration, une résonnance normale du thorax, et surtout la santé générale ne paraît pas être sensiblement altérée.

On entend assez souvent le bruit de souffle dans la phthisie pulmonaire ; il est ordinairement borné à une petite étendue, et, le plus souvent, au sommet ; de plus, il s'accompagne fréquemment de craquements humides, plus ou moins abondants. On peut dire que, dans ces cas, c'est plutôt une respiration rude et râpeuse qu'un souffle tubaire véritable. Cependant, lorsque l'infiltration tuberculeuse a envahi ou tout un poumon, ou tout un lobe, le souffle alors se rencontre d'une manière très-marquée ; mais l'ensemble des phénomènes généraux et les circonstances commémoratives suffisent, le plus souvent, pour éclairer le diagnostic.

Enfin le souffle tubaire est aussi quelquefois un signe d'épanchement de liquide dans la cavité de la plèvre ; on le rencontre dans la pleurésie, mais beaucoup moins souvent que dans l'hépatisation pulmonaire; il est peu intense, peu distinct, se déplace lorsque le malade change de position, n'est jamais mêlé de crépitation, et s'accompagne d'une matité de la partie postérieure du lobe inférieur du poumon. En même temps la voix offre un caractère aigre et comme chevrotant.

Il existe plusieurs variétés de souffle, que l'on désigne sous les noms de *souffle caverneux, souffle amphorique.*

Le *souffle caverneux*, semblable à celui que l'on produirait en soufflant fortement dans un espace creux, une tasse, une cavité formée par les deux mains réunies, a lieu ordinairement pendant l'inspiration et pendant l'expiration; son siége habituel est le sommet de la poitrine; il est permanent, et ne disparaît que par intervalles, lorsque l'ouverture de la caverne est bouchée. Il est produit par le retentissement du bruit que produit la colonne d'air inspiré et expiré dans une excavation d'une certaine étendue creusée dans les poumons. Il est d'autant plus fort que les cavités sont plus grandes, la respiration plus rapide, les communications de la caverne avec les bronches plus faciles. Le souffle caverneux indique le plus souvent l'existence d'une caverne produite par la fonte des tubercules, et, dans ce cas, la coexistence du bruit de pot fêlé, le siége du souffle au sommet de la poitrine, ne laissent subsister aucun doute. Si on le constate au milieu ou à la base du poumon, il peut se rattacher à la formation d'un abcès; simple ou hydatique, enfin, la fétidité de l'haleine indique que l'on a affaire à un foyer gangréneux.

Nous ne ferons qu'indiquer en passant un phénomène excessivement rare, signalé par Laennec sous le nom de souffle voilé, et dans lequel il semble que chaque mouvement respiratoire agite un voile interposé entre la caverne et l'oreille. Ce n'est qu'une des variétés du souffle caverneux, et il a la même signification.

Reste enfin, pour terminer ce qui a trait aux modifications du bruit respiratoire, à indiquer et à décrire la respiration ou souffle amphorique.

Le *souffle amphorique* n'est autre chose qu'une exagération en quelque sorte du souffle caverneux; on l'imite très-bien en soufflant dans une carafe ou dans une grande cruche vides. Retentissant, à timbre métallique, ce bruit remplace complétement le murmure vésiculaire; il est plus fort pendant l'inspiration que pendant l'expiration; il est continu, circonscrit, atteint rapidement son maximum d'intensité, diminue ordinairement d'intensité et peut finir par disparaître. Presque toujours le tintement métallique coïncide avec lui. Ce phénomène a lieu lorsque l'air inspiré pénètre dans une vaste cavité creusée dans le tissu du poumon, et principalement lorsque cet air passe dans la cavité même de la plèvre, à travers le poumon ulcéré. Il indique donc ou une caverne très-vaste en communication avec les bronches, ou un épanchement gazeux dans la plèvre avec perforation du poumon; c'est cette dernière lésion, le pneumothorax avec perforation pulmonaire, dont il est regardé comme le signe pathognomonique. Il peut disparaître momentanément, comme le souffle caverneux, si une cause accidentelle quelconque ferme la communication avec les bronches. Dans l'hydropneumothorax, ce souffle amphorique ne se fait entendre qu'au-dessus du niveau du liquide.

§ XI. Des râles.

Outre les phénomènes que nous venons de passer en revue, et qui sont de simples modifications du bruit respiratoire, on observe souvent dans la poitrine, lorsque les poumons sont d'un état pathologique, des bruits anomaux que l'on a désignés, avec Laennec, sous le nom de *râles*. Tandis que ce mot, dans le langage vulgaire, n'est employé que pour désigner les bruits perceptibles à distance qui se produisent dans le larynx, la trachée et les grosses bronches des agonisants, Laennec, et, depuis lui, tous les médecins, ont désigné sous ce terme « tous les bruits contre nature que le passage de l'air pendant l'acte respiratoire peut produire, soit en traversant des liquides qui se trouvent dans les bronches ou dans le tissu pulmonaire, soit à raison d'un rétrécissement partiel des conduits aériens. »

On s'accorde assez généralement aujourd'hui à diviser les râles en deux grandes classes, 1° les *râles secs* ou vibrants, comprenant comme variétés le râle sonore, aigu ou sibilant, et le râle souvent grave ou ronflant; et 2° les *râles humides* ou bulleux.

Le *râle sibilant* est un sifflement musical, plus ou moins aigu, qui accompagne ou masque le bruit vésiculaire; tantôt il est de courte durée; tantôt, plus prolongé, il offre des nuances diverses, qui rappellent des bruits bien connus et auxquels on est instinctivement porté à le comparer : le bruit du vent à travers une serrure, le roucoulement d'une tourterelle, le bruit d'une soupape.

Le *râle ronflant* est beaucoup plus grave et ressemble au ronflement d'un homme endormi, au grognement d'un cochon, ou, mieux encore, au ronflement d'une corde de basse. Il est rare que ces deux rhonchus n'existent pas ensemble dans divers points de la poitrine; ils alternent souvent, se remplacent l'un l'autre, et ont tous les deux la même signification, car tous les deux ils ont un même caractère de sécheresse et de vibration.

Souvent, lorsqu'ils sont intenses, principalement le râle ronflant, ils déterminent un frémissement appréciable à la main appliquée sur les parois thoraciques; il est rare qu'ils soient circonscrits et limités; le plus ordinairement ils se font entendre dans toute l'étendue de la poitrine; on les trouve pendant l'inspiration comme pendant l'expiration; ils peuvent enfin disparaître tout d'un coup, après une secousse de toux, pour reparaître quelques secondes après, disparaître de nouveau, et se reproduire un peu plus tard. La cause physique en est évidemment le rétrécissement partiel du calibre des tuyaux bronchiques; Laennec pensait que ce rétrécissement était presque toujours dû à un gonflement de la muqueuse pulmonaire. Mais les intermittences fréquentes que l'on observe dans la production de ces rhonchus, leur déplacement soudain, leurs variations de force, de siége, de timbre, portent plutôt à croire que le rétrécissement des parties de l'arbre bronchique où ils se produisent tient à la présence des sécrétions morbides de cette muqueuse, qui peuvent augmenter ou diminuer, se déplacer, disparaître même momentanément tout à fait; ces sécrétions forment, à l'intérieur des bronches, des obstacles sur lesquels l'air, en passant, détermine des vibrations plus ou moins fortes, suivant le diamètre des tuyaux bronchiques. D'après M. Beau, le siége de l'obstacle à la libre circulation de l'air rendrait parfaitement compte de la différence des tons. Les râles sibilants les plus aigus se passeraient dans les rameaux bronchiques les plus fins; les râles sonores dans ceux de moyen calibre, et enfin les râles ronflants ou sonores graves dans les tuyaux les plus larges. Une circonstance qui semblerait confirmer cette opinion, c'est que les râles sibilants sont les plus étendus, et les râles ronflants les plus rares; or les rameaux bronchiques d'un petit diamètre sont bien plus nombreux que ceux d'un calibre moyen et considérable.

Les râles sonores, sibilant ou ronflant, peuvent être entendus dans plusieurs maladies, soit des bronches, soit du parenchyme pulmonaire, principalement dans les phlegmasies catarrhales des bronches, aiguës ou chroniques, lorsque la sécrétion muqueuse est peu abondante ou n'est pas encore établie; dans l'emphysème pulmonaire; ils sont plus rares dans les cas de compression des conduits aérifères par des tumeurs situées sur leur trajet; tous ces états pathologiques ont pour élément commun le rétrécissement momentané ou permanent d'un ou de plusieurs points des voies aériennes. Il n'est pas extrêmement rare de rencontrer les râles sonores dans la pneumonie, dans la phthisie pulmonaire, où ils masquent quelquefois les bruits pathognomoniques et empêchent de porter un diagnostic certain.

Il est important de ne pas oublier que dans les affections que l'on a rangées sous le nom de *fièvre typhoïde*, les râles sibilant et ronflant (bronchite typhoïde) sont tellement fréquents, que quelques médecins les ont considérés comme faisant partie du cortége symptomatologique obligé de la maladie, et comme se rattachant à la même cause que celle qui produit la fièvre typhoïde.

Les *râles humides* ou bulleux ont été généralement divisés en trois groupes : râle *crépitant*, râle *sous-crépitant* ou *muqueux*, et râle *caverneux*, ou *gargouillement*. On leur donne le nom de râles bulleux, parce qu'ils donnent à l'oreille la sensation d'une bulle plus ou moins grosse que formerait l'air en passant au travers d'un liquide, et qui viendrait éclater à sa surface.

Le râle type de cette section est le *râle crépitant* proprement dit. Le bruit que l'on entend dans les points où il existe ressemble, dit Laennec, au bruit que produit du sel que l'on fait décrépiter dans une bassine placée sur le feu, ou que l'on projette sur des charbons ardents. Une des meilleures comparaisons que l'on ait pu faire pour en donner une idée exacte est celle de la sensation que fait éprouver le froissement d'une mèche de cheveux entre les doigts ; le bruit d'expansion d'une éponge humide le représente encore assez exactement.

Le *râle crépitant* est composé de petites bulles sèches, égales en volume, très-nombreuses. Il se fait entendre exclusivement dans l'inspiration, presque toujours pendant toute l'inspiration. Quelquefois, chez les sujets qui ne respirent pas profondément, soit qu'une douleur pleurétique leur fasse diminuer l'ampleur des mouvements respiratoires, soit qu'une faiblesse résultant de leur état de maladie ne leur permette pas de dilater suffisamment la poitrine, on n'entend que peu et très-incomplétement la crépitation. Il est alors nécessaire, pour rendre le phénomène évident, de faire tousser le malade ; à la secousse de toux succède forcément une profonde inspiration, pendant laquelle le râle crépitant se produit d'une manière très-évidente. Contrairement aux autres râles, qui disparaissent souvent ou sont modifiés après l'expectoration ou après la toux, le râle crépitant persiste.

Il existe tantôt seul, tantôt accompagné du souffle bronchique, ou même, mais rarement, de quelques autres râles. On le rencontre le plus souvent à la partie postérieure et inférieure d'un des poumons, quelquefois des deux, rarement au sommet ; dans ce dernier cas, il indique une pneumonie qui passe pour être plus grave que la pneumonie de la base. Il est presque exclusivement propre au premier degré de la pneumonie, c'est-à-dire à la période d'engouement et de

congestion inflammatoire; aussi n'est-il pas très-commun de l'observer dans les hôpitaux, à moins que ce ne soit chez des sujets pris in-
cidemment de pneumonie dans les salles où ils sont entrés pour une
autre affection, ou chez des malades dont la pneumonie gagne en
étendue; car il peut se faire qu'une inflammation du parenchyme pulmonaire existe au second degré dans un point, et que, dans un autre,
elle ne fasse que commencer. Lorsque la pneumonie est en voie de résolution, le souffle tubaire disparaît peu à peu et est remplacé au fur
et à mesure par une nouvelle apparition de râle crépitant, auquel on
donne alors le nom de râle crépitant de retour (*rhonchus crepitans
redux*), qui lui-même diminue d'intensité, d'étendue, et finit par faire
place au murmure vésiculaire normal.

Il est certaines pleurésies sèches dans lesquelles le frottement
pleural, sur lequel nous reviendrons plus loin, imite presque à s'y méprendre le râle crépitant. Enfin, lorsqu'il existe à la fois pleurésie et
pneumonie, les bruits caractéristiques de la phlegmasie de la plèvre
peuvent se combiner avec la crépitation; mais, dans ces cas, il est presque toujours assez facile de faire la part de l'une et de l'autre affection.

La cause physique la plus généralement admise de la production du
râle crépitant est celle qui a été indiquée par Laennec, c'est-à-dire le
passage de l'air à travers les liquides contenus dans les vésicules pulmonaires. Cependant nous devons mentionner l'explication donnée
dans ces derniers temps par M. Beau, et qui, si elle n'est pas la plus
répandue, a pu cependant paraître assez bien fondée pour que plusieurs observateurs habiles s'y soient ralliés. M. Beau considère le râle
crépitant comme produit par le déplissement et le froissement des vésicules pulmonaires, desséchées par l'inflammation à sa première période, comme l'ont prouvé les recherches de Marandel. M. Beau donne
pour preuve de sa théorie le résultat qui se produit lorsqu'on insuffle
un poumon de mouton que l'on a laissé se dessécher modérément. En
appliquant l'oreille sur le tissu pulmonaire au moment où l'air entre
dans les bronches, on entendrait, suivant lui, un bruit tout à fait analogue à la crépitation. A cela on a répondu, non sans raison, qu'il
n'existe pas d'analogie entre ce qui se passe dans une muqueuse enflammée et ce qui se produit sur un poumon presque sec, puis, surtout, que les différences de viscosité et d'abondance des crachats qui
sont rendus dans la pneumonie au moment où l'on constate la présence du râle crépitant répondent assez bien aux nuances que l'on
observe entre les divers degrés de sécheresse ou d'humidité du râle
crépitant, etc. Nous persistons donc à croire, avec Laennec, que
c'est au passage de l'air à travers les mucosités des vésicules pulmo-

naires qu'il faut attribuer la production du râle que nous étudions.

Le râle crépitant est presque uniquement perçu dans la pneumonie au premier degré, surtout lorsqu'il est très-sec. Le râle de retour, que nous avons dit être caractéristique de la résolution de la pneumonie, et qui survient après la disparition du souffle bronchique, est en général plus humide, à bulles plus grosses. Cependant il est des cas d'œdème du poumon, d'apoplexie pulmonaire, dans lesquels on rencontre quelquefois du râle crépitant. Les phénomènes généraux, les caractères de l'expectoration, devront être pris en sérieuse considération lorsqu'il s'agira d'établir un diagnostic dans des cas qui pourraient présenter quelque doute. Mais on peut dire en thèse générale que, vu l'extrême fréquence de la phlegmasie du poumon opposée à la rareté de l'œdème et de l'apoplexie de cet organe, le râle crépitant sec bien tranché est le signe pathognomonique de la pneumonie au premier degré.

Le râle sous-crépitant, auquel on donnait communément, il y a quelques années, et auquel beaucoup de médecins donnent encore aujourd'hui le nom de râle muqueux, ressemble au bruit que l'on produit en soufflant avec un chalumeau dans de l'eau de savon ; le bruit varie, dans cette expérience, suivant le diamètre du chalumeau, la force de l'insufflation et la densité du liquide ; il en est de même du râle sous-crépitant, qui présente plusieurs variétés sous le rapport du volume et du nombre de ses bulles. MM. Barth et Roger ont établi trois subdivisions dans le râle sous-crépitant ; ils ont distingué : 1° le râle *sous-crépitant fin*, qui se rapproche du râle crépitant par sa ténuité et son abondance, et par cette circonstance que c'est surtout pendant l'inspiration qu'il se fait entendre ; 2° le râle *sous-crépitant moyen*, dont les bulles sont plus volumineuses, moins nombreuses, et s'entendent plus fréquemment pendant les deux temps de la respiration ; 3° enfin le *gros râle sous-crépitant*, à bulles volumineuses inégales, rares, constituant un véritable gargouillement.

Ces variétés, on le comprend, sont toujours un peu arbitrairement établies, et il est assez difficile de bien les séparer l'une de l'autre. Elles existent cependant, et il est facile de se rendre compte des circonstances qui favorisent la production de ces diverses espèces de râles ; nous y reviendrons à l'occasion de chacun d'eux ; mais nous devons dire que, généralement permanents, ces râles sont un peu moins fixes que le râle crépitant sec, et qu'ils se déplacent ou disparaissent même complétement après une secousse de toux ou l'expulsion de quelques crachats. Leur force est proportionnée à la quantité des liquides contenus dans les bronches et à l'énergie des mouvements respiratoires. C'est à la partie postérieure et inférieure des poumons, des deux côtés à la fois, qu'on les entend le plus ordinairement, sauf les cas où ils sont liés à une affection tuberculeuse, et où ils se produisent de préférence dans les points de prédilection des tubercules, c'est-à-dire aux sommets des poumons.

La cause physique de ces râles est la même que celle que nous avons indiquée plus haut : c'est toujours la présence de liquides dans les tuyaux bronchiques, et le passage de l'air à travers ces liquides, de quelque nature qu'ils soient, mucosités, sang ou pus. Nous avons dit aussi que le volume des bulles dépendait un peu de la viscosité et de l'abondance des liquides bronchiques, mais surtout du diamètre des tuyaux bronchiques. Nous n'y reviendrons pas.

Disons seulement, et comme caractères distinctifs des trois variétés du râle sous-crépitant, que le sous-crépitant *fin*, presque identiquement le même que le râle crépitant, en est différencié par cette circonstance capitale, à savoir que le râle crépitant ne se fait entendre que pendant l'inspiration, tandis que le sous-crépitant fin est perçu pendant l'inspiration et pendant l'expiration. Le gros râle sous-crépitant se distingue du râle caverneux par cette considération que l'on n'entend guère ce dernier sans percevoir en même temps la respiration ou la voix caverneuse. Quant au sous-crépitant moyen, que des nuances bien peu tranchées sépareront quelquefois des deux autres, c'est à des circonstances accessoires qu'il faudra s'adresser pour en déterminer l'existence; à cet égard le siége du râle doit surtout être pris en sérieuse considération.

Il est des cas où le diagnostic différentiel devient fort difficile, sinon impossible, les râles se trouvant mélangés par suite des états morbides complexes de l'appareil respiratoire. Je n'en veux donner qu'un exemple. Il n'est pas impossible que dans un même poumon existent simultanément des cavernes et une pneumonie au premier degré; alors on entendra dans le même côté de la poitrine, et dans des points qui pourront ne pas être très-éloignés, du râle crépitant et des râles sous-crépitants de différentes grosseurs, suivant l'étendue des cavernes, le degré plus ou moins avancé de la fonte des tubercules.

Le râle sous-crépitant peut donc être considéré comme l'un des principaux phénomènes de toutes les affections bronchiques dans lesquelles il y a hypersécrétion des liquides fournis par la muqueuse, bronchite à la seconde période, dilatation des bronches catarrhes de la muqueuse pulmonaire; on le rencontre également dans certaines formes de congestion et dans l'apoplexie pulmonaire, dans l'hémoptysie; enfin, dans la phthisie tuberculeuse, au moment où commence la fonte des tubercules; alors, comme nous le dirons un peu plus loin, il se présente surtout à l'état de *craquements humides*, isolés, ayant pour siége la partie du poumon occupée par les tubercules en voie de ramollissement. Mais, nous le répétons, dans presque tous les cas, la présence du râle sous-crépitant seul, à petites ou à grosses bulles, n'aurait pas une signification assez absolue pour permettre de porter un diagnostic, si l'on ne tenait compte et du point où on l'entend, et des circonstances individuelles, et des antécédents du malade.

La troisième espèce des râles humides est celle que l'on désigne sous le nom de *râle caverneux* ou *gargouillement*. Il est constitué par des bulles grosses, de volume variable, peu abondantes, et toujours mêlées de respiration caverneuse. C'est cette coïncidence de la respiration caverneuse qui forme son caractère distinctif, et permet de le distinguer du râle muqueux à grosses bulles ou gros sous-crépitant. Comme les variétés du râle sous-crépitant, on l'entend pendant les deux mouvements respiratoires; il est quelquefois, mais rarement, perceptible à distance, et souvent le malade en a conscience, surtout lorsqu'il se produit au sommet du poumon, ce qui est le cas le plus ordinaire.

Son intensité est en rapport avec la quantité de liquide que contient la caverne; en général, il est permanent; cependant quelques secousses de toux, suivies d'une expectoration abondante, peuvent le faire disparaître momentanément, et alors il est remplacé par la respiration caverneuse. Quelquefois encore un obstacle passager à la pénétration de l'air dans la caverne l'empêche de se produire; mais il suffit d'une grande inspiration ou d'une secousse de toux pour le faire reparaître. Nous avons dit, et nous n'avons pas besoin d'insister sur ce point, que son lieu d'élection est le sommet d'un ou des deux poumons; chose facile à comprendre, puisque là est le siége le plus fréquent des cavernes tuberculeuses.

Pour que le râle caverneux se produise, il est de toute nécessité qu'il existe au sein du tissu pulmonaire une excavation contenant une certaine quantité de liquide et dans laquelle l'air puisse librement pénétrer. Le bruit est le résultat du passage de l'air au travers de la couche de liquide, et se produit exactement de la même façon que celui que l'on détermine en soufflant par un chalumeau dans de l'eau de savon un peu épaisse. Ici le bruit est augmenté par le retentissement contre les parois de la caverne. Si le liquide diminue de quantité, le râle caverneux cesse de se faire entendre jusqu'à ce que la caverne soit de nouveau suffisamment remplie.

Quelquefois les conditions d'abondance suffisante de liquides existent, et cependant le râle caverneux n'est pas perçu ; ceci peut se rencontrer dans les cas où les tuyaux bronchiques par lesquels l'air arrive dans la caverne viennent s'ouvrir au-dessus du niveau du liquide.

Il est enfin des circonstances exceptionnelles où le râle caverneux se présente avec des caractères particuliers. M. Chomel a le premier signalé des cas où l'on entend un gros râle humide qui se propage dans une grande étendue de la poitrine, toujours semblable quant à la forme, mais avec une intensité progressivement décroissante ; ce phénomène est dû à l'existence de cavités tuberculeuses avec induration du tissu pulmonaire environnant, qui fait office de conducteur du son à une distance souvent considérable du lieu où il est produit.

Le même professeur a rencontré encore, dans une portion très-considérable ou dans la totalité d'un côté de la poitrine, en même temps qu'un son mat, un gargouillement très-manifesté et partout le même quant à son intensité et à sa forme. Il a pu se convaincre par l'observation nécroscopique que ce phénomène dépendait de l'existence simultanée d'un épanchement pleurétique et d'une caverne pulmonaire, séparée de la plèvre par une cloison fort mince. Le liquide épanché dans la plèvre est encore ici l'agent qui transmet à tout un côté de la poitrine le bruit qui se produit dans la cavité tuberculeuse.

Comme l'indique son nom, le râle caverneux est le signe pathognomonique d'une excavation pulmonaire, résultant le plus ordinairement de la fonte d'une masse tuberculeuse ; quelquefois, mais plus rarement, d'un abcès, d'un foyer apoplectique ou gangréneux du poumon. Dans ce dernier cas, l'odeur caractéristique de la gangrène lèvera tous les doutes ; dans les cas d'abcès ou de foyer apoplectique, le diagnostic devra se compléter par l'étude et l'appréciation des circonstances accessoires offertes par le malade.

Une nuance du râle caverneux est désignée sous le nom de râle cavernuleux ; ce râle présente les mêmes caractères que le précédent, sauf que les bulles sont plus petites, et que leur timbre est un peu plus clair. Nous serions disposé à penser avec plusieurs observateurs distingués que ce bruit n'est autre chose qu'un râle muqueux ou sous-crépitant borné au sommet du poumon, et indiquant l'existence de petites cavernes tuberculeuses.

Pour terminer ce qui a trait aux bruits anomaux de la respiration, désignés sous le nom de râles ou rhonchus, nous devons dire un mot d'un bruit particulier qui n'est ni assez tranché ni assez constant pour mériter le nom de râle, et que l'on a désigné sous celui de *craquement*. Souvent sec, le plus ordinairement humide, il se rapproche du râle sous-crépitant, avec lequel du reste on peut le confondre sans inconvénient pour la pratique. Le *craquement* qui se produit au sommet du poumon fait présumer le plus souvent l'existence de tubercules, crus lorsqu'il est sec, en voie de ramollissement lorsqu'il est humide. Il ne persiste jamais très-longtemps chez le même sujet, et est bientôt remplacé par le râle caverneux et la respiration caverneuse.

Le bruit de craquement sec présente lui-même bien des variétés que l'on a essayé de caractériser par les dénominations de froissement pulmonaire, bruit de soupape, cri plaintif, bruit de cuir neuf. Ces variétés coïncident presque constamment avec les phénomènes de la phthisie à ses premières périodes, et ne sont pas assez importantes pour faire l'objet de paragraphes particuliers.

§ XII. Du frottement pleural.

Dans l'état de santé parfaite, les deux feuillets de la membrane séreuse qui tapisse les parois thoraciques et revêt les poumons sont lisses, recouverts d'une légère humidité, et, pendant les mouvements alternatifs d'expansion et de rétraction pulmonaires, ils glissent l'un sur l'autre de la manière la plus régulière, la plus silencieuse, en raison même de la netteté de leur surface.

Lorsque, par une circonstance quelconque, cette surface perd de son poli et de son humidité, comme il arrive le plus souvent, par exemple, au premier degré de l'inflammation de la plèvre, il se produit un bruit plus ou moins appréciable suivant l'étendue ou l'intensité de l'altération, et que l'on désigne sous le nom de *bruit de frottement pleural*. Ce bruit, ordinairement assez rapproché de l'oreille de l'observateur, ressemble à celui que produiraient deux corps, de densité moyenne, frottant l'un contre l'autre avec assez de lenteur; il offre dans son intensité tous les degrés que l'on peut supposer exister depuis le frôlement le plus léger jusqu'au frottement le plus sec, et en quelque sorte le plus *parcheminé*. Dans ce dernier cas, il peut arriver que la main appliquée sur les parois de la poitrine en ait parfaitement la sensation, et il est rare qu'arrivé à ce point, le malade n'en ait pas conscience.

Le plus souvent, il coïncide avec le premier temps de la respiration, quelquefois avec les deux, rarement avec le second seul; c'est ce qu'on appelle le bruit de *frottement ascendant* et *descendant*. Il est presque toujours intermittent; plus ou moins prolongé, il semble se composer d'une série de craquements, qui lui impriment un caractère comme saccadé. Rigoureusement, il peut être perçu dans tous les points de la poitrine, sauf peut-être au sommet, où il est rare; c'est surtout à la partie moyenne, latérale ou postérieure qu'on le rencontre. Son étendue est variable, il est généralement assez limité; cependant il n'est pas très-rare de trouver des cas où il se fait entendre dans presque tout un côté du thorax. C'est du reste un phénomène isolé, indépendant de toute autre modification des bruits respiratoires, et qui ne s'accompagne le plus ordinairement que d'une absence ou d'une diminution du murmure vésiculaire. Quelquefois, on trouve, en même temps que le frottement pleural, quelques bulles de crépitation fine, lorsque le premier degré de la pleurésie s'accompagne d'une pneumonie commençante ; mais le plus souvent, dès que les bruits anomaux qui se produisent dans le poumon se font entendre, ils absorbent et couvrent le frottement pleural.

La durée du frottement pleural, qui signale le début de la pleurésie, n'est pas très-longue : elle est de quelques jours, car le bruit disparaît avec l'épanchement; mais, après la résolution, lorsqu'il se produit, ce qui n'arrive pas toujours, il persiste assez longtemps, alors même qu'il n'existe plus aucun signe général et aucun autre signe local de la phlegmasie séreuse.

La cause physique du frottement pleural est le contact et le glissement l'un sur l'autre des deux feuillets à la surface desquels se rencontrent des aspérités, soit qu'il y ait simple perte du poli des feuillets, soit, ce qui arrive le plus souvent, qu'il y ait des fausses membranes. Les variétés de son que l'on constate par l'auscultation dans ces diverses circonstances dépendent de l'épaisseur, de la densité, de la sécheresse ou de l'humidité, de l'étendue des fausses membranes. Le plus ou moins d'épaisseur des parois thoraciques, dépendant de l'embonpoint des sujets, n'est pas sans influence sur l'intensité du frottement et sur la facilité de sa perception.

Le bruit dont nous nous occupons ne peut guère être confondu avec aucun de ceux que nous avons examinés dans les paragraphes précédents. Son caractère superficiel, sa coïncidence principalement avec les mouvements d'ascension et de descente du poumon pendant l'expiration et l'inspiration, ne peuvent permettre de le confondre ni avec les râles ni avec le craquement pulmonaire.

Le frottement pleural a une signification bien tranchée. On l'observe à plusieurs périodes de la pleurésie : d'abord au début, alors que les deux feuillets de la séreuse, desséchés par l'inflammation commençante, sont privés de cette exhalation normale qui en facilite le glissement muet de l'état de santé; à cette époque, il est peu marqué, c'est plutôt un frôlement qu'un frottement véritable, et encore, si léger soit-il, il est peu fréquent de le constater, soit qu'en réalité il existe rarement alors, soit que l'on n'ait que dans bien peu de circonstances l'occasion d'assister au début d'une pleurésie. Le plus souvent on le rencontre lorsque l'épanchement pleurétique diminue, et que reparaissent le murmure vésiculaire et la sonorité; c'est alors un signe certain de la présence des fausses membranes. Quelquefois, enfin, il est caractéristique d'une pleurésie tuberculeuse commençante, et il est produit par le frottement de granulations tuberculeuses pulmonaires contre le feuillet costal, soit sain, soit devenu lui-même le siége de productions de la même nature. C'est alors au sommet que l'on entend plus particulièrement le frottement pleural, et l'on peut dire que, dans ce point de la poitrine, son apparition est ordinairement aussi fâcheuse pour le pronostic qu'elle est favorable dans les autres régions, au moment où disparaissent les signes d'un épanchement.

§ XIII. Du tintement métallique.

Parmi les bruits anormaux de la respiration, il en est un qui appartient à la fois à la respiration, à la toux et à la voix, et que l'auscultation peut faire reconnaître dans chacun de ces trois actes; c'est celui que Laennec a fait connaître sous le nom de *tintement métallique*. C'est un bruit argentin, *métallique*, éclatant, tout à fait semblable à celui que produirait, sur une coupe de métal ou de cristal, le choc léger d'une épingle ou la chute d'un petit grain de sable. Ce bruit peut offrir divers degrés d'intensité; il peut être plus ou moins aigu, plus ou moins prolongé, plus ou moins retentissant.

Il s'entend surtout pendant l'inspiration, et il est besoin qu'elle soit profonde et un peu brusque. Le plus ordinairement, il est nécessaire que le malade tousse ou parle, et alors, pour le percevoir nettement et facilement, on doit avoir soin de faire parler lentement, en articulant chaque syllabe avec une certaine force; chaque son est suivi de la production du tintement métallique. D'autres fois encore, la toux est seule capable de le rendre appréciable. Dans certains cas, on ne peut entendre le phénomène tant que le sujet reste couché; il suffit alors de le faire mettre debout ou à son séant pour le faire apparaître.

Le tintement métallique est un phénomène assez inégal, intermittent dans beaucoup de circonstances, continu d'autres fois, et se laissant entendre dans toutes les positions du malade. Il peut présenter toutes les variétés imaginables de force, de durée; superficiel ou lointain, circonscrit ou étendu; le lieu où il se fait le plus généralement et le plus volontiers entendre est la partie moyenne postérieure ou latérale du thorax; cependant il n'est pas très-rare de le constater au sommet de la poitrine. M. Louis l'a vu quelquefois changer de place et se faire entendre, au bout de quelques jours, dans un point plus élevé que celui où on l'avait noté d'abord. Il coïncide ordinairement avec une sonorité exagérée de la poitrine, et avec la respiration amphorique; d'autres fois, on le rencontre chez des sujets sur lesquels on constate le bruit de pot fêlé, la respiration et le râle caverneux.

La cause physique du tintement métallique a occupé bien des observateurs depuis les premiers travaux de Laennec jusqu'à ce jour, et nous croyons ne pas trop nous risquer en disant que, si les conditions dans lesquelles il se produit sont bien connues, la théorie de sa production est loin d'être aussi avancée.

Pour que le tintement métallique puisse se produire, il faut qu'il existe une large cavité contenant des gaz et des liquides, et qu'un mouvement soit imprimé aux fluides renfermés dans cette cavité. On rencontre ces conditions dans divers états pathologiques offrant des altérations pulmonaires analogues, mais assez distinctes dans leurs formes pour que la même théorie ne soit pas applicable à ces différents cas.

On trouve le tintement métallique : 1° dans l'hydro-pneumo-thorax simple, sans aucune communication de la cavité avec les bronches : ce cas est un de ceux dont l'explication est la plus obscure; 2° dans l'hydro-pneumo-thorax, avec fistule pulmonaire, établissant une communication entre la plèvre et les bronches; 3° dans les cas d'existence d'une vaste excavation pulmonaire, contenant du liquide et des gaz, et communiquant largement avec les tuyaux bronchiques.

D'après Laennec, le tintement métallique est un effet de la résonnance de l'air agité à la surface du liquide épanché dans la plèvre, ou de la chute d'une goutte d'eau détachée du sommet de la cavité pleurale sur la couche de liquide amassé à la partie la plus déclive, lorsque le malade se met à son séant ou se lève debout. D'après Dance, au contraire, et pour M. Beau, le tintement métallique ne se produit que dans le cas de caverne communiquant avec la plèvre par une fistule pleurale, et, lorsque le malade respire, tousse ou parle, l'air s'échappe à travers la fistule pulmonaire, en traversant le liquide épanché, pour se rendre à sa surface sous forme de bulles qui, en crevant, détermineraient ainsi le bruit métallique; il est nécessaire, dans ce cas, que l'orifice de la fistule pulmonaire, ou la communication bronchique avec la caverne remplie de pus très-liquide soit située au-dessous de la surface du liquide. Dans le cas où la fistule pulmonaire existe au-dessus du liquide, on explique la production du tintement métallique par une bulle d'air déplaçant le mucus collé à l'orifice de la fistule. Enfin, d'autres observateurs ont pensé que le tintement n'est autre chose que la résonnance d'un râle muqueux ou caverneux dans une caverne spacieuse à la faveur d'une communication établie entre cette cavité et les bronches.

Ce n'est pas le lieu, dans un traité de pathologie générale, de chercher à approfondir ces théories et d'apprécier ce qu'il peut y avoir de vrai dans chacune d'elles; mais, sauf l'explication de Laennec, qui est évidemment défectueuse, les autres rendent parfaitement compte du phénomène d'après l'application raisonnable des lois physiques, et doivent être acceptées. Ce qu'il importe surtout de faire connaître, c'est la signification pathologique de ce bruit anomal. Le tintement métallique net, fort, distinct, existant à la partie moyenne de la hauteur du thorax, dans une grande étendue, et coïncidant avec la respiration amphorique, indique un pneumo-thorax. Moins fort et moins distinct, limité au sommet, coïncidant avec la respiration caverneuse ou le gargouillement (gros râle sous-crépitant), il indiquera plutôt une excavation pulmonaire. Quant à l'existence du pneumo-thorax simple, sans épanchement de liquide dans la cavité pleurale, il constitue un fait tellement rare, que, dans l'immense majorité des cas, ce n'est pas un pneumo-thorax, mais un hydro-pneumo-thorax que révèle le tintement métallique.

Art. XII. — Signes fournis par la succussion thoracique.

Au moment où fut découverte l'auscultation, quelques-uns de ces hommes qui prétendent toujours tout trouver dans les anciens auteurs prétendirent que l'auscultation était connue d'Hippocrate, et exhumèrent un passage oublié de ses œuvres, dans lequel on vit en effet un phénomène important d'auscultation, insuffisant toutefois pour amoindrir la gloire de Laennec, puisqu'il resta démontré qu'Hippocrate n'en connaissait pas davantage. Ce phénomène, le voici :

Si l'on applique l'oreille sur la poitrine d'un sujet atteint d'un épanchement liquide et gazeux dans la plèvre, et qu'en même temps une autre personne, saisissant le malade par les épaules, lui imprime de légères secousses, l'observateur entendra un bruit particulier semblable à une sorte de cliquetis produit par le choc d'un liquide, à celui par exemple que l'on détermine en agitant une carafe à demi remplie d'eau. La production de ce phénomène, décoré du nom de *succussion hippocratique*, peut encore avoir lieu lorsque l'on recommande au malade de s'agiter un peu brusquement et d'imprimer lui-même à son corps quelques secousses. Le bruit peut être assez fort pour être perçu par des personnes autres que celle qui a l'oreille sur le thorax du sujet, et souvent le malade en accuse une sensation distincte.

Il est bien entendu que le phénomène produit par la succussion thoracique varie d'intensité, de timbre; suivant la quantité de liquide et de gaz contenue dans la poitrine et les proportions des fluides entre eux, enfin suivant la force des secousses imprimées au tronc.

Si l'on n'y portait pas une attention soutenue, il serait quelquefois possible de confondre ce bruit avec celui qui se produit dans l'estomac de certains sujets, lorsqu'il y existe à la fois et des gaz et des liquides. On sait que beaucoup de personnes, des femmes surtout, sont très-sujettes à ces sortes de gargouillements stomacaux ou intestinaux, qui augmentent notablement lorsque l'on agite un peu vivement le tronc. Il suffira, pour reconnaître la différence du siége, d'appliquer successivement l'oreille, pendant la production du bruit, sur la région de l'estomac et sur la poitrine.

La condition nécessaire à la production de la fluctuation thoracique est la présence simultanée, dans la cavité de la plèvre, d'une assez grande quantité de gaz et de liquide. Le bruit de fluctuation est déterminé par le choc du liquide contre les parois, et par la collision de ses molécules dans une atmosphère gazeuse.

A la rigueur, il se pourrait que le même bruit se produisît dans une vaste caverne pulmonaire à demi remplie de gaz et de liquides; mais ceci doit être excessivement rare, probablement en raison et de la position profonde de la caverne, environnée de toutes parts de tissu pulmonaire, mou et bien moins résistant que la cage thoracique, et du degré d'épaisseur du liquide, qui est toujours plus dense et plus visqueux que le liquide des épanchements pleuraux.

Le bruit de fluctuation produit par la succussion thoracique est donc, dans l'immense majorité des cas, toujours pourrait-on même l'affirmer, le signe d'un épanchement liquide et gazeux dans la plèvre, c'est-à-dire d'un *hydro-pneumo-thorax*, et si, comme il arrive presque constamment, il coïncide avec une respiration amphorique, il ne peut rester aucun doute sur l'existence d'une perforation pulmonaire.

Art. XIII. — Des signes fournis par le bruit d'airain.

On doit à une découverte récente de M. le professeur Trousseau la connaissance d'un nouveau phénomène d'auscultation très-important pour le diagnostic du pneumo-thorax. Lorsque, chez un malade dont la plèvre renferme une grande quantité d'air, on ausculte en avant, tandis qu'une autre personne percute en arrière, avec un petit marteau sur le plessimètre, l'oreille saisit à chaque coup un son métallique, ou *bruit d'airain*, comparable au bruit d'un ballon de caoutchouc rempli d'air et que l'on choque après l'avoir mis sur l'oreille. Ce signe, déjà constaté sur deux malades, peut se joindre à ceux dont je viens de parler, et je ne doute pas que de nouvelles observations ne viennent confirmer son importance.

Art. XIV. — Des signes fournis par la vibration de la voix dans le thorax.

Dans la production de la voix à l'état normal, il se produit deux sortes de phénomènes. Émise au dehors, où elle retentit avec des différences de timbre, d'intensité, qui ne doivent pas nous occuper ici, elle retentit en même temps à l'intérieur de la poitrine par les tuyaux bronchiques, et elle détermine des bruits qui varient selon la région où l'on ausculte la poitrine. Elle produit au même moment un frémissement vibratoire appréciable à la main.

La résonnance de la voix varie suivant les régions que l'on ausculte : d'autant plus prononcée que l'on se rapproche davantage du larynx, d'autant plus faible qu'on s'éloigne des gros tuyaux bronchiques ; en général, elle donne à l'oreille la même sensation dans les points correspondants des deux côtés de la poitrine, sauf peut-être au sommet du poumon droit, où elle est plus forte, en raison du diamètre plus considérable de la bronche principale de ce côté, fait signalé par M. Louis.

Elle varie également suivant l'ampleur de la poitrine et l'épaisseur des parois thoraciques ; mais une des conditions qui contribuent le plus à modifier la résonnance, c'est sans contredit la force et le timbre de la voix : plus le timbre de la voix est bas, plus le retentissement est marqué ; il est presque nul chez les femmes et chez les sujets à voix haute et grêle.

Chez l'homme malade, les circonstances que nous venons d'examiner changent, et, avec elles, les phénomènes que nous avons signalés.

Ainsi la vibration des parois thoraciques sous la main augmente lorsque le tissu du poumon est devenu, par le fait d'un état morbide, plus dense et moins perméable à l'air, et cela dans le point correspondant à l'altération matérielle. C'est un fait qu'on observe surtout dans la pneumonie, et que j'ai signalé comme utile au diagnostic de cette maladie et de la pleurésie chez les enfants. On l'observe également chez l'adulte. La vibration thoracique cesse complétement dans la pleurésie, lorsqu'il s'est fait dans la poitrine un épanchement de liquide, qui empêche l'ébranlement de la voix d'être transmis aux parties solides du thorax. Quant au retentissement de la voix perçu par l'oreille, il subit, chez l'homme malade, d'importantes modifications : il peut diminuer, cesser complétement, ou être remplacé par des bruits particuliers en rapport avec certains états morbides que nous allons indiquer.

Les bruits anomaux de la voix sont au nombre de trois : la bronchophonie, l'égophonie, la pectoriloquie.

§ I. De la bronchophonie.

La bronchophonie est une résonnance très-forte de la voix dans l'intérieur de la poitrine. On en distingue plusieurs espèces ou variétés : tantôt c'est une simple exagération du bruit naturel de la voix ; d'autres fois, c'est une vibration nette, franche, sèche, semblable au bruit de l'air passant à travers un tube métallique; tantôt, enfin, son timbre est aigre, comme chevrotant, c'est un mélange de bronchophonie et d'égophonie. Dans ces modifications, la voix est forte, superficielle, mais n'arrive cependant pas à l'oreille avec netteté, comme dans la pectoriloquie ; elle est plus diffuse, et surtout se distingue de cette dernière par l'absence de la respiration et du râle caverneux. Le caractère particulier de chevrotement de l'égophonie ne permet pas non plus de confondre l'égophonie avec la voix bronchique ; il ne pourrait y avoir de doute que lorsque la voix bronchique prend le caractère broncho-égophonique dont nous avons parlé; mais alors la fixité du siége de la bronchophonie, qui reste toujours le même, tandis que celui de l'égophonie change suivant les positions du malade, permet encore d'établir une différence bien marquée.

Les points dans lesquels on entend le plus souvent la bronchophonie sont les parties postérieures et latérales du thorax. Lorsqu'elle existe en avant, ce qui est loin d'être fréquent, c'est presque toujours sous la clavicule qu'il faut la chercher. Enfin, son étendue est variable et dépend de celle de la lésion anatomique. Quelquefois elle se fait entendre dans un espace circonscrit et a des limites tranchées; d'autres fois cette résonnance va s'affaiblissant et se perd d'une manière insensible.

Le plus ordinairement la bronchophonie coïncide avec la respiration bronchique ; déterminés par les mêmes lésions, ces deux phénomènes ont une signification pathologique semblable : ils annoncent un diamètre plus grand des bronches où ils se produisent, et une densité plus grande du parenchyme pulmonaire; altérations dépendant ou d'une dilatation des bronches, circonstance qui est la plus rare, ou d'une induration pulmonaire de nature tuberculeuse, apoplectique ou pneumonique. La première et la dernière de ces trois affections étant les plus communes, il s'ensuit que la bronchophonie est un des signes presque pathognomoniques de la tuberculisation commençante ou d'une pneumonie parvenue à la seconde ou à la troisième période. La marche de la maladie, le lieu où l'on entend la bronchophonie, la coexistence des autres symptômes suffisent le plus souvent pour permettre d'éviter toute erreur. Nous renvoyons, pour de plus amples détails, à ce que nous avons dit de la respiration bronchique.

Il arrive quelquefois que l'on entend la bronchophonie dans des cas de pleurésie avec épanchement; mais alors elle n'est pas aussi franche et aussi nette que lorsqu'il y a hépatisation pulmonaire. Elle prend le caractère chevrotant que nous avons indiqué plus haut; de plus, elle dure moins longtemps, paraît moins superficielle que dans la pneumonie; enfin, il peut arriver qu'elle se déplace lorsque l'on fait changer de position au malade, le liquide tendant toujours à rester dans les points les plus déclives; mais ces cas sont rares, et, si chez un sujet dans la poitrine duquel on a constaté un épanchement on entend la bronchophonie forte et rapprochée de l'oreille, on sera en droit de conclure à l'existence d'une induration pulmonaire, en même temps qu'à celle d'une pleurésie, c'est-à-dire à une pleuro-pneumonie.

§ II. De l'égophonie.

Le phénomène auquel Laennec a donné le nom d'égophonie consiste en une résonnance particulière de la voix, d'un timbre assez aigre, tremblotante, saccadée, qui n'est pas sans quelque analogie avec le bêlement d'une chèvre, ou que l'on comparerait plus justement encore avec la voix de polichinelle telle que les bateleurs la produisent en mettant entre les dents un jeton ou le petit instrument appelé *pratique*. L'égophonie varie d'intensité, et quelquefois aussi de caractère, suivant les points où elle se fait entendre; dans le voisinage des grosses bronches, par exemple, il s'y joint un retentissement remarquable. Il peut arriver que l'égophonie accompagne la voix elle-même au moment où elle se produit; c'est le cas le plus ordinaire. Cependant il peut arriver aussi qu'elle soit distincte de l'articulation des sons, et que l'on entende, en deux temps, la résonnance vocale et le retentissement égophonique; enfin, il est des circonstances où le chevrotement vient à la suite du son articulé comme un véritable écho. J'ai dit, en parlant de la bronchophonie, qu'elle est très-superficielle et semble se produire sous l'oreille même ou sous le stéthoscope. L'égophonie est toujours assez éloignée et paraît être assez profonde; c'est là un des caractères dont il faudra tenir compte dans les cas douteux où il sera difficile d'établir un diagnostic différentiel. Nous avons indiqué, il n'y a qu'un instant, le moyen de reconnaître les cas où les deux modifications de la voix se trouvent réunies et se combinent ensemble pour constituer la broncho-égophonie. Cette variété, que l'expérience seule apprend à reconnaître, est au moins aussi commune, sinon plus, que l'égophonie pure.

L'égophonie a son lieu d'élection à la partie postérieure et moyenne de la poitrine, dans la région de la fosse sous-épineuse, quelquefois un peu plus bas. Elle est assez rare en avant et sur les côtés; MM. Barth et Roger l'ont cependant constatée une fois dans un point tout à fait insolite, c'est-à-dire en avant et en haut, presque sous la clavicule. L'étendue dans laquelle on la constate le plus ordinairement est assez limitée; ce n'est guère que dans un espace de 10 à 12 centimètres carrés; et l'on peut dire sans crainte de se tromper que, dans presque tous les cas où elle est plus étendue, c'est près de l'angle inférieur de l'omoplate qu'elle a son maximum d'intensité. La position du malade qui est la plus favorable à sa production est la position assise; mais il arrive quelquefois qu'en faisant changer le malade de position le siége de l'égophonie varie, ce dont rend très-bien compte la tendance qu'a le liquide contenu dans la plèvre de se porter toujours vers les points les plus déclives, lorsqu'il n'y a pas d'adhérences qui s'opposent à son déplacement. Cette variation dans le lieu de production de l'égophonie est un signe qui permet de la différencier des autres altérations de la résonnance de la voix, la bronchophonie ou la pectoriloquie, qui ne se déplacent jamais. L'existence de l'égophonie coïncide toujours avec la respiration ou souffle bronchique, et avec l'absence du murmure vésiculaire et de la vibration vocale perceptible à la main appliquée sur les parois de la poitrine. Il n'est pas fréquent de l'observer des deux côtés. Le temps pendant lequel on entend de l'égophonie est ordinairement assez court; il varie de 3 à 6 ou 7 jours au plus; quelquefois, après sa disparition pendant un espace plus ou moins long, elle reparaît vers la fin de la maladie. Cette réapparition tient à la circonstance suivante: pour que l'égophonie se produise, il est nécessaire que l'épanchement ne soit pas extrêmement considérable; elle existe donc au début de l'affection, alors que la quantité de liquide est médiocre; si l'épanchement devient très-abondant, elle cesse d'avoir lieu; mais, lorsque le liquide diminue par suite de sa résorption partielle, les conditions de résonnance redevenant les mêmes qu'au commencement de la pleurésie, le chevrotement reparaît pour cesser définitivement lorsque tout le liquide a disparu.

Laennec expliquait l'égophonie par l'aplatissement des tuyaux bronchiques comprimés par un épanchement de liquide dans la cavité de la plèvre, et par l'agitation de la surface du liquide déterminée par les vibrations sonores. Il pensait, et cette hypothèse, fort plausible, a été admise par les auteurs qui se sont occupés d'auscultation, que cet aplatissement des bronches les faisait ressembler à des instruments à anche, basson ou hautbois, dans lesquels le son est toujours empreint d'un certain caractère de chevrotement.

De tout ce que nous venons de dire il résulte que la signification pathologique de l'égophonie est des plus simples. Elle annonce constamment la présence d'une certaine quantité de liquide dans la plèvre, et sa valeur est d'autant plus grande que le phénomène est plus manifeste. Presque toujours c'est à la pleurésie aiguë qu'il faut rattacher cet épanchement, le chevrotement de la voix étant rare dans la pleurésie chronique et dans ce que l'on est convenu d'appeler l'hydrothorax.

Cependant de l'absence du phénomène il ne faudrait pas conclure absolument à la non-existence de l'épanchement pleurétique; si le liquide est trop abondant, nous avons dit que l'égophonie ne se produirait pas ; de même, si l'épanchement est limité par des adhérences ou des fausses membranes, elle manquera de même. Si son existence est un signe positif certain, sa non-existence n'est pas un signe négatif absolu.

Si la modification de la voix se rapproche de la bronchophonie, ou se mélange avec elle, cette broncho-égophonie sera l'indice d'une pleuropneumonie, au diagnostic de laquelle viendra aider une réaction fébrile très-intense, toujours plus forte dans la pneumonie franche que dans la pleurésie simple. La co-existence de bulles plus ou moins grosses, de râle crépitant, ne ferait que confirmer la pensée de cette complication.

Enfin, rappelons que, dans quelques cas rares, on a constaté l'existence de l'égophonie chez des sujets affectés de péricardite avec épanchement; mais ce sont là de ces exceptions que l'on doit signaler pour être complet et auxquelles il faudrait se garder d'accorder une valeur trop grande.

N'oublions pas de dire, avant de terminer ce qui a trait à l'égophonie, que, chez quelques individus, et surtout chez des vieilles femmes, dont la voix a naturellement un timbre chevrotant, on pourrait quelquefois croire à l'existence d'une égophonie qui, en réalité, n'existe pas. Cette circonstance a été probablement une des raisons qui ont porté M. le professeur Chomel à dire qu'il ne saurait accorder à l'égophonie toute l'importance que Laennec lui attribue, ni la considérer

comme pathognomonique d'un épanchement dans la plèvre. MM. Barth
et Roger ont fait remarquer que, dans ces cas, l'auscultation comparative de la résonnance vocale des deux côtés suffira pour éviter toute
erreur. S'il existe d'un seul côté, disent ces auteurs, le chevrotement
est pathologique ; s'il est perçu des deux côtés également, avec conservation de la sonorité normale, c'est un phénomène naturel.

§ III. De la pectoriloquie.

La pectoriloquie est une résonnance, non plus de la voix, mais de
la parole elle-même, une transmission directe de son articulé qui
semble sortir de la poitrine et passer dans l'oreille ou dans le tube du
stéthoscope. C'est avec cet instrument qu'on l'apprécie le plus distinctement ; cependant avec un peu d'habitude, on parvient, avec l'oreille,
à la reconnaître aussi facilement que les autres bruits de la voix.

Laennec a dû admettre trois sortes de pectoriloquie, « l'une parfaite, caractérisée par la transmission évidente de la voix à travers
le stéthoscope, par l'exacte circonscription du phénomène et des
signes que la toux, le râle et la respiration donnent en même
temps. »

Les deux autres espèces, la pectoriloquie imparfaite et la pectoriloquie douteuse, consistent seulement dans la transmission du son, non
plus de la parole articulée, et ont plus ou moins de rapport avec la
bronchophonie, de laquelle elles ne se distinguent que par des signes
accessoires tirés de l'état général, de la marche de la maladie, du
siége, etc. Cependant on parviendra le plus souvent à distinguer ces
deux ordres de phénomènes l'un de l'autre en réfléchissant que dans
la bronchophonie le retentissement est plus éclatant que dans la pectoriloquie, qu'il est aussi moins circonscrit, tandis que dans cette dernière on limite facilement le champ de production du phénomène,
lequel est plus local et borné en quelque sorte au point du poumon
correspondant à l'altération anatomique.

Pour que la pectoriloquie se produise, il faut qu'il existe dans le
poumon une cavité de grandeur moyenne, dont les parois soient suffisamment denses, qui soit complétement vide, qui communique librement avec un ou plusieurs rameaux bronchiques, ne soit pas trop profondément située dans l'épaisseur du parenchyme; enfin il est nécos-
saire que la partie correspondante à la caverne soit adhérente aux
côtés. De plus, il faut que le malade ait encore assez de force pour
pouvoir parler à haute voix; la pectoriloquie ne se produira pas dans
ces cas de phthisie laryngée où la voix est éteinte, non plus que chez

ces sujets tellement épuisés par la maladie, qu'ils ne s'expriment plus qu'à voix basse.

Les conditions qui s'opposent à la production de la pectoriloquie sont les circonstances tout à fait opposées aux précédentes. Si l'excavation pulmonaire est trop petite, le renforcement de la voix sera à peine sensible; si elle est trop grande, au contraire, et que les parois en soient flasques, molles; ou si elle est centrale, et si les communications avec les bronches sont obstruées, il ne pourra y avoir de voix caverneuse.

Le siége principal de la pectoriloquie est la partie supérieure et antérieure de la poitrine; cependant elle peut s'entendre dans tous les points où le poumon est creusé d'une caverne dans les conditions que nous avons indiquées.

La pectoriloquie peut disparaitre momentanément, lorsque la cavité se remplit de mucus, lorsqu'elle en contient seulement une certaine quantité, et lorsque les communications bronchiques avec la caverne sont oblitérées par quelque mucosité visqueuse et tenace. Il suffit alors de quelques efforts de toux et d'une expectoration qui débarrasse les bronches et vide l'excavation pulmonaire pour faire reparaître la voix caverneuse.

La pectoriloquie est toujours accompagnée de souffle caverneux ou de râle muqueux à grosses bulles, et de gargouillement; elle indique toujours l'existence d'une cavité creusée dans le tissu pulmonaire, par la fonte de masses tuberculeuses ramollies, ou par une destruction gangréneuse du parenchyme. Il serait à la rigueur possible de la rencontrer dans des cavités qui auraient succédé à des foyers apoplectiques, purulents; mais ceci est beaucoup plus rare, et jamais, dans ces cas, le retentissement de la voix n'est aussi fort que dans les cavernes de la tuberculisation pulmonaire.

En résumé, on peut conclure, et sans aucun danger de se tromper, que la pectoriloquie est le signe pathognomonique des excavations tuberculeuses ou autres du poumon.

Art. XV. — Des signes fournis par la percussion de la poitrine.

De même que l'auscultation, la percussion de la poitrine fournit des symptômes de la plus haute importance et que nous allons successivement examiner dans les différents points où ils se produisent, en cherchant à déterminer leur signification au point de vue du diagnostic des maladies des poumons et du cœur. Nous avons précédemment exposé les règles auxquelles on doit se conformer pour percuter convenablement; et nous n'y reviendrons pas; mais nous avons besoin, avant d'étudier l'état pathologique, de jeter un coup d'œil rapide sur les phénomènes que détermine dans la poitrine l'emploi du procédé opératoire découvert par Avenbrügger.

État normal. — Il est des auteurs qui ont cru nécessaire de diviser la poitrine en un nombre considérable de régions, pour mieux apprécier les modifications de résonnance que produit la percussion dans chacune d'elles. A notre avis, ces divisions et subdivisions (on n'a pas distingué moins de quinze régions, dont douze sont doubles) sont complétement inutiles, et nous pensons qu'il est plus simple, prenant successivement le thorax en avant, en arrière et latéralement, de décrire brièvement les résultats de la percussion de la partie supérieure à la partie inférieure de chaque côté.

La définition de la résonnance type de la poitrine est chose assez difficile. Cette résonnance consiste en un son clair, particulier, auquel M. Piorry a donné le nom de son *pulmonal*, et que l'on ne pourra parvenir à reconnaître que par l'habitude, par une expérience souvent répétée, soit sur le cadavre, soit, ce qui est préférable, sur des individus sains.

On devra tout d'abord tenir compte des degrés divers d'épaisseur des parois thoraciques, qui modifient considérablement l'intensité de la résonnance, laquelle, on le comprend facilement, sera loin d'être la même chez des enfants, chez des sujets maigres, ou des individus d'un embonpoint considérable.

A gauche, le son est clair, au-dessus, au niveau et au-dessous de la clavicule, jusqu'à la quatrième côte; il devient obscur au niveau des mamelles et dans la région précordiale; il redevient clair au niveau de la septième côte, et là se confond avec la résonnance tympanique que donne la grosse extrémité de l'estomac. A droite, la résonnance est forte depuis le haut du thorax jusqu'en bas, au niveau de la sixième ou septième côte; à partir de ce point, il fait place à la matité de plus en plus complète que donne le foie.

En avant, au milieu, dans la région sternale, on trouve un son clair supérieurement, qui va en s'obscurcissant de la troisième côte à l'appendice xyphoïde, à cause de la présence des gros vaisseaux et du cœur.

De chaque côté, dans la région de l'aisselle, sonorité pulmonale bien claire, depuis le creux axillaire jusqu'à la sixième ou septième côte, inférieurement.

En arrière, enfin, on constate une sonorité bien franche, depuis le haut jusqu'en bas, dans la région interscapulaire. Mais cette sonorité cesse tout à fait au niveau de la deuxième ou troisième fausse côte. En s'écartant un peu en dehors de cette région, de chaque côté, on trouve, dans la région sus-épineuse, une résonnance très-médiocre, qui s'explique très-bien par l'épaisseur des masses charnues qui recouvrent le thorax en ce point; cette résonnance est plus grande dans la région sous-épineuse, où les muscles sont moins épais, et enfin, au-dessous de l'angle inférieur de l'omoplate, la résonnance pulmonale reparaît aussi claire et aussi franche qu'elle peut l'être dans tout autre point. A huit ou dix centimètres au-dessous de l'omoplate, la matité reparaît de nouveau; à droite en effet est le bord supérieur du foie, et à gauche le bord de la rate. On observe, en général, que la matité remonte plus haut à droite qu'à gauche, le foie refoulant assez souvent le diaphragme, même dans l'état le plus parfait de santé. Cette disposition est surtout prononcée chez les femmes, chez lesquelles l'usage du corset fait prendre au foie une configuration et une position tout à fait anomales, bien qu'elles soient compatibles avec l'état de santé. A gauche, au contraire, il peut arriver que la matité de la rate soit remplacée par un son plus ou moins tympanique, dépendant du rapprochement de l'estomac près de la paroi postérieure du tronc.

Nous avons dit que chez les sujets maigres, secs, chez les enfants, la résonnance, envisagée au point de vue général, était plus forte, l'épaisseur des parois étant moins grande. Généralement aussi, plus la poitrine est large, plus la résonnance est forte, en raison de l'ampleur des organes respiratoires. Chez les rachitiques, chez les sujets dont la poitrine est bombée en avant, elle est ordinairement plus faible, et parce que, en raison de la déformation de la poitrine, l'expansion pulmonaire ne peut se faire d'une manière bien complète, et parce que, souvent, les os n'ont pas conservé leur consistance normale ou se sont notablement épaissis.

Il est enfin un dernier phénomène relatif à l'état normal, et que fait apprécier la percussion, je veux parler de l'*élasticité thoracique*. Lorsque, dans l'état de santé, on pratique la percussion médiate sur le doigt, on perçoit une résistance élastique des parois du thorax. Cette résistance élastique est toujours notablement augmentée par la présence dans la cage thoracique de fluides gazeux, par un emphysème pulmonaire, une bronchite accompagnée de râle sibilant, une vaste caverne vide. Au contraire, s'il y a dans la plèvre un épanchement de sang, de pus, ou de sérosité, s'il y a des fausses membranes ou des adhérences, une induration du tissu pulmonaire, cette résistance élastique diminuera et pourra même disparaître complétement. Ce signe ne doit, du reste, être considéré que comme accessoire, et venir seulement en aide à l'observateur dans les cas où pourraient subsister quelques doutes.

Des signes fournis par la percussion des poumons.

Dans l'état de maladie, le son que rend le thorax par la percussion peut se rapporter à quatre états principaux. Il peut rester *naturel*, être *diminué*, être *augmenté*, être *modifié dans son timbre*.

Lorsque dans l'état de maladie le son reste *naturel*, cette circonstance indique que les modifications de structure développées dans l'appareil pulmonaire, parenchyme ou séreuse, sont de peu d'importance. Une vraie douleur de côté, par exemple, analogue à celle que fait éprouver l'inflammation aiguë de la plèvre, et qui, au bout de vingt-quatre ou quarante-huit heures, ne s'accompagne d'aucune matité, d'aucune diminution de la résonnance, sera un signe non pas d'une pleurésie, mais d'une pleurodynie ou d'une névralgie intercostale.

S'il existe d'autres phénomènes qui ne puissent laisser aucun doute sur l'existence d'une affection pulmonaire, et que cependant la résonnance de la poitrine à la percussion soit aussi complète qu'à l'état normal, on sera conduit, par voie d'exclusion, à admettre l'existence d'une simple inflammation bronchique. Cependant il est des cas où le parenchyme lui-même est enflammé, où il ne peut rester aucun doute sur l'existence d'un point pneumonique, d'après la nature des crachats, d'après la violence de la réaction fébrile, et où cependant la résonnance thoracique est aussi complète que pendant l'état de santé. Dans cette circonstance, on devra conclure que le point pneumonique est tout à fait central et qu'il est peu étendu. La persistance de la résonnance est fréquente dans la pneumonie lobulaire; on la retrouve dans les cas de tuberculisation pulmonaire, lorsque les tubercules sont peu nombreux et disséminés.

La *diminution de sonorité* dans la poitrine peut présenter de nombreuses variétés, depuis un simple obscurcissement jusqu'à la matité absolue.

L'obscurcissement du son, lorsqu'il ne dépend pas d'un état physiologique tel que l'épaisseur des parois thoraciques, l'embonpoint excessif du sujet (et alors on reconnaît qu'il ne dépend pas d'un état de maladie parce qu'il existe des deux côtés également), est lié à un état morbide, soit des parois thoraciques, soit de la plèvre, soit des poumons. Une certaine tension des parois, leur infiltration œdémateuse, un abcès développé dans leur épaisseur, peuvent donner lieu à cette diminution de la résonnance.

Plus ordinairement l'obscurité du son tient à des lésions anatomiques profondes. Dans la phlegmasie de la plèvre, lorsqu'il s'est fait dans la cavité séreuse un épanchement encore peu considérable, ou, à une époque plus avancée, lorsque des fausses membranes tapissent les deux feuillets de la séreuse, ou enfin lorsque, après la résorption de l'épanchement, le poumon longtemps comprimé n'a plus assez d'élasticité pour reprendre son volume normal, on constate une diminution de la résonnance thoracique. Dans tous ces cas, le siége de la matité est la partie inférieure de la poitrine. Dans l'hydro-thorax simple, elle se déplace lorsque l'on fait changer de position au malade.

Dans la pneumonie à son début, dans l'engouement hypostatique, dans la phthisie, dans l'apoplexie et dans l'œdème du poumon, on constate encore une obscurité du son, qui alors est fixe, mais ne présente aucun caractère particulier qui puisse servir au diagnostic différentiel. Cependant on observera que dans la plupart des affections que nous venons d'indiquer, sauf la phthisie, c'est à la base postérieure des poumons que l'on rencontre ce phénomène, tandis que, dans la tuberculisation pulmonaire, c'est ordinairement au sommet et principalement sous les clavicules que le son a diminué de clarté et d'intensité.

A un degré plus considérable, il n'y a plus seulement obscurité, mais disparition complète de la résonnance; c'est ce que l'on nomme la *matité*; le bruit que l'on perçoit est alors semblable à celui que produit la percussion de la cuisse (*tanquam percussi femoris*).

La matité peut varier dans son étendue et dans son siége. Elle est le signe, soit d'une induration considérable du tissu du poumon, résultant d'une pneumonie au second ou au troisième degré, ou d'une tuberculisation avancée; soit de l'existence d'un abondant épanchement du liquide dans la plèvre, sérum, sang ou pus; soit enfin du développement de tumeurs dans les parois du thorax ou dans la plèvre. Les deux derniers cas sont les plus rares, et la palpation, comme aussi les autres procédés d'exploration, deviennent nécessaires pour assurer le diagnostic.

Quant au diagnostic de l'induration du parenchyme pulmonaire et de l'épanchement liquide dans la cavité pleurale, sans être toujours facile, il est assez souvent possible. Dans l'induration pulmonaire, la matité est fixe, quelle que soit la position du malade; elle est ordinairement moins complète, occupe rarement tout un côté de la poitrine; elle est plus marquée sur un point, tout autour duquel elle va en diminuant, à mesure que l'on s'en éloigne. Quand elle résulte d'une hépatisation pneumonique, elle est ordinairement bornée à un seul côté, ou du moins beaucoup plus prononcée d'un côté que de l'autre, plus fréquente aussi en bas ou au milieu qu'en haut. Tient-elle à la tuberculisation, elle est presque toujours bornée au sommet, et va en diminuant d'intensité à mesure que l'on se rapproche de la base, à moins qu'elle ne soit compliquée d'épanchement, comme il arrive dans certains cas de pleurésie tuberculeuse.

Si la matité trouve sa raison d'être dans un épanchement, elle est ordinairement plus complète et a son maximum d'intensité en bas du poumon et diminue peu à peu à mesure que l'on se rapproche du sommet, à moins que l'on n'ait affaire à un épanchement occupant toute la hauteur du thorax, ce qui n'est pas très-commun. Si l'épanchement occupe la plèvre gauche, il peut donner lieu, quand il est considérable, à un refoulement du cœur à droite, et on constate la matité dans une région beaucoup plus étendue de ce côté que dans l'état normal. De plus, dans les cas d'épanchement séreux, il est souvent possible, et ceci est pathognomonique, de faire changer la matité de place et d'étendue en faisant varier l'attitude du sujet. Le déplacement du liquide est beaucoup plus commun dans l'hydro-thorax, où nulle fausse membrane ni adhérence ne gêne les mouvements du sérum, que dans la pleurésie, qui s'accompagne ordinairement de la formation de l'une ou de l'autre de ces altérations anatomiques.

Les cas dans lesquels il y a *augmentation de sonorité* sont plus rares que les précédents. Là aussi on observe plusieurs nuances, ce que l'on a appelé le *son clair* et le *son tympanique*.

Le *son clair* n'est autre chose que le son normal un peu exagéré, et conservant le caractère de la résonnance naturelle ; il peut être plus ou moins étendu ; lorsqu'il occupe toute la poitrine, en conservant les divers degrés d'intensité relative qui ont été signalés précédemment lorsque nous avons décrit les résultats de la percussion à l'état normal, il n'est en général que le signe d'un amaigrissement général ; cependant il peut être aussi déterminé par un emphysème des parois thoraciques ; mais alors il se reconnaît facilement à la tuméfaction des parties molles et à la crépitation qu'elles font entendre sous la pression du doigt. Limité au point où existe une tumeur molle, élastique, des parois thoraciques, c'est le signe d'une hernie du poumon. Mais l'affection dont il est le plus ordinairement le symptôme est l'emphysème pulmonaire.

Dans ce cas, il peut être étendu à toute la poitrine ; mais il est rare qu'il n'y ait pas quelque point où il soit plus marqué que dans d'autres, au niveau par exemple des cartilages costaux. Le plus ordinairement aussi la poitrine est modifiée dans sa forme, plus bombée ; les espaces intercostaux sont saillants, et par contre les clavicules paraissent presque déprimées. Si l'emphysème n'est que partiel, la sonorité exagérée coïncide habituellement avec une voussure plus fréquente à la partie antérieure que partout ailleurs.

Si l'emphysème est considérable, la matité précordiale disparaît presque entièrement, le cœur se trouvant alors recouvert par le bord antérieur du poumon gauche; la limite inférieure du son mat descend alors aussi plus bas que dans l'état normal, par suite de l'abaissement du diaphragme.

Il arrive quelquefois que l'on constate un son clair au niveau d'une grande excavation pulmonaire tuberculeuse; mais c'est une exception, et il faut, pour qu'il en soit ainsi, que les cavernes soient spacieuses, complétement vides de liquides, et en même temps que le tissu environnant soit resté souple, sans la moindre induration. Ce phénomène ne se rencontre jamais que dans le sommet du poumon.

On serait assez porté à croire *à priori* qu'il doit y avoir augmentation de sonorité dans la dilatation des bronches. C'est tout le contraire que l'on observe, cette lésion étant le plus ordinairement accompagnée d'une sorte de condensation du parenchyme pulmonaire.

Enfin on doit à M. Skoda deux observations assez importantes confirmant des faits déjà connus. La première, c'est que, dans quelques cas d'emphysème pulmonaire généralisé, excessif et accompagné d'une forte tension des parois thoraciques, le son, au lieu d'être exagéré, peut paraître moins intense qu'à l'état normal; l'auscultation suffit pour faire reconnaître cette exception à la loi commune. La seconde, c'est que, dans la plupart des cas d'épanchement pleurétique un peu abondant, il y a exagération de la résonnance au-dessus du niveau du liquide; dans cette circonstance, le son clair a son siége au-dessous de la clavicule, et il y a plus bas une matité d'autant plus grande que l'on percute plus inférieurement. Pareil phénomène se rencontre quelquefois dans la pneumonie au-dessus des parties hépatisées dans la région du thorax correspondant au tissu pulmonaire resté sain.

Le *son tympanique* ressemble tout à fait à celui que rend l'hypocondre gauche, lorsque l'on percute sur la région de l'estomac distendu par des gaz. Il ne se fait guère entendre dans la percussion du thorax que lorsqu'il existe un épanchement gazeux dans la plèvre, quelle qu'en ait été la cause. Son intensité est en général proportionnée à la quantité de gaz épanché. Il n'est pas d'ordinaire fort étendu, parce que le phénomène ne survient que chez des sujets phthisiques et dont les poumons ont contracté des adhérences dans une grande partie de leur surface.

Une dernière particularité que nous devons signaler avant de terminer ce qui a trait à la percussion thoracique, pour l'appareil pulmonaire, est la suivante : quelquefois, avons-nous dit, on constate un son clair et creux, circonscrit, au sommet du poumon, et dépendant d'une caverne superficielle, fort vaste et remplie d'air. Ce bruit prend souvent un timbre particulier dans les cas où il se rencontre à la fois dans la caverne de l'air et des liquides ; on le désigne sous le nom de bruit *hydro-aérique.* D'autres fois, et ceci est beaucoup plus fréquent, on produit dans ces circonstances un son clair accompagné d'un petit claquement sec, analogue à celui que donnerait, par la percussion du doigt, un vase fêlé, d'où le nom de *bruit de pot fêlé.* Ce phénomène ne se manifeste que lorsque le malade tient la bouche ouverte pendant qu'on pratique la percussion, et il indique toujours l'existence d'une caverne pulmonaire, tuberculeuse, vaste, superficielle, et contenant des gaz et des liquides.

Art. XVI.—Des signes fournis par la percussion du cœur et des gros vaisseaux.

A l'état normal, on constate dans la région précordiale une matité dont l'étendue et les caractères sont excessivement variables, suivant les individus. Chez les uns, le cœur est très-superficiel et une partie du péricarde se trouve en contact direct avec les parois thoraciques; chez d'autres, il en est séparé par une lame du poumon gauche, qui le recouvre plus ou moins complétement. Il en résulte de grandes différences dans l'étendue de la matité. Cependant, si l'on cherche à établir une moyenne entre toutes les dimensions qui se rencontrent le plus habituellement, on est conduit à admettre que la matité normale de la région précordiale est de six centimètres environ en carré, depuis la quatrième côte jusqu'à la sixième ; le maximum de l'obscurité du son est au centre de ce carré ; il va en diminuant de chaque côté et se confond avec la résonnance du poumon; en bas, elle se perd dans la résonnance stomacale ; quelquefois, en bas et à droite, elle se continue avec le lobe gauche du foie. Une percussion plus forte et plus profonde fait reconnaître que l'étendue réelle de la matité précordiale est plus considérable que celle que nous venons d'indiquer.

La présence des gros vaisseaux à la base du cœur modifie légèrement la résonnance sternale.

A l'état pathologique, on constate des phénomènes de matité qui sont en rapport avec la nature et l'étendue des altérations anatomiques développées dans le cœur et dans le poumon gauche, dans les gros vaisseaux ou dans le médiastin; mais ces phénomènes sont loin de suffire la plupart du temps pour permettre de porter un diagnostic précis.

La résonnance est exagérée dans la région précordiale, lorsqu'il y a un état emphysémateux du bord interne du poumon qui recouvre la face antérieure du péricarde. Il est excessivement rare que cette résonnance anomale dépende de la présence de gaz dans le péricarde, et le pneumo-péricarde est une altération tout exceptionnelle.

Le plus souvent, lorsque l'organe central de la circulation est malade, il y a augmentation de l'étendue et du timbre de la matité. Cette augmentation de matité est liée ou à la présence de caillots volumineux dans les cavités du cœur, ou à une hypertrophie de l'organe lui-même, ou à la présence d'un épanchement de liquide dans le péricarde. Quelques différences dans la manière dont s'établit la matité et dans sa forme permettent de distinguer l'hydro-péricarde de l'hypertrophie du cœur. Dans l'hydro-péricarde, la matité augmente d'étendue bien plus rapidement que dans l'hypertrophie; si l'épanchement est très-abondant, la matité forme un triangle tronqué dont la base touche au diaphragme, et quelquefois le niveau supérieur de la matité pourra changer suivant la position du malade, devenant plus bas, si le malade est assis ou debout; dans ce dernier cas aussi, le diamètre transversal l'emportera sur le diamètre vertical.

Suivant Corvisart, MM. Piorry, Cammaz et Clarck, il serait possible de reconnaître par la percussion les dilatations du cœur avec amincissement ou avec épaississement des parois; les altérations isolées de telle ou telle cavité; mais ce sont des états particuliers pour le diagnostic desquels la percussion ne fournira que des données approximatives, et qui ne pourront jamais être reconnues à peu près certainement qu'à l'aide de l'auscultation.

Quant aux gros vaisseaux, une matité anomale de la région sternale supérieure pourra, jointe à l'auscultation, faire reconnaître l'existence d'une dilatation anévrismatique de l'aorte ascendante; mais, seule, elle ne suffirait point, car il est plus d'une affection qui pourrait donner lieu à cette matité, l'augmentation de volume et la tuberculisation des ganglions bronchiques, les abcès du médiastin, etc.

CHAPITRE VI

ÉTUDE SÉMÉIOLOGIQUE DE L'APPAREIL DIGESTIF.

ART. I. — DES SIGNES FOURNIS PAR L'EXAMEN DES LÈVRES.

Si l'état des lèvres présente de l'intérêt et peut devenir un signe diagnostique d'une valeur réelle, il faut remarquer qu'il est impossible de l'isoler complétement des autres phénomènes morbides. Cela est d'autant plus vrai, que les lèvres contribuent pour beaucoup à caractériser le facies.

De même que, dans l'état de santé, les lèvres fournissent une certaine expression au visage, de même, dans l'état de maladie, elles concourent à donner à la physionomie l'une ou l'autre de ces expressions si utiles à connaître, et auxquelles les anciens médecins attachaient, avec raison, une grande importance.

Les lèvres peuvent être *sèches*, ce qui arrive presque toujours dès le début et pendant le cours des maladies inflammatoires, aiguës, chroniques, des fièvres continues, et pendant les accès de fièvres intermittentes.

Elles peuvent être *croûteuses* ou couvertes d'un enduit épais, poisseux, jaunâtre, qui se concrète à l'air libre et forme à leur surface une couche brune ou noire, plus ou moins résistante; c'est ce qu'on voit fréquemment pendant la période d'état des maladies dans lesquelles il existe une grave affection du tube digestif, ou dans lesquelles il y a une altération profonde de la composition du sang, comme dans la dysenterie épidémique, le typhus, la fièvre typhoïde, la fièvre puerpérale, l'infection purulente, la morve, et toutes les maladies graves, ataxiques ou adynamiques.

Le *volume* de ces parties doit attirer l'attention. Les lèvres se gonflent dans l'érysipèle, dans la phlegmasie du tissu cellulaire qu'elles renferment. Sans parler ici du volume excessif, d'une sorte d'hypertrophie qui constitue une difformité et réclame l'emploi de moyens chirurgicaux, les lèvres, par leur épaisseur, donnent un caractère tout particulier à la physionomie. C'est ainsi que dans la scrofule, l'on voit souvent les lèvres grosses, saillantes en avant, principalement la lèvre supérieure, et formant comme des bourrelets. Cette disposition est d'ailleurs jointe, dans cette maladie, à certains autres signes également caractéristiques. Chez les idiots, chez les crétins de diverses localités, la lèvre inférieure est grosse, pendante, et s'avance au delà de la lèvre supérieure; elle est presque toujours couverte de salive qu'elle n'a plus la faculté de retenir dans la cavité buccale.

Les lèvres peuvent s'ulcérer. Elles participent, par leur face interne, aux lésions des diverses stomatites, ulcéreuses, ulcéro-membraneuses et gangréneuses de la bouche. Alors elles peuvent, dans ces occasions, changer de volume, se couvrir de fissures simples; d'ulcérations membraneuses aux commissures et sur le sillon médian; d'aphtes; de plaques gangréneuses; d'*oïdium albicans*, le cryptogame du muguet, etc. Ces modifications sont surtout très-marquées dans la stomatite mercurielle, dans la stomatite ulcéreuse, dans la gangrène de la bouche, dans le muguet, etc., etc.

Elles peuvent être le siége de tumeurs de nature bénigne ou maligne. On y trouve des tumeurs érectiles, des durillons chez les fumeurs de pipe à court tuyau, heureux quand ces durillons ne forment pas des épithéliomas ou tumeurs épithéliales qu'on ne peut enlever sans craindre la récidive, et qui font périr la plupart de ceux qui les portent.

La *coloration* des lèvres peut être différente de l'état normal. Dans la syncope, le mal de mer, le vomissement, elles deviennent instantanément blanches, comme le reste des téguments, mais c'est une pâleur momentanée qui est bientôt remplacée par la couleur rosée naturelle. Au contraire, dans la chlorose, dans l'anémie et dans les cachexies des maladies chroniques, elles sont habituellement pâles; cette coloration, qu'on retrouve dans les autres tissus, est le résultat de l'appauvrissement du sang et de la diminution du chiffre des globules.

Il est à remarquer que les différences dans la coloration des lèvres indiquent plutôt des maladies chroniques que des maladies aiguës. Ainsi, en outre de la pâleur chloro-anémique et cachectique, on retrouve chez de vieux apoplectiques, chez les déments, chez les lypémaniaques, quelquefois chez les sujets affectés de ramollissement cérébral, une teinte jaune et blafarde des lèvres. Elles sont cyanosées ou livides, bleuâtres, avec une dilatation variqueuse des vaisseaux qui rampent sous la muqueuse, chez les malades qui ont une maladie chronique organique du cœur. C'est surtout dans l'apparence que donne au visage la contraction de leurs muscles intrinsèques que l'on trouve des signes diagnostiques d'un grand intérêt, pour un certain nombre de maladies du tube digestif.

Dans ce qu'on nomme la *face grippée*, les commissures labiales sont tirées en bas, la lèvre inférieure est comme inerte, diminuée de volume. Du reste, ici, tous les traits sont amincis et rapprochés du centre du visage. C'est spécialement dans les maladies abdominales aiguës et douloureuses qu'on rencontre ce masque particulier; ainsi, dans la péritonite, dans la dysenterie, dans l'hépatite, dans la cystite. Il semble lié au phénomène douleur, et, ce qui le prouve, c'est qu'on l'observe également dans quelques autres affections *douloureuses*, mais *sans fièvre*, comme la gastralgie, la colique intestinale, hépatique, néphrétique, etc., avec cette différence que la figure, promptement altérée, se remet aussitôt que l'accès est terminé.

Le *tremblement*, les *convulsions* et la *déviation* des lèvres sont fort importants à considérer en pathologie.

Le tremblement est un des premiers signes et des plus certains qui indiquent, chez un ivrogne, l'imminence d'un accès de *delirium tremens*; chez un dément, dont l'intelligence est même encore assez peu affaiblie, l'invasion prochaine de la paralysie générale.

Comme chacun sait, c'est par le *trismus* que commence le tétanos.
C'est également dans les fièvres graves, et notamment dans la fièvre
typhoïde, que le tremblement des lèvres a une grande valeur diagnostique. Au début de la maladie surtout, il est certainement un des premiers phénomènes de l'ataxie. Aussi, tout en donnant la mesure de
l'intensité et de la forme de la maladie, il oblige le médecin à une
grande circonspection pour le pronostic.

La déviation des lèvres à droite ou à gauche indique soit une paralysie des lèvres du côté opposé, soit une contracture des muscles du côté
déformé. Dans le premier cas, elle annonce soit une paralysie des nerfs
de la face dans le côté opposé à la déviation, soit une altération du cerveau dans le côté correspondant à cette déviation. En cas de contracture,
elle indique une encéphalite dans l'hémisphère cérébral opposé à la
déformation.

Les convulsions des lèvres se montrent dans quelques névroses,
particulièrement dans l'épilepsie, dans l'éclampsie, dans la chorée, et
enfin dans l'agonie aux approches de la mort.

ART. II. — DES SIGNES FOURNIS PAR L'EXAMEN DES DENTS ET DES GENCIVES.

§ I. Des dents.

Les anciens auteurs, Hippocrate lui-même, se sont occupés de l'état
des dents dans les maladies, et ils ont cherché à trouver des signes
diagnostiques dans la manière d'être de ces parties. C'est une étude
utile et qui est aujourd'hui trop négligée.

Dans l'embarras gastrique, l'on voit souvent autour des dents un
enduit blanchâtre ou gris.

Dans la fièvre typhoïde, dès que celle-ci prend la forme adynamique,
dans la péritonite, dans l'infection purulente, dans toutes les maladies graves, telles que certaines phlegmasies des organes de la respiration, certaines fièvres éruptives revêtant le caractère typhoïde, les
dents deviennent *fuligineuses*; elles se couvrent d'un enduit poisseux
brun ou noirâtre ; bientôt cet enduit devient sec et constitue les fu-
liginosités, spécialement liées à l'adynamie, car on ne les retrouve pas
dans ces fièvres typhoïdes à forme ataxique qui tuent souvent les sujets avant la fin du premier septénaire. Ici, les dents sont à l'état normal, ou bien elles sont sèches et lisses.

Elles se colorent en rouge dans le choléra, et cette couleur indélébile
résiste au lavage et à la lime, car elle s'étend à toute la profondeur de
la dent.

Blanches, opaques, chez les sujets de forte constitution, elles sont
bleuâtres, ou laiteuses, ou transparentes, chez les personnes faibles,

prédisposées à la scrofule et à la phthisie. Chez tout le monde elles s'altèrent par les maladies de longue durée. Cela est surtout marqué dans l'enfance. Les dents sont comme les os en voie de développement : elles se ramollissent par l'inanition et la maladie, leur émail s'amincit, s'altère, et, quand on voit chez un adulte des dents piquées de petits trous noirs, ou coupées par un sillon noirâtre, on peut être assuré que la personne a eu autrefois une maladie longue assez sérieuse.

Elles noircissent et se perdent par la destruction de leur émail, dans quelques maladies aiguës, dans la fièvre typhoïde et dans la grossesse, lorsqu'il y a une acescence très-marquée de la bouche. Les femmes enceintes qui vomissent beaucoup et qui rejettent d'abondantes mucosités acides perdent plus facilement leurs dents que les autres. Les acides de la matière des vomissements dissolvent l'émail des dents, et l'os, qui n'est plus protégé, s'altère à son tour.

Le *grincement des dents* pendant le sommeil, considéré comme phénomène isolé, surtout chez les enfants, n'a pas une grande valeur, et il peut parfaitement s'accorder avec la santé; mais, quand il survient tout à coup chez un individu qui n'y était pas sujet et surtout s'il est accompagné d'un réveil brusque de frayeur, d'un regard fixe, brillant ou éteint, il donne lieu de craindre des convulsions, surtout si c'est un enfant. Hippocrate l'avait déjà remarqué.

C'est avec raison qu'on a regardé le grincement et le claquement des dents, pendant le sommeil des vieillards qui n'éprouvent pas ordinairement ce phénomène, comme les signes d'une apoplexie prochaine.

Le grincement des dents, surtout s'il est joint à des tremblements des lèvres, à une difficulté dans la préhension des boissons, quand il se montre pendant la période d'état d'une fièvre typhoïde, est du plus mauvais augure.

Les grincements et les claquements de dents sont fréquemment les signes précurseurs des accès de *delirium tremens* et de manie aiguë.

§ II. Des gencives.

Les gencives offrent d'assez nombreuses modifications dans leur *coloration* et dans leur *texture*.

Elles sont *pâles* dans la chlorose, et en général dans toutes les maladies où la quantité des globules du sang est notablement diminuée, comme à la suite des grandes hémorrhagies, des maladies longues, chroniques, en général dans la plupart des cachexies.

Elles sont d'une *rougeur livide* dans le scorbut, et elles saignent au moindre contact.

Dans les maladies aiguës fébriles, leur coloration n'offre rien de particulier, si ce n'est dans la forme adynamique des fièvres; ici, elles sont rouges ou brunes, ou même noirâtres, et souvent elles se couvrent d'un enduit blanchâtre sous forme de pellicule grise, que le docteur Ranque (d'Orléans) a, très à tort, considérée comme caractéristique de la fièvre typhoïde. Cette pellicule existe dans un grand nombre de maladies aiguës.

La sensibilité, la tuméfaction, la mollesse, l'état spongieux et fongueux des gencives, leur facilité à saigner, constituent une des altérations les plus constantes du scorbut, et même de l'affection qui persiste le plus communément après lui.

Des ulcérations s'y développent assez souvent. Elles sont transversales, sinueuses, étroites, placées au bord libre, à l'endroit où sortent les dents. Cela s'observe lorsqu'il y a dans la bouche une dent cariée dont la couronne est détruite, et chez les enfants atteints de stomatite ulcéro-membraneuse, au moment du travail de la dentition, lorsqu'une dent sort pour la première fois, ou, plus tard, lorsqu'une dent permanente chasse les dents de lait. Ces ulcérations sont infectes, plus ou moins étendues, rouges sur les bords, grisâtres au fond, et n'ont jamais plus d'un millimètre de large.

Ailleurs, les gencives se détruisent complétement par la mortification; elles laissent les os à nu, ne retiennent plus les dents dans leurs alvéoles; c'est ce qu'on observe quelquefois dans la stomatite ulcéro-membraneuse et dans la gangrène de la bouche.

ART. III. — DES SIGNES FOURNIS PAR L'EXAMEN DE LA LANGUE.

Dans toutes les maladies, et principalement dans les maladies aiguës, la langue fournit des signes qui annoncent, d'une manière assez certaine, l'existence de l'état fébrile, l'intensité de la maladie, la facilité des sécrétions, l'état du tube digestif, etc.

C'est par les sympathies nerveuses que la langue, en tant qu'organe de sécrétion, se trouve en relation avec d'autres organes de sécrétion. Cette sympathie est basée sur les rapports des nerfs nombreux que la langue reçoit de la troisième branche de la cinquième paire (nerf maxillaire inférieur), de l'hypoglosse et du glosso-pharyngien, avec le grand sympathique et le pneumo-gastrique.

Il est évident que la plus étroite et la plus sensible de ces sympathies est celle qui existe entre la langue et le tube digestif. Il y a aussi un rapport sympathique, mais bien moins prononcé, de la langue avec la peau, les poumons et tous les organes qui sont le siége de maladies aiguës. La sympathie est moins alors une relation d'organe à organe qu'un rapport entre la langue et l'effort de la nature qu'on appelle la *fièvre.* Les altérations des sécrétions de la langue sont des phénomènes réflexes surajoutés à la maladie principale, dont ils éclairent la marche en annonçant son début, son accroissement et son déclin.

L'examen de la langue, dans l'état de maladie, doit porter sur sa sécheresse et son humidité, sur l'enduit qui la recouvre et sur la nature de cet enduit, ou plutôt sur les rapports de cet enduit avec les maladies; sur la coloration de l'organe, sur son volume, et enfin sur ses mouvements.

§ I. De la sécheresse et de l'humidité de la langue.

La sécheresse de la langue offre des variétés : l'organe peut être seulement sec ou poisseux, sec et âpre; il peut enfin être en outre le siége de gerçures et de crevasses.

En général, dans les phlegmasies aiguës des parenchymes et même des principaux viscères, la langue est sèche et rude; dans les maladies ataxiques et adynamiques, elle est sèche et noire, couverte de croûtes noirâtres qui lui donnent une apparence cornée semblable à la *langue du perroquet*. Elle peut être également poisseuse. Un peu plus tard, elle est gercée.

Quand la sécheresse est extrême, les papilles sont saillantes et forment des aspérités à sa surface.

Cette sécheresse de la langue, avec proéminence des papilles, est d'un mauvais augure dans les maladies inflammatoires. Elle annonce souvent le délire et les convulsions. Dans la fièvre typhoïde, bénigne au début, elle est un des signes qui indiquent la transformation de cette maladie en une forme plus grave, la forme ataxique habituellement.

Les gerçures et les crevasses de la langue ne se produisent que lorsque celle-ci est déjà très-sèche; mais une des conditions les plus indispensables de leur existence, c'est l'état adynamique. On voit alors s'écouler par ces gerçures du sang et de la sérosité. On les observe dans la dysenterie grave, dans la variole, dans la fièvre typhoïde. Ces gerçures constituent, dans ces maladies, un signe dangereux.

La langue reste humide dans un grand nombre de maladies chroniques, dans les névroses et dans toutes les affections apyrétiques.

§ II. De l'enduit qui se forme sur la langue et des qualités de cet enduit.

La langue, qui, dans l'état de santé, est assez uniformément humectée et ne présente que quelques mucosités blanchâtres à sa base, se couvre, dans l'état de maladie, d'un enduit plus ou moins épais, de couleur blanche, jaune ou brune et noire. Dans les maladies inflammatoires légères des organes de la respiration, dans le rhumatisme articulaire aigu, dans la fièvre éphémère, etc., etc., cet enduit est blanchâtre et pâteux.

Il est souvent limité à la base de la langue, la pointe et la surface du tiers antérieur offrant leur coloration naturelle. Beaucoup plus épais le matin, à jeun, au moment du réveil, il disparaît en partie sous l'influence des boissons et de l'alimentation. Sa surface est uniformément blanche chez l'adulte; mais, chez les jeunes sujets, il est semé de points rouges, formés par les papilles en érection qui le traversent et font saillie au dehors.

Il y a des personnes qui, en état de santé, offrent sur la base de la langue un enduit blanchâtre assez épais, surtout au moment du réveil; cela dépend chez elles d'une irritation chronique des intestins.

Quand, dans une phlegmasie, comme la pneumonie par exemple, la langue, d'abord nette et sèche, se couvre d'un enduit blanchâtre, et surtout si cet enduit s'accompagne d'un nuage dans les urines, on peut prévoir l'issue favorable et prochaine de la maladie.

Parfois l'enduit ne recouvre que les espaces qui séparent les papilles, et celles-ci restent nettes et lisses. C'est là ce qu'on nomme la *langue villeuse*. On la rencontre fréquemment chez les personnes qui font des écarts de régime, ou qui ont eu un léger mouvement fébrile. Elle s'observe également dans un certain nombre de maladies dans lesquelles il y a un notable affaiblissement des forces, comme dans les affections chroniques des viscères abdominaux, avec ou sans engorgement, dans les maladies vermineuses, dans la scrofule des enfants, dans l'hypocondrie, dans cette forme de la goutte qu'on a appelée la goutte atonique.

La langue villeuse accompagne la plupart des fièvres intermittentes qui se terminent par l'hydropisie et par l'engorgement chronique de la rate ou du foie. Sa présence se rattache presque toujours à la chronicité et à l'affaiblissement des forces.

L'enduit qui recouvre la langue est quelquefois épais, opaque et comme poisseux, surtout dans les fièvres de mauvais caractère épidémique, comme dans la fièvre typhoïde, dans la peste, dans la pourriture d'hôpital, dans la variole, etc. C'est un phénomène de mauvais augure; il paraît lié à l'état d'adynamie et de malignité des maladies. Il indique d'autant plus sûrement une terminaison funeste qu'il est plus adhérent.

Quand l'enduit de la langue tend à disparaître, et que, d'ailleurs, il ne se manifeste aucun symptôme insolite, l'on peut espérer une terminaison heureuse et prochaine; ainsi c'est ce qu'on observe dans la forme bénigne de la fièvre typhoïde, dans l'embarras gastrique, dans la dysenterie légère, dans l'entérite et dans toutes les maladies aiguës. Dans la pneumonie, ce retour de la langue à l'état normal est presque toujours accompagné d'un nuage dans l'urine. Ces deux signes réunis indiquent le retour à la santé; d'ailleurs, les signes stéthoscopiques viennent confirmer ce fait clinique, en démontrant une amélioration sensible dans la lésion du poumon.

Cet enduit, ordinairement *neutre*, offre une réaction *alcaline* quand la salive le couvre en abondance; il devient acide dans quelques circonstances particulières, à la fin des maladies chroniques; mais alors la langue est rouge, lisse, brûlante, et elle ne tarde pas à se couvrir de productions blanchâtres d'*oïdium albicans*, cryptogame dont la présence caractérise le muguet.

Les enduits de la langue sont formés de mucus mélangé avec de la bile, du sang et un grand nombre de cellules d'épithélium pavimenteux mêlées à des algues microscopiques, d'une nature particulière toujours la même, décrites par Ch. Robin dans son travail sur les végétaux parasites.

La couleur de la langue, ordinairement *rosée*, change aisément par les enduits qui s'y déposent et par le sang qu'elle renferme. Blanchâtre à la surface dans l'état fébrile, quelquefois villeuse, elle peut être blanche à la base et rosée à la pointe, ou bien elle est jaune, verdâtre, brune et noire, selon la nature et le degré de sécheresse de l'enduit qui la couvre. Une langue rouge, sèche, effilée, annonçait, au temps de la médecine physiologique de Broussais, une gastrite aiguë. C'est là une grande erreur dont le temps et l'expérience ont fait justice.

Une langue *sèche*, *noire*, fendillée, annonce un état adynamique très-grave.

La langue *jaune* à la face inférieure et sans enduit est le signe du passage de la matière colorante de la bile dans le sang. On l'observe dans l'ictère.

La langue *cyanosée*, *violette*, indique un obstacle à la circulation veineuse ou à l'hématose. C'est un symptôme de choléra et de maladie organique du cœur ou des gros vaisseaux.

La langue *pâle*, *décolorée*, s'observe dans la chlorose et dans l'anémie des maladies chroniques et des cachexies.

La langue est quelquefois *rouge, chaude, lisse, non douloureuse*, toute dépouillée d'enduit muqueux, semée de papilles; c'est une disposition qu'on n'observe que dans la scarlatine.

La *température de la langue* est en rapport avec la température du corps : elle s'élève dans l'état fébrile et s'abaisse dans les maladies algides; ainsi, dans le frisson de la fièvre intermittente et dans le choléra, la température tombe à 20 et 25 degrés centigrades.

La langue est quelquefois le siége d'une *hypertrophie* totale considérable ; mais cela est rare. J'en ai vu un exemple à l'Hôtel-Dieu sur une femme presque idiote qui avait en même temps une hypertrophie des lèvres et de la face. L'hypertrophie partielle avec épithélioma d'un des côtés de l'organe est chose infiniment plus commune. On l'observe aussi autour des cancers de la langue.

Des *ulcérations* peuvent exister sous la langue auprès du frein, dans la coqueluche. Elles ont été signalées par Braun, Bruck, Zitterland. J'en ai vu un très-grand nombre. Petites, ovalaires, transversales, à fond grisâtre, elles sont la conséquence du frottement et du déchirement des parties sur l'arcade dentaire inférieure pendant les secousses de la toux. Il n'y en a ordinairemeut qu'une seule; mais, dans un cas de coqueluche chez un enfant qui avait perdu les deux incisives médianes, j'ai vu à la face inférieure de la langue deux ulcérations, une de chaque côté du frein, produites par le frottement sur les incisives latérales inférieures.

La *sensibilité de la langue* peut être modifiée. Le goût se trouve alors perverti, et la bouche est pâteuse, fade ou amère; mais ces phénomènes n'ont pas de signification importante.

Les *mouvements de la langue* sont souvent modifiés dans les maladies. L'enduit sec, noirâtre, des maladies adynamiques, et principalement de la fièvre typhoïde, enveloppe la langue comme le ferait un lange, et l'empêche de se mouvoir au point de rendre la parole impossible.

Ailleurs, il y a une altération réelle de la motilité de l'organe. Dans les maladies ataxiques, les mouvements de la langue sont incertains, mal coordonnés, et cet organe tremble dans la bouche des malades, ce qui est toujours un signe de très-mauvais augure.

La langue peut être complétement ou incomplétement paralysée, et l'embarras de ses mouvements ou de la parole est de la plus haute importance à bien connaître. Il indique toujours une maladie grave du cerveau ou de ses membranes.

Chez un sujet adulte, en apparence bien portant, l'embarras de la langue et l'hésitation de la parole doivent faire craindre la prochaine invasion d'un accès de folie paralytique, autrement dite paralysie générale des aliénés.

Chez les vieillards, cet état annonce la démence sénile.

La paralysie subite et complète de la langue est toujours liée à la paralysie des membres causée par une grande hémorrhagic cérébrale, de la protubérance ou des deux ventricules latéraux.

La paralysie incomplète de la langue, sous forme d'hémiplégie, se produit en même temps que l'hémiplégie des membres par une petite hémorrhagie cérébrale ou un ramollissement partiel du cerveau. Alors la langue atteinte d'hémiplégie peut encore sortir de la bouche; mais elle est déviée du côté paralysé, à cause de l'action·des génio-glosses opposés qui la poussent sans résistance.

ART. IV. — DES SIGNES FOURNIS PAR LA FAIM.

La faim est une sensation qui nous sollicite à prendre des aliments.

Dans l'état de santé, elle indique le besoin qu'éprouve le corps de réparer les pertes qui résultent de la décomposition des tissus par le mouvement vital.

Il n'y a rien d'étonnant qu'une sensation si intimement liée à l'état de santé soit modifiée dans l'état morbide.

Landré-Beauvais, dans son *Traité de séméiotique*, a parfaitement étudié les modifications morbides de la faim, et nous suivrons les divisions qu'il a adoptées. 1° La faim peut être diminuée; 2° elle peut être suspendue ou abolie; 3° elle peut être notablement augmentée; 4° elle peut être pervertie.

§ I. Diminution de la faim.

La diminution de la faim s'observe au début, pendant les prodromes et la durée de presque toutes les maladies aiguës; dans la plupart des maladies chroniques en général; dans la chloro-anémie et dans toutes les affections qui ralentissent le mouvement vital.

Les personnes sédentaires, les hommes de cabinet, les femmes nerveuses, celles qui se livrent à des lectures susceptibles de surexciter encore cette disposition fâcheuse, voient assez promptement survenir une diminution de la faim.

Le régime a une grande influence sur la vivacité de cette sensation : les hommes adonnés à l'usage des boissons alcooliques, de la bière en particulier, voient s'émousser chez eux la sensation de la faim. Il en est de même des gens qui prennent entre les repas des boissons tièdes et relâchantes en assez grande quantité. Ceux qui font usage habituel d'opium, ceux qui fument avec excès au point de provoquer une ivresse momentanée et peu à peu une gastrorrhée très-rebelle, sont dans le même cas.

Comme on le voit, la diminution de la faim est tantôt un phénomène morbide, tantôt un simple phénomène qui ne tient qu'à l'absence de soins hygiéniques convenables.

§ II. Défaut de faim, ou anorexie.

L'anorexie existe à peu près constamment au début de toutes les maladies aiguës. C'est, on peut le dire, un phénomène ordinaire dans ces circonstances; aussi, à l'invasion et pendant la période d'état de ces maladies, ce signe ne présente-t-il rien de fâcheux; mais, quand il se prolonge trop longtemps, ou quand, après avoir cessé, il se reproduit, il est d'un mauvais augure; il indique une convalescence pénible, ou même il peut faire présumer l'imminence d'une rechute.

Il est rare d'observer l'anorexie absolue dans les maladies chroniques. C'est alors une chose fâcheuse : ou bien les forces sont notablement altérées, ou bien il existe, à titre de complication, un état saburral de la muqueuse gastrique, ce qu'on appelle aussi un embarras des premières voies.

« Lorsqu'au commencement d'une maladie on mange avec appétit sans en tirer aucun avantage, dit Landré-Beauvais, l'anorexie est presque inévitable dans la suite de cette maladie ; au contraire, quand, après avoir longtemps fait diète, on sent de l'appétit, on guérit plus facilement. »

§ III. Augmentation de la faim, ou boulimie.

Il faut éviter de confondre l'augmentation physiologique de la faim avec l'augmentation que produit l'état morbide. L'exercice, l'impression d'un froid modéré, quelques boissons spiritueuses prises en petite quantité, excitent la faim. Ici, l'action de l'estomac est sympathiquement augmentée. Ce sont des phénomènes purement physiologiques.

Mais la faim peut être excessive dans quelques maladies; elle constitue alors la *faim canine* et la *boulimie*. Ces deux états constituent des symptômes quelque peu différents dans leur manière d'être. Dans la faim canine, l'on mange avec une extraordinaire avidité, au point de voir l'estomac se vider en partie comme par régurgitation. Cette évacuation faite, la faim recommence, et ainsi de suite. L'on observe cette faim canine chez des idiots, chez des maniaques. Il ne faut pas la confondre avec cet étrange appétit qu'on trouve chez quelques individus qui mangent et qui digèrent parfaitement une quantité d'aliments cinq ou six fois plus considérable que celle qui est habituellement suffisante au commun des hommes.

Dans la boulimie, la faim est presque insatiable; mais cette sensation n'est pas de longue durée. Quelquefois, si la sensation n'est pas satisfaite, il peut survenir une syncope.

Certaines femmes grosses, certains convalescents, et peut-être particulièrement ceux qui sont en voie de guérison d'une fièvre typhoïde, mangent avec avidité; mais cela ne dure pas très-longtemps et ne doit pas inquiéter.

On a vu la faim être augmentée avant l'invasion des maladies aiguës, et encore aussi pendant l'accès de plusieurs maladies chroniques, l'hystérie, la manie, etc.

On a cité avec raison l'augmentation de la faim comme un phénomène encore assez fréquent dans l'embarras gastrique. Une fois cette
sensation satisfaite, les malades souffrent beaucoup d'un sentiment de
pesanteur à l'épigastre. Cette faim exagérée est d'ailleurs remplacée
bientôt par l'anorexie.

Le vulgaire croit généralement que la présence des vers intestinaux
augmente l'appétit ; c'est une erreur, si l'on accepte cette proposition d'une manière trop absolue. La présence des vers lombrics entraîne au contraire très-souvent la diminution de la faim, plus souvent que l'augmentation.

Le tænia, s'il n'a pas encore séjourné longtemps dans le tube digestif, provoque plutôt la faim exagérée.

Les puissances digestives, après les maladies de longue durée, peuvent ne pas être en rapport avec l'augmentation d'appétit qui existe.
C'est un mauvais signe, surtout si, prenant une moins grande quantité d'aliments, on ne voit pas la digestion se faire mieux, l'individu
reprendre ses forces. « Dans les maladies de long cours, dit Landré-
Beauvais, il est bon que les malades conservent l'appétit ; mais il faut
prendre garde de confondre l'appétit morbide avec celui qui est naturel. Il arrive quelquefois que des malades, sur le point de mourir,
ont une faim dévorante, et se remplissent l'estomac d'aliments. »

On aurait tort de prendre cela pour un signe favorable. On n'y sera
pas trompé si on fait attention aux signes qui ont précédé ou qui accompagnent ce phénomène. Lorsque chez un sujet très-faible, et qui
n'a éprouvé aucune crise, dit encore Landré-Beauvais, cet appétit succède subitement à une longue anorexie, soit dans une maladie aiguë,
soit dans une maladie chronique, il est d'un mauvais présage.

§ IV. Perversion de la faim.

Ce phénomène est toujours lié à un état morbide ; il ne se rencontre jamais chez les individus qui sont en état de santé.

Cette perversion se présente sous deux formes qui portent des noms
différents.

Dans l'une, les malades désirent manger des substances qui ne sont
pas nutritives, dont on ne se sert pas habituellement, comme de la
terre, de la craie, du charbon, etc. Cette espèce de dépravation de la
faim porte le nom de *pica*, de κίσσα, pie, parce que cet oiseau avale
souvent des substances terreuses.

Dans l'autre, les malades désirent ardemment manger des aliments
de mauvaise qualité ou qu'ils savent leur être nuisibles, uniquement
dans le but de satisfaire un penchant déraisonnable. C'est le *malacia*
ou la *malacie*, de μαλακία, *mollities*, *effeminatio*.

La perversion de la faim s'observe surtout chez les aliénés; chez les filles chlorotiques, surtout à l'époque de la puberté; chez les hystériques; chez les femmes grosses, etc. Plus tard, vers l'âge critique même, l'on voit parfois cette perversion de l'appétit accompagner l'aménorrhée.

Dans la chlorose, dans l'hystérie, dans la grossesse, cette sensation pervertie n'est pas par elle-même un signe fâcheux; seulement, si elle se prolonge, elle peut avoir un mauvais résultat, en raison de la quantité et de la nature des substances qui ont été portées dans l'estomac.

ART. V. — DES SIGNES FOURNIS PAR LA SOIF.

Dans les maladies, la soif peut offrir trois espèces de modifications: elle peut-être augmentée, diminuée, abolie. Examinons chacun de ces trois états.

§ I. Augmentation de la soif.

La soif exagérée accompagne généralement le mouvement fébrile; c'est un de ses éléments. Elle existe au début de presque toutes les maladies aiguës; souvent même elle se prolonge pendant la période d'état des maladies, jusqu'au moment de la convalescence. La diminution de la soif est alors un signe de bon augure.

Il est toujours heureux de ne pas voir dans une maladie un symptôme l'emporter en violence sur les autres, car ce défaut d'harmonie entre les éléments de la maladie constitue dès lors l'ataxie. Eh bien, quand, dans une maladie aiguë, la soif est en rapport d'intensité avec les autres symptômes, il n'y a rien là qui doive étonner et faire concevoir des craintes. Les anciens auteurs regardaient même cette soif comme utile; parce qu'elle fait prendre une grande quantité de boissons, ce qui était propre, suivant eux, à *avancer* la coction.

« Cette soif favorable, dit Landré-Beauvais, se reconnaît quand, les forces étant suffisantes, elle augmente dans les exacerbations, se peut apaiser avec une quantité médiocre de boisson, et se termine par l'humidité de la peau et un sommeil tranquille. »

Quand la soif est extrême et que les boissons prises ne la font pas diminuer durant l'intervalle des redoublements fébriles, surtout si toute la muqueuse buccale est sèche; si l'urine, limpide et non nuageuse, est pâle ou rouge et rare, elle constitue alors un très-mauvais signe. C'est souvent par cette façon d'être de la soif qu'on reconnaît l'imminence des phlegmasies intercurrentes d'un organe important, comme le poumon et le cerveau, dans la fièvre typhoïde.

Si la soif continue après le déclin des maladies, surtout s'il existe des frissons fréquents suivis de chaleur vive, mordicante, à la peau, il y a lieu de craindre l'apparition de quelque nouvel état morbide: ainsi le développement d'abcès après la variole, etc.

Dans certaines circonstances, la soif exagérée est accompagnée d'un spasme du pharynx qui rend impossible la déglutition. Ce symptôme, très-fâcheux à la période d'état des maladies aiguës, n'offre pas toujours une semblable gravité dans les névroses. Cependant, chez les aliénés, c'est un fort mauvais signe.

On voit quelquefois l'horreur des boissons, une sorte d'hydrophobie, se réunir à l'augmentation de la soif. Cette sorte d'ataxie dans la sensation de la soif est presque toujours suivie de la mort, à moins cependant que la maladie dans laquelle on l'observe ne soit l'hypocondrie. La raison et une volonté ferme peuvent quelquefois triompher de ce symptôme.

Il n'est pas rare de voir la soif exagérée accompagner l'inflammation chronique d'un viscère du ventre. C'est ainsi que, dans l'ictère, dans l'entérite et dans l'hydropisie, quand la soif augmente notablement, il y a lieu de craindre une accroissement d'inflammation plus ou moins aiguë du foie, des reins, de la matrice, des intestins, des ovaires, etc.

Dans l'hypocondrie et dans l'hystérie, l'augmentation de la soif existe en général pendant la durée des accès, quelquefois plus longtemps ; mais enfin la soif ne les caractérise pas essentiellement.

Dans l'hydropisie, au contraire, une soif qu'on ne peut parvenir à satisfaire est souvent un phénomène durable d'une grande valeur.

Dans la polydipsie ou diabète non sucré, la soif est très-augmentée et impossible à satisfaire ; les malades boivent jusqu'à vingt litres par jour, ils avalent tout ce qu'ils peuvent saisir, les eaux les plus sales, leur urine, etc. Dans le diabète, elle n'est pas très-intense et paraît être en proportion avec la sécrétion des urines.

§ II. Diminution de la soif.

Quand, dans les maladies aiguës, la soif n'est pas en rapport avec les autres symptômes, il y a danger. En général, dans ces circonstances, on voit la chaleur de la peau très-forte, la langue et la bouche sèches.

Il est bon de noter que certaines personnes, en état de santé, ne boivent presque pas, il leur suffit de quelques cuillerées de boisson à chaque repas. La plupart de ces individus sont tourmentés par une gastralgie ; ils sont habituellement constipés.

§ III. Cessation de la soif.

Cette *adipsie* est un phénomène très-grave, de mauvais augure. On l'observe surtout dans la forme ataxique de la fièvre typhoïde, et en général dans un assez grand nombre de maladies aiguës qui se compliquent de délire.

Dans toute maladie, quand la soif cesse subitement, les autres symptômes continuant d'être à leur période d'état, c'est un signe du plus fâcheux augure. Quand, au contraire, on observe le retour de la soif à son état ordinaire, les autres symptômes s'étant d'ailleurs amendés, la convalescence est prochaine.

ART. VI. — DES SIGNES FOURNIS PAR LE DÉGOUT.

Le dégoût est une sensation distincte de l'anorexie. Celle-ci est la perte de l'appétit, tandis que le dégoût est une aversion pour les aliments, souvent accompagnée de nausées. Il peut y avoir anorexie sans dégoût.

Le dégoût se montre surtout pendant les prodromes ou pendant la première période des maladies aiguës. Ce signe n'a rien de fâcheux. Hippocrate l'avait déjà remarqué. « Il est bon, dit-il, d'avoir de l'aversion pour les aliments au commencement d'une maladie, et de désirer manger lorsqu'elle est terminée. »

Dans les névroses, comme l'hystérie, l'hypocondrie et dans la grossesse, l'on observe fréquemment un dégoût marqué pour les aliments. Cela n'a rien d'inquiétant, si toutefois la durée n'en est pas trop longue. Le dégoût, avec sentiment de plénitude de l'estomac, douleur épigastrique même, céphalalgie sus-orbitaire et amertume de la bouche, en général avec absence de fièvre, annonce le besoin de vomir, et par suite l'embarras gastrique. Le dégoût est un signe de mauvais augure et indique une rechute quand il continue malgré le déclin de la maladie. Un dégoût prolongé pour les aliments, dans les maladies aiguës ou chroniques, si le malade est arrivé à un état de débilité très-sensible, est toujours fort grave. Il indique presque toujours alors quelque grave complication du côté des organes de la digestion.

ART. VII. — DES SIGNES FOURNIS PAR LA SALIVE.

La science moderne, en s'occupant des propriétés physiques et de la composition chimique de la plupart des liquides de l'économie, dans l'état de santé comme dans l'état de maladie, a rendu un grand service à la séméiotique. Elle y a trouvé un grand nombre d'altérations dont la présence constitue autant de signes importants pour le diagnostic et la prognose.

Aujourd'hui l'on connaît beaucoup mieux qu'autrefois les modifications de la salive dans l'état pathologique. On doit cet heureux résultat à M. Cl. Bernard.

La salive peut être altérée dans ses propriétés physiques et dans ses propriétés chimiques. Nous ne parlons ici que de la salive en général, ou plutôt de la salive *mixte* ou *buccale*, car, jusqu'ici, on ne possède encore aucun document positif sur les altérations pathologiques des salives *parotidienne, sous-maxillaire* et *sublinguale* [1].

La salive peut être instantanément augmentée de quantité, à l'occasion d'une émotion morale vive.

Le flux salivaire est un phénomène des angines, de la stomatite, des parotides, de la variole, etc.

Certaines substances portées dans la bouche ou même dans l'estomac, quelquefois seulement confiées à l'absorption cutanée, produisent un flux salivaire considérable : ainsi la racine de pyrèthre, le tabac, l'acide acétique, le piment, et principalement le mercure. Dans ce dernier cas, la salivation constitue l'un des phénomènes de l'une des formes de l'intoxication mercurielle.

Nous avons dit qu'une émotion morale pouvait amener aussitôt une surexcitation dans la sécrétion salivaire ; il est beaucoup plus commun de voir, au contraire, la bouche devenir sèche. L'on rencontre également ment ce phénomène dans certains états nerveux.

La salive est diminuée de quantité dans le diabète, dans la polyurie, dans la polydipsie, dans les sueurs abondantes, dans les diarrhées excessives, etc.

Pendant l'agonie, la sécrétion salivaire est presque abolie ; elle est alors très-visqueuse, et elle retient les lèvres collées l'une à l'autre, au moins vers les commissures.

Plus la salive est abondante, moins sa densité est considérable, et le chiffre qui l'exprime dans l'état normal, 1,005 à 1,008, tombe à 1,002 ou 1,004.

Quant à l'alcalinité ou à l'acidité de la salive mixte, il ne faut pas en tenir compte, car, normalement sécrétée alcaline, la salive devient très-rapidement acide dans la bouche, par son mélange avec le mucus, et cela dans l'état de santé aussi bien que dans l'état pathologique. Ainsi l'on a remarqué qu'elle devient immédiatement acide quand elle n'a pas coulé depuis longtemps, comme lorsque l'on est à jeun, ou lorsque l'on a parlé beaucoup. Suivant M. Cl. Bernard, et son opinion paraît la plus probable, cette acidité résulterait de l'altération des matières organiques qui, placées sur la muqueuse buccale, éprouveraient, sous l'influence du contact de l'air, une fermentation acide, lactique ou autre, favorisée par la présence d'aliments sur la langue et entre les dents.

---

[1] On sait que M. Cl. Bernard distingue ces quatre espèces de salives, fort différentes les unes des autres dans l'état physiologique. (*Leçons de physiologie expérimentale appliquée à la médecine*, Paris, 1856, t. II, page 44 et suiv.)

Dans les caries dentaires, dans les diverses espèces de stomatites, et surtout dans la stomatite mercurielle, dans le scorbut, dans quelques angines, et particulièrement dans l'angine pseudo-membraneuse, dans l'embarras gastrique, la salive a une odeur très-fétide.

De même que la densité, la consistance de la salive est en raison inverse de son abondance.

La salive n'est guère altérée dans sa coloration que par le pus ou par le sang. Ces liquides s'y reconnaissent aisément.

Dans certaines maladies, la salive est altérée dans sa composition chimique. Voici le résumé d'expériences comparatives faites par M. Lhéritier[1].

	État physiologique.	Salivation mercurielle.	Chlorose.	Maladie de Bright.	Phlegmasies. Moyenne de six analyses.
Eau	98,65	97,09	99,00	98,59	96,89
Matière organique	1,26	2,80	0,07	1,56	3,09
Matière inorganique	0,09	0,11	0,03	0,05	0,11

Ainsi, dans la salivation naturelle, diminution de l'eau et des sels, et augmentation de la matière organique.

Dans la chlorose, augmentation de l'eau et diminution de la matière organique et des sels.

Dans la maladie de Bright, la salive reste à peu près à l'état normal.

Dans les phlegmasies, les modifications sont très-sensibles : il y a diminution de l'eau, augmentation très-grande des matières organiques et légère augmentation des matières salines.

ART. VIII. — DES SIGNES FOURNIS PAR LA DÉGLUTITION.

Les mouvements de la déglutition peuvent être lésés, dans certaines maladies, tantôt par une mauvaise conformation, congéniale ou accidentelle, des organes qui servent à l'accomplir, tantôt sympathiquement, d'une façon réflexe.

On a vu la déglutition être accélérée dans certaines maladies nerveuses. Il y a alors une sorte de convulsion des muscles de la déglutition. Ce phénomène n'est jamais isolé et s'observe avec d'autres symptômes plus importants que lui; aussi n'a-t-il aucune valeur caractéristique. Quand, au contraire, il y a difficulté d'avaler, ce qui est plus commun, c'est la *dysphagie*. Dans les angines, dans le coryza, dans le

---

[1] Becquerel et Rodier, *Traité de chimie pathologique.*

catarrhe pulmonaire, la déglutition est souvent douloureuse et difficile.

Elle est encore plus empêchée, et parfois impossible, dans les
formes adynamique et ataxique de la fièvre typhoïde; dans l'amygdalite; dans l'angine pharyngée; dans l'hystérie; dans l'apoplexie; dans
la paralysie; dans la phthisie pulmonaire quand il y a des ulcérations
dans l'arrière-gorge; dans l'adénite cervicale scrofuleuse considérable; dans les rétrécissements de l'œsophage; dans le goître; dans le
cancer de l'orifice cardiaque de l'estomac.

L'épaississement de la langue chez les crétins, les idiots, rend la déglutition très-difficile. Une partie des aliments portés dans la bouche
est rejetée au dehors, une fois la mastication achevée.

Le même résultat arrive quand la langue est gonflée par l'inflammation; elle ne peut ramasser le bol alimentaire pour le porter dans
le gosier. C'est ce qu'on observe dans la salivation mercurielle.

Le pronostic qu'on peut tirer de la difficulté ou de l'impossibilité
de la déglutition est variable suivant la nature des maladies dans
lesquelles on l'observe.

Dans les aphthes de la bouche et du gosier, dans le coryza, dans la
bronchite, dans l'hystérie, cette difficulté d'avaler les aliments n'offre
rien de fâcheux. Elle cesse quand ces phlegmasies arrivent à résolution ou quand l'accès hystérique se termine.

Il en est de même pour l'amygdalite et pour l'angine pharyngée.
La difficulté de la déglutition n'est, dans ces circonstances, que momentanée.

La suspension de la déglutition est d'un fort mauvais augure dans
la fièvre typhoïde et dans l'apoplexie.

Quand les boissons portées de la bouche à l'estomac font entendre
en traversant l'œsophage le bruit d'un corps liquide qui tombe en
vertu de son propre poids, comme dans un réservoir inerte, il y
a paralysie des muscles qui servent à accomplir la déglutition. Ce phénomène constitue un signe très-fâcheux.

Dans la rage, l'impossibilité d'avaler les liquides est un des principaux caractères de la maladie.

Souvent la déglutition se fait, mais d'une manière imparfaite; elle
est en quelque sorte dépravée. C'est ce qui arrive dans les vices de
conformation congénitaux ou accidentels du voile du palais et de l'arrière-gorge.

Quand la luette reste hypertrophiée après des inflammations successives, le sujet est sans cesse sollicité à avaler de la même façon
que s'il y avait des aliments à l'isthme du gosier.

Dans les divisions du voile du palais et de la voûte palatine, les aliments refluent vers les arrière-narines, parce qu'ils sont pressés par la langue, et aussi parce que la colonne d'air chassé par l'expiration contribue à amener ce résultat.

Quand la luette est détruite, comme cela arrive parfois dans la syphilis, quand le pharynx est paralysé, les boissons tendent à passer dans le larynx, d'où résultent une toux violente et quelquefois de la suffocation.

La difficulté d'avaler dans l'apoplexie est d'autant plus grave que le foyer est plus étendu. Si les liquides passent dans les bronches, c'est qu'il y a paralysie complète du pharynx. En général, dans ces cas, la mort est imminente.

ART. IX. — DES SIGNES FOURNIS PAR LES NAUSÉES.

On appelle nausées la sensation et quelquefois l'effort inutile qui précèdent le besoin de vomir.

La nausée s'accomplit par la contraction, en quelque sorte spasmodique, des muscles du gosier, de l'œsophage, de l'estomac, des intestins et des muscles abdominaux.

Les nausées s'observent dans l'embarras gastrique. Elles n'annoncent ici rien de fâcheux; elles cessent avec l'embarras gastrique, et, en général, dès que le malade a vomi spontanément ou dès qu'un vomitif a été administré.

On voit les nausées dans l'hypocondrie, dans l'hystérie, avant et après les accès d'épilepsie. Elles n'ont pas une grande valeur au point de vue du pronostic. Elles sont la conséquence des troubles du système nerveux.

On rencontre parfois les nausées dans le cours de la fièvre typhoïde. Elles sont en général d'un mauvais augure ; elles annoncent l'ataxie.

Les nausées existent concurremment avec les vomissements dans la gastrite, dans la gastralgie, dans la péritonite, dans la néphrite, dans la métrite, etc.

Les nausées sont un des premiers signes de la grossesse. Elles peuvent persister quelque temps dans ces circonstances ; cependant elles cessent habituellement vers le quatrième mois.

ART. X. — DES SIGNES FOURNIS PAR LE VOMISSEMENT.

Le vomissement est le rejet par la bouche des matières contenues dans l'estomac. C'est un phénomène morbide réflexe produit par un très-grand nombre de maladies différentes.

Pour bien comprendre ce phénomène, il faut analyser la succession des faits qu'on y observe.

C'est d'abord une sensation particulière qu'on n'explique pas plus que certaines excrétions, un besoin qu'on appelle *nausée*. Cette sensation intime est le résultat d'une impression subie par l'organe lui-même, sensation provoquée tantôt par des corps étrangers, tantôt par des aliments pris en excès, tantôt par des sucs viciés, par des lésions organiques, etc.

L'estomac paraît être le siége de cette impression; mais c'est évidemment dans le système cérébro-nerveux qu'elle réside.

Les physiologistes des siècles derniers ont cherché à savoir quel est le rôle de l'estomac dans le vomissement. Les uns, Bayle, Chirac, Duverney, à la suite d'expériences dans lesquelles ils avaient enlevé les muscles abdominaux d'un chien, ont remarqué que le vomissement ne se produisait pas. Pour eux, l'estomac était passif. Lieutaud, Haller, Portal, crurent observer qu'il y avait pendant le vomissement contraction des fibres propres de l'estomac, rétrécissement du viscère et rejet des matières qu'il contenait.

Magendie, en 1813, reprend toutes ces expériences. Il fait avaler de l'émétique à un chien, l'animal vomit; il ouvre l'abdomen, en écarte les muscles, les vomissements cessent; il réunit par une suture les muscles divisés, les vomissements reparaissent sous l'influence des contractions du diaphragme et des muscles de l'abdomen. Il tire l'estomac hors de la cavité abdominale, les vomissements s'arrêtent; il le remet en place, ceux-ci recommencent. Substituant alors à l'estomac une vessie de cochon pleine de liquide coloré, les phénomènes se produisent de la même manière. Enfin, laissant l'estomac intact, coupant les nerfs diaphragmatiques, enlevant les muscles du ventre, ne laissant de paroi à l'abdomen que le péritoine, le vomissement est impossible. Magendie crut alors avoir démontré d'une manière péremptoire que l'estomac est dans le vomissement un réservoir inerte, que les muscles abdominaux et le diaphragme en sont les principaux agents.

Magendie était trop exclusif dans son opinion; Maingault, la même année, lui a opposé des expériences dans lesquelles on voit des animaux vomir sans muscles abdominaux et sans diaphragme.

Bichat, Tiedemann et Gmelin, etc., ont cru, de leur côté, que les mouvements de l'estomac dépendent du nerf vague ou pneumogastrique; d'autres ont cru en trouver la raison dans l'action du grand sympathique.

D'où vient cette divergence d'opinions?

M. Longet a recommencé ces diverses expériences et est arrivé à ce résultat que, *durant la chimification*, les mouvements de l'estomac dépendent de la paire vague et non du grand sympathique. Toutefois, considérant que « le tronc mixte du nerf vague et ses cordons œsophagiens en particulier renferment dans leur épaisseur même un grand nombre de filets empruntés au grand sympathique, » et que ces mêmes cordons, excités artificiellement, produisent des contractions qui ne se manifestent que quelques secondes *après* l'irritation, tandis que les nerfs céphalo-rachidiens la produisent *instantanément*, il admet ici une action *mixte*.

Il résulte de ces faits qu'il y a une connexion intime qui existe entre le grand sympathique de l'abdomen et le système nerveux de l'estomac ; que le cerveau commande le vomissement et que les muscles de l'estomac, ceux de l'œsophage, du diaphragme, de l'abdomen, concourent à le produire. C'est un phénomène *réflexe*, produit par la transformation des impressions morbides éprouvées par l'estomac et les différentes parties de l'appareil cérébro-nerveux.

Ces considérations générales étaient nécessaires pour comprendre le mécanisme de ce phénomène, si important au point de vue séméiotique, car très-souvent il met le médecin sur la voie d'une maladie qui n'offre pas encore des caractères bien tranchés. Nous en excepterons toutefois le premier âge, époque à laquelle le vomissement de lait est facile et constitue un phénomène presque naturel.

A la suite d'impressions morales particulières, d'une saveur, d'un sentiment de dégoût, d'un souvenir, du mouvement cadencé du corps, etc., il survient des vomissements chez une personne présentant toutes les apparences de la santé et chez laquelle toutes les fonctions s'exécutent normalement. D'autres fois ils apparaissent au début d'une maladie générale ou locale, d'une péritonite, d'une variole, etc.; quand le cours de la bile est intercepté par des calculs biliaires; quand il y a un trouble quelconque de l'économie ; au début d'une grossesse; enfin dans certaines affections de l'estomac lui-même; dans la gastrite, dans la gastralgie, dans certaines maladies organiques, etc.

Relativement à ces causes différentes, le vomissement est considéré comme *idiopathique*, *sympathique* ou *symptomatique*.

Nous appelons vomissements *sympathiques* ceux qui résultent d'une impression provoquée par un trouble quelconque de l'organisme, pourvu toutefois que ce trouble ne dépende point d'une lésion de l'estomac lui-même; dans ce dernier cas, les vomissements sont le symptôme de la lésion de l'estomac ; ils sont *symptomatiques*.

Les *vomissements idiopathiques* sont ceux qui ne rentrent dans aucune de ces deux catégories; tels sont les vomissements qui surviennent à la suite d'impressions morales, par imitation, ou bien lorsque le corps est soumis pendant un certain temps à un mouvement cadencé, tel que le balancement, le roulis d'un vaisseau, la valse, etc.

En connaissant l'influence du cerveau sur le vomissement, on comprend facilement pourquoi les *vomissements sympathiques* sont si communs. Perrault, un des premiers, soutint que les sympathies se faisaient par l'intermédiaire du cerveau; Astruc alla plus loin, il démontra que les sympathies n'avaient lieu que par le cerveau, contrairement à Vieussens et à Boerhaave, qui admettaient une sympathie particulière des organes entre eux.

« Les sympathies les plus marquées de la tête avec les autres parties sont celles avec l'estomac et le foie. Le mal de tête ôte d'abord l'appétit, et le vertige, qui a son siége dans la tête, donne des nausées et souvent des vomissements même; les premiers accidents des plaies, des contusions, des épanchements qui attaquent le cerveau, sont aussi très-souvent des vomissements ; tous ces faits prouvent l'extrême influence de l'état de la tête sur l'estomac[1]. » C'est par eux sans doute que quelques philosophes ont été conduits à placer le siége de l'âme dans l'estomac.

Presque toutes les affections du cerveau sont donc précédées ou accompagnées de vomissements, depuis la simple hémicrânie ou migraine jusqu'aux productions étrangères qui se forment dans la cavité crânienne. On les observe dans les hémorrhagies cérébrales abondantes, dans les empoisonnements par les narcotiques, dans la lipothymie, dans la méningite, dans le ramollissement, dans les tubercules du cerveau, symptôme précieux pour le diagnostic de cette maladie si fréquente chez l'enfant. Ils se produisent également lorsqu'il se développe des tumeurs osseuses, ou squirrheuses dans le cerveau, dans l'hydropisie des ventricules, etc.

Morgagni rapporte l'histoire d'un prêtre distingué de l'ordre de Saint-Augustin, qui mourut après avoir été sujet à des vomissements fréquents liés à la présence d'une tumeur dans l'hypocondre droit. L'autopsie fit découvrir dans la vésicule *neuf calculs* de différentes formes ; le foie était extrêmement volumineux et rempli de *stéatomes*. En un mot, l'hépatite, les abcès du foie, les dégénérescences de cette glande, peuvent, soit sympathiquement, soit mécaniquement, en comprimant l'estomac, amener des vomissements.

---

[1] Tissot, *Mal. des nerfs*, ch. iii, art. ii, *des sympathies*.

On les observe encore dans les maladies du pancréas, soit par alté·
ration de l'organe, produisant une sécrétion viciée, soit enfin par le
fait d'une tumeur comprimant les organes voisins. Morgagni ne sait
positivement s'il faut attribuer ces vomissements à une sorte d'irritation de l'estomac ou bien à l'obstacle mécanique apporté par la tumeur.

Il y a une sympathie très-marquée entre l'estomac et l'utérus. C'est
un fait qui a frappé l'esprit des premiers observateurs. Hippocrate
a signalé les vomissements aigres dans certains cas de dysménorrhée, dans les coliques menstruelles. Stoll cite une personne qui, à la
suite d'une frayeur, eut une suppression menstruelle, et aussitôt sur·
vinrent des nausées, puis des vomissements qui diminuaient quand
les règles revenaient pour reparaître ensuite au moment de leur suppression.

Dès les premiers jours de la conception, les femmes éprouvent souvent du dégoût, des nausées, des vomissements, qui durent plus ou
moins longtemps. Quelquefois même les vomissements sont incoërcibles, et, lorsque les malades succombent, la nécropsie ne montre rien
dans l'estomac. Guersant et Dance ont publié chacun deux faits de mort
à la suite de vomissements incoërcibles dans lesquels les recherches
anatomiques ont été infructueuses. Dance a trouvé l'estomac sain et
les parois de l'utérus flasques[1].

« Souvent, dit Tissot, les nausées continuelles sont un des premiers
symptômes de l'inflammation commençante de la matrice après les
couches. Si l'on s'y méprend et si l'on attribue les nausées à la faiblesse de l'estomac, la malade est perdue. »

On observe encore des vomissements au début de la péritonite, de
la cystite inflammatoire ou calculeuse, de l'œsophagite dans la néphrite aiguë, dans les coliques néphrétiques simples ou calculeuses,
dans l'albuminurie à forme chronique, dans l'étranglement intestinal,
le volvulus, etc.

Enfin ils ont quelquefois pour cause la présence de vers dans le
canal intestinal, « des hémorrhoïdes gonflées de l'intestin rectum[2]. »

Il est une autre sorte de vomissements qu'on doit ranger dans la
catégorie des vomissements sympathiques, nous voulons parler des
vomissements par métastase. « M. Chomel pense que...... les affections que l'on qualifie assez généralement de gastralgies et d'entéral-
gies... doivent plutôt, dans la grande majorité des cas, être regardées

---

[1] *Rép. d'an. et de physiol.*
[2] Stoll, aph. 660.

comme des métastases rhumatismales ou dartreuses : dans le premier cas, c'est la tunique musculaire qui est atteinte ; dans le second, c'est la muqueuse[1]. »

Ces vomissements sont quelquefois très-tenaces. J. Frank fut appelé chez une femme qui habitait une boutique sombre et qui était sujette depuis sept ans à des vomissements opiniâtres. Il crut, à tort ou à raison, reconnaître une affection rhumatismale, et il prescrivit des pédiluves, des lotions nitro-muriatiques, selon la méthode de Scott; à l'intérieur, l'usage de poudres composées de fleur de soufre et de magnésie calcinée, par-dessus lesquelles la malade prenait une tasse de boisson acidulée. En peu de jours les vomissements cessèrent et la santé se rétablit[2].

On a vu quelquefois la suppression d'hémorrhoïdes habituelles ou de sueurs amener des vomissements.

Nous classerons encore parmi les vomissements sympathiques ceux qu'on observe à la suite des fièvres graves, des maladies pendant lesquelles on a tenu longtemps les malades à la diète. Ce sont des vomissements par *inanition*.

On les distingue assez facilement des vomissements *nerveux*, qui existent rarement seuls, et qui sont presque toujours liés à un état nerveux, aux émotions morales vives, à l'abus des plaisirs vénériens, à l'onanisme, à l'hystérie, à la dyspepsie, au dégoût, etc. Il y a dans cette sorte de vomissement nerveux ou par antipathie, vomissement que rien n'explique, des phénomènes quelquefois très-curieux; une odeur, un aliment, un souvenir, peuvent les provoquer. Une personne digérera une nourriture grossière, tandis qu'elle vomira des aliments légers, et cela après un temps plus ou moins long, variant de quelques heures à deux ou trois jours.

Les *vomissements symptomatiques* sont moins fréquents que les vomissements sympathiques. Ils se rencontrent dans la plupart des affections qui ont pour siége les différentes membranes de l'estomac, telles que la gastrite aiguë ou chronique, la gastrite simple ou toxique, le ramollissement blanc de l'estomac, l'ulcération de la muqueuse stomacale, les dégénérescences organiques épithéliales ou cancéreuses du cardia et du pylore. On peut y joindre le vomissement par indigestion, alors qu'il y a réplétion de l'estomac et tiraillement de ses fibres par la trop grande quantité d'aliments; le vomissement produit par un obstacle mécanique, par la hernie de l'estomac, etc. On trouve au musée médical de Vienne une pièce anatomique dans la-

<hr>

[1] Chomel, *Clinique médicale*, t. II, p. 395.
[2] Barras, *Gastrite et entérite*, p. 415.

quelle l'appendice xiphoïde du sternum luxé comprimait l'estomac et avait·amené des vomissements. (J. P. Frank.)

Existe-t-il un vomissement critique? Cela n'est pas généralement admis. Hippocrate avait cru remarquer que certaines maladies cessaient à la suite de vomissements spontanés. Il voulut dans certains cas imiter la nature et fit vomir pour *détourner les grandes suppurations internes*, surtout chez les malades qui souffraient de la poitrine. C'est là le point de départ de la méthode de Rasori dans les affections de poitrine, et de Desault pour les plaies de tête.

Le vomissement est d'autant plus facile que le sujet est plus jeune, plus faible ou plus impressionnable. C'est ce que F. Hoffmann avait remarqué. *Infantes præ adultis, feminæ præ viris, et viri laxioris habitus.*

Le moment de l'apparition des vomissements est une chose importante à noter, car il dépend souvent·de la cause et de la nature du phénomène. Il a lieu au début des maladies inflammatoires comme accident sympathique; il est régulièrement ou irrégulièrement intermittent s'il est lié à une affection organique du cerveau, à une maladie des voies biliaires, etc.; d'autres fois il est chronique, et se reproduit à chaque instant: c'est lorsqu'il dépend d'une maladie nerveuse ou organique.

Le vomissement n'amène presque jamais la mort par lui-même, excepté dans certains cas de grossesse; il cesse avec la maladie principale s'il est sympathique ; avec la lésion organique qui le produit s'il est symptomatique.

Il faut encore étudier le vomissement sous le rapport des matières vomies, de leur quantité, de leur qualité.

Ces matières sont plus ou moins abondantes ; elles varient depuis quelques cuillerées jusqu'à plusieurs livres, et on y trouve un grand nombre d'éléments hétérogènes. Ce sont :

1° Des *aliments*, plus ou moins bien digérés; dans l'indigestion, dans le cancer du pylore, dans l'ulcère chronique de l'estomac;

2° Des *mucosités* neutres, ordinairement acides, plus ou moins filantes, ressemblant à un blanc d'œuf non cuit, quelquefois striées de sang rouge ou noir; dans la gastralgie, la gastrite, dans le développement anomal des follicules de l'estomac, dans l'hypertrophie de la muqueuse gastrique, etc.;

3° Des *matières bilieuses* jaunes ou vertes porracées; dans les affections aiguës commençantes, dans la gastrite, etc.;

4° Des *matières blanches*, dites cholériques, semblables à une décoction d'orge ou de riz;

5° Des *matières stercorales*, jaunes, liquides, infectes; dans les hernies de l'intestin, dans les invaginations, etc.;

6° Des *matières ensanglantées*, depuis quelques filets de sang jusqu'à 300, 400 et même 1,000 grammes de sang pur; dans les hémorrhagies supplémentaires, dans le scorbut, dans la fièvre jaune, dans
la rupture de vaisseaux artériels ou veineux provenant de l'estomac,
du foie, de l'épiploon, etc.;

7° Des *matières noires*, semblables à du marc de café, à de la terre
ou de la suie délayée dans l'eau; dans certaines gastralgies, dans la
fièvre jaune et dans les cancers ulcérés de l'estomac;

8° Du *pus;* dans la suppuration des parois de l'estomac, dans les
abcès du foie, des reins ou d'un autre organe s'ouvrant à l'intérieur
de l'estomac;

9° Des *fausses membranes;* dans la gastrite pseudo-membraneuse,
dans l'œsophagite couenneuse, dans les aphthes;

10° Des *corps étrangers*, provenant de l'intérieur, soit des vers,
des kystes à échinocoques, des végétaux infusoires ou *sarcine;* provenant de l'extérieur, des balles, des fourchettes, des aiguilles, etc.

Les matières vomies sont acides, alcalines ou neutres : acides, lorsqu'il y a inflammation de l'estomac, au début de fièvres graves; alcalines dans les affections chroniques, les dégénérescences organiques, etc.;
neutres dans la gastrorrhée ou pituite, dans la dyspepsie, etc.

Un des points les plus importants de l'histoire du vomissement,
c'est le diagnostic différentiel.

Pour y arriver, il faut envisager le vomissement sous le point de
vue le plus général, considérer s'il existe avec ou sans fièvre : dans le
premier cas, il peut être symptomatique d'une gastrite, ou se trouver
sous la dépendance d'affections aiguës commençantes. Si le vomissement est sans fièvre, il faut examiner la nature et la qualité des matières vomies, le moment où se produit le phénomène; chercher s'il y a
quelque lésion organique à l'épigastre ou dans le voisinage ; si les fonctions digestives, circulatoires, encéphaliques, ne sont pas troublées ;
s'il n'y a pas d'altération dans les sécrétions; si la peau a conservé sa
coloration normale ; s'il y a une métastase goutteuse rhumatismale
ou dartreuse ; s'il y a des coliques hépatiques ou néphrétiques; s'il y
a affection de l'utérus ou grossesse. On s'informera encore des habitudes du malade, de son genre de vie, de sa nourriture, etc. Le résultat de ces recherches et les antécédents du malade indiqueront la
cause du phénomène morbide et les moyens d'y remédier.

Dans les affections organiques du cerveau, par exemple, le vomissement est souvent le premier indice de l'altération cérébrale, et ce sont
les phénomènes concomitants qui donnent infiniment de certitude et
de précision au diagnostic. Ainsi, dans l'exostose syphilitique, les an-

técédents, les douleurs nocturnes, indiquent le traitement à prescrire. Si la tumeur est cancéreuse, les vomissements quelquefois opiniâtres dureront depuis longtemps; on pourra observer la couleur jaune-paille, caractéristique de la peau, un changement d'humeur dans l'esprit du malade, quelques douleurs névralgiques, de la migraine, de la paralysie, etc.

Si, après le vomissement, la peau devient jaune, ictérique, ainsi que les conjonctives et la face inférieure de la langue; s'il y a tension et douleur à l'hypocondre droit, avec des urines ictériques, les vomissements sont un des signes de l'affection calculeuse de la vésicule biliaire.

Si le vomissement est lié à une disposition rhumatismale, on le reconnaîtra aux antécédents du malade, à l'absence de réaction fébrile, à l'épigastralgie s'exaspérant par la pression, à la nullité d'influence du régime alimentaire et à l'augmentation ou à la diminution des douleurs par suite de certaines conditions atmosphériques. S'il est de nature dartreuse, les antécédents, la disparition de dartres coïncidant avec l'apparition des vomissements, qui cesseront sous l'influence d'un régime antistrumeux, faciliteront le diagnostic.

Les symptômes nerveux concomitants, la coïncidence d'une névralgie, un trouble dans quelques sécrétions, des urines claires, citrines, abondantes, la constipation, etc., la faculté de reprendre de la nourriture peu de temps après avoir vomi, etc., tous ces symptômes sont caractéristiques des vomissements nerveux.

Quelquefois cependant les vomissements existent sans que rien puisse les expliquer. Roux vit une jeune fille affectée de vomissements muqueux et alimentaires; elle succomba au bout d'un mois, et à l'autopsie on ne put rien trouver pour en expliquer la cause. Pinel rapporte[1] un fait analogue chez une femme de trente-sept ans, qui, à la suite de chagrins domestiques, fut prise de vomissements opiniâtres, auxquels la mort seule mit un terme. A l'autopsie on trouva l'estomac sain, le pylore *un peu rétréci*, mais sans augmentation d'épaisseur. J'ai vu à la Pitié, dans mon service, mourir une jeune fille de vingt-deux ans, à la suite de vomissements incoercibles, et chez laquelle la nécropsie ne nous fit rien découvrir de matériel dans les tuniques de l'estomac ni dans aucun des autres organes, tels que l'utérus, le cerveau, etc.

Si les vomissements sont sanguinolents, il faut chercher à reconnaître s'ils sont produits par une exhalation de la muqueuse stomacale sans lésion matérielle, ou bien s'il y a rupture de quelques gros vaisseaux arté-

---

[1] *Nos. phil.*, t. III,

riels ou veineux. Quelquefois on a vu des malades vomir du sang qu'ils buvaient par supercherie, pour faire croire à une maladie.

Si le vomissement de sang est produit par exhalation, sans lésion appréciable, il y a presque toujours des phénomènes précurseurs. Tantôt l'hématémèse est supplémentaire, d'autres fois elle est sous la dépendance d'un état nerveux très-prononcé. Dalmas raconte avoir vu, en 1829, à la Charité, une jeune fille d'un tempérament nerveux exagéré, qui, effrayée, au moment de ses règles, fut prise subitement de vomissements de sang; ces vomissements se répétaient sous l'influence de la moindre émotion, d'un reproche, d'un retard à obtenir ce qu'elle demandait. D'autres fois encore, il y a hématémèse dans le cours de maladies aiguës ou chroniques, dans la fièvre jaune, dans le scorbut. Dans ces deux derniers cas, on peut ranger l'hématémèse dans la classe des hémorrhagies asthéniques ou passives.

Lorsque le vomissement a lieu sans phénomènes précurseurs, il est presque toujours le résultat d'une rupture des vaisseaux artériels ou veineux. Dans ce cas, l'hématémèse peut se reproduire avec la plus grande facilité; elle dure pendant quelques heures, pendant quelques jours et même pendant quelques mois. M. Bricheteau a observé à Necker, en 1854, un cas assez curieux d'hématémèse répétée, causée par l'ouverture des veines de l'estomac. L'autopsie du sujet, âgé de quarante et un ans, démontra que « les parois du viscère n'étaient le siége d'aucune altération de nature cancéreuse, mais que dans l'épaisseur de ces parois rampaient des veines variqueuses, plus volumineuses sur la face postérieure. Sur cette partie, on observait plusieurs cicatrices d'ulcérations anciennes, paraissant avoir intéressé la muqueuse seulement : l'une d'elles, de date toute récente, conduisait dans la cavité d'une veine volumineuse située sur la partie médiane de la face postérieure de ce viscère. »

Le diagnostic est plus obscur quand le malade vomit des mucosités filantes. Y a-t-il gastrorrhée? y a-t-il gastrite chronique? ulcère de la muqueuse? Il est difficile de se prononcer d'une manière formelle; cependant les antécédents du malade, son genre de vie habituel, pourront faciliter le diagnostic.

On se rappellera que, dans la gastrorrhée, le flux muqueux plus ou moins abondant (de 50 à 1,000 gr.) a lieu le plus souvent le matin à jeun, quelquefois immédiatement après le repas, *sans matières alimentaires;* que généralement les digestions sont bonnes, tandis que, dans la gastrite chronique, il y a eu souvent une gastrite aiguë pour point de départ; que les digestions sont pénibles, que l'épigastre est souvent douloureux, et qu'après un certain temps la constitution du malade se détériore, que la peau devient souvent terne, pâle, mollasse, etc.

Les vomissements sont plus ou moins graves, selon la nature de leur cause. Quelquefois cependant ils persistent avec une opiniâtreté désespérante, et peuvent, comme je l'ai dit, se terminer par la mort, sans qu'une lésion grave, en apparence, ait pu faire pressentir cette issue funeste.

Selon que les vomissements compliquent une maladie, annoncent ou constituent la maladie elle-même, ils réclament un traitement spécial.

Si le phénomène ne tient point à une affection inflammatoire, on emploiera avec succès les opiacés, les narcotiques, les antispasmodiques. Les opiacés seront administrés à doses répétées, assez fortes et longtemps continuées; à l'extérieur les mouches d'opium, la morphine par la méthode endermique, les emplâtres de thériaque, etc. Ces médicaments calment l'éréthisme nerveux et facilitent la tolérance des mucosités gastriques.

Les antispasmodiques sont aussi administrés avec avantage dans ce dernier cas; mais leur action, plus prompte, est aussi plus fugace. On prescrit l'éther sulfurique, la liqueur d'Hoffmann, les perles d'éther, le colombo, etc.

D'autres fois, il faut relever les forces de l'organe affaibli; on aura recours aux toniques, aux spiritueux, au quinquina, aux vins d'Espagne, aux infusions amères et aromatiques, à la quassia amara, à la menthe, à la gentiane; s'il y a chlorose, aux ferrugineux, aux préparations ferro-manganiques, etc. Les boissons froides réussissent souvent; le bouillon gras froid et dégraissé, les gelées de viandes, la gelée de lichen au quinquina, rendent parfois de grands services. Dans les vomissements cholériques, on conseille la glace pilée, les préparations gazeuses, l'eau de Seltz, la potion de Rivière. On applique quelquefois heureusement à l'épigastre la glace pilée et conservée dans une vessie.

S'il y a acidité des voies digestives, on prescrira l'eau de chaux coupée avec le lait, l'eau de Vichy, l'eau de Seltz, la poudre d'yeux d'écrevisses, la magnésie anglaise pure ou associée au sous-nitrate de bismuth.

Le sulfate, le valérianate de quinine, sont heureusement employés dans certains vomissements intermittents.

Aux vomissements opiniâtres qui se développent pendant la grossesse on opposera l'extrait de belladone appliquée sur le col de l'utérus. On a cité quelques succès par l'usage du lait clair à petites doses : ce moyen bien simple a réussi plusieurs fois entre les mains de M. le docteur Jolly de (Château-Thierry). Dans des cas semblables, M. Ameuille dit avoir employé avantageusement les boulettes de viande crue et hachée[1].

D'autres fois le vomissement est provoqué dans un but thérapeutique. Le *vomissement guérit le vomissement* (*vomitus vomitu curatur*). Il peut arriver qu'il y ait altération dans la sécrétion des sucs gastriques ; quelques doses légères d'émétique peuvent rétablir les sécrétions. Barras a vu un capitaine de la garde royale atteint de vomissements fréquents, revenant par accès, avec nausées continuelles, il se mettait les doigts dans la bouche pour se soulager. Les antiphlogistiques, les révulsifs, les opiacés, les antispasmodiques, avaient été employés inutilement. Le tartre stibié fit disparaître les accès. J'ai vu plusieurs cas de ce genre.

Rien n'est si bizarre que le traitement du vomissement nerveux. Si les vomissements disparaissent souvent avec la cause qui les a produits, le vomissement nerveux résiste quelquefois avec une rare opiniâtreté au traitement rationnel. L'ouvrage de Barras en est rempli d'exemples. Ici, c'est un moxa à l'épigastre qui amène la guérison, là c'est le repos *pris dans un bain prolongé* (de 7 à 8 heures); ce sont les bains de vapeur aqueuse, le suc d'aliments grossiers, lorsque les aliments les plus légers n'étaient pas tolérés.

Si le vomissement est le résultat d'un vice humoral, on tâchera de neutraliser ou de combattre par des remèdes spécifiques le principe morbide fixé sur l'estomac. On prescrira un traitement antirhumatismal, antigoutteux, antisyphilitique ou antidartreux : les révulsifs, les vésicatoires, etc., et tout ce qu'on emploie généralement contre ces diathèses, dont les manifestations très-mobiles sont si dangereuses.

Art. XI. — De la diarrhée.

La diarrhée est un symptôme commun à beaucoup de maladies. Elle est caractérisée par la fluidité des matières alvines.

Ce phénomène est dû à une augmentation de quantité dans les sécrétions de la muqueuse et des glandes de l'intestin. On l'a appelé flux, hypercrinie, diacrise. Il y en a trois espèces :

1° Diarrhée idiopathique ou essentielle, à laquelle appartiennent les diarrhées nerveuse, catarrhale, spasmodique ;

2° Diarrhée sympathique ; c'est le flux de ventre proprement dit.

3° Diarrhée symptomatique, résultant d'une inflammation, ou d'une lésion organique du tube intestinal.

[1] *Union médicale*, novembre 1854.

Quelques auteurs, se plaçant à un point de vue moins élevé, ont admis, d'après des considérations secondaires, des diarrhées éphémères, chroniques, colliquatives, cholériformes, critiques, crapuleuses. Ces diarrhées existent, il est vrai ; mais ce sont des variétés que l'on peut et doit faire rentrer dans le cadre précédent. Nous considérerons la diarrhée comme un symptôme se rattachant à des causes principales ou secondaires. Elle résulte d'un trouble fonctionnel *isolé* de la sécrétion intestinale, ou de ce même trouble *associé* à un désordre matériel organique appréciable, d'où la nécessité d'admettre deux espèces de diarrhée :

1° La diarrhée nerveuse, catarrhale ou spasmodique, le flux ;

2° La diarrhée symptomatique des maladies aiguës ou chroniques de l'intestin, ou des organes placés dans le voisinage.

Nous allons d'abord passer en revue les différentes causes de la diarrhée spasmodique, de cette espèce de diarrhée indépendante des phlegmasies de l'intestin.

On l'observe chez les enfants pendant le travail de dentition, quelquefois chez les adultes et chez les vieillards ; chez les sujets à constitution faible, à tempérament lymphatique prononcé, où elle alterne souvent avec la constipation.

D'autres fois elle tient à une prédisposition héréditaire, à certaines conditions atmosphériques, telles que le froid humide et un courant d'air froid sur le corps échauffé ou sur l'abdomen. Cette cause est parfaitement appréciée des Orientaux, qui portent toujours de la laine sur les parois abdominales.

L'alimentation et la quantité ou la qualité des aliments ont une grande influence sur l'état solide ou liquide des matières. Il y a une diarrhée qui résulte de la trop grande masse d'aliments, c'est la *diarrhée crapuleuse*. Certaines idiosyncrasies favorisent son apparition, car on rencontre des personnes chez lesquelles telle ou telle espèce de viande provoque de la diarrhée. Nous connaissons une dame qui n'a jamais mangé une fraise sans éprouver un effet purgatif bien marqué. Le café au lait agit souvent de la même manière. Nous savons tous que beaucoup d'étrangers sont pris de diarrhée en arrivant à Paris, lorsqu'ils ne sont pas encore habitués à l'usage des eaux de la capitale. Beaucoup de personnes croient que l'usage des fruits amène la diarrhée. C'est une opinion erronée que n'admettent ni Pringle, ni Tissot, lequel, au contraire, dans l'*Avis au peuple*, recommande leur usage dans le but de prévenir la dysenterie.

Nous avons souvent observé, comme médecin de l'hôpital des Enfants et comme médecin de la direction des nourrices, une diarrhée

opiniâtre chez les enfants, diarrhée qui ne reconnaissait d'autre cause
que le lait séreux rempli de colostrum des mauvaises nourrices.

D'autres fois encore, à la suite d'une abstinence prolongée, lorsqu'on donne sans mesure à l'estomac une nourriture à laquelle il
n'est plus habitué, ou bien une nourriture trop copieuse, la digestion
se fait mal, et souvent les aliments indigérés passent dans le canal intestinal, qu'ils irritent à la manière d'un corps étranger, et amènent
une diarrhée plus ou moins abondante.

Il y a une diarrhée produite par des substances médicamenteuses,
par les purgatifs, qui agissent en irritant les follicules intestinaux et
amènent ainsi le flux de ventre.

On l'observe encore à la suite de fatigues excessives, de contrariétés,
d'impressions morales vives, chez certains individus qui commencent
à fumer. Fabrice de Hilden rapporte qu'une femme avait un flux bilieux toutes les fois qu'elle se mettait en colère. M. Caillard, médecin
de l'Hôtel-Dieu de Paris, fit une chute et fut affecté d'une enterrorrhée
qui dura deux mois environ. Cette diarrhée se produit quelquefois
aussi chez les sujets pusillanimes qui doivent subir une grande opération, chez les jeunes soldats qui vont au feu pour la première fois.
« Dites-moi, docteur, nous demande plaisamment Voltaire, quel rapport il y a entre la diarrhée et un boulet de canon. » Tout le monde
connaît l'influence fâcheuse de la peur pendant les épidémies cholériques, etc.

Certaines fièvres graves sont précédées de diarrhée sans que l'intestin soit altéré. La métro-péritonite puerpérale est tantôt accompagnée de constipation, tantôt d'une diarrhée jaune qui apparaît les trois
ou quatre premiers jours; quelquefois même elle précède l'apparition
de la maladie. Mais cette diarrhée s'observe le plus fréquemment
dans la forme typhoïde, tandis que la constipation se montre dans la
forme inflammatoire. Dans le premier cas, les selles sont liquides,
fétides, glaireuses, quelquefois brunes, le plus souvent jaunâtres,
quelquefois sanguinolentes.

Mais, lorsque l'intestin est le siége d'une lésion organique, la diarrhée est dite *symptomatique*. On l'observe dans les phlegmasies aiguës
ou chroniques du tube digestif, dans la gastro-entérite, dans l'entéro-colite, dans les ulcérations cancéreuses, tuberculeuses, typhoïdes, dysentériques, etc. La diarrhée colliquative, qu'on observe souvent chez les phthisiques, est due à la présence de tubercules dans
l'intestin.

Quelquefois ce sont des corps étrangers, des vers intestinaux, des
matières fécales durcies, qui, par leur séjour prolongé dans l'intestin,

l'enflamment et amènent la diarrhée. C'est ainsi qu'on observe, chez certaines personnes, des alternatives de constipation et de dévoiement.

Certaines fièvres éruptives, la rougeole, la variole surtout, sont parfois aussi compliquées de diarrhée. Sydenham nous fait remarquer que la diarrhée précède toujours la variole confluente, tandis que la variole discrète est précédée de constipation. Quelle en serait la cause? Il est difficile de le dire. Nous serions volontiers porté à croire que la diarrhée est produite par une fluxion sanguine très-intense de l'intestin.

Nous avons parlé plus haut de la diarrhée qu'on observe dans la fièvre typhoïde, et nous l'avons rangée parmi les diarrhées symptomatiques de lésions intestinales. Il nous semble qu'on a pris quelquefois la cause pour l'effet et qu'on a été un peu trop loin en considérant la lésion des glandes de Peyer comme un signe anatomique constant de cette maladie. Stoll ne serait-il pas plus dans la vérité lorsqu'il dit que c'est la sécrétion abondante de bile qui, par son acrimonie, ulcère et désorganise l'intestin, lequel, une fois altéré, devient alors lui-même une cause de diarrhée et entretient celle qui existe déjà? C'est l'histoire du pus engendrant le pus.

Nous appellerons sympathique la diarrhée qu'on observe à la période ultime des maladies, au moment de l'agonie.

Quand, sous l'influence de ces causes, la diarrhée catarrhale ou la diarrhée organique se manifeste, les matières excrémentitielles liquides se produisent avec plus ou moins d'abondance, le mouvement péristaltique augmente et l'excrétion des matières offre des particularités importantes, selon l'abondance des évacuations.

Dans la diarrhée catarrhale et spasmodique, ou flux de ventre, les selles sont plus ou moins fréquentes, plus ou moins abondantes, faciles, avec ou sans coliques, et, le plus souvent, sans fièvre. Le ventre est indolent à la pression, aplati ou ballonné, selon qu'il y a présence ou absence de gaz; il résonne peu à la pression, et le bruit qu'il fait entendre est un bruit hydro-aérique plus prononcé dans le cœcum ou dans l'S iliaque. Si la diarrhée est très-abondante, le pouls est petit, accéléré, inégal, ainsi qu'on l'observe dans la cholérine. L'abondance des évacuations amène une déperdition considérable de chaleur, les extrémités se refroidissent, se cyanosent; on observe une faiblesse générale; la voix se perd, le malade ne peut plus parler, ou ne parle qu'à voix basse; en même temps la peau devient pâle, terreuse, les chairs mollasses, les yeux s'enfoncent dans les orbites et sont entourés d'un cercle bleuâtre, par suite de l'absorption du tissu cellulaire. La physionomie a une expression caractéristique. Si la diarrhée est très-forte, si les selles sont considérables, le sang, perdant son eau, devient plus épais, circule plus difficilement, et il en résulte un obstacle à l'hématose, qui se traduit sur le visage par une teinte livide asphyxique. Souvent, dans ce cas, les urines sont supprimées.

Si le flux est moins-abondant, les digestions peuvent rester faciles : on n'observe aucun des symptômes graves que nous venons d'énumérer. D'autres fois, les aliments sont incomplétement digérés, et alors chaque repas provoque une selle; c'est la *lienterie*.

La langue, blanche dans les flux considérables, reste naturelle dans la diarrhée peu abondante.

Si, au contraire, la diarrhée est inflammatoire, les phénomènes sont différents.

Cette diarrhée peut être aiguë ou chronique. Dans la première, il y a fièvre, langue rouge, à la pointe et sur les bords, quelquefois noire ou brune sur la ligne médiane, sale à la base. Les symptômes fébriles sont plus ou moins prononcés, selon le degré de la pyrexie, selon la période d'acuité de la maladie. Quant au flux, il doit appeler toute l'attention de l'observateur, sous le rapport de la quantité, de la fréquence, de la nature des selles, de l'époque où elles sont rendues, etc. C'est ce que nous allons examiner succinctement.

Dans la diarrhée catarrhale, les matières sont plus ou moins abondantes. Morgagni raconte qu'en 1753, voyageant en poste pour aller de Forli à Pesaro, il fut pris, à la suite des fatigues de ce voyage, d'un flux qu'il évalue à huit kilogrammes. Potier (Poterius) dit avoir donné des soins à un notaire qui en rendit vingt kilogrammes en vingt-quatre heures. Toutefois elle arrive rarement à ce degré. Dans ce cas les selles sont généralement acides, souvent sans odeur, rarement fétides. Quelquefois elles ont une odeur fade, aigrelette.

Les selles séreuses, albumineuses, se rencontrent fréquemment encore dans la diarrhée catarrhale, dans les affections goutteuses.

Dans la diarrhée inflammatoire, les selles sont jaunes, bilieuses, quelquefois pâles, quelquefois mélangées à des matières solides. D'autres fois, elles sont noirâtres, fétides, infectes, ainsi qu'on l'observe plus particulièrement dans la fièvre typhoïde.

Elles sont graisseuses dans les maladies du pancréas, blanches dans le choléra, avec des grumeaux blanchâtres, solides, contenant quelquefois des débris d'épithélium, de l'albumine, du sucre de glycose, du carbonate de chaux.

Elles peuvent être sanguinolentes, comme dans la dysenterie, dans l'entérite simple, dans l'entérite typhoïde, lorsque les plaques de Peyer sont ulcérées. Quelquefois, à la période ultime de cette maladie, les selles sont presque exclusivement composées de sang et elles constituent l'hémorrhagie intestinale ou le *melæna*, maladies que l'on étudie d'un façon spéciale dans les traités de pathologie.

Les selles peuvent être purulentes ; on les trouve mélangées d'aliments indigérés. Dans la lienterie et dans la diarrhée entretenue par la présence de vers dans les intestins, n'étaient les symptômes concomitants, il serait impossible par l'examen seul des matières d'en indiquer la nature.

Certains purgatifs peuvent modifier la couleur des selles par suite d'une action chimique inconnue ; le calomel les rend verdâtres, quelquefois d'un vert noir.

Chez les enfants, la couleur des selles varie : elles sont jaunes, verdâtres, panachées, par suite de la réaction des acides du canal alimentaire sur la matière colorante de la bile mélangée aux fèces. D'autres fois, on y trouve des taches blanches de caséum, dans la lienterie des enfants, par exemple. Elles exhalent souvent une odeur fade, aigrelette, indiquant leur acescence [1].

D'autres fois, enfin, les selles contiennent des cristaux de phosphate ammoniaco-magnésien, des cellules d'épithélium, des globules pyoïdes, des débris de penicillum glaucum, etc.

Le point capital, dans l'étude de la diarrhée, c'est la détermination des causes qui lui ont donné naissance, de sa nature et de son *diagnostic différentiel*.

Chez un enfant, il faut d'abord s'enquérir de l'état de la dentition, de l'alimentation, des modifications de la température ; examiner la nature des selles, leur couleur, leur quantité ; chercher s'il n'y a pas d'organe malade ; et l'examen attentif de ces différentes questions suffit en général pour révéler la nature des accidents.

Pour les adultes, on étudiera la diarrhée sous le rapport de la quantité des selles, de leur couleur, de leur nature, des phénomènes qui accompagnent leur expulsion, selon que la diarrhée est fébrile ou apyrétique, qu'elle constitue la maladie à elle seule ou qu'elle n'en est que l'accompagnement. On s'inquiétera s'il y a chez le malade un vice rhumatismal, goutteux ou dartreux, ou bien un flux habituel supprimé qui puisse être l'origine de l'hypersécrétion intestinale.

Si la fièvre manque, on cherchera s'il y a, comme nous venons de le dire, un trouble physiologique quelconque, une diathèse particulière, si le malade a éprouvé quelque émotion vive, etc.

---

[1] Bouchut. *Traité des maladies des nouveaux-nés,* p 4 2 et suiv.

Un état fébrile réclame toute l'attention possible, afin que l'on sache si la diarrhée est sympathique ou symptomatique, ou bien si elle réunit ces deux conditions. Dans ces cas, l'ensemble des symptômes, l'état des organes, leurs fonctions, seront étudiés avec soin. La diarrhée peut être simplement inflammatoire, typhoïde, toxique, tuberculeuse, fébrile ou rhumatismale.

Les selles sanguinolentes nécessiteront quelquefois la pratique du toucher anal, dans le cas d'hémorrhoïdes, de fissure anale ou de cancer du rectum; celle de l'auscultation et de la percussion, au contraire, dans les maladies du cœur, des poumons, etc.

La *cessation* de la diarrhée dépend de la cause qui la produit. Quand la diarrhée n'est qu'un flux, elle est le plus souvent passagère, comme la cause qui l'a provoquée. La diarrhée sympathique dure généralement peu de temps; celle du début des fièvres éruptives, de quelques fièvres graves, disparaît dès que la maladie est tout à fait déclarée. Nous en excepterons toutefois la fièvre typhoïde, dans laquelle elle dure presque aussi longtemps que la maladie elle-même.

La diarrhée symptomatique des lésions intestinales persiste plus ou moins longtemps, et se prolonge autant que la cause qui lui a donné naissance.

La diarrhée inflammatoire est toujours plus longue que la diarrhée produite par les agents toxiques, dont l'action peut être grave, mais n'est que passagère.

La diarrhée qui cesse est presque toujours suivie d'un peu de constipation. Ce phénomène n'avait point échappé à Hippocrate, qui dit, en envisageant la question sous un plus grand point de vue : « A-t-on le ventre lâche dans la jeunesse, on sera constipé étant vieux[1]. »

Quelquefois, enfin, la diarrhée se termine par la mort. Cette terminaison est rare dans la diarrhée catarrhale ou spasmodique, si ce n'est chez les enfants. M. Piorry a vu des exemples d'enterorrhée suivie de mort; nous-même en avons observé à l'hôpital des Enfants. La mort est très-fréquente dans les cas de diarrhée symptomatique.

Chez ceux qui succombent à la suite d'une diarrhée abondante, on ne trouve quelquefois aucune altération de l'intestin, ainsi que cela arrive dans certains cas d'enterorrhée chez les enfants et chez les adultes, dans quelques affections puerpérales, et chez les vieillards de Bicêtre ou de la Salpêtrière.

---

[1] *Œuvres d'Hippocrate,* par Littré, *Aphorismes,* t. IV, aph. II, § 20.

Lorsqu'il y a une lésion intestinale, cette lésion peut occuper la muqueuse exclusivement, ou bien les follicules disséminés, ou bien les follicules agminés, autrement dits glandes de Peyer. La muqueuse présente une coloration variant du rose tendre au gris ardoisé, ou au brun noir, selon le degré de l'irritation; elle est sous forme de plaques irrégulières; quelquefois, chez les scorbutiques, ces plaques sont remplacées par des pétéchies. Par le fait même de l'inflammation, cette muqueuse peut être ramollie, amincie, d'autres fois infiltrée de sérosité, ainsi que Delmas dit l'avoir observé dans la première épidémie de choléra. Dans cette dernière maladie cependant, elle a presque toujours une épaisseur et une consistance normales.

Les follicules isolés sont augmentés de volume, hypertrophiés à la suite des flux chroniques chez les enfants, dans le choléra, ce qui avait porté Bally et Serres à créer le mot de *psorentérie* (gale des intestins), pour désigner cette disposition particulière, dans la fièvre typhoïde, où l'on rencontre presque constamment le gonflement et les ulcérations des *follicules isolés* et *agminés*, ou plaques de Peyer ; dans l'entérite tuberculeuse et cancéreuse, où les ulcérations accompagnent les *tuberculeuses*, le *cancer*, etc.

Si la diarrhée sympathique est généralement peu dangereuse par elle-même, elle peut le devenir par suite des différentes circonstances qui l'accompagnent et que nous allons passer rapidement en revue.

Habituellement peu grave dans l'enfance, elle se manifeste très-souvent au moment du travail de la dentition, et, dans ce cas, à moins d'une abondance excessive, elle est considérée par beaucoup de médecins comme un phénomène salutaire. Toutefois c'est à cet âge surtout qu'il faut s'opposer aux diarrhées chroniques, dont la persistance finit par détériorer la constitution, en appauvrissant le sang, et dont les matières irritent la muqueuse intestinale, au point de l'ulcérer, ce qui les rend plus tard symptomatiques de lésions très-profondes.

La diarrhée est plus ou moins grave, selon sa forme, sa marche, et sa cause organique, nerveuse ou épidémique, etc. Ainsi la diarrhée sympathique est généralement moins grave que la diarrhée symptomatique. Dans cette dernière, le pronostic dépend entièrement de la nature des lésions organiques : l'entérite typhoïde est, toutes choses égales d'ailleurs, plus redoutable que l'entérite simple; mais elle l'est moins que l'entérite tuberculeuse ou carcinomateuse, qui sont fatalement mortelles.

Si la diarrhée est quelquefois dangereuse, en revanche elle est parfois aussi un phénomène salutaire : elle constitue une crise heureuse, ainsi qu'on l'observe chez quelques hydropiques, que soulage et que guérit une diarrhée séreuse abondante, etc. C'est dans ce but qu'on cherche à la provoquer pour amener une dérivation dans certaines maladies aiguës ou chroniques affectant la peau, les muqueuses nasales, oculaires, bronchiques, etc. Hippocrate avait remarqué leur bon effet dans les ophthalmies. « Pour qui a une ophthalmie, être pris de diarrhée, c'est bien[1]. » On la provoque encore comme moyen dérivatif dans le but de prévenir certaines hémorrhagies, l'apoplexie cérébrale.

La diarrhée sanguinolente est plus souvent une maladie grave à cause des lésions intestinales qui la provoquent. Si les ulcérations des plaques de Peyer peuvent facilement se cicatriser, il n'en sera pas de même si ces ulcérations coïncident avec des tubercules pulmonaires, s'il y a un cancer du rectum, ou bien des lésions organiques graves du cœur, un obstacle au passage du sang dans la veine porte, etc.

En résumé :

1° La diarrhée spasmodique, nerveuse, catarrhale, est quelquefois salutaire ;

2° Le flux diarrhéique proprement dit n'est généralement pas grave, à moins que l'abondance des matières rendues ne produise l'état asphyxique ou anémique ;

3° La diarrhée symptomatique est toujours assez grave, à cause des lésions anatomiques qui lui ont donné naissance.

Art. XII. — Signes fournis par les flatuosités et par les borborygmes.

Les gaz qui se développent dans le canal alimentaire sont l'hydrogène carboné, l'acide sulfhydrique et le gaz acide carbonique. Leur présence en excès constitue la pneumatose gastro-intestinale, généralement désignée sous le nom de flatuosités.

On appelle borborygme, de Βορβορύζω, je fais un bruit sourd, les bruits sourds et spontanés que ces gaz produisent en circulant dans l'intestin.

On donne le nom d'éructation ou rot à l'éruption des gaz qui, sortant de l'estomac, s'échappent au dehors par la bouche.

On désigne plus particulièrement sous le nom de *vent* les gaz qui sortent, avec ou sans bruit, par le rectum.

Les borborygmes, les éructations, les vents, annoncent la présence

[1] Aph., 17 § 6.

d'un excès de gaz dans les voies digestives. Certaines circonstances morbides peuvent faire varier la quantité de ces gaz, et donner lieu à des coliques et à des douleurs abdominales aiguës plus ou moins vives. On observe ces flatuosités chez les convalescents, lorsque les forces digestives n'ont pas repris encore toute leur activité, chez les gens valétudinaires, les enfants, les vieillards, les hommes de cabinet, à vie sédentaire, hypocondriaques, les goutteux, les femmes grosses, dans la fièvre puerpérale, dans les phlegmasies intestinales chroniques, etc.

Les borborygmes annoncent habituellement la venue prochaine d'évacuations alvines.

« Dans les maladies aiguës, dit Landré-Beauvais, c'est un signe dangereux quand, des borborygmes se faisant entendre et le ventre étant très-gonflé, il ne sort ni vents ni déjections. »

Dans l'hystérie, il se produit, souvent en fort peu de temps, une énorme quantité de flatuosités stomacales, intestinales. Il en résulte de la douleur et une gêne très-sensible. Ces phénomènes ne cessent que par l'expulsion ou l'absorption de ces flatuosités.

Les borborygmes s'observent très-souvent chez les aliénés et en particulier chez les maniaques et les lypémaniaques. Chez ces derniers, il est fort curieux de les voir devenir l'occasion d'hallucinations étranges. Ces malheureux se croient fort malades, en danger de mort, ou bien ils s'imaginent que leur ventre renferme des ennemis, des êtres vivants, comme des serpents, des crapauds, etc.

Les borborygmes résultent fréquemment de l'ingestion de certains aliments surnommés flatulents, comme les farineux et les crucifères.

La présence des vers intestinaux a un semblable résultat.

On les rencontre, comme symptômes, dans la hernie étranglée, dans l'étranglement interne, dans la péritonite, dans les cancers de l'estomac et de l'intestin.

Les borborygmes n'ont aucune valeur diagnostique. Ils indiquent seulement qu'il se produit une grande quantité de gaz et de liquides, et que ces matières circulent difficilement dans l'intestin.

ART. XIII. — SIGNES FOURNIS PAR LE GARGOUILLEMENT.

Les borborygmes et le gargouillement sont deux signes fournis par l'audition ; mais il existe cependant entre eux une notable différence. Les premiers s'entendent spontanément, souvent à distance, tandis que le gargouillement ne se perçoit que quand on comprime avec les mains les parois abdominales et les intestins.

Il y a deux sortes de gargouillements : le bruit de fluctuation stomacale, ou gargouillement de l'estomac, et le gargouillement intestinal.

§ I. Du gargouillement de l'estomac.

Dans les mouvements brusques, on peut entendre une fluctuation
qui ressemble assez au bruit qui est produit par l'agitation d'un liquide dans un vase de verre à moitié plein. Pour que ce bruit de fluctuation stomacale puisse se produire, il faut donc dans l'estomac la
présence d'un liquide et de gaz. Du reste, il ne se développe pas seulement par les mouvements spontanés, on le fait se développer par la
succussion en divers sens. Il est souvent assez fort pour s'entendre à
une grande distance, plusieurs mètres par exemple ; le plus souvent il
faut, pour le percevoir, approcher l'oreille de la paroi abdominale,
pendant qu'une autre personne fait la succussion.

Le gargouillement stomacal indique une dilatation de l'estomac, et
s'observe assez souvent dans l'état de santé. Lorsqu'on le rencontre
dans l'état morbide, avec une paralysie des membres ou des vomissements, il est toujours le symptôme, soit d'une nosorganie cérébrale,
soit d'un obstacle apporté au cours des matières contenues dans
l'estomac, au niveau de l'orifice pylorique.

Cet obstacle est habituellement constitué par un cancer, par un épithélioma, par des tumeurs extra-stomacales, qui compriment cette
ouverture. Il en résulte que le bruit de fluctuation stomacale devient
quelquefois un signe des rétrécissements du pylore.

§ II. Du gargouillement intestinal.

Pour que le gargouillement intestinal puisse se produire, il faut
dans l'intestin la présence de gaz et de matières liquides. On détermine ce gargouillement en appuyant avec une certaine force sur la
paroi abdominale.

Le plus souvent, la personne qui, par la manœuvre indiquée, provoque le gargouillement, n'est pas seule à l'entendre. En effet, ce
bruit est habituellement assez fort et assez prononcé pour être perçu
à distance. D'autres fois, on l'entend à peine, et il faut avoir l'oreille
presque appliquée sur la paroi abdominale. Dans ce cas, il convient
d'exercer soi-même la pression pour percevoir sous le doigt la crépitation des liquides et de l'air, dont le choc produit le gargouillement.

Pour déterminer le gargouillement, on doit procéder de la manière
suivante : appliquer les deux mains à plat sur l'abdomen, à une petite
distance l'une de l'autre, et appuyer graduellement de manière à déprimer profondément la paroi abdominale. Pendant qu'une main est

B. — PATHOL. GÉN.   64 immobile, fixée par tous les points de sa face palmaire sur la paroi abdominale, l'autre imprime des mouvements brusques et secs; au bout d'un instant, s'il y a des gaz et des liquides dans l'intestin, le gargouillement se produit. Il faut exercer ces mouvements d'abaissement de la paroi du ventre avec beaucoup de modération, car ils peuvent déterminer de la douleur.

Le bruit de gargouillement est un phénomène passager. Après l'avoir produit, on ne le perçoit bientôt plus au même endroit, parce que les liquides et les gaz se sont déplacés.

Il est rare de trouver le gargouillement sur tous les points de la surface de l'abdomen. On l'entend habituellement sur le trajet du gros intestin, mais plus ordinairement encore au milieu du cœcum dans la fosse iliaque droite. Il existe quelquefois sans qu'on puisse l'apprécier distinctement, ce qui arrive dans les cas de volume exagéré du ventre par les altérations anatomiques de la tympanite, de l'ascite, des tumeurs du ventre, etc.

Quelquefois le gargouillement est abondant, et à bulles fines. Dans ce cas, il est souvent très-étendu et accompagne les flatuosités; on le rencontre chez les gastralgiques, chez tous les individus dont les digestions ne sont pas normales.

Là, il est à grosses bulles et moins abondant. Souvent placé dans le gros intestin, il peut être limité à une partie de cet organe, dans le cœcum au niveau de la fosse iliaque droite. On le rencontre au début et pendant le cours même de certaines maladies de l'intestin; l'entérite, la dysenterie, la fièvre typhoïde, les obstructions du cœcum, etc.

Il est bon de noter que c'est presque toujours dans l'intestin que se produit le gargouillement, beaucoup plus rarement dans la cavité d'un abcès, plus rarement encore certainement dans la cavité du péritoine.

ART. XIV. — DES SIGNES FOURNIS PAR LA CONSTIPATION.

On appelle constipation la rareté, la sécheresse et la dureté des matières fécales.

La constipation s'accompagne habituellement de coliques, de tension du ventre, de chaleur, de ballonnement, d'inappétence. Chez certains sujets maigres, l'on peut reconnaître, par l'exploration du ventre, des matières dures, dites *scybales*, arrêtées dans le gros intestin. Ailleurs, on sent ces matières dures dans l'extrémité inférieure du rectum, d'où elles pressent et gênent la vessie, le vagin et la matrice.

La constipation alterne souvent avec la diarrhée. Les matières fécales agissent comme de véritables corps étrangers, provoquent une sécrétion muqueuse plus ou moins abondante qui les entraine au dehors de l'intestin.

La constipation a pour causes principales et directes la paralysie de l'intestin ou des parois de l'abdomen, à la suite des maladies du cerveau; l'atonie de l'intestin, son obstruction produite par des lésions de ses parois ou par des tumeurs du voisinage, les phlegmasies chroniques, le défaut de sécrétion des liquides qui servent aux phénomènes de la digestion, tels que la bile et le mucus, le spasme du sphincter de l'anus, etc.

La constipation est le symptôme d'un grand nombre de maladies, et son étude est très-importante dans le diagnostic. On l'observe dans la méningite, dans les maladies organiques de l'estomac, dans les maladies du cerveau, dans la colique de plomb, etc. Elle est constante dans la *méningite*. Les évacuations sont sèches, rares, le ventre aplati, et il y a toujours des vomissements au début. Cette constipation lui sert de signe distinctif avec la fièvre typhoïde. En effet, dans cette dernière maladie, avec la fièvre et la stupeur plus ou moins grande, existe de la diarrhée, avec un ballonnement du ventre qu'on n'observe point dans la méningite.

La constipation s'observe encore dans l'*apoplexie*, dans le *ramollissement cérébral* et dans les *tumeurs du cerveau*. Celle-ci et la rétention d'urine qui l'accompagne indiquent l'inertie du rectum et de la vessie, inertie qui dépend de la lésion des centres nerveux. Elle accompagne le *rétrécissement du pylore*, à cause du peu d'abondance des matières qui passent dans l'intestin; la *colique de plomb*, par suite de la sécheresse de la muqueuse intestinale et de la paralysie des parois de l'intestin; l'*ictère spasmodique*, et il s'y joint une coloration jaune bilieuse de la peau. La constipation nous paraît être ici un signe d'autant plus important à noter, que l'on ne la rencontre pas dans l'ictère fébrile, et on peut la considérer comme un signe différenciel entre ces deux espèces d'ictère. Elle s'observe enfin dans les *phlegmasies chroniques de l'intestin*, par suite de la sécheresse de la muqueuse intestinale; dans la *convalescence des phlegmasies*, surtout chez l'adulte; dans la *convalescence de la fièvre typhoïde*, dans la *péritonite aiguë générale*, dont elle constitue l'un des symptômes les plus importants. C'est un phénomène du début et de la période d'état de cette phlegmasie. Il ne caractérise pas seul la maladie; mais, réuni aux autres symptômes, il a une très-grande signification.

ART. XV. — DES SIGNES FOURNIS PAR L'EXAMEN DES MATIÈRES FÉCALES.

Si les matières rendues dans la défécation étaient bien connues, non-seulement dans leur apparence extérieure, mais encore dans leur composition intime, on reconnaîtrait beaucoup mieux la nature des maladies de l'estomac et dès intestins. Il faudrait évidemment faire pour ce produit d'excrétion ce que l'on a fait pour les urines; mais les recherches de ce genre répugnent à beaucoup de médecins, et nous ne pouvons parler des excréments que sous le rapport de leur abondance, de leur couleur, de leur forme, et de quelques-uns des produits étrangers qui s'y trouvent mélangés.

1° *Les matières excrétées sont liquides.* — Elles peuvent être *aqueuses,* comme dans le flux de l'intestin, dans le choléra, dans la goutte, dans la diarrhée dite catarrhale, dans les purgations par les sels neutres, etc. Souvent alors mélangées à du mucus ou à des matières en petite abondance, elles sont incolores et transparentes, ou légèrement jaunâtres, ou enfin blanchâtres, opalines, mêlées de petits grumeaux blancs comme du riz; c'est ce qu'on observe dans le choléra.

Elles sont liquides, jaunâtres, *bilieuses,* ou formées de *bile* presque pure, dans la diarrhée inflammatoire et dans les diarrhées qui surviennent souvent dans la convalescence des maladies aiguës.

Elles sont *graisseuses* et comme remplies d'huile dans les maladies du pancréas, lorsque la graisse de l'intestin n'est plus émulsionnée par le suc pancréatique. C'est du moins ce qui résulte de quelques faits publiés par MM. Moyse et Cl. Bernard [1].

Elles sont albumineuses, mêlées à des fragments d'albumine incolore comme du blanc d'œuf, dans quelques diarrhées inflammatoires aiguës.

Elles sont liquides, *lientériques,* c'est-à-dire mêlées à des aliments non digérés, dans l'entérite chronique.

Elles sont *sanguinolentes,* dans l'entérite aiguë; *sanguinolentes* et *muqueuses* ou *purulentes,* unies à des pellicules membraneuses, dans la dysenterie; ensanglantées et formées de sang pur en notable proportion, dans l'hémorrhagie intestinale. Alors le sang est pur et rouge, s'il vient du rectum et du gros intestin; il est noirâtre, s'il vient de l'intestin grêle, et tout à fait noir enfin, à moitié solide, lorsqu'il a séjourné longtemps dans le ventre. L'excrétion de ces matières noires liquides ou demi-solides constitue le *méléna.* Cela s'observe dans la fièvre pernicieuse dysentérique, dans le cancer de l'estomac et des intestins, dans la colite ulcéreuse chronique, et dans les hémorrhagies intestinales produites par la fièvre typhoïde, la fièvre jaune ou n'importe quel état morbide local et général.

Elles sont *purulentes* dans la dysenterie chronique, et alors le pus est toujours mélangé à du sang et quelques matières stercorales li-

[1] *Leçons de physiologie expérimentale.* Paris, 1856, t. II.

quides. On n'y trouve du pus en nature que lorsqu'un abcès de la fosse iliaque, des ligaments larges, de la colonne vertébrale, de la prostate et du pourtour de l'anus, s'est ouvert dans l'intestin.

2° *Les matières excrétées sont solides.* — Dans l'état naturel ce sont des matières d'un jaune ocré, assez abondantes, moulées, et d'une odeur désagréable, caractéristique. Leur consistance est assez forte, et, sorties du rectum, elles conservent leur forme primitive.

Dans cet état solide, elles présentent une foule de modifications relatives à la couleur, à la forme, à la consistance, à l'odeur, etc. Elles sont brunes, *noirâtres* ou *noires*, chez les individus constipés, chez les mélancoliques et chez les hypocondriaques, chez ceux qui prennent du fer, du bismuth et du charbon ; *verdâtres*, chez ceux qui font usage de légumes herbacés ou qui ont pris du calomel à petite dose ; elles sont peu abondantes, fragmentées, *dures* et *ovillées*, c'est-à-dire semblables à des excréments de brebis, dans la gastro-entérite aiguë, dans la dyspepsie et dans l'hypocondrie. Au contraire, elles sont molles, *filiformes* ou *aplaties* dans la gastro-entérite chronique et dans les maladies chroniques des voies digestives, avec ou sans rétrécissement du calibre de l'intestin. On les rencontre à l'état *pultacé*, c'est-à-dire en bouillie, dans les mêmes circonstances, lorsque la maladie est plus grave.

Elles sont *jaunâtres*, *pâles*, quelquefois même semblables à de l'argile, dans l'entérite chronique sans diarrhée ; décolorées, *grisâtres*, dans l'ictère, par obstacle au cours de la bile dans l'intestin ; *striées de sang* dans la colite chronique, la fissure anale et les hémorrhoïdes fluentes.

On trouve souvent avec les matières fécales solides, à leur surface, dans une étendue assez grande, des *pellicules jaunâtres*, *blanches*, *albumineuses*, constituées par du mucus et formant des *pseudo-membranes* que l'on a pris, soit pour des vers, soit pour des fragments de membrane muqueuse. Ces pellicules ne sont autre chose que du mucus compacte sécrété par la muqueuse intestinale ; elles sont formées d'albumine concrète et de globules muqueux et pyoïdes. On les observe chez les sujets constipés, dans l'entérite chronique, chez les hypocondriaques et chez les femmes très-nerveuses. Il est rare que ceux qui souffrent un peu du ventre et des digestions, après avoir eu autrefois une forte diarrhée, ne présentent pas ces pellicules à la surface de leurs matières excrémentitielles.

Les matières fécales renferment souvent des corps étrangers, venus soit de la bouche et introduits avec les aliments, soit de l'intérieur même du corps. On y trouve des vers, tels que les oxyures, le tænia,

les ascarides, des calculs intestinaux, des calculs biliaires, des fragments d'intestin gangrené à la suite d'une invagination, etc.

ART. XVI. — DES SIGNES FOURNIS PAR LA TYMPANITE, OU PNEUMATOSE INTESTINALE.

La pneumatose intestinale ou *tympanite* est un état morbide caractérisé par l'accumulation d'une grande quantité de gaz dans le tube
digestif. On réserve le nom de *météorisme* à une distension moindre
de l'intestin.

Tantôt toute la cavité du tube digestif est distendue, et les anses
intestinales se dessinent sous la peau du ventre ; tantôt la tympanite
n'est que partielle, ce qui est le cas le plus fréquent, et alors les gaz
occupent surtout le gros intestin.

La pneumatose intestinale change toujours la forme du ventre, qui
augmente de volume et devient globuleux. La peau est très-tendue,
lisse et luisante ; elle présente une résistance élastique et égale dans
tous les points de sa surface. Ordinairement il n'y a pas de douleur ;
s'il en existe, c'est que la distension par les gaz est poussée à un degré
considérable, ou bien c'est en raison d'une péritonite subaiguë ou
chronique. Ordinairement la pneumatose intestinale ne dépasse pas
certaines limites, et, si dans ces cas elle contribue à amener une terminaison funeste, ce n'est qu'indirectement, comme accident secondaire
survenu dans une autre maladie. Au contraire, lorsque la tympanite est portée très-loin, elle détermine des symptômes sérieux d'asphyxie. Le diaphragme est refoulé en haut, jusqu'à la quatrième côte,
et les fonctions de la respiration et de la circulation, notablement
gênées, ne peuvent plus s'accomplir. Dans la tympanite, la percussion
donne un son très-clair, dit *son tympanique*, ayant du reste quelque
chose de caractéristique, surtout dans les cas où les gaz sont accumulés en abondance.

Quand la tympanite est partielle, il est plus difficile de la constater, ou du moins le bruit que donne la percussion n'est plus aussi caractéristique. Dans ce cas, il faut comparer, pour le bien juger, le
bruit que l'on entend avec le bruit normal que donne la percussion du ventre dans l'état de santé. Si le bruit est très-clair, il y a
certitude qu'une plus ou moins grande quantité de gaz existe dans
l'intestin, en d'autres termes qu'il y a commencement de pneumatose.
Cette résonnance exagérée ne change pas avec les déplacements du
malade ; elle indique une énorme distension gazeuse, et quelquefois,
dans les cas graves, elle s'élève jusque sous le mamelon. Alors
le foie est refoulé en haut et en arrière, il a basculé de telle sorte
que la matité donne une étendue moindre que la hauteur habituelle

de l'organe. S'il y a des liquides dans l'intestin, le son est différent; outre ces borborygmes de l'intestin qui annoncent leur présence, le bruit fourni par la percussion n'est plus aussi clair ni aussi franchement sonore; il est obscur; c'est ce qu'on appelle le bruit *hydro-aérique*, bruit d'ailleurs très-caractéristique, et qu'on ne saurait confondre avec aucun autre.

Quand la pneumatose intestinale vient compliquer l'ascite, les gaz sont situés, bien entendu, au-dessus du liquide; les anses intestinales, distendues, sonores, forment un paquet qui se trouve placé à la partie supérieure de la couche du liquide renfermé dans la cavité du péritoine. La sonorité s'entend alors au-dessus des parties où siége la matité.

Il y a des cas où le son clair de la tympanite plus ou moins appréciable est très-facile à constater, c'est quand les anses intestinales, soit par le fait d'une ancienne péritonite, soit par la présence d'une tuberculisation en voie de développement, sont adhérentes les unes aux autres.

Il arrive très-souvent dans la tympanite, et surtout dans la tympanite stomacale, de voir des gaz rejetés par la bouche. Quelquefois pareille chose arrive dans la tympanite du gros intestin; mais alors les gaz sont rejetés bruyamment par l'anus. Ces gaz, tant ceux qui sont rendus par la bouche que ceux qui sont expulsés par le rectum, ont habituellement une odeur fétide d'acide sulfhydrique ou d'hydrogène carboné. Le développement gazeux est quelquefois très-rapide, et souvent, après une disparition amenée par l'effet d'une médication convenable, l'on voit tout à coup le ventre se météoriser de nouveau et la distension être bientôt plus considérable qu'elle n'était primitivement. Comment la tympanite cesse-t-elle? Généralement les gaz sont rejetés au dehors. Cependant, parfois, le ventre diminue rapidement de volume, sans que les gaz soient expulsés. On admet alors que l'absorption les a fait disparaître.

La pneumatose intestinale est un phénomène éphémère qui dure de un à quelques jours; d'autres fois elle constitue une affection rebelle, permanente, qui dure plusieurs mois ou plusieurs années. Il est très-fréquent de la voir coïncider avec l'ascite, la constipation, les vomissements spasmodiques, la diarrhée. Elle accompagne très-souvent la fièvre hectique.

Tantôt la tympanite est produite par sécrétion exagérée des gaz, comme dans l'hystérie; tantôt par absence d'excrétion des gaz, quand il y a, par exemple, un obstacle au cours des matières, soit qu'il occupe l'intestin, soit que, situé en dehors de l'intestin, il agisse sur celui-ci en le comprimant. Il y a encore défaut d'excrétion des gaz lorsque les contractions intestinales ne se font plus, en raison de la paralysie de la tunique musculaire.

On pourrait confondre la tympanite intestinale avec la pneumatose utérine et la pneumatose du péritoine. Dans la pneumatose utérine, le développement des gaz à l'intérieur de la matrice produit une tumeur élastique, assez semblable à une tumeur de grossesse, située profondément dans l'hypogastre, remontant quelquefois jusqu'à l'ombilic, et donnant à la pression un son clair. Le toucher démontre que l'utérus est distendu; l'on ne peut produire le ballottement, et le doigt, introduit dans le col, peut donner passage à des gaz fétides qui s'échappent avec bruit.

D'autres auteurs ont nié d'une manière absolue la pneumatose utérine, dans l'état de vacuité de l'organe, en dehors de l'accouchement. Malgré les dénégations de MM. Stoltz et Naegelé, il faut se rappeler que Laennec assure avoir rencontré la pneumatose utérine comme symptôme d'hystérie. M. le docteur Racle présume qu'on s'en est laissé imposer par cette accumulation de gaz dans le vagin, connue sous le nom de *rot vaginal*. Quant à la tympanite péritonéale, si elle existe, elle doit être fort difficile à distinguer de la pneumatose des voies digestives. Combalusier et Baldinger ont cité des faits de ce genre, et, plus récemment, M. Cazeaux a pensé en avoir observé un nouvel exemple que l'on trouve mentionné dans les *Mémoires de la Société de biologie* pour l'année 1849.

On rencontre la pneumatose intestinale dans un assez grand nombre de maladies, et principalement dans l'hystérie, dans les névroses de l'estomac, dans la fièvre typhoïde, la péritonite, les maladies de l'intestin, etc.

1° Dans l'*hystérie*, cette pneumatose constitue un phénomène important. Les hystériques se sentent gonflées, et il leur semble qu'une boule monte de l'estomac les serrer à la gorge ou descend dans le ventre en parcourant tout l'abdomen. Beaucoup de ces gaz sont rejetés par la bouche : ils sont inodores. Ces phénomènes de pneumatose ne sont pas accompagnés de fièvre, ni même d'aucun trouble dans les fonctions. Ils constituent l'un des symptômes de l'hystérie, et ils servent à la caractériser, en ce sens qu'ils font généralement partie de l'attaque hystérique.

2° Dans la *gastralgie*, la pneumatose stomacale est un phénomène assez commun, qui se produit en général immédiatement après le repas, et pendant tout le temps de la digestion, qui est longue, pénible, difficile; cette pneumatose est accompagnée d'éructations gazeuses inodores ou fétides, ayant l'odeur de l'acide sulfhydrique.

3° Dans la *fièvre typhoïde*, il y a toujours un certain degré de pneumatose intestinale, et, quand elle n'est pas très-étendue, elle porte le nom de météorisme.

Ce météorisme varie suivant l'époque de la maladie à laquelle on l'observe. Au début, il a pour siége l'intestin grêle. M. le professeur Bouillaud lui assigne pour cause la rétention des gaz arrêtés par la tuméfaction de la valvule iléo-cœcale, ce qui donne raison de son siége à la région sous-ombilicale, et non dans les flancs et à la région épigas-trique. Il est certain, en effet, que la région de la valvule iléo-cœcale est le siége d'une lésion plus marquée en ce point que partout ailleurs, et cela explique bien la fréquence et le siége particulier de la pneumatose.

Le météorisme sous-ombilical est donc un signe précieux de la fièvre typhoïde à son début.

Plus tard, la pneumatose n'est plus bornée à l'intestin grêle, elle s'étend au gros intestin, et le ventre devient comme un ballon. Ici, cette pneumatose dépend sans doute de l'inertie de la tunique muscu-laire de l'intestin, qui tient elle-même de l'adynamie dans laquelle tombent les malades.

4° Dans la *péritonite*, la pneumatose intestinale est un symptôme constant au début et dans le cours de la maladie. Elle s'observe égale-ment dans la péritonite chronique, simple ou tuberculeuse, et c'est le seul symptôme du début pouvant persister assez longtemps sans être accompagné d'aucun autre symptôme confirmatif.

5° Dans l'*étranglement interne*, la pneumatose est le résultat de l'obs-tacle apporté au cours des matières et des gaz. Ici, les deux princi-paux symptômes constants sont la constipation et la pneumatose intestinale. On peut même dire que la constipation sans pneumatose serait insuffisante à caractériser un obstacle au cours des matières. Ici, la tympanite, comme la constipation d'ailleurs, a une marche qui a quelque chose de caractéristique; elle s'établit d'une manière défi-nitive après avoir longtemps offert des alternatives de constipation et d'abondantes évacuations de matières stercorales.

Art. XVII. — Des signes fournis par la douleur abdominale.

Des douleurs abdominales se montrent dans un grand nombre des maladies organiques et nerveuses des voies digestives et des organes renfermés dans la cavité du ventre.

La condition anatomique nécessaire à la production de cette douleur dans l'état pathologique est, dit-on, la distribution aux organes ma-lades de filets nerveux du système cérébro-spinal, que ces organes soient d'ailleurs sensibles ou ne le soient pas dans l'état habituel. Quant à ceux qui ne reçoivent que des filets nerveux du grand sympathique, ils seraient, d'après M. Bouillaud, complétement insensibles. D'après cet observateur, la douleur manque dans les maladies de l'intestin grêle et du péritoine viscéral, parce que ces parties ne reçoivent que des rameaux venant du grand sympathique ; tandis que les autres organes du ventre reçoivent à la fois des rameaux du grand sympathique et du système cérébro-rachidien. Il y a douleur dans les maladies de l'estomac, du foie et de la rate, parce que, outre les filets du grand sympathique, ces organes reçoivent des filets du pneumo-gastrique. Il y a douleur dans les maladies des reins et de la matrice, parce que, outre les rameaux qui viennent du grand sympathique, ces organes sont animés par des nerfs venant des plexus lombaire et sacré. Il y a douleur dans l'inflammation du péritoine pariétal, parce que cette partie de l'enveloppe des organes abdominaux ne reçoit pas seulement des filets du grand sympathique, mais qu'elle en reçoit encore des parois abdominales. Sans doute, les tissus qui reçoivent des nerfs du système cérébro-spinal sont plus douloureux que ceux qui sont animés par le grand sympathique, mais il n'est pas exact de dire que ces tissus privés de nerfs restent indolents dans l'état morbide. On sait aujourd'hui que les tendons et les ligaments enflammés sont très-douloureux, et il en est de même pour l'intestin grêle et la séreuse qui le couvre.

La douleur du ventre s'observe dans une foule de maladies inflammatoires, aiguës ou chroniques, dans les névralgies et dans les maladies organiques des viscères abdominaux. Elle n'est pas toujours identique, et elle diffère suivant une foule de circonstances, suivant son siége, suivant la nature de la maladie dans laquelle on l'observe, etc.

On peut dire qu'elle est en rapport avec l'étendue de la lésion, non pas à cause de son intensité, mais au point de vue de la surface occupée par elle. Si elle est circonscrite et bornée à l'organe malade, elle a une grande valeur diagnostique; malheureusement elle ne conserve pas toujours ce précieux caractère, car elle se généralise, et s'étend aux parties voisines. Toutefois, dans le lieu primitif de la lésion, la douleur est toujours plus vive qu'ailleurs, et c'est de là qu'elle s'irradie en suivant le trajet des nerfs. Ainsi, dans la tumeur blanche de la hanche, les malades ressentent une vive douleur au genou ; dans les maladies de l'estomac, les douleurs ne se bornent point au ventricule, elles s'étendent assez loin, à la région correspondante du dos et à la paroi antérieure de la poitrine. On sait que dans les maladies du rein les douleurs sur le trajet de l'uretère sont communes; chez les enfants ayant des calculs du rein ou de la vessie, les douleurs à la verge et surtout au gland sont extrêmement fréquentes; elles constituent même chez les jeunes enfants un signe probable de calcul vésical. Dans les maladies de la matrice, les douleurs s'étendent aux lombes, aux aines, aux cuisses, etc., etc.

La douleur du ventre peut être superficielle ou profonde. Ses caractères sont variés, dépendent et de l'organe qui est atteint et de la nature même de la maladie dans laquelle elle se montre. Elle est *sourde* dans les inflammations de la muqueuse intestinale et dans les maladies des organes parenchymateux; *aiguë*, au contraire, dans les maladies de la séreuse péritonéale. Ici, c'est une *colique*; alors elle se localise dans l'intestin, et elle se montre par accès, avec tortillement de plus en plus pénible et douloureux. Là, au contraire, ce sont des *crampes*, et il y a sentiment de contraction, ou des élancements comparables à des coups de canif.

Ailleurs, la douleur prend la dénomination de *ténesme*, quand elle est accompagnée de fréquents besoins d'évacuer qu'on ne peut satisfaire, ce qui s'observe souvent au rectum, à la vessie, au vagin et à la matrice. Elle se présente encore avec d'autres caractères ; tantôt *spontanée*, tantôt *provoquée*, elle s'exaspère par le plus léger contact, ou, au contraire, comme dans la colique de plomb, elle est notamment soulagée par une vigoureuse pression des parois de l'abdomen.

Permanente ou *passagère*, elle augmente graduellement ou brusquement ; elle cesse tout à coup ou progressivement selon les circonstances et souvent sans qu'il soit possible d'en indiquer la raison.

On observe la douleur abdominale dans une foule de maladies des parois du ventre et des viscères renfermés dans sa cavité, dans la gastralgie et la gastrite, dans la dysenterie, dans l'entérite, dans le cancer de l'intestin, dans la péritonite, dans la colique de plomb, dans les maladies des reins et du foie, dans les névralgies des parois abdominales, etc.

1° Dans la *gastralgie*, la douleur a pour siége la région de l'estomac. Ce sont des tiraillements, des crampes qui s'irradient à la partie antérieure de la poitrine, jusque dans les bras et au cou. Ces douleurs sont réveillées et augmentées par la pression à l'épigastre, par le travail de la digestion, et cependant l'ingestion des aliments les soulage quelquefois. On leur donne le nom de *pyrosis, soda, fer rouge*, quand elles ressemblent à un sentiment de chaleur, de brûlure, le long de l'œsophage, avec renvois, rejet d'un liquide aigre et acide.

2° Dans la gastrite, maladie très-rare à l'état aigu, plus fréquente qu'on n'a voulu le croire depuis un certain nombre d'années, la douleur occupe la région épigastrique ; elle est plus ou moins vive et permanente, avec vomissements, perte d'appétit, rougeur de la langue et fièvre médiocrement intense au début. C'est un sentiment de chaleur et de brûlure insupportables.

Dans l'*entérite*, la douleur est sourde, rarement très-vive, et elle apparaît surtout dans les cas où le cœcum, le gros intestin et le péritoine prennent part à la maladie. C'est ce qu'on voit dans l'entérite tuberculeuse et dans l'entérite typhoïde, etc.

Dans l'*entérite* et dans l'indigestion intestinale, il y a pesanteur, gêne, chaleur dans l'abdomen; mais il n'y a généralement pas de douleur bien vive.

Dans la *colite* et la *dysenterie*, la douleur abdominale est très-prononcée; elle existe sous forme de colique. Quelquefois très-vive, et s'exaspérant spontanément ou à la moindre pression, elle s'accompagne de pincement, de borborygmes et de besoins d'évacuation. Elle existe le plus souvent sur le trajet du côlon; mais quelquefois elle est générale. Elle cesse après une évacuation pour se reproduire un peu plus tard. Il s'y joint souvent du *ténesme* et des épreintes, lorsque le besoin d'évacuer est très-fréquent et que les malades ne rendent qu'une petite quantité de matières.

Dans la *péritonite*, la douleur abdominale est générale, très-aiguë, sans intermittences, superficielle, exaspérée par la moindre pression, par l'application de la main ou par le poids d'une couverture. Très-forte dans la péritonite traumatique ou par perforation, péritonite toujours suraiguë, elle est beaucoup moins intense et fait quelquefois défaut dans la péritonite puerpérale, comme dans la péritonite chronique simple et dans la péritonite tuberculeuse.

Dans la *colique de plomb*, les douleurs sont très-vives, apyrétiques, et reviennent par accès; tantôt générales, et tantôt localisées à la région de l'ombilic, une forte pression exercée sur le ventre calme ces douleurs, et les malades cherchent eux-mêmes à faire cette compression, en se plaçant en travers de leur lit, couchés sur le ventre. Cependant ce soulagement de la douleur produit par une forte pression n'est pas un phénomène constant, car l'on voit encore quelquefois, assez souvent même, des malades qui ne peuvent supporter sur le ventre le poids d'un cataplasme.

Dans la *colique néphrétique*, la douleur revient par accès très-aigus. Elle siége à la région lombaire, sur le trajet de l'uretère, dans l'hypogastre et même jusqu'à l'extrémité de la verge. La douleur, ordinairement sans fièvre et accompagnée de vomissements, diminue par la pression sur les lombes et sur la paroi abdominale.

Dans la *colique hépatique*, la douleur est apyrétique et revient également par accès intermittents; elle occupe la région hépatique, et s'accompagne souvent d'ictère, de vomissements et de rétraction de l'abdomen.

Dans les névralgies des parois de l'abdomen observées dans la *chlorose* et l'*hystérie*, la douleur abdominale occupe différents points de l'épaisseur des parois, et, comme l'a établi M. le docteur Bezançon, ces douleurs se distinguent en ce que la pression sur un point circonscrit de la peau leur donne une excessive acuité. Ces douleurs ont un siége fixe; elles sont quelquefois continues, mais elles se présentent plutôt sous forme d'élancements sur le trajet des nerfs. C'est ainsi que cela se passe dans la névralgie iléo-lombaire, dans la névralgie iléo-scrotale, dans la névralgie iléo-vulvaire. Dans ces névralgies, il y a toujours un ou plusieurs points douloureux, en arrière, au niveau des trous de conjugaison, en avant, au niveau de la crête iliaque et du pubis.

ART. XVIII. — DES SIGNES FOURNIS PAR LES TACHES ROSÉES LENTICULAIRES.

On désigne encore généralement ces taches sous les noms de taches typhoïdes, pétéchies, papules typhoïdes. Elles constituent en effet une éruption à peu près constante dans la fièvre typhoïde, par conséquent un signe presque pathognomonique dans cette maladie. Au dire de divers auteurs, ce ne serait pas la seule maladie dans laquelle on rencontrerait ces taches; ainsi elles ont été signalées dans l'entérite des enfants, par MM. Rilliet et Barthez; dans la pneumonie; dans la forme typhoïde des fièvres puerpérales, par M. Voillemier; dans la morve, par M. Becquerel, etc.

Dans ces dernières maladies, les taches rosées lenticulaires sont accidentelles; dans la fièvre typhoïde, elles sont si constantes, qu'elles constituent pour cette fièvre un signe diagnostique d'une grande mportance. Elles se montrent du septième au dixième jour, au commencement du second septénaire, et elles durent de six à huit jours. Leur siége le plus habituel est la paroi abdominale antérieure; puis, par ordre de fréquence, on les retrouve sur la partie supérieure et antérieure des cuisses, au sacrum, sur la région lombaire, sur la poitrine; elles sont fort rares et ne se montrent que très-exceptionnellement sur le cou et sur les membres supérieurs. Quelquefois, mais ce fait n'est pas commun, elles apparaissent au milieu du premier septénaire de la maladie.

On a remarqué que ces taches, très-fréquentes dans diverses épidémies de fièvre typhoïde, manquaient dans d'autres épidémies. C'est un fait qu'on ne saurait expliquer, qui tient sans doute au génie particulier de chaque épidémie.

Les taches rosées lenticulaires ont habituellement de deux à quatre millimètres de diamètre; elles sont arrondies, papuleuses, plates, sans saillies de la peau, disparaissant sous la pression du doigt, pour se reproduire aussitôt après. Elles sont en petit nombre, de trois à vingt environ. D'autres fois, on en trouve davantage; quelquefois même cette éruption est comme confluente, au point de simuler une varioloïde.

On ne pourrait guère confondre ces taches qu'avec les piqûres de puces, les pétéchies, ou avec l'acné.

Voici des signes distinctifs qu'il faut avoir bien présents à l'esprit.

Les piqûres de puces offrent des papules roses et larges, assez semblables à celles de l'urticaire, moins saillantes cependant. Ces papules s'effacent et laissent après elles un point noir qui ne disparaît point à la pression. Ce point noir est une ecchymose. Dans l'acné, l'on observe au sommet une petite suppuration qui, une fois terminée, laisse une petite cicatrice déprimée. De plus, l'acné se montre de préférence dans les points où les taches lenticulaires sont le moins fréquentes.

Quant aux pétéchies, elles sont constituées par une extravasation sanguine, ne disparaissant pas sous la pression du doigt. D'un autre côté, elles ne sont pas communes dans la fièvre typhoïde, et, quand elles s'y manifestent, ce n'est qu'à une période déjà éloignée du début de la maladie.

ART. XIX. — DES SIGNES FOURNIS PAR LES SUDAMINA.

Les sudamina forment une éruption caractérisée par de petites vésicules régulières, hémisphériques, très-petites, depuis un grain de millet jusqu'à une tête d'épingle, transparentes, faciles à déchirer, incolores, renfermant un liquide séreux et acide. Ces vésicules sont formées aux dépens de l'épiderme soulevé. Elles se développent promptement, en quelques heures. Elles sont souvent assez nombreuses pour que le toucher puisse les constater assez aisément; la peau est alors comme chagrinée; mais, quand les vésicules sont extrêmement petites et plus rares, on ne peut les découvrir de cette façon; c'est en regardant la peau obliquement qu'on peut constater leur présence. Du reste, on ne les trouve jamais isolées ; elles sont ordinairement confluentes, au point de voir plusieurs vésicules juxtaposées, formant une ou plusieurs larges vésicules, comme dans l'herpès. Cette éruption est très-éphémère, mais elle se reproduit très-vite; aussi dure-t-elle ainsi plusieurs jours par la reproduction successive de nouvelles vésicules. Celles-ci, très-minces, avons-nous dit, se déchirent et laissent après elles une légère desquamation, car elles ne suppurent presque jamais.

On les trouve souvent sur plusieurs points à la fois, mais particulièrement sur l'abdomen, sur le thorax, sur les épaules, sur la partie supérieure des cuisses, aux aisselles et aux parties latérales et inférieures du cou.

Quelquefois les sudamina se développent sur des points où la peau est érythémateuse. D'autres fois, les vésicules ont une apparence blanchâtre, à cause du liquide lactescent qu'elles renferment. Cette demiopacité du liquide des vésicules dépend d'une légère quantité de pus qui s'y trouve mêlé. On sait aujourd'hui d'une manière précise que les sudamina se lient à la présence de sueurs abondantes et prolongées; aussi n'ont-ils proprement rien de spécial, comme autrefois on a voulu le voir dans la fièvre typhoïde. Les sudamina se rencontrent dans la scarlatine, dans la variole, dans la pneumonie, dans la fièvre puerpérale, dans le rhumatisme articulaire aigu, dans la phthisie pulmonaire, dans la morve, dans la résorption purulente, etc.

Du reste, que cette éruption soit dans toutes les circonstances liée aux sueurs, ou qu'elle soit indépendante de celles-ci, question encore controversée, ce qu'il nous importe davantage de constater, c'est qu'en définitive elle ne saurait constituer un bon signe diagnostique, même dans la fièvre typhoïde, car elle s'y montre à une période déjà éloignée du début, du douzième au vingtième jour. De plus, elle se développe à peu près indistinctement dans la forme grave et dans la forme légère de la maladie.

Art. XX. — Des signes fournis par les pétéchies.

Les pétéchies ne sont autre chose que de petites hémorrhagies qui se font dans l'épaisseur de la peau, sous forme de points miliaires arrondis, d'une teinte variant du rouge au violet. Ces taches, qui sont au niveau de la peau, ne font aucune saillie à la surface, et ne s'effacent pas sous la pression du doigt. Elles ont des dimensions variables: ici, très-petites et semblables à des piqûres de puce; ailleurs, larges; rares chez les uns, confluentes chez les autres.

Elles résultent d'une profonde altération du sang, soit la diminution absolue du chiffre de la fibrine, soit la dissolution et la diminution de la plasticité de cet élément du sang.

Il faut ranger parmi les pétéchies cette éruption de taches bleuâtres, taches ombrées, minutieusement décrites par M. Piedagnel; seulement elles diffèrent des pétéchies proprement dites par leur forme: en effet, elles sont ovalaires, allongées, larges comme une lentille; mais elles s'en rapprochent par leur nature anatomique. Comme les pétéchies, ce sont des points ecchymotiques à peine appréciables. Ces deux formes d'éruption hémorrhagique se montrent sur l'abdomen, à la base du thorax, sur tout le tronc, sur les membres, mais jamais à la face.

Ces taches ombrées, infiniment plus rares que les pétéchies, ne sauraient être confondues avec aucune autre espèce d'éruption. Quant aux pétéchies, on ne pourrait les confondre qu'avec les taches rosées lenticulaires et avec les taches de purpura; mais les taches rosées sont superficielles, d'un rose tendre, et disparaissent sous la pression du doigt, tandis que la pétéchie ne bouge pas.

Quant à différencier l'éruption pétéchiale du purpura, cela est plus difficile, souvent impossible : c'est une même lésion anatomique, produite par des causes différentes.

Les pétéchies se montrent principalement dans les maladies graves, et en particulier dans quelques cas de fièvre typhoïde, dans le typhus, dans la peste, dans la fièvre jaune. On ne les observe dans la fièvre typhoïde que dans les formes les plus graves, adynamiques, et presque toujours à une époque éloignée du début. Cette éruption peut même survenir en pleine convalescence; elle constitue alors un signe prognostique assez grave. Dans ces circonstances, en effet, l'état de dissolution du sang est si considérable, que le travail d'assimilation est insuffisant à le contre-balancer, bien plus à en triompher. Souvent alors il y a des hémorrhagies par d'autres voies : ainsi des épistaxis, des hémorrhagies intestinales, des apoplexies pulmonaires, des infiltrations sanguines dans les tuniques de l'intestin, de la vessie, etc.

Là où les pétéchies sont confluentes, l'on voit çà et là de véritables ecchymoses, résultant de leur juxtaposition, et Littré dit même avoir vu des escharres se former sur ces points.

Il est rare de voir, dans la fièvre typhoïde, les taches pétéchiales mêlées aux taches rosées lenticulaires; car l'époque de leur développement n'est pas la même. Cependant, dans les cas graves, là où la dissolution du sang se fait très-rapidement, on peut observer des pétéchies à l'époque où se montrent habituellement les taches rosées lenticulaires. Quand on voit ainsi des pétéchies survenir, soit à la fin du premier septénaire, soit dans les premiers jours du second, on doit craindre le développement d'une forme adynamique très-prononcée de la maladie. La mort est ici la terminaison habituelle.

Il est plus commun de rencontrer concurremment des sudamina et des pétéchies.

Dans le typhus, l'éruption pétéchiale constitue l'un des premiers caractères de la maladie; elle se montre du deuxième au cinquième jour, rarement plus tard (cependant on l'a attendue jusqu'au quatorzième), et elle disparaît vers le vingtième jour.

En général, dans le typhus, les pétéchies sont nombreuses, et couvrent une grande partie de la surface du corps. Il est à peu près aussi rare de les voir manquer complétement que de les trouver isolées. Cependant elles ne constituent pas un signe absolument constant de cette maladie.

Dans la peste, les pétéchies se forment à une époque avancée de la maladie lorsqu'elle est déjà parfaitement reconnaissable à d'autres signes. Elles se montrent fréquemment sur les muqueuses, aux paupières, aux gencives, à la langue, dans l'intestin, à la surface interne de la vessie, des grosses bronches, etc.

Il en est de même dans la fièvre jaune, où les pétéchies en très-grand nombre se répandent sur toute la surface du corps, même au visage. Ces pétéchies sont tantôt pâles et tantôt d'un rouge violet. Elles se développent ordinairement pendant la deuxième période de la maladie.

ART. XXI. — DES SIGNES FOURNIS PAR LA RÉTRACTION DU VENTRE.

La rétraction du ventre n'a pas une grande importance diagnostique; c'est un phénomène morbide accessoire qui, sans être caractéristique d'aucune maladie, se rencontre encore assez fréquemment pour qu'il soit utile de l'étudier.

On l'observe surtout :

1° Dans la *colique de plomb*, quand les douleurs sont très-vives. Le ventre aplati est refoulé sur la colonne vertébrale, caractère assez constant pour être pris en considération dans le diagnostic.

2° Dans la *méningite aiguë*, à la troisième période. Les muscles du ventre sont contractés; ils sont roides sous la main et tellement durs, qu'on ne peut explorer les organes contenus dans l'abdomen. On a voulu trouver dans cette rétraction des parois du ventre un signe différenciel entre la méningite et la fièvre typhoïde. Mais c'est une erreur, car, s'il est certain qu'on ne trouve pas cette rétraction dans la fièvre typhoïde, elle n'est pas assez constante dans la méningite pour servir de base à un diagnostic précis, et Pringle cite des cas où elle ne s'est pas montrée.

3° Dans la *colique néphrétique* et dans la *colique hépatique*, il y a rétraction du ventre par contraction des muscles, au moment des accès.

4° Dans l'*amaigrissement* porté à un haut degré, il y a une grande diminution du volume du ventre; les parois abdominales sont appliquées contre la colonne vertébrale, et l'on sent de chaque côté un paquet formé par les intestins. Cela se voit surtout dans le cancer de l'estomac, si la lésion siége au pylore et si la maladie dure depuis longtemps. L'intestin se rétrécit peu à peu, et, sous les parois rétractées du ventre, on trouve la masse intestinale, surmontée, vers la partie supérieure de l'abdomen, d'une partie sonore formée par l'estomac rempli de gaz.

ART. XXII. — DES SIGNES FOURNIS PAR LA TEMPÉRATURE DU VENTRE.

Il ne s'agit point ici de la température du ventre dans les maladies avec fièvre prononcée devant durer un certain nombre de jours, comme cela a lieu dans les fièvres continues, dans les phlegmasies, dans les fièvres éruptives. La température de la peau est plus élevée partout, sur le ventre comme ailleurs. Aussi n'y a-t-il dans ces cas aucun signe à chercher dans la température de l'abdomen, qui n'offre rien de particulier. Toutefois, au début de quelques maladies du ventre, et pendant leur cours, la température s'élève de plusieurs degrés au niveau du point affecté, alors que la peau des parties voisines est d'une température notablement inférieure.

On peut dire presque à coup sûr que l'élévation de la température du ventre est en rapport direct avec un état phlegmasique bien déterminé, subaigu ou chronique, du péritoine ou de l'intestin. Les maladies douloureuses dans lesquelles la peau du ventre demeure à la température ordinaire ne sont pas des inflammations; ce sont des névroses, des névralgies. Ainsi la chaleur de la peau de l'abdomen n'est point augmentée dans les douleurs gastriques et intestinales des femmes hystériques, dans la colique de plomb, si douloureuse qu'elle soit, dans les coliques hépatiques, néphrétiques; elle est, au contraire, notablement augmentée dans les phlegmasies suivantes, l'*entérite*, la *dysenterie aiguë* ou *chronique*, la *péritonite chronique*, la *fièvre typhoïde*, les *phlegmons de la fosse iliaque*, la *métrite*, la *métro-péritonite*, etc.

Cette élévation de la température de l'abdomen appréciée au thermètre constitue, pour ces maladies, un fort bon signe diagnostique. Du reste, cette chaleur anomale n'est pas seulement perçue par le médecin; le malade se rend parfaitement compte de la différence qui existe entre la température du ventre, dans les maladies que je viens de citer, et la température des parties voisines.

ART. XXIII. — DES SIGNES FOURNIS PAR LA DYSPEPSIE.

On donne le nom de dyspepsie à la difficulté et à la lenteur des digestions; mais ce dernier phénomène est plus spécialement désigné par le mot de *bradypepsie*. C'est un symptôme très-commun dans l'état morbide. On le rencontre comme phénomène sympathique ou direct dans un grand nombre des maladies aiguës ou chroniques des viscères, dans les maladies organiques ou nerveuses de l'estomac, dans les maladies du cerveau et dans les névroses. Il est si fréquent et sa présence se rattache à un nombre de maladies si considérable, qu'on a souvent les plus grandes difficultés pour l'assigner à sa véritable cause.

C'est quelquefois une maladie nerveuse essentielle ou idiopathique, quand elle existe seule, comme cela se rencontre assez souvent, et qu'on ne peut raisonnablement pas la rapporter à une maladie antérieure ou primitive.

A ce titre, la dyspepsie a été l'objet d'un nombre considérable de recherches cliniques : quelques médecins, comme Barras, n'ont voulu y voir qu'une maladie nerveuse, tandis que d'autres, au contraire, à l'exemple de Cullen, l'envisagent à la fois comme maladie primitive et comme symptôme d'un état morbide antérieur. C'est ainsi qu'il faut l'envisager. On doit admettre trois variétés de dyspepsie : 1° la dyspepsie *idiopathique*, 2° la dyspepsie *sympathique*, et 3° la dyspepsie *symptomatique*.

La dyspepsie *idiopathique* ou *essentielle* se rencontre comme trouble primitif de la digestion, indépendamment de toute maladie appréciable de l'estomac ou des viscères, chez un assez grand nombre de personnes. L'appétit est perdu, et ce qu'on mange n'a pas de goût; les aliments pèsent à l'estomac, déterminent un malaise de quelques heures, quelquefois accompagné de pneumatose gastro-intestinale et de céphalalgie; ils provoquent souvent des douleurs épigastriques, de la constipation ou des alternatives de constipation et de diarrhée; les sujets maigrissent, deviennent jaunes, perdent leur vivacité, leur force musculaire et leur aptitude au travail. Cet état dure plus ou moins longtemps, disparaît par moments, pour revenir un peu plus tard jusqu'à sa guérison définitive ou jusqu'à ce que les troubles de la nutrition aient été assez considérables pour entraîner des maladies secondaires du foie, des poumons ou du cerveau. En effet, sous l'influence de la chloro-anémie produite par la dyspepsie essentielle, on observe secondairement des palpitations, des névralgies et des désordres chlorotiques de l'intelligence et du système nerveux; la tuberculisation pulmonaire chez ceux qui y sont prédisposés; les maladies du foie ou de la vésicule biliaire par suite de l'inactivité de ces organes; certaines maladies de l'estomac et de l'intestin, etc.

Non-seulement, comme on le voit, la dyspepsie est un trouble de la digestion, mais c'est encore un trouble des fonctions de tous les autres appareils organiques. La nutrition modifiée entraîne avec elle l'altération chlorotique du sang, l'imperfection de l'hématose, les troubles de la sécrétion biliaire, le dérangement des fonctions nerveuses et de la pensée, l'amaigrissement général, etc. A ce dernier phénomène se rattache naturellement un caractère de la dyspepsie étudié par M. Beau, et qui mérite d'être pris en considération; c'est le sillon transversal des ongles. Sa présence indique les degrés de la dyspepsie. En effet, les ongles perdent leur épaisseur sous l'influence de cet état morbide, et ils la reprennent lorsqu'une amélioration se produit. De cette différence d'épaisseur au moment de la sortie des ongles résultent à leur surface, principalement sur le pouce, des sillons dans le sens transversal qui indiquent le commencement et la fin de l'état dyspeptique.

La dyspepsie essentielle ou idiopathique reconnaît pour causes : les impressions morales, telles que les chagrins violents, la jalousie continuelle, l'ambition déçue, l'excitation cérébrale déterminée par un abandon absolu à la composition littéraire et scientifique, les revers de fortune, etc.; les sécrétions trop abondantes, telles que la polyurie, le ptyalisme, la galactorrhée, les fleurs blanches, les pertes séminales ou les abus vénériens, les écarts ou les intempérances de régime; l'atonie de l'estomac et la diminution ou l'altération du suc gastrique, etc.

La *dyspepsie sympathique* est caractérisée par les mêmes phénomènes que la précédente.

Elle dépend de certaines modifications physiologiques ou morbides subies par des organes autres que l'estomac. C'est ainsi qu'on l'observe au début de la grossesse, à la suite des maladies chroniques des poumons, du cerveau et du foie, dans les hernies, dans les névroses, telles que l'hystérie dans la chlorose et certaines maladies du sang, etc. Quant à ce qu'on a cru devoir appeler dyspepsie sympathique des maladies aiguës, il est inutile d'en parler, car les phénomènes de dégoût et d'inappétence observés dans l'état fébrile ne sont pas de la dyspepsie. Ils caractérisent ce qu'on appelle l'*anorexie*.

La *dyspepsie symptomatique* est le résultat des maladies aiguës ou chroniques de l'estomac, et particulièrement de la gastro-entérite chronique, de l'ulcère chronique de l'estomac, du cancer cardiaque ou pylorique, des hernies de l'estomac, de la gastralgie et de toutes les maladies ayant leur siége dans les voies digestives.

D'une manière absolue et par elle-même, la dyspepsie n'a pas une grande importance pour la détermination d'un diagnostic précis. Ce n'est jamais un signe pathognomonique, et elle n'a de signification que par ses rapports avec les autres phénomènes morbides observés chez les malades.

CHAPITRE VII

DES SIGNES FOURNIS PAR L'APPAREIL BILIAIRE.

DE L'ICTÈRE.

On donne le nom de jaunisse ou d'ictère au changement en jaune de la couleur naturelle de la peau.

Cette coloration anomale de la peau est tantôt générale, tantôt circonscrite aux yeux et au visage. Les muqueuses présentent souvent une coloration analogue ; cela est très-sensible sur la muqueuse palpébrale et buccale à la partie inférieure de la langue. Au dire de Landré-Beauvais, il y a même des cas où la couleur jaune existe jusque dans les os.

D'après cet auteur, et chacun a confirmé son observation, les divers liquides de l'économie sont teints en jaune ; la salive, la sueur, mais surtout les urines, qui sont souvent d'un jaune foncé, et qui prennent la couleur acajou. Il est facile de constater la présence de la bile dans l'urine : en ajoutant à l'urine un peu d'acide nitrique, l'on donne à ce liquide une nuance verdâtre très-prononcée ; cette nuance démontre dans l'urine au moins la présence de la matière colorante de la bile. Si l'on ajoute un excès d'acide, la couleur verte passe au rouge brun.

Il est encore un moyen de reconnaître les urines bilieuses, c'est d'y plonger un linge. Si une certaine portion de matière colorante de la bile se trouve mêlée à l'urine, le linge prend une teinte jaune. Mais, comme je viens de le dire, cela ne prouve que la présence dans l'urine de la matière colorante de la bile.

Maintenant celle-ci existe-t-elle seule, isolément, ou bien la bile passe-t-elle en nature dans l'urine ? C'est une question de physiologie pathologique qui n'est pas encore résolue.

Il arrive quelquefois que des urines bilieuses laissent déposer des sédiments et plus particulièrement des sédiments d'acide urique. Ordinairement ces sédiments n'entraînent pas la matière colorante de la bile. Cependant cela arrive quelquefois, et alors ils sont de couleur jaune verdâtre. Dans l'ictère, la couleur du visage peut devenir très-foncée, au point de tirer sur le vert, le livide et le noir ; on donne le nom d'*ictère vert et noir* à ces variétés de coloration.

La couleur des conjonctives et des milieux de l'œil est quelquefois très-altérée, si altérée même que la vue en est affaiblie, et que tous les objets paraissent jaunes. Cela est très-rare.

Les ictériques trouvent également une amertume très-prononcée aux boissons et aux aliments. Cela dépend probablement d'une altération dans la composition chimique de la salive; mais, je l'ai dit plus haut, nos connaissances sur l'état pathologique de ce liquide sont encore extrêmement bornées et ne nous apprennent rien à cet égard.

Il y a deux sortes d'ictères : l'ictère *spasmodique*, et l'ictère *symptomatique*, dans lequel nous rangeons l'ictère fébrile des auteurs, ou ictère inflammatoire, et l'ictère par flux bilieux, pure complication de certaines maladies étrangères aux affections de l'appareil biliaire.

Ces différentes espèces d'ictère correspondent tout à fait aux différentes modifications que l'on observe dans la sécrétion de la bile.

1° *L'ictère spasmodique, idiopathique, existe lorsque la bile n'est pas sécrétée, ou se trouve retenue par suite d'un trouble nerveux fonctionnel du foie.* Le début de cet ictère est brusque; la couleur jaune des conjonctives et de la peau se montre, soit au moment de l'accident, soit quelques jours après. Si l'on assiste en quelque sorte au développement de cette jaunisse, l'on pourra voir que les ailes du nez sont colorées les premières, puis les conjonctives, puis le reste du corps. Avant que la coloration se soit étendue à tout le tégument, peu après la coloration des conjonctives, il existe un prurit à la peau. Cette démangeaison précède donc en général la coloration jaune. Quelquefois même, il n'y a pas seulement de la démangeaison, il y a éruption de prurigo, au dos, à la poitrine, sur les cuisses. Les malades ont de l'inappétence, quelquefois des vomissements, de la constipation, et les matières évacuées sont blanchâtres, décolorées, argileuses. Les urines sont bilieuses et précipitent en noir verdâtre par l'acide nitrique. Il n'y a point de mouvement fébrile ; quelquefois même le pouls est ralenti d'une façon très-remarquable et tombe au chiffre de quarante à cinquante par minute.

2° *L'ictère symptomatique résulte de ce que la bile, sécrétée en quantité normale ou d'une manière exagérée, est retenue dans la vésicule et dans les conduits excréteurs et sécréteurs.* Il se produit alors un ictère fébrile ou un ictère symptomatique en rapport avec la nature de la maladie et le genre d'obstacle apporté au cours de la bile.

Dans le premier cas, l'ictère débute habituellement par des troubles des voies digestives, par de la fièvre; puis vient la coloration jaune du tégument externe; elle est intense et dure longtemps ; le foie est tuméfié et douloureux. Il y a des vomissements et ordinairement une diarrhée bilieuse plus ou moins abondante. Les urines sont très-fortement colorées par la matière colorante de la bile. Dans le second cas, l'ictère est symptomatique d'une hépatite, d'une péritonite circonscrite, d'une hépatite chronique, résultant de fièvres intermittentes invétérées, d'engorgement du foie, comme cela s'observe souvent dans les maladies organiques du cœur, d'un cancer du foie, de tumeurs hydatiques, des maladies de la vésicule biliaire, des calculs de cette vésicule, de l'inflammation du duodénum, de la gastro-entérite, de la dysenterie, de quelques altérations du sang par le plomb, par les venins, par les fièvres, de la phlébite ombilicale chez les nouveaux-nés, etc., etc. Ici l'ictère indique d'une manière certaine un obstacle au cours de la bile, et la diffusion de sa matière colorante dans tous les tissus. La couleur de la peau est plutôt verte que jaune, et la durée de cet ictère est, dans certains cas, complétement indéterminée. Il persiste souvent jusqu'à la mort des malades.

On l'observe quelquefois enfin dans la cirrhose aiguë, lorsque la sécrétion bilieuse est notablement diminuée. Quant à la cirrhose chronique, il ne s'y rencontre presque jamais, et on peut dire, d'une manière générale, avec M. Becquerel, que cela tient à la suppression lente et progressive de la sécrétion des glandules du foie[1] : « lorsque cette suppression se fait lentement, chroniquement pour ainsi dire, la concentration des matériaux de la bile dans le sang n'a plus lieu, et l'ictère ne se produit que dans des circonstances très-exceptionnelles. »

Enfin, lorsque l'ictère est produit par la *bile sécrétée en plus grande quantité qu'à l'état normal*, il y a un flux bilieux, ce qu'on appelle vulgairement un débordement de bile. Cet ictère est peu intense et ne dure pas longtemps ; il est d'ailleurs très-exceptionnel.

La durée de l'ictère est en rapport avec la cause qui lui a donné naissance ; elle se prolonge peu dans l'ictère spasmodique ; au contraire, l'ictère dure très-longtemps, lorsqu'il se rattache à une maladie organique du foie. Sa présence indique toujours un obstacle fort ou faible, permanent ou transitoire, à l'excrétion de la bile, ou un état fébrile général grave ; mais il faut toujours tenir compte des autres symptômes pour lui donner sa véritable signification. Habituellement peu grave dans l'ictère spasmodique, son danger est en rapport avec la nature des lésions organiques concomitantes situées dans le foie et dans les conduits biliaires ; mais l'ictère fébrile, adynamique, sans altération organique appréciable, est le plus grave de tous, car on n'en connaît pas la nature, et il se termine toujours par la mort.

---

[1] Becquerel et Rodier, *Chimie pathologique*, p. 278.

CHAPITRE VIII

DES SIGNES FOURNIS PAR LES FONCTIONS SÉCRÉTOIRES.

ART. I. — DES SIGNES FOURNIS PAR L'EXAMEN ET LE MODE D'EXCRÉTION DES URINES.

§ I. Signes fournis par l'examen des urines.

Il est aujourd'hui très-aisé de remonter d'une modification des qualités physiques ou chimiques de l'urine à l'altération anatomique correspondante de l'appareil génito-urinaire. La science moderne a, sous ce rapport, confirmé le plus grand nombre des observations de l'ancienne médecine, qui accordait une très-grande importance à l'examen du liquide sécrété par les reins, et elle a singulièrement agrandi le champ de cette observation par les découvertes de la chimie moderne. Au double point de vue du diagnostic et du pronostic, l'examen des urines occupe une place très-importante dans les moyens d'exploration, et les signes qu'il fournit sont tellement précieux, qu'il n'y a souvent pas d'autre moyen de déterminer la nature et le siége de certains accidents morbides.

Les urines diffèrent un peu à l'état normal, le matin au réveil, dans la digestion, et après l'ingurgitation d'une certaine quantité de boissons. Les anciens considéraient les premières urines comme des *urines du sang*, c'est-à-dire provenant de la sécrétion rénale sans mélange avec des éléments étrangers. Ce sont celles-là qu'il faut examiner surtout pour y trouver les altérations significatives de composition. Les autres étaient appelées *urines de digestion* ou de *chyle* et *urines de boisson*, parce qu'on y trouve une certaine quantité des produits de la digestion ou de l'eau introduite en boisson. Pour analyser les urines, il faut réunir toutes les urines de la journée et opérer sur la masse rendue en vingt-quatre heures, afin de se mettre dans des conditions chaque jour semblables, susceptibles d'éviter les chances d'erreur.

Les urines habituellement claires, jaunâtres, d'une densité de 1,017 à 1,018 sont composées comme il suit d'après les analyses publiées par MM. Becquerel et Rodier [1]. Sur 1,000 parties d'urine il y a :

Matières autres que l'eau et données par l'évaporation directe.	971,935
Eau	28,066
Urée.	12,102
Acide urique.	0,398
Sels	6,919
Matières organiques impossibles à isoler	8,647

[1] *Chimie pathologique*, p. 270.

Dans l'état pathologique, les urines peuvent être modifiées : 1° dans leur quantité ; 2° dans leur densité ; 3° dans leur coloration ; 4° dans leur odeur ; 5° dans leur transparence ; 6° dans leur acidité ; 7° dans leur composition chimique par addition de substances nouvelles.

1° *Modifications de quantité.* — La sécrétion d'urine qui dépasse le chiffre de 1,500 grammes par vingt-quatre heures est un état pathologique, caractérisant ce qu'on appelle la *polydipsie,* le *diabète insipide* et quelquefois le diabète sucré. Ce phénomène résulte ordinairement de l'ingurgitation d'une grande quantité de liquides.

La diminution et la suppression des urines sont des signes plus importants. La dernière s'observe dans la *rétention d'urine,* et alors la vessie distendue est appréciable au-dessus des pubis ; elle existe également dans l'*anurie* du choléra ; leur diminution accompagne l'état fébrile intense et les hydropisies causées par une maladie du foie.

2° *Densité.* — La densité des urines peut être appréciée par un aréomètre ordinaire ou par un *pèse-urine* dont le zéro correspond à la moyenne de l'urine normale. Toutes les fois que les matériaux solides de l'urine augmentent, la densité s'élève ; elle monte à 1020 et 1030 de l'aréomètre ou à 3, 4 et 5 du *pèse-urine.* 1025 de l'aréomètre, 4 et 5 du pèse-urine, sont les signes certains du diabète.

La densité des urines diminue, au contraire, quand le chiffre des matériaux solides s'abaisse, ce qu'on observe dans la variété d'urine dite anémique par M. Becquerel. La diminution de densité est le signe de la chloro-anémie.

3° *Coloration.* — La couleur jaunâtre de l'urine augmente et devient safranée, rougeâtre, dans l'ictère ou dans la fièvre; elle est quelquefois rouge par suite de son mélange avec du sang; blanchâtre, laiteuse, lorsqu'elle est mélangée à des matières grasses et à du pus. Les urines sont très-claires, limpides et rares dans le froid de la fièvre intermittente, dans les maladies nerveuses et dans les attaques d'hystérie; elles sont claires, légèrement troubles comme du bouillon de poulet, dans la néphrite albumineuse chronique, et d'après ce caractère seul on peut pressentir l'existence de cette grave maladie.

Certaines substances changent la coloration : ainsi le bois de garance et de campêche la colorent en rouge, l'indigo en bleu et la rhubarbe en jaune foncé. Il suffit de signaler ces faits pour montrer leur importance, afin d'éviter l'erreur que pourrait produire un hasard ou la supercherie des malades.

4° *Odeur.* — L'odeur de l'urine, habituellement fade, devient fétide dans l'état fébrile chronique, ammoniacale dans la décomposition putride, et elle ne change complétement que sous l'influence de certaines substances médicamenteuses. L'usage de la térébenthine lui communique une odeur de violettes, celui des asperges une odeur très-fétide, et celui du copahu une odeur résineuse très-prononcée.

5° *Transparence.* — Les urines, ordinairement claires, transparentes, sortent troubles dans l'état fébrile aigu, dans la période de chaleur des fièvres intermittentes et dans les premières urines rendues par les malades momentanément affectés d'*anurie.* Ce sont des sels, principalement des urates, qui se déposent au bout de quelques heures au fond du vase. Elles sont troubles, blanchâtres comme du lait, dans certains états cachectiques, et elles déposent une matière blanche, saline ou graisseuse. Le microscope montre, dans le premier cas, les éléments du phosphate ammoniaco-magnésien, et, dans le second, des gouttelettes d'huile comme dans le lait. Ces urines laiteuses ou chyleuses indiquent un vice encore peu connu de la nutrition, mais justement considéré comme très-grave.

Après le repos, la transparence des urines est souvent altérée par des matières déposées ou suspendues dont la forme et l'apparence, minutieusement étudiées par les anciens, étaient considérées comme ayant un rapport avec les crises et pouvant indiquer la terminaison prochaine des maladies. On y observe souvent quatre couches superposées: 1° une *pellicule* superficielle irisée formée de matière grasse et qui n'a aucune signification; 2° à la partie supérieure, et en suspension, un *nuage* supérieur très-clair, dont la présence indiquait encore une certaine durée de l'état morbide; un nuage inférieur plus épais, appelé *énéorème,* suspendu tant que devait durer la maladie et tombant au fond du vase dès qu'elle approchait de sa fin; 4° enfin, le *dépôt* ou *sédiment,* de composition variable, formé de mucus, de pus, de sang, d'urates ou de phosphates d'acide urique, de graviers, de sperme, de poils, etc. Sauf l'importance pour le diagnostic des dépôts ou sédiments de l'urine, d'après leur nature, les caractères tirés de la présence du nuage supérieur ou inférieur n'ont aucune signification précise, et tout ce qui a été dit à cet égard aurait besoin d'être confirmé par de nouvelles observations.

6° *Réaction acide de l'urine.* — Les urines sont toujours acides et rougissent le papier de tournesol dans leur état normal. Elles sont assez souvent neutres, ce qui n'a aucune signification; mais, dans quelques circonstances, elles sortent de la vessie en offrant une réaction alcaline très-prononcée. Cela s'observe dans quelques cas rares de cystite chronique, de maladie de Bright et de néphrite chronique, dans la gravelle phosphatique et dans quelques paraplégies occasionnées par une maladie de la moelle.

Comme le professe M. Andral, l'alcalinité des urines ne s'observe que dans les conditions suivantes :

1° Par suite des substances alcalines ingérées qui passent dans l'urine, exemple : l'usage des eaux de Vichy;

2° Par le fait d'une alimentation de certaine nature : l'urine des herbivores est alcaline, et il en est quelquefois de même chez l'homme depuis longtemps soumis à une alimentation herbacée ;

3° Par suite d'un long séjour dans la vessie, où l'urine se décompose en formant du carbonate d'ammoniaque, exemple : la rétention d'urine.

4° Enfin, elles sont alcalines au sortir des reins par suite d'une modification de la sécrétion rénale : mais cela est très-rare.

7° *Modifications de composition de l'urine.* — L'urée qui existe dans l'urine, et qui provient de la décomposition de nos organes par l'élimination des principes azotés qu'ils renferment, varie dans ses proportions. Elle augmente ou diminue de quantité absolument, dit M. Andral, comme dans le sang augmentent ou diminuent les globules, et cela dans les mêmes circonstances. Il y a plus d'urée dans l'urine des individus pléthoriques que dans celle des sujets chlorotiques ou chloro-anémiques, cachectiques, de même qu'il y a plus ou moins de globules dans leur sang.

L'*urée* n'augmente que très-rarement sous l'influence de la maladie. Sa diminution est plus fréquente : c'est le signe de la chlorose, de l'anémie, des maladies chroniques, etc. On l'observe également dans les névroses qui donnent lieu à des urines pâles et abondantes, et dans la néphrite albumineuse chronique. Plus il y a d'albumine dans l'urine, et moins elle renferme d'urée; c'est un rapport constant établi par de nombreuses observations.

L'*acide urique*, qui existe en faible quantité dans les urines normales, s'y forme dans les mêmes conditions qui augmentent ou diminuent la proportion de l'urée.

Il y en a beaucoup chez les individus qui font usage d'une nourriture fortement animalisée, et dans quelques maladies fébriles ou chroniques on le rencontre à l'état de pureté ou associé à une base. Il est pur, amorphe ou cristallisé en cubes rouges, dans l'urine de la gravelle et de la goutte, et il s'en dépose également sur divers points de l'organisme. Plus ordinairement combiné avec la chaux ou l'ammoniaque, il se présente à l'état d'urate acide d'ammoniaque. C'est un des signes de l'état fébrile, quelles qu'en soient la cause et la nature. Plus la fièvre est forte et plus aussi la quantité d'urate acide d'ammoniaque est considérable. Il existe également en proportion considérable dans la cirrhose.

Les *sels de l'urine* augmentent ou diminuent de proportion dans un certain nombre de maladies. Ils restent dissous, se précipitent par le repos ou sous l'influence d'une réaction chimique, l'acide nitrique par exemple. Si les urines restent acides, les sels qui s'y trouvent sont des urates; mais, au contraire, ce sont des phosphates si elles deviennent alcalines.

En dehors de l'état physiologique, il peut y avoir dans les urines des principes qui en altèrent la composition, et qui sont variables dans chaque état morbide. On y trouve du sang, de l'albumine, de la bile, du mucus, du pus, de la gravelle, des poils, des débris d'hydatides, du sperme, du sucre, etc.

Du *sang* mélangé à l'urine lui donne une couleur rouge ou brune plus ou moins prononcée. Sa présence n'est pas toujours facile à constater. La couleur seule peut suffire; mais, en cas de doute, il faut recourir au microscope, qui permet de constater la présence d'un certain nombre de globules rouges. Les urines ensanglantées appartiennent aux blessures des organes génito-urinaires et aux maladies développées dans ces organes, à la cystite aiguë, au fongus et au cancer de la vessie, aux calculs vésicaux, à la néphrite simple ou albumineuse aiguë, à la néphrite calculeuse, au cancer des reins, etc., etc.

L'*albumine* dans les urines s'observe très-fréquemment avec ou sans changement de couleur dans ce liquide. Des urines pâles, un peu troubles, comme du bouillon de poulet, renferment toujours de l'albumine. A part ce changement extérieur, qui fait pressentir l'altération, il n'y a que la réaction par la chaleur et les acides qui puisse la démontrer. En faisant bouillir l'urine dans un tube à expérience, ou en y ajoutant quelques gouttes d'acide nitrique, il se fait un précipité blanc grumeleux qui se dépose assez vite, et dans lequel le microscope permet de voir une matière amorphe irrégulière.

Les urines albumineuses ont été un moment considérées comme le signe constant d'une maladie grave des reins, dite maladie de Bright ou néphrite albumineuse. C'est une erreur. On les observe dans un grand nombre de maladies de la vessie et des reins autres que la néphrite, lorsque du sang passe dans l'urine. Alors avec l'albumine il y a toujours une certaine quantité de globules sanguins. C'est ce qui a lieu dans la cystite aiguë, dans la cystite cantharidienne, dans le cancer de la vessie et des reins, dans la néphrite calculeuse, etc.

Les urines albumineuses s'observent aussi dans un grand nombre d'autres maladies, à cette condition toutefois qu'elles soient de nature à produire une congestion rénale. J'en ai rencontré dans plusieurs cas de maladies du cœur occasionnant une stase sanguine générale; dans la grossesse et dans les tumeurs du ventre qui compriment la veine cave inférieure; dans l'hypérhémie des reins qui accompagne souvent la fièvre typhoïde et les fièvres éruptives.

Les urines sont toujours albumineuses dans le choléra, ainsi que je l'ai établi le 14 avril 1849 avec M. Rostan à l'Hôtel-Dieu. Je sondais les malades qui ne pouvaient uriner, j'obtenais un centimètre cube d'urine, et partout sans aucune exception, au moyen de la chaleur, j'ai trouvé à la première période une albuminurie considérable durant jusqu'au moment de la réaction, et ne disparaissant que dans la convalescence. La cessation de l'albuminurie dans le choléra était pour nous le signe certain de la guérison prochaine.

On a dit aussi que les convulsions de l'enfance et des femmes en couche pouvaient produire l'hypérhémie des reins et l'albuminurie passagère. Cela est à démontrer. Cette albuminurie est de courte durée, et il suffit d'une ou plusieurs émissions sanguines accompagnées d'un régime sévère pour les faire disparaître.

Il y a enfin une albuminurie permanente due à une hypérhémie primitive des reins et à la désorganisation des tubes urinifères qui constitue la maladie de Bright. Celle-là se reconnaît au moyen des réactifs d'abord, ensuite par le microscope, qui permet de constater quelques tubes urinifères dans l'urine, et enfin par la durée ordinairement trèslongue de la maladie.

La *bile*, ou plutôt la matière colorante de la bile, passe quelquefois dans l'urine, lorsque cette matière colorante s'est introduite accidentellement dans le sang. En même temps il y a ictère. Les urines sont très-foncées en couleur, elles tirent sur le brun, et, quand on y ajoute de l'acide nitrique, il se fait un précipité de matière verte foncée, quelquefois unie à une faible teinte rouge, qui sont les matières colorantes de la bile. Au bout de vingt-quatre heures et par le repos, ce précipité devient presque noir.

Le *mucus* et le *pus* dans l'urine y forment des dépôts blanchâtres semblables à un dépôt de sels. On les distingue au microscope par la présence de globules muqueux et purulents bien formés, et, à défaut de cet instrument, au moyen de l'ammoniaque, qui, avec le pus, forme une masse gélatineuse demi-transparente, homogène, facile à reconnaître, et au moyen des acides, qui n'y produisent aucune réaction.

Du pus dans l'urine indique un abcès de la prostate récemment ouvert, un catarrhe de la vessie, un calcul ou un cancer de cet organe, une pyélite aiguë ou chronique, etc.

La *gravelle* dans l'urine se montre sous forme de sable fin, d'acide urique, rouge, amorphe ou cristallisé en cubes appréciables par la

loupe, sous forme de cristaux microscopiques de phosphate ammoniaco-magnésien réunis en masse grisâtre, ou enfin sous la forme infiniment plus rare de gravelle blanche d'oxatate de chaux.

Des *poils* formant la gravelle pileuse, des *débris d'acéphalocystes*,
des fragments de *fausses membranes*, se rencontrent dans l'urine. Ils
indiquent la présence de tumeurs hydatides placées au voisinage de la
vessie et ouvertes dans son intérieur, ou une cystite cantharidienne
avec production d'une plus ou moins grande quantité de fausses membranes.

Le *sperme* existe quelquefois en quantité assez grande au fond des
urines, chez les individus affectés de pertes séminales. Il n'y en a
souvent que des traces, et alors il est très-difficile de le reconnaître.
Dans ce cas, il ne faut pas s'en fier à l'œil, et le dépôt blanchâtre,
opalin, gélatineux, doit être examiné au microscope, qui permet de
découvrir des spermatozoïdes. La présence de ces infusoires est seule
caractéristique des pertes de semence. Cet état des urines annonce,
soit une maladie de la prostate, soit une inflammation de la partie
prostatique de l'urètre, soit enfin une atonie génitale essentielle très-
souvent accompagnée d'hypocondrie ou de démence.

Le *sucre* de glycose, ou sucre de diabète d'après Cl. Bernard, qu'on
observe quelquefois dans les urines, est toujours l'indice d'un état
morbide. Il n'y en a pas dans l'état habituel. C'est le signe d'un certain nombre de maladies assez différentes, et, comme l'albuminurie,
la glycosurie n'est qu'un symptôme dont la cause est souvent difficile
à déterminer.

C'est quelquefois un trouble fonctionnel passager qui disparaît très-
rapidement, et ailleurs c'est une altération permanente et définitive
de la sécrétion urinaire. Quelle est la nature de ce trouble? Il est difficile de le dire, malgré les recherches publiées récemment sur la
fonction glycogénique du foie, par M. Cl. Bernard. Répéter avec Cullen
que c'est un vice des puissances assimilatrices ou de celles qui convertissent les matières alimentaires en vrais fluides animaux, c'est en
réalité ne faire qu'une hypothèse. Un instant on crut, avec M. Bou-
chardat, que le diabète résultait de la formation dans l'économie d'un
principe particulier ayant sur l'amidon une action semblable à la dias-
tase, et changeant en sucre les matières féculentes du tube digestif,
d'où elles passaient dans la circulation, et de là dans l'urine. Il n'y
avait rien à opposer à cette théorie, puisque le fait sur lequel elle s'appuie est et demeure incontestable. Malheureusement ce fait n'est pas
spécial aux malheureux diabétiques; il est général, et les choses se
passent ainsi chez tout le monde. Partout, chez l'homme sain comme

chez le diabétique, la fécule est transformée en sucre à la partie supérieure de l'intestin, et le diabétique n'offre rien de particulier sous ce rapport.

M. Mialhe, profitant de ce que pouvait avoir de défectueux la théorie qui précède pour placer la sienne, émit cette opinion que du sucre se formait dans les voies digestives de tous les sujets nourris de matières féculentes, mais que, porté dans le sang par l'absorption, il le traversait sans s'y détruire, à cause d'une altération spéciale caractérisée par la perte d'alcalinité, l'état neutre ou acide, et qu'il arrivait ainsi dans les urines pour être rejeté au dehors. Ici c'est une altération du sang, l'état neutre ou acide comparatif de ce liquide, qui est la cause du diabète, tandis que plus haut c'est un vice de nutrition intestinal et la formation accidentelle du sucre dans les voies digestives. Cette dernière théorie de M. Mialhe n'a pas résisté au contrôle de l'expérience. On n'a pas vu que le sang des diabétiques fût jamais acide, et il paraît que son alcalinité n'est pas sensiblement amoindrie.

Reste enfin la théorie qu'on peut déduire des expériences de M. Cl. Bernard, expériences vues et revues de tout le monde savant, acceptées sans contestation possible, et dont nous avons suivi le développement avec le plus vif intérêt[1]. On sait en effet qu'il suffit de piquer la moelle allongée d'un animal près de l'origine des pneumo-gastriques pour déterminer l'augmentation de la sécrétion normale du sucre dans le foie, le passage de ce sucre en abondance dans le sang et dans les poumons, où il ne peut se détruire, en raison de sa quantité. Ce qui n'est pas détruit est éliminé par les reins, coule avec les urines, et en quelques minutes un animal est diabétique. On reproduira ce fait autant de fois qu'on voudra tenter l'expérience.

Que résulte-t-il de ces expériences appliquées à la pathologie du diabète humain? Sous l'influence des causes occasionnelles ou déterminantes directes de la maladie, du sucre se forme en plus grande abondance dans le foie, et, ajouté à celui qui est absorbé dans les voies digestives, il passe dans le sang, dans les poumons, où une partie seulement se consume dans l'acte respiratoire, et le surplus passe dans les urines par l'intermédiaire de la sécrétion rénale.

Le diabète serait donc un trouble de la fonction saccharifique du foie, si l'on s'en tenait au côté positif de l'expérience, sans chercher à remonter un peu plus haut. Mais, au delà de cette altération fonctionnelle, il y en a d'autres qu'on pourrait encore prendre comme point de départ d'une théorie sur la nature du diabète. Ne savons-nous pas,

---

[1] *Leçons de physiologie expérimentale appliquée à la médecine*, Paris, 1855, t. I.

en effet, que le sucre du foie doit se détruire dans le poumon sous l'influence de la respiration, et ne pourrait-on prétendre, comme l'ont fait de très-bons esprits, MM. Reynoso et Dechambre, que le trouble fonctionnel morbide ou sénile des poumons peut engendrer primitivement le diabète, de sorte que le diabète serait en quelques circonstances une affection des organes respiratoires? C'est là encore un nouveau point de vue de cet inépuisable sujet, qui fascine et séduit l'observateur par toutes les faces sous lesquelles il se présente à son attention.

Nous n'avons pas achevé; car, en dehors de ces troubles fonctionnels, placés dans l'estomac par les uns, dans le sang, dans le foie, dans les poumons ou dans les reins par les autres, il y en a un que nous avons réservé jusqu'à présent et qui les régit, les commande et les domine tous, c'est l'altération du système nerveux. En effet, piquez à l'endroit convenu la moelle allongée d'un animal : il devient diabétique, un peu ou beaucoup, passagèrement ou à jamais, suivant le degré de la blessure; faites une commotion cérébrale, il en est quelquefois de même si vous avez frappé juste, et, comme cette impression morbide ne vient pas directement par les pneumo-gastriques agir sur l'estomac, le foie, les poumons ou les reins, comme on l'avait cru jusqu'ici, mais par *action réflexe* et au moyen de la moelle épinière, comme l'a démontré M. Bernard, il en résulte qu'après avoir rendu artificiellement diabétique un animal, on peut à l'instant même supprimer le diabète par une seconde opération, non moins ingénieuse et non moins hardie que la première.

L'animal est diabétique par la piqûre de la moelle allongée près de l'origine des pneumo-gastriques ; il va cesser de l'être à notre volonté par la section de la moelle épinière à la fin de la région dorsale. Cela ne manque jamais, et M. Bernard nous a plusieurs fois rendu le témoin de cette expérience.

Le rôle du système nerveux dans la production du diabète est donc une chose capitale, immense, et contre laquelle on disputerait en vain. L'impression morbifique expérimentale ou indirecte doit passer par ce système pour opérer la perturbation fonctionnelle des glandes et des organes dont il dirige les opérations. En conséquence, et malgré d'excellentes raisons pour se perdre dans les détails, nous arrivons à ne plus considérer le diabète comme une maladie des reins, ce qu'on a soutenu jadis, ni comme une affection de l'estomac, ni comme une maladie du sang, ni comme une affection du foie, ni comme une maladie des poumons, mais comme une affection organique ou dynamique du système nerveux localisé dans un point circonscrit de la moelle.

La glycosurie est donc le symptôme d'une affection passagère ou permanente du système nerveux, qui active la fonction glycogénique du foie, suspend la destruction du sucre dans l'acte respiratoire, et permet son accumulation dans le sang, où les reins le prennent pour l'éliminer avec l'urine.

Comment constate-t-on la glycosurie?

Les moyens de constater la présence du sucre dans l'urine sont nombreux et n'ont pas tous la même importance. Outre les caractères physiques tirés de la couleur ordinairement pâle des urines, de leur saveur sucrée ou nulle, de leur fermentation spontanée ou provoquée par la levure, il y a d'autres moyens de diagnostic fournis par l'augmentation de leur densité et par leur analyse optique ou chimique. Relativement à la densité, l'aréomètre ordinaire, qu'on trouve partout, et qui marque 1,030, 1,040 ou 1,060, au lieu de 1,018, chiffre de la densité ordinaire, ou le petit pèse-urines, instrument portatif que chaque médecin devrait avoir, et qui marque 2, 3, 4 ou 5 degrés, au lieu de 1 1/2, chiffre des urines normales, suffisent pour révéler la présence du sucre. Il n'y a pas de maladie autre que le diabète qui élève ainsi le chiffre de la densité des urines.

L'analyse optique se fait au moyen de l'appareil de M. Biot ou du saccharimètre de M. Soleil; mais ce sont là des moyens savants qui exigent le concours d'appareils dispendieux que l'on ne trouve que dans nos grands centres scientifiques.

L'analyse par réactifs chimiques se fait très-rapidement, en faisant bouillir une petite quantité d'urine dans un tube à expériences, avec quelques gouttes de tartrate de potasse et de cuivre (liqueur de Barreswil), ce qui donne un précipité jaune d'oxyde de cuivre; ou plus simplement, en faisant bouillir l'urine avec 5 centigrammes de potasse caustique, qu'on trouve en toute localité, et qui donne aux urines diabétiques une coloration brun-acajou caractéristique. Malheureusement ces réactifs sont infidèles, en ce sens qu'ils produisent des effets semblables avec des urines fortement chargées d'acide urique et de matière organique. Il faut, en cas de doute, détruire préalablement la matière organique par l'acétate de plomb, reprendre le sel de plomb par du sulfate de soude, et faire bouillir la liqueur filtrée avec la potasse on le tartrate cupro-potassique.

Des acides, des sels et des substances qui ne font pas partie de la composition normale des urines peuvent s'y rencontrer accidentellement ou par suite d'un état pathologique.

L'acide oxalique, uni à la chaux, forme la base de certains calculs, dont on attribue sans raison l'origine à l'usage de l'oseille. En effet, il y a des gens qui ont eu des calculs d'oxalate de chaux sans avoir jamais mangé d'oseille,, et, parmi ceux qui en mangent fréquemment, il y a des gens qui n'auront jamais la gravelle oxalique.

L'acide purpurique, benzoïque, butyrique,, carbonique, l'oxyde xanthique, le soufre, le fer, ont été signalés par quelques chimistes comme pouvant se rencontrer dans l'urine; mais cela est rare,, et il est impossible, quant à présent, de se rendre compte de leur présence. On y trouve enfin des substances introduites dans l'estomac et chassées du corps par la sécrétion urinaire; l'arsenic, l'iode, le mercure, le fer, la quinine, etc., ont été découverts au moyen de leurs réactifs particuliers, et la plupart des médicaments s'y retrouvent quand on a l'habitude des manipulations chimiques.

§ II. Signes fournis par le mode d'excrétion des urines.

La suppression complète des urines ou *ischurie* s'observe dans les fièvres graves compliquées d'adynamie, à la fin des maladies aiguës devant se terminer par la mort, et dans les maladies du cerveau ou de la moelle ayant déterminé la paralysie des membres inférieurs. C'est un signe de l'*atonie* ou de la *paralysie complète* des fibres musculaires du corps de la vessie.

La *dysurie douloureuse* est le signe d'une blennorrhagie, d'une inflammation aiguë de l'urètre, d'une maladie de la prostate ou d'une cystite cantharidienne produite par l'application d'un vésicatoire. Chez les enfants, elle s'observe très-souvent à la fin des maladies aiguës, et elle résulte de ce que, dans la fièvre, les urines, d'abord rares et chargées de sels, ont laissé dans la vessie un dépôt que la sécrétion urinaire rétablie entraîne en irritant le canal. Dans les cas où l'urine s'échappe goutte à goutte, on dit qu'il y a *strangurie*, et les besoins d'uriner fréquents, douloureux, avec peu de liquide à chaque émission, caractérisent le *ténesme vésical*. La *dysurie indolente*, au contraire, annonce un rétrécissement du canal, surtout si le jet, souvent interrompu, quelquefois bifurqué, tombe habituellement sur les pieds de celui qui urine. Quand le jet s'arrête et reparaît aussitôt, il y a tout lieu de croire à l'existence d'un calcul. L'*incontinence diurne* est le signe d'une paralysie du col de la vessie, à la suite des maladies avancées de la moelle et du cerveau, ou du catarrhe de la vessie avec hypertrophie de la prostate; tandis que l'*incontinence nocturne* a une signification toute différente. Celle-ci, très-fréquente chez les enfants et les sujets nerveux, se rattache exclusivement au spasme du col de la vessie et à des troubles nerveux de nature inconnue, mais indépendants de toute lésion matérielle appréciable. Dans quelques cas, l'excrétion de l'urine se fait par des ouvertures autres que celle du gland, le long de la verge dans le cas d'hypospadias et d'épispadias, au périnée s'il y a une fistule vésicale, à l'anus, dans le vagin, etc., par suite de communications accidentelles formant de hideuses infirmités.

Art. II. — Des signes fournis par l'examen de la sueur.

Il s'exhale constamment de la surface du corps, en quantité variable, une vapeur ténue désignée sous le nom de *transpiration insensible*, et dont l'abondance constitue la *moiteur* et la *sueur*. C'est une des fonctions les plus importantes de l'économie et dont la suppression amène inévitablement la mort. En effet, comme l'a démontré Fourcaut, un animal enduit de vernis imperméable ne survit jamais à l'expérience, et, si la vie se prolonge assez longtemps, on trouve dans ses organes un grand nombre de tubercules. Cela suffit pour faire comprendre les dangers qui résultent de la suppression subite de la transpiration cutanée.

La sueur, fournie par un appareil spécial, situé dans l'épaisseur de la peau, est un liquide sécrétoire particulier composé, d'après M. Favre[1], de la manière suivante :

			gr.
Partie A.	Solubles dans l'eau.	Chlorure de sodium. . . pour 1,000	22,503
		Chlorure de potassium.	2,457
		Sulfates alcalins..	0,115
		Alcalins..	Traces.
		Albuminates alcalins..	0,050
	Solubles dans l'eau acidulée.	Phosphates alcalino-terreux.	Traces.
	Insolubles. . .	Débris d'épiderme.	Traces.
Partie B.		Lactates alcalins..	3,171
		Sudorates alcalins..	15,623
Partie C.		Urée.	0,428
		Matières grasses..	0,137
		Eau..	9,955,753

De cette analyse résulte :

1° Que les matériaux de la sueur sont, à l'exception de faibles traces, entièrement solubles dans l'eau pure;

2° Que la matière minérale prédominante est le sel marin;

3° Que la proportion des sulfates et phosphates alcalins est presque nulle;

4° Que la sueur renferme de l'acide lactique à l'état de lactates alcalins;

[1] Archives de médecine, 1853.

5° Que la sueur renferme un acide spécial azoté, *acide sudorique*, à l'état de sudorates alcalins;

6° Que l'urée existe dans la sueur;

7° Qu'il y a peu de matières grasses et de matière albumineuse et d'albuminates;

8° Que la proportion de potasse, par rapport à la soude, est relativement plus élevée dans les sels à acides organiques que dans les sels minéraux contenus dans la sueur;

9° Que la sueur du même sujet, recueillie à différentes époques, présente sensiblement la même composition, à la condition de provoquer l'expulsion de volumes à peu près égaux;

10° Que dans le fractionnement de la sueur d'une transpiration en plusieurs parties, correspondant à deux ou trois périodes égales, à partir du commencement de l'expérience, on trouve des différences dans les proportions relatives de sels minéraux et de sels à acides organiques, les premiers étant plus abondants pendant les dernières périodes;

11° Que le rapport de l'eau à la somme des matériaux solides ne change pas sensiblement aux différents moments où la sueur est recueillie durant la transpiration forcée.

La sueur peut être générale ou partielle, et elle se montre dans l'état physiologique sous l'influence de l'exercice, de la chaleur naturelle ou artificielle, des boissons excitantes et des impressions morales. Quelques personnes ont habituellement, dans l'état physiologique, de la sueur à la tête et aux pieds. C'est une idiosyncrasie dont on ne connaît point la cause, pas plus que celle des autres dispositions de ce genre, et ce sont choses à respecter, dans la crainte de produire des accidents morbides à la suite de leur répercussion, comme l'a démontré de nouveau le docteur Mondière dans un mémoire spécial.

Dans l'état pathologique, il y a également des sueurs générales et partielles au front, dans les mains et sur le ventre. La sueur, ordinairement liquide, aqueuse, est quelquefois gluante, visqueuse, dans l'agonie et dans le choléra. Elle est chaude dans l'état fébrile ordinaire, froide chez les moribonds et les cholériques à la première période. Habituellement incolore, elle tache le linge en jaune dans l'ictère, et dans quelques cas on a observé, dit-on, des sueurs rougeâtres, dites sueurs de sang par Voigtel, des sueurs bleues dont la cause n'a pu être expliquée. Elle a une odeur aigrelette de petit-lait, probablement due à l'acide lactique et *sudorique* qu'elle renferme; mais rien n'est variable comme ce phénomène, suivant les maladies, et, chez le même individu, suivant les différentes régions du corps. D'après Simon, elle sent le moisi chez les personnes atteintes de gale, l'acide chez les rhumatisants et chez les goutteux, le fade dans la fièvre typhoïde et le scorbut, etc., etc. Sa quantité générale augmente dans les maladies aiguës à leur apogée, et, lorsque la marche en est régulière, dans la période sudorale des fièvres intermittentes, dans la fièvre pernicieuse diaphorétique, dans la suette miliaire, qui est un choléra de la peau, tout comme le choléra est une suette de l'intestin. Alors son abondance est extrême, et il arrive quelquefois qu'elle traverse tous les matelas d'un lit, au point de couler sur le sol. Elle diminue, au contraire, dans certains cas de diabètes, de polyurie et d'hydropisie, ce qui rend la peau sèche d'une façon incommode pour les malades.

La sueur, toujours acide, devient neutre quand, par son abondance, elle renferme une grande proportion d'eau; mais elle n'est jamais alcaline. Il faut prendre garde de se tromper à cet égard et ne pas confondre l'alcalinité de la matière sébacée de la peau avec une prétendue alcalinité de la sueur, qui n'existe pas. Pour cela, on doit avoir la précaution de choisir une surface de la peau dépourvue de glandes sébacées, afin d'y appliquer le papier de tournesol.

La sueur devient plus acide, d'après Simon et Prout, dans le rhumatisme articulaire aigu et dans la goutte, par suite d'un accroissement de proportions de lactique et par la présence de l'acide acétique. Il en est de même, d'après Starck, dans les scrofules, dans le rachitisme et quelques affections cutanées.

Elle renferme plus d'ammoniaque dans la goutte, d'après Anselmino, dans la fièvre typhoïde, le typhus fever et quelques maladies nerveuses.

La sueur renferme quelquefois de l'albumine. Cela est très-rare; mais Anselmino et Starck disent l'avoir observé, l'un dans le rhumatisme articulaire aigu et l'autre dans la fièvre typhoïde, dans la fièvre hectique et dans l'agonie.

On y a trouvé du sang. Voigtel dit avoir vu le bras d'un jeune homme couvert de sueur sanguine, après un violent exercice musculaire. Des sueurs analogues auraient été observées, dit-on, dans le scorbut, dans le typhus; mais cela est très-rare. Il est probable qu'on aura confondu des hémorrhagies de la peau ou pétéchies avec des sueurs de sang.

La bile, ou plutôt la matière colorante de ce liquide, existe dans la sueur. Cela est incontestable. C'est un des signes de l'ictère.

Les sueurs renferment enfin un certain nombre de substances administrées dans un but thérapeutique, et, d'après Starck, on y a retrouvé le sulfate de quinine, l'iode, l'iodure de potassium, le mercure, le soufre, l'ail, le safran, le cuivre, la rhubarbe, l'indigo, etc.

Comme on le voit, les altérations chimiques de la sueur ne fournissent pas beaucoup de signes importants au diagnostic ni au pronostic. C'est une partie de la science dans laquelle il y a encore tout à faire.

La séméiologie de la sueur repose tout entière sur sa quantité, sur son siége, sur sa température et sur sa fréquence.

Des sueurs abondantes excessives sont un signe de la suette. On les rencontre, à un degré moindre, vers la fin des maladies aiguës, telles que la pneumonie, le rhumatisme articulaire, la fièvre typhoïde, à la troisième période d'un accès de fièvre intermittente, etc. S'il y a en même temps une amélioration réelle dans l'état du malade, elle peut être considérée comme *critique*. Dans ces différents cas, la sueur est toujours générale.

Leur abondance et leur permanence dans les maladies chroniques sont une cause de faiblesse et d'épuisement qui fait rapidement dépérir les malades. Ce sont les *sueurs colliquatives*. On les observe principalement dans la phthisie tuberculeuse pulmonaire. Alors elles reviennent la nuit ou dès que le malade ferme les yeux pour s'endormir. A ce titre, les sueurs quotidiennes abondantes, nocturnes, longtemps prolongées, avec amaigrissement des malades, doivent faire craindre une mort prochaine.

Il y a des sueurs très-abondantes et intermittentes qui reviennent plusieurs jours de suite, tous les six mois, tous les ans, chez quelques individus d'ailleurs bien portants, et qui n'ont d'autre phénomène morbide que ce flux sudoral. C'est un état morbide dont la nature inconnue caractérise l'*éphidrose*.

Leur diminution avec sécheresse de la peau est un des symptômes du diabète et de l'hydropisie.

Des sueurs froides et visqueuses annoncent toujours un très-grand danger. On les observe dans la période algide du choléra, dans la fièvre pernicieuse algide et dans l'agonie.

La sueur intermittente, régulière et périodique, caractérise la fièvre larvée, paludéenne, ou la fièvre symptomatique rémittente de la phthisie et des maladies cachectiques.

Outre leur action spoliative, débilitante, les sueurs ont une action particulière quelquefois irritante de la peau. Elles décollent l'épiderme, qu'elles soulèvent dans une très-petite étendue, de manière à former une vésicule à peine appréciable, du volume d'une très-petite tête d'épingle et remplie de liquide. Ce sont les *sudamina incolores*. Ils se rencontrent dans une foule de maladies de nature opposée, et leur présence n'a aucune importance séméiotique. Au contraire, dans quelques cas, il se fait une vésicule miliaire, opaline, entourée d'une petite auréole inflammatoire formant une éruption sudorale. Ce sont des *sudamina rouges*. Ils résultent de l'irritation cutanée autour de l'orifice des glandes sudoripares, par l'acide sudorique, le chlorure de sodium et les autres sels contenus dans la sueur. Cette éruption indique une sueur abondante déjà déterminée; elle s'observe même chez des individus bien portants qui transpirent beaucoup dans l'été, elle est très-commune chez les petits enfants dans les grandes chaleurs sur le côté du corps et du visage où ils ont dormi, et, lorsqu'on la rencontre dans l'état morbide, elle n'a aucune importance pour le diagnostic.

Art. III. — Des signes fournis par la sécrétion des larmes.

Les larmes, incessamment sécrétées dans l'état habituel, servent à faciliter le glissement des paupières sur l'œil, et elles coulent dans les fosses nasales par les points lacrymaux, sans mouiller la joue.

Leur sécrétion augmente quelquefois dans l'état de maladie et donne lieu à un écoulement continuel sur la joue, ce qui constitue l'*épiphora*. Ce phénomène s'observe dans les névralgies de la branche ophthalmique de la cinquième paire, à la fin d'un accès d'hystérie, dans quelques cas de folie, et dans la période d'invasion de la rougeole. La fièvre avec rougeur des conjonctives et larmoiement est le signe presque certain du développement de cette maladie. On observe également l'épiphora dans les obstacles au cours des larmes par les points lacrymaux, soit par le fait d'une oblitération de ces orifices, soit comme conséquence d'une obstruction du canal nasal. Alors les larmes coulent sur la joue, irritent la peau et l'ulcèrent par leur continuelle présence.

CHAPITRE IX

DES SIGNES FOURNIS PAR LES FONCTIONS GÉNÉRATRICES.

1° Chez l'homme, les organes génitaux sont le siége de lésions organiques et de troubles fonctionnels dont la connaissance sert de base au diagnostic des maladies de ces organes ou de quelques autres appareils organiques.

Les ulcérations de la verge, les écoulements de l'urètre, ses vices de conformation, les tumeurs des bourses, telles que le cancer, l'hydrocèle, les tumeurs du cordon, etc., caractérisent des maladies locales, et leur diagnostic est généralement facile. Il n'en est pas de même de certains troubles fonctionnels dont la signification se rapporte à un mauvais état général de santé ou à une maladie organique. Le satyriasis, l'impuissance, les pertes séminales, sont de ce nombre.

Les *pertes séminales* sont des écoulements involontaires de semence en dehors de toute excitation vénérienne. Il y en a de différentes espèces[1]. Les unes ont lieu après les garde-robes chez les individus constipés ou d'une grande continence; elles sont provoquées par le passage des matières fécales qui pressent sur les vésicules séminales. Elles se produisent également, mais en moindre quantité, au moment et à la fin de l'émission des urines par une sorte de regorgement après une longue continence. Fort peu abondantes, et formées par une goutte de sperme ou de liquide opalin, elles indiquent une atonie des canaux spermatiques, et n'offrent aucun danger. On observe également des pertes séminales nocturnes ou *pollutions*, venant au milieu du sommeil ou de rêves érotiques accompagnés de roideur de la verge et caractérisés par une abondante émission de semence. La continence y prédispose, et elles résultent, comme les premières, d'une sorte de faiblesse de tissu dans les réservoirs de la semence. Elles sont également sans danger. Il n'en est pas de même des pertes séminales involontaires abondantes, produites pendant le jour, sans érection, par le moindre attouchement de la verge, à la simple pensée d'une femme, et pendant l'émission des urines ou la défécation. Celles-ci annoncent la paralysie de l'orifice et des conduits de la semence; elles entraînent une grande faiblesse et avec elle l'anémie, l'hypocondrie, l'impuissance et quelquefois la folie très-caractérisée.

Il ne faut pas confondre ces pertes séminales réelles avec les fausses pertes séminales qui arrivent lorsque après érection suivie d'éjaculation le sperme entre dans la vessie et sort plus tard mélangé à l'urine. Ce ne sont pas de véritables pertes séminales. C'est un accident qui résulte d'un rétrécissement de l'urètre consécutif à une blennorrhagie. Il entraîne la stérilité.

L'*impuissance*, ou impossibilité de consommer l'acte vénérien, résulte, soit des vices de conformation du membre viril, soit d'une impossibilité d'érection. Celle-ci, qui est l'impuissance proprement dite, est un phénomène morbide assez commun. C'est le symptôme des pertes séminales anciennes, d'une maladie de la moelle quand il est lié à la paraplégie, du diabète, de l'hypocondrie, etc.

---

[1] Voyez Lallemand, *Des pertes séminales involontaires.*

Le *satyriasis*, ou érection continuelle presque permanente accompagnée de désirs vénériens, est une maladie essentielle ou un symptôme. C'est le signe de la monomanie érotique et le symptôme de l'empoisonnement par les cantharides.

2° Chez la femme, les maladies des organes de la génération sont constituées, comme chez l'homme, par des altérations matérielles d'un diagnostic local ou par des troubles fonctionnels dus à une lésion organique éloignée ou à une maladie constitutionnelle et ayant une grande importance pour la séméiologie. Parmi ces dernières, se trouvent la leucorrhée, la métrorrhagie, l'aménorrhée, etc.

La *leucorrhée* est un flux caractérisé par la sécrétion d'une quantité considérable de mucus et de muco-pus blanchâtre, jaune ou vert, par le vagin et le col de l'utérus. Il est également connu sous le nom de *fleurs blanches*. Tantôt *symptomatique*, c'est-à-dire produit par l'inflammation du vagin et de l'urètre sous l'influence de la blennorrhagie, de la syphilis et des causes irritantes qui peuvent exercer une action sur les parties génitales; tantôt, au contraire, sous la dépendance d'une constitution faible et lymphatique, il est *essentiel* ou *idiopathique*. La première espèce est infiniment plus rare que la seconde; et, de toutes les leucorrhées qu'on observe, la plupart dépendent d'un mauvais état général de santé et trahissent un lymphatisme plus ou moins fortement prononcé.

Comme on le voit dans tous les flux, le liquide sécrété irrite les parties avec lesquelles il se trouve en contact, et à l'extérieur des parties génitales, au canal de l'urètre, au col de l'utérus, on voit des rougeurs et des érosions superficielles qui sont le résultat, et non la cause de l'écoulement muqueux. Sur le col de l'utérus en particulier, la plupart des érosions, dites ulcérations de la matrice, et traitées si abusivement par les caustiques, sont le résultat du contact permanent des mucosités glaireuses utérines à sa surface, et elles guérissent, ainsi que les souffrances qu'elles entraînent, autant ou mieux par les moyens toniques généraux que par la cautérisation.

La *métrorrhagie* est une hémorrhagie utérine abondante provoquée par l'apparition régulière des règles, ou en dehors de cette époque par une maladie de l'utérus ou de la constitution en général.

Les règles très-abondantes sont des métrorrhagies dangereuses qui épuisent les femmes, qui appauvrissent le sang et déterminent l'anémie avec tout son cortége d'accidents nerveux. Le sang est pâle, séreux, et tache le linge en rouge avec une large auréole jaunâtre. Cette espèce de métrorrhagie est le signe d'une faible constitution et d'un état chlorotique grave souvent suivi de tuberculisation pulmonaire. Ici, comme on le voit, la cause première, qui est la chlorose, s'aggrave à chaque époque menstruelle par l'effet morbide dont le résultat est d'appauvrir encore le sang.

La métrorrhagie s'observe en dehors des règles dans les fièvres graves, et dans le scorbut comme le signe d'un vice constitutionnel caractérisé par le changement de qualité ou de proportion du sang. Il existe de même à l'époque de la ménopause et de l'âge critique, où l'on voit si souvent paraître des hémorrhagies utérines qui peuvent momentanément faire croire à une maladie organique.

Viennent enfin les métrorrhagies liées aux troubles matériels de l'utérus et de la circulation utérine. On les observe dans la grossesse, les tumeurs fibreuses et les polypes de l'utérus, le cancer utérin, etc. Ainsi une hémorrhagie chez une jeune femme, après une suppression momentanée des règles, est l'indice probable d'une grossesse terminée par l'avortement. Des hémorrhagies reproduites à de courts intervalles et assez abondantes pour déterminer l'anémie annoncent au contraire l'existence d'une maladie organique des parois ou de la cavité utérine.

L'*aménorrhée* consiste dans la suppression des règles à l'âge où elles doivent exister. On donne le nom de *dysménorrhée* à la menstruation tardive, difficile et douloureuse. Ces deux phénomènes se lient intimement l'un à l'autre et s'observent dans les mêmes circonstances et sous l'influence des mêmes causes.

L'aménorrhée est quelquefois un signe de faiblesse organique, de lymphatisme, de chlorose et d'anémie ; ailleurs elle résulte d'une impression nerveuse physique ou morale ; chez d'autres enfin elle dépend d'une maladie de l'utérus, d'un obstacle au cours du sang et d'une altération matérielle des organes génitaux. De là trois espèces d'aménorrhée : 1° aménorrhée constitutionnelle ; 2° aménorrhée idiopathique ; 3° aménorrhée symptomatique.

L'*aménorrhée symptomatique* dépend de l'absence ou de l'atrophie de l'utérus ; de l'oblitération du museau de tanche ; des vices de conformation du vagin ; de l'imperforation de l'hymen ; de cicatrices vicieuses à la suite de brûlures, de blessures et de l'accouchement. Souvent bornée à un défaut d'excrétion, il lui arrive quelquefois d'être formée par une simple rétention ; alors on observe dans le vagin ou dans l'utérus une dilatation énorme due à l'accumulation du sang menstruel.

L'*aménorrhée constitutionnelle* s'observe chez les jeunes filles d'une constitution délicate et qui se forment tard, chez celles dont le tempérament est lymphatique et dans la chlorose. On la rencontre aussi dans les maladies chroniques avec cachexie, et principalement dans le cours de la tuberculisation pulmonaire. Elle est primitive en ce sens que les règles ne s'établissent point, ou secondaire lorsque après leur apparition régulière elles viennent à disparaître accidentellement. C'est dans cette espèce d'aménorrhée, surtout chez les chlorotiques et chez les femmes nerveuses, qu'on trouve la suppression des règles alternant avec la dysménorrhée. Il n'en est pas de même dans les cachexies et lorsque l'aménorrhée dépend d'un affaiblissement général par les maladies chroniques.

L'*aménorrhée idiopathique* est la plus rare de toutes. On l'observe chez les femmes qui ont éprouvé une impression morale vive au moment de la menstruation et chez celles dont le corps et les pieds ont été soumis à l'action du froid et de l'eau froide. Un état nerveux spasmodique de l'utérus arrête l'écoulement sanguin, qui peut ne plus revenir de longtemps, et de cette suppression naissent un certain nombre d'accidents morbides.

Comme on le voit, l'aménorrhée peut servir au diagnostic d'un grand nombre de maladies différentes; mais il faut tenir compte en même temps des autres phénomènes morbides offerts par les malades, car seule elle n'indique rien de précis. Il en est de même pour le pronostic. Les lumières qu'elle lui apporte n'ont rien de spécial, et dépendent tout à fait de la cause qui a produit l'aménorrhée.

FIN.

TABLE DES MATIÈRES

DEUXIÈME PARTIE

DES MALADIES EN GÉNÉRAL

TROISIÈME PARTIE

DE LA SÉMÉIOLOGIE

FIN DE LA TABLE DES MATIÈRES.